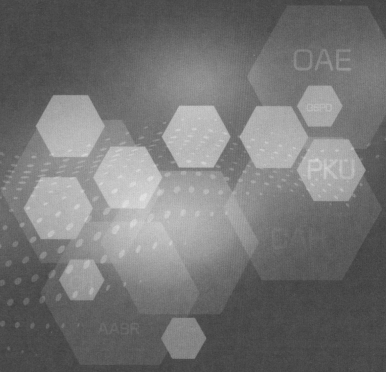

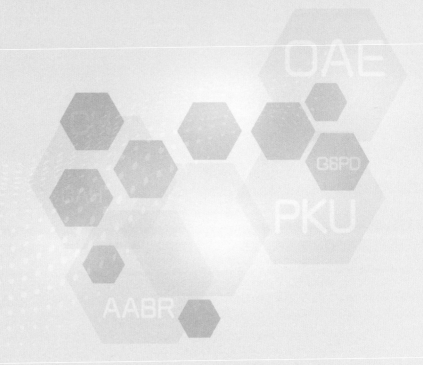

Newborn
Screening

新生儿疾病筛查

主　编　赵正言　顾学范

副主编　王治国　罗小平

　　　　杨艳玲　邹朝春

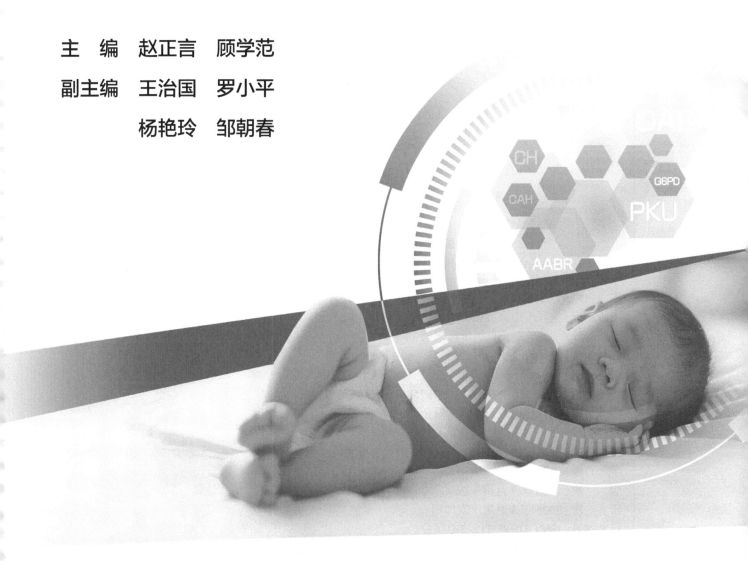

人民卫生出版社
·北　京·

图书在版编目（CIP）数据

新生儿疾病筛查 / 赵正言，顾学范主编 . -- 北京 ：
人民卫生出版社，2025. 7. -- ISBN 978-7-117-38234-2

Ⅰ. R722. 1

中国国家版本馆 CIP 数据核字第 2025T6A059 号

人卫智网	www.ipmph.com	医学教育、学术、考试、健康， 购书智慧智能综合服务平台
人卫官网	www.pmph.com	人卫官方资讯发布平台

新生儿疾病筛查
Xinshenger Jibing Shaicha

主　　编：赵正言　顾学范

出版发行：人民卫生出版社（中继线 010-59780011）

地　　址：北京市朝阳区潘家园南里 19 号

邮　　编：100021

E - mail：pmph @ pmph.com

购书热线：010-59787592　010-59787584　010-65264830

印　　刷：北京盛通数码印刷有限公司

经　　销：新华书店

开　　本：889×1194　1/16　　印张：24　　插页：1

字　　数：710 千字

版　　次：2025 年 7 月第 1 版

印　　次：2025 年 8 月第 1 次印刷

标准书号：ISBN 978-7-117-38234-2

定　　价：128.00 元

打击盗版举报电话：010-59787491　E-mail：WQ @ pmph.com

质量问题联系电话：010-59787234　E-mail：zhiliang @ pmph.com

数字融合服务电话：4001118166　E-mail：zengzhi @ pmph.com

编者名单 (以姓氏笔画为序)

王　洁　上海交通大学医学院附属上海儿童医学中心海南医院

王治国　国家卫生健康委临床检验中心

王维鹏　湖北省妇幼保健院

毛姗姗　浙江大学医学院附属儿童医院

文　伟　深圳市妇幼保健院

孔元原　首都医科大学附属北京妇产医院

田国力　上海交通大学医学院附属儿童医院

朱文斌　上海交通大学医学院附属上海儿童医学中心福建医院

刘　芳　复旦大学附属儿科医院

江剑辉　广东省妇幼保健院

李晓英　浙江大学医学院附属儿童医院

杨　昕　浙江大学医学院附属儿童医院

杨茹莱　浙江大学医学院附属儿童医院

杨艳玲　北京大学第一医院

邱文娟　上海交通大学医学院附属新华医院

邹　卉　山东第一医科大学附属济南妇幼保健院

邹　琳　上海交通大学医学院附属儿童医院

邹朝春　浙江大学医学院附属儿童医院

张惠文　上海交通大学医学院附属新华医院

范　歆　广西医科大学第二附属医院

欧明才　四川省妇幼保健院

罗小平　华中科技大学同济医学院附属同济医院

郑晓雨　浙江大学医学院附属儿童医院

赵正言　浙江大学医学院附属儿童医院

赵德华　郑州大学第三附属医院

秦　刚　南通大学附属医院

顾学范　上海交通大学医学院附属新华医院

徐两蒲　福建省妇幼保健院

黄永兰　广州医科大学附属妇女儿童医疗中心

黄丽辉　首都医科大学附属北京同仁医院

黄新文　浙江大学医学院附属儿童医院

韩连书　上海交通大学医学院附属新华医院

童　凡　浙江大学医学院附属儿童医院

前　言

　　我国是一个人口大国,出生缺陷总发病率约 5.6%。出生缺陷病种多,病因复杂,目前已知的出生缺陷超过 8 000 种,出生缺陷严重影响儿童的生存和生活质量,给患儿及其家庭带来巨大痛苦和经济负担。新生儿疾病筛查是早期发现遗传病、罕见病和出生缺陷患儿的有效措施,在降低出生缺陷的三级预防措施中效果显著。另外,新生儿疾病筛查也是获得遗传病、罕见病患病率数据较为可靠的方法。近年来,新生儿可筛查疾病逐渐增多,知识更新很快,随着各种遗传检测技术尤其是高通量测序技术的飞速发展,在测序费用的降低和遗传病诊断经验的积累等方面均取得了很多突破。2003 年我们组织编写了《新生儿遗传代谢病筛查》,作为新生儿疾病筛查领域第一部专著,自问世以来深受广大新生儿疾病筛查专业技术人员的欢迎,也为临床医师对筛查疾病的诊断、治疗和遗传咨询提供了详细、可操作的技术指导,对推动新生儿疾病筛查在全国的普及和水平提高发挥了重要作用。但距今已 20 余年,很多知识迫切需要更新,新增疾病需要介绍。为此我们组织国内 33 位在新生儿疾病筛查和遗传领域耕耘多年的专家、教授,共同撰写了更全面的《新生儿疾病筛查》,本书共分 23章,从新生儿疾病筛查的进展、组织管理、健康教育、血标本采集与递送保管、生化检测和遗传学检测技术与应用、实验室质量控制与管理、信息管理、阳性召回与随访、医学伦理,以及遗传代谢病、溶酶体病、过氧化物酶体病、免疫缺陷病、血液系统疾病、神经肌肉疾病、内分泌系统疾病、其他遗传病、新生儿听力损失、眼底疾病、先天性心脏病、发育性髋关节发育不良、基因等方面的筛查进行了系统、详细的阐述。从多维度对出生缺陷、遗传病防控以及医疗保健服务模式进行了介绍,内容丰富,体现了新生儿疾病筛查知识的系统性、实用性。随着新技术的迅速发展,新工具不断被开发,新生儿疾病筛查的格局正在发生变化,已进入基因组学、蛋白质组学和代谢组学时代,今后更多罕见病将在新生儿期得以筛查。我们期待在新生儿疾病筛查实践中,通过对更多疾病早筛查、早诊断、早治疗,降低患者死亡率和残疾发生率,提高患者的生活质量,让每个新生儿都有美好的未来。

秉持传承的理念,本书邀请了年轻一代的新生儿疾病筛查专家进入编者队伍,加强了编者队伍的建设,感谢参与编写的各位专家的辛勤付出,感谢各位主编、副主编辛苦、专业的审校工作,使本书得以面世。期望该书成为广大新生儿疾病筛查、遗传病、罕见病领域专业技术人员的案头书。

由于该领域知识进展快,涉及学科与专业较多,本书难免存在不足之处,本书出版之际,恳切希望广大读者在阅读过程中不吝赐教,欢迎发送邮件至邮箱 renweifuer@pmph.com,或扫描下方二维码,关注"人卫儿科学",对我们的工作予以批评指正,以期再版修订时进一步完善,更好地为大家服务。

赵正言　顾学范
2025 年 7 月

目　录

第一章 新生儿疾病筛查进展

第一节 国际新生儿疾病筛查进展

新生儿疾病筛查（newborn screening，NBS）是指在新生儿群体中，用快速、简便、敏感的检验方法，对部分危害儿童生命、导致儿童体格和智能发育障碍的先天性、遗传性疾病进行筛检，做出早期诊断，在患儿临床症状出现之前，给予及时治疗，避免或延缓患儿各器官受到不可逆损害的一项系统保健服务。在过去的60余年中，新生儿疾病筛查已成为许多国家公共卫生计划中必不可少的内容。新生儿疾病筛查作为三级预防体系的最后一环，对遗传病的防控极为重要，是提高出生人口素质的重要举措。

一、新生儿疾病筛查发展史

1934年，挪威生化学家、医生Folling发现有患者的尿液可与$FeCl_3$发生反应，生成绿色物质，并证实该反应系患者尿中存在特征性的苯丙酮酸之故，由此，他首次诊断与报道了苯丙酮尿症（phenylketonuria，PKU）。自此，很多学者开始尝试通过试验及早发现PKU病例，从而实现早期干预。当时的方法主要分为两类：一类是利用尿液样本，以英国为代表；另一类是利用血液样本，以美国的Guthrie为代表。1961年美国Guthrie医生成功利用细菌抑制法对患者血中的苯丙氨酸进行半定量测定，并创立了干血滤纸片血样采集法，使得PKU的新生儿疾病筛查得以实现。1962—1963年Guthrie医生应用此方法在美国进行了40万例新生儿疾病筛查，确诊PKU 20余例，并且进行了早期治疗。从此开创了新生儿疾病筛查的新时代，也点燃了后人欲将更多新生儿疾病进行群体早期筛查的激情，并提供了范例。1973年Dussault等用干血滤纸片（dried blood spot，DBS）放射免疫方法测定出生4~7天的新生儿的末梢血甲状腺素（thyroxine，T_4），进行先天性甲状腺功能减退症（congenital hypothyroidism，CH）筛查，1975年，Irie和Naruse在日本采用干血滤纸片法进行CH筛查，均获得成功。从此，以PKU与CH为主要疾病的新生儿疾病筛查在欧美国家迅速发展，逐渐普及。同时，新生儿疾病筛查的基础与临床研究也十分活跃，学术界接连召开地区与国际新生儿疾病筛查研讨会，助推了该项工作的深入开展。1982年，在日本东京召开的第二届国际新生儿疾病筛查大会，提出了适合大规模筛查的四种疾病为PKU、CH、先天性肾上腺皮质增生症（congenital adrenal hyperplasia，CAH）与半乳糖血症（galactosemia，GAL）。20世纪90年代，串联质谱技术开始被应用于新生儿疾病筛查，鉴于其高灵敏度、高特异度、高选择性和快速检测的特性，目前已能在2分钟内对1个标本同时进行数十种小分子物质的检测，即同时检测多种氨基酸、有机酸代谢紊乱和脂肪酸氧化缺陷病。这实现了"一种实验检测一种疾病"到"一种实验检测多种疾病"的转变，不仅增加了检测疾病的种类，而且显著降低了假阳性率。随着技术的发展和对遗传代谢病认识的不断深入，很多新的疾病将加入串联质谱的筛查中，串联质谱将不断为新生儿疾病筛查开辟新的领域，书写新的篇章。

纵观60余年的国际新生儿疾病筛查历史，美国与欧洲发达国家一直在引领新生儿疾病筛查的发展，也经历了起步期、推广期和快速发展三个阶段。20世纪60年代，受到经济条件、社会环境和技术的限制，只有少数发达国家开展新生儿疾病筛查，筛查病种为PKU。1963年初，美国马萨诸塞州成为强制执行新生儿疾病筛查的第一个州，随后有 21 个州通过立法将新生儿疾病筛查作为强制项目,但一直缺乏统一的国家政策。洛杉矶 St. Joseph 医院、加利福尼亚州与投资方合作研究,在检测前血斑取样的自动化(血斑打孔)方面也取得了突破性进展,提高了检测的灵敏度,这在新生儿疾病筛查发展史上具有重要地位。加拿大新生儿疾病筛查始于 1963 年,至 20 世纪 60 年代末,90% 的省份开始了新生儿疾病筛查。英国于 1964 年引入细菌抑制法和干血滤纸片法,1968 年全英国均利用该技术筛查新生儿。新加坡是亚洲最早开展新生儿疾病筛查的国家(1965 年),而新西兰则是世界上第一个将新生儿疾病筛查提高到国家决策层面的国家(1966 年)。澳大利亚也于 1967 年开展了新生儿疾病筛查。在 20 世纪 60 年代,上述国家主要关注的是新生儿疾病筛查技术,而不是整个筛查系统的组织管理,对于开展机构和技术人员的要求、筛查样本与信息的管理、病例的追踪和规范化随访治疗都不够明确。

20 世纪 70 年代至 80 年代,越来越多的国家和地区认识到新生儿疾病筛查的重要性,并相继开展了新生儿疾病筛查工作,包括欧洲的法国、德国、意大利、丹麦,亚洲的日本、印度、马来西亚、中国,北美洲的古巴。美国除了筛查 PKU 与 CH 以外,还增加了 GAL、高胱氨酸尿症(homocystinuria,HCY)、枫糖尿病(maple syrup urine disease,MSUD)、镰状细胞贫血(sickle cell anemia)、CAH 和生物素缺乏症等 8 种疾病的筛查。

20 世纪 80 年代,随着计算机技术的快速发展,美国建立了实验室信息管理系统,出版了美国新生儿疾病筛查指南,以促进筛查项目规范化,并尝试将病例的管理与追访整合到该系统中。政府资助的美国国家新生儿疾病筛查与遗传资源中心(National Newborn Screening and Genetics Resource Center,NNSGRC)是美国新生儿疾病筛查信息管理的核心机构,要求美国所有的新生儿疾病筛查中心将筛查项目相关信息上报到国家新生儿疾病筛查信息系统,以便项目评估。上报的信息包括筛查项目的详细情况,病例的关键信息(删除身份信息)以及实验室检测数据。这个信息上报系统已逐步由问卷式的汇报系统发展成实时的在线系统,并对公众开放。目前,美国的电子医疗记录系统和出生登记系统也在尝试整合新生儿疾病筛查的相关信息。其核心是通过相互连接与整合的信息系统,实现儿童健康信息共享,以提高信息系统的效率。

自 20 世纪 90 年代,新生儿疾病筛查在全世界快速发展,拉丁美洲的哥斯达黎加、智利和乌拉圭分别于 1990 年、1992 年和 1994 年建立了国家级新生儿疾病筛查项目。亚洲的韩国和沙特自 1991 年开展全国性的 CH 筛查后,2005 年又采用质谱 - 质谱法(mass spectrometry-mass spectrometry,MS-MS)筛查 16 种遗传代谢病。泰国和阿拉伯联合酋长国分别在 1992 年、1995 年建立了 PKU 筛查系统,后又于 1998 年和 2002 年增加了 CH 和严重联合免疫缺陷病(severe combined immunodeficiency,SICD)筛查。1996 年菲律宾也相继开展了新生儿疾病筛查。此后,越来越多的国家开始实施新生儿疾病筛查项目。2003 年卡塔尔开展扩大新生儿筛查项目,将样本送至德国实验室进行 MS-MS 筛查 23 种疾病。进入 21 世纪后,亚洲的印度尼西亚、孟加拉国、斯里兰卡、蒙古国、缅甸和巴基斯坦等也在国际原子能机构的资金和技术援助下相继开展了筛查工作。非洲新生儿疾病筛查相对落后,埃及已开始 CH 筛查,其他非洲国家也已开始或准备开展新生儿疾病筛查项目。

美国是最早开展 MS-MS 新生儿疾病筛查项目的国家。英国、德国、澳大利亚、韩国、日本等也已将 MS-MS 新生儿疾病筛查列为法定项目,但筛查病种各国不一,筛查覆盖率已达 90% 以上。在北美地区,美国和加拿大的新生儿疾病筛查覆盖率达到了 100%,美国累计已有 1.7 亿婴儿接受了新生儿疾病筛查。还有部分发达国家的新生儿筛查率均达 95% 以上,其他国家的筛查率也逐年提高。

DNA 技术和串联质谱技术(MS-MS)被引入筛查实验室后,RNA 和 / 或 DNA 技术被用于 SICD、囊性纤维化(cystic fibrosis,CF)检测;MS-MS 可同时检测数十种氨基酸、有机酸代谢紊乱和脂肪酸氧化缺陷病,实现高通量筛查。美国儿科学会与医学遗传学会合作,成立了美国新生儿疾病筛查专家组,2006 年在对 84 种遗传代谢病进行评估的基础上,建议将 29 种遗传代谢病作为优先筛查疾病,25 种作为次要筛查疾病。美国一些筛查中心还增加了对传染病的筛查,如艾滋病和弓形体病。并先后开始对危重先天性心脏病(critical congenital heart disease,CCHD)、糖原贮积症 II 型(Pompe disease)、黏多糖贮积症 I 型(mucopolysaccharidosis type I,MPS I)、黏多糖贮积症 II 型(mucopolysaccharidosis type II,MPS II)、X 连锁肾上腺脑白质营养不良(X-linked adrenoleuko dystrophy, X-ALD)、脊髓性肌萎缩（spinal muscular atrophy, SMA)、胍基乙酸甲基转移酶缺陷（guanidinoacetate methyltransferase deficiency, GAMT)进行新生儿筛查。纽约州已采用串联质谱筛查溶酶体贮积病中的克拉伯病（Krabbe disease)。对新生儿SCID、新生儿1型糖尿病、杜氏肌营养不良（Duchenne muscular dystrophy, DMD)的筛查研究也在进行中。

二、新生儿疾病筛查管理与质量控制

新生儿疾病筛查经过60余年的发展，已得到广泛认可与推广。但由于各国的经济、社会、文化、疾病的流行和发病情况不同，新生儿疾病筛查呈现明显的差异性，除了开展时间、筛查病种、覆盖率以外，管理模式也不尽相同。

美国卫生与公众服务部的相应机构负责指导和规范全国新生儿疾病筛查工作，其中卫生资源与服务管理局（Health Resources and Services Administration, HRSA)负责技术规范，疾病预防与控制中心（Centers for Disease Control and Prevention, CDC)负责质量控制。根据法律规定，美国各州卫生行政部门具体组织和管理新生儿疾病筛查项目，确定组织方式和筛查病种、评估需求、筹集资金，开展宣传教育等。美国的新生儿疾病筛查机构是由各州政府确定的。在早期，医院实验室、私立实验室和公共卫生实验室均可提供检测服务，但前两者往往更注重经济效益，从而使公共卫生实验室成为筛查服务的主要提供者。在新生儿筛查开展初期，州立法机构提供全部费用，但随着筛查疾病的增加，其筛查、诊断与治疗费用主要由患者或第三方付费（财政收入或公共卫生专款、Medicaid资金、Title V妇幼保健服务专项经费等）。目前，美国仅有5个州提供免费筛查。

英国新生儿疾病筛查实行国家集中管理制度，1996年成立了国家筛查委员会，负责监督全国筛查项目的引入与执行、筛查效果和质量评估等。英国成立了17个卫生部直属的新生儿疾病筛查实验室，平均每个实验室覆盖5万~7万人口，筛查实验室均设在医院，并与新生儿疾病筛查项目中心紧密联系。新生儿疾病筛查是英国最大的国家项目，其经费来自政府财政。

澳大利亚新生儿疾病筛查由州政府负责组织实施，全国设立了5个筛查中心集中检测。澳大利亚人类遗传学会和皇家医生学会共同制定的新生儿疾病筛查指南为各州新生儿疾病筛查提供技术指导。澳大利亚实行免费新生儿疾病筛查，费用全部由各州政府支付。

德国和意大利的新生儿疾病筛查受法律监管。德国扩大新生儿疾病筛查除了受《儿童疾病早期检测指南》监管外，还受2010年1月起生效的《遗传诊断法案》约束。法国卫生部监督国家新生儿疾病筛查计划，并通过区域卫生机构为其提供资金。国家生物新生儿疾病筛查协调中心作为协调枢纽，17个区域筛查中心（法国12个、海外5个），每个都与一所大学的附属医院和一个区域卫生机构相关联，从妇产医院收集干血斑并进行测试。瑞典自1975年开始将所有干血斑储存在生物库中，这有助于支持筛查计划的质量控制并为研究提供基础。2011年，瑞典在全国范围内推动登记工作，建立了遗传代谢性疾病登记平台，用于评估人群水平的结果，同时还充当电子病历，帮助临床医生监测治疗和记录进展。

中国的新生儿疾病筛查由国家卫生健康委员会领导，负责制定全国新生儿疾病筛查政策与规划，成立新生儿疾病筛查专家委员会，制定筛查指南。各省、自治区、直辖市卫生健康委员会负责具体组织实施。中国的筛查中心与筛查实验室均须经过卫生行政机关的批准，全部设在公立医院内，筛查、诊断、治疗费用呈现多样性。东部发达地区已部分实现CH与PKU的免费筛查，政府承担诊断、治疗费用，中西部地区大多由个人支付。不同于多数西方国家主要由医学遗传学会与儿科学会等学术团体推动，而我国的新生儿疾病筛查主要由国家和各省、自治区、直辖市的卫生健康委员会主导与推动；欧美国家的筛查中心仅接受新生儿血标本的检测，不承担可疑病例的召回和阳性病例的诊断、治疗、随访与评估等工作，而中国的新生儿疾病筛查中心集宣传、筛查、诊治、随访、管理于一体，目前已建立起最佳的新生儿疾病筛查模式。

有效的管理和严格的质量控制是提高新生儿疾病筛查结果质量和保证筛查准确性的前提。在美国，新生儿筛查项目在州政府的支持下运作，每个州自行决定是否将推荐统一筛查目录（Recommended Uniform Screening Panel, RUSP)中的疾病纳入筛查项目。1975年，美国国家科学院建议，CDC应当有一个权威的实验室负责对该区域的实验室进行能力验证。1977年，美国CDC开始实验室室间质量评估。1978年，CDC建立了新生儿疾病筛查质量保证组（Newborn Screening Quality Assurance Program，NSQAP），帮助新生儿疾病筛查实验室确保检测的准确性，最大限度地减少假阳性报告，保持高质量的检测性能。NSQAP通过提供能力验证、培训、参考资料和咨询服务，成为包括美国在内的 88 个国家、约 670 家新生儿疾病筛查实验室的专业知识服务中心。2011 年，CDC 成立了生化质谱实验室（the Biochemical Mass Spectrometry Laboratory，BMSL）和分子质量改进计划（the Molecular Quality Improvement Program，MQIP），以支持质谱和分子生物学领域参与者日益增长的需求。BMSL 和 MQIP 合作并支持 NSQAP 为新生儿疾病筛查实验室提供质量保证。

三、新生儿疾病筛查实验室技术的发展

随着医学技术的发展，新生儿疾病筛查技术也在不断进步，包括荧光法、免疫酶法、气相色谱 - 质谱法（gas chromatography-mass spectrometry，GC-MS）、MS-MS 等。虽然生化筛查具有简单、快速和方便的优势，但也存在局限性：①代谢物或酶活性通常受到多种因素的影响，在饮食、疾病等因素的影响下易产生假阳性和假阴性结果；②某些疾病，如听力损失，在常规新生儿疾病筛查时间窗口内不会出现明显症状；③某些疾病没有特定代谢物或生物标志物，如 SCID 和 SMA，目前的生化筛查方法无法检测到这些疾病；④某些生化指标特异性不足，既有一个生化指标对应一个致病基因，也有一个生化指标对应数个不同的致病基因，例如，导致甲基丙二酸血症的标志物丙酰肉碱升高，对应的致病基因有 10 个以上，生化技术无法进行精准的分型诊断。因此与疾病相关的 DNA 分子或基因分析已成为常规筛查的重要补充技术。

高通量测序（high-throughput sequencing）可用于二级检测，发现遗传变异。对于新生儿疾病筛查，基因检测有其独特的优势：①基因测序可从分子水平明确突变来源；②基因测序可将新生儿疾病筛查的范围扩大到那些不适合进行 MS-MS 筛查的疾病，有效地扩展现有新生儿疾病筛查的范围。2020 年，一项回顾性研究评估了全外显子组测序（whole exome sequencing，WES）作为筛查工具的能力。WES 的总体灵敏度为 88.0%，特异度为 98.4%；与之对比，MS-MS 的总体灵敏度和特异度分别为 99.0% 和 99.8%。研究表明，对于大多数先天性代谢异常（inborn error of metabolism，IEM）而言，单独 WES 的灵敏度或特异度不足，无法作为主要筛查手段。然而，作为 MS-MS 筛查异常婴儿的二次检测，WES 可以减少假阳性，在某些情况下，根据 WES 结果的建议比最初获得的诊断更合适。全球基因组学与健康联盟监管与伦理工作组儿科团队建议，高通量测序可作为当前新生儿疾病一级筛查的有效补充。

事实上，随着测序技术的快速发展和医学遗传学研究的不断深入，基因检测技术的临床应用优势逐渐凸显，各国已纷纷推出新生儿基因筛查计划和项目。2013 年美国国立卫生研究院（National Institutes of Health，NIH）宣布，计划提供 5 年累计 2 500 万美金，支持包括 BabySeq 在内的 4 个项目，旨在探索基因组测序在新生儿疾病筛查中的应用。2019 年 11 月，在 Genomics England 组织的会议上，英国卫生和社会保障部表示计划在未来对所有新生儿进行基因组测序。2023 年 4 月在英国伦敦召开了国际新生儿基因组测序筛查大会，20 个来自美国、欧洲和澳大利亚等地的新生儿基因组筛查项目介绍了其研究目标和计划；2023 年 10 月，在美国波士顿举行了首届新生儿基因筛查国际会议。

60 余年来，新生儿疾病筛查已拯救了许许多多婴儿的生命，避免了其严重智力障碍与体格发育障碍的发生，给千千万万家庭带来了欢乐。随着新生儿疾病筛查技术的不断进步，新生儿疾病筛查在促进出生人口素质提高、保障儿童健康方面具有广阔前景和美好未来。

第二节   中国新生儿疾病筛查进展

国际新生儿疾病筛查的蓬勃发展，也引起了中国科学家与临床医师的重视。20 世纪 80 年代，上海第二医科大学附属新华医院和上海市儿科医学研究所陈瑞冠教授先后前往美国、日本学习新

生儿疾病筛查技术。学成归来后，立即在国内开展了 CH 和 PKU 的新生儿筛查，这一举措开创了中国新生儿疾病筛查的历史。后以项目形式对新生儿 CH、PKU 和 GAL 三种遗传代谢病进行筛查。1983 年首次报告了 31 862 例新生儿疾病筛查结果。CH 发病率为 1 : 6 309；PKU 发病率为 1 : 15 930；未发现 GAL。

1982—1985 年，北京医学院第一医院左启华教授等组织了浙江等 11 个省、市的 PKU 筛查协作组，共筛查新生儿约 20 万人，PKU 发病率为 1 : 16 500。

PKU 患儿的治疗主要是低苯丙氨酸饮食，小婴儿主要服用低苯丙氨酸奶粉。20 世纪 80 年代，进口低苯丙氨酸奶粉费用昂贵，家长难以接受。上海市儿科医学研究所经多年研究，于 1986 年成功研制并生产了国产低苯丙氨酸奶粉，为中国 PKU 患儿的治疗及今后大规模 PKU 筛查奠定了基础。20 世纪 90 年代初期，北京医科大学也成功研制了一款 PKU 低苯丙氨酸治疗奶粉及其他治疗辅食，极大丰富了 PKU 患儿的饮食。

中国的科学家与临床医师对新生儿疾病筛查检测技术也进行了很多探索。1986 年，上海市儿科医学研究所改良 Guthrie 细菌抑制法，在 PKU 筛查试剂中添加青霉素酶，用于消除青霉素族引起的细菌抑制环干扰，提高了实验的准确性与可靠性，在国内外得到普遍推广。1988 年，上海儿科医学研究所在 PKU 患者中鉴别出首例四氢生物蝶呤（tetrahydrobiopterin，BH_4）缺乏引起的非经典型 PKU，建立了高效液相色谱法（high performance liquid chromatography，HPLC）进行尿蝶呤谱分析，开展了 BH_4 缺乏的筛查、诊断与治疗。

中国的新生儿疾病筛查，除了自己的探索与创新外，也一直保持与国际的合作，不断引进与消化、吸收新的新生儿疾病筛查技术与方法。1992—1993 年，我国卫生部与世界卫生组织（World Health Organization，WHO）合作，在北京、上海、天津、成都、广州、济南、沈阳 7 个城市开展 CH 和 PKU 筛查。1996 年，与芬兰卫生部合作，在上海、江西、河南、天津和河南 5 个省市开始为期 3 年的第 I 期合作项目，项目提供新生儿疾病筛查实验室设备，开展专业技术人员培训，建立新生儿疾病筛查网络，并开展 CH 与 PKU 的筛查。至 2004 年，参与项目合作的 5 个中心累计筛查新生儿 130 万例，确诊 CH 512 例，PKU 80 例。I 期合作的成功，不仅增

进了中国与芬兰两国的新生儿疾病筛查技术交流与合作，也推动了参与项目地区的新生儿疾病筛查工作。2006 年，第 II 期新生儿疾病筛查合作项目启动，选择在黑龙江、辽宁、湖北、广西、陕西、青海、贵州 7 个省（自治区）开展，为期 5 年。总目标为 2010 年住院分娩的新生儿疾病筛查率达到 50% 以上。到 2011 年项目结束评估时，大多数省区已完成目标要求。

中国新生儿疾病筛查起步于 20 世纪 80 年代，但真正进入快速发展阶段是在 20 世纪 90 年代中期以后。1994 年《中华人民共和国母婴保健法》颁布，第一次提出了“逐步开展新生儿疾病筛查”，使开展新生儿疾病筛查工作有了根本的法律保障。不久后，1995 年卫生部就着手起草《新生儿疾病筛查管理办法》，曾多次组织专家进行讨论、修改，并广泛征集意见。经十余年的实践，卫生部于 2009 年在总结经验的基础上，出台了《新生儿疾病筛查管理办法》，该办法对各级卫生行政部门、新生儿疾病筛查中心和医疗机构的职责作了明确规定。卫生部负责全国新生儿疾病筛查的监督管理工作，根据医疗需求、技术发展状况、组织与管理需要等实际情况，制定全国新生儿疾病筛查工作规划和技术规范。各省、自治区、直辖市卫生行政部门负责本行政区域的新生儿疾病筛查的监督管理工作，建立新生儿疾病筛查管理网络，组织医疗机构开展新生儿疾病筛查工作。该办法规范了全国新生儿疾病筛查工作，也进一步推动了全国新生儿疾病筛查的深入开展。2009 年，卫生部还组织专家制定了《全国新生儿疾病筛查工作规划》，对新生儿疾病筛查工作的指导思想、基本原则、工作重点和目标、保障体系的建设及新生儿疾病筛查的管理与考核评估作了明确规定，强调知情同意原则、尊重个人意愿原则。提出到 2012 年基本建立以省为单位的新生儿疾病筛查服务网络，东部地区、中部地区和西部地区新生儿遗传代谢病筛查率分别达到 90%、50% 和 40%。到 2015 年，完善以省为单位的新生儿疾病筛查网络，东部地区、中部地区和西部地区新生儿遗传代谢病筛查率分别达到 95%、80%、60%。

2004 年，卫生部组织全国新生儿疾病筛查专家制定了《新生儿疾病筛查技术规范》，其内容涵盖了新生儿疾病筛查血片采集技术规范、新生儿疾病筛查实验室检测技术规范、PKU 和 CH 诊治技术规范、新生儿疾病筛查追访与管理技术规范。经过 6 年的实践，卫生部于 2010 年再次组织新生儿疾

病筛查专家对《新生儿疾病筛查规范》进行了修订再版。2023 年中华预防医学会出生缺陷预防与控制专业委员会新生儿遗传代谢病筛查学组组织专家制定了 3 个专家共识——《新生儿遗传代谢病筛查组织管理及血片采集技术规范专家共识》《新生儿遗传代谢病筛查实验室检测技术规范专家共识》《新生儿筛查遗传代谢病诊治规范专家共识》,大大促进了全国新生儿疾病筛查质量的提高。

根据 1992—1997 年北京、上海、天津、沈阳、济南、南京、广州、成都 8 个城市 110 万新生儿疾病筛查结果,CH 总发病率为 1:5 465,其中南京发病率最高,为 1:4 588,沈阳发病率最低,为 1:36 251;PKU 为 1:14 767,北京的发病率最高,为 1:11 379,成都最低,为 1:38 933。

2013 年,我国贫困地区新生儿遗传代谢病筛查项目正式实施,对 21 个省(区、市)200 个贫困县 49 万新生儿免费开展 PKU、CH 和新生儿听力筛查,对确诊为 PKU 和永久性听力障碍的儿童实施康复救助。至 2018 年,有 600 多万贫困地区的儿童从中受益。目前所有贫困地区的新生儿都能得到 CH、PKU 及听力筛查。

2016 年 10 月 25 日,《"健康中国 2030"规划纲要》正式印发,明确指出对于疾病应坚持预防为主,把预防摆在更加突出的位置。2018 年,《全国出生缺陷综合防治方案》印发,逐步扩大筛查病种,提出到 2022 年,新生儿遗传代谢性疾病筛查率达到 98% 的具体目标。2019 年《健康中国行动(2019—2030 年)》指出,到 2022 年和 2030 年,新生儿遗传代谢性疾病筛查率达到 98% 及以上;新生儿听力筛查率达到 90% 及以上;先天性心脏病、21-三体综合征、耳聋、神经管缺陷、地中海贫血等严重出生缺陷得到有效控制。2023 年 8 月,国家卫生健康委员会印发《出生缺陷防治能力提升计划(2023—2027 年)》,提出建立覆盖更全面、更完善的出生缺陷防治网络,显著提升出生缺陷综合防治能力。

最新数据显示,2022 年共新增 4 家新生儿疾病筛查中心,全国目前共有新生儿疾病筛查中心 269 家,经卫生行政部门审批通过的有 263 家。其中,中部地区的新生儿疾病筛查中心数量从 2010 年的 56 家上升到 93 家,西部地区从 46 家上升到 83 家。共有 26 个省级行政区新生儿疾病筛查中心参加率达到 100%。中国的新生儿疾病筛查不同于多数西方国家,整个流程主要由国家

卫生健康委和各省、自治区、直辖市卫生健康委主导与推动,筛查中心及实验室均需经过卫生行政机关的批准,且均设立于公立医院中,筛查中心可集宣传、筛查、诊治、随访、管理于一体。40 余年的实践说明,中国模式是世界上最佳的新生儿疾病筛查模式。

目前,我国全部省、自治区、直辖市均已开展了 PKU、CH 新生儿筛查,筛查率从 2011 年的 69.8% 增加到 2022 年的 97.9%,东部和中部地区的两病筛查率高于全国平均水平,分别为 99.4% 和 98.5%,西部地区相对较低,约为 95.6%。截至 2022 年,全国共有 23 个省、自治区、直辖市开展葡萄糖-6-磷酸脱氢酶缺乏症(glucose-6-phosphate dehydrogenase deficiency,G-6-PD)筛查,筛查率为 89.24%;24 个省、自治区、直辖市开展 CAH 筛查,筛查率为 91.45%;脂肪酸代谢障碍筛查率为 49.78%、有机酸代谢障碍筛查率为 50.86%、氨基酸代谢障碍筛查率为 50.01%。1985—2022 年我国 CH 和 PKU 筛查数据如表 1-1、图 1-1 和图 1-2 所示。

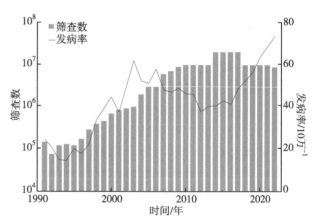

图 1-1　中国 CH 筛查数及发病率(1985—2022 年)

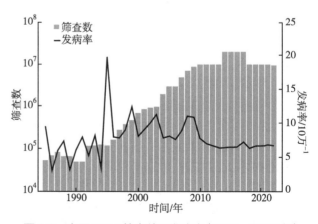

图 1-2　中国 PKU 筛查数及发病率(1985—2022 年)

表 1-1 中国 CH 和 PKU 筛查及确诊数据（1985—2022 年）

年份	CH			PKU		
	筛查数	病例数	发病率	筛查数	病例数	发病率
1985	—	—	—	52 722	5	1/10 544
1986	—	—	—	69 506	2	1/34 753
1987	—	—	—	83 262	5	1/16 652
1988	—	—	—	67 535	5	1/13 507
1989	—	—	—	65 722	2	1/32 861
1990	—	—	—	49 033	3	1/163 44
1991	150 801	37	1/4 076	50 113	4	1/12 528
1992	75 836	16	1/4 740	117 904	6	1/19 651
1993	121 103	18	1/6 728	121 106	10	1/12 111
1994	130 875	19	1/6 888	126 141	4	1/31 535
1995	123 494	25	1/4 940	121 227	24	1/5 051
1996	173 707	31	1/5 603	164 509	13	1/12 655
1997	292 583	65	1/4 501	280 891	22	1/12 768
1998	400 653	137	1/2 924	385 297	35	1/11 008
1999	477 282	189	1/2 525	471 405	59	1/7 990
2000	686 777	308	1/2 230	686 075	55	1/12 474
2001	851 855	319	1/2 670	852 605	76	1/11 218
2002	949 495	474	1/2 003	950 960	95	1/10 010
2003	1 427 596	886	1/1 611	1 367 541	155	1/8 823
2004	1 911 349	998	1/1 915	2 021 541	156	1/12 959
2005	2 511 814	1 282	1/1 959	2 632 419	213	1/12 359
2006	2 944 022	1 701	1/1 731	2 929 236	221	1/13 254
2007	5 603 451	2 693	1/2 081	5 289 471	468	1/11 302
2008	7 375 993	3 471	1/2 125	7 375 993	818	1/9 017
2009	8 512 368	4 172	1/2 040	8 559 080	934	1/9 164
2010	9 753 565	4 519	1/2 158	9 753 565	746	1/13 074
2011	11 144 495	5 134	1/2 171	11 144 495	778	1/14 325
2012	13 277 938	5 004	1/2 653	13 277 938	879	1/15 106
2013	14 499 407	5 855	1/2 476	14 499 407	923	1/15 709
2014	15 356 369	6 222	1/2 468	15 356 369	971	1/15 815
2015	15 090 978	6 500	1/2 322	15 090 978	979	1/15 415
2016	15 778 049	6 515	1/2 422	15 778 049	1 027	1/15 363
2017	17 509 788	8 529	1/2 053	17 509 788	1 266	1/13 831
2018	14 712 592	7 768	1/1 894	14 713 050	925	1/15 906
2019	14 113 980	7 974	1/1 770	14 090 430	930	1/15 151
2020	11 861 852	7 556	1/1 570	11 818 182	780	1/15 152
2021	10 393 895	7 121	1/1 460	10 323 529	702	1/14 706
2022	9 389 802	6 892	1/1 362	9 389 802	630	1/14 904
总计	207 603 764	102 430	1/2 027	207 636 876	14 926	1/13 911

2002 年上海市建立第一个串联质谱遗传代谢病实验室,2005—2010 年,广东、浙江也先后增设串联质谱实验室,至 2021 年,全国已有 29 个省(自治区、直辖市)、300 余个实验室应用串联质谱技术,开展新生儿遗传代谢病筛查。2021 年全国脂肪酸代谢障碍筛查率为 49.78%、有机酸代谢障碍筛查率为 50.86%、氨基酸代谢障碍筛查率为 50.01%。串联质谱检测已逐步成为扩展新生儿疾病筛查的主要方法,检测疾病数量 4~40 余种不等。以浙江省为例,根据《浙江省新生儿疾病筛查项目实施方案(2023 年版)》,遗传代谢病筛查由原来的 4 种拓展为 29 种,包含 CH、CAH、G-6-PD、9 种氨基酸代谢障碍、8 种脂肪酸氧化代谢障碍和 9 种有机酸代谢障碍,筛查资金全部由政府承担。2022 年浙江省新生儿串联质谱技术筛查率已达 97.86%;2009—2022 年累计串联质谱技术筛查 510 万例,确诊患儿 1 133 例,其中氨基酸代谢障碍 443 例、脂肪酸代谢障碍 367 例、有机酸代谢障碍 323 例,检出率为 1/4 503。此外,常见遗传代谢病的流行病学数据也揭示了相关疾病发病率的地区性差异,为特定地区、特定疾病的重点防控提供了重要参考依据。有机酸血症患者尿液中的多种代谢物浓度高于血液,因此气相色谱 - 质谱法(GC-MS)也常被用于尿液中特异性代谢产物的检测,为相关的疾病筛查诊断提供依据。但由于尿液样本批量收集、递送困难,且通量较小,目前多用于高危儿的小样本筛查和遗传代谢病的鉴别诊断。截至目前,MS-MS 仍然是扩展的新生儿遗传代谢病筛查的主要方法。

除质谱分析方法外,其他分析方法也常应用于新生儿疾病筛查。新生儿地中海贫血的筛查经历了从乙酸纤维素薄膜电泳、琼脂糖凝胶电泳、液相色谱法到现在的毛细管电泳;分析样品也从脐带血、静脉血逐步过渡至干血斑。基于滤纸干血斑的全自动毛细管电泳已成为目前地中海贫血最成熟、可靠且经济的筛查技术,对 α 地中海贫血筛查的确诊符合率在 90% 以上,β 地中海贫血新生儿筛查的阳性符合率为 73.46%,满足了地中海贫血这一新生儿疾病筛查项目大量推广的技术要求。

近年来的研究发现了更多可筛查、可防可治的疾病。

溶酶体贮积症是一种会危害神经系统,影响智力以及骨骼发育,最终导致患儿残疾的遗传代谢病。且溶酶体贮积症患儿可以通过早期的治疗如酶替代治疗、骨髓移植等,使生活质量得到明显的提高。酶学筛查方法包括荧光法、MS-MS,大规模筛查通常以 MS-MS 为主,通过检测特定酶反应前后的底物浓度来计算酶活性。2020 年,中国溶酶体贮积症新生儿筛查协作组在上海成立,共同探索并建立国内溶酶体贮积症的筛查、诊断、治疗体系。上海交通大学医学院附属新华医院、山东第一医科大学附属济南妇幼保健院等筛查中心,采用串联质谱技术,探索性开展了数种溶酶体贮积症的筛查,取得了初步的患病率结果和筛查经验。目前较成熟的酶学检测包括葡萄糖脑苷脂酶(glucocerebrosidase)、酸性鞘磷脂酶(acid sphingomyelinase,ASMase)、β- 半乳糖脑苷脂酶(galactocerebrosidase,GALC)、a-L- 艾杜糖苷酸酶(a-L-iduronidase enzyme,IDUA)、α- 半乳糖苷酶(α-galactosidase,GLA)和酸性 α- 葡萄糖苷酶(acid α-glucosidase,GAA),可针对戈谢病(Gaucher disease)、尼曼 - 皮克病 A/B(Niemann-Pick disease-A/B,NPD-A/B)、克拉伯病、黏多糖贮积症Ⅰ型(MPS Ⅰ)、法布里病(Fabry disease)和糖原贮积症Ⅱ型等 6 种溶酶体贮积症。

基因检测技术为多数遗传病、代谢病诊断提供了非常重要的确诊途径。随着基因测序技术的快速发展,其检测精度越来越高,检测费用越来越低,这使利用基因检测技术对新生儿进行基因筛查成为可能。2012 年北京市率先采用遗传性耳聋基因检测芯片对新生儿进行耳聋基因筛查。2021 年,《遗传性耳聋基因筛查规范》发布,规范了耳聋基因筛查及筛查后的工作流程。2023 年,《中国耳聋基因诊断与遗传咨询临床实践指南(2023)》发布,明确了耳聋基因诊断在耳聋诊疗中的价值。至此,新生儿听力及耳聋基因联合筛查逐步向全国推广。地中海贫血是全球分布最广、累及人群最多的一种单基因遗传病。2021 年,广西壮族自治区妇幼保健院对 30 417 例地中海贫血筛查阳性患儿进行了基因序列分析,初步研究了广西儿童地中海贫血基因型分布,发现该地区检出罕见基因超 10 种,其中缺失型 THAI 占比接近 0.43%,有必要纳入常规基因类型检测,为当地的地中海贫血防控起到了指导作用。SMA 是婴幼儿最常见的遗传性疾病死亡原因之一,研究证明 95% 的 SMA 患者存在 SMN1 基因 7 号外显子的纯合缺失,因此利用逆转录定量聚合酶链反应(reverse transcription-quantitative polymerase chain reaction,RT-qPCR)、多重连接探针扩增技术(multiplex ligation-dependent probe amplification,MLPA)、变性高效液相色谱法(denaturing high performance liquid chromatography,DHPLC)等,针对 *SMN1* 基因 7 号外显子建立的筛查方法可靠,适宜在全体新生儿中进行推广。已上市的三款 SMA 治疗药物(诺西那生钠、利司扑兰和索伐瑞韦)可显著改善疾病预后,改变疾病自然病程。2023 年发布的《中国新生儿基因筛查专家共识:高通量测序在单基因病筛查中的应用》也将 SMA 纳入建议筛查列表。近年来,浙江、广东等部分地区也已经开始新生儿 SMA 筛查探索工作。《脊髓性肌萎缩症新生儿筛查专家共识(2023 版)》的发布也为 SMA 筛查从研究走向真正意义上的新生儿普筛提供了可参考的标准与指导。此外,2018 年浙江大学医学院附属儿童医院开展了杜氏肌营养不良(Duchenne muscular dystrophy,DMD),2022 年开展了 SCID、X 连锁无丙种球蛋白血症(X-linked agammaglobulinemia,X-LA)等疾病的新生儿筛查探索性研究。

随着高通量测序技术的飞速发展,基于高通量测序的全外显子组测序(whole exome sequencing,WES)和全基因组测序(whole-genome sequencing,WGS)也在近年进入了新生儿疾病筛查领域。与传统筛查相比,WES 和 WGS 在目前尚无可靠生化标志物的病种上有明显优势,尤其高通量测序具有更高通量,有利于扩大筛查病种及缩短疾病确诊时间,有效预测患病风险与携带者,实现精准医疗。基于新生儿基因筛查研究的广泛开展,2020 年,浙江大学医学院附属儿童医院的新生儿基因筛查项目启动,针对 135 个与 75 种先天性疾病相关的基因,对来自 6 个省市的 13 家医院的 21 442 例新生儿干血斑样本进行了大规模、多中心、前瞻性的多疾病基因检测分析,共有 5 700 例新生儿检出致病基因变异,其中 168 例(0.78%)为阳性。首都医科大学附属北京儿童医院研发了基于高通量测序的靶向测序方案 NESTS,包含 465 个已知致病基因,针对 596 种发病早、发病率高且可干预的严重遗传病,对 8 家妇幼保健机构的 11 484 名新生儿进行了回顾性筛查,平均检测时间 <7 天。上海交通大学医学院附属新华医院联合全国 8 家新生儿疾病筛查中心,对 29 601 名新生儿进行了基因联合传统生化筛查,阳性预测值为 50.4%。这些研究表明基因筛查作为一级筛查可在普通新生儿中提高传统筛查的检测能力,研究结果为筛查不同地区的疾病提供了理论依据。2023 年《中国新生儿基因筛查专家共识:高通量测序在单基因病筛查中的应用》发布,意在顶层设计规范我国新生儿疾病基因的筛查工作。新生儿基因筛查的优势已有基本共识:对于生化筛查适用疾病,基因测序可提供明确诊断分型,为疾病诊治、预后和遗传咨询提供依据;对于生化技术不能筛查的遗传病,如免疫遗传缺陷等,基因筛查可以在第一时间明确部分疾病的遗传学病因,极大缩短了诊断时间,为患儿争取最佳治疗时机。但也有研究表明,单独的基因筛查灵敏度、特异度不足,无法作为唯一筛查手段。靶向测序针对性强、检测时间短,但覆盖病种少,存在漏检可能。WES 与 WGS 覆盖的疾病谱广,但检测成本高、周期长,受基因覆盖度、检测深度等影响,可能出现漏诊。目前国内外普遍认为,代谢组学技术与基因组学技术的结合是未来新生儿疾病筛查的主流方向。

为确保新生儿疾病筛查的质量、公平和普惠性,我国一直致力于建立分布合理的新生儿疾病筛查网络。部分省、自治区、直辖市在一个管理中心下设多个筛查检验中心,还有部分则采用相对集中的筛查管理模式。新生儿疾病筛查需在显示临床症状之前,通过实验室检查将患者筛选出来。因此,新生儿疾病筛查实验室的质量管理尤为重要,应满足《医疗机构临床实验室管理办法》和《医学实验室　质量和能力的专用要求》的要求,建立质量保证系统并执行。为了对数量快速增加的新生儿疾病筛查实验室的质量实施监督,国家卫生健康委临床检验中心作为全国新生儿疾病筛查实验室质量控制与监督、评估的最高机构,自 1988 年开始对全国 16 个省市的 18 个新生儿疾病筛查中心实验室进行实验室能力对比检验,推动与促进了全国新生儿疾病筛查实验室检测质量的提高,并分别于 2005 年、2007 年、2009 年、2011 年、2013 年、2017 年、2019 年、2023 年成功举办了 8 届全国新生儿遗传代谢病筛查室间质量评价总结大会。最新数据显示,2023 年全国参加新生儿疾病筛查实验室室间质量评价(苯丙氨酸和促甲状腺素)的单位从 1998 年的 18 家上升到 261 家,参加葡萄糖 -6- 磷酸脱氢酶检测室间质量评价的筛查实验室从 2012 年的 77 家上升到 191 家,参加 17- 羟孕酮检测室间质量评价的实验室从 2013 年的 52 家上升到 236 家,参加串联质谱氨基酸和酰基肉碱筛查和检测室间质量评价的实验室从 2013 年的

32 家上升到 359 家,另有 76 家实验室参加新生儿遗传代谢病气质联用检测尿液有机酸室间质量评价。

室间质量评价是检验的基础保证,也是监督实验室质量的重要指标。事实证明,新生儿疾病筛查实验室室间质量评价项目的推广,促进了各实验室提高检测质量,进而提高了新生儿疾病筛查的精度,降低了假阳性数量,极大程度避免了对新生儿家庭可能造成的伤害。由国家卫生健康委临床检验中心建立的适用于我国的新生儿疾病筛查系统网络质量管理体系(QMS-NBS)已在推广执行。这一体系由新生儿疾病筛查系统质量指标体系(QIS-NBS)和新生儿疾病筛查系统质量管理信息系统(QMIP-NBS)两部分构成。QIS-NBS 又分为两部分,分别针对新生儿疾病筛查机构和采血机构;针对新生儿疾病筛查机构,QIS-NBS 包括 3 个一级指标、15 个二级指标和 68 个三级指标,涵盖机构设置、人员、实验室建设、信息系统建设、预检宣传教育、预检质量、实验室检测质量、检后质量管理、标本保存、病例管理、随访、治疗效果、病历管理等;16 个三级质量指标,考核内容主要涉及人员和机构建设、宣传教育、标本采集、知情告知、标本质量、材料保存等。QIS-NBS 提供了一份核对表,上述所有检查内容均按照指标对应给分,采用了质量指标,明确了每个质量指标的问题、评分标准,为每个问题分配分数;并开发了调查方法,使抽象的质量绩效可视化、可测量化。

中国台湾、香港、澳门地区新生儿疾病筛查均起步于 20 世纪 80 年代。1981 年台湾地区启动新生儿疾病筛查项目,1985 年开始筛查 CH、PKU、同型半胱氨酸尿症(homocysteinuria,HCU)、GAL、G-6-PD 5 种疾病,2006 年又增加了甲基丙二酸血症、枫糖尿病、中链酰基辅酶 A 脱氢酶缺乏症、戊二酸血症 I 型、异戊酸血症、糖原贮积症 II 型及法布里病。2000 年开始应用串联质谱技术筛查 20 种遗传代谢病。全台湾地区有三个筛查中心,年筛查量为 30 万新生儿。1982 年香港特别行政区开始探索 CH 的筛查,1984 年全面开始 CH 与 G-6-PD 筛查,此后筛查病种不断增加,2000 年后也开始应用串联质谱技术筛查新生儿遗传代谢病。澳门特别行政区每年有 3 200~3 500 新生儿出生,从 2004 年 9 月起,与上海市儿科医学研究所合作,将新生儿疾病筛查血样本直接送至上海检测,目前筛查 4 种疾病为 CH、PKU、CAH 和 G-6-PD。从 2021 年 1 月起,澳门特别行政区新生儿疾病筛查血样本已送香港检测。

第三节   新生儿疾病筛查的发展趋势

经历了数十年的探索和发展后,新生儿疾病筛查已经成为出生缺陷三级预防中的主要手段之一,通过对筛查发现的部分先天性疾病在临床症状出现之前就进行诊断和干预,降低了发病率和病死率。新生儿疾病筛查的病种和检测技术不断发展和进步,各国已经先后进入使用串联质谱技术进行遗传代谢性疾病筛查的阶段,筛查病种也从最初的一种扩展到几十种,不仅包含传统的 PKU、CH,还涉及其他代谢性疾病、感染性疾病和听力障碍。但是,新生儿疾病筛查的发展很不平衡,无论是国家之间还是国家内部,都呈现出明显的差异性,特别是在开展时间、筛查病种和管理模式上。目前我国新生儿疾病筛查的防治体系还很不健全,主要面临着筛查覆盖率和筛查病种的巨大差异,当东部地区迅速进入串联质谱技术筛查的阶段时,中西部一些地区 PKU 和 CH 两病筛查的覆盖率还不足 50%;已经开展筛查的地区又普遍存在"重数量、轻质量""重筛查、轻治疗"的现象。我国对新生儿疾病筛查公共卫生政策决策评估体系、质量管理和监督考核机制尚不完善,持续规范的培训和教育体系才刚刚起步。考虑到各国在经济、政治、社会、文化以及疾病的流行和发病情况上的差异,下面将主要针对中国的现状和存在的问题,就新生儿筛查未来发展趋势进行讨论。

一、新生儿疾病筛查的总体发展趋势

(一)全面纳入国家公共卫生服务体系

公共卫生是通过评价、政策发展和保障措施来预防疾病、延长人类寿命和促进人类身心健康的一门科学和艺术。公共卫生服务是一种成本低、效果好的服务，但又是一种社会效益回报周期相对较长的服务。政府在公共卫生服务中起着举足轻重的作用，许多国家对各级政府在公共卫生中的责任都有明确的规定和限制，以更好地发挥各级政府的作用，并有利于监督和评估。

新生儿疾病筛查作为出生缺陷防治的重要手段，是提高国家人口素质，建设人力资源强国的重要战略任务，也是具有鲜明公共卫生服务特点的系统工程，包含六个组成要素——教育、筛查、随访、诊断、管理和评估。因此，各国在发展新生儿疾病筛查项目时，都将其作为一项公共卫生措施，逐步纳入国家卫生保健体系。美国的新生儿疾病筛查机构由州政府确定，州公共卫生实验室是筛查服务的主要提供者，并接受美国公共卫生实验室协会的管理。英国的新生儿筛查则由 17 个卫生部直属实验室承担，筛查经费全部来自政府财政，由卫生部统一管理和分配。新西兰则是世界上第一个将新生儿疾病筛查提高到国家决策层面的国家。

我国的新生儿疾病筛查由国家卫生健康委员会领导，国家卫生健康委员会负责制定全国新生儿疾病筛查政策与规划，成立新生儿疾病筛查专家委员会，制定技术规范。各省、自治区、直辖市卫生健康委员会负责具体组织和实施。我国的新生儿疾病筛查中心与筛查实验室均以省、自治区、直辖市或地级市为单位设置，须经过卫生行政机关的批准，全部设在公立医院内，且已有北京、天津、上海、杭州、安徽、云南、湖南、广东等省市的部分地区开始通过纳入医保、新型农村合作医疗或由地方财政出资，实现 CH 和 PKU 的免费筛查，并在 2009 年 12 月启动了 PKU 救助项目，对 22 个省的 PKU 患儿免费提供 3 年特殊奶粉。

（二）集中化模式

WHO 早在 1990 出版的《苯丙酮尿症预防和控制指南》中就指出"筛查实验室的年筛查量应至少在 3 万 ~5 万"。对于发病率较低的疾病，只有通过大样本量的筛查，才能不断积累数据，通过质量改进来提升筛查性能。尤其是目前应用串联质谱技术进行筛查的几十种遗传代谢病，单个病种的发病率都很低，就更需要通过集中化筛查来保证筛查的有效性。美国以州为单位设立州立新生儿筛查实验室提供新生儿筛查服务，大的实验室年筛查量可达 40 万 ~50 万。英国的新生儿筛查实验室为

17 个，德国为 11 个，日本从原来的 52 个减到 10 个，韩国从 70 个降到目前的 20 个且将合并到 6~7 个，墨西哥也从 100 个降到 40 个且将合并到每省 1 个。

（三）实验室自动化

随着新生儿疾病筛查模式的集中化发展，筛查实验室的规模也越来越大，原来纯手工法的实验检测手段显然已无法满足这种发展趋势。自动化、高通量的检测技术正逐步普及到各个实验室。自动化的设备不仅包括实验过程的自动化，还包括样品的前处理过程，如自动打孔和自动进样。这两年已经有整合了时间分辨荧光免疫分析法和免疫荧光法的专门用于新生儿疾病筛查的高通量全自动仪器问世，实现了 CH、PKU、CAH、G-6-PD 和 GAL 筛查实验的完全自动化，可连续进样，同时进行 2 400 个测试，目前在美国、澳大利亚等实验室已进入临床应用。

（四）信息化管理

新生儿疾病筛查的过程跨度长，包括标本的采集和递送、实验室检测、诊断、治疗和随访；涉及人员多样化，包括助产士 / 护士、实验室人员、儿科医生以及妇幼保健工作人员。这样一个跨越时间和空间的复杂的系统工程，要确保每个环节的质量控制，并及时有效地向接受筛查的新生儿及其家长提供服务，必须针对上述特点，为新生儿疾病筛查开发专门的信息化管理系统，并且这个系统必定是和实验室的自动化设备相结合，与集中化筛查模式相匹配的。

（五）病种扩展

随着新的标志物、新的检测技术以及新的治疗方法的出现，新生儿疾病筛查的病种正在不断地扩展。在美国，SCID 已被列入首要筛查疾病，弓形虫感染、人类免疫缺陷病毒（human immunodeficiency virus，HIV）感染、G-6-PD 等被部分州列入筛查项目，溶酶体病筛查正在被广泛地关注和评估中。其他列入筛查的候选病种还包括 SMA、DMD、脆性 X 综合征、CCHD、孤独症等。

（六）筛查技术革新

新生儿疾病筛查的检测技术，未来将基于三个平行的检测平台——生化免疫法、串联质谱技术和分子生物学技术。现行检测技术的主要检测对象是遗传性疾病因蛋白质结构改变或代谢失衡造成的异常积聚的代谢产物。随着现今分子生物学技术的迅猛发展，人们希望能有分子标志物（基因）来

取代现有的血清学生物指标。这首先需要有高通量设备,能够每天从上百个血斑中提取 DNA 并进行检测分析;其次,目前还有很多干扰因素如基因组印记、RNA 干扰、假基因等,对筛查实验室来说都是非常难处理的技术问题;另外,分子生物学技术还有可能发现某些目标疾病的关联基因发生不明变异,而造成遗传咨询上的困难。在未来十年,当前的筛查技术可能仍将是新生儿遗传代谢病筛查的主要技术手段。

(七) 评估管理体系科学标准化

随着技术的不断发展,新生儿疾病筛查的病种正在不断增加,但并不是所有的疾病都适合筛查,如某些筛出的疾病发病率极低,对病史了解很少,缺乏确诊手段,有的则无法治疗,甚至无法解释;还有一些病种筛查费用高,筛查假阳性率高,或筛查检测技术通量低;另外,因为新生儿疾病筛查引起的伦理、法律和社会问题也应给予足够的重视。因此,需要建立新生儿疾病筛查的评估管理体系,并将其标准化,将上述问题统一分析和评价,不断修正和发展现有的新生儿疾病筛查项目,建立评价标准,确定筛查病种。

作为公共卫生项目的新生儿疾病筛查,在扩大病种时应从疾病的流行病学、经济、社会和文化等多方面进行考虑,并非照搬国外的筛查经验。必须建立筛查病种的评价标准,供决策部门制定适合中国国情的新生儿疾病筛查策略。下面就欧美国家的筛查病种评价标准进行简要介绍。

1968 年 WHO 制定的 Wilson & Jungner 准则,是筛查领域的经典准则,包括:①该疾病是非常严重的健康问题;②必须有可接受的治疗方法;③必须有诊断和治疗的设施;④必须有可识别的早期症状阶段;⑤必须有合适的检测手段;⑥检测手段必须为人群所接受;⑦必须充分了解疾病的自然史,包括从潜伏期发展到明确疾病的全过程;⑧对于治疗的患者应有统一的政策;⑨发现阳性病例的成本(包括诊断和治疗)应与医疗保健中可能发生的开销达到经济平衡;⑩病例的发现应是一个连续的过程而不是"一次性"的。

各国在此基础上制定了更细化的评价标准。英国国家筛查委员会制定了《评价筛查项目可行性、适宜性和有效性准则》(criteria for appraising the viability, effectiveness and appropriateness of a screening programme),提出所有经济、有效的预防干预手段必须是实用的,必须有高质量的随机对照临床试验证明通过筛查可有效降低该疾病的发病率和病死率。美国医学遗传学和基因组学学会(the American College of Medical Genetics and Genomics, ACMG)于 2004 年受美国卫生资源与服务管理局的委托,通过制定新生儿筛查原则,提出了适合全国应用的统一的新生儿疾病筛查疾病谱,其中包括 29 种首要疾病(core condition)和 25 种次要疾病(second target)。2010 年 1 月,ACMG 下属的美国新生儿和儿童遗传疾病咨询委员会(Advisory Committee on Heritable Disorders in Newborns and Children)投票,一致通过将 SCID 列入筛查病种。ACMG 对于筛查病种的评估标准分三类,包括:①疾病的临床特征;②筛查实验的分析特征;③疾病的诊断、治疗和管理。后续又制定了评分体系来量化这些标准,其中每一项按不同的标准评定得分,分数越高表明越符合筛查的条件(表 1-2)。

表 1-2　ACMG 新生儿疾病筛查病种评价标准

分类	标准	得分
疾病发病率	>1 : 5 000	100
	>1 : 25 000	75
	>1 : 50 000	50
	>1 : 75 000	25
	>1 : 100 000	0
出生后 48 小时内有可识别的临床指征	无	100
	<25% 病例	75
	<50% 病例	50
	<75% 病例	25
	有	0

续表

分类	标准	得分
是否有敏感且特异的检测方法	有	200
	无	0
检测方法特征(有＝得分;无＝零分)	可通过新生儿足跟血斑检测或可由护士完成的简单体检方法	100
	高通量[＞200/(天·FTE)]	50
	总检测成本<1美元/(测试·疾病)	50
	一次检测多个指标对应一种疾病	50
	一次检测筛查多种疾病(复合平台)	200
治疗方法	治疗方法普遍存在	50
	治疗方法有限	25
	无治疗方法	0
治疗成本	低廉	50
	昂贵[＞50 000美元/(人·年)]	0
现有治疗方法的效果	预防所有不良后果	200
	预防大部分不良后果	100
	预防部分不良后果	50
	疗效尚未证实	0
早期干预对个体结局的益处	明确的科学依据通过筛查后的早期干预可获得良好的结局	200
	部分科学依据通过筛查后的早期干预可获得良好的结局	100
	无科学依据通过筛查后的早期干预可获得良好的结局	0
早期发现疾病对家庭和社会的益处	早期发现可获得最大的收益(教育、了解疾病的患病率和自然史、经济有效)	100
	早期干预部分改善收益	50
	无收益	0
早期诊断和治疗预防死亡	是	100
	否	0
确诊手段	确诊手段提供者普遍存在	100
	确诊手段只有有限的机构可提供	50
	确诊手段只有少数中心可提供	0
临床管理	急性管理的提供者普遍存在	100
	急性管理只有有限的机构可提供	50
	急性管理只有少数中心可提供	0
治疗的难易程度	家庭或基层卫生保健机构即可完成治疗	200
	需要专家阶段性参与治疗	100
	需要专家定期进行治疗	0

注:FTE.全职人员。

二、新生儿疾病筛查的新要求

（一）建立新生儿疾病筛查项目质量管理和监督考核机制

新生儿疾病筛查是一个包含六个组成要素的系统——教育、筛查、随访、诊断、管理和评估，也可以简单将其看作一个包含分析前、分析中、分析后三部分的系统，在实验室分析前有教育和样本收集 / 提交，分析后要进行随访、诊断、教育 / 咨询、干预和结果评估。新生儿疾病筛查项目的质量取决于这个系统中每一个环节的质量。如分析前样本收集过程未得到质量控制，就会造成样本在递送到实验室时已经变性，而无法得出正确的检测数据，从而造成假阳性或假阴性的结果。分析中实验结果的准确性和稳定性直接决定了筛查的灵敏度和特异度。分析后过程包括确诊信息的反馈和远期结局的监测。确诊过程中数据的收集，有助于筛查实验室调整筛查的算法模型并得出患病率数据，远期结局的监测则是评价整个新生儿疾病筛查项目的重要指标。因此，需要建立一个评价体系，评估每个筛查系统中各个部分的功能。

美国国家新生儿疾病筛查与遗传资源中心从 2006 年开始实施新生儿筛查项目评估方案（Program Evaluation and Assessment Scheme，PEAS），提供了很好的范例。PEAS 的具体内容如下。

1. 新生儿筛查系统一般性问题考量
（1）教育计划
（2）计算机信息系统
1）范围
2）完整性
（3）对于筛查及时性和全面性的监测
1）初查
2）复查
（4）项目管理和财务
1）项目管理
2）财务
（5）意外事故预案
1）项目管理
2）实验室
3）随访

2. 分析前考量
（1）人员
1）人员培训、招聘和维持
2）人员资质

（2）产前教育
1）准备 / 派发父母宣教材料
2）准备 / 派发专业性宣教资料
（3）筛查过程
1）样本采集设备
2）样本收集 / 传送
3）样本接收
4）样本追踪
（4）实验室安全
1）员工培训
2）安全方案

3. 分析考量
（1）检测过程
1）操作手册
2）质量保证方案
（2）实验室仪器
1）仪器操作
2）质量保证
（3）实验室耗材 / 试剂
1）数量
2）质量
（4）工作环境

4. 分析后考量
（1）筛查检测结果
1）实验室化验文档
2）实验室结果报告
3）记录和储存（包括报告、结果和剩余样本）
（2）短期随访
1）随访程序
2）随访通信
（3）随访支持活动
1）诊断
2）父母教育
3）咨询（包括营养、遗传等方面）
4）医学管理
（4）项目评估
1）短期项目评估
2）长期项目评估（包括医学管理）

（二）建立实验室筛查检测标准和体系

室内质量控制和室间质量评价计划是目前新生儿疾病筛查实验室常规的质量控制方案，但这依然不能解决各实验室在筛查性能参数上的巨大差别，如分析灵敏度和特异度、临床灵敏度和特异度，以及筛查结果的预期值。尤其是假阳性率的升高,会给医疗机构和患者带来沉重的经济和心理负担,加剧医疗资源短缺。美国从 2004 年开始实施的 R4S 实验室合作项目(Region 4 Collaborative's Laboratory Performance Program),汇总分析各实验室的检测数据,致力于提升串联质谱新生儿疾病筛查的分析质量,确定合适的界限值(cut off value),改进检测能力的性能参数,是建立实验室筛查检测标准体系的参照。R4S 实验室合作项目的参与者从最初的 7 个州立实验室(伊利诺伊州、印第安纳州、肯塔基州、密歇根州、明尼苏达州、俄亥俄州和威斯康星州),已发展到现在的美国 48 个州和其他45 个国家的 135 个实验室。事实证明,R4S 实验室合作项目的推广促进了实验室间的比对和改进,降低了假阳性数量,是室间质量评价项目的补充。

(三)建立国际和国内遗传病诊断治疗的协作机制和网络

不断发展的新技术使遗传病的诊断模式发生了显著的转变。随着串联质谱技术在新生儿疾病筛查中的应用,筛查技术已经从"一种实验检测一个指标、筛查一种疾病"发展到"一种实验检测多种指标、筛查多种疾病"的阶段。由于这些指标并不是对应单一的一种疾病,接下来需要复杂的鉴别诊断。同时,由于单个病种的发病率很低,相关临床病史的信息非常少,有关疾病治疗的指南及相关研究也很有限,迫切需要在大样本人群中发现这些遗传病患者,并对其表型进行研究,同时随机对照临床试验更需要长时间的大样本量累积。单个筛查中心可能几十年都无法积累足够的临床数据,而多中心的长期合作和数据共享,是不断完善新生儿疾病筛查项目的必然趋势。设立区域性的诊断治疗中心,建立协作机制和网络,可逐渐满足全国范围内遗传代谢病的诊断和治疗需求。另外,还应该建立和国外筛查机构的国际合作,从病因学和基因水平对遗传代谢病进行合作研究,发现人种间的差异,交流和分享诊断及治疗经验。

三、新生儿疾病筛查的新策略

(一)在原有筛查方案中引入二级或多级检测策略

新生儿疾病筛查旨在识别受影响的婴儿,因此需要非常高的灵敏度(理想情况下为 100%)以避免假阴性。MS-MS 在新生儿筛查中的应用使 IEM 的筛查和检测大幅增加,并使其成为一项高效且经济的计划。但 MS-MS 筛查为了保证最大限度地识别患儿的数量,因此会损失一定的特异度,从而导致假阳性增加。二级和多级检测策略,结合了不同的生化以及生化联合基因检测的方法,在不影响灵敏度的情况下可以减少假阳性病例的数量,获得更精确的结论。

(二)纳入协变量进行大数据分析

2004 年启动的 R4S 实验室合作项目的目标是探索新的判读方法,提高串联新生儿疾病筛查的性能和工作效率。2018 年 9 月,R4S 网站被临床实验室综合报告(Clinical Laboratory Integrated Reports,CLIR)取代。CLIR 是一个交互式网络工具,包含了来自全球新生儿疾病筛查项目的数百万个正常筛查测试结果和筛查阳性病例的数据。作为分析物界限值的替代方法,除了实验室数据,CLIR 在计算筛查结果分数时还会考虑协变量数据,如抽样年龄、出生体重、性别,这些变量已被证明可以显著减少假阳性结果。

(三)机器学习

机器学习是新生儿疾病筛查的新兴策略。近年来数据挖掘、机器学习(machine learning,ML)以及计算领域的进步,为检测具有高维特征空间的大型数据集创造了新的机会。基于 ML 的新生儿疾病筛查旨在建立一个分类模型,用于预测未知测试数据的结果,并减少假阳性分类的数量。

Scharfe 团队使用随机森林(random forest,RF)机器学习的方法,在不改变甲基丙二酸血症(methylmalonic acidemia,MMA)筛查灵敏度(96.1%)的情况下,将 MMA 假阳性的数量减少了 51%,并将阳性预测值(positive predictive value,PPV)从 16.5%增加到 28.9%。随后,将这种基于 RF 的方法扩展到了另外三种疾病——戊二酸血症 I 型(glutaric acidemia type I,GA-I)、鸟氨酸氨甲酰转移酶缺乏症(ornithine transcarbamylase deficiency,OTCD)和极长链酰基辅酶 A 脱氢酶缺乏症(very long-chain acyl-CoA dehydrogenase deficiency,VLCADD)。在不改变新生儿疾病筛查对四种疾病的灵敏度的情况下,将 GA-I 的假阳性数量减少 89%,OTCD 减少 98%,VLCADD 减少 2%;GA-I 和 OTCD 的 PPV 提升明显,分别从 3.1%增加到 22.3%(GA-I)和 3.5%增加到 62.1%(OTCD)。对比 GA-I 的 MS-MS 筛查数据,发现 RF 和 CLIR 在预测假阳性方面的性能相似:根据默认的 RF 分数界限值,与 CLIR 相比,RF 预测的误报少 14 个,假阴性多 1个;若降低 RF 界限值以达到与 CLIR 相同的灵敏度,会导致 4 个假阴性(与 CLIR 相同)和 72 个假阳性(比 CLIR 多 5 个)。值得注意的是,CLIR 包含了来自全球新生儿疾病筛查项目的数百万个正常筛查测试结果和筛查阳性病例,相比之下,RF 工具目前只是基于加利福尼亚州新生儿疾病筛查计划的数据。RF 和 CLIR 各有优势,未来可将两种方法结合使用,以获得比单独使用更好的预测性能,减少假阳性。

(四)多组学联合筛查

随着技术的迅速发展、新工具的开发,新生儿疾病筛查的格局正在发生变化,已经进入"组学"时代。"组学"方法旨在以靶向或非靶向方式分析基因(基因组学)、mRNA(转录组学)、蛋白质(蛋白质组学)和代谢物(代谢组学)携带的生物学信息。

代谢组学是对存在于细胞、组织和体液中的所有生化物质的综合分析,代表了个体的整体健康状况。由于代谢组学与表型的密切关系,代谢组学正在成为后基因组领域的关键驱动因素,但在 IEM 的研究方面仍处于起步阶段。目前,新生儿疾病筛查项目主要使用靶向代谢组学平台,针对某些代谢物(如氨基酸和酰基肉碱)进行筛查,来确定 IEM 疾病的存在。与靶向代谢组学方法相比,非靶向代谢组学旨在检测样品中所有可检测的分析物,包括未鉴定的代谢物,这有助于临床上发现预后生物标志物,从而为未来筛查项目的改变提供信息。

基因检测可以弥补单纯生化筛查数据的不稳定性,以及在饮食、疾病等因素影响下存在的假阳性和假阴性结果。全外显子组测序(WES)是分析人类基因组中蛋白质编码基因的所有外显子,该技术越来越多地被用于临床实践。在检测引起孟德尔疾病的突变方面,WES 比全基因组测序(WGS)成本更低、效率更高。然而,WGS 对某些编码变异、插入缺失、拷贝数变异(copy number variation,CNV)、染色体重排或调控区致病变异的灵敏度高于 WES。在新生儿疾病筛查中使用基因组测序作为工具存在多种挑战,包括成本、可行性、周转时间、报告要求、伦理及法律等问题。

构成"蛋白质组学"的内源性蛋白质的定量分析已越来越多地被用于临床诊断和发现生物标志物。DBS 质谱分析通常侧重于血红蛋白的分析。2012 年 Si Houn Hahn 研究团队描述了一种使用串联质谱法的蛋白质组学筛选方法,用以量化 BTK、WASP 和 T 细胞标志物 CD3ε 的特征肽,筛选 X 连锁无丙种球蛋白血症(X-linked agammaglobulinemia,X-LA)、威斯科特 - 奥尔德里奇综合征(Wiskott-Aldrich syndrome,WAS)和 SCID。Immuno-SRM 技术进一步提高了使用串联质谱法定量检测原发性免疫缺陷病(primary immunodeficiency disease,PIDD)特异性肽的灵敏度,可靠地量化了 DBS 中的靶肽,并准确区分了受影响的患者和正常对照。最近,Immuno-SRM PIDD panel 扩展到 8 种特征肽,可同时有效地从 DBS 中识别 5 个先天性 PIDD,并通过分析神经细胞黏附分子(CD56)和糖蛋白 Ⅰ b(CD42)等二级蛋白质标志物分别生成自然杀伤细胞(natural killer cell,NK 细胞)和血小板计数的信息,为特定诊断提供支持。因为这些特定的 PIDD 符合 Wilson & Jungner 标准,都经过充分研究,临床进程清晰,具有有效的潜在治疗方法,并且相对常见,所以是纳入新生儿疾病筛查计划的有力候选者。最近的研究表明,Immuno-SRM 可直接定量 DBS 中的内源性 GAA 和 IDUA 肽,用于糖原贮积症Ⅱ型和黏多糖贮积症Ⅰ型的二级筛查,周转时间小于 1 周,从而使患者在及时迅速的临床随访和可能的早期治疗中受益。

尽管每种组学技术都能够准确、全面地测量一个生物分子家族,但都受到生物系统中每种分子的功能作用的限制。单一的组学不足以完全捕捉疾病的复杂性。多组学数据的整合,无论是靶向还是非靶向,都具有巨大且广泛的临床效用价值。

综上,经过 60 余年的研究探索,新生儿疾病筛查取得了巨大成就。随着筛查技术的进步,新方法学的不断涌现,对新生儿疾病筛查研究的逐渐深入,筛查病种的不断增多以及管理模式的不断探索,新生儿疾病筛查将会使更多患儿获益,进而促进出生人口素质提高。

第四节　新生儿疾病筛查卫生经济学评估

新生儿疾病筛查项目的实施需要大量的资源，包括人力、设备、理化检查和后续治疗等。在有限的资源下，卫生决策者需要评估筛查项目的效益和成本，以制定适当的政策和资源分配决策，对新生儿疾病筛查项目进行卫生经济学评估显得尤为重要。

一、新生儿疾病筛查卫生经济学评估的重要性

新生儿疾病筛查卫生经济学评估对于公共卫生决策、资源分配和筛查项目的实施的重要性在于以下方面。①判断成本效益：评估筛查程序所需的投资是否合理，以及该投资是否能带来比成本更大的健康收益，如通过早期检测和治疗减轻疾病负担；②支持决策制定：提供重要的信息支持，帮助制定或修订筛查相关政策，如决定是否引入新的筛查测试、如何定价及筛查的资金来源等；③优化资源分配：健康资源是有限的，卫生经济学评估可以帮助优先考虑那些投资回报最高的筛查项目，从而提高卫生资源的使用效率；④降低长期健康成本：通过筛查防止疾病的早期发展，可以避免在未来为更高级别医疗服务支付高额费用；⑤提高社会福祉：卫生经济学评估考虑的不仅是直接医疗成本，还有患者的生活质量改善、家庭成员照护成本减少及潜在生产力增长等社会效益；⑥动态评估与质量提升：随着医学技术和治疗手段的进步及疾病谱的变化，周期性的卫生经济学评估有助于更新筛查计划，确保其科学性和实用性。

二、新生儿疾病筛查卫生经济学评估的目的

新生儿疾病筛查卫生经济学评估的目的是综合考虑筛查项目的成本和效果，并评估其经济效益。具体目的包括：①评估新生儿疾病筛查项目的社会经济成本和资源利用情况，以确定项目的可行性和可持续性；②评估新生儿疾病筛查项目的效果和收益，包括早期发现和干预对疾病预防、治疗和随访的长期影响；③比较不同筛查项目的经济效益，帮助决策者在有限资源下做出更明智的决策；④为卫生政策制定者提供支持，用于改善新生儿疾病筛查项目的实施和推广，以及资源分配。

三、新生儿疾病筛查成本评估

成本通常分为直接成本和间接成本，有时会涉及隐性成本（在筛查项目各个阶段由于某些干预措施所致的生理上和精神上的疼痛、忧虑、紧张等）。

（一）直接成本

1. 直接医疗成本　①设施成本：筛查项目运行所需的体格检查室、实验室等基础设施的建设、租赁及维护成本；②试剂成本：包括采购筛查试剂、实验室耗材、仪器折旧和维修等相关费用；③人力资源成本：医生、护士进行初筛，检验、检查技术人员进行理化检查，后期遗传咨询师等专业人员提供的服务；④行政管理成本：项目管理、人员培训、数据管理、记录保管、患者随访、报告撰写及财务系统等工作所涉及的开销；⑤运输和物流成本：生物样本采集、处理、储存及转运所产生的费用。

2. 直接非医疗成本　①交通住宿成本：包括筛查、治疗、随访阶段所产生的交通及住宿费用；②家庭护理费用：患者因可能需要家庭护理或专业护理服务所支出的费用；③特殊饮食和营养品：某些健康状况下，可能要求特殊饮食或使用特殊的营养补充品；④教育和培训费用：如特殊学校或特殊教育计划的额外学费，患儿或其家庭成员需要接受为疾病管理而举办的教育课程时的费用等。

（二）间接成本

①家庭成员的时间损失：包括家长带儿童进行筛查所占用的劳动时间，家长带患儿进行确诊检查、治疗、随访所占用的劳动时间；②患儿未来的劳动力损失：确诊疾病的患儿在疾病管理和治疗过程中需花费相当长的时间，影响个人的教育、工作及其未来的劳动力。

四、新生儿疾病筛查经济学评估研究角度

新生儿疾病筛查经济学评估研究角度主要包

括卫生体系角度和全社会角度,有时也从支付方以及患者角度进行考虑。每种角度所涵盖的成本元素各有侧重,且它们在进行新生儿疾病筛查经济学评估时所扮演的角色也有所不同。①卫生体系角度:从卫生体系角度进行经济学评估时,研究重点是新生儿疾病筛查计划对医疗体系内资源的使用及其经济影响。这包括对筛查成本、人员成本、治疗成本、基础设施等的评估。②全社会角度:采用全社会角度进行新生儿疾病筛查经济学评估,则会涉及更宽泛的成本和收益因素。在这个角度下,研究者会考虑直接医疗成本、直接非医疗成本、间接成本和社会机会成本等方面。

综合多个角度进行新生儿疾病筛查经济学评估可以提供全面、多维度的洞察。不同角度可能会产生不同的评估结论。例如,卫生体系角度高效的筛查计划,从全社会角度来看,可能由于伴随的高间接成本而使成本有效性降低。因此,新生儿疾病筛查计划的综合评估通常需要考虑多个角度,以实现全面的决策分析。

五、新生儿疾病筛查效果评估

新生儿疾病筛查效果评估旨在评估该项目在预防、识别和治疗先天性疾病的有效性和影响。

1. 评估过程 通常涵盖以下几个关键方面。①筛查覆盖率:衡量新生儿疾病筛查的患儿比例,能够更好地反映一个筛查项目在人群中应用的广度。②疾病的检出率:评估新生儿疾病筛查程序能在无症状初期有效识别患有特定先天性疾病的婴儿数量。这个指标反映了筛查测试的灵敏度。③假阳性率和假阴性率:考察筛查结果的特异度,即误诊和漏诊的情况发生的频率。假阳性可能给婴儿及其家庭带来不必要的压力和进一步的诊断测试,而假阴性则可能导致错过早期干预的机会。④早期干预效果:研究新生儿疾病筛查后随即实施的干预措施(如药物治疗、饮食管理、早期物理治疗等)对疾病进程和儿童发展的长期影响。这包括干预的“领先时间”(通过更早的介入或发现疾病而获得的时间增益),以及其是否能改善生活质量或减少长期并发症。⑤生命质量指数:质量调整生命年(quality adjusted life year,QALY)是一种用于衡量疾病治疗效果和卫生保健干预效益的指数。QALY 考虑了生命的数量(存活时间)和质量(生活质量)两个方面,通过将这两者结合起来,为健康经济学和医疗决策提供了一个量化的度量指标。伤

残调整生命年(disability adjusted life year,DALY)是一种衡量疾病负担的指标,在公共卫生和流行病学研究中被广泛使用。DALY 旨在量化健康丧失,涵盖了由于疾病、伤害及早死导致的潜在健康寿命的损失。DALY 结合了两个部分:一部分是由于死亡提前发生导致的寿命损失年(years of life lost,YLL),另一部分是因健康状况低下、残疾导致的伤残损失生存年(years lived with disability,YLD)。

2. 新生儿疾病筛查效果的评估方法 新生儿疾病筛查效果的评估方法是多元化的,涵盖了多个方面。

(1)诊断试验:在新生儿疾病筛查项目中通常需要诊断试验来检测和确认疾病或症状的存在,试验的主要目的是确诊或排除特定的疾病,评估疾病的严重程度,或者监督疾病的进展。诊断试验可以包括各种类型的测试,如血尿检验、影像学检查、组织活检及实验室检测等。

(2)临床试验:随机对照试验(randomized controlled trial,RCT)因为在未筛查的婴儿方面存在伦理问题,在新生儿疾病筛查中不常用,但理论上,其提供了高水平的证据,可用来评估医疗干预的有效性。

(3)回顾性和前瞻性队列研究:评估筛查出疾病的婴儿与早期未筛查出但后续被确诊的婴儿的临床结果,在较长一段时间内对参与筛查的个体进行评估,跟踪其发展和健康状态。

六、新生儿疾病筛查卫生经济学评估方法

卫生经济学是一个研究医疗卫生资源配置与效率的学科。它涉及众多基本原理和概念,有些特定于卫生经济学,而有些则来源于一般经济学理论。在卫生经济学评估方法学中,根据不同的健康产出指标,可以分为最小成本分析(cost-minimization analysis,CMA)、成本 - 效果分析(cost-effectiveness analysis,CEA)和成本 - 效益分析(cost-benefit analysis,CBA)等,同时还有评估健康效果的增量分析(incremental analysis)以及敏感性分析(sensitivity analysis)。

1. 最小成本分析 当有充分的证据表明所比较干预措施的效果相等时,经济评估可以专注于测量成本差异。值得注意的是,这并不意味着忽视效果上的差异;CMA 需要明确的证据来证明不同干预措施达到了相同的临床结果。

2. 成本 - 效果分析 干预措施的产出指标可

体现为某一临床产出指标如症状缓解天数、生命年、病死率，或生命质量指数，如 QALY、DALY 等，也有把后者定义为效用（utility）。当将 QALY 或 DALY 作为健康产出指标时，多数国家或地区有相对公认或常用的阈值来判断干预方案是否具有"性价比"。

3. 成本 - 效益分析　CBA 涉及将评估的干预措施带来的健康效益量化为货币形式。CBA 中的成本和效益都以货币形式进行衡量，用于评估非健康产出方案的成本和收益。CBA 的结果以净效益（net benefit，NB）方式报告。NB 是指某干预项目带来的贴现后的总效益与贴现后的总成本之间的差值，即纯收入或纯收益。在卫生经济学评估中，NB 包括两种形式：第一种是把增加的效果（ΔE）转化为货币值，再减去增加的成本（ΔC），得到净货币效益（net monetary benefit，NMB），即 $NMB = \lambda \times \Delta E - \Delta C$，其中 λ 是单位健康产出的最大意愿支付值；第二种是效果减去以效果为单位计量的成本，得到净健康效益（net health benefit，NHB），即 $NHB = \Delta E - \Delta C / \lambda$。从全社会角度出发，只有 $NB \geq 0$ 的方案才是可行的，才可能增进资源的使用效率。

此外，CBA 还包括效益 - 成本比（benefit-cost ratio，BCR）和投资收益率（return on investment，ROI）。BCR 是一种比较项目或干预措施中预期效益和成本的指标，通过将效益总额除以成本总额计算得出。当 BCR＞1 时，表明每投资一单位货币，将产生大于一单位货币的效益，项目被视为经济上可行的。ROI 是衡量投资获益相对于其成本的一种指标，显示投资的盈利能力，与 NB 密切相关。如果 ROI 为正值，表明项目带来的财务效益超过了成本，是值得投资的。

$$BCR（效益 - 成本比）= B（总效益）/ C（总成本）$$
$$ROI（投资收益率）= [NB（净效益）/ C（总成本）] \times 100\%$$

4. 增量分析　增量分析思想来源于经济学中的边际分析。如果干预方案相比于对照方案的成本更低而产出更高，则干预方案为绝对优势方案；相反，如果干预方案相比对照方案的成本更高而产出更低，则干预方案为绝对劣势方案。如果干预方案相比对照方案成本更高而产出也更高，则需要计算两个方案之间的增量成本 - 效果比（incremental cost-effectiveness ratio，ICER），即两组干预方案的成本之差和效果之差的比值，可以采用以下公式来表示：

$$ICER（增量成本 - 效果比）= \frac{Cost_{intervention}（干预方案成本）- Cost_{standard}（对照方案成本）}{Effectiveness_{intervention}（干预方案效果）- Effectiveness_{standard}（对照方案效果）}$$

需要说明的是，在 ICER 中的"效果"可以表示各种健康产出指标，包括临床疗效、生命质量指数（QALY 或 DALY）等。此外，当健康产出指标是 QALY 或 DALY 时，也有文献使用了"增量成本 - 效用比"（incremental cost-utility ratio，ICUR）作为增量分析指标。但相对于 ICUR，ICER 更加常用。在卫生经济学分析中，评估 ICER 或 ICUR 是否可以接受，需要引入一个阈值，即如果评估指标小于阈值，则干预方案相比于对照方案具有经济性，反之则不具有经济性。但中国目前还没有关于 QALY 或 DALY 价值的统一标准。根据《中国药物经济学评价指南》建议，在研究中，可以采用全国人均 GDP 的 1~3 倍作为 QALY 或 DALY 评估的阈值。同时，不同研究目的、不同疾病、不同药物的阈值可能也会存在差异。无论如何选择阈值，都需要阐明理由。2020 年 Ochalek 等人在文献中提到，运用了 2017 年中国不同省份之间的差异，在控制了一系列其他因素的情况下，估计了卫生结果与人均卫生支出相关的弹性，可以使用全国人均

GDP 的 0.63 倍作为 QALY 或 DALY 的阈值，能够更加切实反映中国各省份之间对于新方法新技术的可接受程度。

此外，在开展卫生经济学评估时，对方案比较的经济性的判断可以分为以下两种情况。一是当评估结果位于成本 - 效果平面图的第四象限（图 1-3），即干预组相比于对照组为绝对优势方案（与对照组相比，干预组效果更好且成本更低），且概率敏感性分析结果显示 ICER/ICUR 大概率位于第四象限时，可直接认为干预组比对照组更有经济性，不需要阈值辅助决策。二是当评估结果位于成本 - 效果平面图的第一象限或第三象限时，需要计算 ICER/ICUR，并通过阈值辅助决策。

5. 敏感性分析　敏感性分析是卫生经济学评估中的一种重要方法，用于评估结果的稳健性。在进行卫生经济学评估（如成本效果分析、成本效用分析等）时，通常涉及大量的参数和假设，如药物成本、患病率、治疗效果的持续时间、未来的医疗费用等。这些参数和假设大多基于临床试验、流行病学

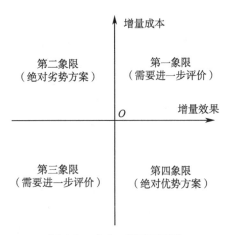

图 1-3　成本 - 效果平面图

研究、专家意见和数据库等信息源,但实际上存在不确定性。敏感性分析就是用来评估这些不确定性对最终评估结果影响大小的一种方法。敏感性分析主要分为以下几个类型。

(1)单一变量敏感性分析(one-way sensitivity analysis):在单一变量敏感性分析中,每次只改变一个参数,观察结果的变化情况。这有助于识别对结果影响最大的单一参数。

(2)多变量敏感性分析(multi-way sensitivity analysis):与单一变量敏感性分析不同,多变量敏感性分析同时改变多个参数。这种分析可以显示不同参数之间的相互作用对结果的影响。

(3)场景分析(scenario analysis):通过设定不同的假设场景,如最乐观的场景和最悲观的场景,来评估不同情况下可能的结果。

(4)概率敏感性分析(probabilistic sensitivity analysis,PSA):使用概率分布来表达参数的不确定性,然后通过模拟(如蒙特卡罗模拟)来重复计算评估结果,从而获得结果的概率分布。这种方法可以提供更全面的不确定性评估。

敏感性分析是评估卫生经济学模型结果稳定性的重要手段,通过运用敏感性分析,决策者可以了解哪些因素是影响卫生经济学评估结果的关键变量,以及这些变量的不确定性如何影响到决策的风险。这有助于决策者制定更加科学和合理的健康政策或临床实践指南。

七、案例分析:新生儿听力筛查的经济评估

听力损失是一个全球性的公共卫生挑战。根据最新估计数据,全世界目前有 15.9 亿人受到听力损失的影响,其中有 4.3 亿人(占总人口的 5.5%)

患有中度或更严重的听力损失。听力损失是世界范围内致残的第三大原因,对一个人的生活质量、沟通能力、认知能力、教育水平、就业机会及社会参与产生不利影响。因此,早期发现听力损失并提供及时的治疗干预是最佳的应对方案。

2012 年黄丽辉等从医疗卫生角度,分别评估了对具有高危因素的新生儿进行靶向筛查(targeted screening)与对所有新生儿进行普遍听力筛查(universal screening),并进行比较,考虑了后续的干预治疗过程,分析其经济适用性。

该研究采用模型法进行评估,使用了决策分析模型(图 1-4)对 2007—2009 年中国 8 个省市的新生儿拟开展新生儿听力筛查计划。模型中的参数估计来自 8 个省市的综合医院或妇幼保健院已建立的数据库,同时还参考了已发表的文献。这个模型评估了普遍筛查(覆盖所有新生儿)和靶向筛查(对具有一种或多种风险因素的新生儿)在项目实施成本、DALY、平均成本效益比和 ICER 方面的变化。

分析结果如表 1-3 所示,基于各省人均 GDP 和转移概率参数基线数值,普遍策略在广东、山东和北京具有成本效益,目标筛查在浙江和河北具有成本效益,而筛查策略在广西、江西和河南均不具有成本效益。以广东为例构建的成本 - 效果平面图和成本效果边界图(图 1-5、图 1-6),能够更加直观地展示筛查策略是否具有成本效益,分析其实施可行性。

目前,普遍的新生儿听力筛查计划(标准筛查)已经成功实施,以便尽早诊断和干预先天性听力损失。然而,基于耳声发射(otoacoustic emission,OAE)的方案远未达到最佳效果,灵敏度(检出率)相对较低,无法查找遗传学病因,可能会漏诊相当一部分渐进性和迟发性听力损失患儿,并且无法识别携带环境敏感性基因突变的危险人群。

自 2007 年我国学者王秋菊等人首次提出了听力与基因联合的新三阶段筛查策略以来,北京、天津、山东、广东等地陆续开展了新生儿听力与基因联合筛查项目。开展听力与基因联合筛查方案可以识别更多先天性听力损失病例,以提升新生儿听力筛查计划的效果。了解新生儿听力损失的分子病因有助于及时随访和治疗。此外,通过这种筛查方案,也可以识别 MT-RNR1 基因“药敏性”突变,对预防氨基糖苷性听力损失具有临床意义。

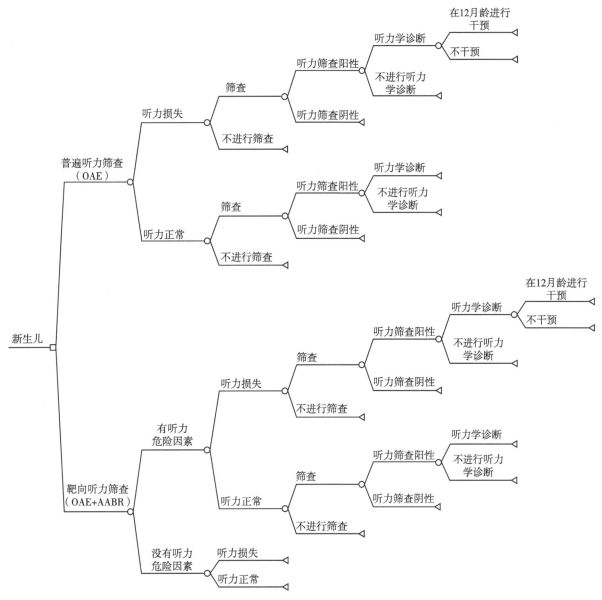

图1-4 新生儿听力筛查项目模型框架图

OAE. 耳声发射；AABR. 自动听觉脑干反应。

表1-3 8个（自治区）省市听力筛查策略的实施成本、健康影响和成本效益

项目	广西	江西	河南	广东	浙江	河北	山东	北京
总成本 / 百万元								
普遍筛查策略	71.60	157.29	62.21	266.51	116.93	228.28	220.46	27.38
靶向筛查策略	9.66	15.50	16.39	46.20	13.79	31.60	33.29	7.46
避免的伤残调整生命年 / 年								
普遍筛查策略	35	206	78	3 508	278	1 499	1 533	292
靶向筛查策略	17	101	38	1 719	136	735	751	143
各省3倍人均 GDP/ 万元	7.35	7.39	9.37	19.40	21.89	11.63	16.27	34.05
增量成本 - 效果比 /（万元·伤残调整生命年 ⁻¹）								
普遍筛查策略	344.11	135.04	114.54	12.31	72.63	25.81	23.94	13.37
靶向筛查策略	56.81	15.35	43.14	2.69	10.14	4.23	4.43	5.22

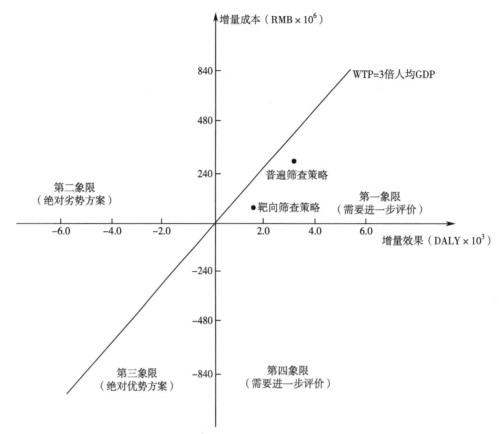

图1-5 新生儿听力筛查项目成本-效果平面图
DALY. 伤残调整生命年; WTP. 支付意愿阈值。

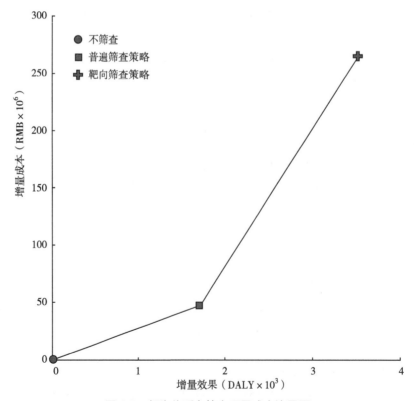

图1-6 新生儿听力筛查项目成本边界图

与此同时,关于临床遗传筛查的伦理和社会意义的研究也正在进行中。目前尚未有关于听力与基因联合筛查方案与新生儿听力筛查计划在卫生经济学方面比较研究的文献报道。这主要是因为筛查数据的暂时缺失,但随着基础研究的推进,已经有许多团队致力于在这个研究领域开展工作。

八、卫生经济学评估应用于新生儿疾病筛查的注意事项

进行新生儿疾病筛查的卫生经济学评估时,需要考虑多方面的注意事项。首先,评估应包含直接成本和间接成本,并预测长期的效果,这要求使用综合的经济模型,并进行敏感性分析来处理未来的不确定性。其次,罕见病筛查面临数据稀缺和统计力有限的问题,需要采用特殊的方法,如贝叶斯统计和模型,以及长期跟踪数据或国际合作。此外,新生儿疾病筛查引起的伦理和社会问题不容忽视,需要在成本 - 效益分析中考虑,并进行公众咨询。同时,健康效果的量化需要使用效用评估方法并结合生活质量问卷,并考虑患者和家庭的主观体验。最后,家庭对筛查结果的预期和反应也会影响筛查干预的总体成本效果,也需要综合进行考虑。总之,新生儿疾病筛查的卫生经济评估涉及广泛的维度,需要通过多学科方法和多方参与来确保评估结果的全面性和准确性。

九、结论与展望

本节总结了卫生经济学评估的基本原则,并通过新生儿疾病筛查示例理解了其面临的挑战,这些评估对于了解新生儿疾病筛查在预防疾病方面的长期影响至关重要。尽管在数据获取、疾病历史以及长期结果方面有不确定性,但卫生经济学评估在新生儿疾病筛查方面仍起到关键作用。

随着诊断技术的进步,新生儿疾病筛查项目有可能涵盖更多疾病,并提高早期干预的可能性,这将改善患者生活质量,并可能降低总体医疗成本。因此,随着技术的发展,需要更新经济评估的方法论,包括不同经济评估方法和结果的解读,考虑患者负担和健康干预的成本效益。这个框架还应指导如何在数据有限的情况下做出决策,并帮助决策者利用最新证据和工具制定政策,以便推广先进的筛查技术并优化公共卫生状况。

（赵正言、秦刚）

参考文献

[1] 赵正言, 顾学范. 新生儿遗传代谢病筛查. 2 版. 北京: 人民卫生出版社, 2015.

[2] GROSSE S D, DEZATEUX C. Newborn screening for inherited metabolic disease. Lancet, 2007, 369 (9555): 5-6.

[3] 中华人民共和国国务院. 卫生部关于印发《新生儿疾病筛查技术规范》的通知. 中国生育健康杂志, 2005, 16 (1): 4-10.

[4] 陈佩纯, 赵正言. 国际新生儿疾病筛查进展. 中华实用儿科临床杂志, 2023, 38 (1): 72-76.

[5] 蒋丽红, 杨茹莱, 赵正言, 等. 中国新生儿筛查进展. 浙江大学学报 (医学版), 2023, 52 (6): 673-682.

[6] WATSON M S, MANN M Y, LLOYD-PURYEAR M A. Newborn screening: toward a uniform screening panel and system. Gene Med, 2006, 8 Suppl 1 (Suppl 1): 1S-252S.

[7] DU Y, WANG W, LIU J, et al. National program for external quality assessment of chinese newborn screening laboratories. Int J Neonatal Screen, 2020, 6 (2): 38-47.

[8] Mass Screening Committee, Japanese Society for Pediatric Endocrinology, Japanese Society for Mass Screening, et al. Guidelines for mass screening of congenital hypothyroidism (2014 revision). Clin Pediatr Endocrinol, 2015, 24 (3), 107-133.

[9] FABIE N A V, PAPPAS K B, FELDMAN G L. The current state of newborn screening in the united states. Pediatr Clin North Am, 2019, 66 (2): 369-386.

[10] 中华预防医学会出生缺陷预防与控制专业委员会新生儿遗传代谢病筛查学组. 新生儿遗传代谢病筛查组织管理及血片采集技术规范专家共识. 中华新生儿科杂志, 2023, 38 (6): 321-326.

[11] 中华预防医学会出生缺陷预防与控制专业委员会新生儿遗传代谢病筛查学组, 国家卫生健康委员会临床检验中心新生儿遗传代谢病筛查室间质评专业委员会. 新生儿遗传代谢病筛查实验室检测技术规范专家共识. 中华新生儿科杂志, 2023, 38 (8): 449-454.

[12] KRONN D, MOFIDI S, BRAVERMAN N, et al. Diagnostic guidelines for confirmation of screen-positive newborn screening results. Genet Med, 2010, 12 (12 Suppl): S251-S255.

[13] 刘国恩. 中国药物经济学评价指南导读 (2022). 北京: 中国市场出版社, 2022.

[14] HUANG L H, ZHANG L, TOBE R Y, et al. Cost-effectiveness analysis of neonatal hearing screening program in China: should universal screening be prioritized? .

Bmc Health Services Research, 2012, 12 (1): 97.

［15］ TORDRUP D, SMITH R, KAMENOV K, et al. Global return on investment and cost-effectiveness of WHO's HEAR interventions for hearing loss: a modelling study. The Lancet Global health, 2022, 10 (1): e52-e62.

［16］ 王秋菊, 赵亚丽, 兰兰, 等. 新生儿聋病基因筛查实施方案与策略研究. 中华耳鼻咽喉头颈外科杂志, 2007, 42 (11): 809-813.

［17］ OCHALEK J, WANG H, GU Y, et al. Informing a cost-effectiveness threshold for health technology assessment in China: a marginal productivity approach. PharmacoEconomics, 2020, 38 (12): 1319-1331.

第二章　新生儿疾病筛查的组织管理

第一节　组 织 管 理

新生儿疾病筛查是对在新生儿期能导致儿童健康严重危害的先天性、遗传性疾病的专项检查，是可以提供早期诊断和治疗的母婴保健技术。

开展新生儿疾病筛查工作是依据《中华人民共和国母婴保健法》《中华人民共和国母婴保健法实施办法》和《新生儿疾病筛查管理办法》而开展的。只有认真贯彻落实，做到依法管理，健全新生儿疾病筛查网络，才能使这项工作健康稳步发展。

2009 年，国家卫生部发布的《新生儿疾病筛查管理办法》(中华人民共和国卫生部令第 64 号)第六条明确指出：卫生部负责全国新生儿疾病筛查的监督管理工作，根据医疗需求、技术发展状况、组织与管理的需要等实际情况制定全国新生儿疾病筛查工作规划和技术规范。省、自治区、直辖市人民政府卫生行政部门负责本行政区域新生儿疾病筛查的监督管理工作，建立新生儿疾病筛查管理网络，组织医疗机构开展新生儿疾病筛查工作。

各级管理部门的设置与职责如下。

一、卫生行政部门

各省、自治区、直辖市人民政府卫生行政部门可根据本行政区域的医疗资源、群众需求、疾病发生率等实际情况，增加本行政区域内新生儿疾病筛查病种，并报国家卫生健康委员会有关部门备案。

各省、自治区、直辖市卫生健康委员会主管全省、自治区、直辖市的新生儿疾病筛查工作，负责筛查的监督管理。各级卫生行政部门应加强对本行政区域新生儿疾病筛查工作的领导，负责组织建立筛查工作网络，确保筛查工作正常运行和经费合理使用。

我国《医疗机构管理条例》第二十六条规定：医疗机构必须按照核准登记或者备案的诊疗科目开展诊疗活动。未经省、自治区、直辖市人民政府卫生行政部门指定的任何医疗机构、检测机构实验室，不得擅自开展新生儿疾病群体筛查。违反者将按《医疗机构管理条例》第四十六条的规定予以处罚。

二、各级新生儿疾病筛查管理中心

各中心必须在各级卫生行政部门的领导下开展新生儿疾病筛查工作，明确规定双方的责任和义务、质量要求、经费核算及血片如何递送等内容。

1. 省级新生儿疾病筛查管理中心　在国家卫生健康委员会的领导下，各省、自治区、直辖市人民政府卫生行政部门应根据本行政区域的实际情况，制定本辖区新生儿疾病筛查中心的设置规划，指定具备能力的医疗机构为本行政区域新生儿疾病筛查中心。省级新生儿疾病筛查管理中心应进行以下工作。

(1)负责省中心的日常事务管理。

(2)根据《新生儿疾病筛查管理办法》《新生儿疾病筛查技术规范(2010 年版)》，以及 2023 年中华预防医学会出生缺陷预防与控制专业委员会新生儿遗传代谢病筛查学组组织专家制定的 3 个专家共识(《新生儿遗传代谢病筛查组织管理及血片采集技术规范专家共识》《新生儿遗传代谢病筛查实验室检测技术规范专家共识》《新生儿筛查遗传代谢病诊疗规范专家共识》)的要求，制订符合本省实际情况的实施方案，负责制定新生儿疾病筛查工作考核标准、年度计划，并组织实施。

(3)负责全省新生儿疾病筛查工作各环节的监督、管理和指导，确保工作正常运转。

(4)建立新生儿疾病筛查管理工作例会制度，了解工作开展情况，对存在的问题及时研究，提出对策。

(5)负责与各级中心的联系，指导各级中心的筛查工作。

(6)做好新生儿疾病筛查相关资料的验收、汇总、结果分析以及信息反馈工作。

(7)做好疑似患儿的召回工作。

(8)做好新生儿疾病筛查经费的管理工作，必须严格执行新生儿疾病筛查收费标准、分配方案和支付项目，做到专款专用。

(9)定期对全省负责新生儿疾病筛查工作的管理及业务人员进行培训，不断更新知识，提高其管理和业务水平。

(10)做好新技术在新生儿疾病筛查领域中的推广应用，促进新生儿疾病筛查高质量发展。

(11)定期向省卫生健康委员会妇幼健康司汇报工作开展情况，做好总结和表彰工作，促进全省新生儿疾病筛查健康发展。

2. 市(地)、县(市、区)级新生儿疾病筛查管理中心　各市(地)、县(市、区)分别设立相应的"新生儿疾病筛查管理中心"，一般设立在同级妇幼保健机构内，负责辖区内新生儿疾病筛查工作的管理。市级新生儿疾病管理中心职责如下。

(1)负责辖区内新生儿疾病筛查工作的组织管理、业务培训。

(2)建立新生儿疾病筛查工作的例会制度，及时了解情况，做好上下级的联络工作。

(3)负责本辖区内的新生儿疾病筛查业务技术指导，检查落实情况。督促、检查辖区内医疗保健机构的血片采集质量和递送运转。

(4)配合检测中心做好患儿的确诊、治疗和随访工作。

3. 县(市、区)级新生儿疾病筛查管理中心

(1)负责采血人员的业务培训。

(2)负责血片的质量检查，发现不合格的血片应及时退回，重新采样。发现卡片填写不规范及时更正。符合质量的血片及时编写好新生儿采血名单。

(3)符合质量的血片以及新生儿名单按规定递送至检测中心。

(4)做好资料的登记、统计工作，掌握各采血单位的工作情况，发现问题及时处理。

(5)协助做好患儿的召回、确诊、治疗和随访工作。

4. 新生儿疾病检测中心　新生儿疾病检测中心应承担辖区内递送血片的验收、检测；筛查阳性者应及时召回、确诊、治疗和随访。

(1)负责血片的质量检查，不合格血片应通知采血单位重新采样。

(2)对标本进行检测。

(3)对疑似阳性标本，应取原标本复查；仍为阳性者，方可报告结果并通知管理中心或由检测中心召回新生儿进行复查。

(4)妥善保管血片5年以上。

(5)保存血片信息10年以上。

三、采血单位职责

省、自治区、直辖市内各级各类经批准开展助产技术服务的医疗机构，应当对在本机构出生的所有活产儿按规定和要求做好新生儿疾病的筛查工作，并及时向所在区、县妇幼保健机构报告新生儿疾病筛查有关信息。

1. 按照《新生儿疾病筛查技术规范(2010年版)》和2023年《新生儿遗传代谢病筛查组织管理及血片采集技术规范专家共识》的要求开展工作。

2. 对标本采集不合格或填写不规范的血片，重新采集或更正，并及时递送至检测中心。

3. 协助疑似患儿的召回工作。

4. 严格按照新生儿疾病筛查收费标准收取筛查费用，及时向筛查中心上缴筛查费用，严禁乱收费和截留筛查费用。

(赵正言)

第二节　机　构　设　置

《新生儿疾病筛查技术规范(2010年版)》、2023年《新生儿遗传代谢病筛查组织管理及血片采集技术规范专家共识》中对机构的设置进行了明确规定。

一、采血机构设置和人员要求

（一）采血机构设置

凡是设有产科和儿科诊疗科目的医疗机构应当开展新生儿疾病血片采集。

（二）采血人员要求

必须具有与医学相关的中专以上学历，从事医学临床工作 2 年以上的资质。同时，要接受过新生儿疾病筛查相关知识和技能的培训，并取得技术合格证书。培训的内容包括新生儿疾病筛查的目的、原则、方法以及网络运转，滤纸干血片采集、保存、递送的相关知识，新生儿疾病筛查相关信息和档案管理等。

（三）采血机构和采血人员的职责

1. 积极开展新生儿疾病筛查的宣传教育工作。

2. 加强对本机构血片采集人员的管理和培训。

（1）承担本机构新生儿疾病筛查有关信息的收集、统计、分析和上报工作。

（2）血片采集人员在实施血片采集前，应将新生儿疾病筛查的目的、意义、筛查病种、条件、方式、灵敏度和筛查费用等情况如实告知新生儿监护人，并取得书面同意。

（3）认真填写采血卡片，做到字迹清楚、登记完整。卡片内容至少包括采血单位、母亲姓名、住院号、居住地址、联系电话、新生儿性别、孕周、出生体重、出生日期、采血日期和采血者姓名等。

（4）严格按照新生儿疾病筛查血片采集步骤采集足跟血，制成滤纸干血片，并在规定时间内递送到新生儿疾病筛查实验室进行检验。

（5）因特殊情况未按期采血或不合格标本退回需要重新采血者，应当及时预约或追踪采集血片。

（6）对可疑阳性病例应协助新生儿疾病筛查中心及时通知复查，以便确诊或采取干预措施。

（7）做好资料登记和存档保管工作，包括掌握活产数、筛查数、新生儿采血登记信息、反馈的检测结果及确诊病例等资料，档案保存时间至少10 年。

二、检测实验室机构设置和人员要求

（一）机构设置

省、自治区、直辖市人民政府卫生行政部门按照本区域规划指定具有能力的医疗机构为新生儿疾病筛查中心，采取相对集中筛查、分级管理的原则，其实验室年筛查检测量应达 3 万人次以上。

（二）人员要求

1. 实验室负责人　与医学相关的本科以上学历，高级职称，具有儿科或临床检验工作经验，从事新生儿疾病筛查工作 5 年以上，掌握新生儿疾病筛查网络运作和管理。

2. 实验室技术人员　中专以上学历，从事检验工作 2 年以上，具有技师以上职称，接受过省级以上卫生行政部门组织的新生儿疾病筛查相关知识和技能培训，并取得技术合格证。筛查相关知识和技能包括新生儿疾病筛查的目的、原则、方法、网络运行，所筛查病种的相关知识，滤纸干血片采集、保存、处理的相关知识，检测技术的基本知识和技能操作，新生儿疾病筛查结果的定量和定性判断，实验室质量控制的基本技能，生物安全等相关知识。

3. 文案人员　能够熟练运用计算机进行文字处理和统计，并且具有档案管理的工作经验。

（三）检测实验室机构和人员职责

1. 必须符合《新生儿疾病筛查管理办法》和《医疗机构临床实验室管理办法》。

2. 参照 2023 年《新生儿遗传代谢病筛查实验室检测技术规范专家共识》相关要求。

3. 收到标本应当在 24 小时内登记，不符合要求的标本应当立即退回重新采集。

4. 采用国家规定的实验方法，且使用具有国家批准文号的试剂和设备进行检测。

5. 必须接受国家卫生健康委临床检验中心的质量监测和检查。

6. 检测结果及时反馈，发现漏检病例，必须寻找原因。

7. 必须建立以下实验室规章制度。

（1）人员分工责任制度。

（2）各种技术操作程序。

（3）质量控制管理制度。

（4）仪器管理及校准制度。

（5）试剂材料管理制度。

（6）标本登记保存制度。

（7）安全制度。

（8）应急预案。

8. 实验室检测结果和资料必须保存完整。

（1）不符合要求退回的血片标本信息，应当注明原因及日期。

(2)每次检测结果的原始资料,包括标准曲线、质控结果、筛查结果等。

(3)相关质量控制资料,包括室内质控图,实验室间质量评价结果反馈、失控原因、纠正方法等。

(4)及时对电子版本资料进行备份。

三、诊治机构设置和人员要求

(一)机构设置

省、自治区、直辖市人民政府卫生行政部门根据本行政区域规划的实际情况,指定新生儿疾病筛查中心或有能力的医疗机构承担新生儿疾病的诊治工作。

(二)人员要求

承担新生儿疾病筛查可疑阳性或阳性患儿召回的卫生专业人员,应当具有与医学相关的中专以上学历,从事医疗保健工作2年以上。

从事新生儿疾病筛查诊治的人员必须取得执业医师资格,并具有中级以上儿科临床专业技术职称。

从事新生儿疾病诊治的相关人员应当通过遗传代谢病、内分泌等专业及新生儿疾病筛查相关知识和技能培训。包括筛查目的、筛查方法、阳性病例的追访、网络管理技术、阳性病例的确诊方法、临床意义,以及常见遗传代谢病的发病机制、临床表现、诊断和鉴别诊断、治疗以及随访、评估等。

(三)诊治机构和人员职责

1. 诊治机构职责　新生儿疾病筛查中心或诊治机构应当建立健全各项工作制度、诊疗常规和业务操作规范。严格按照《新生儿疾病筛查管理办法》要求的职责、诊疗技术规范操作。参照2023年《新生儿筛查遗传代谢病诊疗规范专家共识》开展临床诊疗工作。应当建立专科档案与管理制度、召回制度、转诊制度、随访评估制度,并及时做好统计、分析、上报和反馈确诊数、治疗数以及治疗评估结果。对可疑阳性或阳性患儿应当立即进行召回,提供进一步的确诊或鉴别诊断服务,并对确诊的患儿立即进行相应治疗。

(1)依托我国目前良好的妇幼保健三级网络对新生儿疾病筛查可疑阳性或阳性患儿进行召回。

(2)负责召回的人员接到筛查中心出具的可疑阳性报告后,应采用各种方式立即通知新生儿监护人到筛查中心及时复查、确诊、治疗。

(3)因地址不详或拒绝随访等原因而失访者,须注明原因,做好备案工作。

(4)每次通知均须详细记录,相关资料至少保存10年。

2. 诊疗人员职责

(1)按诊疗常规开展工作。

(2)确诊疑似患儿。

(3)负责患儿随访,进行疗效评估。

(4)建立患儿档案,并妥善管理。

(5)所有患儿必须纳入儿童常规健康管理。

四、各类人员的业务培训

新生儿疾病筛查工作是一项复杂的系统工程,涉及临床技术、实验室操作、质量控制、行政管理以及基层医务保健等许多不同专业人员。为保证工作质量,在实施新生儿疾病筛查前,应根据不同专业各自的职责和任务,严格进行岗前培训,持证上岗。培训内容包括认真学习《中华人民共和国母婴保健法》《新生儿疾病筛查管理办法》以及相关的法规、规定。提高对新生儿疾病筛查工作的法律意识及重大意义的认识,增强责任感。此外,还要根据各自的职责和任务进行具体的常规培训。

(一)血标本采集人员的培训内容

1. 了解国内外新生儿疾病筛查技术和管理的最新进展。

2. 掌握和了解新生儿疾病筛查的意义及本辖区筛查病种的相关知识。

3. 熟悉开展新生儿疾病筛查健康教育宣传工作的知识、法规、法律和伦理知识。

4. 掌握血标本采集工作常规。

5. 掌握血标本采集步骤、要求、注意事项。

6. 了解影响血片质量的因素。

7. 卡片填写和血卡采集技术的实习示教。

8. 了解相关资料登记和存档保管工作,包括活产数、筛查数、新生儿采血登记信息、反馈的检测结果及确诊病例等资料。

9. 协助新生儿疾病筛查中心及时通知可疑阳性患儿的复查,以便确诊或采取干预措施。

10. 效果评估。

(二)实验室操作人员的培训内容

1. 熟悉开展新生儿疾病筛查健康教育宣传工作的知识及相关的法规、法律和伦理知识。

2. 了解国内外新生儿疾病筛查技术和管理的最新进展。

3. 了解新生儿疾病筛查的意义,掌握筛查项目的临床意义。

4. 掌握新生儿疾病筛查实验室工作常规。

5. 掌握新生儿疾病实验室检测的质量控制方法（包括实验室内、外质控）。

6. 熟悉常用检验方法和相关仪器的使用。

7. 协助召回可疑阳性患儿及时复查。

8. 了解所筛查病种的发病机制、临床表现、预后、诊断与治疗方法。

9. 效果评估。

（三）诊疗人员的培训内容

1. 熟悉开展新生儿疾病筛查健康教育宣传工作的知识和伦理。

2. 了解国内外新生儿疾病筛查技术和管理的最新进展。

3. 新生儿疾病筛查的意义及相关的法规、法律知识。

4. 新生儿疾病的理论与技术。

5. 常见新生儿疾病的诊疗常规。

6. 相关疾病的鉴别诊断。

7. 效果评估。

（四）行政管理人员的培训内容

1. 熟悉开展新生儿疾病筛查健康教育宣传工作。

2. 了解国内外新生儿疾病筛查技术和管理的最新进展。

3. 了解新生儿疾病筛查意义及相关的法规、法律知识。

4. 了解新生儿疾病筛查网络管理与运转。

5. 熟悉各级医疗机构新生儿疾病筛查工作的职责任务。

6. 掌握新生儿疾病筛查信息管理知识与方法。

7. 熟悉监督、评估、组织管理方法内容。

8. 了解本行政区域内所筛查新生儿疾病病种的基本临床知识。

9. 了解各项工作常规的基本内容。

10. 效果评估。

（五）辅助人员培训内容

1. 熟悉开展新生儿疾病筛查健康教育宣传工作。

2. 了解国内外新生儿疾病筛查技术和管理的最新进展。

3. 了解新生儿疾病筛查意义及相关的法规、法律知识。

4. 新生儿疾病筛查的病种及相关的基本知识。

5. 新生儿疾病筛查的各项常规基本内容。

6. 新生儿疾病筛查健康教育内容、方法。

7. 了解相关资料登记和存档保管工作。

五、筛查网络

各国的新生儿疾病筛查模式不尽相同。例如，美国的筛查模式是分娩机构采集血标本→递送到筛查实验室→实验室出具检测报告→把筛查阳性结果报告给特定的医院或机构→医院或机构通知家长或监护人尽快带儿童到具有确诊和治疗能力的医院→诊治、随访。由于美国新生儿筛查的信息系统非常健全，因此检测机构可以通过筛查网络随时查看可疑病例召回以及确诊、治疗的情况。而在澳大利亚，全国共有 5 个新生儿疾病筛查中心，一般设在较大规模的儿童医院内，由新生儿筛查实验室完成检测，阳性结果由专职护士负责召回属地医院进行确诊、治疗以及随访。

WHO 指南建议，为了保证新生儿疾病筛查的有效性和降低成本，检测机构的年筛查量不应少于 3 万人次。因而在一定范围内的同一行政辖区，新生儿疾病筛查中心过多必将导致筛查质量或数量问题，不利于规范管理与发展。据报道，韩国从原有的 70 个新生儿疾病筛查实验室整合到目前的 20 个，计划在不久的将来整合为 6~7 个；墨西哥由 100 个新生儿疾病筛查实验室整合为目前的 40 个，计划合并为每省 1 个；日本已由 52 个合并到 10 个；英国、德国、意大利等也由原来的 20 余家合并到 10 余家；埃及全国仅建立一个新生儿疾病筛查实验室。从国际新生儿疾病筛查实验室的发展趋势来看，实验室集中化是大势所趋。为保证新生儿疾病筛查工作质量，提高筛查设备的使用率，筛查工作采取相对集中检测、分级管理的原则。从而节省有限的资源，提高筛查质量，更易质控，使筛查更趋规范。

我国开展新生儿疾病筛查 30 余年来，已探索出一条适合中国国情的管理体系。新生儿疾病筛查的组织由国家卫生健康委员会统一规划，各省、自治区、直辖市人民政府卫生行政部门具体实施。开展新生儿疾病筛查工作的机构和人员要严格遵守《新生儿疾病筛查管理办法》和《新生儿疾病筛查技术规范》。

我国大多数省份新生儿疾病筛查管理的组织架构如图 2-1 所示。但新生儿疾病筛查模式各省不一,部分省(自治区、直辖市)在一个管理中心下设多个筛查检验中心,而部分则采用相对集中筛查的管理模式。各省、自治区、直辖市开展新生儿疾病筛查的模式呈现多样化,以省级为中心采取相对集中模式进行筛查的共有4个地区,以浙江、海南为代表;以市级新生儿疾病筛查中心开展筛查的模式比例最高,占70%,其中市级新生儿疾病筛查中心数量位居前三位的省分别为广东(22个

市级中心)、山东(17个市级中心)、江苏(15个市级中心)。此外,还存在5个由省级中心和市级中心同时在该地区开展筛查的情况,另有极少地区的筛查中心年活产数小于30 000。根据国家卫生健康委《出生缺陷预防提升计划(2023—2027年)》要求地市级均要建立新生儿疾病筛查中心。由此可见,我国新生儿疾病筛查网络建设有待进一步的规范管理。

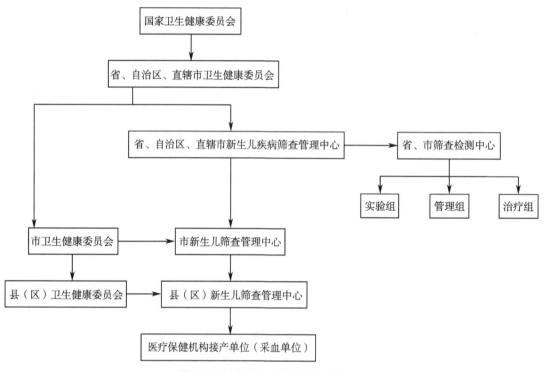

图2-1　新生儿疾病筛查的组织管理

(赵正言)

参考文献

[1] 赵正言, 顾学范. 新生儿遗传代谢病筛查. 2版. 北京: 人民卫生出版社, 2015.

[2] GROSSE S D, DEZATEUX C. Newborn screening for inherited metabolic disease. Lancet, 2007, 369 (9555): 5-6.

[3] 蒋丽红, 杨茹莱, 赵正言, 等. 中国新生儿筛查进展. 浙江大学学报 (医学版), 2023, 52 (6): 673-682.

[4] MILLINGTON DS, KODO N, NORWOOD DL, et al. Tandem mass spectrometry: a new method for acylcarnitine profiling with potential for neonatal screening for inborn errors of metabolism. J Inherit Metab Dis, 1990, 13 (3): 321-324.

[5] KEMPER AR, GREEN NS, CALONGE N, et al. Decision-making process for conditions nominated to the recommended uniform screening panel: statement of the US Department of Health and Human Services Secretary's Advisory Committee on Heritable Disorders in Newborns and Children. Genet Med, 2014, 16 (2): 183-187.

[6] 中华人民共和国国务院. 卫生部关于印发《新生儿疾病筛查技术规范》的通知. 中国生育健康杂志, 2005, 16 (1): 4-10.

[7] ZHONG K, WANG W, HE F, et al. Neonatal screening external quality assessment in China, 2014. J Med Screen, 2015, 22 (4): 175-181.

[8] 中华预防医学会出生缺陷预防与控制专业委员会新生儿遗传代谢病筛查学组. 新生儿遗传代谢病筛查组

织管理及血片采集技术规范专家共识. 中华新生儿科杂志 (中英文), 2023, 38 (6): 321-326.

［9］中华预防医学会出生缺陷预防与控制专业委员会新生儿遗传代谢病筛查学组, 国家卫生健康委员会临床检验中心新生儿遗传代谢病筛查室间质评专业委员会. 新生儿遗传代谢病筛查实验室检测技术规范专家共识. 中华新生儿科杂志 (中英文), 2023, 38 (8): 449-454.

［10］TONG F, WANG J, XIAO R, et al. Application of next generation sequencing in the screening of monogenic diseases in China, 2021: a consensus among Chinese newborn screening experts. World J Pediatr, 2022, 18 (4): 235-242.

［11］陈佩纯, 赵正言. 国际新生儿疾病筛查进展. 中华实用儿科临床杂志, 2023, 38 (1): 72-76.

第三章　新生儿疾病筛查健康教育

第一节　健康教育概论

一、健康教育的概念

健康教育(health education)是通过有目的、有计划、有组织、有系统地运用传播、教育等手段,传播健康知识而进行教育的过程。健康教育旨在帮助受众群体和个人掌握健康技能,树立健康观念,培养健康素养,从而做出有益于健康的决定,自愿养成健康的行为和生活方式,进行预防疾病、促进健康和提高生命质量的一系列社会活动。一个完整的健康教育过程还应该包括对其传播效果的评价。

健康教育是医学临床中不可或缺的一种新型卫生资源管理模式,不仅在医疗健康人性化服务、增进医患沟通和贯彻临床路径管理方面有促进作用,还有助于民生领域公共卫生项目的实施。从医学的角度看,健康教育是进行健康知识、技能和行为的教育;从而解决危害健康的问题、保护和促进健康的过程。从教育的角度看,健康教育是人类教育的一部分,其实质是把人类有关医学或健康科学的知识和技术转化为人们的健康素养和有益于健康行为的过程。因此,健康教育也是医学和健康科学通过教育活动进行社会化的过程。

二、健康教育的特点

1. 通过有关健康的议题进行教育的过程　人类为了生存与发展,需要接受文化、科技、劳动技能等多种教育;为了提高生命和生活质量,同样需要接受有关的健康教育。健康教育是国民基础教育的一部分,对群体或个体进行健康教育的过程,实际上就是运用教育学的理论和方法,通过各种传播方式,帮助其掌握健康知识和健康技能,提高自我保健能力的过程。

2. 以目标人群为中心　健康教育要想取得好的效果,需让目标人群认识到健康的重要性,把学习健康知识和技能、树立健康观念、坚持健康行为作为自觉自愿的行动。调动目标人群自身的主动性、自觉性和积极性就显得尤为重要,因此,健康教育计划的制定、实施和评价的全过程要以目标人群为中心,需要目标人群的全面参与。同时,因我国幅员辽阔、民族众多,教育干预活动必须尊重目标人群的文化背景、民族习俗、宗教信仰、年龄和行为特点等,使用适宜目标人群的方式和语言,针对性地开展活动。

3. 以行为改变为主要工作目标　行为与生活方式是健康的重要决定因素之一,一切健康教育活动的目的,最终都要落实到群体行为的改善上。在其行为改变的过程中,健康教育工作者只是提供帮助者。因此,实施健康行为干预应遵循伦理学原则,目标人群应以知情、自愿为原则,不得有强行、强迫或歧视的态度或行为发生。

4. 具有方法学与应用学科的双重性　健康教育与流行病学、卫生统计学等方法学科一样,是所有医疗卫生人员都应该掌握的科学。所有医疗卫生工作都贯穿着健康教育,医务工作者在门诊诊疗、教学查房、围手术期告知等诊疗行为中,应用各种方式和方法践行着这一职责。作为应用学科,健康教育通过普及健康知识、理念和技能,帮助人们消除危害健康的行为,促进建立健康行为,达到预防疾病、保护和促进健康的目的,具有应用效果,因此具备应用学科的属性。

5. 具有多学科性　在充分吸收和运用医学、传播学、教育学、社会学、心理学等多学科理论的基础上,形成自身独特的理论体系,同时也具有交叉学科的特点。一个好的健康教育实施方案必定是多学科综合运用的典范。

6. 健康教育的成果具有延迟性　除了突发公共卫生事件发生过程中所采取的应急健康教育或针对某种疾病的临床患者教育,能够产生即时和可测量的效果,健康教育是一个长期的、持续的过程,其健康结局通常要等到几年、十几年,甚至数十年后才能显现,具有延迟性。但是即使是出现了良好的健康结局,因为影响健康的因素十分复杂,单一评价健康教育效果会存在一定难度。

三、健康教育的目标和任务

1. 健康教育的目标　健康教育的总体目标是通过开展教育活动,帮助人们养成有益健康的行为和生活方式,维持、促进和改善个人和群体的健康状况,包括:①培育或激发个人和群体对预防疾病和维持理想健康状态所应具有的责任感;②帮助个人和群体作出有益于健康的理性决定和明智选择;③激发群体对健康议题的重视,包括坚持目标的实现、鼓励广泛参与、实行环境保护和落实疾病预防措施。

2. 健康教育的任务　健康教育的主要任务可归纳为以下方面:①提高保护和促进健康的自我效能感;②改善行为,包括激发健康意识、态度和动机;③开展健康传播,提高健康素养;④实施行为干预,消除行为危险因素;⑤组织指导和适宜技术推广;⑥开展健康相关行为的科学研究。需要注意的是,健康教育的核心任务是提高健康决策能力和实施有益于健康行为的能力,而非简单的知识传播。

四、健康教育的作用

1. 帮助建立健康的生活方式　在卫生保健领域,健康教育是以消除和/或减少不健康的行为因素来达到预防疾病、促进健康的目的的。通过信息传播、认知教育和行为干预,帮助个人和群体掌握卫生保健知识和技能,树立健康观念,自愿采纳有利于健康的行为和生活方式,达到健康目的。

2. 有效预防慢性非传染性疾病　不健康的生活方式直接或间接与多种慢性非传染性疾病有关,如高血压、冠心病、肥胖、糖尿病、恶性肿瘤、高脂血症、高胆固醇血症、神经及精神性疾病等。现代人类所患疾病中有 45%~47% 与生活方式有关,

在 2012 年全球死亡的 5 600 万人中,慢性病患者就占了 68%,预测到 2030 年死亡因素中 70% 与生活方式有关。在我国,不健康生活方式占总死因的 37.3%。慢性疾病的特点是"三高三低",即发病率高、死亡率高及致残率高,知晓率低、治疗率低、控制率低。根据《中国心血管健康与疾病报告 2023 概要》,中国心血管疾病患病率处于上升阶段,推算我国心血管疾病现患人数 3.3 亿,其中脑卒中 1 300 万、冠心病 1 139 万、高血压 2.45 亿。全国超过 18 岁的居民超重率、肥胖率分别为 34.6%、17.8%,而糖尿病的患病率从 2002 年的 4.5% 上升到 2017 年的 11.2%。可以预见,慢性非传染性疾病将对生活在 21 世纪的人类的健康构成了巨大的威胁。

当前,甚至在今后相当长的时间里,人类对于慢性非传染性疾病没有很好的治愈方法,也不会有预防的疫苗。要预防和控制慢性非传染性疾病,降低其对人民健康的损害程度,只能依靠健康教育。只有通过广泛地开展健康教育工作,帮助人们掌握健康知识,树立健康观念,建立健康的生活方式,才能有效地预防、减少或推迟慢性非传染性疾病的发生。

3. 有效预防与行为相关的传染病　当今流行率较高的部分传染病不仅是微生物致病的结果,也与不健康的生活方式和行为密切相关,例如,性病、艾滋病、甲型肝炎、乙型肝炎、痢疾等传染性疾病就直接与不健康的生活方式和行为相关。全球现有约 3 990 万艾滋病病毒感染者,而在我国,截至 2024 年 6 月 30 日,全国报告的现存活 HIV 感染者和艾滋病患者达 1 329 127 例。因此,运用健康教育手段广泛传播预防知识,干预高危行为就是预防艾滋病的有效措施。即使有了艾滋病疫苗,健康教育和健康行为也仍然是预防艾滋病不可缺少的有力武器。在全球新型冠状病毒感染大流行期间,通过全民的健康教育和行为改变,将危害降至最低,充分体现了健康教育和行为模式在疾病防控中的作用。

4. 有效遏制医疗费用的急剧上涨　随着科学技术发展、医疗设备和检查治疗手段不断进步,花费增加;人均寿命延长,老年人的医疗费用上升;慢性病的发病率上升,治疗费用也不断增加;保健需求越来越多等因素,都是导致医疗费用不断上涨的原因。近 20 年来,我国医疗费用已经出现了急剧上涨的趋势,这是我国卫生保健工作面临的一个

重大挑战。要遏制医疗费用的急剧上涨,最好的办法就是有效减少慢性非传染性疾病的发生,健康教育就是预防和减少慢性疾病发生的有效手段。因此,从战略上看,健康教育能有效地降低医疗费用的支出。

5. 适应人民群众对卫生保健服务的需求　随着国家经济的发展和人民群众生活水平、教育水平的提高,人们对医疗保健服务的要求也会越来越高。人民群众的健康需求从患病能够获得治疗转变为要求有效、精准及尽量减少痛苦。此外,群众越来越重视心理健康,不仅要求能够预防疾病、使身体免患疾病,而且要求能解决精神和心理方面的问题并获得干预指导。因此,提供健康教育服务将是适应人民群众卫生保健服务需求的重要措施。

五、健康教育相关学科

健康教育是医学的一个分支,是研究如何通过改变人类的行为保护和改善健康的科学理论体系,其基础学科主要包括行为科学、传播学和教育学等。

1. 行为科学　广义的行为科学包括心理学、社会学、人类学和医学等,狭义上,行为科学是指研究个体与群体行为发生、发展和变化规律的科学。行为科学理论中的社会学习理论、需要与动机理论、人际关系理论、人类需要层次理论和群体行为理论等可被有效应用在健康教育领域,是健康教育学的基础学科之一。行为医学(behavioral medicine)是行为科学在医学中的应用,是研究如何通过行为干预和矫正,改善、治疗、预防疾病,保护和促进健康的科学理论体系。心理学是研究人的心理现象发生和发展规律的一门科学,包括心理过程(感觉、知觉、记忆、思维、想象、情感)和个性心理特征(如能力、气质和性格)。心理学和行为医学都是健康教育的重要基础学科。

2. 传播学　传播学是研究人类传播行为发生、发展规律及其与人和社会之间关系的科学,其研究内容包括传者、受传者、传播过程、传播渠道以及传播效果,其研究领域涉及大众传播、人际传播、群体传播、组织传播等。传播学中的"5W"传播模式、施拉姆的双向传播模式、拉扎斯菲尔德的两级传播理论、创新扩散理论等传播学理论和方法被广泛地应用在健康信息传播活动中,逐步形成了健康传播学,而健康传播学又为健康教育学提供了丰富的理论和方法的营养。

3. 教育学　教育是指通过有目的的指导、训练和培养,促进人全面发展的活动,教育学是研究人类教育现象、教育问题、教育规律的一门科学。教育学中包含的直观性原则、启发性原则、因材施教原则、理论联系实际原则、反馈调节原则等,可被直接应用到健康教育的理论发展和实践中。

第二节　健康教育项目的计划、实施与评价

健康教育项目是指为实现某一个预先设计的目标,在一定的期限内完成的活动计划。其形式有多种类型和不同内容,可依据内容、资金、实施范围、涉及的目标人群来制订其规模、形式、时间、范围、区域性、全国性等。

一般来说,项目都具有鲜明的特点。首先,具有目标性,即每个项目都需设定所要实现的目标,明确所要解决的健康教育或健康促进领域的具体问题。其次,具有独特性,任何一个项目应有其不同于其他项目的地方,有特定的目标、目标人群、策略或措施。再次,具有时限性,即每一个项目都应该有明确的周期。最后,具有制约性,即每个项目都在一定程度上受客观条件和资源的制约,如人力资源、财力和物力资源、时间资源、技术资源等。因此,合理地分配和利用资源,是项目成功的必要保证。

一、健康教育计划

健康教育计划就是基于健康教育诊断,通过分析研究提出解决该健康问题的目标、策略、方法和步骤。其计划是实现健康教育目标的行动纲领,也是保证健康教育活动成功的关键环节,同时可以作为开展健康教育过程评价和效果评价的依据。

制订健康教育计划应遵循目标指向原则、参与性原则、整体发展原则、可行性原则和灵活性原则。计划制订的基本步骤如下。

1. 选择优先干预项目。

2. 制订总体目标和具体目标。

3. 确定健康教育干预策略框架、项目活动内容、方法及进度。

4. 确定组织网络及参与人员。

5. 制订检测和评价方案。

6. 制订项目预算。

二、健康教育实施

健康教育实施是按照健康教育计划所制订的方法和步骤组织的具体活动,是实现健康教育目标的途径,是健康教育的主体工作,也是健康教育工作的重点和关键。健康教育活动实施的主要步骤如下。

1. 回顾健康教育计划,制订项目实施进度表(干预时间表)。

2. 明确目标人群。

3. 社会动员和组织管理。

4. 培训项目骨干。

5. 开始行为干预,制作、发放与使用健康传播材料。

6. 进行质量控制,且质量控制贯穿于整个实施过程。

三、健康教育评价

健康教育评价是健康教育的重要环节,通过客观、严谨、科学的评价可分析健康教育计划和干预工作的质量、健康教育干预效果。同时,还可以全面监测和控制活动质量,最大限度保障计划的先进性和实施过程的质量,是充分实现健康教育干预效果的关键措施。

健康教育评价贯穿健康教育活动全过程,根据内容和研究方法不同,可以分为形成评价、过程评价、效果评价。

四、健康传播

健康教育是以传播健康信息为主要措施,运用传播手段使个体和群体掌握卫生保健知识,树立健康理念,从而达到行为模式的改变。人的行为既受到自身心理因素、遗传因素、生理因素的影响,也受到外在自然环境和社会环境的影响,其行为的改变是以知识、信念、健康观为基础,通过学习、理解、运用等手段,才能达到行为改变的目的。因此,健康教育中主要的方式为信息传播。

1. 健康传播的概念与特点　国际上普遍认为,健康传播是一种将医学研究成果转化为大众的健康知识,并通过态度和行为的改变,达到降低疾病的患病率和病死率,有效提高一个社区或国家生活质量和健康水准的目的的行为。我国健康教育学者曾提出"健康传播是指通过各种渠道,运用各种传播媒介和方法,为维护和促进人类健康而收集、制作、传递、分享健康信息的过程",这一概念操作性较强,更容易理解。

健康传播具有以下特点。

(1)公共性和公益性:健康传播活动是健康教育的重要策略,是公共卫生服务的主要内容之一,是满足社会公众广泛的健康信息需求的重要手段。

(2)健康传播的传播者有明确的素质要求:有健康传播职能的组织机构和人员作为健康传播的主体,有其特定的知识、技能和素质要求。

(3)健康传播传递的信息是健康信息:健康信息泛指一切有关人的健康的知识、观念、技术、技能和行为模式。

(4)健康传播目的明确:健康传播力图通过健康信息传达到目标对象而改变其原有的、对健康不利的行为生活方式。按难度层次,可以将健康传播的效果分为4个层次——知晓健康信息、认同健康信念、形成健康态度、采纳健康行为。

(5)健康传播过程具有复合性:从健康信息的收集、制作、传递到分享给目标人群,健康信息的传播通常是多层级、多途径的双向反馈过程,具有复合性。

2. 健康传播的作用

(1)作为健康教育的基本策略和手段,贯穿于健康教育的各项任务之中,可为健康教育决策提供科学依据,提高健康教育活动效率。

(2)作为促进公众健康的途径,可以从不同层次影响健康。既可以通过与个人行为有关的健康知识、信念、态度、技能与自我效能的传播,直接对个体健康发生影响;也可以通过社会、群体或组织内部的特定传播形式传递健康信息,影响全社会、特定群体或组织内人群的健康行为。

3. 健康教育(健康传播)的常用方法和技巧

(1)人际传播:人际传播,又称亲身传播,是个人与个人之间直接的信息交流。其主要形式是面对面传播,也可借助某种有形的物质媒介,如书信、电话、电子邮件等。人际传播具有以下特点:①使受众运用多种感官来传递和接受信息,是全身心的传播。②情感信息的交流在人际传播中占了很大部分,同时面对面的人际传播可以通过形体语言、情感表达来传递和接受用语言和文字等传达不出的信息,信息交流比较全面、完整、接近事实。③人际传播过程中,交流双方互为传者和受者,可及时了解对方对信息的理解和接受程度,从而根据对方的反应随时调整交流方式和内容,因此,是进行说服教育、劝导他人改变态度的良好手段。

健康教育中常用的人际传播形式有咨询、交谈或个别访谈、劝服、指导。熟练掌握传播技巧、倾听技巧、提问技巧、反馈技巧和非语言传播技巧能够增强人际传播的效果。

(2)群体传播:又称小组传播,是某群体中的成员在共同目标和观念的基础上,面对面或者以互联网为基础地参与信息交流互动以达到既定目标的过程。

研究与实践表明,良好的沟通能够使群体成员更有效地一起工作和学习,由于社会影响力量的存在,群体传播可以作为一种促进个人和群体成员态度、行为改变的工具。群体传播具有如下特点:①群体意识越强,群体的凝聚力就越强,越有利于群体传播目标的实现。②在群体交流中形成的一致性意见会产生群体倾向,这种群体压力能够改变群体中个别人的不同意见,从而产生从众行为。③发现和动员本群体中具有影响力的人作为群体中的"意见领袖",对个体的认知和行为改变具有引导作用。群体传播可适用于不同目的的健康教育与健康促进活动。

(3)组织传播:组织传播是指以组织为主体的有组织、有领导的有一定规模的信息传播活动。与一般群体不同,组织是指在一定的组织目标下建立起来的结构严密、管理严格的社会结合体。传播是组织生存和发展的必要保障,具有内外协调、指挥管理决策应变、形成合力等功能。组织传播具有以下特点:①组织传播是沿着组织的结构进行的,有下行传播(信息由上级向下级传播,如正式文件下发行传播)和横向传播(信息同级组织间传播)之分。②组织传播的信息都是与组织有关的,具有明确的目的性。③组织传播的反馈是强制性的,要求受者必须向传者做出反应。从广义上讲,健康教育组织机构的任何与外部有关的活动及其结果都带有信息输出的性质。例如,健康教育活动、健康教育材料及其他产品、员工的形象和精神面貌,无不携带并传递着丰富的信息。狭义地讲,组织外传播是指组织的公关活动,形式多样。例如,重大卫生宣传日的大型义诊和咨询活动、主办健康政策或信息的新闻发布会、通过大众传播媒特殊化教育(根据部分群体的需求和差异定制特殊化的教育计划,考虑性别、年龄、文化背景、教育程度等因素来确定最有效的教育方式和内容)。

对特殊群体可使用具有吸引力的教育方法如运用互动游戏、角色扮演、视频和图像等多样化的教学手段,以增强学习者的兴趣和参与度,使得学习过程更加有趣且容易记忆。

培养自主学习和批判性思维也能鼓励学习者独立思考和分析健康问题,并提出自己的疑问和解决方案,从而培养批判性思维能力。

利用社交影响力扩大健康教育的影响,通过建立支持小组、社区活动和社交媒体平台,促进健康行为在社群中被接受和采纳。

(4)大众传播:大众传播是指职业性传播机构通过报刊、书籍、电影、广播、电视、网络等大众传播媒介向范围更广泛的社会大众传播信息的过程。在现代社会,大众传播对人的行为和社会实践有着重要的影响。在健康教育活动中开展大众传播,必须以受众为中心,制订适宜的传播策略,制作恰当的健康传播材料,协助人们改变不良行为方式。制作不同形式的健康传播材料时必须遵循科学性、实用性、趣味性、可接受性等原则,正式使用前都应该经过预实验。

与其他方式相比,大众传播具有以下特点:①信息公开、传播速度快、传播范围广。②传播者是职业性传播机构或人员,控制着传播过程和内容。③信息传播以单向性为主,信息反馈间接、缓慢,同时传播媒介常依赖于先进的设备条件。

(5)新媒体传播:在科学技术迅猛发展的当今社会,充分利用各种新媒体拓展健康教育,加大健康科学知识宣传力度和范围具有积极意义。从古至今,传播媒体已经经历了4次变革,从古代的口头传播、骑马送信、飞鸽传书等到近代的报纸、杂志,再到现代的广播、电视、互联网媒体和当今的人工智能媒体,每次变革都直接影响到人类接受、传播信息的方式、速度和范围,甚至影响生活方式。互联网背景下的新媒体、自媒体能提供更加快捷的、便利的、突破时间和空间限制的健康信息,丰富的声音、影像和文字信息服务使越来越多的人喜欢通过新媒体、自媒体获取各种健康保健信息。因此,随着新媒体时代到来,健康教育的内容、形式、方法也要与传播媒介相结合,不断进行变革和创新,综合运用传统媒体和互联网媒体、人工智能媒体,提供适合不同人群的、面向不同生命阶段人群的健康信息,倡导提高健康素养,养成健康生活方式,预防和控制慢性病的发生发展,提高生命质量。

在健康教育活动中,常常需要综合考虑传播目标、目标人群的特点、传播速度要求、传播范围、经费条件等因素来选择恰当的传播媒介,保证取得预期健康传播效果。

第三节　新生儿疾病筛查健康教育

新生儿疾病筛查是指针对新生儿,在出生后数天内通过测定特异代谢物等方式筛查相关疾病,使患病新生儿在临床症状出现之前得到诊断和治疗,从而避免或降低疾病对新生儿的伤害。

新生儿疾病筛查是当今国际上早期发现罕见疾病患儿的有效措施,在中国也是最成功的公共卫生项目之一。在降低出生缺陷的三级预防措施中,新生儿疾病筛查的早发现、早诊断、早治疗、早预防,是目前预防效果显著、成本效益最佳的措施之一。对减少出生缺陷、提高我国出生人口素质有重大意义。

新生儿疾病筛查工作是涉及人员众多、科室复杂的系统工作,包括了健康教育、知情告知、采血、保存、递送、检测、报告、阳性召回、确诊、治疗、随访等诸多步骤,需要多方配合完成。在这项工作中,健康教育是非常重要的环节,特别是面对新生儿这个特殊群体和监护人,健康教育要采取多种形式进行,让广大的群众,特别是新生儿监护人了解新生儿疾病筛查相关知识与必要性,实施系统、有效、连续的健康教育方法以取得监护人的配合和支持,从而保证筛查工作的顺利开展。

一、新生儿疾病筛查的健康教育

1. 新生儿疾病筛查项目　新生儿疾病筛查是在新生儿出现症状前发现一些先天性、遗传性疾病。这些疾病如果不早期治疗,会严重影响身体、智力的发育,甚至导致死亡。如果及时治疗,新生儿可以与同龄儿童一样健康成长。因此,早期诊断、早期治疗可以减少医疗、护理、特殊教育及其他损失等费用。

2. 法律和政策制定层面　1994 年国家颁布的《中华人民共和国母婴保健法》中指出:"逐步开展新生儿疾病筛查"。《新生儿疾病筛查管理办法》规定,全国新生儿疾病筛查病种包括先天性甲状腺功能减退症、苯丙酮尿症等新生儿遗传代谢病和听力障碍。《中国儿童发展纲要(2021—2030 年)》明确提出建立多部门联动防治出生缺陷的工作机制,落实出生缺陷三级防治措施,加强知识普及和出生缺陷防控咨询,扩大新生儿疾病筛查病种范围,建立筛查、阳性病例召回、诊断、治疗和随访一体化服务模式,促进早筛早诊早治。在国家的高度重视下,全国很多省市纷纷出台政策,将新生儿疾病筛查作为民生实事,免费实施新生儿疾病筛查。国家卫生健康委《全国出生缺陷综合防治方案》提出具体目标:到 2022 年,出生缺陷防治知识知晓率达到 80%,婚前医学检查率达到 65%,孕前优生健康检查率达到 80%,产前筛查率达到 70%;新生儿遗传代谢性疾病筛查率达到 98%,新生儿听力筛查率达到 90%;确诊病例治疗率均达到 80%。因此,从法律和政策上,每个新生儿都有进行新生儿疾病筛查的权利,要强化父母或其他监护人是儿童健康第一责任人的理念,有义务完成新生儿疾病筛查。

3. 项目实施层面　新生儿疾病筛查涉及部门多、人员广泛,既有卫生行政管理部门,又有临床医务人员,甚至涉及物流公司。因此,各相关部门需要充分认识这项工作的重要性,达成共识尤为重要。要在项目实施过程中,充分认识每个环节的重要性,各司其职、认真对待才能保证项目顺利实施。这里的健康教育内容既有新生儿疾病筛查的重要意义和工作内容,还应包括其对应的工作要求和工作意义。

4. 全社会层面　新生儿疾病筛查的对象虽然是新生儿,但是面对的却是其每一个家庭,即全社会。因此,需要应用各种传播媒介、多种方式广泛持久地对全社会、公众开展新生儿疾病筛查的益处和重要性的宣传,让每个孕妇、每一位家庭成员、所有的父母都知晓新生儿疾病筛查的目的,遗传代谢病和新生儿听力障碍带来的危害以及新生儿疾病筛查具有的重要社会意义与价值。

二、新生儿疾病筛查健康教育的内容

1. 新生儿疾病筛查的定义和实施意义 新生儿疾病筛查是指在新生儿群体中,用快速、敏感的实验室方法对新生儿的遗传代谢病以及某些危害严重的遗传性疾病进行群体筛查的总称。其目的是将罹患疾病的新生儿在尚未出现临床症状之前或表现轻微时,通过新生儿疾病筛查手段找出来,使这些患儿得到早期诊断、早期治疗,防止机体组织、器官发生不可逆的损伤。通过有效的治疗和干预,避免患儿发生智力低下、出现严重并发症或死亡。因此,新生儿疾病筛查是目前全世界采用的最行之有效的预防保健措施,也是我国母婴保健的主要工作内容之一。

随着现代医学的发展,诊疗技术日益提高,新生儿死亡率逐渐降低,死亡原因也发生了变化,从过去的感染性疾病为主转为先天性缺陷占首位,其发生率为5.6%。其中一部分缺陷是由遗传因素引起的,包括单一基因异常和染色体异常,还有一部分则是遗传、环境等多因素导致的。大部分先天性疾病,在疾病早期往往症状不明显,一旦发病则会导致神经、内分泌等多系统功能障碍,严重时会危及患儿生命,导致患儿智力或身体永久性的损伤,给家庭及社会带来沉重的精神压力和巨大的经济负担。为降低出生缺陷的发生率,新生儿疾病筛查具有十分重大的意义。

《新生儿疾病筛查管理办法》中确定先天性甲状腺功能减退症、苯丙酮尿症及听力障碍为新生儿疾病筛查病种("两病一听")。前两种疾病是属于严重危害儿童健康的先天性、代谢性疾病,发病率较高,可造成患儿发育落后、智力残疾。如能通过新生儿疾病筛查,使患儿在疾病尚未出现临床表现之前得到明确诊断和早期治疗,可以避免或减轻智能发育障碍,如能早期诊断、早期治疗,可以最大限度保证患儿的生长、智能发育,有些患儿的生长发育和智力水平可以接近正常同龄儿童。据报道,先天性甲状腺功能减退症患儿如能在出生3个月内得到确诊和治疗,80%以上患儿的体格和智力发育正常或接近正常。苯丙酮尿症患儿如未经治疗,大多数智力呈重度或极重度损害,而这种脑损害又是不可逆的。一经筛查确诊,立即给予低苯丙氨酸特殊奶粉等干预治疗。临床证实,苯丙酮尿症患儿的预后与诊断、治疗时间密切相关,如能在生后3个月内开始治疗,其智力发育大多在正常水平,3月龄~1岁开始治疗,其智商(intelligence quotient,IQ)多在60以上,如患儿于1岁后开始治疗,其IQ往往在60以下。新生儿听力障碍筛查是通过耳声发射及脑干听觉诱发电位的物理学筛查尽早发现婴儿听力障碍的一种有效方法,使听力障碍患儿能在3月龄内被发现,6月龄内得到干预和治疗,使耳聋患儿在语言发育期得到有效的帮助,避免出现发音和言语障碍、社会适应能力低下、注意力缺陷和学习困难等问题。

新生儿疾病筛查除了具有降低出生缺陷、提高出生人口素质的现实意义外,还会带来明显的经济效益。在我国,苯丙酮尿症的发病率为1/7 000,先天性甲状腺功能减退症约为1/3 500,以全国每年出生1 000万新生儿计算,每年将出生患儿近1 000例,而每产生1例先天性代谢病患儿将损失100万元,因此可挽回的经济损失是不可估量的,说明开展新生儿疾病筛查有较好的社会效益和经济效益,对推动国民经济发展有重要价值。

加强全社会的预防保健知识宣教,提高群众的防病治病意识和心理健康水平,提高群众特别是孕产妇对新生儿疾病筛查重要性的认知,消除因无知而产生的心理顾虑。为保证不漏查一个新生儿,必须动员全社会关心和支持这项工作,积极配合新生儿疾病筛查和阳性患儿的随访,提高疑似者的召回率和患儿的治疗率。

2. 新生儿疾病筛查的遗传代谢病特点 筛查的疾病大多数为遗传性疾病,其遗传方式多为常染色体隐性遗传,虽然父母看起来都很健康,但可能会携带致病基因,每次妊娠有一定概率生育遗传代谢病患儿。因此,患病的新生儿可能没有家族史,在出生时正常,但是出生后3~6个月就开始出现一些异常的表现。如果此时才开始就医治疗,已经发生的脑损害是不可恢复的,会造成终生遗憾。因各种原因没有做筛查的新生儿,如早产儿、低体重儿、正在治疗疾病的新生儿,可适当延迟采血时间。提前出院的新生儿,父母应按照医生的嘱咐带新生儿回医院筛查,时间最迟不宜超过出生后20天。同时告诉监护人奶粉喂养、孕周大小和一些医学状况如在监护室等都不影响采血。

3. 筛查疾病的范围和方法 新生儿疾病筛查是世界卫生组织认可的预防出生缺陷的三级预防措施,主要针对遗传代谢病的筛查。遗传代谢病主要分为染色体病、大分子病、小分子病。染色体病

包括普拉德 - 威利综合征（Prader-Willi syndrome）、快乐木偶综合征（Angelman syndrome）、迪格奥尔格综合征（Digeorge syndrome）等。大分子病包括法布里病、戈谢病、糖原贮积症Ⅱ型。目前在中国有传统新生儿 2~4 种遗传代谢性疾病筛查，48 种及以上的氨基酸、脂肪酸、有机酸等多种遗传代谢病筛查和新生儿基因携带者筛查等并行。

新生儿疾病筛查的时间、采样、保存、递送、检测应遵照新生儿疾病筛查技术规范和 / 或专家共识执行。需要特别告知新生儿监护人的是，采样应该在新生儿出生 48 小时后、7 天之内，并给予新生儿充分哺乳后采样。采血部位在新生儿足跟两侧，微创采血 3 滴，滴于特殊的滤纸上制成干血片，送卫生行政部门批准的新生儿疾病筛查中心检测。

目前主要通过检测代谢物含量及酶学活性（生化法）、串联质谱、聚合酶链反应（polymerase chain reaction, PCR）、基因测序等方法进行新生儿疾病筛查。其中常用的生化法方法具有方法学简单、成本比较低廉、检测设备容易获得的优势，同时具备高通量适合群体筛查的功能，其检测结果具有高灵敏度和一定的特异度，但是其缺乏精准度。在分析质量控制范围内允许出现一定的假阴性和假阳性（≤ 5%）。通过新生儿疾病筛查可检测出 90%~95% 的患儿，由于一些因素局限，还有 5%~10% 的患儿可能未被检测出来。筛查阳性的新生儿需要进行进一步检查确诊。

4. 筛查结果的告知和解读 新生儿疾病筛查中心会将筛查结果反馈到新生儿出生的医院，监护人也可以通过多种方式进行筛查结果查询，如电话、短信、新生儿疾病筛查中心网站、信件等。

如果得到是 "筛查阳性" 的检测结果，工作人员将第一时间通过家长预留的电话，通知家长带新生儿到医院做进一步检查，以确定是否真正患有此种疾病。一般只有很少数的新生儿会有 "筛查阳性"

的结果，而其中仅有部分新生儿最终确诊为患儿。筛查结果不等于确诊结果，疾病筛查也不等于疾病的诊断，只是发现可能患病的新生儿。在 "筛查阴性" 的新生儿中，仍有个别新生儿可能患有这些疾病，因此，新生儿即使通过了筛查，也需要定期进行儿童保健检查，及时发现异常。医生通知新生儿家长或监护人筛查结果为阳性时，一定要告知并解释下一步该做什么。通常情况下，必须做更多的检测和确诊疾病的特殊检测，以了解新生儿是否患病，以便患儿得到早期诊断，一旦确诊，应立即开始治疗。

新生儿疾病筛查中心的工作人员、生产医院将严格遵守保密制度，尊重患儿的隐私，确保只有家长或监护人可以看到新生儿的筛查结果。

5. 疾病诊断与治疗 新生儿疾病诊断、治疗原则是越早越好、坚持治疗、定期检查。在正规医疗机构接受正规治疗，大多数患儿就有机会像正常儿童一样生长发育、学习、工作。

筛查机构还需要提供相关问题的咨询，包括但不限于国家相关政策法规、就近的治疗机构、专科治疗医生、特殊奶粉 / 特殊食品的购买、救助机构和补助政策、病友组织等。

（王洁）

参考文献

［1］中华医学会糖尿病学分会. 中国 2 型糖尿病防治指南（2020 年版）. 中国糖尿病杂志, 2021, 13 (4): 315-409.

［2］CHEN K, SHEN Z, GU W, et al. Prevalence of obesity and associated complications in China: a cross-sectional, real-world study in 15. 8 million adults. Diabetes Obes Metab, 2023, 25 (11): 3390-3399.

［3］田向阳, 程玉兰. 健康教育与健康促进基本理论与实践. 北京: 人民卫生出版社, 2016.

［4］赵正言, 顾学范. 新生儿遗传代谢病筛查. 2 版. 北京: 人民卫生出版社, 2015.

第四章 血标本采集与递送保管

新生儿疾病筛查是涉及多系统、多学科的公共卫生项目，筛查流程包括健康教育、知情选择、标本采集与递送、实验室检测、阳性病例确诊、治疗、随访及救助等环节。其中血标本采集是新生儿疾病筛查技术流程中最重要的环节，血标本的质量直接影响实验室检测结果，不合格的血标本会导致假阳性或假阴性，引起疾病的误诊或漏诊。

第一节 血标本采集

新生儿血标本为滤纸干血片标本。血标本的采集一般由设有产科或儿科诊疗科目的医疗机构的医务人员负责，在新生儿监护人知情同意并签字后进行。采血人员必须经过新生儿疾病筛查相关知识和技能的培训，并取得技术合格证书后上岗。

一、采血时间

我国常见的新生儿疾病筛查项目包括先天性甲状腺功能减退症（congenital hypothyroidism，CH）筛查、高苯丙氨酸血症（hyperphenylalaninemia，HPA）筛查、先天性肾上腺皮质增生症（congenital adrenal hyperplasia，CAH）筛查、葡萄糖-6-磷酸脱氢酶缺乏症（glucose-6-phosphate dehydrogenase deficiency，G-6-PD）筛查、串联质谱多种遗传代谢病筛查以及新生儿基因筛查等，其中高苯丙氨酸血症和串联质谱所筛查的部分遗传代谢病需要蛋白质负荷（即新生儿被充分哺乳）才能表现出检测指标的异常，CH的筛查指标促甲状腺激素（thyroid-stimulating hormone，TSH）和CAH的筛查指标17-羟孕酮（17-hydroxyprogesterone，17-OHP）在新生儿刚出生时因体温调节可导致一过性升高等，同时部分遗传代谢病（如尿素循环障碍、有机酸尿症、CAH等）易出现急性代谢危象，造成不可逆转的损伤甚至死亡。为避免因采血时间过晚、诊断延误进而错过最佳治疗时机、造成永久性损伤甚至死亡等不良后果，同时最大限度减少假阴性和假阳性结果，参照国内外新生儿疾病筛查的标准，建立了以下适合新生儿疾病筛查的标本最佳采血时间。

（一）健康新生儿

采血时间为出生48小时后、7天之内，并充分哺乳。

（二）早产儿、低体重儿或患病儿

早产儿、低体重儿或患病儿可参照图4-1进行采血。

（三）提前出院的新生儿

由助产机构负责告知新生儿监护人，并签发延迟采血通知单，嘱咐新生儿监护人在新生儿出生后正常喂奶2天，最迟不宜超过出生后20天，带新生儿至助产机构进行采血。

（四）因疾病转院或转科的新生儿

由助产机构/科室负责通知转入医院/科室，并交给新生儿监护人转院或转科采血通知单，同时嘱咐新生儿监护人提醒转入医院/科室在规定时间给予采血。

二、采血材料

采血材料包括新生儿血标本采集卡（图4-2）、消毒用品、采血针等。

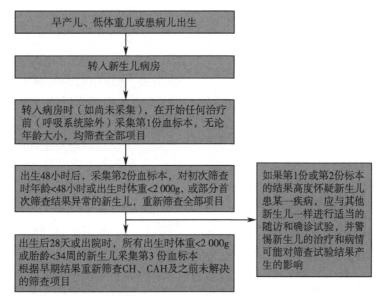

图 4-1 早产儿、低体重儿或患病儿血标本采集流程

编　　号		住院号	
采血单位			
母亲姓名		母亲籍贯	
婴儿姓名			
婴儿户籍	本市□	非本市□	
出生日期	年	月	日
孕　　周	周	Apgar评分	
性　　别	男□ 女□	体重	克
分娩方式	顺□ 剖□	其他□	
母亲疾病			
地　　址			
手机号码★			
采血日期	年	月	日
采血人（签）			

新生儿筛查报告网络查询回执

1. 登录网址。
2. 在"筛查报告查询"上输入"条形码号""手机号码""验证码"后点击"开始查询"，获得结果。

图 4-2 常用新生儿疾病筛查采血卡

（一）新生儿血标本采集卡

血标本采集卡由两部分组成，即滤纸和新生儿信息记录卡片。滤纸通过专用胶水与新生儿信息记录卡连接。血标本采集卡应经药品监督管理部门批准。

1. 滤纸

（1）目前我国新生儿疾病筛查使用的滤纸均为国际通用滤纸型号 S&S903，卡片上有 3~5 个直径 10~12mm 大小的圆圈，以提示采血者采集的血滴大小能尽量与所标印的圆圈大小接近，保证足够的血量。

（2）保质期：滤纸保质期一般为 2 年。保存在清洁干燥的环境下，避免甲醛等有机化学溶剂和寄生虫的侵蚀，避免阳光直射，也避免压缩，以免影响检测结果。

2. 新生儿信息记录卡 信息卡可用材质相对硬的铜版纸，便于采血人员手握操作。一般需要记录的内容有采血单位、住院号、产妇姓名、新生儿性别、出生日期、孕周、出生体重、新生儿喂奶天 / 次数、采血日期、采血人姓名等。此外，详细、准确地填写新生儿家庭联系电话、住址及邮编，以便发现可疑阳性者后及时通知家属、召回复查、早期明确诊断和早期治疗，避免对新生儿造成不可逆的损伤。

随着智能化发展，所有信息可形成二维码，与筛查实验室的计算机系统相连，以确保信息记录的完整性和正确性，且避免标本递送过程中新生儿信息的泄露，保护隐私。

（二）消毒用品

包括 75% 乙醇棉球或棉签；无菌干棉球或纱布；无菌手套（无滑石粉）。

（三）采血针

采血针质量与采血质量密切相关。采血针有很多类型，包括触压式采血器、足跟采血器等。无论选择使用何种采血针，建议其穿刺深度不超过 2.0mm。

足跟采血器为弧面浅表切口的可伸缩刀片式采血针，通过 1.0mm 深、2.5mm 长的标准化切口可以提供足够的血量。穿刺虽浅但出血量大，可避免反复挤压和针刺过深/过浅对婴儿造成的损伤，且采血刀片自动永久回缩，可杜绝针刺伤造成的医护人员的职业伤害。

对于早产儿，可采用专门的可伸缩刀片采血针，穿刺深度应不超过 0.85mm，避免可能导致的骨损伤。

采血针一人一次一针，使用后采血针应立即弃于利器盒中，按医用废弃物处理。

三、采血部位

（一）理想的穿刺部位

足跟内、外侧缘是采血较理想的部位（书末彩图 4-3），该部位接近皮肤表面，毛细血管丰富，同时距离足骨有足够的距离，可避免引起损伤。

（二）穿刺深度

新生儿的皮肤血管主要分布于真皮皮下连接处，位于新生儿足跟皮下 0.35~1.60mm。一个 3.00kg 婴儿的足跟内侧和外侧从皮肤表面到骨头的深度约为 3.32mm，因此新生儿的足跟穿刺安全深度为 2.00mm。该穿刺深度能到达主要的皮肤血管系统，同时避免穿刺至骨骼。

（三）禁忌采血部位

①后足跟弯曲部位。②足弓区域。③足跟的中心部位。前 3 个部位采血，容易导致新生儿的神经、肌腱、韧带和软骨的损伤，造成一定的后遗症。④近期采过的部位。⑤水肿或肿胀部位，因为累积的组织液会污染血液样本。⑥手指部位。新生儿手指末端皮肤至指骨的距离为 1.2~2.2mm，在此部位穿刺易造成骨质损伤、局部感染和坏疽等手指采血的并发症。⑦耳垂，因为此处可能会导致出血过多。

四、采血的操作步骤

（一）采血前准备

1. 采血场所　应具有充足的照明、适宜的通风系统、温暖的环境。

2. 新生儿　新生儿的体位应为头部高、足部低，足部低于心脏水平可增加静脉的压力；足部要温暖，建议用温热的湿毛巾（不超过 42℃）热敷足跟，使足跟部位保持一定温度，得到良好的血液循环。

（二）认真填写新生儿信息记录卡片

卡片上的各项内容必须完整、清晰而准确地填写，以便能正确判断实验结果，及时召回可疑阳性病例。填写卡片时，可用圆珠笔；避免用手及其他物质（如水、奶制品、乙醇、抗生素、手套滑石粉、擦手油等）接触标本卡上滴血滤纸部位。

（三）预处理针刺部位

采血者按照生物安全防护等级 1 级实验室生物安全要求做好个人防护工作。采血人员上岗前必须按照《医务人员手卫生规范》（WS/T 313—2019）要求的七步洗手法洗手，保持清洁，并佩戴无滑石粉的手套。

在开始采血前，首先核实填写的卡片是否与新生儿信息一致；其次，检查新生儿足部是否足够温暖；最后，用 75% 乙醇棉球或棉签消毒欲针刺部位，待乙醇自然挥发后再开始操作，否则残留在皮肤上的乙醇会稀释血标本，影响检测结果（书末彩图 4-4）。

（四）采血

采血者左手轻轻持婴儿的脚，将采血部位的皮肤绷紧，右手持针在足跟采血部位穿刺，刺入深度约 2mm，早产儿针刺深度应适当减少。联合拇指和示指轻微挤压针眼周围使血液自行流出，用无菌棉球弃去第一滴血，以避免所含的组织液与血液混合而造成血样稀释。再次挤压、放松、再挤压，以形成较大的血滴，或间歇性地从腿部施加压力向下行至脚跟，以形成较大的血滴。

滤纸圆圈对着流出的血滴，使血滴自然接触滤纸，不能用滤纸直接贴在足跟上（书末彩图 4-5）；血液从滤纸的一面由中心向四周一次性滴入圆圈，并浸透至滤纸反面，确保滤纸正、反两面均匀渗透，不允许在滤纸两面分别滴血；连续采集 3~5 滴血，每个血斑的直径不小于 8mm。避免用手或其他物体接触血滴部位。

如果形成的血斑太小，不要重复滴血于同一个血斑上，应该滴入另一个圆圈之中，或者重新选择针刺部位，再次采血。新儿疾病筛查实验室使用的标本为 3mm 血斑，血清量相当于 (1.50 ± 0.17) μl，采集血斑太小或重复滴血都会引起血清量的减少或增加,影响最终检测结果。

其他采血方式:①毛细管采血。使用毛细管吸取足跟穿刺后渗出的血滴,滴于空白滤纸圆圈内。普通无抗凝剂的毛细管可能会发生凝血;使用抗凝血剂或其他添加剂会影响实验结果,如乙二胺四乙酸(ethylenediaminetetra-acetic acid,EDTA)和柠檬酸盐抗凝会干扰时间分辨荧光免疫方法检测;肝素抗凝剂是 PCR 抑制剂;毛细管的玻璃也有破裂的隐患;毛细管尖端接触滤纸并刮擦滤纸表面,会引起滤纸血斑表面毛糙破损。因此不建议使用毛细管采血。②静脉采血。静脉穿刺可能获得较满意的血标本,但是静脉采样比采足跟血更具侵入性,且通过静脉塑料注射器采集的血样直接滴于滤纸上,会对实验结果产生影响,特别是氨基酸代谢病的筛查,故不作为首选。对于正在接受治疗的特殊新生儿,可以在采集静脉血用于其他检测项目时,把注射器内的静脉血滴于滤纸上。但静脉注射器内不含抗凝剂,操作过程可能导致血凝块形成或细胞沉降,产生异质样本,建议采血后立即把血液滴于滤纸上,以最大限度降低溶血,同时避免锐器损伤。③脐带血,不建议用于新生儿疾病筛查。脐带血用于新生儿筛查的项目有限,只能用于 G-6-PD 和一些血红蛋白病筛查,且脐带血没有经过蛋白质负荷,不能用于代谢病的筛查。有报道用脐带血筛查 CH,但由于脐带血混有母体血液,母亲自身甲状腺功能会影响实验结果,存在较高的假阳性率和假阴性率。

(五) 采血后局部处理

将新生儿足部抬高,高于身体水平,手持消毒干棉球或无菌纱布轻压采血部位,直到流血被止住。不推荐使用创可贴或绷带,以避免胶带刺激皮肤或绷带缠绕造成危险。

(六) 血标本平置晾干

采集后的血标本分开,以水平位置悬挂,不能堆叠或触及其他表面(图 4-6)。放置室温(18~25℃)下自然干燥,高湿度(相对湿度高于 50%)应适当延长干燥时间。请勿将血样放在通风口或其他移动空气源前面,避免阳光及紫外线照射、烘烤、挥发性化学物质等污染;在干燥过程中严禁触及和污染血标本。一般室温 2~3 小时后,血斑从鲜红色转为褐色,血标本干燥后即可递送。如不能当日递送,应将标本存放于 2~8℃冰箱中。

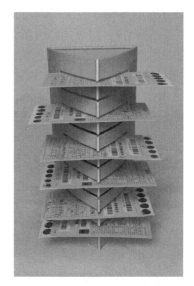

图 4-6　血片悬空平置自然晾干

(七) 血标本处理

在采集、处理最终形成血标本的过程中,应将标本按照血源性传染病标本对待,对特殊传染病标本如艾滋病等,应进行标识并单独包装(生物安全标识包装),以提醒后续递送和实验人员做好安全防护。

第二节　血标本递送

滤纸血片采集完并在室温下自然晾干呈深褐色后,应立即递送至筛查实验室,以尽快开始实验。

一、标本递送前的准备

当血标本干燥后,应放入专用纸袋内运送或邮寄,要求湿度<30%。标本血滴部分不能重叠、堆叠,如果标本需要重叠,可使每个标本的血滴部分呈 180° 方向错开叠放或标本之间用纸片隔开,以避免两张卡片的血斑相互污染。

二、血标本递送时间和条件

血标本采集完后当天递送,以便筛查实验室能够快速检测,患儿得到更早治疗,改善预后。如标本量极少,最迟不宜超过 5 个工作日递送。

递送机构在转运标本过程中尽量减少室温放置时间,使标本在低湿度(<30%)、低温度(<10℃)条件下传递。对于南方地区、雨季、夏季等特殊季节和地区,标本最好采用冷链系统,于车载冰箱中递送。

筛查实验室和采血机构应跟踪标本递送情况,避免标本递送过程中发生遗失或耽搁等情况。

三、递送方式

1. 标本专收、专递系统   此系统为目前最为安全和快捷的方式。可与专业递送公司合作,建立新生儿疾病筛查标本专收专递系统(绿色通道),使用筛查标本专用信封,由递送公司每天派专人负责将标本送往筛查实验室。专收专递系统可纳入筛查实验室的智能化网络平台,实时监控标本递送过程。

2. 专人收取血标本   由筛查中心派专人至采血单位获取血标本,或采血单位派专人至筛查中心递送标本,标本当面交接、登记、签名,避免遗失,但此方法做不到有标本立即递送,通常需要收集数天的标本一起获取或递送。

四、验收

新生儿疾病筛查实验室收到筛查标本之后,应由专人负责验收血标本。合格的血标本至少3个血斑,且每个血斑直径大于8mm;血滴自然渗透,滤纸正反面血斑大小一致;血斑无污染、无渗血环;血斑的数量大于开展的新生儿疾病筛查项目数量。有下列情形之一的应视为不合格血标本:①滤纸未完全渗透;②每个血斑小于规定的直径,甚至小于实验室检测所需的血斑直径;③分别在滤纸两面采血或在一面重复采血;④血斑上血液不均匀或有凝固;⑤血标本被磨损或损坏;⑥血标本被血清、尿、消毒剂或其他液体污染;⑦血斑表面有渗血环;⑧标本未干即递送,即血斑呈鲜红色;⑨实验中血斑洗脱不下或洗脱不全;⑩采血时间过早或蛋白质未负荷即采血;⑪新生儿关键信息缺失(表4-1)。

表 4-1   血斑类型

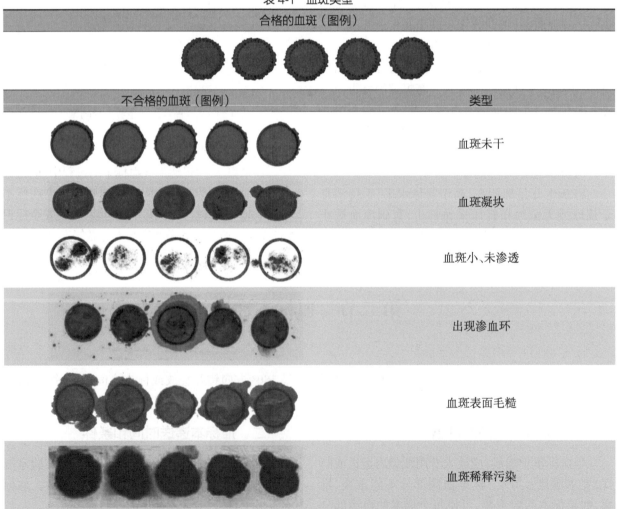

合格的血斑(图例)	
不合格的血斑(图例)	类型
	血斑未干
	血斑凝块
	血斑小、未渗透
	出现渗血环
	血斑表面毛糙
	血斑稀释污染

对于不合格的标本,实验室应立即通知采血单位重新采血,或直接通知新生儿监护人重新采血。对不合格的标本重新采集,均要有文字记录,验收人要在记录上签名。当然重新采血可能会使阳性患儿延迟诊断和治疗,但如果对不合格的标本进行检测,易漏诊,会造成更严重的后果。建议采血单位有专人在递送前对标本先行验收,对不合格标本立即重采。

第三节　血标本保管

血标本采集完后最好当天递送。若标本当日不能递送,应将标本置密封纸袋内,及时存放2~8℃冰箱中。在递送前应尽量减少标本在室温下放置时间,更不能放在太阳直射、紫外光照射或有取暖设备等高温干燥处。

完成新生儿疾病筛查后剩余的血标本作为一种生物资源,应建立生物样本库进行统一管理,对样本建立标准化的质量控制、信息管理与应用系统。新生儿疾病筛查血标本在经新生儿监护人同意后,医学伦理验证后,可用于公共卫生领域疾病研究和其他的科学研究。

一、血标本保管

按照《新生儿疾病筛查技术规范(2010年版)》要求,滤纸干血片标本必须保存在2~8℃条件下(有条件的实验室可0℃以下保存)至少5年,以备复查。

新生儿疾病筛查血标本由样本联和信息卡联组成,可以一起储存,也可以分开储存,但为获得足够的储存空间,建议分开储存。信息卡储存于常温,建议有条件的单位将新生儿疾病筛查剩余血标本的样本联直接保存至-20℃或-80℃样本库。

二、样本库管理

新生儿疾病筛查样本库的操作和使用必须有详细的操作指南进行规范。建议如下。

1. 坚持质量第一,必须建立生物样本库的质量标准和评估标准。

2. 样本库应配备访问控制系统限制人员的进出,经过授权的人员才可进出样本库。

3. 要求工作人员受到相应的培训并通过考核。

4. 制订样本库使用标准操作程序(standard operating procedure, SOP),并使每个工作人员知晓,

SOP必须条理清晰、详细并具有可操作性。对在SOP的执行中发现的问题应及时进行修正。

5. 建立样本库维护SOP,必须依照SOP维护所有设备并有具体措施。

6. 建立安全系统,包括设备监控和报警系统及应急措施,特别是要保障停电时关键设备还能正常运行。

7. 要有严密的数据管理系统,包括计算机存储跟踪系统和相应的数据安全系统及进入数据库的安全保障措施。

8. 建立保护人员和设备安全的事故风险评估措施,并指定责任人。

三、信息管理

新生儿疾病筛查血标本的存储包括安全的隐私保护和受控访问。信息管理的原则是确保新生儿和家庭的隐私和保密,建议建立电子信息系统管理新生儿疾病筛查样本库,样本与个人资料之间的联系只由1个唯一的编号决定。要识别特定的血标本,必须在安全数据库中找到这个编号。

建议新生儿疾病筛查血标本的信息卡联与样本联分开保存的单位,如果新生儿疾病筛查信息管理系统能安全、方便、完整地管理样本信息,且能保证样本采集临床信息的准确性(如信息卡联上的临床信息直接是由新生儿疾病筛查信息管理系统打印出来的),信息卡联较之样本联则可适当缩短保存年限。信息卡联的废弃应按涉密文件资料登记审核,由医疗机构统一销毁。

生物医学样本是生物医学研究的宝贵资源,新生儿疾病筛查血标本作为其中的一种,其保存、储存和使用也应遵循生物样本的管理规范。

(赵德华)

参考文献

［1］中华人民共和国国家卫生健康委员会. 卫生部关于印发《新生儿疾病筛查技术规范 (2010 年版)》的通知. 2010.

［2］国家卫健委临床检验中心新生儿疾病筛查室间质量评价委员会. 新生儿疾病筛查滤纸血片采集和递送及保存专家共识. 中华检验医学杂志, 2019, 42 (10): 836-840.

［3］中华预防医学会出生缺陷预防与控制专业委员会新生儿遗传代谢病筛查学组. 新生儿遗传代谢病筛查组织管理及血片采集技术规范专家共识. 中华新生儿科杂志, 2023, 38 (6): 321-326.

［4］国家卫生健康委员会临床检验中心新生儿遗传代谢病筛查室间质量评价委员会. 早产儿低体重儿及患病儿遗传代谢病筛查共识. 中国实用儿科杂志, 2020, 35 (3): 180-184.

［5］国家卫生健康委临床检验中心新生儿遗传代谢病筛查室间质量评价委员会. 新生儿疾病筛查生物样本管理专家共识. 临床检验杂志, 2020, 38 (7): 488-490.

第五章 新生儿疾病生化检测技术与方法

第一节 实验室检测技术

新生儿疾病筛查可通过实验室方法对某些遗传代谢性疾病进行筛查，从而达到早期诊断、早期治疗的目的。具体步骤为采集出生3天的新生儿足跟血制成滤纸干血片标本，经标本递送，至筛查实验室集中化检测，根据检测结果进行代谢分析，判断代谢正常还是异常，并按照筛查疾病代谢特征进行代谢病分析，得到筛查阴性或筛查阳性结果。对于筛查阳性者，应立即召回做血清学、酶学或分子生物学等确诊试验，对确诊患儿应进行及时干预。因新生儿筛查为出现症状前的诊断方式，对象是特定时期无选择性无症状的个体，实验室结果为提示疾病的唯一标准，所以实验室检测是新生儿疾病筛查程序中最为关键的环节，需要严格规范。选择灵敏度高、特异性强的检测技术，降低假阳性率，尽可能杜绝假阴性率，是保证新生儿疾病筛查质量的关键。

新生儿遗传代谢病筛查均需通过实验室检测完成。用自动、半自动或手动方法打孔，从滤纸干血片上取直径3.2mm的圆血斑，每3.2mm血斑的渗透后含有3.42μl全血（约1.5μl血清），每次检测取一个圆血斑即可。检测方法包括微生物学技术，如细菌抑制法（bacterial inhibition assay，BIA）；免疫学技术，如放射免疫法、时间分辨免疫荧光分析法（time-resolved fluorescence immunoassay，Tr-FIA）、荧光酶免疫分析（fluorescence enzyme immunoassay，FEIA）、酶联免疫吸附法（enzyme-linked immunosorbent assay，ELISA）等；生物化学技术，如定量酶法（quantitative enzymatic method）；生物物理学技术，如荧光分析法（fluorescence assay）、串联质谱法（tandem mass spectrometry，MS-MS）等；分子遗传学技术，如荧光定量PCR方法等。

本节分别以不同疾病筛查的实验室检测指标介绍常用技术原理。

一、苯丙氨酸的测定方法

高苯丙氨酸血症是临床各种苯丙氨酸（phenylalanine，Phe）增高的总称。经典的苯丙酮尿症是一种先天性的Phe代谢紊乱。1934年Folling首先用$FeCl_3$诊断出智力发育障碍的苯丙酮尿症，因肝脏内缺乏苯丙氨酸羟化酶，Phe无法转化为酪氨酸（Tyrosine，Tyr）。由于Tyr的形成被阻断，Phe通过代谢旁路形成苯丙酮酸及其衍生物。苯丙氨酸及其有毒的代谢产物的积累导致对新生儿大脑组织的损伤。高苯丙氨酸血症的平均发生率1:10 000~1:15 000，我国发病率约1:11 000，呈现明显的"南低北高"的差异。

高苯丙氨酸血症的新生儿疾病筛查是以测定Phe浓度为指标。检测方法主要有细菌抑制法、荧光分析法、定量酶法、串联质谱法等。无论采用何种方法，滤纸血片Phe浓度的阳性界限值应根据实验室条件或试剂盒而定，一般阳性范围定在120μmol/L（2mg/dl）以上。早产儿、未成熟儿、肝损害患儿可出现高苯丙氨酸血症筛查结果的假阳性，可通过肝功能检查、血尿代谢物质谱分析和基因分析进行鉴别；标本采集时，若受检者蛋白质负荷不足，可出现假阴性，需定期体格检查和评估智力发育。

（一）细菌抑制法

枯草杆菌变异菌株（bacillus subtilis ATCC6633）的生长需要Phe，β-2噻吩丙氨酸是Phe的抑制物，抑制细菌生长。当Phe浓度大于β-2噻吩丙氨酸对枯草杆菌的生长抑制，细菌菌落就会生长。因此,在含有适当比例枯草杆菌和 β-2 噻吩丙氨酸的培养基中,含有婴儿血的干血滤纸片标本中的 Phe 会渗入其中。每个培养基上可以放 60~80 个 3mm 血斑,经过 37℃ 孵育过夜。若 Phe 过量,竞争抑制使细菌恢复生长,出现菌落环,浓度越高,菌落环的直径越大。根据生长环直径大小与已知量的标准菌落环直径比较,即可得出样品中 Phe 的含量。没有出现菌落环表明样本 Phe 浓度低(图 5-1)。图 5-1 中第四列为已知浓度的标准菌环,第五列第 8 个结果为阳性,菌落环直径与最高浓度标准菌环直径相当,其他结果均为阴性。

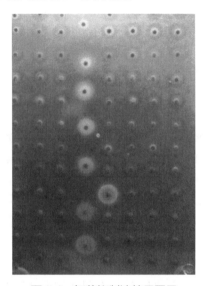

图 5-1　细菌抑制法结果图示

20 世纪 60 年代,Guthrie 创建了细菌抑制法(bacterial inhibition assay,BIA),是一种简便、经济、无需特殊设备,且不乏灵敏度,经过上亿人验证的筛查 PKU 的经典方法。该技术同样适用于其他氨基酸代谢异常疾病筛查,可使用不同类型的菌株以及相应的氨基酸抑制剂,如枫糖尿病(maple syrup urine disease,MSUD)、高胱氨酸尿症(homocystinuria,HCY)、组氨酸血症、半乳糖血症(galactosemia,GAL)等。

由于该法是一种半定量的方法,结果判断依赖实验人员的主观目测,带有较强的人为因素,特别是 Phe 浓度偏低时准确性不佳,且受血标本中抗生素、实验操作等因素影响较多,使用的实验室越来越少。但该方法是用于群体新生儿疾病筛查的首个技术,使无数高苯丙氨酸血症患儿得以早期诊断和治疗,成为新生儿疾病筛查史上里程碑技术。

(二)荧光分析法

荧光分析法(fluorescence assay)是 1962 年由

Camanhe 和 Rahins 建立的,后经改良用于新生儿 PKU 筛查。此方法是定量的化学分析法。从滤纸片上干燥的血标本中洗脱出的 Phe 与茚三酮形成一种荧光化合物,加入二肽 -L- 亮氨酸 -L- 丙氨酸后大大提高了此荧光反应,反应的 pH 值被琥珀酸盐缓冲液严格控制在 5.8±0.1,以保证理想的荧光值和最大的特异度。在加入铜离子后能增强并产生稳定荧光复合物。用荧光读数仪在 485nm 波长下测定荧光值(激发波长为 390nm),产生的荧光强度和 Phe 浓度成正比,以此推断血片样本中 Phe 的浓度。由于该法定量、费时少,又能基于 96 孔微孔板进行反应,被证实比 BIA 更敏感和有效,适于大规模新生儿疾病筛查。国内近 70% 的筛查实验室均采用此方法。

本技术对 Phe 的检测界限值约为 30μmol/L,实验操作过程中孵育温度太低或孵育时间太短、振荡速度太低、荧光读数仪的波长设置不正确等,均会影响结果的准确性。建议实验前仔细阅读试剂盒使用说明书,开展临床验证并建立自己实验室的标准操作规程。在日常实验时,使用已知浓度的质控品开展室内质控,只有质控品测定值落在实验室允许的范围内时,才可报告检验结果。并积极参与外部的质量评价计划。本技术可通过全自动高通量分析,将检测过程中的萃取、加样和孵育自动化,提高实验的精确性。

(三)定量酶法

定量酶法(quantitative enzymatic method)使用苯丙氨酸脱氢酶,在氧化型烟酰胺腺嘌呤二核苷酸(nicotinamide-adenine dinucleotide,NAD)的作用下,将血斑中萃取出的 Phe 转换为苯丙酮酸,并产生化学计量的还原型烟酰胺腺嘌呤二核苷酸(reduced form of nicotinamide-adenine dinucleotid,NADH)。出现 NADH 时,刃天青染色剂在黄递酶催化反应中被分解为有荧光的试卤灵。使用激发波长 505nm 和发射波长 580nm,测量试卤灵荧光强度,此荧光强度与待测 Phe 浓度成正比。检测原理见图 5-2。该方法定量测量样本中的 Phe,将定量酶法和荧光相结合,又称为荧光苯丙氨酸脱氢酶法。

$$苯丙氨酸+H_2O+NAD^+ \xrightarrow{脱氢酶} 苯丙酮酸+NH_3+NADH+H^+$$

$$NADH+H^++刃天青 \xrightarrow{黄递酶} NAD^++H_2O+试卤灵^*$$

图 5-2　Phe 定量酶法检测原理

*荧光。

本技术具有检测方便、快捷、不受样品中的内源荧光成分和抗生素干扰等优点，但结果易受贮存温度等条件的影响，酶稀释液中含叠氮化钠，洗脱缓冲液中含三氯乙酸等腐蚀性试剂，需采取适当措施处理。目前主要使用全自动新生儿筛查系统（genetic screening processor，GSP）进行操作，前处理配置的试剂、工作液及复溶试剂时，不要涡旋和上下颠倒，避免产生泡沫。若液面产生气泡，务必使用干净移液吸头弄破气泡，溶液中的泡沫会导致液面探测有误；可以随时上样，但标准曲线的有效时限为 24 小时；在装载微孔板时要小心轻放，避免碰撞。

（四）串联质谱法

串联质谱法（tandem mass spectrometry，MS-MS）主要是使用含有内标的溶液对干血片进行萃取，将 Phe 提取出来，用串联质谱仪进行检测。通过样本质荷比分析，计算 Phe 的离子强度响应和含同位素标记的已知浓度的内标准品 $^{13}C_6$- 苯丙氨酸（$^{13}C_6$-Phenylalanine，$^{13}C_6$-Phe）的响应比值，进而得到 Phe 的浓度。

该技术一次实验可检测多项指标，在检测 Phe 的同时可得到 Tyr 浓度。测定血 Phe 和 Phe/Tyr 值能更有效地鉴别 PKU 和一过性或轻型高苯丙氨酸血症，且可同时筛查包括高苯丙氨酸血症在内的多种氨基酸代谢异常性疾病。笔者所在的筛查中心使用荧光分析法和串联质谱法同时检测了 62 510 例新生儿滤纸干血片样本，均检出 3 例高苯丙氨酸血症，两种技术的灵敏度均为 100%。荧光分析法的阳性预期值为 33.3%，串联质谱法的阳性预期值为 18.8%，若联合 Phe/Tyr 值，串联质谱法的阳性预期值可达 100%。在 Phe ≤ 60μmol/L 时，荧光分析法和串联质谱法的差异有统计学意义，Phe ≥ 120μmol/L 时一致性好。但 2 种方法对高苯丙氨酸血症的临床判断无影响，均可用于新生儿疾病筛查。

近年来，应用串联质谱法进行新生儿苯丙酮尿症筛查，在国际上已成主流筛查技术，国内也逐步成为趋势。根据 2014 版《高苯丙氨酸血症的诊治共识》，推荐串联质谱法作为高苯丙氨酸血症的实验室检测方法。具体技术原理见本章第二节。

二、促甲状腺素的测定方法

先天性甲状腺功能减退症（CH）是以外周血甲状腺激素水平降低为特征的新生儿内分泌障碍性疾病。世界范围内 CH 的平均发病率为 1∶4 000。此疾病的特点是外周血中甲状腺激素低于正常水平，而促甲状腺素（thyroid-stimulating hormone，TSH）高于正常水平。人 TSH 是由脑垂体前叶合成分泌的，调节和刺激甲状腺产生甲状腺激素。甲状腺激素缺乏刺激 TSH 分泌，存在负反馈。TSH 水平也受下丘脑分泌的促甲状腺素释放激素的影响。因此，新生儿外周血 TSH 提高，可作为筛查 CH 的依据。以 TSH 为 CH 的筛查指标只能检测出因甲状腺缺如、萎缩或发育不良导致的原发性 CH，对垂体或下丘脑功能低下引起的继发性 CH 或 TSH 延迟升高者可能出现假阴性，因 TSH 在血中不升高引起的筛查漏诊率为 5%~10%。出生后，新生儿 TSH 有生理性增高，出生后 48 小时内收集的标本测定 TSH 可能增加假阳性结果。另外，早熟儿和输血儿的 TSH 结果可能不准确，造成假阳性或假阴性结果。

新生儿 CH 筛查以滤纸干血片 TSH 浓度为检测指标，筛查方法主要采用免疫学技术，多为非放射配基结合分析法，包括酶联免疫吸附法、酶免疫荧光分析法和时间分辨免疫荧光分析法。无论采用何种方法，滤纸干血片 TSH 浓度的阳性界限值应根据实验室条件或试剂盒而定，一般在 10~20μIU/ml，高于阳性界限值，为筛查阳性。

（一）酶联免疫吸附法

酶联免疫吸附法（enzyme-linked immunosorbent assay，ELISA）是以酶标记的抗体作为主要试剂进行免疫显色反应的测定方法。样本和辣根过化物酶标记的 TSH 单克隆抗体在 96 孔板中的一个孔内进行孵育，血斑上洗脱下来的 TSH 与包被抗体及酶标记抗体形成免疫复合物，之后洗去游离的或多余的酶标记抗体，经显色和终止反应，与底物结合的酶标抗体会产生显色反应。TSH 的水平和孔内反应颜色的吸收光谱成正比。

酶联免疫吸附法检测的精确度为 0.1μIU/L，检测结果易受检测底物、标准品、质控品、待检测标本污染的影响。抗原抗体免疫反应后，产生有颜色的终产物，用比色法来测定，对仪器要求低，一般酶标仪即能满足检测要求，且酶标仪购置费用低，是普通实验室的常用设备，但灵敏度相对低，与其他技术相比，漏诊的可能性大，故目前国内几乎已无实际应用。

（二）荧光酶免疫分析

荧光酶免疫分析（fluoroenzyme immunoassay，FEIA）是一种固相双位点酶免疫测定法，滤纸片干燥血标本洗脱 TSH,同时与包被在酶标板上抗TSH 的单克隆分子和辣根过氧化物酶标记的抗促甲状腺素亚单位的第二抗体结合。过剩的酶结合物和未结合的 TSH 被洗涤去掉,加入荧光底物 3-P- 羟基苯丙酸(3-P-hydroxyphenyl propionic acid,HPPA)进行酶反应。加入甘氨酸缓冲液终止酶反应,用荧光读数仪在 405nm 波长下测定荧光值(激发波长 320nm)。该法为固相、双位点一步夹心荧光酶联免疫分析法,由于荧光强度与酶标反应板上结合的 TSH 数量成正比,因此该荧光值也与干血斑中 TSH 的含量相对应(图 5-3)。

荧光酶免疫分析法最低检测限可达 0.037μIU/L,但易受试剂保存、孵育温度和时间等影响。在整个实验操作过程中常会出现一些问题和错误,一旦发现,应认真分析其原因,并加以处理,完善实验操作流程(表 5-1)。

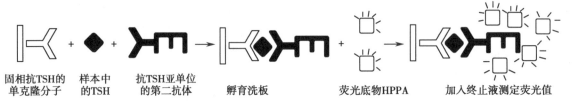

固相抗TSH的　样本中　抗TSH亚单位　孵育洗板　　　荧光底物HPPA　加入终止液测定荧光值
单克隆分子　的TSH　的第二抗体

图 5-3　荧光酶免疫分析法检测 TSH 的原理
TSH. 促甲状腺激素；HPPA. 3-P- 羟基苯丙酸。

表 5-1　TSH 荧光酶免疫分析法的常见错误分析和处理

错误	原因	处理方法
荧光强度弱,标准曲线斜率低	1. 试剂变质	
	(1)污染	当需要从一个试剂瓶中反复移液时,使用无菌操作技术
	(2)储存不当	根据说明书储存试剂
	2. 试剂没有预热到室温	用温度计检查温度
	3. 反应时间过短	根据说明书所述进行孵育
	4. 读数仪波长设置不正确	读数波长应为激发波长 320nm、检测波长 405nm
	5. 读数仪被设置成减去空白	重新设置读数仪
本底高	1. 因吸液不充分引起的洗板不充分	1. 调节清洗头
		2. 检查清洗头是否被纤维堵塞
	2. 保温时间过长	根据说明书所述进行保温
	3. 保温温度过高	使用室温振荡 15 分钟,4℃过夜的方式
精密性低	1. 只有标准曲线不好	
	标准品和质控品不恰当储存变质	标准品和质控品要避免阳光照晒和潮湿;使用后要储存在密封、含有干燥剂的袋中,干燥剂应呈蓝色
	2. 整板不好	
	(1)移液设备未正确校正	检查与校正移液器
	(2)清洗头污染导致不正确洗板	经常清洁清洗头
	(3)洗板后停留时间过长,板已干燥	根据说明书操作
	3. 只有患者样品不好	
	样品中血液的不平均分配	如果可能,应使用被血液完全浸透的样品

（三）时间分辨荧光免疫分析法

时间分辨免疫荧光分析法（time-resolved fluorescence immunoassay，Tr-FIA）又称解离扩增镧系荧光免疫分析法（dissociation-enhanced lanthanide fluorescence immunoassay，DELFIA），是一种双抗体夹心荧光免疫分析法。用 TSH 抗体包被微孔反应板，形成固相抗体。依次加入校准品及待测样本和 Eu^{3+} 标记的另一株 TSH 抗体（抗 -TSH-Eu^{3+}），其中的 TSH 与固相 TSH 抗体结合成固相抗 -TSH ＊ TSH 复合物。同时和标记抗体结合形成固相抗 -TSH ＊ TSH ＊ 抗 -TSH-Eu^{3+} 的复合物。经洗涤除去多余的抗 -TSH-Eu^{3+} 后，通过增强液将固相抗 -TSH ＊ TSH ＊ 抗 -TSH-Eu^{3+} 上的 Eu^{3+} 解离到溶液中，并与增强液中的有效成分形成高荧光强度的螯合物。荧光强度与校准品、待测样本中的 TSH 浓度成正比，从而判断出待测样本中的 TSH 的含量（图 5-4）。

时间分辨荧光免疫分析法检测的最低检测限为 0.025μIU/L，但因检测试剂易受污染，应现配现用，检测结果易受反应温度、试剂盒中示踪剂、缓冲液中叠氮化钠等影响。由于 EDTA、柠檬酸盐与 Eu^{3+} 起螯合反应，故不能用 EDTA 盐、柠檬酸盐抗凝的血制成滤纸干血片样本。尘土中可能含有的稀土元素也会影响实验结果，应建立洁净的实验室环境，且温度维持恒定；实验过程中冲洗是实验成败的关键，洗板机应定期校正注液量和残留量。每次洗涤时应确保管道通畅，确认微孔中注满洗液。洗涤后微孔残留液应 ≤2μl/孔，并将微孔板倒扣于干净吸水纸上拍干。校准品是每次实验的基础，

每次实验都应有标准曲线。每次实验也应有质控品，若测试实验中超过一块板，应每块板上都有校准品和质控品。只有质控标本在控，才能报告检测结果。

随着全自动设备在实验室的应用，时间分辨免疫荧光分析法检测滤纸干血片上 TSH 用于新生儿 CH 筛查，已成为国内外筛查实验室主流的检测方法，国内 90% 以上筛查中心采用该方法，检测变异系数在 5% 左右，显示出良好的检测性能。

三、17- 羟孕酮的测定方法

先天性肾上腺皮质增生症（CAH）是由于类固醇激素合成过程中所必需的酶先天缺陷，导致皮质激素合成不正常，引起肾上腺皮质代偿性增生的一组疾病。多数病例肾上腺分泌糖皮质激素和盐皮质激素不足，而雄性激素过多，故临床上出现不同程度的肾上腺皮质功能减退，伴有女孩男性化表现，男孩则表现为性早熟，此外还可有低钠血症或高钾血症等多种综合征。CAH 患者中，最常见的是 21- 羟化酶缺乏症（21-hydroxylase deficiency，21-OHD），占 90%~95%，全世界范围内发生率约为 1∶13 000，我国发病率约为 1/20 000。17- 羟孕酮（17-OH-progesterone，17-OHP）由肾上腺皮质及性腺产生，经 21- 羟化酶作用，生成 11- 脱氧皮质醇和皮质醇。21-OHD 患者血清中 17-OHP 浓度明显升高，11β- 羟化酶缺乏时 17-OHP 上升幅度较小。因此，以 17-OHP 作为筛查指标的新生儿 CAH 筛查，主要筛查 21-OHD。

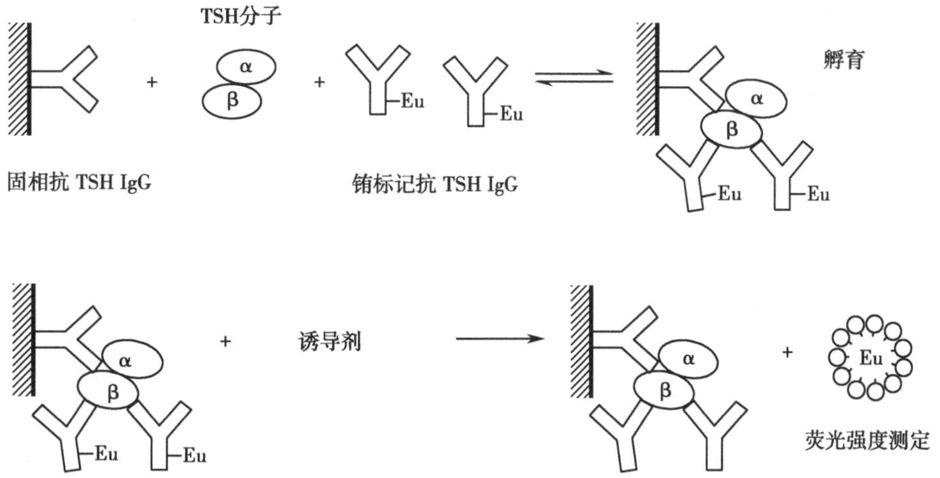

图 5-4　时间分辨免疫荧光分析法检测 TSH 原理

滤纸血片 17-OHP 浓度的阳性界限值一般在 30~50nmol/L，孕周、出生体重与 17-OHP 浓度存在一定负相关，新生儿如合并某些心、肺、脑疾病时 17-OHP 也会上升，故具体界限值应根据实验室条件和新生儿状态而定。17-OHP 检测主要应用免疫学方法如时间分辨荧光免疫分析法、荧光酶免疫分析法等，作为新生儿 CAH 筛查方法。液相色谱 - 串联质谱方法测定滤纸干血片中 17-OHP、11- 脱氧皮质醇、21- 脱氧皮质醇、皮质醇等，结合相应的比值，可作为 CAH 的二级筛查（second-tier screening），有助于提高筛查的特异度及阳性预测值，降低假阳性率。即具有较高的特异度和灵敏度。

出生 24~48 小时内采血、应激反应、早产、低出生体重（肾上腺功能不成熟、酶活性较低）、危重疾病（如呼吸衰竭、败血症等）、黄疸、脱水及 17-OHP 阳性界限值设定偏低等，易导致 CAH 筛查结果假阳性，可在病情稳定后复查排除；孕妇或新生儿有糖皮质激素治疗史易导致 CAH 筛查假阴性，需在出生后 2 周复查；血 17-OHP 延迟升高等因素也可导致 CAH 筛查假阴性，筛查阴性及临床高度疑似者仍需进行诊断性实验。采用串联质谱法进行二级筛查，可提高筛查的特异度和灵敏度。

（一）时间分辨荧光免疫法

该法利用包被二抗竞争法原理。用羊抗兔 IgG 的二抗包被微孔反应板，形成固相二抗抗体。加入 17-OHP 抗体后孵育 5 分钟，再依次加入校准品、待测样品和标记物（17-OHP-BSA-Eu^{3+}）工作液。在孵育中，17-OHP 抗体和固相羊抗兔 IgG 二抗结合，并与样本中的 17-OHP 和标记物工作液中的标记物（17-OHP-BSA-Eu^{3+}）竞争结合，形成"17-OHP ＊ 抗 -17-OHP ＊ 固相羊抗兔 IgG"和"17-OHP-Eu^{3+} ＊ 抗 -17-OHP ＊ 固相羊抗兔 IgG"复合物。经洗涤，去除未结合的标记物（17-OHP-BSA-Eu^{3+}），通过增强液的解离作用将复合物（17-OHP-Eu^{3+} ＊ 抗 -17-OHP ＊ 固相羊抗兔 IgG）上的铕离子（Eu^{3+}）解离到增强液中，并与增强液中的有效成分形成高荧光强度的螯合物。荧光强度与校准品、待测样本中的 17-OHP 浓度成反比，从而判断出待测样本中 17-OHP 的含量（图 5-5）。

本技术方法使用的样本不受胆红素（≤342nmol/L）、血红蛋白（≤ 200g/L）、甘油三酯（≤ 37mmol/L）、胆固醇（≤ 13mmol/L）等四种常见内源性干扰物质的影响，但不能使用 EDTA、柠檬酸盐抗凝的血制成的滤纸干血片样本；自然环境中稀土离子广泛存在，如空气、灰尘和烟雾中均有不同程度存在，故实验室必须清洁；不得用手直接接触加样头尖部或微孔板小孔；反应过程中微孔板表面需贴一张同等大小透明胶纸，以防灰尘污染；洗板时，洗涤液必须充满小孔，并达到上缘；吸水时必须吸干，或将板反扣在吸水纸上轻轻扣干水分。

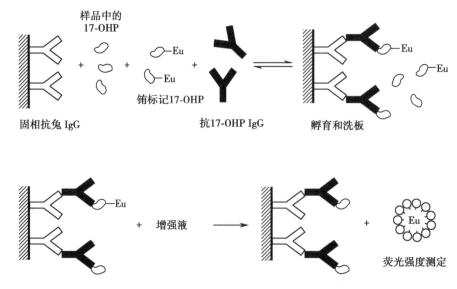

图 5-5　时间分辨荧光免疫法检测 17-OHP 的原理

17-OHP. 17- 羟孕酮。

（二）荧光酶免疫分析法

固相荧光酶联竞争免疫法结合辣根过氧化物酶,样本中的 17-OHP 和辣根过氧化物酶标记物（HRP）的 17-OHP 抗原分子竞相与酶标板上包被的 17-OHP 抗体结合,过剩的酶结合物和未结合的 17-OHP 抗原被洗涤去掉。加入含荧光底物 HPPA 的无色过氧化物酶（H_2O_2）,生成荧光最终产物,加入甘氨酸缓冲液终止反应,检测荧光强度,荧光强度与样本或标准品中所含 17-OHP 成反比（图 5-6）。荧光测定的激发光波长为 320nm,发射光波长为 405nm。

荧光酶免疫分析法检测灵敏度高,试剂保存不当、孵育温度太低或孵育时间太短、振荡速度太低、荧光读数仪的波长设置不正确等,均会造成结果的不准确。孵育时,要确保所有样本均完全浸入酶结合物溶液中。酶标板上预包被抗体,即使有些孔没有使用过,也不能重复使用。每批试剂盒质控值是不同的,具体的质控值参见试剂盒定值说明。如果质控不在预期范围内,则这批结果是无效的。

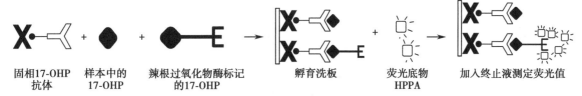

图 5-6　荧光酶免疫分析法检测 17-OHP 原理

固相17-OHP抗体　样本中的17-OHP　辣根过氧化物酶标记的17-OHP　孵育洗板　荧光底物HPPA　加入终止液测定荧光值

17-OHP. 17- 羟孕酮；HPPA. 3-P- 羟基苯丙酸。

四、葡萄糖 -6- 磷酸脱氢酶活性测定法

葡萄糖 -6- 磷酸脱氢酶（glucose-6-phosphate-dyhydrogenase,G6PD）缺乏症是红细胞 G6PD 显著缺乏所导致的一组异质性疾病,俗称"蚕豆病",是一种最常见的遗传性酶缺陷病。患者在进食蚕豆或蚕豆制品后会引发急性血管内溶血性贫血,临床表现为皮肤、巩膜黄染,出现血红蛋白尿、肝大等症状。G6PD 缺乏症好发于幼儿及儿童,以男性多见,根据世界各国的多项调查表明,G6PD 缺乏症患者进食蚕豆后仅有部分人发病,发病比例为 10.3%~31.5%,发病与蚕豆的进食量无关。我国 G6PD 缺乏症呈"南高北低"的分布形势,云南、广西、海南、广东发病率最高。主要通过检测滤纸干血片的 G6PD 活性来完成,筛查方法主要包括荧光定量法和荧光斑点法。各实验室要参照试剂盒说明书和本实验室数据制定合理的阳性临界值。因季节和地域不同而有差异,夏季易受温度影响造成假阳性。荧光定量法界限值多设定为 2.1~2.6U/（g·Hb）或 20~26U/dl,男性及女性新生儿筛查界限值的分别设置有助于女性杂合子的检出。

G6PD 常用单位 U/（g·Hb）是假设样本中血红蛋白的含量为 170g/L,但当红细胞中血红蛋白过少时（低色素时）,以 U/（g·Hb）为单位会产生偏差,U/dl 单位可直接反映 G6PD 活性。

以 G6PD 活性为筛查指标对女性杂合子不敏感,易出现假阴性,需结合基因检测明确诊断。

G6PD 检测的是酶活性,不是代谢产物,理论上新生儿一出生即可采血检测,检测结果不受采血时间和蛋白质负荷的影响。但酶活性易受血片采集、递送时间、温度、湿度和待测时间、标本保存条件等影响,因此要遵循"优先检测原则"。

（一）荧光定量法

葡萄糖 -6- 磷酸二钠（G6P）底物在 G6PD 的催化下转变为 6- 磷酸葡萄糖酸磷酸三钠（6-PG）,同时伴随还原型烟酰胺腺嘌呤二核苷酸磷酸（NADPH,可发荧光）增加,通过检测 NADPH 的量来测定葡萄糖 -6- 磷酸脱氢酶活性。筛查血斑标本与底物试剂 G6P 和氧化型烟酰胺腺嘌呤二核苷酸磷酸（NADP）在室温混合 30 分钟可发生上述反应,加入硫酸铜溶液使反应终止,用荧光仪在波长 355nm 激发光和波长 460nm 发射光下测定反应物荧光。通过校准曲线得出未知样本和质控品中的 G6PD 浓度［U/（g·Hb）］,G6PD 缺乏时 NADPH 生成减少,则荧光减弱或不产生荧光（图 5-7）。

$$G\text{-}6\text{-}P + NADP^+ \xrightarrow{G6PD} 6\text{-}PG + NADPH^* + H^+$$

图 5-7　G6PD 活性检测原理示意图

* 荧光。

由于荧光定量法具有特异度和灵敏度较高,实验程序和操作步骤简便、耗时少、结果客观易判别且费用低廉等优点,因此新生儿疾病筛查推荐使用该方法。但也存在女性杂合子检出率低,检测结

果易受血斑质量、实验取样部位、样本储存时间、温度、湿度等因素影响的问题。特别是标本保存时间过长，老化、加热或反复冻／融而变性的标本等可能无法正常进行浸润或洗脱，会漂浮起来，漂浮的血片可能引起假阳性，需使其沉至微孔底部再进行检测。没有血片标本的板孔测得的 G6PD 值可能在正常范围或高于正常范围，会造成假阴性。

（二）荧光斑点法

荧光斑点法是新生儿 G6PD 检测的经典方法。原理同荧光定量法，但是一种定性方法。3mm 血斑放入 96 孔板中，加入反应混合液，37℃孵育完成后，取反应液滴于滤纸上并吹干，滤纸置于紫外线灯下肉眼观察荧光反应。无须其他设备，但需人为进行结果判断。结果判断标准：①正常：孵育 10 分钟后出现荧光；②轻度缺陷：孵育 20 分钟出现荧光；③中度缺陷：孵育 30 分钟出现荧光；④重度缺陷：孵育 30 分钟仍无荧光。

荧光斑点试验的检测准确度较高，特别是对 G6PD 重度缺乏者（男性半合子和女性纯合子）的检出率近 100%，但其结果判断受主观因素影响较大，点样圆斑的大小可影响荧光强弱的分辨，结果不能长期保存，不适用于血红蛋白 ≤ 60g/L 的患儿；因斑点湿润时荧光会减弱，滴浸出液后需迅速吹干滤纸再观察荧光，现基本无应用。

五、仪器和设备

BIA 和荧光斑点技术是定性方法，无需特别仪器，其他荧光法和免疫学方法等均需要不同仪器和设备来完成检测，不能相互开放。如普通定量酶法需要酶标仪检测，荧光分析法、荧光酶免疫法、荧光定量法用荧光读数仪检测，时间分辨荧光免疫法需用时间分辨荧光测定仪，且大多为手工或半自动操作。全自动新生儿疾病筛查系统整合了时间分辨免疫荧光分析法、免疫荧光法和荧光分析法等技术，一台设备即可用于新生儿疾病筛查领域中除串联质谱筛查以外的所有疾病筛查，全自动程度高，样本打孔于 96 孔微孔板后，从微孔板装载至检测完成的检测步骤，包括加样、振荡孵育、移液和检测等均实现全自动化，在国内外新生儿疾病筛查中心实验室中的运用呈增长趋势。

第二节　质　谱　法

质谱法（mass spectrometry，MS）是通过对样本质量数与所带电荷数之比的分析而实现对样品进行定性和定量的方法。该技术具有通量高、结果可靠、费用相对低廉等优势，被广泛应用于生物、医药、食品、临床、环境等领域。特别是在新生儿疾病筛查领域，利用该方法作为传统筛查诊断技术的替代或补充，可为疾病筛查诊断提供准确可靠的临床依据。

一、质谱简介

质谱分析是一种通过分子质量来分离、鉴定物质的分析方法。样品经进样系统进入质谱，样品分子在离子源内离子化，产生各种各样的离子，这些离子经过特定的电磁场组成的质量分析器，按其质荷比（mass-to-charge ratio，m/z）分离，依次被检测器检测，并记录下来，形成一个按离子 m/z 大小排列的谱图，即质谱图。图中各峰上所标数字为对应的离子 m/z，当电荷数（charge number，z）=1 时，该数值即对应离子的质量数，各峰的相对高度代表各种离子的相对强度。通过数据分析系统获得确定化合物的相对分子质量、分子式。若同时加入被检测物质对应的内标或外标，即可进行定量检测。

典型的质谱仪由进样系统、真空系统、离子源、质量分析器、检测器及数据分析系统等组成。

样本进样有流动注射分析（flow injection analysis，FIA）进样和色谱 - 质谱联用进样 2 种方式。FIA 是样本经必要的前处理，去除样本中的干扰组分后，不经过色谱分离，直接进入质谱的方式；色谱 - 质谱联用进样是指样品先经色谱进样器进入色谱仪，经色谱柱分离出各个组分，将目标分析物和潜在的干扰成分分开，再进入质谱仪的离子源的方式。常用液相色谱 - 质谱联用、气相色谱 - 质谱联用、毛细管电泳 - 质谱联用等。

离子源的作用是将被分析样品电离成带电的离子，离子化方法有电喷雾离子化（electrospray ionization，ESI），基质辅助激光解吸电离（matrix-assisted laser desorption ionization,MALDL),大气压化学电离(atmospheric pressure chemical ionization,APCI)等。

质量分析器可分为磁质谱、四极杆质谱、离子阱质谱、飞行时间质谱、离子回旋共振质谱等,相同类型或不同类型的质谱均可串接,如四极杆 - 四极杆质谱、四极杆 - 飞行时间质谱等,称为串联质谱。

离子源、质量分析器和检测器必须在高真空状态下工作,以减少本底的干扰,避免发生不必要的离子 - 分子的反应。不同的进样方式、离子源和质量分析器之间有多种组合,构成了不同质谱家族。本节介绍串联质谱法(tandem mass spectrometry,MS-MS)、气相色谱 - 质谱法(gas-chromatography mass spectrometry,GC-MS)和基质辅助激光解吸电离飞行时间质谱法(matrix-assisted laser desorption ionization time-of-flight mass spectrometry,MALDI-TOF MS)在新生儿疾病筛查和诊断上的应用。

二、串联质谱法

MS-MS 在 20 世纪 90 年代开始应用于新生儿疾病筛查,该技术能在 2 分钟内对 1 个样本进行 40 种以上小分子的检测,同时筛查多种氨基酸、有机酸及脂肪酸氧化代谢障碍的遗传代谢病,实现了从"一次实验检测一种疾病"到"一次实验检测多种疾病"的转变,已经成为遗传代谢病的常规筛查诊断工具。

(一)技术原理:使用流动注射分析进样的串联质谱法

质谱仪是由 2 个四极杆质量分析器经 1 个碰撞室串联而成的串联四极杆质谱,即第一台质谱仪作为分离器、第二台质谱仪作为分析仪来对混合物直接进行分析。每个四极杆均由四个水平方位的金属杆组成质量过滤器。通过调节所用的射频(radio frequency,RF)电压可控制这些金属杆周围的磁场,根据离子的质荷比来对离子进行过滤。由自动进样器、微型泵与溶剂真空除气装置组成的液相色谱(liquid chromatography,LC)系统将萃取的样品不经过色谱柱分离,直接传递到质谱仪的离子源。ESI 形成由带电液滴组成的均匀喷雾,离子在溶剂蒸发后从中形成,被导入质量分析仪中待检测。

串联四极杆质谱在测定样品时,样品首先在离子源中被离子化,随即通过第一级质谱(Q1)选择一定 m/z 的离子使其进入碰撞室,与室内的氩气进行碰撞,诱导裂解产生碎片离子,再由第二级质谱(Q2)根据 m/z 对碎片离子进行选择分析,最终送到检测器内得到信号。这样由被测物质的 m/z 及其碎片的 m/z 共同对一个物质进行定性,实现两次质量筛选和检测。

(二)串联质谱遗传代谢病筛查原理

遗传代谢大部分是由单基因缺陷引起的代谢通路阻断,是一类以功能障碍为主要表现的遗传性出生缺陷。代谢疾病患者体内正常的代谢途径被阻断,反应的原始物质积累,生成不正常的代谢终产物。因此检测那些不正常的代谢终产物,被阻断的反应途径和疾病就能诊断。

有机酸和脂肪酸代谢性疾病常伴有酰基肉碱的增高或降低,而氨基酸代谢障碍则表现为体内相应氨基酸的异常增高。目前串联质谱法筛查遗传代谢病主要是指利用串联质谱仪检测滤纸干血片中氨基酸、游离肉碱及酰基肉碱的水平,用于氨基酸代谢异常、有机酸代谢异常和脂肪酸氧化代谢障碍三大类疾病的检测。最新技术升级,在检测指标中增加了溶血磷脂酰胆碱、腺苷 / 脱氧腺苷,使可筛查疾病增加了 X- 连锁肾上腺脑白质营养不良和腺苷脱氨酶缺乏型重症联合免疫缺陷病。

部分溶酶体病,如戈谢病、尼曼 - 皮克病、糖原贮积症 Ⅱ 型、克拉伯病、法布里病以及黏多糖病 Ⅰ 型等,也可通过 MS-MS 同时检测葡萄糖脑苷脂酶、酸性鞘磷脂酶、葡萄糖苷酶、β- 葡糖脑苷脂酶、α- 半乳糖苷酶和 α-L- 艾杜糖醛酸酶等的活性进行筛查。检测也可筛查过氧化物酶体病。

串联质谱技术检测的疾病,由于代谢物的水平受疾病状态、环境、药物等因素的影响,需要多次检测,并要结合其他技术如气相 - 色谱质谱法、其他生化技术、酶学和分子突变检测确诊。MS-MS 可检测氨基酸和酰基肉碱(表 5-2)。

(三)串联质谱新生儿疾病筛查应用

标本为新生儿滤纸干血片,使用含有每一个目标待测物的已知内标浓度的溶液萃取,无需色谱分析萃取液,通过流动相将萃取液直接导入质谱仪中分析。对所检测的样本分析物先进行离子化处理,再对特定的质荷比(m/z)进行检测,得到不同峰高、峰面积的质谱图。通过计算分析物的响应和已知浓度内标的响应比值,实现对分析物的定性和定量检测。通过一系列规则来评估结果,将化合物浓度和代谢疾病关联起来,综合判断多种遗传代谢病,形成最终报告。

表 5-2　MS-MS 可检测的氨基酸和酰基肉碱

项目	名称（英文）	缩写
氨基酸	丙氨酸（alanine）	Ala
	精氨酸（arginine）	Arg
	瓜氨酸（citrulline）	Cit
	鸟氨酸（ornithine）	Orn
	苯丙氨酸（phenylalanine）	Phe
	酪氨酸（tyrosine）	Tyr
	甘氨酸（glycine）	Gly
	亮氨酸（leucine）	Leu
	甲硫氨酸（methionine）	Met
	缬氨酸（valine）	Val
	脯氨酸（proline）	Pro
	精氨酸代琥珀酸（argininosuccinic acid）	Asa
	谷氨酸（glutamic acid）	Glu
酰基肉碱	肉碱（carnitine）	C0
	乙酰肉碱（acetylcarnitine）	C2
	丙酰肉碱（propionylcarnitine）	C3
	丙二酰肉碱（malonylcarnitine）	C3DC
	丁酰肉碱（butyrylcarnitine）	C4
	3-羟基丁酰肉碱（3-hydroxybutyrylcarnitine）	C4-OH
	异戊酰肉碱（isovalerylcarnitine）	C5
	异戊烯酰肉碱（tiglylcarnitine）	C5：1
	3-羟基异戊酰肉碱（3-hydroxyisovalerylcarnitine）	C5-OH
	戊二酰肉碱（glutarylcarnitine）	C5DC
	己酰肉碱（hexanoylcarnitine）	C6
	己二酰肉碱（methyglutarylcarnitine）	C6DC
	辛酰肉碱（octanoylcarnitine）	C8
	辛烯酰肉碱（octylenoylcarnitine）	C8：1
	辛二烯酰肉碱（octadienoylcarnitine）	C8：2
	癸酰肉碱（decanoylcarnitine）	C10
	癸烯酰肉碱（decenoylcarnitine）	C10：1
	癸二烯酰肉碱（decadienoylcarnitine）	C10：2
	月桂酰肉碱（lauroylcarnitine）	C12
	肉豆蔻酰肉碱（myristoylcarnitine）	C14
	肉豆蔻烯酰肉碱（tetradecenoylcarnitine）	C14：1
	肉豆蔻二烯酰肉碱（tetradecadienoylcarnitine）	C14：2
	3-羟基肉豆蔻酰肉碱（3-hydroxy-tetradecanoylcarnitine）	C14-OH
	棕榈酰肉碱（palmitoylcarnitine）	C16
	棕榈烯酰肉碱（hexadecenoylcarnitine）	C16：1
	3-羟基棕榈烯酰肉碱（3-hydroxypalmitoleylcarnitine）	C16：1-OH
	3-羟基棕榈酰肉碱（3-hydroxypalmitoylcarnitine）	C16-OH
	十八碳酰肉碱（octadecanoylcarnitine）	C18
	十八碳烯酰肉碱（oleylcarnitine）	C18：1
	3-羟基十八碳烯酰肉碱（3-hydroxyoleylcarnitine）	C18：1-OH
	3-羟基十八碳酰肉碱（3-hydroxystearoylcarnitine）	C18-OH

MS-MS 技术用于新生儿疾病筛查主要由 4 个部分组成：标本采集、标本制备、MS-MS 分析和结果解释报告。

1. 标本采集 滤纸干血片标本是最成熟的血样采集方法，合格标本的要求和其他免疫技术等要求一致，可以和其他新生儿疾病筛查标本共用。

2. 标本制备 取直径 3mm 圆形滤纸血片，置于 96 孔聚丙烯板中，选择使用衍生化法或非衍生化法进行样本处理。

（1）衍生化法：每孔加入 100μl 含氨基酸和酰基肉碱同位素内标的甲醇，封口膜封好，室温萃取 20 分钟，将萃取液移至另一个 96 孔聚丙烯板，加热至 50℃，用氮吹仪吹干，再加入 60μl 盐酸正丁醇，封口置于 65℃ 恒温箱 15 分钟。氮气保护下 50℃吹干，加入 80% 乙腈 100μl 再溶解，用铝膜覆盖上机进行检测。

（2）非衍生化法：每孔加入 100μl 含氨基酸和酰基肉碱同位素内标的甲醇，封口膜封好，45℃恒温振荡萃取 45 分钟，吸取 80μl 至新的 96 孔聚丙烯板，用铝膜覆盖上机进行检测。

（3）两种方法比较：衍生化法样本处理中加入盐酸正丁醇，引入丁基改变待测物质的分子结构，消除了潜在负离子，提高正离子模式下的离子化效率，酯化作用可以减少潜在溶剂或其他干扰物质，同时降低了分析物极性，使其更加容易进入仪器真空环境，但实验操作较为烦琐。而非衍生化样本处理无须使用盐酸正丁醇，使用甲醇萃取后直接上机检测，简化了实验流程，大大节省了实验时间，更适于大规模样本的筛查工作，在实验过程中无有毒化学试剂的使用，实验人员无需特殊防护。但非衍生化法对于分子结构中含有多个酸功能团的物质，如二羧酸酰基肉碱存在两个负电荷位置，离子化效率可能受到影响。不同的样本预处理，会对结果检测值有一定影响，但对疾病的临床判断没有差异。

3. MS-MS 分析 MS-MS 主要通过全扫描和选择性扫描两种扫描方式获取待测离子数据。全扫描是对指定质荷比（m/z）范围内的离子进行全部扫描，获取大量数据，其优点是实验方法建立简单，数据全面。选择性扫描是对特定的母离子和子离子对，或者多对母离子和子离子对进行扫描的方式，只检测指定质荷比（m/z）的离子，其优点是采集数据更具特异性，数据背景干净，但实验方法建立时每个检测指标都需要有自己的纯品进行验证，相对烦琐，成本也高。目前常用的母离子扫描和中性丢失扫描均属于全扫描方式，分别用于衍生化法的酰基肉碱（$m/z=85$）和氨基酸（$m/z=102$）的检测；多反应监测扫描属于选择性扫描方式，常用于非衍生化法的数据获取。在实际应用时，也可将这三种扫描方式整合使用，以保证结果的准确性。经仪器配套数据分析软件，将扫描得到的图谱和离子峰强度转化为相应目标代谢物的绝对浓度值（μmol/L）。

检测过程中应进行仪器状态和运行过程监控。进样前对进样管道和离子源喷雾针进行冲洗；质谱数据采集过程中，要监测液相泵的压力、温度、气体压力、质谱真空度、色谱图总离子流峰型、离子强度；数据采集结束后对进样管道和离子源喷雾针进行再次冲洗。

4. 结果解释与报告 结果解释应基于特定疾病关键生物标志物的检测值和已建立的界限值。对于原样本复测后结果仍异常者，判为筛查阳性，须追踪、确诊和治疗。一些遗传代谢病受早期检测指标灵敏度和特异度、病理机制（如 X 连锁遗传病）与个体差异等因素影响，新生儿期的检测可能存在假阴性的风险。

（1）MS-MS 可筛查疾病数：串联质谱可检测 40 余种指标，每种指标代表一种或多种疾病。目前至少有超过 80 种疾病可以归入这种技术的筛查体系，但确切疾病数依赖于检测代谢物数据的解释和公共卫生政策。

美国医学遗传学会根据新生儿疾病筛查病种选择原则，建议将 20 种氨基酸代谢病、有机酸代谢病和脂肪酸代谢病作为新生儿疾病筛查核心病种（core panel）。中华预防医学会出生缺陷预防与控制专业委员会新生儿遗传代谢病筛查学组根据全国 780 万调查数据，结合新生儿遗传代谢病筛查疾病选择原则，推荐 17 种疾病作为我国串联质谱遗传代谢病筛查病种，我国台湾地区也应用 MS-MS 法定筛查 17 种代谢病。建议筛查疾病名称与相应的检测指标见表 5-3。

（2）MS-MS 数据解释：由于不同地区的生存环境、生活习惯和饮食的差异，不同国家、地区和不同种族之间新生儿体内的代谢标志物水平存在差异；不同厂家的仪器设备、实验室环境及样本前处理方法都会对结果产生影响，因此不同实验室应建立不同人群新生儿的正常参考值。由于正常人群的氨基酸和酰基肉碱非正态分布，一般界限值的上限取检测值的第 99.5 或 99.9 百分位数，下限取检测值的第 0.5 或 0.1 百分位数。

表 5-3　建议 MS-MS 筛查疾病病种及基本检测指标

序号	疾病名称	检测指标*	美国医学遗传学会	中华预防医学会	中国台湾地区法定筛查
1	高苯丙氨酸血症	Phe、Phe/Tyr	√	√	√
2	枫糖尿病	Leu、Val、Leu/Phe	√	√	√
3	高同型半胱氨酸血症	Met、Met/Phe	√	√	√
4	瓜氨酸血症	Cit、Cit/Arg	√	√	√
5	精氨酰琥珀酸血症	Asa	√		
6	酪氨酸血症Ⅰ型	Tyr、Tyr/Cit、SUAC	√	√	
7	希特林蛋白缺乏症	Cit		√	√
8	高蛋氨酸血症	Met、Met/Phe			
9	精氨酸血症	Arg、Arg/Orn		√	
10	异戊酸血症	C5、C5/C2、C5/C3	√		√
11	戊二酸血症Ⅰ型	C5DC、C5DC/C8、C5DC/C3	√	√	√
12	3-羟基-3-甲基戊二酰辅酶 A 裂解酶缺乏症	C5-OH、C6DC	√		√
13	全羧化酶合成酶缺乏症	C5-OH、C3、C5-OH/C3、C5-OH/C8	√	√	√
14	3-甲基巴豆酰辅酶 A 羧化酶缺乏症	C5-OH、C5-OH/C8	√		√
15	甲基丙二酸血症（变位酶脱辅酶缺陷）	C3、C3/C2、C3/Met	√	√	√
16	甲基丙二酸血症（钴胺素代谢缺陷）	C3、C3/C2、C3/Met	√	√	√
17	丙酸血症	C3、C3/C2	√	√	√
18	β-酮硫解酶缺乏症	C5：1、C5-OH	√		
19	中链酰基辅酶 A 脱氢酶缺乏症	C8、C8/C10	√		√
20	极长链酰基辅酶 A 脱氢酶缺乏症	C14：1、C14：1/C12：1	√		√
21	长链-3-羟酰辅酶 A 脱氢酶缺乏症	C16：1-OH、C16-OH、C18：1-OH	√		
22	线粒体三功能蛋白缺乏症	C16：1-OH、C16-OH、C18：1-OH	√		
23	原发性肉碱缺乏症	C0 ↓	√	√	√
24	肉碱棕榈酰转移酶Ⅰ缺乏症	C0、C0/（C16+C18）			√
25	肉碱棕榈酰转移酶Ⅱ缺乏症	C16、C18、C0 ↓			√
26	戊二酸血症Ⅱ型	C4-C18			√

注：*检测指标名称参考表 5-3。SUAC. 琥珀酰丙酮；C12：1. 月桂烯酰肉碱。

MS-MS 数据要结合临床实际情况全面分析，要考虑婴儿在采血时的年龄、营养状况、输血情况、婴儿的出生体重或采集体重、胎龄等，特殊饮食、用药情况、产妇疾病等也会产生相应的异常代谢产物。

一些疾病受限于早期检测指标的灵敏度和特异度、疾病病理机制差异、发病的时间特性等因素，MS-MS 在新生儿期的筛查可能存在假阴性的风险，建议在结果分析和报告时进行合理解释。

三、气相色谱-质谱法

血、尿和其他体液中特异性异常代谢产物检出是诊断遗传代谢病的依据。自 1966 年日本 Tanaka 博士运用气相色谱-质谱法（GC-MS）发现首例异戊酸血症以来，GC-MS 因具有色谱的高分离度和质谱的高灵敏度，成为目前常用的遗传代谢病检测方法，并成为有机酸血症诊断的金标准。

（一）技术原理

最常用的 GC-MS 由气相色谱（gas chromatogram，GC）分离技术和单四极杆质谱（MS）分析技术组成。GC 通常使用高纯氦气（helium，He）为载气，以吸附剂为固定相，吸附剂对各组分的吸附力不同，各组分在色谱柱中的运行速度有差异，经一定时间后，待测样本中的不同组分在色谱柱中实现分离。通过色谱柱分离的各组分进入 MS 后，在质谱离子源中发生电离，产生不同质荷比的带电离子，在单四级杆电场的作用下形成离子束，经过全扫描模式检测，得到每个成分 m/z 分布的质谱图，根据待测物保留指数结合已建立标准物的质谱图谱库检索进行定性分析。通过计算每个分析物和检测中同时加入的已知浓度内标物之间的信号强度比率作半定量分析。将所有目标分析物与其特异性对应的疾病信息进行关联，推测罹患某种遗传性代谢病的可能。

（二）GC-MS 用于遗传代谢病筛查和诊断

目前 GC-MS 主要用于有机酸血症为主的遗传代谢病检测。大多采用尿素酶结合有机溶剂萃取法进行前处理，尿样经尿素酶、盐酸羟胺、氢氧化钠和盐酸处理，除去尿素及蛋白质，并加入十七烷酸作为内标，用乙酸乙酯两次萃取，再用双（三甲基硅烷基）三氟乙酰胺与三甲基氯硅烷混合物进行甲基硅烷化衍生后，最后上机检测。GC-MS 可以从尿液中检测出 132 种有机酸（表 5-4），提示几十种遗传代谢性疾病（表 5-5）。

有机酸代谢病和小部分氨基酸代谢病可通过检测尿液中特异性代谢产物直接诊断疾病，而大部分氨基酸代谢病和脂肪酸氧化代谢病在尿中没有特异性的标志物出现或与其他继发性改变表现相似，结果解释需结合患儿的临床表现、药物治疗、饮食等状况，以及其他检测结果，如血串联质谱检测、基因检测等综合分析，明确诊断。

表 5-4　GC-MS 检测有机酸指标

序号	有机酸	衍生化后分子量	序号	有机酸	衍生化后分子量	序号	有机酸	衍生化后分子量
1	乳酸	234	21	4-羟基丁酸	248	41	甘油酸	322
2	2-羟基异丁酸	248	22	2-羟基异己酸	276	42	尿嘧啶	256
3	己酸	188	23	3-羟基戊酸	262	43	富马酸	260
4	乙醇酸	220	24	乙酰乙酸（1）	246	44	丙酰甘氨酸	203
5	草酸	234	25	2-羟基-3甲基戊酸	276	45	乙酰甘氨酸	261
6	2-羟基丁酸	248	26	安息香酸	194	46	甲羟戊酸内酯片段	274
7	乙醛酸	233	27	乙酰乙酸（2）	261	47	甲羟戊酸内酯	202
8	3-羟基丙酸	234	28	辛酸	216	48	异丁酰甘氨酸	217
9	丙酮酸	247	29	2-酮-3-甲基戊酸	289	49	2-丙基-3-羟基戊酸	304
10	丙戊酸	216	30	2-甲基-3-羟基戊酸（1）	276	50	甲基富马酸	274
11	3-羟基丁酸	248	31	甘油-3	308	51	戊二酸	276
12	3-羟基异丁酸	248	32	磷酸-3	314	52	3-甲基戊烯二酸（1）	288
13	2-羟基异戊酸	262	33	2-甲基-3-羟基戊酸（2）	276	53	3-甲基戊二酸	290
14	2-甲基-3-羟基丁酸	262	34	乙基丙二酸	276	54	2-丙基-3-酮戊酸	302
15	丙二酸	248	35	2-酮-异己酸	289	55	丙酰甘氨酸	275
16	3-羟基异戊酸	262	36	乙酰甘氨酸	189	56	异丁酰甘氨酸	289
17	2-酮异戊酸	275	37	苯乙酸	208	57	3,4-二羟基丁酸	336
18	甲基丙二酸	262	38	马来酸	260	58	丁酰甘氨酸	217
19	2-乙基-3羟基丙酸	262	39	琥珀酸	262	59	3-甲基戊烯二酸（2）	288
20	尿素	204	40	甲基琥珀酸	276	60	戊烯二酸	274

续表

序号	有机酸	衍生化后分子量	序号	有机酸	衍生化后分子量	序号	有机酸	衍生化后分子量
61	琥珀酰丙酮	418	85	3-羟基-3-甲基戊二酸	378	109	马尿酸(2)	251
62	癸酸	244	86	3-羟基苯乙酸	296	110	甲基枸橼酸(1)	494
63	2-丙基-5-羟基戊酸	304	87	2-酮戊二酸(1)	377	111	3-(3-羟苯基)-3-羟基丙酸	398
64	3-甲基戊烯二酸	288	88	4-羟基安息香酸	282	112	甲基枸橼酸(2)	494
65	异戊酰甘氨酸	231	89	4-羟基苯乙酸	296	113	3-羟基辛烯二酸	404
66	丁酰甘氨酸	289	90	2-酮戊二酸(2)	377	114	3-羟基辛二酸	406
67	苹果酸	350	91	己酰甘氨酸	317	115	香草扁桃酸	414
68	己二酸	290	92	苯丙酮酸	323	116	癸二酸	346
69	异戊酰甘氨酸	303	93	N-乙酰天冬氨酸	319	117	癸二烯酸	342
70	2-己烯二酸	288	94	2-羟基己二酸	378	118	4-羟基苯乳酸	398
71	5-羟脯氨酸	273	95	辛烯二酸	316	119	4-羟基苯丙酮酸	411
72	3-甲基己二酸	304	96	3-羟基己二酸	378	120	2-羟基马尿酸(1)	411
73	亚硫基二乙酸	294	97	辛二酸	318	121	吲哚-3-乙酸	319
74	2-丙基戊二酸	318	98	3-甲基戊烯二酸(4)	360	122	辛二酰甘氨酸	375
75	7-羟基辛酸	304	99	2-酮己二酸	391	123	棕榈酸	328
76	5-羟甲基-2-糠酸	286	100	乌头酸	390	124	2-羟基癸二酸	434
77	巴豆酰甘氨酸(1)	301	101	乳清酸	372	125	3-羟基癸二酸	434
78	3-甲基巴豆酰甘氨酸(1)	229	102	香草酸	312	126	2-羟基马尿酸(2)	339
79	巴豆酰甘氨酸(2)	229	103	高香草酸	326	127	十二烷二酸	374
80	3-甲基巴豆酰甘氨酸(2)	301	104	壬二酸	332	128	N-乙酰酪氨酸	439
81	2-羟基戊二酸	364	105	马尿酸(1)	323	129	尿酸	456
82	3-羟基戊二酸	364	106	异枸橼酸	480	130	3,6-环氧-十二烷二酸	388
83	苯乳酸	310	107	枸橼酸	480	131	3-羟基-十二烷二酸	462
84	庚二酸	304	108	尿黑酸	384	132	3,6-环氧-十四烷二酸	416

表 5-5　常见尿液 GC-MS 检测有机酸提示疾病和状况

序号	疾病名称	有机酸
1	甲基丙二酸尿症	甲基丙二酸,甲基枸橼酸
2	丙酸尿症	甲基枸橼酸,3-羟基丙酸
3	β酮硫解酶缺乏症	2-甲基-3-羟基丁酸
4	异戊酸尿症	异戊酰甘氨酸
5	3-甲基巴豆酰辅酶A羧化酶缺乏症	3-甲基巴豆酰甘氨酸,3-羟基异戊酸
6	多种羧化酶缺乏症	3-甲基巴豆酰甘氨酸,3-羟基丙酸,丙酮酸,甲基枸橼酸
7	3-羟基-3-甲基戊二酸尿症	3-羟基-3-甲基戊二酸
8	3-甲基戊烯二酸尿症	3-甲基戊烯二酸

续表

序号	疾病名称	有机酸
9	戊二酸尿症 I 型	戊二酸,2- 羟基戊二酸
10	戊二酸尿症 II 型	乙基丙二酸,戊二酸,己二酸,辛二酸
11	3- 羟基 - 异丁酸尿症	3- 羟基异丁酸
12	5- 羟脯氨酸尿症	5- 羟脯氨酸
13	2- 羟基戊二酸尿症	2- 羟基戊二酸
14	4- 羟基丁酸尿症	4- 羟基丁酸
15	甲羟戊酸尿症	甲羟戊酸内酯
16	丙二酸尿症	丙二酸
17	甘油酸尿症	甘油酸
18	2- 酮己二酸尿症	2- 酮己二酸
19	尿黑酸尿症	尿黑酸
20	鸟氨酸氨甲酰转移酶缺乏症	乳清酸,尿嘧啶
21	苯丙酮尿症	苯乙酸,苯乳酸,苯丙酮酸
22	枫糖尿病	2- 羟基异戊酸,2- 酮异戊酸,2- 酮异己酸,2- 羟 -3- 甲基戊酸
23	海绵状白质脑病	N- 乙酰天冬氨酸
24	酪氨酸尿症 I 型	琥珀酰丙酮,4- 羟基苯乳酸,4- 羟基苯丙酮酸
25	希特林蛋白缺乏症	4- 羟基苯乳酸,4- 羟基苯丙酮酸
26	瓜氨酸尿症 I 型	乳清酸,尿嘧啶
27	3- 羟基二羧酸尿症	3- 羟基戊二酸,3- 羟基辛二酸,3- 羟基十二烷酸
28	脑肝肾综合征(Zellweger 综合征)	4- 羟基苯乳酸,2- 羟基癸二酸,3,6- 环氧 - 十四烷酸
29	丙戊酸治疗	丙戊酸,2- 丙基 -3- 羟基戊酸,2- 丙基 -3- 酮戊酸,2- 丙基 -5- 羟基戊酸,2- 丙基 - 羟戊二酸
30	高草酸尿症	草酸
31	乳酸尿症	乳酸,丙酮酸
32	酮症	3- 羟基丁酸,乙酰乙酸
33	二羧酸尿症	己二酸,辛二酸,癸二酸,十二烷二酸

四、飞行时间质谱法

飞行时间质谱法(time-of-flight mass spectrometry,TOF MS)是利用动能相同而质荷比不同的离子在恒定电场中运动,经过恒定距离所需时间不同的原理对物质成分或结构进行分析的一种质谱方法。TOF质量分析器将不同质荷比的离子在同一时间引入飞行区,并将其加速到相同的能量,质量数与离子的速度成反比,与离子飞行时间成正比,轻质量数的离子比重质量数的离子飞得更快。不同质荷比的离子根据在飞行管中飞行的时间不同而被分开,由此获

得质谱图。理论上,TOF MS 对检测物没有质量范围限制,结合基质辅助激光解吸电离(matrix-assisted laser desorption ionization,MALDI),可用于多肽、核苷酸、蛋白质和高分子聚合物等生物大分子化合物的检测,克服了传统质谱仅能检测小分子化合物的缺点。用基质辅助激光解吸电离飞行时间质谱法(MALDI-TOF MS)开展新生儿耳聋基因筛查、地中海贫血筛查以及单基因病筛查已有报道。

时间飞行质谱生物芯片系统(sequenom mass ARRAY)是 MALDI-TOF MS 进行基因组学研究的中高通量技术平台,是目前唯一采用质谱法进

行分子检测的方法。PCR 扩增产物或预处理样本在延伸单碱基后,将制备的样本分析物与芯片基质共结晶,将该晶体放入质谱仪的真空管,用瞬时纳秒(10^{-9}s)强激光激发,核酸分子解吸附为单电荷离子,这些单电荷离子在加速电场中获得相同的动能,电场中离子飞行时间与离子质量成反比,通过检测核酸分子在真空管中的飞行时间而获得样品分析物的精确分子量。

时间飞行质谱生物芯片系统的反应体系为非杂交依赖性,不需要各种标记物,一张芯片可对 384 个样本进行多重检测,具有操作简便快速、通量大、灵敏度高、灵活性强及 DNA 需求量少等特点,可对已知的单核苷酸多态性(single nucleotide polymorphism, SNP)、突变或甲基化位点进行检测,特别适合于检测位点少于 200 个,样本量大于 500 份的项目。

(田国力)

参考文献

[1] 中华预防医学会出生缺陷预防与控制专业委员会新生儿遗传代谢病筛查学组, 国家卫生健康委员会临床检验中心新生儿遗传代谢病筛查室间质评专业委员会. 新生儿遗传代谢病筛查实验室检测技术规范专家共识. 中华新生儿科杂志, 2023, 38 (8): 449-454.

[2] 卫生部临床检验中心新生儿遗传代谢疾病筛查室间质量评价委员会. 新生儿疾病串联质谱筛查技术专家共识. 中华检验医学杂志, 2019, 42 (2): 89-97.

[3] 田国力, 王燕敏, 许洪平, 等. 串联质谱法和荧光分析法检测滤纸干血片苯丙氨酸的比较. 检验医学, 2016, 31 (9): 814-819.

[4] 杨江涛, 曾伟宏, 田国力, 等. 气相色谱-质谱联用技术尿液多种有机酸检测专家共识. 罕少疾病杂志, 2022, 29 (8): 1-5.

[5] ZHANG X, JI W, WANG Y, et al. Comparative analysis of inherited metabolic diseases in normal newborns and high-risk children: Insights from a 10-year study in Shanghai. Clin Chim Acta, 2024, 558: 117893.

[6] 陈秀英, 高保祥, 周焕英. 基质辅助激光解吸电离飞行时间质谱分析低分子量化合物的基质的研究进展. 分析化学, 2022, 50 (1): 12-24.

第六章　新生儿疾病遗传学检测技术与应用

遗传病(genetic disease)是指由遗传物质发生改变引起的疾病,包括染色体病、基因组病、单基因病、多基因病、线粒体病等。在遗传性疾病中,有一组有生化代谢异常的遗传病,称为遗传代谢病,因基因致病性变异导致与蛋白质、碳水化合物、脂肪、类固醇、维生素、金属离子等代谢有关的酶或转运蛋白缺陷,使得代谢通路受阻致病,出现临床症状,传统的新生儿疾病筛查主要通过生化代谢物的测定完成。遗传代谢病绝大多数属常染色体隐性遗传,少数为常染色体显性遗传、X连锁遗传或线粒体遗传。

基因水平发生DNA核酸序列改变或结构改变是遗传病发生的基础,通过在DNA水平上对受检者的某一特定致病基因进行分析和检测,从而达到对疾病特定基因诊断的目的,即精准诊断。遗传病的检测是临床遗传学的重要实验手段,是在医师通过询问病史、症状和体格检查之后高度怀疑遗传病时,或者针对新生儿筛查、产前筛查阳性者,利用遗传学的技术方法,通过对患者及其家系成员实施遗传学检查,寻找与确定导致疾病的染色体畸变、基因组或单基因变异,从而为遗传病的早期治疗与有效预防提供依据,是精准诊断和遗传咨询的重要前提。

因此,在新生儿遗传代谢病生化代谢物筛查的基础上,再进行基因检测,是基因组医学为临床服务的一个成功典范。目前,在遗传病的确诊,产前筛查和产前诊断、胚胎植入前诊断、杂合子筛查领域,基因检测是目前最重要的精准技术手段。另外,基因检测不仅可明确疾病基因水平的遗传学改变,了解基因突变类型和突变热点,确定诊断,预测部分突变表型,还可检测杂合子携带者,进行精准的遗传咨询和产前诊断。

基因检测的材料一般来源于外周血的白细胞、其他组织的DNA,包括羊水细胞和绒毛膜绒毛细胞(产前诊断),口腔黏膜细胞(咽拭子)和成纤维细胞(皮肤活检)等,从这些组织中能够得到足够的DNA。DNA扩增技术,如聚合酶链反应(PCR),能够从一个或很少量的细胞中扩增DNA,然后进行直接检测或测序分析。目前,采集孕妇外周血进行胎儿游离DNA检测,可以发现常见的胎儿染色体异常、染色体微缺失与微重复综合征(拷贝数变异),已在产前筛查中成为常规,即无创产前筛查(noninvasive prenatal testing,NIPT),胎儿游离DNA检测可对胎儿数十种常见新发的显性致病变异进行筛查检测。

第一节　基因组和基因突变

一、人类基因组

人体细胞内的全部脱氧核糖核酸(deoxyribonucleic acid,DNA)序列,由核基因组和线粒体基因组成,人类基因组(genome)包括人的所有遗传信息。人类核基因组由22对常染色体和2条性染色体(女性XX,男性XY)的DNA分子组成,共约有30亿碱基对(3.2×10^9bp)。DNA序列不同决定了其具有不同功能。基因是一段有功能的连续DNA序列,人类基因组约有2万多个蛋白质编码基因,基因表达有时空调控、选择性剪接产生的多种转录本,以及翻译后修饰等方面的生物学过程,这决定了基因产物有其功能的多样性,从而实现人类复杂的生物多样性。

人类线粒体基因组（mitochondrial genome, mtDNA）全长 16 569bp，对应 37 个基因，分别编码了 13 种多肽链、22 种 RNA 和 2 种核糖体 RNA（rRNA）。已发现约 100 种不同的 mtDNA 重排和点突变可引起人类疾病，常累及中枢神经系统和骨骼肌。由于子代的 mtDNA 主要来自母亲，所以这些疾病表现出母系遗传的特点。

二、基因突变

基因突变（gene mutation）是生物界普遍存在的现象，所有生物体的基因组既要维持遗传学稳定性，又要有所变化。细胞 DNA 在内外因素（修复过程中出现错误、物理因素、化学因素和生物因素）的影响下会产生损伤和变异，产生各种各样的基因突变。基因突变是生物遗传变异的主要来源，突变产生的性状是进化过程中自然选择的对象，可以说突变是进化的基础，选择是进化的动力。如果基因突变有害且不利于生存，就会造成群体的遗传负荷，成为导致各种遗传病的病因。

基因突变可遗传自上一代，也可个体自行发生，后者称为新生突变（de novo mutation）。基因突变的频率一般很低，人类的突变频率约为 1×10^{-6}/（配子·位点·代）。突变不仅发生于生殖细胞，也可发生于体细胞。发生于生殖细胞的突变能够传递给后代个体，称为胚系突变（germline mutation）。

遗传代谢病的基因突变，既包括发生在细胞水平上染色体数目、染色体片段结构的异常，也包括发生在分子水平上 DNA 碱基对组成与序列的变化。突变可以发生于编码序列，也可发生在启动子、内含子和剪切位点等非编码序列。

根据碱基变化的情况，基因突变一般可以分为以下几类。

（一）点突变

点突变（point mutation）是 DNA 单个碱基或碱基对的改变，为最常见的突变。碱基替换如果发生在基因调控区转录因子的元件中，可能引起基因表达水平的改变；如果发生在基因的编码区，则可能改变转录和翻译的产物。根据点突变导致的遗传学效应，可分为同义突变（synonymous mutation）、错义突变（missense mutation）、无义突变（nonsense mutation）、终止密码突变（terminator codon mutation）、剪接位点突变（splice site mutation）和调控序列突变（regulatory mutation）等。

1. 同义突变　碱基置换后密码子虽然发生改变，但所编码的氨基酸没有改变。同义突变常发生在三联密码子的第 3 个碱基，多数同义突变并不产生遗传表型效应。

2. 错义突变　碱基置换后编码某个氨基酸的密码子变成另一种氨基酸的密码子，导致编码的氨基酸由一种氨基酸变为另一种氨基酸，从而改变多肽链的氨基酸序列，影响蛋白质的功能，错义突变是导致许多遗传病的常见病理改变。

3. 无义突变　碱基置换后使原本编码氨基酸的密码子变成不编码任何氨基酸的终止密码子（TAA、TGA 或 TAG），使得多肽链的合成提前终止，肽链长度变短而成为无活性的截短蛋白。

4. 终止密码子突变　与无义突变相反，碱基替换后使某一终止密码子变成具有氨基酸编码功能的遗传密码子，使本应终止延伸的多肽链合成异常地持续进行。终止密码子突变会使多肽链长度延长，其结果也必然形成功能异常的蛋白质结构分子。

5. 剪接位点突变　在基因表达过程中，mRNA 前体会通过剪接成为成熟的 mRNA，保留在成熟 mRNA 中的序列称为外显子，被剪接的序列称为内含子。剪接过程受基因中特异的保守序列调控。发生在基因剪切位点的突变是影响 mRNA 异常剪接的一种突变形式。

6. 调控序列突变　调控序列是调控基因表达的核苷酸序列，通常位于基因的非编码区，如基因的启动子、增强子和沉默子等序列，一般比较保守。在表达调控序列的碱基置换、插入或缺失，这些序列改变通过影响表达调控蛋白/复合物的结合而影响基因表达。

（二）缺失/插入

在 DNA 序列中缺失或增加一个或多个核苷酸碱基对，可导致缺失/插入位点的下游 DNA 序列框架发生改变。如果基因的编码序列中出现核苷酸碱基对的插入或缺失，并且插入或缺失的核苷酸碱基对数目不是 3 的整倍数，从而导致插入或缺失位点下游的阅读框发生改变，造成编码氨基酸的序列发生改变，称为移码突变。如果在基因编码区插入的碱基对数目是 3 的整倍数，则不改变基因插入位点下游的阅读框，称为整码突变。

当插入位点位于两个相邻的密码子之间时，会导致翻译的氨基酸肽链中氨基酸数目增加，而插入位点位于三联体密码子内部时，可能会在插入氨基酸序列的同时引起受累的密码子对应的氨基酸种类的改变。

(三) 动态突变

动态突变 (dynamic mutation) DNA 分子中某些短串联重复序列,尤其是基因编码序列或侧翼序列的三核苷酸重复扩增,引起某些单基因遗传性状的异常或疾病的发生。三核苷酸重复的次数可随着世代的传递而呈现明显增加,并增加突变效应。已知的动态突变性疾病有脆性 X 综合征、脊髓小脑共济失调、亨廷顿病 (Huntington disease, HD)、强直性肌营养不良等。

(四) 拷贝数变异

自 21 世纪初发现基因拷贝数变异 (copy number variation, CNV) 并证实其可导致遗传病后,基因组病成为遗传病中的一类重要疾病。拷贝数增加或者减少是由基因组发生重排而导致的长度为 1kb 以上的基因片段改变,表现为亚显微水平的缺失和重复,是基因组结构变异 (structural variation, SV) 的重要组成部分,是人类的重要致病因素。进行全基因组范围 CNV 检测的方法有基于芯片的 SNP 分型芯片技术、阵列比较基因组杂交技术 (array-based comparative genomic hybridization, aCGH) 及新一代测序技术。CNV 可以导致呈孟德尔遗传的单基因病与罕见疾病,与复杂基因疾病也相关。其致病的可能机制有基因剂量效应、基因断裂、基因融合和位置效应等。

第二节　遗传方式

基因的遗传方式是多种多样的,其中由一对等位基因单独决定遗传性状或遗传病的遗传方式称为单基因遗传,这种单个致病基因引起的遗传病称为单基因病。单基因病的世代传递遵循孟德尔遗传定律,故又称孟德尔病。

基因在染色体上的特定位置称为基因座 (locus),位于同源染色体上同一基因座的一对基因称为等位基因 (allele),某一特定基因座上的一对等位基因的组合类型称为基因型 (genotype)。如果一个个体同源染色体上同一基因座的等位基因彼此相同,称为纯合子 (homozygote);如果等位基因彼此不同,称为杂合子 (heterozygote)。如果同源染色体上同一基因座的两个等位基因分别发生不同的突变,称为复合杂合子 (compound heterozygote);在杂合状态下表现出来的性状,称为显性性状 (dominant character),决定显性性状的等位基因称为显性基因 (dominant gene);反之,在杂合状态下未表现出来的性状称为隐性性状 (recessive character),决定隐性性状的等位基因称为隐性基因 (recessive gene)。

临床上疾病的遗传方式主要通过观察疾病在家系内的分离或传递方式来判断,常用系谱分析 (pedigree analysis) 记录某一家族各世代成员数目、亲属关系及有关遗传性状或遗传病在该家系中分布情况。家系中第一个被发现患某种遗传病或带有某种性状的成员,称为先证者 (proband)。系谱是从先证者入手,详细调查其所有家族成员的亲属关系及遗传病或性状的分布情况,并用特定的系谱符号按一定的格式绘制而成的图解。系谱中不仅要包括患病或具有某种性状的个体,还必须包括全部健康的家族成员。系谱分析可以对家系进行回顾性分析,还可以进行前瞻性遗传咨询,评估家庭成员的患病风险或再发风险。

遗传代谢病多属单基因遗传病。根据致病基因所在的染色体,以及基因的“显性”或“隐性”性质,将单基因遗传方式分为 5 种:①常染色体显性遗传 (autosomal dominant inheritance, AD);②常染色体隐性遗传 (autosomal recessive inheritance, AR);③ X 连锁显性遗传 (X-linked dominant inheritance, XD);④ X 连锁隐性遗传 (X-linked recessive inheritance, XR);⑤ Y 连锁遗传 (Y-linked inheritance)。

一、常染色体显性遗传

如果遗传病的控制基因位于第 1~22 号常染色体上,其突变基因呈显性,这种遗传方式称为常染色体显性遗传。软骨发育不全、低磷酸盐血症性佝偻病、家族性高胆固醇血症、亨廷顿病、马方综合征、脊椎干骺端发育不良、遗传性脊髓小脑共济失调、努南综合征 (Noonan syndrome)、歌舞伎面谱综合征 (Kabuki syndrome, KABUK)、神经纤维瘤等数百种遗传性疾病都是由常染色体上的显性致病基因所控制。

常染色体显性遗传有以下规律：①致病基因位于常染色体，即男、女性患病机会均等；②系谱中连续几代都能看到患者，疾病呈连续传递；③患者的双亲中通常有一个是患者，致病基因由患病的亲代遗传下来；如果双亲都未患病，则可能是由新生突变所致，多见于突变率较高的遗传病；④双亲均无病时，子女一般不会患病，除非发生新的基因突变；⑤患者的同胞和后代有 1/2 的风险患病。

在临床患者中，一些染色体显性遗传病不会表现出来，或在其症状和体征、临床严重程度或发病年龄方面存在很大差异，甚至在所有具有相同致病基因型的家庭成员中也是如此。遗传学中使用外显率和表现度来描述这种临床表现上的差异。

二、常染色体隐性遗传

某种遗传病的控制基因位于第 1~22 号常染色体上，其突变基因呈隐性，这种遗传方式称为常染色体隐性遗传。常见的常染色体隐性遗传病包括苯丙酮尿症、四氢生物蝶呤缺乏症、瓜氨酸血症、甲基丙二酸血症、丙酸血症、原发性肉碱缺乏症、糖原贮积症、吉特曼综合征（Gitelman syndrome）、白化病等。许多隐性疾病是由破坏或降低酶功能的突变所引起的。杂合子中剩余的正常基因拷贝能够补偿突变等位基因并防止疾病发生。然而，当没有正常等位基因存在时，如在纯合子或复合杂合子中，则导致疾病发生。

典型的常染色体隐性遗传方式有如下特点：①致病基因位于常染色体，遗传与性别无关，即男、女性的患病机会均等；②系谱中通常看不到连续传递现象，往往是散发病例，但同胞中可有多人患病；③患者的双亲一般不患病，但都是致病基因的携带者；④患者的同胞有 1/4 的风险患病，患者表型正常的同胞中有 2/3 的概率为携带者；⑤患者的后代一般不发病，但一定是携带者；⑥近亲婚配时子女的发病风险显著提高，因为共同的祖先可能传递其共同的突变基因。

三、X 连锁显性遗传

致病基因位于 X 染色体上，正常女性有两条 X 染色体，X 连锁显性遗传时纯合子和杂合子都表现为患病，故女性的发病率一般为男性的 2 倍；由于群体中致病基因频率很低，女性纯合子的概率很小，临床上患病女性多为患病杂合子；女性杂合子患者由于还存在一个正常的等位基因，在不完全显性的情况下病情一般比男性轻，且表型差异较大；另外，由于 X 染色体随机失活，当带有致病基因的 X 染色体失活时病情较轻，反之则较重。男性只有 1 条 X 染色体，Y 染色体上缺少相应的等位基因，只有成对等位基因中的一个，称为半合子（hemizygote），其 X 染色体上的基因有突变即表现出疾病，且病情较重。男性 X 染色体的致病基因只能从母亲传递而来，又只能传递给女儿。常见此类遗传病有低磷酸盐血症性佝偻病、奥尔波特综合征（Alport syndrome）等。

典型的 X 连锁显性遗传方式有如下特点：①群体中女性患者数量多于男性患者，一般约为男性患者的 2 倍，但女性患者病情通常较男性轻；②患者双亲中必有一方患病；如果双亲均不患病，则致病基因为新生突变；③由于存在交叉遗传，男性患者的女儿全部患病，儿子全部正常；女性患者（杂合子）的子女中各有 1/2 的风险患病；④系谱中常可见疾病呈连续传递，但绝无父子传递，可以据此与常染色体显性遗传相区别。

四、X 连锁隐性遗传

如果一种遗传病或性状的致病基因位于 X 染色体上，其突变基因呈隐性，这种遗传方式称为 X 连锁隐性遗传。X 连锁隐性遗传时半合子男性只有一个等位基因，发生突变即表现出性状或疾病；而女性只有致病基因纯合时才表现出性状或疾病，杂合状态下表型正常，但可以作为携带者将突变传递给后代。人类 X 连锁隐性遗传病较多，如黏多糖贮积病 II 型、血友病 A、肾上腺脑白质营养不良、葡萄糖 -6- 磷酸脱氢酶缺乏症、雄激素不敏感综合征、进行性假肥大性肌营养不良等。

典型的 X 连锁隐性遗传方式有如下特点：①群体中男性患者数量远远多于女性患者，在某些致病基因频率低的疾病家系中，往往只见到男性患者；②男性患者的致病基因由携带者母亲传递而来，如果母亲不是携带者，则致病基因可能源自新生突变，也可能是由于母亲的生殖腺嵌合；③携带者母亲再生育时，其儿子有 1/2 的风险患病，女儿有 1/2 的概率是携带者；④由于交叉遗传，男性患者的兄弟、外祖父、舅父、姨表兄弟、外甥、外孙等也有可能患病；⑤如果出现女性患者，则有如下几种可能：父亲是患者的同时母亲是携带者，X 染色体丢失或重排导致女性半合子，遗传异质性等。

五、Y 连锁遗传

如果一种遗传病或性状的致病基因位于 Y 染色体上，则其遗传方式称为 Y 连锁遗传。人类 Y 染色体只存在于男性，致病基因随着 Y 染色体的传递而传递，由父亲传给儿子、儿子传给

孙子，这样的遗传方式又称全男性遗传。Y 连锁遗传病或性状全部为男性受累，女性不会得病，也不会传递基因。人类 Y 连锁遗传病和基因较少，已知的有外耳道多毛症、H-Y 抗原基因、Y 染色体性别决定区 SRY 基因及无精子因子 AZF 基因等。

第三节　基因诊断方法

一、基因检测的常用技术

（一）聚合酶链反应及相关技术

自 1984 年聚合酶链反应（polymerase chain reaction，PCR）问世以来，该技术已广泛应用于遗传疾病基因诊断领域。以 PCR 为基础，衍生出许多灵敏而便捷的基因诊断方法。目前用于基因变异的检测方法较多，但逐步被直接 DNA 测序技术替代，仍在使用的技术如下。

1. 聚合酶链反应 - 限制性片段长度多态性检测技术（PCR-restriction fragment length polymorphism，PCR-RFLP）　适用于直接基因诊断中常见点突变的检测，可以迅速地区分野生型与突变型等位基因，从而达到基因诊断的目的。

2. 等位基因特异性寡核苷酸（allele-specific oligonucleotide，ASO）技术　适用于直接基因诊断中常见点突变的检测，是以杂交为基础检测已知突变的技术，是检测基因点突变的经典方法。主要方法为针对已知的基因突变，合成两种等位基因特异的寡核苷酸探针，一种与正常等位基因序列完全互补，另一种与突变等位基因序列完全互补。每条探针只能与其完全互补的一个等位基因结合，因此可以区分不同的等位基因。该探针可以检测靶序列中小至 1 个碱基的改变，如单核苷酸变异的检测。探针可由体外人工合成，长度一般为 15~30 个核苷酸碱基对，其价格低廉且稳定性更高。探针可采用生物素等标记。

3. 聚合酶链反应 - 单链构象多态性（PCR-single strand conformation polymorphism，PCR-SSCP）检测　适用于直接基因诊断中未知罕见突变的筛查。该技术只能提示突变存在的可能性，不能证实突变的位置与性质，必须与其他检测

手段如 DNA 测序并用。近年来，随着更高电泳分辨率的毛细管技术普及，PCR-SSCP 对突变的检出率有明显提高。

4. 变性高效液相色谱法（denaturing high performance liquid chromatography，DHPLC）　适用于直接基因诊断中未知罕见突变的筛查。由于 DHPLC 技术的突变检出率与 PCR 片段中突变碱基的位置、异源双链杂合双链从色谱柱上被洗脱的时间及温度等因素的有关，其通用性受到一定程度的影响。该技术的检测结果也需要 DNA 测序验证。

5. 高分辨率解链曲线（high-resolution melting，HRM）分析　适用于直接基因诊断中未知罕见突变的筛查，可以提示突变的存在。在突变筛查中，HRM 技术的便捷性、灵敏度与特异度均优于 DHPLC，并且检测成本较低，耗时较少，在临床中已得到较多使用。但当曲线不明确时，该技术的检测结果也需要 DNA 测序验证。

6. 多重连接探针扩增技术（multiplex ligation-dependent probe amplification，MLPA）　是一种高通量的针对待测 DNA 靶序列进行定性和半定量分析的方法。于 2002 年从 PCR 发展而来，是一种分析靶序列拷贝数的新技术，单一反应管内可同时检测数十个不同的核苷酸序列的拷贝数变化。原理是利用探针与靶序列 DNA 进行杂交，然后通过连接 PCR 扩增，扩增产物通过毛细管电泳分离，再利用分析软件对电泳分离的 DNA 片段数据进行分析，得出结论。如果检测的靶序列发生点突变或缺失、重复，那么相应探针的扩增峰便会缺失、降低或增加，因此，根据扩增峰的改变就可判断靶序列是否有拷贝数的异常或点突变存在。MLPA 结合了 DNA 探针杂交和 PCR 技术，具有灵敏度高、

特异度高、精准度高的特点；经过标准化运算，可避免单一探针反应误差而导致定量错误，所得到的定量结果准确度也大幅提高。

MLPA 可以检测人类基因组拷贝数，也可进行单核苷酸多态性和突变检测，还可检测基因的甲基化，如利用 MS-MLPA 检测普拉德 - 威利综合征（Prader-Willi syndrome）/ 快乐木偶综合征（Angelman syndrome）。

（二）DNA 测序分析（桑格测序）

桑格测序（Sanger sequencing）即双脱氧链终止法（dideoxy chain-termination method），于 1977 年由英国生物化学弗雷德里克·桑格（Frederick Sanger）发明并因此得名，是通过检测 DNA 核苷酸序列以确定突变类型的方法。上述各种 PCR 及相关技术检测到的已知和未知突变或变异均可由 DNA 测序分析来确定其变异的部位和性质。

DNA 测序分析是研究基因结构、分析基因变异的重要方法，其原理是以待测序列单链 DNA 为模板，加入一个引物和脱氧核苷三磷酸（deoxyribonucleoside triphosphate，dNTP），并加入一定比例的 2,3- 双脱氧核苷三磷酸（dideoxyribonucleoside triphosphate，ddNTP）。在 DNA 聚合酶的作用下，正常 dNTP 可使链延伸，若掺入 ddNTP 其延长则终止，因此可得到一系列长度不同的以 4 种 ddNTP 结尾的 DNA 片段，经电泳后可直接读出碱基序列。桑格测序技术已实现自动化，4 种双脱氧核苷三磷酸分别用可发出不同荧光的荧光染料标记，因此可以将以上的 4 个反应体系变成 1 个反应体系，生成的产物是相差 1 个碱基的 3′ 端被 4 种不同荧光染料标记的单链 DNA 片段混合物，以毛细管电泳技术取代传统的聚丙烯酰胺平板电泳，使标记 4 种荧光染料的测序产物可在一根毛细管内电泳，从而避免了泳道间迁移率差异的影响，大大提高了测序的精确度。

利用桑格测序可以很直观地发现待测 DNA 片段是否存在碱基变化，如碱基置换、插入与缺失等。该方法是最常用的基因变异分析方法，也是基因诊断的金标准。桑格测序技术在人类基因组计划 DNA 测序的后期阶段起了关键作用，加速了人类基因组计划的完成。经过了 30 年的发展与完善，现在已经可以对长达 1 000bp 的 DNA 片段进行测序，对每一个碱基的读取准确率高，测定成本相对较低，可明确变异位点，如点突变、片段缺失等。随着 DNA 测序仪自动化程度大大提高，该技术能提供连续、无须监控的操作、检测及数据分析，DNA 测序效率已大大提高。因为桑格测序具有测序读长长、准确率高、测序成本低的优点，久经市场考验，目前仍然是基因测序的金标准。

（三）二代测序技术

单基因遗传病发病机理复杂且种类繁多，诊断十分困难，同一种病的多种亚型可能由不同的致病基因变异导致，若采用传统的桑格测序方法，单一外显子逐一分析，效率低、时间长、成本高。随着测序技术的发展，人们对速度更快、通量更高、价格更便宜、精度更高的测序技术的需求增大，促成了高通量测序的出现。高通量测序采用 "边合成边测序" 的原理，对几十万到几百万 DNA 分子同时进行平行的测序反应。然后通过分析得到原始图像数据或电化学信号，进行质量控制、比对等初步分析，后期再进行更专业、更有目的性的生物信息学分析，最终得到待测样品的核酸序列或拷贝数等序列信息，又称下一代测序技术或深度测序技术。

该技术可以在一次实验中检测全部的基因组，快速完成对一个个体的靶基因、全外显子、全基因组测序，显示个体全部的 DNA 序列，揭示个体序列的多态性、缺失、重复和点突变，这是对传统测序技术的一次革命性的改变，高准确性、高通量、高灵敏度和低运行成本等突出优势，使其具有广阔的临床应用前景。通过获得大量的基因变异信息，为后续致病变异的性质判断奠定基础，使病因诊断率显著提高。

目前，相对于全基因组测序（whole genome sequencing，WGS），全外显子组测序（whole exome sequencing，WES），或者对一组临床表现相同而致病基因不同或一组特定疾病基因的外显子测序（target sequencing，panel sequencing），是有效、相对低价的测序策略，可为复杂的临床表现与基因型的确定提供快速诊断依据。该技术可以广泛应用于单基因遗传病、罕见病的基因诊断。高通量测序技术还应用于无创产前筛查、肿瘤的精准化用药等方面。另外，通过基于基因的 RNA 测序（RNA-seq）、微 RNA 测序（microRNA sequencing，miRNA-seq）等的转录组研究，为系统、全面了解基因功能提供了大量的数据基础。

目前，高通量测序的局限性包括测序读长短、费用相对高、对变异性质辨析的要求高、报告周期长等，仍需进一步发展与完善，不断满足临床需求。

(四) 三代测序技术

三代测序技术又称单分子测序技术，是为解决二代测序技术读长短的缺点而开发的测序技术，包括单分子实时测序、Heliscope 单分子测序、基于荧光共振能量转移的即时 DNA 测序、纳米孔测序、离子半导体测序等。新的测序技术无论在序列读长还是测试通量方面，均有显著的优势。其特点是：①单分子测序不需要 PCR 过程，能避免 PCR 偏好性导致的错误。②较二代短读长测序(150~300bp)提高了读长，测序片段长度可以对数千碱基、数万碱基，甚至数百万碱基的 DNA 片段进行测序，因此可对基因组中的高度重复序列、高 GC 含量序列、片段重复序列(segmental duplication，SD)等进行测序。③可检测大片段结构变异，包括拷贝数变异、染色体异位、染色体倒位等，并使下游生物信息学分析大大简化，结果也更为可靠。④该技术可以直接进行表观遗传修饰检测，克服了许多重亚硫酸盐方法的限制。

由于三代测序技术测序读长长，测序过程无须进行 PCR 扩增，能将 2 条等位基因一次测通，无须片段拼接，不受 GC 含量影响，特别适合临床上对复杂基因的重测序，如对有真假同源基因干扰的 21-羟化酶基因(CYP21B 基因)的测序，对有碱基重复序列(动态突变)的脆性 X 综合征(FMR1 基因三碱基重复)等复杂基因的测序，大大简化了测序后的信息分析，提高了诊断的精准度。

(五) 染色体微阵列分析

染色体微阵列分析(chromosomal microarray analysis，CMA)又称"分子核型分析"，是近年遗传学检测的重大进展。该技术可分析全基因组范围内的染色体不平衡的拷贝数变异(CNV)，也可分析单核苷酸多态性(single nucleotide polymorphism，SNP)。其原理是将大量已知序列的寡核苷酸探针分子固定于固相材料上，随后与不同荧光标记的 DNA 片段进行杂交或继续扩增延伸，后续通过对荧光信号进行扫描，获得每个探针分子的杂交信号强度，进而分析基因组变异。

基于芯片设计原理的不同，染色体微阵列主要有两大技术平台：一种是阵列比较基因组杂交(array-based comparative genomic hybridization，aCGH)，其基本原理是将待测标本 DNA 与正常对照标本 DNA 分别用不同的荧光标记，通过与微阵列上的固定探针进行竞争性杂交获得定量的拷贝数检测结果；另一种是单核苷酸多态性阵列(single nucleotide polymorphism array，SNP array)，其基本原理是将探针连接黏附在微阵列上，与待测标本 DNA 和探针进行杂交及单碱基延伸，通过对荧光信号扫描，分析待测标本 CNV 及基因型，该平台在分析患者的基因组时不需要正常对照标本。

目前，商业化的芯片多采用光蚀刻合成法、印刷法、点样法或者其他技术，将数以万计，甚至百万计的特定序列的 DNA 片段(基因探针)，有规律地排列固定于硅片、玻片等支持物上，构成一个二维 DNA 探针阵列，然后与扩增、标记的生物样品杂交，通过对杂交信号的检测分析，即可得出样品的遗传信息。其突出特点在于高度并行性，即能一次性对生物遗传信息进行大规模的快速同步分析，从而解决了传统核酸印记杂交技术操作繁杂、自动化程度低、操作序列数量少、检测效率低等不足。

通过 aCGH 技术能够准确地检出 CNV，而 SNP array 除了能够检出 CNV 外，还能够检测出大多数的单亲二倍体(uniparental disomy，UPD)和一定比例的嵌合体。近年来，两大平台技术不断改进，同时涵盖 CNV 和 SNP 的芯片具备双重优势，在检测的灵敏度、特异度、可靠性等方面有了很大改善。CMA 可以通过一次实验对某一样本的整个基因组进行检查，可检测 CNV，尤其对检测染色体组微小缺失、重复等不平衡性重排具有突出优势。由于 CMA 具有高检出率、高分辨率及高灵敏度等明显优势，目前已在遗传病、产前诊断领域得到广泛应用。

通过设计不同的探针阵列、使用特定的分析方法可使该技术具有多种不同的应用价值，全基因组范围内同时检测多种染色体不平衡导致的疾病，其临床应用指征包括不明原因的智力落后和/或发育迟缓、非已知综合征的多发畸形及孤独症谱系障碍等。也可进行组织特异的基因表达谱测定、基因 CNV 分析、设计单核苷酸变异(single nucleotide variant，SNV)序列的探针微阵列芯片进行疾病基因突变谱检测等，可以实现对疾病快速、简便、高效的基因诊断。与常规染色体核型分析相比，染色体微阵列技术无须细胞培养，通量高，分辨率高出近千倍，可为临床医生提供更详细和明确的染色体检查结果。

染色体微阵列技术也具有一定的局限性，如无法检测平衡易位、倒位、复杂重排等染色体结构性变异，不能检测低水平(<10%)嵌合等。

二、基因检测结果分析

在实验室中检出基因结构和碱基序列改变只是基因诊断的第一步,更重要的是确定这些改变或者变异能否致病,这就需要实验室利用生物信息分析变异性质和发生频率,分析变异基因型与疾病表型的关系,最终确定基因变异的致病性,这一步骤充分体现了基因检测在病因诊断中的价值。变异性质的分析是一个循证过程,同时涉及生物信息学循证与实验室功能验证两方面。

(一)生物信息学循证

1. 突变数据库核实基因型与表型信息 对基因检测中发现的突变点,首先需要查询各种突变数据库以获得判断其性质的信息,主要的数据库包括以下几种。

(1)人类基因突变数据库(the Human Gene Mutation Database,HGMD):于1978年由英国卡迪夫大学医学遗传研究所创建,1996年发展为一个公共数据库。该数据库集中了公开报道的可引起人类单基因疾病表型的核基因组突变,突变类型包括了单碱基置换、缺失、插入及复杂的基因重排。该数据库收集和不断更新了所有已经发表的在患者基因组中检测到的致病变异,包含11 346个基因中的12 033 645个不同的变异(截至2024年1月)。数据库还提供了相关基因的cDNA序列,可以便利地进行基因突变点的定位和蛋白质一级结构改变的判断。在基因诊断中,这是一个重要的突变循证数据库,使用者可利用基因名称、疾病名称或其他数据库的编号进行特定基因突变谱的查询,判断检测中发现的突变是否已被报道,进而通过阅读数据库所列文献,了解既往研究中发现的突变与表型的关系,并且该数据库也在每年不断更新。此外,ClinGen网站也是较常用的数据分析网站。

(2)ClinVar临床基因组资源联盟临床相关性序列变异数据库:这一数据库收集、整理了美国各个诊断实验室在患者基因诊断中检测到的变异。该数据库包含来自430个以美国为主的实验室和组织递交的172 813个变异(代表135 173个不同的变异),是临床基因组数据分析最为重要的数据库之一。但目前各实验室提交的变异的致病性分析尚有很大的不一致性,同一个变异在不同实验室的分析结论不同,因此在临床上使用上尚有很大问题,但最终此数据库中的变异将由专家组进行评估,以达成共识,需要许多专家的参与及长时间的发展并不断更新。

(3)位点特异性突变数据库(Locus-Specific Mutation Databases):包括各种特定遗传病致病基因突变的数据库。与HGMD的最大不同在于,这类数据库专门针对某一种特定的遗传病,通常是由特定遗传病研究领域较领先的研究机构建立,更新速度快,还包含了许多未经公开报道的突变与遗传多态。其中比较有名的数据库,如PAHvdb,是苯丙氨酸羟化酶基因位点特异性数据库,共记录*PAH*基因突变1 000多种,还包括四氢生物蝶呤(BH_4)缺陷和儿科神经递质紊乱(PND)基因座特定数据库。进行性肌营养不良症突变数据库、囊性纤维化突变数据库等各种特定遗传病突变数据库,在专病查询中也能发挥较好的作用。

(4)遗传变异数据库:在基因突变检测中,经常可以发现一些未经报道的基因功能区或剪切位点突变,其中错义突变最常见,一个很重要的步骤是排除其为SNP的可能性,因此需要查询遗传变异数据库。美国国立卫生研究院SNP数据库(Database of Single Nuleotide Polymorphisms,dbSNP)与欧盟全基因组关联研究数据库(GWAS Central)是最重要的两个多态数据库。另外,Hapmap数据库与千人计划数据库等也是判断基因突变性质时重要的信息来源。

2. 跨物种蛋白同源序列的保守性分析 当查询各种数据库后,所发现的突变确定为新突变,尤其是错义突变时,可进行多物种氨基酸序列的比对,以判断其保守性。该分析的基本思路:功能上越重要的蛋白或越重要的蛋白结构域,在进化中越保守。因此在不同物种比较时,可以发现蛋白质一级结构变化。通过比对不同物种特定基因突变氨基酸及两侧的序列,可以为突变性质的判断提供重要线索。

3. 蛋白质高级结构比对 有些基因突变可以通过改变蛋白质的空间结构来影响蛋白功能,通过一些公共软件可以进行初步推测。如分析突变前后是否有α螺旋、β折叠、β转角、扩展链或无规卷曲结构的改变等,都有利于突变性质的判断。

4. 软件或服务器预测 各种软件包括PolyPhen2、SIFT、MutPred、nsSNPAnalyzer、Panther、PhDSNP等,可以对错义突变的性质进行一定程度的预测。

(二)基因变异性质的判断

随着高通量测序的测序效率显著提高,基因

检测技术已全面渗透到临床疾病的诊断和咨询中。同时，检测到的基因序列新的变异呈现海量的增长，这些变异的意义和临床价值、解释说明，给临床医生带来极大的挑战。由于不同实验室采用的对基因序列变异的解释、解读和致病性判断标准存在差异，临床医生特别是非遗传学专业医生缺乏对基因检测结果解读的基本知识，对检测到的各种基因序列变异的报告面临着诸多困惑，造成患者诊断和治疗的错误导向。为此 2013 年美国医学遗传学与基因组学学会(the American College of Medical Geneticsand Genomics, ACMG)联合美国分子病理学会(the Association of Molecular Pathology, AMP)成立了工作组，对基因变异致病性的证据来源及其证据强度判定和致病性判断的规则进行了规范，制定了《基因序列变异的解释标准和指南》，之后不断更新。

目前，人群数据库提供了大样本人群中的变异频率，不仅包括健康个体的变异，还可能包括致病变异。最近提出的泛基因组更能代表人类这个物种的遗传多样性，为人类基因组提供了更完整的"图像"，应用这一参考图谱能极大增加对人类基因组中变异体的检测。目前有许多计算机软件可以模拟变异，预测变异造成的影响，如在核苷酸和氨基酸水平的序列变异的作用，对主要的基因转录和可变基因转录，对其他基因组件的作用，以及对蛋白质潜在的影响等。由于不同的软件各有优缺点，指南建议采用多个软件对序列变异进行解读，由于仅是预测，不建议仅通过预测结果而做出临床判断。

该指南将变异分为"致病""可能致病""致病性不确定""可能良性"和"良性"5 类，其中可能致病和可能良性指 90% 以上的致病或良性的可能性。

对于检测到的每一个基因序列变异，判断是否有致病意义，要分析以下 8 种依据进而判断。

(1)人群数据：通过文献和人群数据库，了解变异在对照人群或自然人群中的频率以评价变异的致病性。

(2)计算和预测数据：各种计算机软件工具帮助预测错义变异是否导致蛋白结构和功能发生改变，通常准确度为 65%~80%，也可预测是否影响剪接位点，其特异度为 60%~80%，灵敏度较高可达 90%~100%。

(3)功能数据：在体内外进行功能实验，研究基因变异致病性。

(4)共分离分析：为在家系内评估表型传递、检测表型主基因的一般方法，但是在判定变异致病性时需要非常谨慎。

(5)新生突变数据：新生突变(de novo mutation)是指在这个家族中第一次发现的变异，可能因为父亲精子、母亲卵子或受精卵发生了变异，患者检测到致病性变异，而生物学父母的体细胞(如外周血白细胞)DNA 未检测到。

(6)等位基因数据：cis/trans 检验(互补检验)用以检测两个隐性变异是在一条染色体上(incis，顺式，基因的同一拷贝)还是分别在两条同源染色体上(intrans，反式，基因的不同一拷贝)。

(7)其他数据库：是指数据来自专业领域可靠的实验室或研究单位等，还没有共享或已共享。

(8)其他数据。

根据以上 8 种判断依据，又可将变异导致疾病的风险分为非常强(pathogenic very strong, PVS1)、强(pathogenic strong, PS1~4)、中等强(pathogenic moderate, PM1~6) 和支持(pathogenic supporting, PP1~5)等，由于判断有一定的复杂性，对临床医师有一定难度，实验室报告应该对检测中发现的与临床表型相关的变异进行解读。

在使用各种数据库时，要注意数据库是否更新和有无经过审核。随着研究的不断深入，对于变异证据强度可能会进行调整。例如，大样本人群中变异频率的分析会使很多意义不明确的变异归为良性，检测家系中其他成员的基因也会使变异重新分类。

(三)染色体微阵列拷贝数变异的判断

1. 染色体微阵列 CNV 的解读原则

(1)考虑基因组失衡区间的大小：从原则上讲，基因组失衡的区间越大，越可能有临床意义。但人类基因组中也有一些大于 1Mb 的非致病性失衡；一些很小的 CNV 涉及关键基因或关键基因的一部分，也可能为致病性失衡。

(2)考虑所包含及邻近的基因及数目：从原则上讲，失衡区域包含的基因越多，越可能有临床意义。但包含基因的功能及致病性更为重要。在基因组中，已经揭示了一些非编码区域有重要的调控元件，也可能有重要的临床意义。

(3)与数据库进行比较：与 DECIPHER、DGV、ClinVar、本地数据库和统一的中国人群 CNV 数据库等的数据进行比较。正常人群中出现类似的

CNV 越多,显示其临床意义良性的可能性就越大。

(4)一般缺失比重复更有临床意义:基因组中也有一些三倍剂量敏感基因(triplosensitivity)具有确定的致病性。

(5)新生突变比父母传递下来的变异更可能具有致病性:从正常父母传递下来的变异不一定没有临床意义,从患病的父母一方传递下来的变异也不一定致病,需要根据变异区域的剂量、大小、基因及数据库资料综合分析。

2. CNV 性质的判断 依据 ACMG 指南,目前将 CNV 分成三大类、5 级,分类的基本原则如下。

(1)致病性 CNV:一段缺失或重复与一个已报道的染色体微缺失 / 微重复综合征致病区域在位置和大小上匹配,或缺失中包含因单倍剂量不足(haploinsufficiency)而致病的基因或基因的一部分,或重复中包含三倍剂量敏感基因的全部(有关单倍剂量不足和三倍剂量敏感基因可查询 ClinGen 网站)。另外,涉及多个基因的大片段缺失(通常远大于 1Mb)或重复也为致病性,特别是新生突变。因不完全外显、表现多样等原因,相同致病类 CNV 并不一定导致相同的临床表型。

(2)可能致病性 CNV(90% 致病可能):一段缺失或重复与一个已报道的致病性缺失或重复有部分重叠,或涉及可疑但并未在疾病致病机制中被证实的基因,或涉及的基因虽有支持单倍剂量不足或三倍剂量敏感的证据,但不足以得出肯定结论。

(3)临床意义不明性 CNV(VUS):此类变异不符合致病条件也不符合良性条件,文献报道中的结论尚未一致,暂没有足够的证据进行肯定的分类。

(4)可能良性 CNV:含有基因的变异在正常人群中多次发生,但发生率未达 1%。

(5)良性 CNV:涉及的 CNV 在 DGV 数据库或内部数据库中的发生率>1%;或该 CNV 已在多个同行审议的出版物或经审校的数据库(如 ClinVar)中报告为良性;或正常人群中有发生,但不到 1% 的发生率,CNV 不包含任何基因或重要的基因组成部分。

第四节　基因检测前后的遗传咨询

基因诊断的快速发展,新的基因组技术如高通量测序技术快速发展,可以提高诊断率,并减少所需的时间和成本,以疾病表型为主的基因检测项目和全基因组测序应用会更加普及。但是,目前各种基因检测机构水平不一,导致了基因检测结果各不相同。基因检测后,如何解读也大有学问。要提高解读水平,正确解读基因诊断报告,必须与疾病表型结合分析,目前临床仍在不断积累经验以争取最大程度地发挥高通量测序在遗传病诊断中的效率。基因检测报告需要专业的(遗传)医师进行解读,这样才能帮助患者更好地了解自身的家族遗传病史。在告知患者进行基因检查时,应做好以下步骤的遗传咨询。

一、完整、准确的临床表型信息收集

在实施遗传学检测前,医师要收集患者所有的临床表型资料,包括临床症状、临床体征、生化检查、酶学检查、影像学检查、病理学检查、电生理检查等资料,除了患者资料外,还需要收集家族史,了解患者所有直系亲属(一级亲属)和旁系亲属(二级亲属)的健康状况。只有在对患者表型和家族史充分收集的基础上,医师才能结合遗传学检测结果,通过综合分析做出的疾病诊断或判断,并在精准诊断的基础上,为患者制订精准的个体化治疗和预防方案。

由于人类个体都带有致病基因,包括隐性和可能被认为显性的致病基因,分析在很大程度上是对基因型 - 表型相关性的了解,因此,全面准确地评估临床表型并用统一的标准术语描述记录尤为重要。通过从遗传病知识库如在线人类孟德尔遗传数据库(Online Mendelian Inheritancein Man,OMIM)、Orphanet、Pubmed 等中搜寻基因与疾病、表型与基因的相关性,从而能够优先考虑和临床症状相关的基因的功能性变异。

此外,国际人类表型标准用语联盟(Human Phenotype Ontology,HPO)对人类疾病异常表型的标准化术语进行了规范,收录了大量与异常表型对应的词条,并提供了系统的分类管理。特别是对 OMIM、Orphanet 和 DECIPHER 中记录的遗传病提供了 HPO 的注释，中文版的 HPO 也在逐步建立中文临床表型术语标准，并指导、服务于中文使用者的临床和科研工作。目前中文人类表型标准用语联盟（Chinese Human Phenotype Ontology，CHPO）数据库包含 16 691 个 HPO/CHPO 词条和 6 888 个 OMIM 疾病主名称翻译，以及表型对于疾病的标注（截至 2024 年 1 月），数据还在不断更新过程中。

二、基因检测前的告知和知情同意

遗传病的诊断基于基因检测，但是基因检测不等于基因诊断。由于遗传检测是一项比较复杂的临床检测项目，高通量测序和染色体基因芯片检测费用相对昂贵，项目种类也较多，且各有其优势和局限性，因此有必要进行测试前的遗传咨询和知情同意，让家长了解检测目的，检测的基本原理，检测方法的科学背景、有无遗传异质性、外显度，也要介绍检测的针对性、特异性、准确性、局限性等，以及出报告的时间。另外，对检测结果可能是阴性结果要有一定的思想准备。通过遗传咨询使患者及家属对检测的预期结果有一定客观的认识，对可能产生的和检测目的不相关的发现有知情选择权，并能充分了解检测结果对家庭其他成员的潜在影响。目前对是否报道检测目的外的意外发现的基因变异有一定共识，但还没有完全统一，这也是测试前咨询的重要内容。

目前，遗传咨询已经从传统的遗传病和出生缺陷咨询扩展到个性化用药指导、产前诊断、杂合子携带者检出等咨询，欧美国家有专业的遗传咨询师队伍。目前我国缺乏遗传咨询职业体系，配套的遗传咨询培训体系也不完善，遗传咨询师队伍主要由临床各科专业医师承担。

三、选择恰当的基因检测方法

遗传病的病种很多，其突变种类也很多，不同的突变需要用不同的检测手段。在 DNA 层面，基因检测可以根据检测基因的多少分成单基因、各类疾病的靶基因包、全外显子组及全基因组的检测，还包括染色体微阵列和 MLPA 分析；从基因修饰与转录组层面，还包括基因的甲基化分析、RNA-seq 分析等。

靶基因包的检测对临床有特异表型但遗传异质性较强，需要进行鉴别诊断的病种较为合适，其

临床作用也在很大程度上取决于临床医生对临床诊断的把握度，取决于对已知致病基因能解释这类疾病的比例。由于新基因或相关基因不断被发现，基因包也需不断更新。全外显子组理论上应包含基因组的所有编码区域，但实际上由于各公司产品设计不同、测序过程中一些区域覆盖度不够、某些基因区域存在同源序列等原因，导致全外显子组测序无法对基因组的所有编码区域进行有效捕获与测序。全基因组测序已开始常规性用于基因序列变异的检测。相信随着新的测序技术的突破，最终将进入全基因组测序时代。

在高通量测序时代，单基因桑格测序的检测仍然有必要，在一些情况下是必需的，主要应用于以下情况：①根据临床表型、生化结果能明确诊断、致病基因单一的疾病，如导致肝豆状核变性的 *ATP7B* 基因等；②致病基因的变异不能为高通量测序所检测，最常见的包括脆性 X 染色体 *FMR1* 基因中 CGG 的扩增检测，普拉德 - 威利综合征 / 快乐木偶综合征的甲基化分析等；③有假基因且同源性高的基因，如 21- 羟化酶的 *CYP21A2* 基因、脊髓性肌萎缩症的 *SMN1* 基因等；④高通量测序检测出变异位点的验证和家系成员的验证等。

四、家系变异的验证

检测先证者父母及其他家庭成员，对明确致病变异及来源很有帮助。最常见的是核心家系的检测（父母加先证者，Trio）。当该病被判断可能由其中一个亲本的生殖细胞（精子或卵子）突变而引起时，同时检测父母，能快速鉴定是否为新生突变。大多数严重影响个体生殖健康的高外显性疾病通常是由新生突变造成的。Trio 检测还可以确认同一基因上不同变异的父母来源，从而快速确认变异的顺式或反式（复合杂合）构型，这对于评估隐性遗传病特别重要。

五、基因检测后遗传咨询

基因检测后的遗传咨询包括检测阳性、检测阴性、检测结果不确定。

1. 检测阳性结果　应告知受检者检测阳性结果的判断标准及对结果的解释，并结合受检者的检测结果和家族史，解释结果的临床意义，对疾病再发风险进行评估，告知是否需要对家系其他成员进行检测，告知被检出疾病的相关治疗进展、预防手段及生育指导，如可选择的治疗药物、治疗方式、产

前诊断、胚胎植入前诊断等,为家属提供医疗及社会资源,包括推荐合适的临床专科医师或专家。对新生儿筛查的疾病,要及时进行干预治疗,预防疾病发展。

2. 检测阴性结果 应告知受检者检测阴性结果的意义、检测范围和局限性、后续检测方案推荐等。特别要让家属明白检测阴性结果并不能排除遗传病的可能,需要不定期结合临床表型对高通量测序数据进行重分析。

有条件的实验室可对检测结果不确定的变异进行功能性的实验研究,或者利于其他技术的进一步检测。

第五节 基因检测的应用

一、临床精准诊断

传统疾病诊断方法多为"表型诊断",以疾病表型为依据,并需要进行相同症状表现疾病的鉴别诊断,如对引起肝脾大、癫痫、低血糖等疾病的病因进行逐一排查,而基因检测可在基因水平确定诊断,快速明确某一疾病的基因病变,明确病因,进行精准诊断。基因诊断还可用于遗传病的症状前诊断、产前诊断及携带者检出,具即时性和预见性。目前大多数遗传病均可进行基因诊断。

临床上对于各种常见症状,如智力落后、生长发育障碍、运动障碍、语言障碍、认知功能不良、慢性视觉障碍、慢性听觉障碍、骨骼畸形、肝脾大、皮肤问题,以及低血糖、高氨血症、高乳酸血症、高脂血症等,都有基因检测指征,其中包括的疾病有常染色体隐性遗传病、常染色体显性遗传病、X连锁隐性或显性遗传病。对于生化代谢异常的新生儿疾病筛查阳性者,基因检测应该是常规检测,以便进一步确诊和鉴别诊断。

基因检测应用于遗传病诊断,不仅使诊断水平从临床水平、生化水平深入到基因水平,而且为进一步明确发病机制提供了重要依据,有重要的临床意义和科研价值。基因诊断弥补了临床表型诊断的不足,并为疾病的精准治疗提供了依据。此外,基因检测不仅可明确个体是否患病,亦可通过揭示个体是否携带显性或隐性致病基因,为疾病预防和遗传咨询提供依据。

二、疾病症状前诊断

症状前诊断是遗传病诊断的一种特有形式,是对遗传病家系中的患病高风险个体在症状出现前进行的一种临床诊断。症状前诊断主要针对单基因病,其最重要的前提条件是家系患者临床诊断明确,并且已证实家系的致病性变异,而其同胞或后代可能尚未到发病年龄。新生儿筛查的疾病均属疾病症状前诊断,通过早期诊断和治疗,达到疾病预防的目的。

症状前诊断在可治性的严重遗传病中既是必要的,也是可行的。例如,目前能早治疗、早预防的肝豆状核变性的婴幼儿,在明确先证者的前提下,对尚无症状的同胞进行基因检测十分重要。避免严重遗传病患者的出生是症状前诊断的重要医学目的。例如,进行性肌营养不良患者的早期筛查或诊断,可对家庭的再生育进行遗传咨询和产前诊断。

但需要强调的是,症状前诊断存在一定程度的伦理学冲突,因疾病而异,因有无治疗或预防措施而异。例如,针对成年后发病的亨廷顿病,对未成年人的诊断值得商榷。根据有益无害的原则,未成年人如无明确社会或医学原因,不宜进行症状前诊断,以免影响未成年人的成长。但也有观点认为,该病虽然发病较晚,但逐渐加重以致生活难以自理,对家系高风险个体进行症状前诊断,对提前做好心理准备与生育的医学安排也有积极的意义。总之,是否进行目前无法治疗的出生后晚发的严重遗传病症状前诊断因人而异,需要在做好遗传咨询的基础上由咨询对象自主决定。

三、产前诊断

遗传病有相当一部分危害严重,致残或致死。携带致病基因的婴儿,或在出生早期发病,且进行性加剧;或者在儿童、青少年期发病,严重影响健康。鉴于大部分遗传病尚无有效的治疗措施,如何尽早对此类疾病进行正确诊断,特别是在妊娠早期发现患病胎儿，并采取相应措施尽早结束妊娠，已成为预防前移，降低出生缺陷的重要挑战。产前诊断直接采用羊水细胞或绒毛细胞作为分析标本，在胎儿（或胚胎）早期诊断，明确其是否患有某种遗传病，以便让孕妇及家庭自主选择。产前诊断是防治遗传代谢病的重要措施。产前诊断指征较多，对于单基因病产前诊断的基本条件应该包括：①严重致死、致残、致愚的遗传病；②家系中先证者临床诊断明确，致病基因位点已知，且胎儿有较高发病风险。

产前诊断是一个涉及申请者家系成员、临床遗传科医生、产科医师、遗传咨询师、实验室人员等多专业人员的复杂过程，产前诊断流程可分为以下阶段。

1. 临床诊断与病因诊断阶段　该阶段主要通过患者的临床表现，结合各种实验室检查，完成家系中患者的临床诊断；根据临床诊断进行致病基因检测，明确患者的基因突变位点与性质。

2. 遗传咨询阶段　该阶段主要判断产前诊断的必要性和当事人的意愿，提示产前诊断风险后，由当事人自主选择是否进行产前诊断。原则上，较严重的遗传病才有必要进行产前干预，而是否适合于产前诊断并非完全取决于病种，还涉及两个基本因素：①致病基因本身的重要性；②致病基因变异对功能的影响程度。例如，重型血友病 A 致残率和致死率较高，患者需终身替代治疗，而轻型患者基本不影响生活工作。

3. 产前诊断的实验室检查阶段　通常需要对先证者与家系其他核心成员进行共同分析，以了解突变基因或风险染色体的传递情况。当双亲之一为常染色体显性遗传病患者，可直接进行胎儿的基因检测；如为常染色体隐性遗传病，确定夫妻双方为致病基因携带者后，可进行胎儿基因检测；如为 X 连锁隐性遗传病，确定母亲为致病基因携带者后，可进行胎儿基因检测。在隐性遗传病中，当不能排除夫妇为生殖系统突变嵌合体时，遗传诊断明确后亦可进行产前诊断。

4. 再咨询阶段　该阶段主要是对咨询者解释产前诊断结果及面临的风险，由申请者自行决定是否终止妊娠。

产前诊断可以最大限度地避免严重遗传病患儿出生，但应认识到这是一个高风险的医疗行为，单基因病的产前诊断都是通过检测家系中已知基因突变的传递判断胎儿状况，而非对胎儿基因全序列进行分析，因此无法发现新生突变，理论上不能

完全避免遗传病患儿的出生。

虽然遗传病的产前诊断已有一套严格的程序，但也无法完全消除诊断技术的局限与从业人员的人为差错所带来的风险。遗传病的产前诊断与遗传咨询密不可分，必须对产前诊断申请者进行详细的遗传咨询，充分提示诊断的风险，并为其决定提供正确的遗传学依据。

四、新生儿基因筛查

在新生儿期对严重危害儿童健康的先天性、遗传性疾病实施的专项检查，并尽早诊断和治疗，以达到早期诊断、早期治疗的目的，对防止残疾、提高出生人口素质有重大意义。传统的新生儿疾病筛查以遗传代谢病为主，针对基因致病性变异导致体内生化代谢紊乱，采用生化技术测定异常代谢物。20 世纪 60 年代，新生儿疾病筛查从细菌抑制法检测滤纸干血片中苯丙氨酸的浓度筛查苯丙酮尿症开始，不断增加疾病，之后发展了酶联免疫法、荧光法等技术，特别是串联质谱法筛查多种遗传代谢病，可高通量、快速检测氨基酸代谢紊乱、有机酸代谢紊乱、尿素循环障碍和脂肪酸氧化代谢障碍疾病，能对标本一次进行几十种疾病的筛查检测，实现了"一次实验检测几十种疾病"的目的，成为新生儿遗传代谢病筛查的重要方法。

随着越来越多遗传病治疗新方法的开展和罕见病新药的不断问世，符合新生儿疾病筛查原则的遗传性疾病越来越多，基于代谢物、酶学等生化检测的筛查已无法满足更高通量的疾病筛查需求。另外，根据代谢通路，既有一个生化指标对应一个致病基因，也有一个生化指标对应数个不同的致病基因的情况，如导致苯丙氨酸升高的致病基因有 7 个，生化技术无法精准分型。部分尚未发现特异性代谢物的遗传病如脊髓性肌萎缩等，无法通过生化方法对疾病进行早期筛查，只能在临床症状出现后再进行基因检测，延误了最佳治疗。因此，基因检测可弥补生化筛查的不足，生化技术加基因技术筛查是未来的发展方向。

基因筛查可根据筛查目标，采用实时荧光定量 PCR、核酸质谱技术、基因芯片、二代测序或三代测序等技术。虽然目前基因检测可覆盖 2 万多个基因，国内外已有较完善的位点致病性判读指南和共识，但不能完全满足新生儿预测性诊断的要求，包括罕见或稀有变异位点的致病性、致病的严重程度、基因型 - 表型严格相关性、缺乏中国人群关于

全基因组测序的大样本系统研究等,因此在满足新生儿大规模基因筛查要求之前还需进行更多的探索研究。目前的新生儿基因筛查还应停留在数十、数百个可严重致残、致死、致愚的致病基因上,且致病位点和临床表型必须明确。

新生儿基因筛查是个系统工程,除了需要疾病诊断、治疗干预、临床随访、遗传咨询等配套支持,还需要社会伦理、科普教育和公众支持,需要行政监管,需要一步一步扎实地向前推进。我国已有多个团队在国际上发表了新生儿基因筛查的报告,为新生儿基因筛查的开展奠定基础。

五、无创产前筛查

无创产前筛查(noninvasive prenatal testing, NIPT)与新生儿疾病筛查一样,都是遗传病防控群体筛查的公共健康手段。无创产前筛查主要是在孕期采用安全、对胎儿无创的方法进行筛查,评估胎儿患染色体疾病、染色体微缺失/微重复综合征和单基因病的风险。无创产前筛查主要采用高通量测序技术,检测孕期母体外周血中胎儿游离DNA片段,推断胎儿的基因型,以评估胎儿常见的染色体非整倍体异常(21-三体综合征、18-三体综合征和13-三体综合征)的风险性。

孕妇外周血中的胎儿游离DNA(cell-free fetal DNA,cffDNA)几乎全部来源于胎盘的滋养层细胞,不断透过胎盘屏障进入孕妇外周血,并不断被清除和降解,占孕妇外周血游离DNA(cell-free DNA,cfDNA)的5%~15%。cfDNA随着孕周增加而不断增加,孕4周可从孕妇外周血中检出cffDNA,孕10~21周达到动态平衡的水平。高通量测序技术可以同时对母体及胎盘来源的所有cfDNA进行测序,经生物信息学分析可确定cffDNA的染色体来源。

NIPT自2008年诞生以来,临床研究证实其检测性能远高于生化血清学筛查,其检出率高,假阳性率低,迅速获得了临床应用。2016年国家卫生和计划生育委员会发布《孕妇外周血胎儿游离DNA产前筛查与诊断技术规范》以规范国内NIPT的应用。

随着测序技术的进步,目前NIPT技术除了对染色体非整倍体检测有较好效果外,还可以检测性染色体非整倍体,如(47,XXX)、(47,XXY)、(45,X)等。NIPT-Plus作为一种新的检测技术,还可同时检测≥10Mb的染色体微缺失综合征。目前,单基因病的NIPT检测技术正在发展和应用,如可检测先天性肾上腺皮质增生症、地中海贫血、软骨发育不全、甲基丙二酸血症、脊髓性肌萎缩、进行性假肥大性肌营养不良、肝豆状核变性等。单基因病的NIPT可作为筛查技术,适用于筛查罹患某种单基因病风险较高的胎儿,必要时可作为有创性产前诊断的替代方案。

与所有的基因检测一样,NIPT检测要做好方法学质量控制,做好基因检测前、检测后的遗传咨询,包括导致假阳性和假阴性的可能性,必要时进一步介绍产前诊断的方法、流程和必要性,建议选择合适的方法进行产前诊断。对于NIPT检测结果为低风险的孕妇,建议其仍需定期进行常规产前检查。

六、携带者筛查

正常个体的基因组中都携带或多或少的隐性致病变异(杂合状态),携带者筛查(carrier screening)指针对没有明显遗传病表型的个体进行常见的染色体隐性遗传性疾病的基因检测,以发现受检者是否携带目标疾病相关基因的致病性或可能致病性变异。

携带者筛查预防遗传病已经有数十年的历史,国际上开展较好的例子有溶酶体贮积症等疾病的筛查,地中海贫血携带者筛查也是典型的成功案例。携带者筛查对于提高人口素质的作用已形成了一定共识,国际上开始推荐携带者筛查,此筛查被认为是一种可降低隐性遗传病发病率的有效策略。

遗传病携带者筛查主要在孕前或孕早期进行,采用准确、经济的方法对夫妻一方或双方进行筛查,评估其生育患儿的风险并进行生育指导,或行产前诊断,最大限度地避免生育严重遗传病患儿,降低该遗传病在群体中的发病率。

地中海贫血的致病基因明确,有高发人群、家族史或高危指征。我国根据南方地区高发地中海贫血的危害,近年也推出了在婚前检查或生育前进行携带者筛查,对减少重型地中海贫血患儿的出生取得了较好的效果。目前国内在探索性开展耳聋、SMA等数十至数百个疾病的携带者筛查研究。随着基因测序技术的发展,以高通量测序技术为基础的携带者筛查应运而生,借助该技术检测和分析,可以一次检测筛查数十种、数百种甚至数千种遗传病致病基因的携带状态。

开展携带者筛查首先须解决筛查病种问题,其原则为选择疾病危害严重,通常严重致死、致残、致愚的遗传病;疾病有明确的致病基因,致病性变异的基因型与表型关系明确;携带者频率相对高;有成本效益;符合伦理原则。因此,在开展携带者筛查前要仔细论证,包括病种和基因致病位点选择、变异携带率等。其次,开展携带者筛查,检测前和检测后的遗传咨询必须跟进,要有遗传咨询队伍,没有遗传咨询就没有群体筛查。最后,充分知情同意,必须告知清楚携带者筛查的优缺点、包含基因的局限性与检测费用等问题。

七、指导遗传咨询

遗传咨询即"遗传指导",是由从事医学遗传专业的人员应用遗传学和临床医学基本原理,对遗传病的病因、遗传方式、诊治及再发风险率等予以解答,结合心理评估,识别患者及家属在情感、社会、教育以及文化等方面的理解及接受问题,以此对疾病、婚育及产前诊断提出建议和指导。此外,还要为患者及家属提供有效的医学、教育、经济以及心理等社会资源;引导患者及家属参与对疾病诊治有益的研究项目。

鉴于遗传代谢病的危害性,开展遗传咨询对于减少或避免遗传性疾病的患儿出生,提高出生人口素质具有重要意义。而基因诊断降低了医学表型诊断的误差,使遗传咨询的精准度和指导性得以提高。另外,基因结构变异检测技术平台的建立和大量突变数据库的累积,又能进一步推动精确的基因诊断和遗传咨询。

(顾学范)

参考文献

[1] 邬玲仟, 张学. 医学遗传学. 2版. 北京: 人民卫生出版社, 2023.

[2] 赵正言, 周文浩, 梁德生. 新生儿基因筛查. 北京: 人民卫生出版社, 2022.

[3] 中华预防医学会出生缺陷与控制专业委员会新生儿遗传代谢病筛查学组, 中华医学会儿科学分会新生儿学组. 中国新生儿基因筛查专家共识: 高通量测序在单基因病筛查中的应用. 中华实用儿科临床杂志, 2023, 38 (1): 31-36.

[4] 中华预防医学会出生缺陷预防与控制专业委员会产前筛查和诊断学组. 孕前及孕早期常见隐性单基因遗传病携带者筛查临床应用专家共识. 中华围产医学杂志, 2024, 27 (1): 3-12.

[5] 顾学范, 韩连书, 余永国. 中国新生儿遗传代谢病筛查现状及展望. 罕见病研究, 2022, 1 (1): 13-19.

第七章　新生儿疾病筛查实验室质量控制与管理

第一节　定量检验方法的验证

一、概述

(一) 一般要求

性能验证是指对已确认的检验方法的评价,对未经确认的检验方法,以及明显修改过的检验方法,应按相关要求进行分析性能确认。

临床实验室在启用新检验方法前应对其分析性能进行验证。临床实验室可能还有其他需验证分析性能的情况,如仪器搬迁或重要维修后、纠正重大环境设施失控情况后等。需验证的分析性能指标可能会因检验项目和实际情况而异,应酌情确定需验证的性能指标。

临床实验室应根据相应临床需要和目前技术水平制定检验方法分析性能标准(可接受的性能指标限值),作为验证结果解释的主要依据。性能标准的制定可参考相关标准、指南或文献的建议及检验方法制造或研发者的性能声明等。

(二) 方案、程序和样品准备

本节提出检验方法精密度、正确度、线性和特异性验证的原则性方案,不排除其他合理方案。各项性能验证可独立进行,也可根据各项验证方案要点,酌情合并进行,以节省时间和资源。

在进行验证实验前,实验室工作人员应充分理解检验方法,熟悉相关操作,制定内部质量控制方法和规则,保证检验方法正常运行。每批验证实验均应进行内部质量控制,若出现失控情况,应弃去该批实验结果,分析可能原因,重新进行实验。

实验前应根据方案设计对样品进行必要处理,如复溶(对于冻干样品)、混合及分装等,分装份数应满足各批(包括可能额外检测批)检测需要。对

于部分检验方法,样品可能还需其他特定处理,如沉淀、提取等,在此情况下,应独立进行各批检测的样品处理。若需储存或运输样品,应根据检验项目性质,确定合适的样品储存和运输条件,保证样品在验证实验期间稳定完整。

(三) 数据处理

在进行数据处理前,应检查实验结果中的可能离群值,可用特定统计规则(如 3 倍标准差)鉴别并剔除离群值,但剔除数据量不得超过总数据量的 5%。

本标准数据处理中随机效应和系统效应分别用标准差和偏倚或差值描述,进行相关计算时也可用其相对值,即变异系数和相对偏倚或差值,将标准差和偏倚或差值除以对应均值的变异系数和相对偏倚或差值。

二、精密度验证

(一) 方案设计

精密度验证的基本过程是用待验证程序对多水平样品进行多批、多次检测,获得检验方法的重复性(批内)和中间(实验室内)精密度指标(标准差或变异系数),与规定的可接受标准比较,得出验证结论。

精密度验证实验应检测至少 2 个不同浓度水平的样品,对样品进行至少 5 批检测,每批在不同工作日(不一定连续)完成,每批检测重复检测每种样品至少 3 次。

(二) 样品准备与检测

按上述方案准备样品,宜选用单一或混合患者样品,也可选用性质相似的质控样品;样品水平应接近医学决定水平或相关病理情况下的临床常见

水平,避免极端水平。

按上述方案用待验证检验方法检测样品,记录检测结果。

(三) 数据处理

可用一般办公软件的相关函数进行数据处理。计算每个样品每批实验结果的均值和标准差(S_{WRi}),计算各批均值的均值(总均值)和标准差(S_M);按公式计算批内标准差(S_{WR})和实验室内标准差(S_{WL})。详细计算公式见 WS/T 408—2024《定量检验程序分析性能验证指南》。

三、正确度验证

(一) 方案设计

正确度验证可采用参考物质检测和程序对比等方式,通过实验获得待验证检验方法的偏倚,与规定的可接受偏倚比较,得出验证结论。

若采用参考物质检测方式,正确度验证应检测至少2个浓度水平的参考物质,对每种参考物质进行至少10次重复检测;若采用程序对比方式,应检测至少20份患者样品,每份样品用每种程序检测1次。两种方式的检测均可在一批或多批实验中完成。

检验方法的正确度直接影响医学决定水平或参考区间的有效性,正确度验证方式选择及参考物质或对比方法选择应充分考虑相关检验项目的标准化情况,合理制订验证方案。

目前,部分检验项目标准化程度较高,不同检验方法在新鲜患者样品上结果接近,在临床上使用相同医学决定水平或参考区间,这些检验项目一般具有公认的参考测量程序,部分还具有定值可溯源且可互换的参考物质,此类检验项目为A类。对于此类检验项目,正确度验证的目的是保证检验结果的准确性,从而使通用医学决定水平或参考区间得以有效实施。

还有许多检验项目标准化程度不高,不同检验方法的结果存在差异,使用不同医学决定水平或参考区间,这些检验项目一般无公认的参考测量程序,也无可通用的参考物质,此类检验项目为B类。对于此类检验项目,正确度验证的目的是保证检验结果在特定检验方法范围内的可比性,从而使特定医学决定水平或参考区间得以有效实施。

采用参考物质检测方式时还应充分考虑参考物质的互换性。互换性的意义及评价方法详见WS/T 356—2024《参考物质互换性评估指南》。

(二) 通过参考物质检测验证正确度

1. 参考物质选择、准备与检测　可酌情依次选用下列种类的参考物质。

(1)可互换的有证参考物质:一般来自参考物质研制机构,适用A类检验项目。

(2)可互换的正确度验证物质:应符合GB/T 21415—2008《体外诊断医疗器械　生物样品中量的测量　校准品和控制物质赋值的计量学溯源性》相关要求,一般来自室间质评机构或标准化计划组织者,也可由实验室自行制备,适用A类检验项目。

(3)专用正确度控制物质:应符合GB/T 21415—2008《体外诊断医疗器械　生物样品中量的测量　校准品和控制物质赋值的计量学溯源性》相关要求且适用待验证检验方法,有的称校准验证物质,一般由检验方法制造商或其他制造商提供,也可由实验室自行制备,适用A类和B类检验项目。

(4)室间质评物质:应来自待验证检验方法参评实验室数>20且独立分组的室间质评计划,适用A类和B类检验项目。

所选参考物质浓度水平应接近医学决定水平或参考区间重要限值,或相关病理情况下的临床常见水平,避免极端水平。

按上述方案准备足够数量的参考物质,用待验证检验方法检测参考物质,记录检测结果。

2. 数据处理　记录或计算参考物质定值(x_A)和定值的标准不确定度(u),上述第1、2、3类参考物质一般会给出定值、标准不确定度或扩展不确定度及包含因子,将扩展不确定度除以包含因子可得标准不确定度;第4类参考物质定值为同程序组均值,其标准不确定度为该均值的标准误,即实验室间标准差除以参加实验室数的平方根。详细计算公式见 WS/T 408—2024《定量检验程序分析性能验证指南》。

(三) 通过程序对比验证正确度

1. 对比程序选择与准备　可酌情选用下列对比程序。

(1)参考测量程序:适用A类检验项目。

(2)医学决定水平或参考区间相同的其他常规检验方法:适用A类和B类检验项目,应选择应用相对广泛、已知分析性能良好的程序。

对比程序可由本实验室运行,也可由其他实验室运行,实验前相关实验室均应熟悉验证方案,准备对比程序,保证程序正常运行。

2. 样品准备与检测　按上述方案准备足够数目和体积的患者样品,浓度水平包括医学决定水平或参考区间重要限值及相关病理情况下的临床常见水平,避免极端水平。将每份样品分为 2 份,分别供待验证方法和对比方法检测用。样品宜新鲜检测,必要时可做储存。按上述方案用待验证检验方法和对比检验方法检测样品,记录检测结果。

3. 数据处理　计算每个样品的待验证方法检测值与对比方法检测值之差,将差值按样品浓度做图,检查差值有无趋势性变化,若有,应酌情分段处理数据。

计算差值的均值和标准差,即为检验方法的偏倚(b)及其标准差(S_b)。详细计算公式见 WS/T 408—2024《定量检验程序分析性能验证指南》。

四、线性验证

(一) 方案设计

线性验证的基本过程是用待验证检验方法检测覆盖特定浓度范围的已知浓度的多个样品,将检测浓度对已知浓度进行线性回归,计算特定回归参数,与规定的相关标准比较,得出验证结论。

线性验证应检测至少 5 个浓度的样品,最高和最低浓度应分别接近检验方法分析测量范围的上、下限,每个样品重复检测至少 3 次,检测可在一批实验中完成。

(二) 样品准备与检测

线性验证宜选用患者样品,也可选用其他适宜样品,避免含明显已知干扰物质的样品。理论上,样品可以是不同浓度的自然样品(如来自不同个体的样品),也可以是由 2 个高、低浓度样品按不同比例混合而制备的系列混合样品。前者需用另一种检验方法为样品定值,影响实验结果的因素更多,结果解释更为复杂,故线性验证一般考虑选用系列混合样品,但对于不便制备混合样品的检验项目(如血细胞分析),可能适宜选用患者样品。

若选用混合样品,准备高、低浓度 2 份样品,其浓度分别接近待验证程序分析测量范围的上下限,将 2 份样品按不同比例混合,得不同浓度样品,由高、低值样品浓度和混合比例计算样品浓度,作为已知浓度。高、低值样品浓度是本程序检测值。应合理确定混合比例,使样品浓度等距或接近等距。样品混合一般采用容量法,应合理选用移液器具和移液体积,保证所转移样品体积的准确性(相对于程序的精密度,混合体积误差可以忽略)。需要时,可考虑重量法混合。高低值样品难以获得时,可考虑添加分析物或稀释样品,应合理选用添加物和稀释剂,尽量减小可能的样品互换性改变。

若选用患者样品,其浓度应覆盖该程序分析测量范围,尽量接近等距分布,用另种检验方法为样品定值,作为已知浓度。

按上述方案用待验证程序检测样品,记录检测结果。

(三) 数据处理

以已知浓度作为自变量(x),各单次检测浓度作为因变量(y),进行直线回归,得回归方程。详细计算公式见 WS/T 408—2024《定量检验程序分析性能验证指南》。

第二节　室内质量控制

一、常用控制规则

质控规则是解释质控测定结果和判断分析批控制状态的标准。以符号 A_L 表示,其中 A 是超过控制限的质控测定结果个数或质控测定结果的统计量,L 是控制限。当质控测定结果满足规则要求的条件时,则判断该分析批违背此规则。

常用质控规则如下($\overline{X}$:平均数;S:标准差)。

(1)$1_{2.5S}$:一个质控测定结果超过 $\overline{X} \pm 2.5S$,为违背此规则,提示存在随机误差。

(2)1_{3S}:一个质控测定结果超过 $\overline{X} \pm 3S$,为违背此规则,提示存在随机误差。

(3)R_{4S}:同批两个质控测定结果之差值超过 $4S$,即一个质控测定结果超过 $\overline{X}+2S$,另一质控测定结果超过 $\overline{X}-2S$,为违背此规则,表示存在随机误差。

(4)2_{2S}:两个连续质控测定结果同时超过 $\overline{X}+2S$ 或 $\overline{X}-2S$,为违背此规则,表示存在系统误差。

(5) 4_{1S}：一个质控品连续的四次测定结果都超过 $\bar{X}+1S$ 或 $\bar{X}-1S$，两个质控品连续两次测定结果都超过 $\bar{X}+1S$ 或 $\bar{X}-1S$，为违背此规则，表示存在系统误差。

(6) $8_{\bar{x}}$：八个连续的质控测定结果在平均数一侧，为违背此规则，表示存在系统误差。

(7) $10_{\bar{x}}$：十个连续的质控测定结果落在平均数的同一侧，为违背此规则，表示存在系统误差。

二、开展室内质量控制前的准备工作

1. 培训实验室检测人员　在开展质量控制前，每个实验室检测人员都应对质量控制的重要性、基础知识、一般方法有较充分的了解，并在质量控制的实际工作中不断进行培训提高。

2. 建立标准操作规程　实施质量控制需要有一套完整的标准操作规程（standard operation procedures，SOP）。例如，仪器的使用、维护操作规程，试剂、质控品、校准品等的使用操作规程等。所有临床实验室都应建立一套较完整的 SOP。

3. 校准　对测定临床样品的仪器要按一定要求进行校准，校准时要选择合适的（配套的）校准品；如有可能，校准品应能溯源到参考方法或 / 和参考物质；对不同的分析项目要根据其特性确立各自的校准频率。

4. 质控品

(1) 特性：质控品的成分应与检测患者样本的基质相似或相同。质控品应均一和稳定，如条件允许，可储存一年的用量。瓶间变异性应小于分析系统的变异。如果没有商品化质控品，实验室可以自制质控品。

(2) 质控品中分析物的浓度：所选质控品的浓度应反映临床有意义的浓度范围。若使用定值质控品，使用说明书上的原有标定值只能作参考。必须由实验室做重复测定来确定实际的均值和标准差。

三、室内质量控制方法的设计

(一) 质量控制方法选择和设计表格

质控选择表格是一种 3×3 表格，其确定了适合于九种不同分类检验方法的质控方法 [质控规则和每批质控测定结果个数（n）]。对单规则固定限质控方法建立质控选择和设计表格，如 Levey-Jennings 质控图；以及对多规则质控方法建立质控选择和设计表格，如多规则质控方法。表 7-1 和表 7-2 分别显示出两种质控选择和设计表格。表格的行由医学上重要的系统误差大小（ΔSEc）描述过程能力（process capability），表格的列由误差发生率（frequency of errors，f）描述过程的稳定性。

临界系统误差：$\Delta SEc=[(TEa-|Bias|)/CV]-1.65$），TEa 为允许总误差，Bias 为偏倚。

TEa 目前可采用全国临床检验室间质量评价（external quality assessment，EQA）/ 能力验证（proficiency testing，PT）计划标准、国家卫生健康委员会行业标准等。按照检验方法评价方案对本实验室定量测定的项目逐一进行评价，确定每一项目的不精密度（用 $CV\%$ 表示）和偏倚（用 Bias% 表示）。

表 7-1　单规则固定限质控方法设计表格

过程能力（ΔSEc）	过程稳定性（误差发生率，f）					
	差 >10%		中度 2%~10%		良好 <2%	
<2.0S	$1_{2.0S}$	n=3~6	$1_{2.0S}$	n=2	$1_{2.0S}$	n=1
	$1_{2.5S}$	n=6~8	$1_{2.5S}$	n=4	$1_{2.5S}$	n=2
	$1_{3.0S}$	n=6	$1_{3.0S}$	n=4	$1_{3.5S}$	n=6
2.0S~3.0S	$1_{2.0S}$	n=2	$1_{2.0S}$	n=1	$1_{2.5S}$	n=1
	$1_{2.5S}$	n=4	$1_{2.5S}$	n=2	$1_{3.0S}$	n=2
	$1_{3.0S}$	n=6	$1_{3.0S}$	n=4	$1_{3.5S}$	n=4
			$1_{3.5S}$	n=6		
>3.0S	$1_{2.0S}$	n=1	$1_{2.5S}$	n=1	$1_{3.0S}$	n=1
	$1_{2.5S}$	n=2	$1_{3.0S}$	n=1	$1_{3.5S}$	n=2
	$1_{3.0S}$	n=4	$1_{3.5S}$	n=4		
	$1_{3.5S}$	n=6				

表 7-2 多规则方法质控设计表格

过程能力（ΔSEc）	过程稳定性（误差发生率，f）		
	差 >10%	中度 2%~10%	良好 <2%
<2.0S	$1_{3S}/2_{2S}/R_{4S}/4_{1S}/12_{\bar{X}}$ n=6	$1_{3S}/2_{2S}/R_{4S}/4_{1S}/8_{\bar{X}}$ n=4	$1_{3S}/2_{2S}/R_{4S}/4_{1S}$ n=2
2.0S~3.0S	$1_{3S}/2_{2S}/R_{4S}/4_{1S}/8_{\bar{X}}$ n=4	$1_{3S}/2_{2S}/R_{4S}/4_{1S}$ n=2	$1_{3S}/2_{2S}/R_{4S}/(4_{1S}W)$ n=2
>3.0S	$1_{3S}/2_{2S}/R_{4S}/4_{1S}$ n=2	$1_{3S}/2_{2S}/R_{4S}/(4_{1S}W)$ n=2	$1_{3S}/(4_{1S}W)$ n=2

表格内是质控规则和每批质控测定结果个数（n）。多规则质控方法由"/"把质控规则联合起来，例如，$1_{3S}/4_{1S}$（W）是两个单规则的联合，具有"W"的规则表明为"警告"规则，而不是判断失控的规则。

（二）Westgard 西格玛规则图法

将经典的 Westgard 多规则逻辑判断图和 6σ 结合建立西格玛规则图（图 7-1、图 7-2）。

计算西格玛度量值可描述测量程序的精密度和正确度与质量要求之间的关系，同时可计算重要的医学临界系统误差，然后根据临界系统误差和质量控制方法的性能，选择适当的质控规则和每批质控测定值个数。σ 度量值可以由下列公式计算：$\sigma=[(TEa-|Bias|)/CV]$，其中 TEa 为允许总误差，Bias 和 CV 表示检验方法观测的偏倚和不精密度。

（三）标准化西格玛性能验证图法

用允许总误差、偏倚和变异系数绘制标准化西格玛性能验证图（图 7-3）。图中斜线划分的区域从右上到左下依次代表"$\sigma<2$（不可接受）"，无可选的质控规则；"$2\leq\sigma<3$（欠佳）"，无可选的质控规则；"$3\leq\sigma<4$（临界）"，$1_{3S}/2_{2S}/R_{4S}/4_{1S}/8_{\bar{X}}$ 多规则，$n=4$、$R=2$ 或 $n=2$、$R=4$；"$4\leq\sigma<5$（良好）"，$1_{3S}/2_{2S}/R_{4S}/4_{1S}$ 多规则，$n=4$、$R=1$ 或 $n=2$、$R=2$；"$5\leq\sigma<6$（优秀）"，$1_{3S}/2_{2S}/R_{4S}$ 多规则，$n=4$、$R=1$ 或 $n=2$、$R=2$；和"$\sigma\geq6$（世界一流）"，1_{3S} 规则，$n=2$、$R=1$。

将实验室某个定量测定项目获得的 CV 和 Bias 分别除以该项目的允许总误差（TEa），得到 x 轴和 y 轴数值，根据上述值可以确定该项目在图上的位置，根据其位置就可以找到相应的质控规则。

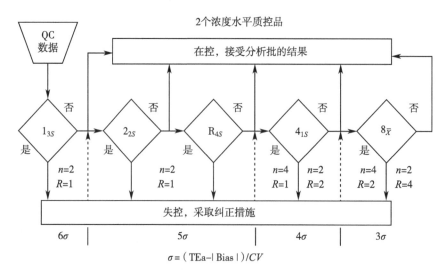

图 7-1 2 个浓度水平质控品的 Westgard 西格玛规则图
n. 每批质控测定结果个数；R. 批数。

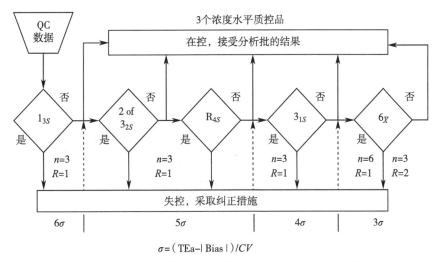

图 7-2　3 个浓度水平质控品的 Westgard 西格玛规则图
n. 每批质控测定结果个数；R. 批数。

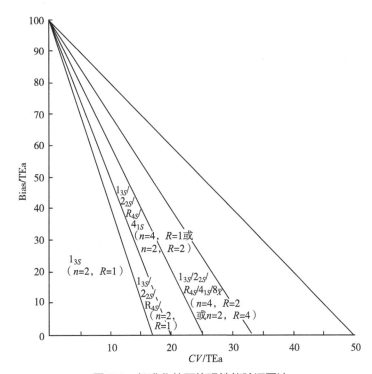

图 7-3　标准化的西格玛性能验证图法

四、室内质量控制的实际操作

(一) 设定中心线(均值)

1. 稳定性较好的质控品　在开始室内质量控制时，首先要设定质控品的均值。各实验室应对新批号的质控品的各个测定项目自行确定均值。均值必须在实验室内使用自己现行的检验方法进行确定。定值质控品的标定值只能作为确定均值的参考。

(1) 暂定均值的设定：为了确定均值，新批号的质控品应与当前使用的质控品一起进行测定。根据 20 或更多独立批获得的至少 20 次质控测定结果(剔除异常值或离群值)，计算出平均数，作为暂定均值。

以此暂定均值作为下一个月室内质控图的中心线进行室内质控；一个月结束后，将该月的在控结果与前 20 个质控测定结果汇集在一起，计算累积平均数(第一个月)，以此累积的平均数作为下一个月质控图的均值。

重复上述操作过程,连续 3~5 个月,或逐月不断进行累积。

(2)常用均值的设立:以最初 20 个数据和 3~5 个月在控数据汇集的所有数据计算的累积平均数作为质控品有效期内的常用均值,并以此作为以后室内质控图的平均数。对个别在有效期内浓度水平不断变化的项目,则需不断调整均值。

2. 稳定性较差的质控品　在 3~4 天内,每天分析各水平质控品 3~4 瓶,每瓶进行 2~3 次重复。收集数据后,计算平均数、标准差和变异系数。对数据进行异常值检验。如果发现异常值,需重新计算余下数据的平均数和标准差。以此均值作为质控图的中心线。

(二)设定控制限

对新批号质控品应确定控制限,控制限通常以标准差倍数表示。

1. 稳定性较好的质控品

(1)暂定标准差的设定:为了确定标准差,新批号的质控品应与当前使用的质控品一起进行检测。根据 20 或更多独立批获得的至少 20 次质控测定结果(剔除异常值或离群值),计算出标准差,并作为暂定标准差。

以此暂定标准差作为下一个月室内质控图的标准差进行室内质控;一个月结束后,将该月的在控结果与前 20 次质控测定结果汇集在一起,计算累积标准差(第一个月),以此累积的标准差作为下一个月质控图的标准差。

重复上述操作过程,连续 3~5 个月,或逐月不断进行累积。

(2)常用标准差的设定:以最初 20 次质控检测结果和 3~5 个月在控质控结果汇集的所有数据计算的累积标准差作为质控品有效期内的常用标准差,并以此作为以后室内质控图的标准差。

2. 稳定性较差的质控品　标准差使用的数据量越大,其标准差估计值越好。因此,并不推荐使用上述的重复数据来建立新的标准差。而是采用以前变异系数(CV)来估计新的标准差。

以前的标准差是几个月数据的简单平均或是累积的标准差,这就考虑了检测过程中更多的变异。标准差等于上述平均数乘以以前变异系数(CV)。

也可以采用加权平均的不精密度(CV%)乘以上述重复试验得出的均值,得出标准差,作为暂定的标准差。

加权平均的不精密度(CV%)是基于累积的长期 CV%,累积的不精密度包含了不同时间同一仪器相同质控品不同批次之间的预期变异。对于每一批号质量控制批的数量不同,可以按照表 7-3 示例进行计算。

表 7-3　检验项目 A 的质控情况

批号	均值/($\times 10^9 \cdot L^{-1}$)	批的数量	CV%
123	7.8	30	2.3
124	8.0	22	4.6
125	8.1	41	2.1

注:加权平均的 $CV\% = \dfrac{30 \times 2.3 + 22 \times 4.6 + 41 \times 2.1}{30 + 22 + 41} = 2.76$。

此处加权平均的 CV% 值不是 3 个 CV% 值简单的平均值(为 3.0%)。在收集这些数据时不能抛除以前质控批次的数据。除非有合理的原因,否则会使累积的 CV% 值错误地偏低。用新批次的均值和加权平均的 CV% 计算该批号合适的标准差(S)。假定新批号的检验项目 A 的均值为 7.5,使用上面所得的加权平均的 CV% 值 2.76,得出:

$$S = \frac{加权平均的 CV\% \times 均值}{100} = \frac{2.76 \times 7.5}{100} = 0.20$$

待此一个月结束后,将该月在控结果与前面建立质控图的质控结果汇集在一起,计算累积平均值和标准差,以此累积的平均值和标准差作为再下一个月质控图的中心线和标准差;重复上述操作过程,并进行逐月累积。

3. 控制限的设定　控制限通常是以标准差的倍数表示。临床实验室不同项目(定量测定)的控制限的设定要根据其采用的质控规则来决定。

(三)质控品的检测

1. 应用　每一检测项目在规定的分析批内必须检测质控品。

2. 质控品检测的频次　在每一个分析批内至少对质控品进行一次检测。检测系统或试剂的厂商应推荐每个分析批使用的质控品数量。用户根据不同情况,可增加或减少质控品测定次数。

3. 质控品的位置　用户应确定每批内质控品的位置,原则是在报告一批患者检测结果前,应对质控结果做出评价。质控品的位置须考虑分析方法的类型,可能产生的误差类型。例如,在用户规定批长度内,进行非连续样品检测,质控品放在标本检验结束前,可监测偏倚;如将质控品平均分布于整个批内,可监测漂移;若随机插于患者样品中,可检出随机误差。在任何情况下,都应在报告患者检测结果前评价质量控制结果。

4. 更换质控品　拟更换新批号的质控品时,应在"旧"批号质控品使用结束前与"旧"批号质控品一起测定,重复上述质控品检测的过程,设立新的均值和控制限。

（四）绘制质控图及记录质控结果

质控图是对过程质量加以测定和记录,从而评估和监察过程是否处于控制状态的一种统计方法设计的图。图上有中心线（central line,CL）、上控制限（upper control limit,UCL）和下控制限（lower control limit,LCL）,并有按时间顺序质控结果或质控结果统计量值的描点序列。根据质控品的均值和控制限绘制 Levey-Jennings 质控图（单一浓度水平）,或将不同浓度水平绘制在同一图上的 Z 分数图,或 Youden 图。将原始质控结果记录在质控图表上。保留打印的原始质控记录。

（五）质控规则的应用

将设计的质控规则应用于质控测定结果,判断每一分析批是在控还是失控。

（六）失控情况处理及原因分析

1. 失控情况处理　操作者在测定质控品时,如发现质控数据违背了控制规则,应填写失控报告单,上交专业室主管（组长）,由专业室主管（组长）做出是否发出与测定质控品相关的那批患者样品检验报告的决定。

2. 失控原因分析　失控受多种因素影响,包括操作上的失误,试剂、校准物、质控品的失效,仪器维护不良以及采用的质控规则、控制限范围、一次测定的质控品数等。失控就意味着与测定质控品相关的那批患者样品报告可能作废。此时,首先要尽量查明导致失控的原因,然后再随机挑选出一定比例（如 5% 或 10%）的患者样品进行重新测定,最后根据预先设定标准判断先前测定结果是否可接受,对失控做出恰当的判断。对判断为真失控的情况,应该在重做质控结果在控以后,对相应的所有失控患者标本进行重新测定。如失控信号被判断为假失控,常规测定报告可以按原先测定结果发出,不必重做。

当结果提示失控时,可采取的分析步骤:确定失控类型、分析查找原因、针对原因采取纠正措施、验证纠正措施的有效性、验证措施有效后恢复检验、评估最后一次成功质量控制活动后患者样品的

检验结果、填写失控报告。

3. 消除失控的原因　对失控的最佳处理是确认问题的原因,发现问题并提出妥善解决的办法,消除失控的原因,并防止再次发生。

4. 验证患者结果　实验室应建立制度,在出现质控失控时,有相应措施验证患者的检测结果。

五、室内质量控制数据的管理

（一）每月或规定时间内室内质量控制数据统计处理

每个月的月末、最后一批检测结果结束后或规定时间内,应对所有质控数据进行汇总和统计处理,计算的内容至少应包括以下几种。

1. 当月或规定时间内每个测定项目原始质控数据的平均数、标准差和变异系数。

2. 当月或规定时间内每个测定项目除外失控数据后的平均数、标准差和变异系数。

3. 当月或规定时间内及以前每个测定项目除外失控数据后的所有质控数据的累积平均数、标准差和变异系数。

（二）每月或规定时间内室内质量控制数据的保存

每个月的月末或规定时间内,应将所有质控数据汇总整理后存档,存档的质控数据包括以下几种。

1. 当月或规定时间内所有项目的原始质控数据。

2. 当月或规定时间内所有项目质控数据的质控图。

3. 上述（一）项内所有计算的数据（包括平均数、标准差、变异系数及累积的平均数、标准差、变异系数等）。

4. 当月或规定时间内的失控报告单（包括违背哪一项失控规则、失控原因、采取的纠正措施）。

（三）每月或规定时间内上报的质量控制数据图表

每个月的月末或规定时间内,将所有质控数据汇总整理后,应将以下汇总表上报实验室负责人。

1. 当月或规定时间内所有测定项目的质控数据汇总表。

2. 当月或规定时间内所有测定项目的失控情况汇总表。

（四）室内质量控制数据的周期性评价

每个月的月末或规定时间内,都要对当月或规定时间内室内质控数据的平均数、标准差、变异系

数及累积平均数、标准差、变异系数进行评价,查看与以往各月的平均数、标准差、变异系数之间是否有明显不同。如果发现有显著性的变异,就要对质控图的均值、标准差进行修改,并要对质控方法重新进行设计。

六、应用患者数据的质量控制方法

(一) 患者结果均值法

1. 正态均值法 执行患者结果均值法质量控制方法时,应考虑以下五个重要的参数或统计量:①患者样品数据的平均值($\overline{X}_p$),②患者样品测定结果的总体标准差(S_p),③分析标准差(S_a),④计算患者样品平均值的标本量(n_p),⑤质控界限确定的假失控概率(P_{fr})。此外还应考虑患者样品均值舍弃异常值的界限(上限和下限)。

2. 移动均值法 移动均值法是建立在连续的 20 个患者红细胞指数[平均红细胞体积(mean corpuscular volume,MCV)、平均红细胞血红蛋白含量(mean corpuscular hemoglobin,MCH)、平均红细胞血红蛋白浓度(mean corpuscular hemoglobin concentration,MCHC)]的多组均值基础上,此种算法的原理简单,但公式很复杂。移动均值法的控制限一般定为 ±3%。移动均值的另外一种形式是最近三个移动均值的均值超过 2% 就算失控。

(二) 差值检查法

对某一具体的患者来说,若其情况稳定,则患者前后试验结果也应基本稳定。因此,在患者情况稳定时,患者连续试验结果之间的差值,即 Δ(delta)值应该很小。如果 Δ 值很大并超过预先规定的界限,则表明可能存在下列三种情况:①患者样品的试验结果确实有了变化;②标本标记错误或混乱;③计算 Δ 值的两个结果值之一有误差。

通常以下列两种方式之一来计算 Δ 值:

Δ(实验单位)= 第二次结果 – 第一次结果

Δ(%)=100 × (第二次结果 – 第一次结果)/第二次结果

(三) 患者样品双份检测的极差质控图法

某些检验方法采用双份检测。此时使用患者样品双份检测值的差异能确定检验方法的批内标准差。也能应用双份检测的极差来检出批内随机误差。

双份检测值的差值可以绘制在休哈特极差质控图上,其质控界限可由差值的标准差计算出来。也可由下面的公式从双份检测的标准差($S_{双}$)导出双份检测极差的控制限。

$$R_{0.025} \text{ 控制限} = S_{双} \times 3.17$$
$$R_{0.01} \text{ 控制限} = S_{双} \times 3.64$$
$$R_{0.001} \text{ 控制限} = S_{双} \times 4.65$$

七、对室内质量控制数据进行实验室间比对

(一) 对质控品室内质量控制数据进行实验室间比对

若多个实验室共用同一批号的质控品,可将报告结果组织一个实验室间比对计划。

由该计划的数据获得统计资料,用来确定:①实验室内和实验室间不精密度;②实验室间同一方法组的偏倚;③精密度和相对偏倚的分析和统计参数,与医学要求的关系。

作为实验室自我评价,相对于方法学组的偏倚及相对不精密度是有用的参数。对室内质量控制数据进行实验室间比对,为完善室间质量评估提供了有效的补偿。因此,应鼓励实验室积极地参与室内质控数据的实验室间比对计划。

(二) 对患者数据百分位数(中位数)进行实验室间比对

患者数据百分位数(中位数)监测为厂家和实验室提供了评估实验质量、可比性、稳定性以及变异来源的方法,也提供了实验分析质量是如何在常规条件下持续的证据,还可用于发现主要偏倚来源。该方法将患者样品检测结果的统计量进行比对,并与日常室内质量控制的观察联系在一起,是改进医疗现代化的质量管理工具。

第三节 室间质量评价

在临床实验室管理中,室间质量评价(external quality assessment,EQA)或能力验证(proficiency testing,PT)越来越受到各级临床实验室管理者和临床医务人员的重视。目前,大多数医学领域的专

家将"室间质量评价"与"能力验证"看成是同义词,国际上有关文件和论著中已越来越多地用"能力验证"代替"室间质量评价",而我国临床实验室仍习惯使用"室间质量评价"一词。

中华人民共和国国家标准 GB/T 27043—2012《合格评定能力验证的通用要求》中,将能力验证(室间质量评价)定义为利用实验室间比对,按照预先制定的准则评价参加者的能力。实验室间比对(inter-laboratory comparison)指按照预先规定的条件,由两个或多个实验室对相同或类似的物品进行测量或检测的组织、实施和评价。

一、室间质量评价提供者要求

(一) 组织

1. 室间质量评价提供者或其所在组织,应是一个具有法律地位和能够承担法律责任的实体。

2. 有责任确保所提供室间质量评价活动符合本标准要求,并满足参加者、法定管理机构和对其提供承认的组织的需求。

(二) 管理体系

1. 应建立、实施和保持与其活动范围相适应的管理体系,这些活动包括所提供室间质量评价的类型、范围和数量。

2. 对其政策、计划、程序和指导书的规定以及文件化程度,应能满足保证室间质量评价各方面质量的需要。体系文件应传达至有关人员,并被其理解、获取和执行。

(三) 人员

1. 应有管理和技术人员,具有履行其职责所需权限、资源和技术能力。

2. 管理层应规定组织中关键岗位所需资格和经验的最低要求,并确保人员满足要求。

(四) 室间质量评价计划的设计

1. 策划　应在室间质量评价计划开始前制订文件化的方案,说明本次室间质量评价计划的目标、目的以及基本设计情况,并提供以下信息,必要时应说明其取舍理由。

(1) 室间质量评价提供者的名称和地址。

(2) 协调者以及其他参与室间质量评价计划设计和运作的人员的姓名、地址和联系方式。

(3) 分包的活动以及参与室间质量评价计划运作分包方的名称和地址。

(4) 参加计划应满足的条件。

(5) 室间质量评价计划预期的参加者数量和类型。

(6) 所选定的被测量或特性,包括参加者需要鉴别、测量或检测的有关信息。

(7) 对质评物预期的量值范围和/或特性的描述。

(8) 所提供室间质量评价领域中涉及的潜在的主要误差来源。

(9) 对质评物生产、质量控制、存储、分发的要求。

(10) 防止参加者串通或伪造结果的合理预警措施,以及当怀疑串通或伪造时可执行的程序。

(11) 将提供给参加者的信息描述,及室间质量评价计划各阶段时间表。

(12) 对于连续室间质量评价计划,给参加者分发质评物的频次或日期,参加者返回结果的截止日期,若有必要,应包括参加者进行检测或测量的日期。

(13) 参加者准备检测材料以及进行检测或测量所使用的方法或程序的有关信息。

(14) 用于质评物均匀性和稳定性检验的检测或测量方法的程序,必要时确定其生物活性。

(15) 为参加者准备其使用的所有标准化报告格式。

(16) 所使用统计分析的详细描述。

(17) 所有指定值的来源、计量溯源性和测量不确定度。

(18) 参加者能力评价的准则。

(19) 返回给参加者的数据、中期报告或信息的描述。

(20) 参加者结果和根据室间质量评价计划结果所做结论的公布范围描述。

(21) 质评物丢失或损坏时应采取的措施。

2. 质评物的制备或采购　应建立并执行程序,确保所有质评物以恰当的方式获得、收集、制备、处置、存储,需要时包括废弃物的处理。该程序应确保制备或采购质评物所用材料的获取符合相关法规和伦理道德要求。

3. 均匀性和稳定性　应基于不均匀性和不稳定性对参加者能力评定可能产生的影响,建立合适的均匀性和稳定性判定准则。

4. 统计设计　应根据数据的特性(定量或定性,包括排序和分类)、统计假定、误差的性质以及预期的结果数量,制定和建立符合室间质量评价目标的统计设计。

5. 指定值

(1)应将确定室间质量评价计划被测量或特性指定值的程序形成文件。该程序应考虑所需的计量溯源性和测量不确定度,以证明室间质量评价计划符合其目标。

(2)若将公议值作为指定值,应将原因形成文件,并根据室间质量评价计划方案来评估指定值不确定度。

(3)应有关于指定值披露的政策。该政策应确保参加者不能从早期的披露中获益。

(五)报告

1. 室间质量评价报告应清晰、全面,包含所有参加者结果的资料,并指出每个参加者的能力。

2. 除非不适用或室间质量评价提供者有正当理由,否则报告应包括以下内容。

(1)提供者的名称和详细联系信息。

(2)协调者的姓名和详细联系信息。

(3)报告批准人的姓名、职位、签名或等效标识。

(4)提供者分包活动的说明。

(5)报告发布日期和状态(如初期的、中期的或最终的)。

(6)报告的页码和清晰的结束标记。

(7)结果保密程度的声明。

(8)室间质量评价计划报告的编号和清晰标识。

(9)对质评物的清晰描述,包括质评物制备、均匀性和稳定性评定的必要细节。

(10)参加者的结果。

(11)统计数据及总计统计量,包括指定值、可接受结果的范围和图形表示。

(12)用于确定指定值的程序。

(13)指定值的计量溯源性和测量不确定度的详细信息。

(14)用于确定能力评定标准差或其他评定准则的程序。

(15)对应每组参加者使用的检测方法/程序的指定值和总计统计量(如果不同组的参加者使用了不同的方法)。

(16)室间质量评价提供者和技术顾问对参加者的能力评述。

(17)室间质量评价计划设计和实施的信息。

(18)数据统计分析的程序。

(19)对统计分析解释的建议。

(20)基于本轮室间质量评价结果的评述或建议。

对于连续室间质量评价计划,提供较简单的报告即可,上述很多内容在常规报告中可以省略,但应包含在参加者可获得的室间质量评价计划协议或阶段性的汇总报告中。

二、室间质量评价参加者要求

(一)室间质量评价计划的选择

1. 参加者应详细阅读并理解室间质量评价计划书的有关要求。

2. 必须在规定时间内向室间质量评价提供者申请参加某项室间质量评价计划。

3. 选择室间质量评价计划时,应考虑以下因素。

(1)涉及的检测、测量或校准应与参加者所开展的检测、测量或校准类型相匹配。

(2)对计划设计的细节、确定指定值的程序、给参加者的指导书、数据统计处理以及最终总结报告的可获得性。

(3)室间质量评价计划运作的轮次。

(4)室间质量评价计划组织保障方面(如时间、地点、样品稳定性考虑、样品发送安排)的适宜性。

(5)接受标准(即用于判定室间质量评价中的满意表现)的适宜性。

(6)成本。

(7)为参加者保密的政策。

(8)报告结果和分析数据的时间表。

(9)确信质评物适宜性的特性(如均匀性、稳定性,以及适当时对国家或国际标准的计量溯源性)。

(10)与本标准的符合性。

(二)质评物接收与存储

1. 按患者样品作业指导书要求接收质评物。

2. 根据《室间质量评价活动指导书》,按质评物的性质、存储要求保存质评物。

(三)质评物准备与检测

1. 质评物应由进行常规检验的人员检测,实验室主任和检测人员应在室间质量评价提供者提供的工作表上签字,保证质评物与患者样品处理方式和安全要求相同。

2. 检测质评物的次数应与常规检测患者样品的次数一致。

3. 要求使用患者样品检测的主要检测系统和常规检验方法检测质评物。

(四)结果审核与记录

1. 应按作业指导书的要求对质评物检测结果进行审核。

2. 应将质评物处理、准备、方法、检测、审核等每一步骤形成文件化的记录。必须保存所有记录至少2年。

（五）结果回报

1. 应将检测结果等各项内容逐项填写回报表，通过"PT/EQA信息系统"回报给室间质量评价提供者。

2. 质评物检测项目测量单位、有效数字或小数位数按参加者常规检测项目填报。

3. 在规定回报质评物结果截止日期之前，参加者之间不能进行质评物检测结果的交流。

三、室间质量评价结果的利用

（一）提供者对室间质量评价结果的利用

1. 某一轮次室间质量评价计划的合格表现可以代表这一次的能力，但不能反映出持续的能力；同样，在一轮次室间质量评价计划中的不合格表现，也许反映的是参加者偶然地偏离了正常的能力状态。正因如此，不能使用室间质量评价作为唯一的手段。

2. 对报告了不合格结果的参加者，应有政策以应对。

（1）确保参加者在规定时间内开展调查和评议其能力，并采取适当的纠正措施。

（2）（必要时）确保参加者进行后续的室间质量评价以确认所采取的纠正措施有效。

（3）（必要时）确保由合适的技术人员对参加者进行现场评价，以确定纠正措施是有效的。

3. 应将对室间质量评价计划表现不合格可能采取的后续措施告知参加者。这些措施可能包括在规定时间内确认有效纠正措施后维持承认、对相关检测暂停承认（视纠正措施情况而定），直至撤销相关检测的承认。

4. 应有政策，从参加者处获得对室间质量评价结果所采取的措施，尤其是对不合格结果的措施。

（二）参加者对室间质量评价结果的利用

1. 参加者应从室间质量评价报告中得出有关自身能力的结论，其间考虑的信息应包括以下内容。

（1）质评物的来源和特性。

（2）所使用的检测和测量方法，特定检测或测量方法的指定值。

（3）室间质量评价计划的组织（如统计设计、重复测试次数、被测量、实施方式）。

（4）用于评定参加者能力的准则。

（5）相关的监管、认可或其他要求。

2. 在得到不合格的室间质量评价成绩时，应对相关人员进行适当的培训，对导致室间质量评价失败的原因进行分析，并采取纠正或预防措施。保存文件化记录至少2年。

3. 可利用室间质量评价结果向其他相关方证明其能力，如客户或分包协议中的相关方，但这不是唯一的方式。

4. 在向其他相关方证明其能力时，有责任提供所有相关信息。

（三）法定管理机构对室间质量评价结果的利用

1. 法定管理机构可利用室间质量评价结果，评价所辖地区参加者的能力。

2. 法定管理机构运作室间质量评价计划时，应符合本标准要求。

3. 使用独立的室间质量评价提供者的法定管理机构应：

（1）在承认室间质量评价计划之前，寻求其符合本标准的文件化证据。

（2）与参加者讨论室间质量评价计划的适用性，以便按相关规定恰当地判定参加者的能力。

四、室间质量评价流程

（一）室间质量评价计划书发布与申请

1. 室间质量评价提供者应在当年发布下年度室间质量评价计划书。

2. 室间质量评价提供者应在发放质评物前，及早告知参加者质评物将要分发或可能到达的日期。

（二）室间质量评价计划轮次和活动内容

1. 每年在大约相同的时间间隔内，室间质量评价轮次宜开展3次，特殊检测项目例外。

2. 每轮次活动宜提供5份质评物，应具有不同的浓度水平，特殊检测项目除外。

3. 质评物可通过邮寄方式送达参加者，也可由有关人员携带进行现场检测。

（三）结果的接收与数据分析

1. 通过"PT/EQA信息系统"接收参加者回报的检测结果。

2. 所有的数据处理设备和软件在投入使用前，应依据程序确认。计算机系统维护应包括备份操作和系统恢复方案，并记录维护和运作检查的结果。

3. 应运用适当的方法记录和分析参加者提交的结果。应建立和执行程序以检查数据输入、传输、统计分析和报告的有效性。

（四）能力评定

1. 室间质量评价提供者应根据室间质量评价计划目标制订有效的评定方法及对评定依据的描述，并形成文件。

2. 参加者不能将质评物送至其他实验室进行检测，任一参加者如从其他实验室收到质评物必须通知室间质量评价提供者。当室间质量评价提供者确认某一参加者将质评物送至其他实验室进行检测，则该参加者此轮次室间质量评价成绩为不合格，成绩得分为 0。

3. 参加者在规定的质评物检测结果回报截止日期前，未能将质评物检测结果回报给室间质量评价提供者，则本轮次活动该计划的室间质量评价成绩不合格，成绩得分为 0。

4. 参加者每轮次活动某一检验项目 PT 成绩未能达到 80%（如血型为 100%）可接受结果，则本轮次活动该检验项目室间质量评价成绩不合格（微生物学专业除外）。

5. 参加者每轮次活动所有检验项目 PT 总成绩未达到 80%（如血型为 100%）可接受结果，则本轮次活动该计划室间质量评价成绩不合格。

五、各类室间质量评价计划具体要求

（一）定量检验项目

应计算该检验项目的偏差（公式 7-1），或 z 比分数（公式 7-2）。

偏差（%）=（测量结果 − 指定值）/ 指定值 ×100%

公式 7-1

$$z \text{ 比分数} = \frac{x - X}{\hat{\sigma}}$$ 公式 7-2

式中：x 为测量结果，X 为指定值，$\hat{\sigma}$ 为能力评定标准差。

$\hat{\sigma}$ 可由以下方法确定。

（1）与能力评价的目标和目的相符，由专家判定或法规规定（规定值）。

（2）根据以前轮次的室间质量评价得到的估计值或由经验得到的预期值（经验值）。

（3）由统计模型得到的估计值（一般模型）。

（4）由精密度试验得到的结果。

（5）由参加者结果得到的稳健标准差、标准化四分位距、传统标准差等。

在每轮次室间质量评价活动中，某一检验项目的得分计算见公式 7-3。

某一检验项目的得分 =

$$\frac{该项目可接受结果个数}{该项目总的测定质评物个数} \times 100\%$$ 公式 7-3

（二）定性检验项目

指定值为阳性（有）或阴性（无）。

在每轮次室间质量评价活动中，某一检验项目的得分计算见公式 7-4。

某一检验项目的得分 =

$$\frac{该项目可接受结果个数}{该项目总的测定质评物个数} \times 100\%$$ 公式 7-4

（三）临床微生物学检验项目

1. 微生物检验项目必须包括细菌的分离、鉴定、革兰氏染色和药敏试验质评物，以确定参加者鉴定试验及药敏试验结果的准确性。

2. 对每轮次室间质量评价活动，其得分计算见公式 7-5。

室间质量评价活动得分 =

$$\frac{每次正确结果个数}{每次室间质量评价质评物个数} \times 100\%$$

公式 7-5

（四）质量指标计划

质量指标计划在评价分析阶段的同时，也评价检验前和检验后的能力。在这类室间质量评价计划中，与传统室间质量评价计划所用质评物的性质可能有很大差异，这些"质评物"可以是一个调查表或分析案例，由室间质量评价提供者发放给每个参加者并要求其反馈特定的答案（图 7-4）。

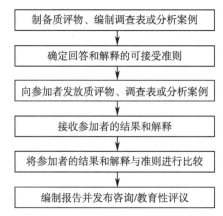

图 7-4 质量指标室间质量评价计划流程图

六、室间质量评价不合格原因分析与改进

当实验室出现不接受、不满意、不成功的 EQA 成绩时，应充分研究每一项不合格的结果，实验室

应尽可能地利用从分析、调查中获得的信息预防类似问题再次出现。

此外,即使某些项目测量结果是可接受的,也可能存在质量问题,实验室应监测测量结果的趋势。例如,当分析物的所有结果在靶值的同一侧时,或几次室间质量评价活动结果的不精密度增加时,应及时采取措施,预防下次结果出现不合格。

(一) 国家卫生健康委临床检验中心室间质量评价的报告形式和内容组成

国家卫生健康委临床检验中心是我国唯一在全国范围内开展各专业检验项目的室间质量评价组织者,其室间质量评价的报告形式和内容因实验目的和分析物的不同而异。报告形式和内容可以有图形、表格或文字。

1. 室间质量评价的性能指标　室间质量评价的性能由 3 部分组成,即本实验室实际测量结果、靶值和评价范围或允许总误差。

2. 靶值类型　有三种不同类型的靶值,即相同方法组(peer group)平均值(已排除离群值,下同)、其他组平均值或所有结果的平均值、外部来源导出的值(参考实验室公议值或参考测量程序测定的值)。

3. 评价指标类型　评价范围有四种类型,即固定范围(如 ±4mmol/L)、固定百分数(如 ±10%的靶值)、以上两者的结合(如 ±4mmol/L 或 ±10% 靶值,取较大的值)和基于同一组的标准差(S)(如 ±2S)。

4. 直方图　通过每个项目每一标本的频数直方图报表,可观察到该实验室结果在所有参加者及该组中的位置。

5. 其他相关指标　按方法学原理、仪器、试剂、校准品等分组后的统计结果,包括参加实验室个数、平均值、中位数、标准差、变异系数、最大值、最小值等。

6. 室间质量评价通过率

(二) 分析不合格室间质量评价结果

实验室应系统地评价检测过程中每一个环节,同时,实验室应制定识别、解释和纠正问题的书面程序。

1. 收集和审核数据　应审核所有的文件(包括仪器打印结果、工作单和以电子形式存储的有关数据)。调查应包括:①书写误差的检查,审核室间质量评价质控物测量结果与抄写结果之间是否一致;②质控记录、校准状况及仪器性能的检查;

③重新分析原室间质量评价质控物,如果没有保留原样品,实验室可向室间质量评价提供者申请额外的相同批号的室间质量评价质控物(如果有此物品提供时);④评价该分析物实验室的历史检测性能。

2. 问题分类

(1) 书写误差:①结果没有正确地从仪器读数窗口抄写到报告单上;②在报告单上未正确显示所用的仪器和 / 或方法;③报告单位使用错误或小数点位数错误。

(2) 方法学问题:①仪器性能(如温度、空白读数、压力)未达到要求或执行不当;②未能定期维护仪器或维护不当;③仪器校准不正确;④校准物或试剂的复溶和保存不恰当,或超出有效期后仍然使用;⑤仪器探针未调整好、存在标本携带污染;⑥仪器数据处理功能有问题;⑦厂家试剂 / 校准物或生产厂家参数设置存在问题;⑧自动加样器没有校准到可接受的精密度和正确度;⑨方法灵敏度低,测量结果不精密;⑩检测物不在有效期内或室间质量评价物品保存不当;⑪结果不在仪器 / 试剂线性范围内;⑫仪器管道堵塞。

(3) 技术问题:①室间质量评价质控物复溶不恰当;②室间质量评价质控物复溶后未及时测定;③在仪器上样品没有以合理的顺序放置;④尽管有不及格的室内质控结果,仍报告结果;⑤室内质控数据在可接受限之内,但提示有出现问题的趋势;⑥不适当的控制限或质控规则,如果可接受的控制限范围太宽,测量结果偏移不易被发现;⑦检测温度不正确,用错稀释液或稀释液加量不准;⑧形态学误差:a. 筛查误差(细胞病理学),b. 错误的判断(血液学、临床显微镜学、微生物学、外科病理学、细胞病理学);⑨第二级样品管标记不正确;⑩微生物形态学误差:a. 培养基选择不适当,b. 染色不充分,c. 培养不适当;⑪没有按实验室书面程序进行分析。

(4) 室间质量评价质控物的问题:①基质效应:有些仪器 / 方法的性能受到室间质量评价质控物基质的影响较大,当实验室使用该仪器 / 方法检测时,与所有方法的平均值或参考方法均值进行比较,可能出现不及格结果,此时最好与相同组平均值评价;②试验物不均匀:不恰当的混匀或冻干品加热不一致导致试验物不均匀,此时测量结果差异可很大;③细菌污染或溶血;④微生物学标本保存不当导致细菌死亡。

(5) 室间质量评价提供者的问题:①分组不适

当；②靶值不适当，主要原因有室间质量评价物品的均匀性较差或保留了异常值或离群值；③室间质量评价可接受范围过窄；精密度较差的方法用靶值 $\pm 2S$ 评价范围，与临床实用性要求相比，显得可接受范围过窄；④室间质量评价提供者数据输入不正确。

(6) 经调查后无法解释的问题：据研究，这类问题占 19.6%~24.1%。当排除了所有的可识别的误差时，单个不合格的结果可能是由随机误差导致的，在这种情况下，可不采取纠正措施。如果两个或多个结果是不合格的，且两个结果偏向一侧，系统误差（偏移）的可能性较大。不合格结果分散在靶值两侧提示实验室方法不够精密。

3. 患者结果评价　实验室应审核来源于不合格室间质量评价结果时间段内的患者数据，确定问题是否影响到患者的临床诊治。所有措施应有记录。

4. 结论和措施　实验室应努力调查出现不合格室间质量评价结果的原因，通过改进临床实验室质量管理体系，防止类似事件再次发生，从而确保患者测量结果的准确性。

5. 文件记录　文件化调查、结论和纠正措施应有完整的文件记录，实验室应使用标准化格式记录每一个不合格室间质量评价结果的处理。

(三) 室间质量评价促进实验室质量管理的持续改进

持续改进是一种能够满足能力要求的连续性活动，临床实验室质量管理目的是提高质量管理体系及过程的有效性和效率，以满足患者和其他相关方日益增长和不断变化的需求与期望。按照有关要求，在室间质量评价中出现不满意结果的实验室，须按照要求查找原因。临床实验室应用标准化的表格记录每一次不可接受结果的调查和处理，记录内容应包括调查、评估、补救措施、纠正措施、跟踪审核等。通过采取有效措施，解决存在问题，最终建立实验室质量持续改进的长效机制。

第四节　新生儿疾病筛查质量指标

新生儿疾病筛查是指通过血液检查对某些危害严重的先天性疾病进行群体筛查，使患儿得以早期诊断、早期治疗，避免因重要器官损害导致生长、智力发育障碍，甚至死亡。新生儿疾病筛查管理工作的完整流程是包括获取筛查对象的知情同意、标本采集与递送、标本检测与复查、疾病确诊与分型、治疗及随访为一体的系统工程。整个工作流程复杂，参与的机构和人员多，迫切需要规范新生儿疾病筛查流程，评价流程中各环节工作的质量，在不同地区进行同质化管理。鉴于此，全国新生儿疾病筛查实验专家组参照国家卫生健康委临床检验中心室间质量评价的管理要求，制定了 16 项新生儿疾病筛查检验前、中、后及阳性管理的质量控制指标，用以督促各筛查实验室加强质量管理，提供同质化的新生儿疾病筛查服务，具体指标与解读如下。

一、健康教育知晓率

1. 定义　进行新生儿疾病筛查健康教育并签署知情同意书数占同期活产总数的百分比。

2. 计算公式　新生儿疾病筛查健康教育知晓率 = 进行新生儿疾病筛查健康教育并签署知情同意书数 / 同期活产总数 ×100%。

3. 意义　反映是否对监护人进行新生儿疾病筛查健康教育及执行情况，是开展新生儿疾病筛查重要的前提条件。

4. 解释　新生儿疾病的健康教育直接影响新生儿家长对新生儿疾病筛查的知晓和重视程度，医护人员有效的健康教育为新生儿家长选择新生儿疾病筛查奠定了基础。签署知情同意书数，包括知情同意筛查和知情不同意筛查的数量。

二、筛查率与漏筛率

1. 定义　出生 20 天内（含 20 天）的新生儿，符合筛查条件并接受有效的新生儿疾病筛查的人数占同期活产总数的百分比。出生 20 天及以内的新生儿，符合筛查条件但未能接受有效的新生儿疾病筛查的人数占同期活产总数的百分比，称为漏筛率。

2. 计算公式　筛查率 = 符合筛查条件并接受有

效的新生儿疾病筛查的人数 / 同期活产总数 ×100%。漏筛率 =1- 筛查率。

3. **意义** 筛查率反映同期出生符合筛查条件的新生儿接受筛查的情况。漏筛率反映同期出生符合筛查条件的婴儿由于各种原因(包括监护人拒绝筛查,或在运输中标本遗失、护士遗忘、婴儿转院、血片质量等检验前的差错)未能进行筛查的婴儿比例。

4. **解释** 筛查率和漏筛率,是从正反两方面同时监控各地区新生儿疾病筛查实际完成情况的重要指标,也可据此追溯漏筛的原因,提醒与关注新生儿疾病筛查,也从侧面反映筛查的情况。

三、不合格血片百分比

1. **定义** 由于采集、保存及运输不当造成实验室不能报告完整的新生儿疾病筛查结果的不合格血片数占同期提交血片总数的百分比。

2. **计算公式** 不合格血片百分比 = 不合格血片数 / 同期提交血片总数 ×100%。

3. **意义** 反映所采集的血片是否符合要求,是检验前的重要质量指标。血片符合质量标准是保证检验结果准确性的前提条件。

4. **解释** ①不合格血片不包括 24 小时以内采集的特殊患儿标本(如新生儿重症监护室患儿)。②不合格血片实例包括不适当采集标本的情况。这类标本即血量不足、凝集、涂抹或污染、圆环内填充不充分、血液过饱和、邮寄前不完全干燥、长霉菌,或其他原因不能用于检测。③新生儿疾病筛查血片标本采集技术规范中定义了合格血片的标准:至少 3 个血斑,且每个血斑直径大于 8mm;血滴自然渗透,滤纸正反面血斑一致;血斑无污染;血斑无渗血环。④统计不适当地采集血片的数量及百分比,可以提示及时重新采集合格血片,保证筛查的质量。

四、重要信息遗漏血片百分比

1. **定义** 缺少重要基本信息的血片数量占同期接收到的血片总数百分比。

2. **计算公式** 重要信息遗漏血片百分比 = 缺少重要基本信息的血片数量 / 同期接收的血片总数 ×100%。

3. **意义** 反映所收集血片上记载的信息是否完整与符合要求。血片重要信息填写符合要求是保证检验结果的前提条件。

4. **解释** 血片上的重要基本信息包括(母亲)姓名、住院号(识别码)、新生儿性别、出生日期、出生体重、孕周、采血日期、哺乳情况、户籍类别(城市、农村、本省、外省)、筛查项目、居住地址、联系电话、采血人。血片标本上的重要信息是保证标本唯一性、标本质量及检测结果告知、确证和追踪随访等的重要依据。血片缺少重要基本信息时可能需要实验室人员额外工作来获取。

五、检验前血片周转时间中位数与及时率

1. **定义** 检验前血片周转时间是指从血片采集到实验室接收血片的时间(以天为单位)。检验前周转时间中位数,是指将检验前周转时间由短到长排序后取其中位数。检验前血片周转及时率,是指在技术规范规定时间内完成血片采集到实验室接收的血片数量占总标本数量的百分比。

2. **计算公式** 检验前周转时间中位数 $=X_{\frac{n+1}{2}}$,n 为奇数;检验前周转时间中位数 $= \dfrac{X_{\frac{n}{2}} + X_{\frac{n+1}{2}}}{2}$,$n$ 为偶数。n 为检验标本数,X 为检验前周转时间。

检验前血片周转及时率 = 在规定时间内完成血片采集到实验室接收的血片数 / 总标本数 ×100%。

3. **意义** 反映血片运送的及时性和效率,检验前周转时间是保证检验结果准确性和及时性的重要前提。

4. **解释** 各筛查中心根据我国《新生儿遗传代谢病筛查实验室检测技术规范》,明确检验前血片周转的合格时间,然后据此计算检验前血片周转及时率。

六、检验报告周转时间中位数与及时率

1. **定义** 检验报告周转时间是指从实验室收到血片到发送报告的时间(以天为单位)。检验报告周转时间中位数,是指将实验室内周转时间由短到长排序后取其中位数。检验报告周转及时率,是指在规定时间内发出的报告数占总报告的百分比。

2. **计算公式** 检验报告周转时间中位数 $= X_{\frac{n+1}{2}}$,n 为奇数;检验报告周转时间中位数 $= \dfrac{X_{\frac{n}{2}} + X_{\frac{n+1}{2}}}{2}$,$n$ 为偶数。n 为检验标本数,X 为实验

室内周转时间。

检验报告周转及时率 = 规定时间内发出的报告数 / 总报告数 ×100%。

3. 意义　反映实验室工作效率,是实验室可控的检验中和检验后的重要质量指标。

4. 解释　新生儿疾病筛查检验报告发放的合格时间依据《新生儿遗传代谢病筛查实验室检测技术规范》中的规定。检验报告可能有纸质版、电子版、网络版等形式,统计时,以能够获取新生儿完整筛查结果所需最短时间的报告方式来统计。

七、室内质控开展率

1. 定义　开展室内质控的筛查项目数占同期筛查项目总数的比例。

2. 计算公式　室内质控项目开展率 = 开展室内质控的筛查项目数 / 同期筛查项目总数 ×100%。

3. 意义　反映实验室开展的筛查项目中实施室内质量控制的覆盖度,是新生儿疾病筛查实验室考核的重要质量指标。

4. 解释　各筛查中心应尽可能开展各筛查项目的室内质控,制定质控指标,监控筛查质量。

八、室内质控变异系数不合格率

1. 定义　室内质控项目变异系数高于要求的筛查项目数占同期对室内质控项目变异系数有要求的筛查项目总数的比例。

2. 计算公式　室内质控变异系数不合格率 = 变异系数高于要求的筛查项目数 / 同期室内质控项目变异系数有要求的筛查项目总数 ×100%。

3. 意义　反映实验室筛查结果精密度,是新生儿疾病筛查实验室考核的重要质量指标。

4. 解释　各筛查中心需要首先制订自己实验室各检测项目变异系数的允许范围,然后据此计算其不合格率。

九、初筛阳性率

1. 定义　初次筛查阳性人数占总筛查人数的百分比。

2. 计算公式　初筛阳性率 = 初次筛查阳性人数 / 总筛查人数 ×100%。

3. 意义　反映筛查项目初次筛查阳性人数在筛查人群中所占比例的重要指标。

4. 解释　初筛阳性新生儿均需要召回复查。若初筛阳性率过高,有可能是标本采集、保存、递送和检验过程中的因素或阳性界限值设置不当造成的假阳性,会增加新生儿重新采血的痛苦及其家长的心理负担;若初筛阳性率过低,有漏掉阳性患儿的可能。

十、筛查阳性率

1. 定义　召回复查阳性人数占总筛查人数的百分比。

2. 计算公式　筛查阳性率 = 召回复查阳性人数 / 总筛查人数 ×100%。

3. 意义　反映筛查项目筛查阳性人数在筛查人群中所占比例的重要指标。

4. 解释　筛查阳性的新生儿均需要召回进行进一步确诊。其临床意义同初筛阳性率。筛查阳性率和初筛阳性率的差异反映了各种不可控因素对检验结果的影响,也提示复查的重要性。

十一、初筛阳性召回率

1. 定义　初筛阳性召回人数占初筛阳性总数的百分比。

2. 计算公式　初筛查阳性召回率 = 初筛阳性召回人数 / 初筛阳性总数 ×100%。

3. 意义　反映初筛阳性患儿实际进行复查检查情况的重要指标。

4. 解释　对筛查阳性新生儿的召回工作是确诊患儿的基础,是对初筛阳性新生儿管理的重要内容,也是新生儿疾病筛查质量管理的重要指标;筛查中心可采用各种方式立即通知新生儿监护人到筛查中心及时进行复查;根据全国妇幼卫生监测办公室的要求,初筛阳性召回率需要季报,年末汇总统计。

十二、召回阳性率

1. 定义　召回复查后阳性人数占召回人数的百分比。

2. 计算公式　召回阳性率 = 召回复查阳性数 / 总召回人数 ×100%。

3. 意义　反映初筛阳性患儿经复查,需进一步确诊的患儿比例。

4. 解释　召回阳性率与标本采集、保存、递送、检测实验的质量控制和新生儿自身机体的变化有关。

十三、阳性预测值

1. 定义　最终确诊为某种疾病的人数与筛查阳性召回人数的百分比。

2. 计算公式　阳性预测值 = 最终确诊某病人数 / 筛查阳性召回人数 × 100%。

3. 意义　反映某种疾病在筛查阳性总数中的实际患病人数的指标。

4. 解释　阳性预测值可一定程度地反映所选用的筛查实验的灵敏度。

十四、筛查病种发病率

1. 定义　通过新生儿疾病筛查检出并确诊的某种疾病在该地区的发生率。

2. 计算公式　筛查病种患病率 = 确诊人数 / 同期筛查总数 × 100%。

3. 意义　反映在某个省份或筛查中心通过新生儿疾病筛查在一定时间内检出的某种疾病的发生率。筛查病种发病率越高,提示某地区发生这种疾病的风险越高。

十五、筛查假阴性率

1. 定义　进行了新生儿疾病筛查但没有成功识别出疾病的患儿的百分比。

2. 计算公式　筛查假阴性率 = 假阴性人数 / 同期筛查的实际阳性人数 × 100%。

3. 意义　反映筛查试验的漏诊情况。

4. 解释　描述新生儿疾病筛查项目如何很好地确定每种疾病中患病婴儿数,有助于评估筛查方法的准确性,尽可能消除筛查中的影响因素,提高筛查的准确性。

十六、失访率

1. 定义　接收到无效标本或试验结果超出正常值范围、在获取了结果后没有接受后续检查的标本占筛查人数的百分比。

2. 计算公式　失访率 = 失访人数 / 筛查人数 × 100%。

3. 意义　反映失访和有风险发生新生儿筛查疾病谱中的疾病,但是未接受适当检测、评估和治疗的婴儿数量占比。

4. 解释　失访不包括:①仍在评估以确定诊断的婴儿。②在诊断或排除诊断时,短期随访终止。③接收到无效标本,已重新采集,未获取筛查结果前。

新生儿疾病筛查质量控制指标的设立,目的在于监督并促进各新生儿疾病筛查中心改善管理,提供同质化的新生儿疾病筛查服务。上述质量指标已被纳入国家卫生健康委临床检验中心室间质量评价活动,分项目、按年份进行全国范围的上报,用以督促各筛查实验室加强质量管理。各新生儿疾病筛查中心应参照上述指标进行新生儿疾病筛查质量管理,在全国范围内为新生儿提供准确、及时、有效的筛查服务。同时,在实际工作中,各筛查中心还应依据 GB/T22576.1—202X/ISO 15189:2022《医学实验室　质量和能力要求》关于临床实验室质量管理的要求,兼顾新生儿疾病筛查的特点,设立更多质量指标,如不合格样本重采率、室间质评合格率等,监控和评估检验前、中、后过程中的关键环节,以实现全面质量管理。

（王治国）

参考文献

[1] 中华人民共和国国家卫生健康委员会. 定量检验程序分析性能验证指南: WS/T 408—2024. 2024.

[2] 中华人民共和国国家卫生健康委员会. 室间质量评价不合格原因分析: WS/T 414—2024. 2024.

[3] 中华人民共和国卫生部. 新生儿疾病筛查管理办法. 2009.

[4] 中华人民共和国卫生部. 新生儿疾病筛查技术规范. 2010.

[5] 王治国. 临床检验质量控制技术. 3 版. 北京: 人民卫生出版社, 2014.

[6] 王治国, 费阳, 康凤凤, 等. 国家卫生计生委发布临床检验专业 15 项医疗质量控制指标 (2015 年版) 内容及解读. 中华检验医学杂志, 2015, 38 (11): 777-781.

[7] 国家卫生计生委临床检验中心新生儿遗传代谢病筛查实验室专家组. 新生儿遗传代谢病筛查质量指标共识. 中华检验医学杂志, 2017, 40 (5): 352-355.

[8] 王治国, 费阳, 康凤凤. 临床检验质量指标. 北京: 人民卫生出版社, 2016.

[9] 赵正言, 顾学范. 新生儿遗传代谢病筛查. 2 版. 北京: 人民卫生出版社, 2015.

[10] 王维鹏, 邹琳, 王治国. 新生儿疾病筛查与产前诊断实验室管理. 北京: 人民卫生出版社, 2018.

第八章　新生儿疾病筛查信息管理

　　新生儿疾病筛查是集组织管理、实验室技术、临床诊断、治疗随访和公众教育等为一体的系统工程，需要各部门的密切配合，既有较强的科学性和技术性，又需要强有力的规范管理。新生儿疾病筛查涉及多学科（临床医学、遗传学、管理学、社会学、信息学、教育学等），整个过程复杂（知情同意、采血、递送、检测、诊断、治疗、随访以及评估），涉及人员众多（医师、护师、检验师、公共卫生医师、统计师、质控员、社区工作人员以及物流人员等），涉及卫生行政管理部门和众多医院机构及部门（筛查中心、标本采集医疗机构、标本质量控制和筛查阳性病例召回妇幼保健机构等）。由于每年新生儿数量巨大，筛查过程、筛查阳性召回、确诊、随访的数据信息庞大，依靠人力无法完全实现有效管理。为保证新生儿疾病筛查的质量，必须有一套完善的管理模式和功能强大的信息管理系统，并不断加以完善。

第一节　筛查信息系统的组织架构与网络建设

一、筛查实验室信息管理组织架构

（一）筛查流程管理

　　筛查实验室信息系统中的筛查流程管理包含了筛查流程中样本信息的录入、物流管理、质控审核、不合格样本管理、召回和随访，对患者信息和样本信息做到全流程管理（图8-1）。

（二）质控管理

　　筛查实验室信息系统的质控模块基于质控规则、质控方案、试剂和仪器的管理，对样本的质控信息进行审核后分析质控信息，并且可以查询历史质控限（图8-2）。

（三）物流管理

　　物流管理包括各市、县医疗机构的采血点、医院和实验室之间样本的递送和样本验收，同时在系统中可以查询到样本的物流状态（图8-3）。

（四）诊疗管理

　　筛查信息系统中诊疗管理主要使用对象为在筛查流程中筛查结论为"召回确诊"者。诊疗管理实现了对召回确诊的对象做进一步治疗分析和检查，以及对可疑患儿确诊和后续治疗安排等功能（图8-4）。

（五）财务管理

　　在筛查信息系统中可以配置各综合医院、妇幼

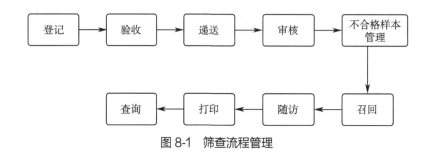

图 8-1　筛查流程管理

保健院等与筛查中心之间的结算关系,并且可以查看与某个医疗机构结算的具体流程(图8-5)。

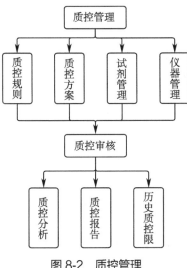

图8-2 质控管理

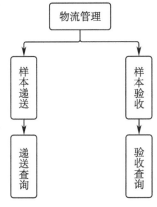

图8-3 物流管理

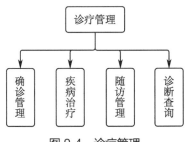

图8-4 诊疗管理

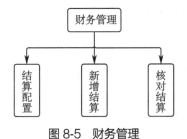

图8-5 财务管理

二、筛查信息系统网络建设

(一)软件建设

1. 软件开发及应用环境

(1)需求分析:相关系统分析员初步了解用户需求,然后用相关的工具软件列出要开发系统的大功能模块,每个大功能模块有哪些小功能模块。对于一些需求明确的相关界面,可以初步确定。

系统分析员深入了解和分析需求,根据既往工作的经验和需求用电子文档或相关的工具再做出一份功能需求文档。这时的文档需要清楚展示出系统大致的大功能模块、大功能模块下的小功能模块,并且列出相关的界面和界面功能。

系统分析员向用户再次确认需求。

(2)概要设计:开发者需要对软件系统进行概要设计,即系统设计。概要设计需要对软件系统设计进行考虑,包括系统的基本处理流程、系统的组织结构、模块划分、功能分配、接口设计、运行设计、数据结构设计和出错处理设计等,为软件的详细设计提供基础。

(3)详细设计:在概要设计的基础上,开发者需要进行软件系统的详细设计。在详细设计中,描述实现具体模块所涉及的主要算法、数据结构、类的层次结构及调用关系,需要说明软件系统各个层次中的每一个程序(每个模块或子程序)的设计考虑,以便进行编码和测试。应当保证软件的需求完全分配给整个软件。详细设计应当足够详细,能够根据详细设计报告进行编码。

(4)编码:在软件编码阶段,开发者根据《软件系统详细设计报告》中对数据结构、算法分析和模块实现等方面的设计要求,开始具体的编写程序工作,分别实现各模块的功能,从而实现对目标系统的功能、性能、接口、界面等方面的要求。在规范化的研发流程中,编码工作在整个项目流程里最多不会超过1/2时间,通常为1/3。

(5)测试:测试编写好的系统。交给用户使用,用户使用后逐一确认每个功能。软件测试有很多种,按照测试执行方,可以分为内部测试和外部测试;按照测试范围,可以分为模块测试和整体联调;按照测试条件,可以分为正常操作情况测试和异常情况测试;按照测试的输入范围,可以分为全覆盖测试和抽样测试。对于一个大型软件,3个月~1年的外部测试都是正常的,因为都会有不可预料的问题存在。测试完成后,整理全部文档并验收,整体项目才算告一段落。

(6)软件交付:在软件测试验证其能满足全部需求后,软件开发者应向用户提交开发的目标安装程序、数据库的数据字典、《用户安装手册》、《用户使用指南》、需求报告、设计报告、测试报告等双方合同约定的产物。

《用户安装手册》应详细介绍安装软件对运行环境的要求,安装软件的定义和内容,在客户端、服务器端及中间件的具体安装步骤,安装后的系统配置。

《用户使用指南》应包括软件各项功能的使用流程、操作步骤、相应业务介绍、特殊提示和注意事项等方面的内容,在需要时还应举例说明。

(7)验收:用户验收。

(8)维护:根据用户需求的变化或环境的变化,对应用程序进行全部或部分的修改。

2. 数据库软件要求 目前市场上常用的数据库软件有 Oracle、MySQL、DB2、SQL Server 等,在选择数据库软件时,主要应从以下几个方面考虑。

(1)性能:数据处理速度和能力,性能越好,处理数据速度越快。

(2)可伸缩性、并行性:数据库处理更多事务、更大量数据、更复杂查询、更复杂实际应用需求的能力。

(3)安全性:数据库中数据的保护措施,一般包括的登录的身份验证管理、数据库的使用权限管理和数据库中对象的使用权限管理三种安全性保护措施。

(4)操作简便:是否具有图形化操作界面,以便于维护、操作。

(5)开放性:对主流操作系统的支持性。

(6)易维护性和价格:维护及购买成本。

选择数据库软件时,应充分考虑以上几点,选择合适的数据库对数据进行管理。

(二)筛查管理系统业务模式

筛查管理系统的应用层在整个体系中负责展现业务数据、业务流程,接收用户输入并传递至服务支撑系统进行业务处理,由业务管理系统、业务网关、流程引擎、接口程序组成(图 8-6)。

业务管理系统是筛查业务管理系统的主体部分,实现了业务数据的展现、业务流程的控制和用户界面的处理。

业务网关用于分析和处理业务数据,将处理结果存入数据库,并同时将处理结果传递至业务管理系统进行展现。业务网关是整个业务处理系统的核心。

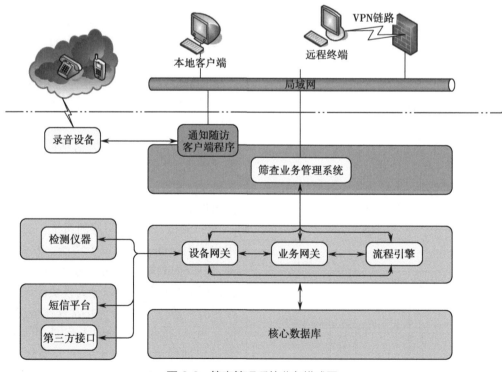

图 8-6　筛查管理系统业务模式图

流程引擎用于控制业务流程,具体包括实验室检测部分、结果判断及审核部分。为了更有效地控制业务流程,降低处理错误的概率,系统采用流程引擎自动控制业务操作的执行顺序和执行人员。具体按照登录系统人员的不同,将会分配不同的工作任务。任务之间的衔接由流程引擎自动完成。流程引擎只用于控制业务状态和规则,具体的业务实现部分则由业务网关来完成。

为了能处理上传的实验数据,需要使用设备网关与实验数据的分析工具接口,实现数据自动上传。

筛查业务管理系统为标准的 B/S 架构,原则上无须安装客户端软件。服务器端软件在工程实施过程中由工程人员安装调试,无须在用户侧安装

软件。客户端软件可以访问业务管理系统的软件下载页面,由最终用户下载后自行安装。安装无任何特殊要求。筛查业务管理系统对于运行环境无特殊要求,具备常规 B/S 架构系统运行的环境即可支持该系统运行。筛查业务管理系统各个主要部件之间采用 HTTP/XML 通信接口模式,支持分布式部署和集群,可以安装部署于网络联通的任何主机上。系统的使用访问通过浏览器实现,用户打开浏览器,输入 HTTP 地址,即可访问使用系统功能。标准配备,网络联通情况下,用户可以在局域网的任何主机上访问该系统;也可在网络设备支持的情况下,通过 VPN 或者 RVPN 访问系统。具备互联网联通条件,可通过虚拟主机映射的模式支持通过互联网的访问。

第二节 筛查信息管理系统网络建设

一、筛查管理系统流程

目前我国新生儿疾病筛查的管理系统大致有两种平台,一是省级中心管理的,全省统一使用一个服务器,是多中心管理的平台;二是市级中心管理的单一中心的管理平台。

新生儿疾病筛查是群体的普查,每个省、自治区、直辖市有成百上千家医疗机构共同参与,设立一个或多个筛查中心,共同组成一个庞大的筛查管理网络,各级行政主管部门要对筛查的全过程进行督促和检查。随着筛查事业的不断发展,筛查规模不断扩大,筛查范围扩大到县级设有产科的医疗保健机构,甚至乡镇卫生院,各省(区、市)筛查数由最初的几万、十几万上升到几十万,甚至上百万,为了保证整个筛查系统的质量,需要有完善的一套筛查管理模式,并利用现代化的计算机信息管理系统支持。

新生儿疾病筛查的一般流程包括知情同意、采血、递送、检测、召回、诊断、治疗、随访以及评估几个部分,信息管理系统是基于以上流程设计、研制和应用的,包含采血系统、物流系统、实验室系统及诊断、治疗和随诊系统四个分系统,相互关联(图 8-7)。建立以分析前 - 分析中 - 分析后全面质控为核心的管理思路,分析前实现从采血管理开始,到样本递送、物流管理、样本验收的样本信息流

管理;分析中质量管理从实验室内部管理开始,到实验结果上传、质控分析、结果判断;分析后质量控制包括报告发放、通知管理、异常召回、随访管理等。同时建立系统运行的质量控制评估体系,保证系统运行质量不断提高。

(一)采血管理系统

如图 8-8 所示,该系统主要由采血医疗保健机构执行,医疗机构采血人员遵循知情同意原则,监护人签署知情同意书,同意者填写资料(采血员录入,医院 HIS 系统导出表格后经新增;如采血,采血时间等记录后导入筛查信息系统,或从省级妇幼信息平台对接到资料信息新增页面),血样采集时采血人员与采血对象核对,血样采集后(样本质量自检)应按规定要求进行处置等一系列流程。不同意采血的需经本人或监护人确认后果(内容人工抄写)。对已签署知情同意书因特殊原因未进行筛查者,应签署缓采血通知单。

(二)物流管理系统

如图 8-9 所示,该系统主要负责采血的医疗机构与筛查中心之间筛查样本的转运工作,由第三方执行,保证血样在运送过程中的时效和避免血样丢失,从而保证标本质量。该系统受外界因素干扰较多,是整个筛查系统中不由医务人员所掌控的环节。在系统中,医疗机构采血员在样本寄出前先进

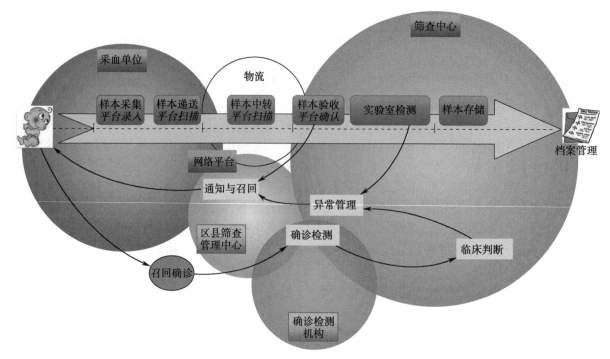

图 8-7 筛查流程图

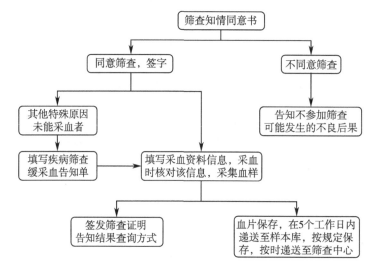

图 8-8 采血管理流程图

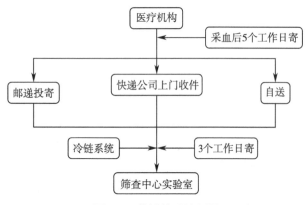

图 8-9 物流管理流程图

行寄出登记(对样本质量进行再次自检,填写样本寄出数量,生成物流条码),筛查中心人员在收到样本并完成签收登记(对样本进行质量检查,确认收到的样本数量)。

（三）筛查实验室管理系统

如图 8-10 所示,该系统是筛查系统的核心部分,筛查中心人员从筛查样本接收到发出初筛结果报告,经历样本签收、样本资料信息审核(姓名、手机号码、家庭住址等可以从网络平台对接确认)、样本质量判断、实验室编号、检验、报告发出等一系列流程。两次结果大于或小于界限值时为筛查阳性疑似病例,通知召回并报告,县(区)妇幼保健院召回人员通知筛查阳性疑似病例复检并记录。通知形式有纸质、短信、网络和人工电话通知。

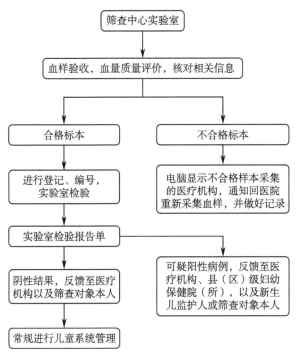

图 8-10　筛查实验室管理系统流程

(四)诊断、治疗和随访管理系统

如图 8-11 所示,该系统是对筛查阳性疑似病例进行召回,通过确诊实验进行甄别,对确诊的患者采用电子门诊病历的病案管理,对患者进行系统化管理。规范指导患者诊疗,包括诊疗系统化,及时提醒预约诊疗,增加其依从性,实现治疗效果最大化。

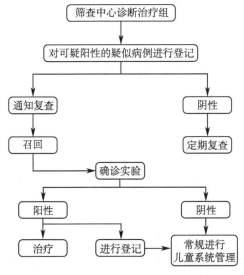

图 8-11　诊断、治疗和随访管理流程图

(五)管理系统评估体系

筛查管理工作的完整流程包括获取筛查对象的知情同意、标本采集与递送、标本检测与复查以及疾病确诊、治疗、随访。整个工作流程复杂,参与的机构和人员多,迫切需要规范新生儿疾病筛查流程,评价各环节工作的质量,在不同地区进行同质化管理。

全国新生儿疾病筛查实验专家组参照原国家卫生和计划生育委员会临床检验中心室间质量评价的管理要求,制定了 16 个新生儿疾病筛查质量控制指标(健康教育知晓率、筛查率、不合格血片百分比、重要信息遗漏血片百分比、检验前血片周转时间中位数与及时率、检验报告周转时间中位数与及时率、室内质控开展率、室内质控变异系数不合格率、初筛阳性率、筛查阳性率、初筛阳性召回率、召回阳性率、阳性预测值、筛查病种发病率、筛查假阴性率、失访率),用以督促各筛查中心加强质量管理,提供同质化的新生儿疾病筛查服务。

16 个质量指标中,健康教育知晓率、筛查率、失访率、室内质控开展率、阳性预测值、假阴性率、筛查病种发病率以季度或年度为统计周期,用于评价新生儿疾病筛查管理工作的成效、筛查方法的效能及疾病的发病情况;初筛阳性率、筛查阳性率、初筛阳性召回率、召回阳性率以季度为统计周期,用于评价实验室检测的质量及召回复查工作的完成情况;不合格血片百分比、重要信息遗漏血片百分比、检验前血片周转时间与及时率、检验报告周转时间与及时率、室内质控变异系数不合格率以月度为统计周期,用于评价血片采集的质量、标本递送和报告发放的及时性、实验室内质量控制达标情况,并督促及时改进。

筛查管理系统除了其自身形成完整的管理流程,还要与其他系统的平台对接(省级妇幼信息系统、各筛查中心所在医疗机构的信息系统以及目前运用十分广泛的互联网媒体平台等),使用筛查资料信息来源多元化,检验结果、随访记录等更加电子化,通过互联网等平台可以使筛查对象或监护人进行资料信息、结果查询,进行确诊后的随访互动,提高资料信息的准确性,增加筛查阳性疑似病例的召回率,提高患者治疗的依从性。

二、筛查信息系统功能模块

(一)筛查信息系统通用功能模块

各采血医疗机构采血员须取得同意、获得其本人或监护人签署的知情同意书后,方能进行血样采集,并在管理系统中录入带有条形码的资料信息,进行样本采集、贮存,在规定时限内将已采集的血样递送至筛查中心;筛查中心人员核对资料信息和对采集血样质量进行评估,不合格血样退回重采并标记;实验室按规定时限检测发出筛查报告单,生成筛查阳性疑似病例召回复检通知单;(区)妇幼保健机构召回人员、中心治疗人员对患者确诊、治疗、随访的各项记录。筛查信息系统采用模块化设计能清楚、直观地表达相应的需求,涵盖实际工作中需要的各种记录报表、实验室质量管理,以及系统运行评估等。

筛查管理信息系统需具有以下特点。

1. 操作简便,界面友好 利用网络管理信息系统,只需要一个服务器,其他均为工作站,全省各筛查采血机构与行政管理人员共同使用(图 8-12),不需要安装操作程序软件,系统设计简明方便,稳定性好,维护少,系统以窗口的形式显示功能,尽量将需要操作内容集中于界面,避免用户多次开启操作窗,使操作更简便快捷。

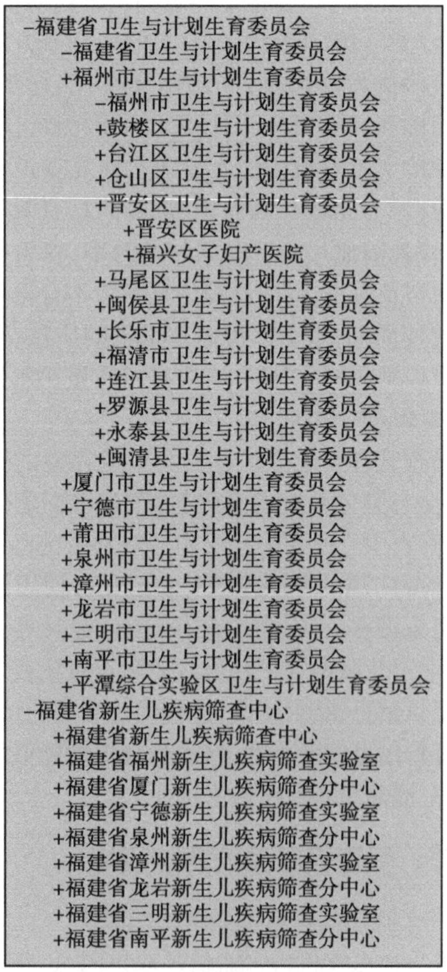

图 8-12 系统管理树结构展示

2. 条码管理,结果准确 条形码利于筛查样本的血样部分和登记信息资料部分分开保存;可不受标本信息录入与实验分开进行导致顺序混乱的影响。在检验过程中,根据资料信息与检验结果的一致性进行标本识别,保证结果导入、后期的召回、复检和确诊、随访治疗定位标记准确。

3. 模块管理,报告及时 筛查管理信息系统根据相关的技术规范进行设计,保证信息资料、检验结果、召回管理、治疗随访全过程资料的完整性,通过短信和互联网平台及时将结果发出。

4. 互动性强,依从性高 筛查结果一经审核即可在提醒模块中提示筛查召回人员和治疗人员及时通知疑似阳性患者,召回复检;对未及时复查和随访治疗不及时者,跟进通知落实原因。这大大提高了筛查阳性疑似病例召回的时效性和召回率,提高了确诊患者的治疗、随访管理的依从性。同时,短信和互联网平台的运用,增加了与筛查对象的信息互动,使筛查对象获得多元化的信息,也是提高召回率和患者长期治疗依从性的工具。

5. 电子管理,长期保存 目前许多资料信息是手工填写后再录入管理信息系统中,各种纸质资料需要长期保存,容易出现残缺、丢失等问题;筛查中心、各妇幼保健机构的召回通知和给医疗保健机构的各种反馈报表都是通过寄信或电话实现,有产生通知延迟和记录不完整等缺点。新生儿疾病筛查管理系统的召回管理提高了新生儿疾病筛查的管理水平,有效提高了新生儿疾病筛查的网络运转效率,减轻了医务人员的工作量,降低使用成本,并可对各种资料进行长期保存和随时调用。

6. 全程管理,质量保证 筛查过程中每个步骤都有相关的质量要求,通过质量指标对全过程进行质量评价,可以反映筛查采血机构、召回机构、筛查中心、行政部门的工作质量和工作效率,通过质量控制指标的评价分析对卫生行政部门和医疗机构进行量化排名,可综合反映新生儿疾病筛查的整个网络的管理水平,为卫生行政主管部门进一步加强筛查管理提供直观和有力的依据,使筛查管理更加完善。

筛查管理信息系统的模块管理及功能介绍如图 8-13。

1. 初检管理

(1)资料信息生成:各医疗机构有各自的信息数据包,其中含有筛查资料信息(医疗机构名称、标本编号、住院号、床号、母亲姓名和身份证号码、出

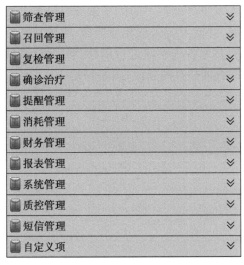

图 8-13　筛查管理信息系统功能模块展示

生日期、采血日期、采血人员以及被筛者现住址、联系电话等规定内容）。该信息可通过各医疗机构的采血人员进行人工输入，或通过电子病例将数据导出为给定电子表格格式，然后由系统读取，导入管理系统，也可与省级妇幼卫生信息平台对接，将信息直接导入，或借助互联网平台对信息资料进行补充校正。

（2）标本递送寄出登记：医疗机构采血人员在样本递送前，在管理系统生成标本寄出登记页面，录入物流条码、标本总数、新标本数、不合格重采标本数、复查标本数等，同时生成标本寄出日期。

（3）资料信息和标本质量审核：中心人员对各医疗机构样本资料信息进行核对，录入标本收到日期并确定检验项目（每个医疗机构或个人选择的检测项目若不一致可分别设置），评估血样质量是否合格同时给予条形码绑定。

（4）新卡片资料录入：在出现特殊情况时，如医疗机构将卡片寄至中心而卡片信息未进行录入的情况下，由中心人员直接录入资料信息，并且进行标本质量的评估。

（5）初检结果导入：检验人员对合格标本进行检验，由管理系统读取检验结果文件，导入系统，同时加注判断血片是否洗脱，若不能洗脱则此信息归入标本不合格范畴。

（6）初检结果打印前审核：打印报告前对报告中的检测项目是否按照设定项目检测完毕进行审核。

（7）打印初检报告单：按照报告的生成日期或标本收到日期打印初检报告单（医疗机构可异地直接打印），报告单上体现检验者、审核者与打印者，分别为实验过程处理人员、报告审核人员及报告打印人员，其中检验者与审核者可用电子签名的形式，打印者如有需要也可设置为电子签名。

（8）打印初检筛查阳性疑似病例召回通知单：每一项检验结果一经审核大于或小于界限值即可打印初检筛查阳性疑似病例召回通知单，县（区）妇幼保健机构负责召回复检，若为外省由中心人员进行召回。

（9）活产数登记：各医疗保健机构每月按时上报活产数，以便及时掌握各医疗保健机构的筛查状况。

2. 复检管理

（1）复检结果录入：血清、全血以及基因等非筛查检测仪器进行复检的检测，其结果由医生手工录入（结果数值与标本类型、检测设备和参考值相对应，并由医生选择临床结果判断中的是否排除、待排除继续复查和确诊转入治疗随诊模块）；若为筛查检测仪器进行复检的检测，其结果应与初检一起编号检测，随初检结果一并导入（由于复检标本的实验编号与初检标本的实验编号是分别编号的，所以系统结果导入过程中系统自动转入复检结果录入版面），其临床结论只有排除和待排除继续复查。

（2）复检结果审核：对复检结果录入单项进行审核。

（3）复检打印前审核：打印报告前对报告数据进行审核。

（4）打印复检报告单：打印复检报告单。

（5）打印复检待排通知单：若复检结果不能排除或确诊，还需继续检查时打印复检待排通知单。

3. 召回管理

（1）筛查阳性召回登记：召回人员每次对筛查阳性的疑似病例通知召回后，在管理系统中进行登记，并备注通知情况。

（2）不合格样本召回登记：采血员获得系统反馈的不合格样本，及时通知重新采血，在管理系统中进行登记，并备注通知情况。

（3）随访召回登记：在系统中提示预约随诊超时较长而未来中心检查的患者，治疗人员需落实是否失访，并在系统中进行登记，备注通知情况。

4. 确诊治疗和随访　治疗登记：对确诊并复检后需要治疗的患者进行系统化管理，长期随访并记录。

5. 提醒管理　对系统警报进行管理，将其设置为各相关人员进入系统后出现的第一个版面。如未做疾病筛查、标本不合格而重采、未做听力筛查、筛查阳性、弱阳性、待排未召回、资金未及时到位、消耗超低限、未出结果等提醒,使各级相关人员在进入系统时能第一时间了解到自己所负责的筛查状况,并能及时采取相应措施,本模块还可链接到相应召回管理模块进行阳性、弱阳性、待排除等内容的查询和召回登记(图8-14)。

提醒项目管理		
🔄 刷新　　 ✔ 查看		
	提醒项目名称	例数
1	初检未出结果提醒	12
2	初检标本不合格	355
3	初检标本不合格未召回	8
4	复查重采不合格	0
5	复查重采不合格未召回	0
6	初检标本未洗脱	15
7	初检标本未洗脱未召回	0
8	复查标本未洗脱	0
9	复查标本未洗脱未召回	0
10	初检结果弱阳性	130
11	初检结果阳性	45
12	复检结果待排	58
13	初检结果弱阳性未召回复查	308
14	初检结果阳性未召回复查	196
15	复检结果待排未召回复查	56
16	初检样本缓采	0
17	确诊未随访	0
18	预约未随访	0
19	未按月上报活产数	选中点击查看
20	资金未回笼	0

图8-14　提醒项目管理列表

6. 查询统计

(1)档案查询:对卡片信息及结果进行完全查询(卡片资料信息、初检结果、复检结果、治疗信息等)。

(2)初检统计:对初检进行统计分析(指标有出生日期、出生体重、孕周、筛查结果等)。

(3)复检统计:对复检进行统计分析(各种检验结果的判断)。

(4)资金回笼统计:对资金回笼情况进行统计。

(5)消耗统计:对筛查的各项耗材进行汇总。

(6)递送费用统计:对各单位指定时间段的递送费用进行汇总。

7. 报表管理

(1)未做采血筛查一览表:生成各单位时间段内未做采血的人员信息列表。

(2)筛查阳性一览表:生成各单位时间段内筛查阳性疑似病例信息列表。

(3)工作量表:生成各单位时间段内工作情况列表,包括筛查数、筛查率、洗脱数、洗脱率、各种疾病筛查数、复检数、确诊数等。

(4)初检回报表:对各种筛查疾病初检结果进行汇总(卡片信息和筛查结果)。

(5)复检回报表:对各疾病疑似病例召回复检结果进行汇总(复检结果及其判断)。

(6)资金回笼表:生成年度按月生成筛查费用,及资金回笼情况。

(7)标本不合格一览表:生成各单位时间段内标本不合格一览表,由于可能存在无法召回的情况,而系统的提醒模块中不可无限期地保存信息,到一定时间还未召回已失去筛查的意义,因此需对已过预先设定的时限,在提醒模块中不再出现的信息进行登记,这些资料对回顾分析是十分必要的,必须可查。

(8)未复检待排一览表:生成各单位时间段内未复检待排表(原因同标本不合格)。

(9)水平分布表:将各项检测的初检结果生成

数据进行统计分析,可获得其百分位数、中位数、平均数和标准差等参数,作为筛查界限值的参考;同时 TSH 检测结果的百分位数(5%)分析可作为地方病中碘缺乏病监测的分析指标。

8. 诊疗管理　为每个确诊的病例建立电子档案、首诊病历,将诊断和病史等信息记录系统,以后作为随诊病历,录入每次检测的结果、预约下次诊疗时间,这样系统可以在预约随诊时间临近时自动生成短信通知随诊。

9. 消耗品、试剂耗材及递送费用管理

(1)消耗品登记:由于各医疗保健机构的筛查滤纸卡片、采血针等均由筛查中心提供,对各医疗机构使用消耗品进行发放登记,结合其筛查数量,动态掌握上述消耗品的使用情况,以便及时进行补充。

(2)递送费用登记:由于各医疗机构寄往筛查中心的递送费用由中心提供,且每次递送的金额是固定的,医疗机构将样本寄出时生成寄出登记和筛查中心进行标本收到确认为一次递送完成,计数递送一次,每半年统计递送成功次数,与标本采集的医疗机构进行核算。

10. 财务管理　筛查项目不断新增,政府财政支付另计,只统计自费项目费用结算用。

(1)生成资金回笼:中心按照标本收到日期(保证数据始终一致,避免按出生日期统计,以免数据变动,如不合格标本重采、缓采血补采等情况)生成各医疗机构的每月筛查例数,按检验项目设定的金额生成检验费用数据。

(2)打印筛查发票:财务科的财务人员根据医疗机构的筛查数量按月或季度打印发票。

(3)确认资金回笼:财务科的财务人员对各个医疗机构的每月资金回笼进行登记,以便随时掌握医疗机构筛查资金的回笼情况和做好催款工作。

11. 系统维护

(1)主页标题管理:对系统主页标题进行管理。

(2)信息发布管理:对系统各版块信息进行管理,分为滚动信息、最新公告、动态新闻、筛查问答、政府宣传等。

(3)职能模块管理:对系统所用的职能模块进行管理。

(4)人员角色管理:对系统各操作人员参数、职能授权、提醒授权进行管理。

(5)系统参数管理:对系统参数进行管理。

(6)系统选项管理:对系统所用到的下拉框选项参数进行管理。

(7)检验参数管理:对系统检验值参数进行管理。

(8)医疗机构管理:对系统医疗机构参数进行管理。

(9)邮政编码管理:对系统邮政编码参数进行管理,邮政编码管理主要为实现按县(区)妇幼保健机构所承担辖区内的召回工作和确诊患者的定期随访工作,以及按地区进行碘缺乏病的 TSH 评价分析。

(10)确诊模板管理:对系统确诊模板进行管理。

(11)消耗参数管理:对消耗参数进行管理。

(12)统计因素管理:对查询统计中初检结果统计因素进行管理。

(二)新生儿疾病筛查信息系统功能模块

1. 诊疗管理　诊疗管理主要使用对象为筛查结论为“召回确诊”的患者。实现了对召回确诊患者进一步治疗分析和检查、诊断及后续治疗安排等功能。并且能够管理确诊患者的信息和诊疗过程中目标疾病的标志物检测报告,查询、记录、跟踪患者的后续治疗(图 8-15)。

2. 室内质量控制　在实验过程中室内质量控制的质控品,按照一定规则设定质控编码,管理系统可根据实验室自身条件自定义选择质控规则,随实验数据导入过程中系统识别特定编码,实现自动质控品数据提取,生成室内质控图。各实验室根据自身情况定义、启用质控规则,在每次实验完成上传数据的过程中,由新生儿疾病筛查系统记录该批实验的质控情况,以质控批号进行分类管理,可查看当前实验批的质控情况,并追踪历史实验批的质控情况,及时发现、分析问题,生成质控报告,保证实验结果的准确性(图 8-16)。

3. 室间质量评价　在多中心的管理系统中,各中心设置实验室代码和质控品特定编码,在实验数据导入过程中系统识别特定编码,实现自动质控品数据提取、上传至中心服务器,按照质控规则生成室间质控图。各实验室可以根据回报结果了解本实验室的技术能力,若存在较大偏倚,核查本实验室的校准、室内质控等措施,提出解决方案。

4. 室内质控室间质评化管理　室内质控的室间质评可自动提取室内质控数据,可提供相同室内质控批号的实验室间数据进行比较,及时发现本次实验问题。室内质量控制程序存在一定的局限性,主要包括室内质控的灵敏度和特异性不足,不能检测出全部特定原因的变异;室内质控无法评估检测的真实度;室内质控无法进行实验室间检测结果的比对(书末彩图 8-17)。

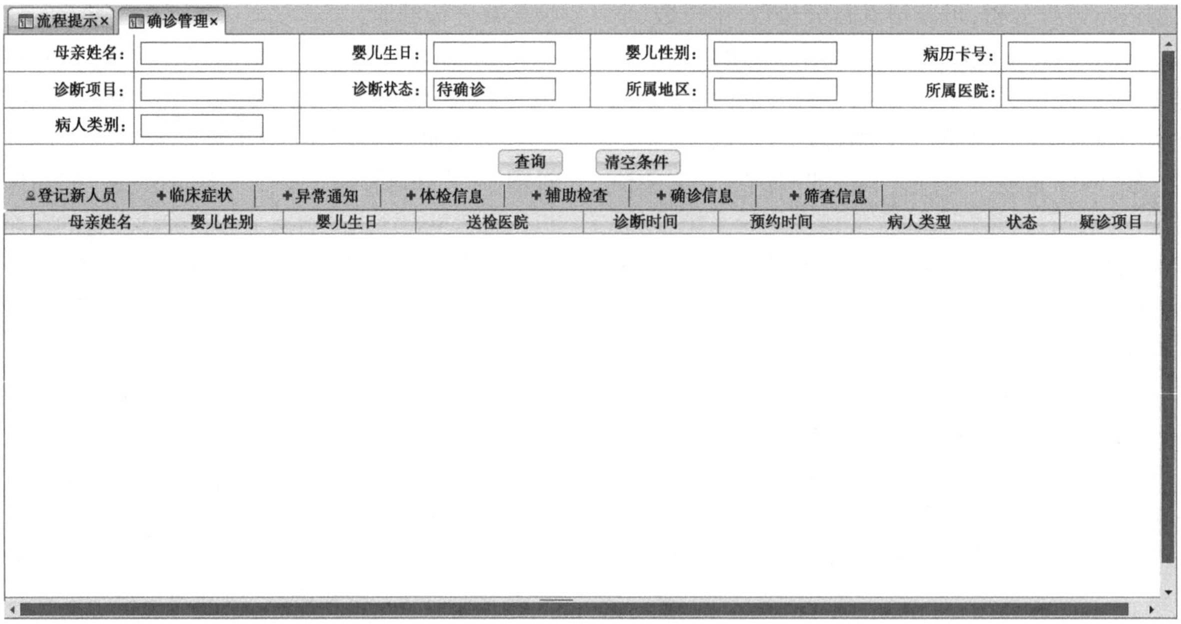

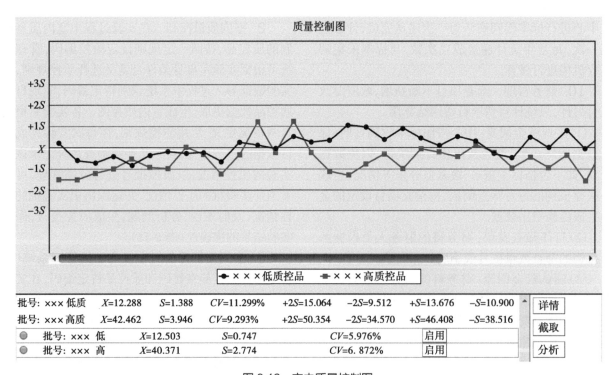

图 8-15　诊疗管理界面

图 8-16　室内质量控制图

室间质量评价相对可以弥补这些局限性：室间质量评价可以发现室内质量控制无法检测的问题/误差；如果室间质量评价材料中的分析物浓度水平能溯源到参考方法，在一定的条件下，实验室可以确定此种分析的准确度（即室间质量评价材料已与新鲜的临床样品进行了互通性确认，没有明显的基质效应）；参加室间质量评价计划后，实验室可以与相同方法、不同仪器的实验室进行性能比较。利用室内质量控制数据进行实验室间比对（多点数据），可以作为目前室间质量评价（单点数据）动态化体现，对完善室间质量评估提供有效补偿。

室内质控和室间质评在监测实验室质控方面各有其不足，室内质控室间质评化将两者结合在一起，可以有效弥补各自不足。以省级管理为实施平台,各个筛查中心的实验室参与,全年均使用同一批号质控品,将报告结果组织实验室间比对计划,由该计划的数据获得统计资料,用来确定实验室内和实验室间不精密度、实验室间统一方法组的偏倚、精密度和相对偏倚的分析和统计参数等。室内质控室间质评化以省级管理为平台的信息系统可以在此方面发挥优势,筛查结果的导入能及时、自动获取质控数值,各个实验室可以集成在一个质控图上,可以动态观察本实验室的质控情况,及时分析,以达到不断提高实验室管理水平的目的。

第三节　管理信息系统运维和安全管理

一、管理信息系统运维

信息系统运维服务体系建设,应包含运维服务制度、流程、组织、队伍、技术和对象等内容。同时,结合新生儿疾病筛查的业务特色,整合运维服务资源,规范运维行为,确保服务质效,形成统一管理、集约高效的一体化运维体系,从而保障数据集中条件下网络和应用系统安全、稳定、高效、持续运行。

(一)内部运维管理

1. 运维人员要求及职责　从事管理系统维护的人员需计算机硬件、软件专业本科及以上学历,熟悉信息系统的管理流程。负责筛查网络、主机、存储设备、UPS、空调和各类跳线的运行维护;负责机房基础设施、网络设备、主机、操作系统和应用软件日常运行状态监控。

2. 规章制度

(1)系统运行操作制度:保证系统的正常运行。

(2)巡检和维修、异常事件的报告和处理制度:日常对系统运行状态监控,及时发现异常时间、现象和可能原因并进行记录,及时进行处理。

(3)信息保密制度和泄密责任追究制度:由于筛查的内容涉及大量的个人信息,从业人员必须接受安全保密培训,若泄密将追究相关的法律责任。

(二)第三方运维管理

从事筛查工作的医务人员普遍缺乏计算机相关专业知识,所以筛查管理需要专业技术人员负责,实现其功能最大化,运行一般也由相关专业人员维护。通常需要一个团队来完成,由系统管理员、系统工程师和培训工程师组成。负责对管理系统进行编写、修改、安装、维护,解决常见技术故障,对使用者进行培训和指导,回答相关问题。相关人员也都必须具备筛查知识,熟悉筛查流程的各个环节。

管理系统委托第三方进行运维管理,需签订合同,签署保密协议。

(三)运维流程

系统使用人员发现问题——上报技术人员——使用人员描述问题——技术人员审核并排查问题——技术人员处理问题——处理结果反馈。

二、管理信息系统安全管理

(一)物理安全管理

1. 物理访问控制　机房出入应安排专人负责,控制、鉴别和记录进入的人员。

2. 防盗窃和防破坏　应将主要设备放置在机房内;应将设备或主要部件进行固定,并设置明显的不易除去的标记。机房工作人员外出及下班时要锁好门窗。

3. 防雷击　机房建筑应设置避雷装置。定期检查避雷设备使用状态,及时更换老化或损坏的设备。

4. 防火　机房内严禁吸烟和使用明火,不得存放各种易燃、易爆、放射性及强磁场物品。机房应设置灭火设备。灭火的联动关系:当防护区内任意一对感烟、感温探测器同时报警时,火灾自动报警控制器发出信号,启动声光报警器,通知人员撤离,并关闭空调,关闭防火阀,切断非消防电源;接收动作完成后的返回信号;经30秒可调延时后启动钢瓶头阀,释放灭火气体以完成灭火任务,并将回答信号传回控制器,同时点亮放气指示灯,避免人员误入;同时,可在控制器上手动远程启动灭火系统;通过紧急启停按钮在防护区外完成对灭火系统的紧急启动,在启动后30秒内可完成对灭火系统的紧急停止控制;另外,可在钢瓶间手动启动钢瓶头阀完成灭火功能。灭火剂喷射前,防护区门、窗应处于关闭状态,空调通风系统应自动关闭。

5. 防水和防潮　应对穿过机房墙壁和楼板的水管增加必要的保护措施;应采取措施防止雨水通过机房窗户、屋顶和墙壁渗透。定期进行机房电缆引入孔封堵检查、机房防鼠检查。

6. 温湿度控制　机房应设置必要的温、湿度控制设施。机房工作人员应时刻注意机房空调运行状态,使机房温、湿度的变化在设备运行所允许的范围之内,出现故障要及时通知有关人员配合解决。

7. 电力供应　在机房供电线路上配置稳压器和过电压防护设备。定期对设备接地系统进行检查和测试。在进行电路及仪表工作时,要断开开关并锁好,工作人员要亲自对仪表进行检查,以保证其处于"断开"状态。如果必须在通电的电路及仪表上作业,要有严格的管制措施,而且"一事一批准"。要考虑使用橡胶或其他的非导电防护措施。为保证不直接参与工作的人员不被暴露在这种风险之中,要使用围栏及警示通知。所有的工具及设备都必须是绝缘的。

（二）网络安全管理

1. 结构安全

(1)应保证关键网络设备的业务处理能力满足基本业务需要。

(2)应保证接入网络和核心网络的带宽满足基本业务需要。

(3)应绘制与当前运行情况相符的网络拓扑结构图。

2. 访问控制

(1)应在网络边界部署访问控制设备,启用访问控制功能。

(2)应根据访问控制列表对源地址、目的地址、源端口、目的端口和协议等进行检查,以允许/拒绝数据包出入。

(3)应通过访问控制列表对系统资源实现允许或拒绝用户访问,控制力度至少为用户组。

3. 网络设备防护

(1)应对登录网络设备的用户进行身份鉴别。

(2)应具有登录失败处理功能,可采取结束会话、限制非法登录次数和当网络登录连接超时自动退出等措施。

(3)当对网络设备进行远程管理时,应采取必要措施防止鉴别信息在网络传输过程中被窃听。

（三）主机系统安全管理

1. 身份鉴别　应对登录操作系统和数据库系统的用户进行身份标识和鉴别。不同单位登录系统有不同权限。

(1)采血单位:录入、查询和打印样本。

(2)区县管理单位:在采血单位权限的基础上增加了对所管单位样本的验收、递送、查询和统计功能。

(3)省级管理单位:查询各类统计报表。

2. 主机访问控制

(1)应启用访问控制功能,依据安全策略控制用户对资源的访问。

(2)应限制默认账户的访问权限,重命名系统默认账户,修改这些账户的默认口令。

(3)应及时删除多余的、过期的账户,避免共享账户的存在。

3. 强访问控制　操作系统应遵循最小安装的原则,仅安装需要的组件和应用程序,并保持系统补丁及时更新。

4. 系统保护　应安装防恶意代码软件,并及时更新防恶意代码软件版本和恶意代码库。

（四）应用安全管理

1. 人员职责

(1)应提供专用的登录控制模块,对登录用户进行身份标识和鉴别。

(2)应提供登录失败处理功能,可采取结束会话、限制非法登录次数和自动退出等措施。

(3)应启用身份鉴别和登录失败处理功能,并根据安全策略配置相关参数。

2. 用户管理

(1)应提供访问控制功能,控制用户组/用户对系统功能和用户数据的访问。

(2)应由授权主体配置访问控制策略,并严格限制默认用户的访问权限。

3. 系统管理

（五）数据安全管理

1. 数据传输安全性　若数据传输过程采用互联网通道,应采用 HTTPS 加密传输方式,防止数据泄露。

2. 备份和恢复　每天至少 2 次对数据库进行本地和异地双重备份,程序等其他重要信息也需进行备份。

第四节　筛查信息系统的发展趋势

一、筛查实验室信息系统发展探讨

（一）基于开发平台的模块化信息系统开发模式

筛查信息系统的开发应尽量避免源代码开发方式。原因其实非常简单，类似于盖房子，通过源代码直接开发筛查信息系统，就像用沙子砌墙，不够坚固，后期调整维护也很麻烦；而通过开发平台进行模块化开发的信息系统，由于事前已经开发了很多模块，所以在给实验室信息系统做迭代时，就像是在使用砖头砌墙，通过各个模块的堆砌来完成整个筛查系统的更新，这样做出来的系统才能稳定又灵活，调整与维护也较为容易。

（二）简单易用的工作流配置

目前筛查信息系统在安装后要做大量的用户化工作，即由 IT 专业人员编写一些程序满足医院实验室特定的需求，而用户的这些要求通常是需要经常变动的，因为 IT 编程人员很难完全理解实验室运作的详细机制，为实验室信息系统的用户化带来了一定的难度。因此，未来的筛查实验室信息系统要实现在安装后只需按照用户的具体要求进行简单的工作流配置功能，在这个过程中，用户不需要编写任何程序，工作人员在接受简单的培训后就可以完成工作流的设计等工作，并能根据工作要求的变化随时更改工作流配置。

（三）高效的数据流处理方式

运用数字信息化手段来整合实验室的各项资源，实现从上机到数据处理的全自动化处理，有效提高数据处理效率、降低出错率，实现智能分析、仪器设备的检测数据自动获取、自动报告结果等智能化步骤，颠覆传统的手工处理方式；将检测人员从繁重的录入、计算等工作中解放出来，并解决实验室检测信息孤岛问题；还可以进一步实现移动终端远程图谱分析、数据处理等功能。

（四）具备标准化的软件接口

开放性的体系结构可以让系统轻松地与其他不同语言开发的系统进行无缝集成。在体系结构的层面上，无论软件是本地的（在本系统内）还是远程的（在直接系统外），都具备与其他系统进行数据交换的功能，满足实验室各项扩展需求的要求。

（五）高度的安全性

通过有效的方式防止对医院和实验室的数据库和服务器的未经授权的访问。筛查信息系统的安全性通常在实验员或者操作人员使用之初不受重视，通常是数据积累到一定程度后，才会真正意识到软件安全的重要性，但此时再考虑安全性，就难免有很多漏洞。完善的筛查实验室信息系统在设计之初就应该考虑到数据的安全性，很多的安全策略、规定需要同软件开发一起实施，这也是为实验室提供的又一有力保障。

二、筛查实验室信息化发展探讨

筛查实验室信息管理系统经过了多年的探索，已步入飞速发展阶段的前期，目前国内大多数实验室信息管理系统还是停留在数据存储、工作任务安排水平上，少数达到了管理层次，可以为实验室管理者提供管理决策服务。随着我国医疗互联网科技的飞速发展，筛查实验室的业务快速发展，这就对实验室信息管理系统提出了更高的要求。

（一）临床决策支持系统

临床决策支持系统可以提高工作效率和诊疗质量。目前的临床决策支持系统分析医生输入的条目，比较其与医学指引不同的地方，从而提醒医生防止潜在的错误，如药物不良反应。通过部署这些系统，医疗服务提供方可以降低医疗事故的发生率，尤其是临床错误引起的医疗事故。此外，临床决策支持系统还可以使医疗流程中大部分的工作流向护理人员和助理医生，使医生从耗时过长的简单咨询工作中解脱出来，从而提高工作效率。

（二）预测建模

基于已有的历史筛查数据，通过多源异构数据修整和人工智能辅助诊断模型构建，研发基于人工智能高精度的诊断算法；研发应用于新生儿疾病筛查流程的平台；构建基于大数据的中国人群数据库、基因数据库、基因型 - 表型数据库，整合到新生儿疾病筛查人工智能辅助诊断平台。通过大量阴性和阳性确诊案例数据检验平台检测的效率、确诊率及漏诊率,不断优化人工智能辅助诊断平台的性能。降低筛查阳性召回率,提升阳性预测值。

(三) R4S 项目应用

随着串联质谱技术的应用,打破原来传统检测物质一一对应的方式,改为一对多种的方式,其质量管理更体现复杂性。最近我国引进 R4S 项目并推广应用,R4S 项目源于美国卫生资源和服务管理资助的一个遗传学合作项目。在 2012 年此项目成为了新生儿疾病筛查转化研究网络项目的一部分,通过筛查数据标准化收集,利用单位信息(方法学、试剂),界限值,正常人群范围(氨基酸、肉碱及比值),确定阳性样本数据(氨基酸、肉碱及比值),性能参数(检出率、假阳性率、阳性预测值),进行数据同等比较,提高筛查质量,减少参与复测的样本量

以及复测带来的召回和检测成本,避免患者不必要的恐慌。主要特点见表 8-1、表 8-2。如何在管理系统中的实现 R4S 项目实施是一个不小的挑战。

未来的实验室应是高度专业化、智能化、系统化、自动化、空间跨距大以及多学科交叉的。因此,现有的以信息管理为主题思想的实验室将不断满足大数据发展的要求。结合信息技术、数字技术的发展,未来的筛查实验室将是数字化的,除了自身专业技术的数字化,实验室的管理、运行都将实现数字化。为顺应这种发展潮流,数字化的筛查实验室信息管理系统首先要在专用分析方法上着手,为实验室提供更深层次、结合其专业最新科研成果的分析方法。只有这样才能真正把实验室筛查数据的应用提升到技术的最前沿,满足数字化时代的要求。

表 8-1 第一代工具

序号	R4S 工具	分析物或指标	描述	特点
1	疾病查看	ALL	选定疾病 - 所有分析物	确定临床有意义的指标;查看有 overlap 程度的指标
2	分析物查看	ONE	选定分析物 - 所有疾病	查看此分析物与哪些疾病相关
3	疾病范围查看	ONE	选定分析物,选定疾病 - 与其他实验室疾病范围对比	查看与其他实验室比较的结果;避免遗漏
4	目标范围查看	ONE	界限值与目标范围的比较	查看界限值是否合适
5	分析物比较	ONE	选定分析物浓度分布 - 所有实验室浓度分布	查看涉及的疾病分析物的浓度分布范围
6	散点图	TWO	两种分析物分布散点图	通过正常分布与阳性分布,提高灵敏度和特异度
7	分数卡	ALL	在一张表格中显示所有分析物的打分结果	同时查看所有分析物结果,并与目标范围和疾病范围进行比较

表 8-2 后分析工具

序号	R4S 工具 (后分析)	回答问题	描述	特点
1	一种疾病	是或否	选定一种疾病 - 是否有此类疾病	一个样本对应一种疾病
2	两种疾病	A 或 B	选定两种疾病 - 是否有其中一种疾病	一个样本对应两种疾病
3	双散点图	A 或 B 或 A&B	选定两种疾病 - 是否有其中一种或两种疾病	一个样本对应两种疾病
4	多种疾病(<5)	一种或多种	选定多种疾病 - 是否有其中一种或多种疾病	一个样本对应多种疾病
5	分析物比较	一种或多种	选定全部疾病 - 是否有其中一种或多种疾病	一个样本对应多种疾病
6	全部疾病	全部	选定全部疾病 - 是否有其中一种或多种疾病	多个样本对应多种疾病

第五节　人工智能在新生儿疾病筛查中的应用

一、人工智能的定义

人工智能（artificial intelligence，AI）作为飞速发展的一项新兴智能技术，正在迅速融入人类生活的各个领域。谷歌等搜索系统也开发了专业的"AI 医疗问诊系统"，其表现已经超越初级医疗保健医生。

AI 的定义尚未统一，其学科范畴十分广泛，由不同领域的学科共同组成，如机器学习、计算机视觉及计算机算法等。目前较为通用的含义：人工智能是指计算机系统通过模拟人类智能和深度学习能力，完成类似人类智能的任务和活动。这些活动包括视觉感知、语言理解、知识推理、学习和决策等。

"自主深度学习"作为近十年来 AI 领域取得的重大突破，推动了计算机智能的应用。它通过大量的数据和计算能力来模拟人类神经网络，实现自我优化和决策。从本质上说，这些网络通过模仿人类大脑的连通性，对数据集进行分类并发现相关性。

AI 已经应用于许多领域，如自然语言处理、机器视觉、自动驾驶、智能推荐等，特别是在医疗领域得到了广泛应用（图 8-18）。

二、人工智能的原理与核心技术

AI 的基本思想是通过模仿人类智能的思维和行为方式，利用计算机系统进行信息处理和决策。AI 的基本原理涵盖了数据获取与处理、机器学习、深度学习、自然语言处理以及推理与决策等方面。这些原理的结合与应用使得 AI 可以自动化和智能化地处理和分析数据，学习和改进性能，理解和生成自然语言，并做出推理和决策（图 8-19）。

（一）数据获取与处理

AI 系统需要获取大量的数据作为输入，这些数据可以来自传感器、数据库、互联网等多种来源。获取到的数据需要经过预处理、清洗和整理，以便于后续的分析和应用。

1. 数据获取的途径

（1）数据挖掘与引擎：AI 系统可以从各种数据挖掘器、各种数据源中获取数据，如图像传感器（显微镜摄像）、声音传感器、运动传感器等。这些传感器收集现实世界中的信息，并将其转换为计算机可读的数据格式，形成本系统的知识库。

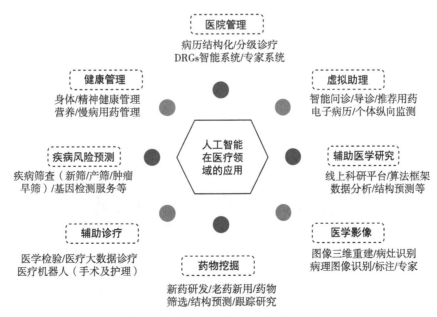

图 8-18　人工智能在医疗领域的应用

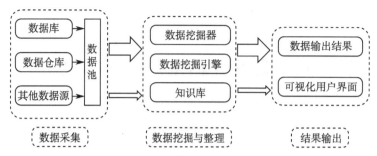

图 8-19   人工智能数据的获取与处理流程图

（2）数据库和数据仓库：AI 系统可以从结构化的数据库中获取数据，当多个数据库被人们组织成表格或关系形式，方便查询和使用，便成为数据仓库，以扩大数据资源。

（3）互联网和外部数据源：AI 系统可以从互联网和其他外部数据源中获取数据，如最新发表的文章数据、最新指南及相关信息、个案权威数据等。

2. 数据处理   数据获取与处理是 AI 的重要环节，同时也是数据驱动型 AI 的基础。AI 系统对数据进行清洗（去掉噪声数据）、转换、数据集划分、集成及融合，提炼出准确、全面的信息。这个过程就是形成本系统的知识库，从而为后续的分析、学习和推断提供坚实的基础。

（二）机器学习

机器学习（machine learning）是 AI 的核心技术之一。它通过构建数学模型和算法，让计算机从数据中学习并自动改进性能。机器学习包括 Q 学习（Q-learning）、SARSA、DQN（deep Q-network）、A3C（Asynchronous Advantage Actor-Critic）、深度学习（deep learning）等强化学习算法。其中，深度学习（deep learning）是一种基于卷积神经网络的机器学习方法，它模拟人脑的神经网络结构，通过多层次的神经元和权重连接来学习特征和进行决策。深度学习在图像识别、自然语言处理、语音识别等领域取得了重大突破，是应用于医学领域的主要学习方式（图 8-20）。

（三）推理与决策

AI 系统具备推理和决策（reasoning and decision making）能力，可以根据输入数据、经验和规则进行推理和判断，生成相应的决策结果。常见的推理和决策方法包括逻辑推理（logical reasoning）、不确定性推理（uncertain reasoning）、强化学习（reinforcement learning）、决策树（decision tree）、贝叶斯网络（Bayesian network）和专家系统（expert system）。其中，专家系统是基于知识库和推理引擎的计算机程序。通过使用该领域专家提供的规则和知识，进行推理和解决特定领域的问题。专家系统在医疗诊断、故障排除和决策支持等领域有广泛应用。

AI 系统利用专家系统（集中学习了本领域高层次专家的诊断数据）可以帮助利用该 AI 系统的医务人员在复杂情境下做出准确的决策。

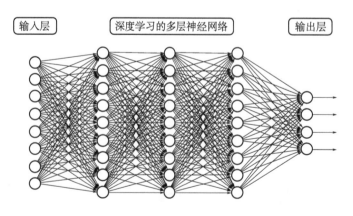

图 8-20   基于深度学习的多层神经网络 AI 示意图

三、人工智能在医学领域的应用

AI 的精准度远在人类之上,如果想要继续在医疗和医药方面有长足进步,就必须借助 AI 系统。而 AI 既具备精确性,又有强大的学习能力,是少数能够为患者提供精确诊断的工具。有研究报道,谷歌研发的 AI 系统在肺癌筛查中的准确率比 6 位放射科医生更高,误诊率和漏诊率分别降低了 11% 和 9%。如今,随着人类自身生物医学知识及相关技术的进步,AI 诊断已经越来越稳定。

(一)AI 技术最先应用的医学领域——医学图像识别

AI 在医学影像领域的突破主要体现在速度、精度和标准化上。AI 利用大量的数据和计算能力对医学图像数据进行高效、准确的分析和诊断。深度学习通过卷积神经网络对医学图像进行特征提取和分类,实现了对病灶的精准定位和识别。

在病理诊断学领域,通过摄像和扫描血涂片中各种细胞、宫颈脱落细胞涂片中靶标细胞的形状、颜色深浅、边界变化等的生理、病理改变,可以辅助病理医生快速排除阴性标本,让病理医生将主要精力集中在被 AI 判断为可疑和初步判断为病理改变的图片分析上,大大提高早期血液病和宫颈癌的发现率。

同样,在影像诊断学领域,上述原理已经被植入 X 线、CT 和 MRI 等需要大量人力资源的医学图像诊断领域。在肺癌筛查领域中,AI 系统能在短时间内完成大量胸部 CT 片影像的初筛,标记出微小结节和病灶,显著降低漏诊率。

(二)基于大数据的辅助诊断

很多疾病具有隐匿性规律和特征,临床医生要经过长期的培训和实践,才能从浩如烟海的医疗数据和 / 或图像中总结出一定的经验。而 AI 技术利用其特有的超大计算能力进行医疗数据分析,就可以轻松发现这些隐匿性规律和特征,辅助医生进行疾病筛查和诊断。如果将这种计算能力结合数据库整合到对应的医疗仪器中,就可以提前辅助医生发现问题。例如,在乳腺癌筛查中,AI 技术可以结合临床数据和乳腺影像,提供准确的诊断建议和风险评估,降低由于医生身体疲惫、心理状态、分析能力等因素导致的漏诊率和误诊率。

(三)基因组学、蛋白组学、代谢组学与 AI 的结合

人类的基因组包含大约 31.6 亿个碱基对,排列极其复杂,但有规律,因为人与人基因组的相似性高达 99.9%。其中仅有 2% 的碱基对为编码区,剩余约 98% 为非编码区。这意味着我们仍然不知道大部分 DNA 的功能(图 8-21)。

深度学习可以进行预测和降维分析,已经被广泛应用于基因组学研究,利用已知的训练集对数据的类型和应答结果进行预测。深度学习模型的能力更强且更灵活,在适当的训练数据下,深度学习可以在较少人工参与的情况下自动学习特征和规律。深度学习可以提高基因组数据的可解释性,并将基因组数据转化为可操作的临床信息;通过强大的深度神经网络模型,实现从高维大数据中自动挖掘数据的潜在特征。当前,AI 在以下三个方面已经初步得到成功应用:①多组学数据整合与动态网络关系解析。如基因组学、转录组学、蛋白质组学等的结合,能够整合海量异质性数据,解析传统方法难以捕捉的动态网络关系,能够揭示疾病发生和发展的潜在机制,推动生物学新假说和

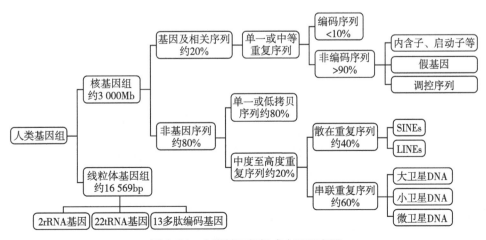

图 8-21 人类基因组组成全景示意图

新靶点的发现。②变异检测与自动化解读中,显著提高检测效率和准确性。同时,通过深度学习数百万份临床案例,可以自动将基因变异分为不同的级别,并提供相应的治疗建议(如 AI 系统可以将基因变异分为 I～Ⅳ级,并直接匹配相应的靶向药物)。③致病性评分与个性化诊疗方面,可以通过整合患者的多组学数据和临床信息,构建预测模型,指导个性化用药和治疗方案优化。例如,AI 可以结合患者的基因组突变、蛋白质表达谱等信息,预测疾病的进展和治疗效果,从而制订更精准的治疗方案。此外,AI 还能提升癌症基因检测的准确性,帮助医生做出更准确的诊断和治疗决策等。

此外,由于基因组学大数据与疾病表型间的复杂关系难以解析,运用深度学习挖掘多组学数据,探索复杂疾病致病机制和药物反应机制,将会极大促进精准医学和转化医学的发展。通过深度学习等方法,AI 技术使科研人员相对轻松地了解基因与疾病之间的关系,了解基因翻译、转录中蛋白结构变化路径,并为个体化治疗提供理论支持。例如,AI 技术可以对疾病与基因表达模式、蛋白或多肽剪辑之间的关联性进行探索,从而为疾病的早期预警和个体化治疗提供可能。AI 可以根据多肽中各种氨基酸的结构特点及其排列顺序,预测各种蛋白质的三维结构。如果说基因组学反映了"可能发生的",转录组学反映了"将要发生的",蛋白质组学反映了"正在发生的",那么代谢组学就反映了"已经发生的"。因此,人体的代谢组学(metabonomics)是一个更直接与人体疾病相关联的学科(图 8-22)。

如上所述,AI 技术在医学领域的应用十分广泛,而代谢组学反映的是"已经发生的"事件,因此,在新生儿疾病筛查领域,AI 用于代谢组学与疾病的关系分析和诊断显得更为有利和成熟。

在新生儿遗传代谢病筛查中,AI 系统通过对血液样本中代谢产物含量及其比例的智能分析,可快速、准确识别出多种罕见遗传病,为早期干预和治疗提供有力支持。例如,串联质谱新生儿遗传性疾病筛查中,一次性检测几十种小分子代谢产物(相对分子量<1 000)的水平和各个产物之间的比值,如果是由技术人员(或医师)分析每种代谢产物的含量及各种相关代谢产物之间的关系,这是一个非常缓慢耗时的过程,且需要分析人员具有丰富的多学科医学经验的技师(医师)才能完成。AI 分析技术形成的识别模式和专家系统,则可以迅速对此给出准确的"参考"答案,当然,这都需要建立大数据库作为基础。

"代谢组学 +AI"是目前筛查新生儿遗传代谢病最为有力的工具之一。简单来说,串联质谱筛查技术的应用为新生儿疾病筛查提供了一次检测筛查几十种疾病的可能,而 AI 的应用使串联质谱技术在新生儿疾病筛查领域的应用和研究走上了高速公路。

在实际研究和应用中,通过高通量串联质谱检测平台获得新生儿遗传代谢病患病风险的队列及正常对照队列血斑中的代谢物信息,即针对新生儿遗传代谢病相关物质的代谢通路形成的产物,主要包括氨基酸、有机酸和脂肪酸等代谢产物,通过 AI 大数据解析,以标准品为参考,对目标代谢产物和各种相关代谢产物之间的比值进行分析,从

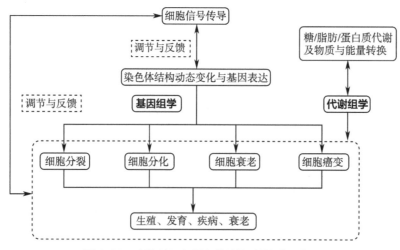

图 8-22　人体基因组学与代谢组学关联示意图

而高灵敏度、高特异度、高准确地判断新生儿的患病风险。

(四) AI 大数据技术在新生儿疾病筛查中的应用

在新生儿听力筛查中,已通过 AI 系统对音频信号的实时分析,实现了对听力障碍的早期识别和干预。

在新生儿遗传代谢病筛查中,可通过对获得的代谢组大数据进行 AI 建模、机器学习及优化,构建出新生儿遗传代谢性疾病患病风险评估模型。通过代谢组检测技术和 AI 大样本特定疾病人群深度学习,对数据进行分析,代替人工解读新生儿疾病发病风险。只需要极少量的血清样本,即可采用代谢组质谱检测平台和 AI 大数据分析平台进行检测分析,基于代谢产物中目标物质的检测和 AI 大数据解读,具有更高的灵敏度和特异度,可建立个体的代谢组图像,精准评估新生儿患某种遗传代谢病的风险,对早期筛查新生儿遗传代谢病具有非常重要的应用价值和意义。

基因筛查适用于更早期阶段的疾病风险识别,实现早发现、早预防、早治疗。目前,新生儿基因筛查已在临床得到迅速发展和规范,随着基因筛查技术的推广应用,以及基因与疾病相关性数据的积累,AI 技术将对该领域的发展给予有力推动。

四、AI 技术应用的优势、挑战和展望

(一) 优势

AI 技术可以处理和分析大规模的数据,在疾病筛查和早期预警方面具有较高的准确性和灵敏度。高速的计算能力和自主深度学习能力使得 AI 在快速识别和分析医学图像、医学数据时具备巨大优势。

(二) 挑战

虽然 AI 技术在疾病筛查和疾病早期预警方面具有明显优势和广阔的应用前景,但仍然面临一些挑战,包括数据隐私和安全问题,数据采集和标注的成本问题,算法的透明性和解释性问题,引用数据库以及不同程序之间学习能力差异性问题等。同时,还需要充分考虑 AI 技术与医生之间的合作方式,需要制订特定程序确保 AI 在患者(个体差异)健康管理中的适度性和可靠性。

在推广 AI 技术的同时,还需关注数据隐私保护、算法偏见等伦理和法律问题,确保技术的合理和合法应用。

(三) 展望

未来,AI 将与医生形成更紧密的合作关系,通过智能辅助诊断系统、个性化治疗方案推荐等方式,共同提升医疗服务的质量和效率。

(朱文斌、王维鹏)

参考文献

[1] 吴兵. 论数据中心机房的规划与设计. 智能建筑与城市信息, 2012 (9): 40-42.

[2] 李琼. 省级数据中心 IT 运维服务体系建设思路. 中国金融电脑, 2011 (4): 38-43.

[3] 李源, 刘道践, 顾风军, 等. 医院信息技术运维管理的分析与研究. 中国医学装备, 2013 (11): 8-10.

[4] 布雷·兰茨特, 著. 机器学习与 R 语言. 许金炜, 李洪成, 潘文捷, 译. 北京: 机械工业出版社, 2021.

[5] TU T, PALEPU A, SCHAEKERMANN M, et al. Towards Conversational Diagnostic AI. ArXiv, 2024: 2401. 05654.

[6] 刘俊一. 基于人工神经网络的深度学习算法综述. 中国新通信, 2018, 20 (6): 193-194.

[7] LITJENS G, KOOI T, BEJNORDI B E, et al. A survey on deep learning in medical image analysis. Medical Image Analysis, 2017, 42: 60-88.

[8] TJOA E, GUAN C. A Survey on explainable artificial intelligence. IEEE Trans Neural Netw Learn Syst, 2021, 32 (11): 4793-4813.

[9] PEI Q, LUO Y, CHEN Y et al. Artificial intelligence in clinical applications for lung cancer: diagnosis, treatment and prognosis. Clin Chem Lab Med, 2022, 60 (12): 1974-1983.

[10] CALLAWAY E. The entire protein universe: AI predicts shape of nearly every known protein. Nature, Retrieved, 2022, 608 (7921): 15-16.

[11] MEHTA RJ, GASTALDELLI A, BALAS B, et al. Mechanism of action of inhaled insulin on whole body glucose metabolism in subjects with type 2 diabetes mellitus. Int J Mol Sci, 2019, 20 (17): 4230.

[12] RONG G, MENDEZ A, ASSI, E B, et al. Artificial intelligence in healthcare: review and prediction case studies. Engineering, 2020, 6 (3): 291-301.

[13] YEN H H, WU P Y, CHEN M F, et al. Current status and future perspective of artificial intelligence in the management of peptic ulcer bleeding: a review of recent literature. J Clin Med, 2021, 10 (16): 3527.

[14] ABDELLATIF A A, MHAISEN N., CHKIRBENE Z., et al. Reinforcement learning for intelligent healthcare systems: A comprehensive survey. ArXiv, 2021: 2108. 04087.

第九章 新生儿疾病筛查阳性召回与随访

第一节 新生儿疾病筛查阳性召回

新生儿疾病筛查是出生缺陷三级防控的一项重要措施,流程包括健康教育、血片采集、递送、检测、召回、诊断治疗和随访等。召回是其中非常重要的一个环节,直接影响患儿的检出、确诊和治疗效果,影响新生儿疾病筛查的工作质量,严重者会造成漏诊,给患儿带来不可逆的伤害。

一、机构设置

省级卫生行政部门根据本行政区域规划的实际情况,指定新生儿疾病筛查中心、市(州)级、县(市、区)级新生儿疾病筛查管理机构承担辖区内医疗保健机构新生儿疾病筛查阳性儿的召回工作。

二、人员要求

1. 承担辖区内医疗保健机构新生儿疾病筛查可疑阳性或阳性儿召回的卫生专业人员,应具有与医学相关的中专以上学历,从事医疗保健工作 2 年以上。

2. 人员应当通过新生儿疾病筛查相关知识和技能培训,培训主要内容包括:新生儿疾病筛查的目的、方法、阳性病例追访及网络管理技术等;新生儿疾病筛查、确诊的检测方法和临床意义;常见遗传代谢性疾病及内分泌疾病的发病机制、临床表现、诊断和鉴别诊断、治疗、随访、预后评估等。

三、机构与人员职责

新生儿疾病筛查中心及市(州)级、县(市、区)级新生儿疾病筛查管理机构应当建立健全新生儿疾病筛查相关工作制度,严格按照《新生儿疾病筛查管理办法》的要求操作。应当建立专科档案与管理制度、召回制度、转诊制度、随访评估制度,及

时做好统计、分析、上报和反馈工作。

对可疑阳性或阳性患儿应当立即进行召回,提供进一步的诊断或鉴别诊断服务。当确诊患儿接到告知后,应当要求患儿立即接受治疗。

四、召回制度

省、市(州)、县(市、区)卫生行政部门负责组织本行政区域医疗机构开展新生儿疾病筛查工作,制定本行政区域新生儿疾病筛查阳性儿召回工作制度。

1. 新生儿疾病筛查阳性儿依托妇幼保健网络进行召回、追踪随访。

2. 负责召回的人员接到筛查中心出具的可疑阳性报告,可采用各种方式(电话、短信、微信或书面等)立即通知新生儿监护人到筛查中心及时进行复查,尽早给予治疗。

3. 因地址不详或拒绝随访等原因而失访者,须注明原因,做好备案工作。

4. 每次通知均须详细记录,相关资料至少保存 10 年。

五、筛查阳性儿的管理内容

(一)筛查结果的解读

1. **筛查阴性** 筛检的结果是阴性,只是说明发病概率低,不代表以后不会发病。

2. **筛查阳性** 筛检结果阳性表明存在患病的可能性,需要对新生儿进行进一步的检查确诊。

3. **筛查假阴性** 筛查结果为阴性,确诊检查为阳性(或一段时间后出现症状)。

4. **筛查假阳性** 筛查结果为阳性,确诊检查为阴性。

（二）判断阳性儿、假阳性儿、假阴性儿的标准

根据不同实验室的具体情况确定实验室的参考标准。传统四病筛查参考标准如下。

1. 先天性甲状腺功能减退症　以滤纸干血片促甲状腺激素（TSH）含量作为筛查指标。TSH 含量（单位：μIU/ml）阳性界限值根据实验室和试剂盒确定，一般为 8~20μIU/ml，高于界限值为筛查阳性。筛查方法包括荧光酶免疫分析法、酶联免疫吸附法或时间分辨免疫荧光分析法。

2. 高苯丙氨酸血症　以滤纸干血片苯丙氨酸（Phe）含量作为筛查指标。Phe 含量（单位：μmol/L 或 mg/dl）阳性界限值根据实验室和试剂盒确定，一般 ≥120μmol/L（2mg/dl）为筛查阳性。筛查方法包括荧光分析法、定量酶法或串联质谱法。

3. 葡萄糖 -6- 磷酸脱氢酶缺乏症　以滤纸干血片 G6PD 活性作为筛查指标。G6PD 活性（单位：U/g Hb 或 U/dl）的阳性界限值根据实验室、试剂盒及方法学确定，因季节和地域不同而有差异，如夏季受温度影响易造成假阳性。一般为 2.0~2.6U/g Hb 或 15~30U/dl，低于界限值为筛查阳性。筛查方法包括荧光定量法和荧光斑点法。

荧光定量法具有灵敏度高、实验程序和操作步骤简便、耗时少、结果客观易判别、费用低廉等优点，但也存在女性杂合子检出率低、检测结果易受血斑质量、实验取样部位、样本储存时间、温度、湿度等因素影响的问题。荧光斑点法的检测准确度较高，特别是对于 G6PD 重度缺乏者（男性半合子和女性纯合子）的检出率接近 100%，但其结果的判断受主观因素影响较大，点样圆斑的大小可影响荧光强弱的分辨，结果不能长期保存，不适用于血红蛋白 <60g/L 的患儿，现较少应用。

4. 先天性肾上腺皮质增生症　以滤纸干血片 17- 羟孕酮（17-OHP）含量作为筛查指标。17-OHP 含量（单位：nmol/L）阳性界限值根据实验室和试剂盒确定，正常分娩新生儿一般为 10~40nmol/L，高于界限值为筛查阳性。因 17-OHP 含量受胎龄和出生体重影响较大，可建立不同胎龄和出生体重新生儿的阳性界限值。足月儿和正常出生体重儿的阳性界限值与早产儿和低出生体重儿不同。筛查方法包括时间分辨荧光免疫分析法、酶联免疫吸附法或串联质谱法。

（三）可能出现假阳性、假阴性的情况

1. TSH 假阳性　出生后 TSH 因应激反应呈现生理性反应性增高，48 小时后降至正常真值（true value）水平。如果在新生儿出生后 24~48 小时或在发热等应激状态下采血，可能出现假阳性。

2. Phe 假阳性、假阴性　Phe 依赖一定的蛋白质负荷，新生儿如果未充分母乳或摄入 Phe 不足，可能出现检测假阴性。早产儿、未成熟儿、肝损害患儿可出现 Phe 假阳性。

3. CAH 假阳性、假阴性　出生 24~48 小时内采血、应激反应、早产、低出生体重（肾上腺功能不成熟、酶活性较低）、危重疾病（如呼吸衰竭、败血症等）、黄疸、脱水及 17-OHP 阳性界限值设定偏低等，易导致 CAH 筛查结果假阳性，可在病情稳定后复查排除；孕妇或新生儿有糖皮质激素治疗史，易导致 CAH 筛查假阴性，需在出生后 2 周复查；血 17-OHP 延迟升高等因素也可导致 CAH 筛查假阴性，筛查阴性和临床高度疑似者仍需进行诊断性实验。采用串联质谱法进行二级筛查，可提高筛查的特异度和灵敏度。

4. G6PD 假阳性、假阴性　G6PD 活性一般不受生后日龄等因素的影响，但对女性杂合子不敏感，易出现假阴性，需结合基因检测明确诊断。G6PD 活性检测结果易受血片采集、递送时间、温度和湿度、标本保存条件等影响而出现假阳性，夏季运输过程中血片需保持低温，建议血片采集后 1 周内检测。

（四）不同筛查阳性儿管理模式的比较

1. 只管筛查，告知阳性，家长自愿选择诊治机构　这种模式操作简便，责任简单，筛查机构只做筛查工作，只专注筛查业务，提高筛查数量，不管阳性儿后续工作，易于推广。但该模式对阳性儿的去向和最终结果不关注，因而对阳性儿的后续情况不甚了解，相关信息无法统计，筛查效果也无法评估。

2. 管筛查，管确诊，没有目标要求，家长自选诊治机构　这种模式筛查机构除管理筛查业务外，也进行阳性儿管理，由于没有具体明确的工作要求，召回时间早晚不一，追踪随访不够，可能出现诊治不及时、方案不统一、治疗不规范，相关信息统计不全等情况。

3. 管筛查，管确诊，目标管理，责任落实　这种模式是应该提倡的新生儿疾病筛查管理模式，筛查、诊断、治疗一体化管理，对筛查、诊断、治疗都有目标要求，工作主动，属于集中式、同质化管理，管理力度大，便于及时、规范诊治患儿，统计上报相关信息。

（五）不同筛查阳性儿告知形式的评价

1. 口头告知　当面讲或打电话告知新生儿家长。这种形式简单、直接，但需警惕未记录，事后可能忘记的后果。

2. 书面告知　通过信件、系统通知、短信、即时通信软件等形式告知新生儿家长。这种形式有及时的通知记录。由于信息是单向的，需警惕：①联系地址、电话号码、即时通信软件等变动造成无法送达的风险；②信息送达但家长误认为是垃圾信息的风险；③信息送达但未收到反馈确认的风险。

3. 逐级告知　新生儿疾病筛查中心将阳性结果告知辖区市县新生儿疾病筛查管理办公室，市县新生儿疾病筛查办公室将阳性儿信息告知采血单位，采血单位告知新生儿家长。这种形式逐级有记录，责任清晰，可以后续追踪，但是环节较多，费时较多，及时性不够，可能导致患儿不能及时获得确诊和治疗，有延误诊断的风险，出现家长不满意的结果。

4. 直接通知　新生儿疾病筛查中心直接将筛查阳性结果通知新生儿家长。新生儿疾病筛查中心有记录，及时，环节少，但没有辖区新生儿疾病筛查办公室、采血单位的参与，后续追踪、随访困难，家长可能因突然收到未接触过的医院的新生儿疾病筛查信息而不信任，从而达不到新生儿疾病筛查中心直接通知的效果。

（六）筛查阳性儿告知的内容及注意事项

1. 告知筛查阳性项目的名称、具体结果，包括正常值参考范围，有书面文字记录。

2. 告知筛查阳性的疾病危害。

3. 告知复查、确诊的时间、地点。

4. 告知确诊单位、确诊的科室及医生。

5. 警惕告知不详的后果

（1）阳性项目不清楚：重新检查、耽误时间、延迟确诊。

（2）阳性项目家长记不清或记错：错误检查，耽误时间，可能误诊、漏诊，引起医疗纠纷。

（3）阳性儿未得到后续管理：无论是家长不愿去、去了未完成相关检查，还是不相信通知医院的信息等情况，阳性儿没有得到后续的管理，一旦筛查阳性的疾病发病，后果可能非常严重。

6. 关注时间节点　原始血片复查结果仍为阳性儿，应在24~48小时通知采血单位采血员，后者24~48小时内召回阳性儿重新采血，48~72小时将血片递送至新生儿疾病筛查中心。若召回血片复查结果为阳性，应24小时内通知家长尽快到有条件的诊疗机构进行确诊检查。

7. 因地址不详或拒绝随访等原因而失访者，须注明原因，并告知采血单位、确诊机构备案。

8. 每次通知或访视均须记录，相关资料保存10年。

六、筛查阳性儿的确认

新生儿疾病筛查中心及分中心实验室检验人员初次检测标本发现结果阳性，应根据相关疾病筛查流程要求再取原始血片进行复查。原始血片复查阳性者，应按照上述规定时限召回复查；召回复查结果仍为阳性者，确认为筛查阳性儿，应24小时内将信息通知新生儿疾病筛查中心办公室召回人员，由后者通知辖区市县新生儿疾病筛查办公室、采血单位或新生儿家长，要求家长尽快带新生儿到有条件的诊疗机构进行确诊检查。

经初次筛查、原始血片复查，新生儿疾病筛查中心实验室确认检测结果明显异常者，如TSH>20μIU/ml或Phe>6mg/dl，高度怀疑先天性甲状腺功能减退症或苯丙酮尿症，可跳过召回复查环节，直接确认为筛查阳性儿，立即通知辖区市县新生儿疾病筛查办公室、采血单位或新生儿家长，要求家长尽快带新生儿到有条件的诊疗机构进行确诊检查。

七、筛查阳性儿的通知

1. 逐级通知　一般情况下，新生儿疾病筛查中心实验室将阳性儿结果通知辖区新生儿疾病筛查管理办公室，新生儿疾病筛查管理办公室通知原采血单位，由原采血单位召回新生儿重新采血复查或指导家长到指定的医疗机构确诊检查。

2. 越级通知　在暂时不能取得联系的情况下，可采取"越级通知，事后告知"（即新生儿疾病筛查中心实验室直接通知原采血单位或新生儿家长，事后再告知辖区新生儿疾病筛查管理办公室）的办法进行，但需做好记录，落实责任。

3. 通知时限　新生儿疾病筛查中心实验室出具报告后24~48小时内电话通知到新生儿家长。家长24~48小时内带新生儿到原采血单位重新采集血样标本或到指定的医疗机构确诊检查。重采标本于5个工作日内寄到新生儿疾病筛查中心或分中心实验室进行检查。

八、阳性儿确诊

(一) 先天性甲状腺功能减退症确诊

1. 确诊指标　血清 TSH、游离甲状腺素（free thyroxine，FT_4）浓度。

2. 血 TSH 增高、FT_4 降低者，诊断为先天性甲状腺功能减退症，包括永久性甲状腺功能减退症和暂时性甲状腺功能减退症。

3. 血 TSH 增高、FT_4 正常者，诊断为代偿性甲状腺功能减退症或高 TSH 血症。

4. 甲状腺超声检查、骨龄测定以及甲状腺同位素扫描等可作为辅助手段。

5. 查找病因

（1）甲状腺发育异常：如甲状腺缺如、发育不全或异位，是最常见的原因。

（2）甲状腺激素合成障碍：如甲状腺素代谢过程中任何酶缺陷都可以导致先天性甲状腺功能减退，占甲状腺功能减退的 10%~15%，大多数为常染色体隐性遗传，常有家族史。

（3）暂时性甲状腺功能减退：其特点是暂时性甲状腺素分泌减少，TSH 代偿性分泌增加，可伴有甲状腺肿。原因：①孕妇长期摄取抗甲状腺制剂；②孕妇或婴儿生后接触含碘化合物，机体为防止碘过高引起甲状腺素升高，形成防御功能，减少甲状腺素合成；③孕妇患自身免疫性甲状腺疾病。

（4）继发性甲状腺功能减退：较为少见，因下丘脑和/或垂体发育异常，引起促甲状腺激素释放素或 TSH 缺乏，影响甲状腺素的分泌。常伴有脑发育异常及畸形，可伴有其他促垂体激素缺乏或下丘脑功能障碍。接受放射碘剂治疗过量，可导致甲状腺素水平低下。

（5）外周性甲状腺功能减退：如甲状腺激素抵抗、甲状腺激素转运缺陷等。

（6）地方性甲状腺功能减退：由于碘摄入不足，使甲状腺合成和分泌减少，垂体 TSH 代偿性增多，甲状腺肿大。

(二) 高苯丙氨酸血症确诊

1. 血 Phe 浓度 $\geq 120\mu mol/L$（2mg/dl），及血 Phe 与酪氨酸（Tyr）比值（Phe/Tyr）>2.0 诊断为高苯丙氨酸血症（HPA）。

HPA 的病因分为苯丙氨酸羟化酶缺乏和 BH_4 缺乏两类，均为常染色体隐性遗传病。

2. 苯丙氨酸羟化酶缺乏性 HPA　根据血 Phe 浓度分为苯丙酮尿症（PKU）和轻度 HPA。Phe 浓度>360μmol/L 为 PKU，血 Phe $\leq 360\mu mol/L$ 为轻度 HPA。经典型 PKU：血 Phe $\geq 1\,200\mu mol/L$（20mg/dl）；轻度 PKU：血 Phe 360~1 200μmol/L（6~20mg/dl）。轻度 HPA：血 Phe 120~360μmol/L（2~6mg/dl）。

3. BH_4 缺乏症　BH_4 缺乏症是由于 BH_4 代谢途径中 5 种酶中的 1 种缺乏导致的 HPA 及神经递质合成障碍。其中 6-丙酮酰四氢蝶呤合成酶（6-pyruvoyl-tetrahydropterin synthase，PTPS）缺乏最多见，其次为二氢蝶啶还原酶（dihydropteridine reductase，DHPR）缺乏，鸟苷三磷酸环化水解酶（guanosine triphosphate cyclohydrolase，GTPCH）、墨蝶呤还原酶（sepiapterin reductase，SR）和蝶呤-4α-甲醇氨脱水酶（pterin-4α-carbinolamine dehydratase，PCD）缺乏较少见。我国一项研究显示，256 例 BH_4 缺乏症患者中，96% 为 PTPS 缺乏，DHPR 缺乏占 2.4%。

4. 对于 HPA 者，需做尿蝶呤谱分析及 DHPR 活性测定以鉴别苯丙氨酸羟化酶缺乏性 HPA 和 BH_4 缺乏症。

5. 基因检测可确诊不同类型的 HPA，精准地选择治疗方案。

(三) G6PD 缺乏症确诊

筛查结果阳性者可通过 G6PD 活性测定、G6PD/6-磷酸葡萄糖酸脱氢酶（6PGD）比值或 G6PD 基因检测进行确诊。

(四) 先天性肾上腺皮质增生症确诊

筛查结果阳性者可通过血 17-OHP、电解质和酸碱平衡、血清皮质醇、促肾上腺皮质激素、肾素、醛固酮、雄烯二酮、硫酸脱氢表雄酮、睾酮等检查，以及肾上腺影像学检查、染色体核型分析、基因检测，明确诊断。

九、阳性儿管理

1. 新生儿疾病筛查中心、市县新生儿疾病筛查办公室要做好阳性儿信息登记及反馈工作，做好工作记录如通知时间、通知人及接电话人的姓名、单位、时间等。

2. 新生儿疾病筛查办公室应在 24~48 小时内以电话或书面等方式通知新生儿监护人，告诉家长及时带新生儿到新生儿疾病筛查中心或就近的指定医疗保健机构做确诊检查；在确诊检查结束后，新生儿家长应将检测结果告诉原采血单位、市县新生儿疾病筛查办公室或新生儿疾病筛查中心。

3. 一旦确诊，新生儿疾病筛查中心、市县新生儿疾病筛查办公室治疗组立即建立新生儿疾病筛查专用病历,进行专案管理、定期随访。

十、追踪随访

1. 凡新生儿疾病筛查为阳性、可疑阳性或确诊的婴儿,都是新生儿疾病筛查中心、市县新生儿疾病筛查办公室和采血单位跟踪观察的对象。

2. 新生儿疾病筛查中心、市县新生儿疾病筛查办公室可直接跟踪观察,也可依托区域内妇幼保健网络,对上述婴儿追踪随访,但必须落到实处,互相沟通信息。

3. 新生儿疾病筛查中心、市县新生儿疾病筛查办公室和采血单位督促并确保可疑阳性、阳性儿在规定时间内至确诊治疗机构就诊,尽早给予治疗及干预。

4. 第一次筛查结果为可疑阳性或阳性儿,新生儿疾病筛查中心实验室召回复查结果正常,应转至儿童保健门诊追踪随访,原采血单位协助配合。

5. 因地址不详或拒绝随访等原因而失访者,须注明原因,并报采血机构及检测机构备案。

6. 每次通知或访视均须记录,相关资料保存10年。

7. 根据筛查疾病的不同诊治要求,定期访视确诊患儿,给予长期健康教育和健康促进。

第二节 新生儿疾病筛查阳性随访

新生儿疾病筛查是一项非常重要的公共卫生措施,能够尽早发现和治疗潜在的严重疾病,提高新生儿的健康水平。新生儿疾病筛查阳性通常是指新生儿在常规疾病筛查中某个或某些指标超过了正常范围,显示出异常结果,提示可能存在某种疾病或疾病风险。阳性患儿属于高危人群,及早将这些具有潜在患病风险的患儿召回并进行早期诊断和早期治疗,预防死亡和残疾发生,真正提升筛查效果与质量,是筛查的关键环节,是在潜在阳性患儿中找到真正的患儿,从而提高出生人口素质的关键,因此做好新生儿疾病筛查阳性患儿的随访工作至关重要。

一、新生儿疾病筛查的阳性随访现状

目前,我国新生儿疾病筛查的实验室病种以遗传代谢病为主,每年出生的遗传代谢病患儿约有30万例,严重影响出生人口素质。自1981年开始,我国新生儿疾病筛查工作已经开展40余年,针对苯丙酮尿症(PKU)和先天性甲状腺功能减退症(CH)两病的筛查率超过97%。自2015年开始,全国陆续利用串联质谱技术进行多种遗传代谢病的筛查,近年来的筛查量和筛查率也逐年上升,但筛查阳性患儿的随访却不尽如人意。究其原因,除了筛查流程复杂、涉及参与机构与人员众多以及家长对新生儿疾病筛查相关知识匮乏或不理解等导致依从性较差等原因外,还有各机构与地区的阳性病例判读标准不一,假阳性率偏高,导致真正阳性的病例不能及时发现。遗传代谢病多为罕见疾病,发病率普遍较低,发现真正阳性的病例很困难;同时筛查病种不断增多,每种疾病的进一步检查、确诊及随后的干预治疗都比较复杂,对临床医生的专业要求更高,导致一些患儿确诊不及时、治疗不到位等,都是影响随访的重要因素。

二、利用 R4S/CLIR 系统进行合理的阳性病例结果判读

阳性病例判读需要综合分析不同因素对试验结果的影响,如人口学特征、实验方法、仪器、试剂等都可能影响结果分布,因此参考范围的设定非常重要。为了对阳性病例进行合理判读,2004年美国启动了 R4S 项目,探索新的结果判读方法,从而提高新生儿串联质谱筛查的性能和工作效率。R4S 项目通过促进不同筛查实验室之间的数据共享并提供解释本地筛查数据的工具来实现,如通过收集项目成员实验室的基本情况、正常人群参考范围、确诊患者实验结果、现用界限值、目前筛查性能等五个方面的信息,开发了系列实用工具,来探索不同情况下多种疾病的临床指标及判读方法,同时提供了不同实验室间筛查现状、筛查性能等情况的比较平台。R4S项目不断完善与拓展,2008年基于该项目推出 R4S 网站,允许参与新生儿疾病筛查计划者将信息上传到数据库中,并实时访问 R4S 项目利用协作数据开发的筛查工具。R4S 项目平均每天新增5例阳性

病例,截至 2013 年 5 月,该数据库包含了来自美国 49 个州和 42 个国家的 15 000 多例阳性病例,通过收集世界各地的新生儿疾病筛查病例数据和实验结果,可深入了解新生儿疾病筛查的 MS-MS 图谱。2018 年 8 月底,R4S 项目已发展成为包含 67 个国家 270 个项目组的全球合作项目。近年来的数据显示参与国家和项目还在陆续增加。

2018 年 9 月,R4S 网站被 CLIR 取代。CLIR 作为第二代交互式网络工具,包含了数百万个正常筛查测试结果及筛查阳性病例数据。其主要特征包括:①用连续的、协变量(年龄、出生体重、性别)调整的可移动百分位数取代传统的参考区间。②用基于参考范围和病症特异性范围之间的重叠程度的综合评分代替分析物界限值。③主要标记与所有信息比率排列的整合。在生化水平上不直接相关的标志物之间计算的比率特别有助于校正预分析因素和潜在的分析偏差。④全球范围内愿意分享阳性病例参考数据和简介的合格用户可以免费使用 CLIR。这些调整已被证明可以显著减少假阳性结果。CLIR 工作流程如图 9-1 所示。

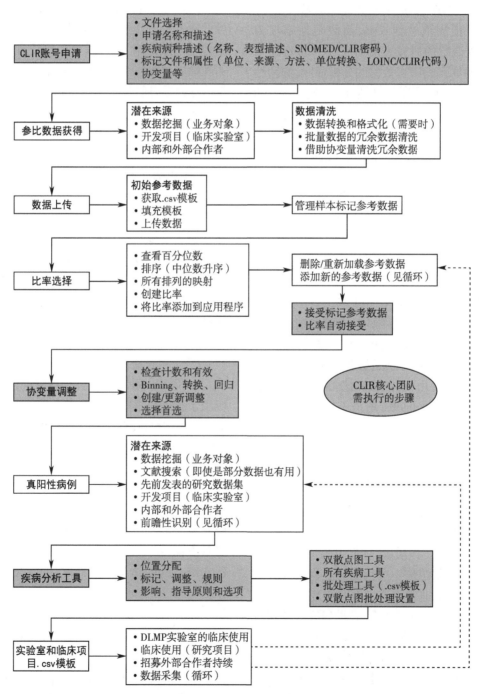

图 9-1　CLIR 系统工作流程

三、用 R4S/CLIR 系统降低筛查假阳性率

R4S/CLIR 系统作为国际协作的新生儿疾病筛查数据平台,可提供多种新生儿遗传代谢病的筛查和诊断的分析工具,目前国内外均有研究者报道 R4S 系统在新生儿遗传代谢病筛查中的应用。

国际应用相对较为广泛,如美国加利福尼亚州对 176 186 份新生儿疾病筛查样本的分析提示,应用 R4S 系统使假阳性患儿减少了 90%;美国明尼苏达州对 71 207 份新生儿疾病筛查样本的分析显示,阳性预测值达到 69%,而假阳性率仅为 0.024%;梅奥诊所的研究人员对 55 161 份肯塔基州新生儿溶酶体疾病筛查数据的分析显示,假阳性率为 0.001 8%,阳性预测值高达 80%;瑞士对 100 万份新生儿疾病筛查样本进行评估,显示阳性预测值为 47%;意大利对 96 000 份新生儿疾病筛查样本进行判读,假阳性率由 2.3% 降至 0.6%。

目前国内应用 R4S 系统的相关报道相对较少,浙江省新生儿疾病筛查中心率先探索了 R4S 系统应用于新生儿遗传代谢病串联质谱筛查的可行性。在对 362 822 例新生儿疾病筛查样本应用 R4S 系统结合传统判断规则分析后,假阳性率则由 0.6% 降至 0.2%,阳性预测值由 3.7% 增加至 8.3%,特异度由 99.40% 增加至 99.75%。另外,在对 2 040 072 名依据传统界限值、串联质谱法筛查出的新生儿极长链酰基辅酶 A 脱氢酶缺乏症疑似阳性的 910 例样本的原始数据使用 R4S 系统分析后,假阳性率由 0.44‰(901/2 040 072)降至 0.11‰,阳性预测值由 0.99% 增至 3.78%,筛查特异度由 99.96% 增至 99.99%。后续可能会更多使用 R4S/CLIR 系统来降低筛查假阳性率。

四、提高阳性病例长期随访率的策略

(一)建立跨学科的专业支持团队

针对筛查阳性病例管理的复杂性,首先要提高新生儿疾病筛查的工作质量,加强团队建设。新生儿疾病筛查阳性随访是一个长期的过程,因此,一个稳定的研究团队非常重要。有必要建立一个工作人员持续职业发展支持体系,帮助研究人员和工作人员掌握相关资质和能力,并不断提高其临床研究方法学知识。此外,专业的晋升或发展计划可以确保员工获得个人发展和成长。一个完善的个人成长系统可以保持员工的稳定,并确保临床研究始终保持在高水平。同时,由于筛查及确诊患儿的召回、治疗、随访比较复杂,需要一个具有多学科背景的研究团队,包括临床医生、检验医师、伦理专家和社会学工作人员,若进行临床研究,还需要统计学与方法学团队一起参与。随着通信技术、可穿戴技术、人工智能技术等的快速发展,可整合先进技术制订更高效、科学和可行的随访策略,进行准确随访,收集随访数据,进行阳性检测。

(二)建立信息化的追踪随访系统

有效可行的信息化随访系统对于阳性病例的干预治疗尤为重要,有效的随访干预也可以减轻父母的额外心理负担。各新生儿疾病筛查中心应建立健全三级网络,充分发挥各级管理中心的作用,实现筛查业务体系全程信息化管理,同时强调筛查与治疗并重,通过质控管理,提高筛查质量,尽量减少假阳性率。除了采用传统的电话、短信随访外,还可采用多种信息化的随访方式,如电子邮件、公众号、小程序等,及时将筛查阳性儿召回做进一步确诊,避免筛而不治。此外,即时通信软件还可以改善临床医生和受试者之间的沟通,便于应对突发事件,如突发公共卫生事件等。更重要的是,信息管理系统可以提高患儿家长的参与度。通过信息化系统,家长可及时掌握筛查结果、复查结果、医嘱用药、随访复诊时间与用药提醒等后续信息,既加强了家长主观能动性又进行了健康教育,又提高全社会对新生儿疾病筛查的知晓率,减轻了儿童家庭的心理及经济负担。

(三)合理应用 R4S/CLIR 系统后分析工具

R4S/CLIR 系统后分析工具联合传统界限值法应用于新生儿串联质谱筛查可显著提高筛查性能,降低假阳性率,具有一定的临床应用价值。关于 R4S 系统在我国的应用,一方面,可以采用传统界限值联合 R4S/CLIR 系统单疾病分析工具、批处理工具等,降低假阳性率;另一方面,在使用新工具、新方法的过程中应保持审慎的态度,不可盲目套用,在使用前应充分评估与评价。在应用 R4S/CLIR 系统后分析工具方面,新生儿疾病筛查中心应统一筛查病种,建立统一的随访与诊治标准,进而提升筛查性能。

(欧明才、邹琳)

参考文献

[1] 国家卫生健康委员会临床检验中心新生儿遗传代谢病筛查室间质评委员会,欧明才,江剑辉. 新生儿遗

传代谢病筛查随访专家共识. 中华医学遗传学杂志, 2020, 37 (4): 367-372.

［2］中华人民共和国卫生部. 苯丙酮尿症和先天性甲状腺功能减低症诊治技术规范 (2010 版). 中国儿童保健杂志, 2011, 19 (2): 190-191.

［3］中华预防医学会出生缺陷预防与控制专业委员会新生儿遗传代谢病筛查学组, 国家卫生健康委员会临床检验中心新生儿遗传代谢病筛查室间质评专业委员会. 新生儿遗传代谢病筛查实验室检测技术规范专家共识. 中华新生儿科杂志 (中英文), 2023, 38 (8): 449-454.

［4］中华医学会儿科学分会内分泌遗传代谢学组, 中华预防医学会儿童保健分会新生儿疾病筛查学组. 先天性甲状腺功能减低症诊疗共识. 中华儿科杂志, 2011, 49 (6): 421-424.

［5］中华医学会儿科学分会内分泌遗传代谢学组, 中华预防医学会出生缺陷预防与控制专业. 高苯丙氨酸血症的诊治共识. 中华儿科杂志, 2014, 52 (6): 420-425.

［6］中华预防医学会出生缺陷预防与控制专业委员会新生儿遗传代谢病筛查学组. 新生儿筛查遗传代谢病诊治规范专家共识. 中华新生儿科杂志 (中英文), 2023, 38 (7): 385-394.

［7］中华预防医学会出生缺陷预防与控制专业委员会新生儿筛查学组, 中国医师协会医学遗传医师分会临床生化遗传专业委员会, 中国医师协会医学遗传医师分会临床生化遗传专业委员会中国医师协会青春期医学专业委员会临床遗传学组. 葡萄糖-6-磷酸脱氢酶缺乏症新生儿筛查、诊断和治疗专家共识. 中华儿科杂志, 2017, 55 (6): 411-414.

［8］中华医学会儿科学分会内分泌遗传代谢病学组. 先天性肾上腺皮质增生症 21- 羟化酶缺陷诊治共识. 中华儿科杂志, 2016, 54 (8): 569-576.

［9］国家卫生计生委临床检验中心新生儿遗传代谢病筛查实验室专家组. 新生儿遗传代谢病筛查质量指标共识. 中华检验医学杂志, 2017, 40 (5): 352-355.

［10］HALL P L, MARQUARDT G, MCHUGH D M, et al. Postanalytical tools improve performance of newborn screening by tandem mass spectrometry. Genet Med, 2014, 16 (12): 889-895.

［11］MARQUARDT G, CURRIER R, MCHUGH DM, et al. Enhanced interpretation of newborn screening results without analyze cutoff values. Genet Med, 2012, 14 (7): 648-655.

［12］FLEISCHMAN A, THOMPSON J D, GLASS M. Systematic data collection to inform policy decisions: integration of the Region 4 Stork (R4S) collaborative newborn screening database to improve MS/MS newborn screening in Washington state. JIMD Rep 2014, 13: 15-21.

［13］SÖRENSEN L, VON DÖBELN U, ÅHLMAN H, et al. Expanded screening of one million Swedish babies with R4S and CLIR for post-analytical evaluation of data. Int J Neonatal Screen, 2020, 6 (2): 42.

［14］TANGERAAS T, SAEVES I, KLINGENBERG C, et al. Performance of expanded newborn screening in Norway supported by post-analytical bioinformatics tools and rapid second-tier DNA analyses. Int J Neonatal Screen, 2020, 6 (3): 51.

［15］MINTER BAERG M M, STOWAY S D, HART J, et al. Precision newborn screening for lysosomal disorders. Genet Med, 2018, 20 (8): 847-854.

［16］杨茹莱, 舒强. 新生儿遗传代谢病筛查阳性及确诊患者的管理. 中国实用儿科杂志, 2023, 38 (7): 513-516.

［17］胡真真, 杨建滨, 尚世强, 等. Region 4 Stork 系统在新生儿遗传代谢病串联质谱筛查中的初步应用. 中华检验医学杂志, 2018, 41 (4): 300-304.

［18］张超, 胡真真, 杨建滨, 等. Region 4 Stork 系统在串联质谱新生儿极长链酰基辅酶 A 脱氢酶缺乏症筛查中的应用. 中华检验医学杂志, 2020, 43 (10): 978-983.

第十章 新生儿疾病筛查伦理

新生儿筛查作为降低出生缺陷三级预防中关键的一环，对降低出生缺陷的危害具有极为重要的意义。在筛查过程中，应该遵循相应的伦理原则。但因新生儿为无自主性的特殊群体，新生儿筛查伦理具有其特点。

第一节 医学伦理学原则

医学伦理学是研究和解决医疗卫生实践和医学发展过程中的医学道德问题和医学道德现象的学科。"原则主义"是一种可以有效地、合理地和正当地解决当下医学领域中的各种道德难题的方法，主要包含尊重自主、不伤害、有利和公正四大原则。

一、尊重自主原则

尊重自主原则位于四大主要原则之首。在医疗过程中，应积极帮助患者建立或维护自主选择能力，并且鼓励和促进其进行自主选择，保证患者自主、理性选择诊疗方案。要求医务人员平等尊重患者的权利、人格和尊严、生命和生命价值等，同时涵盖尊重患者的知情同意权、知情选择权和隐私权等内容。

二、不伤害原则

不伤害原则是指在医疗过程中，医务人员应遵守的最基本的道德原则，不仅不能伤害患者，还要尽全力促进其健康和幸福。

三、有利原则

有利原则是医学伦理学中的一个核心原则，是尊重自主和不伤害原则的补充。要求医务人员在医疗实践活动中应坚持科学、全面地思考，以患者的健康利益为核心，权衡利害得失，选择受益最大、伤害最小的医学决策，为其提供最优服务。

四、公正原则

其目的是解决医疗资源分配，构建患者公平获得医疗保健的框架。要求医务人员在医疗实践活动中平等对待患者、决策和行动过程要公开透明、在医疗资源分配时要公平公正，同时要考虑公众利益，以保证医疗实践的公平和合理性。

第二节 新生儿疾病筛查相关伦理问题

一、实施的必要性与可行性

（一）必要性

新生儿疾病筛查作为出生缺陷防治的重要手段，在世界范围内被大力推广，成为公共卫生保健的基本内容之一。新生儿疾病筛查能够有效减轻家庭和社会负担，提高出生人口素质，符合医学伦理学的有利原则，蕴含巨大的社会效益。我国自

1981年开始开展新生儿疾病筛查。1994年颁布的《中华人民共和国母婴保健法》提出"逐步开展新生儿疾病筛查",为新生儿疾病筛查工作开展提供了法律保障。2001年颁布的《中华人民共和国母婴保健法实施办法》将新生儿疾病筛查纳入母婴保健技术服务项目,为新生儿疾病筛查工作的全面开展提供了依据。2009年,卫生部制定的《新生儿疾病筛查管理办法》规定了各级卫生行政部门、新生儿疾病筛查中心和医疗机构的职责,同时将CH和PKU等遗传代谢病及听力障碍纳入新生儿疾病筛查范围。2010年重新修订的《新生儿疾病筛查技术规范》,内容涵盖了新生儿遗传代谢病筛查血片采集技术规范、新生儿遗传代谢病筛查实验室检测技术规范、新生儿听力筛查技术规范、苯丙酮尿症和先天性甲状腺功能减退症诊治技术规范等。这一系列政策和法规的制定和出台,体现了政府在公共卫生服务中举足轻重的作用,也从侧面体现了开展新生儿疾病筛查的重要性和必要性。

（二）可行性分析

可行性分析主要包括筛查技术的成熟性和筛查的成本效益分析。新生儿疾病筛查技术经过数十年的发展,已经相对成熟。从早期的细菌抑制法、放射免疫分析和荧光分析法等只能针对一种代谢物进行检测,到应用串联质谱法可一次性筛查数十种新生儿遗传代谢病,大大扩展了新生儿疾病筛查的病种。随着基因测序技术特别是高通量测序技术的快速发展和检测费用的降低,其全面应用于新生儿疾病筛查已成为可能。

成本效益分析是判断新生儿疾病筛查可行性的另一关键因素。筛查的投入和产出比是其核心指标。国内外研究均提示新生儿疾病筛查具有良好的成本效益比。顾学范等根据新生儿出生情况与PKU、CH发病率,通过估算投入产出比,发现在我国开展相关新生儿疾病筛查项目具有良好的社会价值和经济价值。在串联质谱新生儿遗传代谢病筛查和新生儿听力筛查的相关研究中,亦提示具有良好的成本效益。新生儿基因筛查作为生化筛查的有益补充,可为更多新生儿提供早期干预的机会以预防出现严重疾病,甚至死亡。但目前基因筛查技术检测的价格仍较高,其推广应用必须确保不损害当前开展筛查计划的有效性。

二、筛查病种的扩展

国际新生儿疾病筛查始于20世纪60年代。

从早期只能针对一种代谢物进行检测,到应用串联质谱法可一次性筛查数十种新生儿遗传代谢病。近年来,遗传检测技术引入新生儿疾病筛查已是大势所趋。然而,新生儿基因检测结果信息涉及多方面,在测序数据的存储、解读和使用过程中涉及新生儿及家属隐私;另外,隐性基因携带者或意义未明的突变可能造成家长焦虑,还需要关注基因歧视、商业保险等问题。

1968年,世界卫生组织发表了疾病筛查原则和实践调研报告,界定筛查病种准入原则。筛查病种的纳入需要考虑以下10个方面的内容:①被筛查的疾病应该是重要的健康问题,构成公共卫生问题;②被筛查的疾病应有合适的治疗方式,通过治疗能逆转或减慢疾病发展,或者改善预后;③被筛查的疾病应具备诊断和治疗的医疗设施资源;④疾病早期无特殊症状;⑤应有可靠且适合进行大规模的检测或检查方法;⑥检测或检查方法为人群所接受;⑦疾病的自然史已被充分了解;⑧法律允许范围内;⑨应权衡筛查、诊断和治疗的投入和收益,经济效益好;⑩筛查项目是可持续的工程。总之,新生儿疾病筛查病种需在符合伦理学要求的基础上,基于卫生经济学评价和疾病流行病学进行选择。

三、筛查过程中的伦理问题

新生儿疾病筛查流程中的伦理问题包括:①知情同意作为实施筛查的第一环节,由于新生儿无自主选择能力,如何体现伦理学中的尊重自主原则。②筛查结果无论好与坏,均应及时告知新生儿家属。但告知的方式和语气值得斟酌,尤其是召回需复查的新生儿,可能会造成家属焦虑、痛苦和抑郁等不良情绪。③患儿确诊后面临的治疗和随访问题。治疗是筛查的最终目的,重筛查轻治疗将造成社会资源的浪费,不符合伦理学原则。不同疾病诊疗费用存在差异,对于不同的家庭如何体现伦理学中的公平原则。④如何因人而异,根据病情的进展采取最优的治疗方案,从而体现伦理学中的有利原则。⑤新生儿疾病筛查工作是系统工程,涉及多部门和多专业人员,需要统筹和协作配合。任何一个环节出现问题,包括标本转运和交接丢失、患者的失访等,都将影响筛查项目的开展。如何保护新生儿及家属的隐私,也是新生儿疾病筛查面临的问题。

第三节 四大伦理原则在新生儿疾病筛查中的体现

一、尊重自主原则

知情同意是尊重新生儿及其父母或监护人自主权益的重要步骤。由于新生儿疾病筛查的对象是新生儿,其无独立决定的能力,因此父母或监护人可以在充分知情的情况下代表新生儿做决定。知情同意内容主要包括筛查项目信息告知、信息理解、自愿同意三个方面。医疗机构在实施新生儿疾病筛查前,应当将筛查目的、意义、筛查病种条件、方式、灵敏度和费用等情况如实告知新生儿的父母或监护人,给予详细解释,使监护人充分知情,做出选择。愿意参与筛查者应该签署同意书;对于不愿意参与筛查者,也应该提供同等水平的信息,并告知不参加筛查不会受到歧视。成人期发病的疾病不应成为新生儿疾病筛查的一部分,可在儿童有能力时自己作出决定。对于新生儿和监护人信息、新生儿疾病筛查结果在存储、解读和使用过程中必须注意保护,不得对外泄露。对于患儿隐私权和保密权的信息保护,可避免引起家庭纠纷和社会的歧视。

二、不伤害原则

新生儿疾病筛查方法对新生儿的伤害小,但由于其作为筛查项目,结果可能存在假阳性和假阴性。结果假阳性可能造成父母焦虑、抑制等不良心理,而假阴性对婴儿体格或智能发育带来直接伤害。咨询师应该基于当前最新的科学实证,用专业的知识来确保提供正确的信息。筛查开展应遵循新生儿疾病筛查管理办法和技术规范,保证筛查全流程质量控制良好,减少假阳性、假阴性发生。另外,筛查从业人员应具备良好的专业知识,做好监护人沟通解释和安抚工作,缓解家属的精神压力。

三、有利原则

新生儿疾病筛查的目的是为疾病的早期诊断和及时干预提供支持。筛查项目实施对于个人、家庭和整个社会都有益处,已经成为国家公共卫生保健的基本内容之一。但筛查项目开展应在尊重自主的情况下,充分告知监护人新生儿疾病筛查的益处,引导其做出有利的选择。患儿治疗方案的选择应遵循有利原则,根据病因和病情的进展选择最优的治疗方案。

四、公正原则

在经济快速发展的今天,应以平等、和谐的伦理观作为医疗行为的指导思想。但是由于地域和经济水平差异,新生儿疾病筛查开展的检测费用应尽可能保持低水平或通过政府补贴的方式,让更多的新生儿能够参与其中,促进早诊断、早治疗,这对于个人和社会都是有益的。对于筛查结果,应做到一视同仁,不因结果歧视或偏向患者。不同罕见病治疗费用可能存在巨大差异,通过政府财政补贴、社会各界慈善基金资助和患儿家庭的努力,使患儿及时接受治疗,降低残障发生率,充分体现公平原则。

(徐两蒲)

参考文献

[1] 比彻姆, 邱卓思. 生命医学伦理原则. 8版. 北京: 科学出版社, 2022.

[2] 顾学范, 王家军, 叶军. 筛查新生儿苯丙酮尿症和先天性甲状腺机能减低症的成本效益分析. 中华预防医学杂志, 2000, 34 (3): 147.

[3] THIBOONBOON K, LEELAHAVARONG P, WATTA-NASIRICHAIGOON D, et al. An economic evaluation of neonatal screening for inborn errors of metabolism using tandem mass spectrometry in Thailand. PloS one, 2015, 10 (8): e0134782.

[4] LISIECKA-BIEŁANOWICZ M, MOLENDA B A. Effectiveness of health-promoting activities in the area of general hearing screening tests in newborns in Poland. Ann Agric Environ Med, 2019, 26 (3): 445-449.

[5] CHEN T, FAN C, HUANG Y, et al. Genomic sequencing as a first-tier screening test and outcomes of newborn screening. JAMA Network Open, 2023, 6 (9): e2331162.

[6] GUTHRIE R, SUSI A. A simple phenylalanine method for detceting phenylketonuria in large populations of

newborn infants. Pediatrics, 1963, 32: 338-343.

［7］黄烁丹, 张惠琴, 邹婕, 等. 新生儿干血斑 β 地中海贫血筛查方法的研究. 中国实验诊断学, 2015,(4): 582-586.

［8］WASSERSTEIN M P, CAGGANA M, BAILEY S M, et al. The New York pilot newborn screening program for lysosomal storage diseases: report of the first 65, 000 infants. Genetics in Medicine, 2019, 21 (3): 631-640.

［9］中国耳聋基因筛查与诊断临床多中心研究协作组, 全国防聋治聋技术指导组. 遗传性耳聋基因筛查规范. 中华医学杂志, 2021, 101 (2): 97-102.

［10］李东明, 何升. 30 417 例儿童地中海贫血基因类型分析. 中国当代儿科杂志, 2021, 23 (8): 841-847.

［11］MERCURI E, PERA M C, SCOTO M, et al. Spinal muscular atrophy-insights and challenges in the treat-ment era. Nature Reviews Neurology, 2020, 16 (12): 706-715.

［12］HAO C, GUO R, HU X, et al. Newborn screening with targeted sequencing: a multicenter investigation and a pilot clinical study in China. J Genet Genomics, 2022, 49 (1): 13-19.

［13］YANG R L, QIAN G L, WU D W, et al. A multicenter prospective study of next-generation sequencing-based newborn screening for monogenic genetic diseases in China. World Journal of Pediatrics, 2023, 19 (7): 663-673.

［14］KERRUISH N J, ROBERTSON S P. Newborn screening: new developments, new dilemmas. Journal of Medical Ethics, 2005, 31 (7): 393-398.

第十一章　遗传代谢病

遗传代谢病（inherited metabolic disease，IMD）是由于氨基酸、有机酸、脂肪酸、碳水化合物等生化代谢及线粒体能量代谢过程中，相关酶、受体、辅助因子或转运蛋白基因缺陷，导致毒性代谢底物蓄积、代谢产物缺乏所引起的一类单基因遗传性疾病，多数是常染色体隐性遗传。IMD 种类极多，达1 400 多种。尽管各单病种罕见，但 IM 的总体患病率高达 1/1 000。

第一节　概　　论

一、串联质谱法新生儿遗传代谢病筛查

遗传代谢病种类繁多，涉及全身各个系统，分散在临床各专业；同时，遗传代谢病具有先天性、终身性和家族性的特征。传统的遗传代谢病诊断依赖生化代谢物定量检查。在遗传调控和环境因素的共同作用下，体内生化代谢在时刻进行。生化标志物的浓度会有波动，检测也会出现一定的假阳性率和假阴性率。传统的生化检测技术包括细菌抑制法、放射免疫法、酶联免疫法、荧光法等，20 世纪 90 年代以后发展的串联质谱法等多种遗传代谢病检测技术，可以检测氨基酸代谢紊乱、尿素循环障碍、有机酸代谢紊乱和脂肪酸氧化代谢障碍性疾病，具有特异度高、灵敏度强、检测快速、高通量的特点，一次能进行几十种指标的筛查和检测，实现了"一次实验检测几十种疾病"的目的，成为遗传代谢病检测的重要技术。

遗传代谢病的早诊断、早治疗、早预防可降低病死率和残疾的发生，对出生缺陷防控有重大意义。新生儿疾病筛查已成为当今国际上及早发现遗传病患儿的有效措施。自 20 世纪 60 年代初开始的新生儿疾病筛查，以细菌抑制法检测干滤纸血片中苯丙氨酸的浓度来筛查苯丙酮尿症，开创了新生儿疾病筛查的历史，随后先天性甲状腺功能减退症筛查、先天性肾上腺皮质增生症筛查，以及串联质谱法多种遗传代谢病筛查的不断发展，使更多的疾病得到筛查和预防。

上海市是我国开展新生儿疾病筛查的发源地。早在 1981 年，上海交通大学附属新华医院就在国内率先开展了新生儿疾病筛查，2002 年又最早在国内开展串联质谱新技术进行新生儿多种遗传代谢病筛查研究，逐步获得了上海地区的患病率、疾病谱和疾病的基因突变谱，并推动该技术在全国的普及。将串联质谱技术应用于新生儿疾病筛查，检测的遗传性代谢病阳性率为 1/6 000~1/3 000。串联质谱技术筛查的疾病，可通过饮食治疗或药物治疗，避免或减轻危害。由于串联质谱法多种遗传代谢病新生儿筛查具有显著的经济效益和社会效益，这项提高出生人口素质的新技术在国内外得以不断推广，每年约有数千万的新生儿进行疾病筛查。目前我国已有 100 多家新生儿疾病筛查中心采用串联质谱法进行多种遗传代谢病筛查。

（一）串联质谱法进行遗传代谢病筛查的原理

质谱（mass spectrometry，MS）技术是根据带电粒子在磁场或电场中的运动规律，按其质荷比（mass charge ratio，m/z）在空间或时间上产生分离，通过测定离子峰的强度，获得确定化合物的相对分子质量、分子式，实现定性和定量研究的一种分析技术。质谱仪主要由 5 部分组成：进样系统、离子源、质量分析器、检测器和数据处理系统。串联质

谱仪的扫描方式有三种,包括中性丢失扫描、母离子扫描、多反应监测扫描,不同数据采集模式可同时使用,每一扫描功能的数据获取过程有一定的时间分配,主要依据样品流量、扫描质量范围、扫描速度、相应分析物的量、所需求的数据质量及其他参数而定。

串联质谱法是将 2 个以上的质谱串联在一起形成的多级质谱,即将第一台质谱仪作为分离器,第二台质谱仪作为分析仪来对混合物直接进行分析。其中由 2 个四级杆质量分析器经 1 个碰撞室串联而成的串联四级杆质谱是新生儿遗传代谢病筛查中最常用的质谱仪,是一种特异度高且物质定性、定量准确的分析技术。对目标代谢物定量测定需要内标物,内标物一般是与目标物的物理、化学性质相近且性质稳定的物质。串联质谱法进行遗传代谢病检测时,一般在待测样品中加入一定量的同位素内标物,通过测定未知分析物与其相应的同位素内标物质谱图中相应的峰面积之比,计算出分析物的含量。串联质谱法遗传代谢病筛查是一种利用其超敏性、高特异性、高选择性和快速检验的串联质谱技术,能在 2~3 分钟内对一个标本进行几十种代谢产物及其不同比值分析,即同时检测几十种遗传代谢病,实现了"一项实验检测多种疾病"的要求,目前已成为遗传代谢病的常规检验和筛查技术。

(二) 串联质谱法进行多种遗传代谢病检测的实验过程

收集婴儿足跟血的滤纸干血斑样本,对其中含有的分析物进行串联质谱法分析。为定量需要,滤纸干血斑样品中要加入含有已知浓度的对应内标物,同时进行提取,提取液可被直接分析(非衍生化法)或经衍生化后再进行分析,以提高化合物检测的灵敏度。串联质谱仪通过组合质量分析器检测目标分析物。通过计算每个分析物和已知浓度的内标物之间的信号强度比率,得到样品中分析物的浓度。结果分析时通过关联每种目标分析物的浓度,与对应疾病的代谢特征进行综合分析,进行临床评估和遗传咨询。

另外,串联质谱法新生儿疾病筛查中设置检测指标相互间比值,可以提高对某些疾病诊断的准确性,如 Phe/Tyr 的比值,比单纯 Phe 浓度更有参考价值。

(三) 串联质谱法在新生儿遗传代谢病筛查中的应用

常规的串联质谱法,一次实验可检测数十种

指标,根据氨基酸和酰基肉碱检测结果进行代谢分析,判断代谢正常或代谢异常;按照疾病的代谢特征进行遗传代谢病诊断,得到筛查阴性或阳性结果,从而评估新生儿患有遗传代谢病的可能性。报告解释应基于特定疾病的关键生物标志物的检测值和已建立的界限值,可设立不同检测指标的比值,以提高筛查的灵敏度和准确性。

2018 年,中国新生儿疾病筛查专家组为配合《新生儿疾病筛查技术规范》修改,在全国进行了串联质谱法多种遗传代谢病新生儿筛查的调查。在筛查量大于 3 万例的 32 家中心中收集到 7 819 662 例新生儿结果,共确诊患者 2 480 例,以生化指标判断 36 种疾病,患病率大于 1/50 万的有 17 种,大于 1/100 万有 25 种,大于 1/200 万的有 30 种,总患病率在 1/3 153(表 11-1)。其中患病率较高的前 3 种疾病分别是高苯丙氨酸血症、甲基丙二酸血症和原发性肉碱缺乏症,分别为氨基酸代谢病、有机酸代谢病和脂肪酸氧化代谢障碍疾病分类患病率的第一位。

尽管串联质谱法可以一次检测数十种氨基酸和肉碱,即可检出 40~50 种遗传代谢病,但在新生儿筛查病种选择方面,我国新生儿疾病筛查相关专家根据目前新生儿疾病筛查的状况、诊治条件、诊治能力及初步调查得到的疾病谱和患病率,结合疾病的危害性,检测方法的灵敏度和特异度,筛查病种选择原则等,推荐了 12~17 种疾病作为我国串联质谱法多种遗传代谢病新生儿筛查的首选目标疾病,各地可根据具体疾病流行病学资料进行选择。常见串联质谱法多种遗传代谢病新生儿筛查及临床检测指标见表 11-2。

需要注意的是,在串联质谱法多种遗传代谢病检测中,代谢物指标受多种因素影响,部分指标变化对疾病判断的特异度不高而容易造成漏诊,例如,希特林蛋白缺乏症、鸟氨酸氨甲酰转移酶缺乏症等疾病筛查的假阴性率较高,漏筛常会发生,需要探索灵敏度更高的指标。治疗后的患者指标可以正常。母体因素、开奶时间、疾病状态和用药、采血时间等多种因素可影响新生儿代谢物指标的浓度。另外,遗传代谢病的临床表型具有高度异质性,诊断需结合多种分析手段,例如,串联质谱法与常规检测,如肝功能、血糖、血氨、乳酸、同型半胱氨酸、酶学检测,或尿液气相-色谱检测相结合。高度疑似的疾病,最后仍需基因检测精准诊断和分型。

表 11-1　串联质谱法多种遗传代谢病新生儿筛查确诊病种及患病率

序号	病种	数量	患病率
1	高苯丙氨酸血症	730	1/10 712
2	甲基丙二酸血症	514	1/15 213
3	原发性肉碱缺乏症	319	1/24 513
4	短链酰基辅酶 A 脱氢酶缺乏症	139	1/56 257
5	3- 甲基巴豆酰辅酶 A 羧化酶缺乏症	125	1/62 557
6	希特林蛋白缺乏症	114	1/68 594
7	高蛋氨酸血症	75	1/104 262
8	中链酰基辅酶 A 脱氢酶缺乏症	52	1/150 378
9	丙酸血症	40	1/195 492
10	异戊酸血症	40	1/195 492
11	戊二酸血症 I 型	39	1/200 504
12	枫糖尿病	34	1/229 990
13	高脯氨酸血症	31	1/252 247
14	极长链酰基辅酶 A 脱氢酶缺乏症	31	1/252 247
15	异丁酰辅酶 A 脱氢酶缺乏症	30	1/260 655
16	瓜氨酸血症 I 型	27	1/289 617
17	高同型半胱氨酸血症 I 型	18	1/434 426
18	精氨酸血症	14	1/558 547
19	酪氨酸血症	14	1/558 547
20	鸟氨酸氨甲酰转移酶缺乏症	12	1/651 639
21	多种酰基辅酶 A 脱氢酶缺乏症	12	1/651 639
22	全羧化酶合成酶缺乏症	11	1/710 878
23	肉碱棕榈酰基转移酶 I 缺乏症	10	1/781 966
24	精氨酸琥珀酸血症	8	1/977 458
25	肉碱 - 酰基肉碱移位酶缺乏症	8	1/977 458
26	肉碱棕榈酰转移酶 II 缺乏症	6	1/1 303 277
27	氨甲酰磷酸合成酶缺乏症	4	1/1 954 916
28	β 酮硫解酶缺乏症	4	1/1 954 916
29	长链 3- 羟酰基辅酶 A 脱氢酶缺乏症	4	1/1 954 916
30	中链酰基辅酶 A 硫解酶缺乏症	4	1/1 954 916
31	3- 羟基 -3- 甲基戊二酸尿症	3	1/2 606 554
32	生物素酶缺乏症	2	1/3 909 831
33	乙基丙二酸尿症	2	1/3 909 831
34	2- 甲基丁酰甘氨酸尿症	2	1/3 909 831
35	高鸟氨酸血症	1	1/7 819 662
36	非酮性高甘氨酸血症	1	1/7 819 662
	合计	2 480	1/3 153

表 11-2　常见串联质谱法多种遗传代谢病新生儿筛查及诊断指标

疾病名称	筛查指标	其他生化检查	基因检测
高苯丙氨酸血症	Phe、Phe/Tyr	尿蝶呤谱分析、血二氢蝶啶还原酶	PAH、PTS、QDPR、GCH1、PCBD1、SPR、DNAJC12
甲基丙二酸血症	C3、C3/C2	尿有机酸、同型半胱氨酸、血氨、血糖、血气、肝肾功能等	MMUT、MMAA、MMAB、MMADHC、MCEE、MMACHC、LMBRD1、ABCD4、CD320、C2orf25、ACSF3 等
原发性肉碱缺乏症	C0	尿有机酸、血糖、心肌酶谱、肝功能等	SLC22A5
希特林蛋白缺乏症	Cit	甲胎蛋白、血氨、肝功能、凝血酶原等	SLC25A13
中链酰基辅酶 A 脱氢酶缺乏症	C8、C8/C10	尿有机酸、肝功能、血糖	ACADM
丙酸血症	C3、C3/C2	尿有机酸、血氨、血糖、血气、肝功能等	PCCA、PCCB
异戊酸血症	C5、C5/C2	尿有机酸，血氨、血糖、血气、肝功能等	IVD
戊二酸血症 I 型	C5DC、C5DC/C8	尿有机酸、血氨、血糖、血气、肝功能等	GCDH
枫糖尿病	Leu、Val Leu/Phe，Val/Phe	血糖、血气、肝功能、尿生化	BCKDHA、BCKDHB、DBT、DLD
极长链酰基辅酶 A 脱氢酶缺乏症	C14：1、C14：1/C8：1	血糖、肝功能、肌酸激酶等	ACADVL
瓜氨酸血症 I 型	Cit	尿有机酸、乳清酸、嘧啶、血氨、肝功能、血气等	ASS1
高同型半胱氨酸血症 I 型	Met	同型半胱氨酸等	CBS、MTR、MTHFR
高蛋氨酸血症	Met、Met/Phe	同型半胱氨酸	MAT1A、GNMT、AHCY、ADK
多种羧化酶缺乏症	C5-OH、C3、C5-OH/C3	尿有机酸、血氨、血气、肝功能等	BHCS
生物素酶缺乏症	C5-OH、C5-OH/C3	尿有机酸、血氨、肝功能、生物素酶活性等	BTD
酪氨酸血症 I 型	Tyr、Tyr/Cit、SUAC	血尿常规、肝肾功能、血糖、凝血功能、甲胎蛋白、血磷、血尿琥珀酰丙酮	FAH
精氨酸血症	Arg、Arg/Orn	肝功能、血氨、凝血功能、尿有机酸、乳清酸	ARG
3- 甲基巴豆酰辅酶 A 羧化酶缺乏症	C5-OH、C5-OH/C8	尿有机酸、肝功能、血糖、乳酸、血氨、血气等生化	MCCC1、MCCC2
非酮性高甘氨酸血症	Gly，Gly/Phe	血浆和脑脊液甘氨酸及生化	GLDC，AMT，GCSH
高鸟氨酸血症	Orn，Orn/Cit	尿有机酸、血氨、乳清酸、肝功能、血气等	OAT

续表

疾病名称	筛查指标	其他生化检查	基因检测
高脯氨酸血症	Pro,Pro/Phe	血尿生化	22q11.2 染色体微缺失、PRODH、ALDH4A1
氨甲酰磷酸合酶Ⅰ缺乏症	Cit	尿有机酸、乳清酸、嘧啶、血氨、肝功能、血气等	CPS1
鸟氨酸氨甲酰基转移酶缺乏症	Cit	尿有机酸、乳清酸、嘧啶、血氨、肝功能、血气等	OTC
精氨琥珀酸裂解酶缺乏症	Cit、Cit/Arg	尿有机酸、乳清酸、嘧啶、血氨、肝功能、血气等	ASL
高鸟氨酸血症 - 高氨血症 - 同型瓜氨酸尿症综合征（HHH 综合征）	Orn、Orn/Arg	尿有机酸、乳清酸、嘧啶、血氨、肝功能、血气等	SLC25A15
β 酮硫解酶缺乏症	C5-OH、C5-OH/C3、C5：1	尿有机酸、血糖、血气、血氨、肝功能等	ACAT1
异丁酰辅酶 A 脱氢酶缺乏症	C4、C4/C3	尿有机酸、血氨、肝功能等	ACAD8
乙基丙二酸脑病变	C4、C4/C3	尿有机酸、血气、乳酸、血氨、肝功能等	ETHE1
肉碱棕榈酰基转移酶Ⅰ缺乏症	C0	尿有机酸、血糖、血氨、肝功能、心肌酶谱、血脂等	CPT1A
肉碱棕榈酰基转移酶Ⅱ缺乏症	C16、C18、C14、C12	尿有机酸、血糖、血氨、肝功能、肾功能、心肌酶谱、血脂等	CPT2
肉碱 - 酰基肉碱转位酶缺乏症	C16、C18、C14、C12	尿有机酸、血糖、血氨、肝功能、心肌酶谱、血脂等生化	SLC25A20
丙二酸血症	C3DC、C3DC/C3	尿有机酸、同型半胱氨酸、血氨、血糖、血气、肝肾功能等	MLYCD、ACSF3
短链酰基辅酶 A 脱氢酶缺乏症	C4⁻、C4/C3⁻	尿有机酸、肝功能、血糖、肌酸激酶等	ACADS
短链 3- 羟酰基辅酶 A 脱氢酶缺乏症	C4~C4-OH	尿有机酸、血糖、血氨、乳酸、血气、肌酸激酶、肝肾功能、胰岛素和 C 肽	HADH、HSD17B10
线粒体三功能蛋白酶缺乏症	C12、C14、C14-OH、C16、C16-OH、C18、C18-OH	尿有机酸、血糖、肝功能、心肌酶谱、血脂等	HADHA、HADHB
多种酰基 CoA 脱氢酶缺乏症	C5DC、C8、C10、C12、C14、C16、C18	尿有机酸、肝功能、血糖、肌酸激酶、血气等	ETFA、ETFB、ETFDH

注：Phe. 苯丙氨酸；Tyr. 酪氨酸；Cit. 瓜氨酸；Leu. 亮氨酸；Met. 甲硫氨酸；Gly. 甘氨酸；Val. 缬氨酸；Orn. 鸟氨酸；Pro. 脯氨酸；SUAC. 琥珀酰丙酮；Arg. 精氨酸；C0. 游离肉碱；C2. 乙酰肉碱；C3. 丙酰肉碱；C3DC. 丙二酰肉碱；C4. 丁酰肉碱；C4-OH. 3- 羟基丁酰肉碱；C5. 异戊酰肉碱；C5DC. 3- 羟基异戊酰肉碱；C5-OH. 3- 羟基异戊酰肉碱；C5：1. 异戊烯酰肉碱；C8. 辛酰肉碱；C8：1. 辛烯酰肉碱；C10. 癸酰肉碱；C12：3. 羟基月桂酰肉碱；C14. 肉豆蔻酰肉碱；C14-OH. 肉豆蔻酰肉碱；C14：1. 十四碳烯酰肉碱；C16. 棕榈酰肉碱；C16-OH. 3- 羟基棕榈酰肉碱；C18. 十八碳酰肉碱；C18-OH. 3- 羟基十八碳酰肉碱。

需要强调的是,生化方法诊断的遗传代谢病,在基因组学层面进一步检测,不仅有必要,而且是必需的诊断手段。基因诊断可以弥补单纯生化筛查数据的不稳定性,以及在饮食、药物、疾病等因素影响下存在的假阳性和假阴性结果。根据代谢通路,既有一个生化指标对应一个致病基因,也有一个生化指标对应数个不同的致病基因,例如,导致甲基丙二酸血症的标志物丙酰肉碱升高,对应的致病基因有 10 个以上,生化技术无法进行精准的分型诊断,生化筛查与基因检测两者结合可以更有效、更精准地筛查目标患者。

串联质谱法多种遗传代谢病新生儿筛查,除了能对氨基酸代谢病、有机酸代谢病、尿素循环障碍和脂肪酸氧化障碍疾病常规检测和筛查外,对其他疾病的代谢检测和筛查也不断发展,如在常规的多种遗传代谢病检测和筛查中,添加 C26:0 内标,可以筛查过氧化物酶体病中的 X 连锁肾上腺脑白质营养不良。

溶酶体贮积病危害神经系统,影响智力和骨骼的发育,会导致患儿残疾和死亡,通过早期的治疗,如酶替代治疗、骨髓移植等,患者生活质量可得到明显提高。目前国际上可以做到一次对 18 种溶酶体贮积病或标志物进行检测和诊断,国内也在溶酶体贮积病的多联酶活性生化筛查方面开展了前期研究,包括一次检测戈谢病、糖原贮积症 II 型、尼曼 - 皮克病 A/B 型、黏多糖贮积症 I 型、法布里病、球形细胞脑白质营养不良等 6 种疾病的新生儿筛查研究。相比单一溶酶体贮积病的生化筛查,多联酶活性筛查技术方法精准,效率和性价比更高。初步资料显示溶酶体贮积病总体患病率较高,可能在 1/4 000~1/2 000。此外,在胆汁酸代谢物检测、维生素 D 的代谢物检测、类固醇激素谱测定方面,质谱法分析较其他技术更精准,已成为检测的金标准。在高胆固醇血症中,鉴别动物固醇和植物固醇也需要依赖质谱技术,该鉴别对指导治疗有重要的临床价值。

串联质谱法多种遗传代谢病新生儿筛查使这类可检测的疾病早发现、早诊断,为早治疗打下了基础。政府的公共卫生政策推动是其推广关键,需要在国家和省级层面制定统一的串联质谱法多种遗传代谢病筛查的疾病谱,需要有后续确诊疾病、治疗疾病的诊疗共识,规范新生儿疾病筛查、诊疗、随访、统计以及管理等各个环节的质量控制,保证每个筛查患者得到良好的治疗和管理。

二、儿童遗传代谢病的营养管理

由于遗传代谢病(IEM)涉及多种不同的生化途径,其临床表现复杂多变,可累及几乎所有器官和系统,尤其是神经系统和消化系统。如果不及时治疗,IEM 可导致低血糖、代谢性酸中毒、高氨血症等急性代谢紊乱,出现嗜睡、呕吐、癫痫发作、昏迷等非特异性神经系统症状和体征,进而发生智力和认知发育障碍,甚至死亡。因此,早诊断、早治疗对于减轻 IEM 的症状和预防并发症,改善此类患儿的预后至关重要。

膳食中的三大营养要素——蛋白质、脂肪和碳水化合物的代谢是机体主要的生化代谢途径,许多 IEM 源于这三大类物质的代谢通路受阻,所以营养管理是 IEM 患儿最基础和有效的治疗方法,尤其是各类小分子代谢疾病,如氨基酸代谢病(苯丙氨酸羟化酶缺乏症、枫糖尿病)、有机酸血症(甲基丙二酸血症、丙酸血症)、尿素循环障碍、碳水化合物代谢障碍(糖原贮积症、半乳糖血症)、能量代谢障碍疾病(极长链酰基辅酶 A 脱氢酶缺乏症)。许多 IEM 仅依靠营养管理就可达到良好的治疗效果。例如,苯丙氨酸羟化酶缺乏症患儿可以通过终生严格的低苯丙氨酸饮食管理,避免毒性代谢物的积累和临床症状的发生。

随着对各种 IEM 理解的深入和个性化医疗的发展,IEM 的营养管理日益精准和有效,众多特殊医学用途配方食品(foods for special medical purpose,FSMP)和膳食补充剂正逐步面世。但是,由于 IEM 单病种发病率低,许多医生缺乏此类疾病营养管理的相关经验,无法及时为 IEM 患者提供合理的营养治疗方案。目前我国尚无针对 IEM 营养管理的指南或专家共识。

（一）营养管理的基本方案

1. 慢性期饮食管理　IEM 慢性期饮食管理的主要方法包括限制代谢受阻底物的摄入、减少有害代谢产物的蓄积、补充生成不足的产物,以绕过缺陷代谢途径,最终维持正常生长发育。

慢性期饮食管理的第一步是根据受累的代谢通路,确认患儿所需的饮食类型,一般包括低蛋白饮食、低或高碳水化合物饮食、低或高脂饮食。氨基酸代谢病、有机酸血症、尿素循环障碍等 IEM 患儿需要终生限制天然蛋白摄入;半乳糖血症患儿需要限制饮食中半乳糖的摄入;极长链酰基辅酶 A 脱氢酶缺乏症(very long chain acyl-

CoA dehydrogenase deficiency,VLCADD）患儿则需要高碳水化合物和低脂肪饮食,尤其注意限制长链脂肪的摄入。在确认饮食类型的基础上,所有患儿可补充相应的 FSMP,例如,针对苯丙氨酸羟化酶缺乏症的无苯丙氨酸的 L- 氨基酸配方奶粉、适用于 VLCADD 的中链甘油三酯（medium chain triglycerides,MCT）等,使患儿的蛋白质和能量摄入量达到安全水平,以保障患儿的生长发育。此外,IEM 患儿还需要注意补充维生素、电解质和矿物质。

2. 急性期饮食管理　机体代谢分为分解代谢和合成代谢。合成代谢是一种能量充足的代谢状态,机体会合成糖原、脂肪和蛋白质。而分解代谢是一种能量匮乏的状态,机体会分解储存的糖原、脂肪和蛋白质,以供应及维持生命活动所需的能量和物质基础。长时间禁食、感染、剧烈运动等应激事件常诱发异常分解代谢,过度的分解代谢还会增加 IEM 患儿体内活性氧和毒性代谢物的生成。因此,IEM 急性期饮食管理原则是促进合成代谢,抑制分解代谢。同时,注意限制代谢受阻底物的摄入,减少有害代谢产物的蓄积,补充生成不足的产物。

急性期饮食管理的第一步是保证患儿的能量摄入充足,以促进合成代谢,抑制分解代谢。患儿的每日能量摄入一般需要达到生理需要量的 1.0~1.5 倍,常以碳水化合物和 / 或脂肪作为主要能量来源。当患儿能够耐受肠内营养时,可经口或管饲给予碳水化合物和 / 或脂肪;当患儿无法耐受肠内营养或肠内营养不足以改善代谢紊乱时,应通过静脉输注葡萄糖和 / 或脂肪乳剂补充能量。输注时,葡萄糖输注速度的选择应参考患儿的年龄和疾病需求,监测血糖,并可给予胰岛素以辅助控制血糖并促进合成代谢,但需注意同时补钾（表 11-3）。

值得注意的是,由于脂肪乳剂以长链脂肪酸为主,故 VLCADD 等长链脂肪酸氧化障碍患儿不能使用脂肪乳剂,需要使用 MCT 供能。但 MCT 不包含必需脂肪酸,所以此类患儿在 7~10 天内必须重新添加必需脂肪酸。

同时,氨基酸代谢病、有机酸血症、尿素循环障碍等 IEM 患儿在急性期需要暂停天然蛋白质的摄入,以减少毒性代谢底物的蓄积。由于机体维持合成代谢需要必需氨基酸,所以 24~48 小时内必须重新补充天然蛋白质,再根据患儿耐受情况逐渐增加至蛋白质摄入安全水平。急性期患儿也需要注意维生素、电解质和矿物质的补充。

（二）常见 IEM 的营养管理

本节以常见的氨基酸代谢病、有机酸血症、尿素循环障碍、碳水化合物代谢障碍和能量代谢障碍疾病的儿童营养管理方案为例,介绍 IEM 营养管理的思路。

1. 枫糖尿病　枫糖尿病（maple syrup urine disease,MSUD）是由于编码 α- 支链酮酸脱氢酶复合体的基因缺陷,亮氨酸、异亮氨酸、缬氨酸等支链氨基酸（branched chain amino acid,BCAA）氧化受阻,使 BCAA 及其支链酮酸（branched-chain keto acid,BCKA）衍生物在体内蓄积的一组支链氨基酸代谢病。经典型 MSUD 患儿在生后 3 天内便会出现喂养困难、呕吐和枫糖浆气味,然后进展为惊厥、脑水肿和中枢性呼吸衰竭。轻型患儿可在任何年龄发病,表现为喂养不良、易激惹、生长和智力落后等症状,在应激期可发生严重的代谢紊乱和脑损伤,甚至死亡。

根据 2014 年美国 MSUD 指南,MSUD 慢性期饮食管理治疗的目标是维持血 BCAA 水平稳定并接近正常,同时供给足够的能量和营养以满足患儿的生长发育需求。MSUD 患者需要按照不同年

表 11-3　常见 IEM 的葡萄糖输注速度和胰岛素剂量

IEM	葡萄糖输注速度（$mg \cdot kg^{-1} \cdot min^{-1}$）							胰岛素剂量（$IU \cdot kg^{-1} \cdot h^{-1}$）
	0~1 月龄	2~12 月龄	1~3 岁	4~6 岁	7~12 岁	13~18 岁	>18 岁	
MMA 和 PA	8~10	8~10	7~8	6~7	5~6	4~5	3~4	0.01~0.02
GA- I	8~10	8~10	7~8	6~7	—	—	—	0.025~0.05
MSUD	—	—	—	—	—	—	—	0.02~0.15
UCD	10	8	6	6	6	6	6	—
VLCADD	8	8	8	8	8	8	8	—

注:IEM. 遗传代谢病;MMA. 甲基丙二酸血症;PA. 丙酸血症;GA- I. 戊二酸血症 I 型;MSUD. 枫糖尿病;UCD. 尿素循环障碍;VLCADD. 极长链酰基辅酶 A 脱氢酶缺乏症;—. 文献未提及。

龄的 BCAA、能量和营养成分推荐摄入量进行饮食管理。新生儿期患儿可以进行母乳(平均亮氨酸浓度 1mg/ml)或不含 BCAA 的特殊配方奶粉喂养。年长儿及成年患者的饮食包括蛋白质含量较低且亮氨酸含量明确的食物(水果、蔬菜、部分谷物等)和不含 BCAA 的 FSMP，必要时补充亮氨酸 60~90mg/(kg·d)，异亮氨酸和缬氨酸各 40~50mg/(kg·d)以及其他必需氨基酸，使血亮氨酸(≤5 岁：75~200μmol/L；>5 岁：75~300μmol/L)、异亮氨酸和缬氨酸(均为 200~400μmol/L)水平达到理想范围。

MSUD 急性期治疗目标是降低血亮氨酸水平，其关键是保证能量供应，限制亮氨酸摄入，预防缬氨酸和异亮氨酸缺乏。患儿需要暂停摄入天然蛋白质，通过摄入碳水化合物(50%~70%)和脂肪(30%~50%)，使能量摄入达到生理需要量的 1.25~1.50 倍。当患儿不能耐受肠内营养或肠内营养提供能量不足时，可以静脉给予 10.0%~12.5% 葡萄糖溶液，必要时给予胰岛素 0.02~0.15IU/(kg·h)，将血糖水平维持在 5.5~8.5mmol/L，并促进合成代谢。可耐受肠内营养的患儿可同时通过肠内和/或肠外营养途径提供能量，口服/管饲 MSUD 的 FSMP(0.7~1.2kcal/ml，速度为 30~60ml/h)。当患儿的血亮氨酸水平降至理想范围上限时，需要重新摄入亮氨酸。注意补充异亮氨酸和缬氨酸 20~120mg/(kg·d)，使血亮氨酸和缬氨酸水平维持在 400~800μmol/L。

2. 甲基丙二酸血症/丙酸血症 甲基丙二酸血症(methylmalonic acidemia，MMA)/丙酸血症(propionic acidemia，PA)是甲基丙二酰辅酶 A/丙酰辅酶 A 缺陷导致缬氨酸、异亮氨酸、甲硫氨酸、苏氨酸、胆固醇和奇数链脂肪酸分解障碍的有机酸血症。严重型患儿在新生儿期即可出现脱水、代谢性酸中毒和高氨血症，如果不及时治疗，会发生昏迷和死亡。晚发型病例可能在任何年龄发病，出现癫痫等神经系统症状、生长发育迟缓、慢性肾病和心肌病。

根据 2014 年欧洲 MMA/PA 指南，MMA/PA 慢性期饮食管理的主要原则是限制但确保前体氨基酸(缬氨酸、异亮氨酸、甲硫氨酸和苏氨酸)达到基本生理需求的低蛋白饮食。天然蛋白质的摄入量取决于患儿的年龄、生长、代谢稳定性和病情严重程度。新生儿期患儿可以母乳喂养，可添加不含前体氨基酸的特殊配方奶粉。年长儿和成年患者应选择以水果、蔬菜以及无蛋白或低蛋白的米面为主的低蛋白饮食，并补充无前体氨基酸的 FSMP，

确保蛋白质和能量摄入达到安全水平。由于被限制摄入的异亮氨酸、缬氨酸和甲硫氨酸是必需氨基酸，需要定期监测这些氨基酸水平。慢性厌食症、吞咽困难和呕吐反射亢进等因素导致的喂养困难在 MMA/PA 患儿中很常见，必要时可给予管饲或胃造口术，以满足患儿的营养需求，预防长时间空腹诱发的分解代谢。此外，患儿需要补充维生素 D 和钙，预防骨质疏松。

急性期 MMA/PA 患儿必须立即停止天然蛋白质的摄入，并使用碳水化合物和脂肪作为能量来源，使能量摄入达到生理需要量的 1.1~1.5 倍。患儿能耐受肠内营养时，可采用基于葡萄糖、添加/不添加脂肪的急救喂养管理方案，并补充无前体氨基酸的 FSMP。当患儿不能耐受肠内营养或肠内营养提供能量不足时，需根据患儿的年龄静脉输注葡萄糖(见表 11-3)、脂肪乳剂 2g/(kg·d)、适量电解质，必要时可使用胰岛素[起始剂量 0.01~0.02IU/(kg·h)]，将血糖维持在 6.5~9.5mmol/L，并促进合成代谢。在 24~48 小时内必须重新开始补充天然蛋白质[起始剂量为 0.5g/(kg·d)]，随后根据患儿的蛋白耐受情况增加 0.25g/(kg·d)，直至达到慢性期蛋白质摄入水平。

3. 尿素循环障碍 尿素循环障碍(urea cycle disorder，UCD)是参与尿素循环的 6 种酶或 2 种转运蛋白中任意一种酶或转运蛋白缺陷，氨基酸分解代谢产生的氨不能通过尿素循环形成尿素排出体外，导致血氨升高的一组遗传代谢病。急性期 UCD 患儿以高氨血症为主要特征，表现为呕吐、肝功能异常等消化系统症状，和癫痫发作、意识障碍等神经系统症状；慢性期患儿会表现出认知障碍、学习能力缺失等神经精神障碍和生长发育停滞等非特异性症状。

根据 2019 年欧洲 UCD 指南，UCD 慢性期饮食管理的基础是低蛋白饮食。新生儿期可给予母乳，可添加无蛋白的 UCD 配方奶粉，断奶后逐步添加低蛋白食物，在不影响生长发育的情况下尽量减少蛋白质摄入，保证蛋白质的安全摄入量并防止内源性分解代谢。最佳蛋白质摄入量需要参考不同年龄段蛋白和能量的安全摄入量，再结合患者对蛋白的耐受情况与血氨水平进行个性化调整。若患儿的蛋白质耐受性非常低，则需要补充必需氨基酸(essential amino acid，EAA)。喂养困难患儿需要使用管饲或胃造口术，保证能量和蛋白质摄入充足。部分迟发型患者偏好低蛋白饮食，可能导致维生素 D、

维生素 B$_{12}$ 和微量元素等缺乏,需注意定期监测并及时补充。

UCD 急性期的营养管理原则是暂时减少蛋白质的摄入,提供足够的能量,促进合成代谢、抑制分解代谢,保证每日营养物质的安全摄入量。患儿应立即停止蛋白质摄入,但暂停时长不超过 24~48 小时,之后开始补充 EEA,起始剂量为 0.5g/(kg·d),之后根据血氨水平每天增加 0.5g/(kg·d),直至达到蛋白质摄入安全水平。排除希特林蛋白缺乏症后,立即给予葡萄糖(见表 11-3)和适当补充电解质以促进合成代谢,血糖目标范围为 6.6~11.0mmol/L,血糖过高时可给予胰岛素。排除线粒体脂肪酸氧化障碍后,可给予脂肪乳剂 0.5~2.0g/(kg·d)。同时,可口服 / 管饲无蛋白的 FSMP,使能量摄入达到生理需要量的 1.2 倍。病情较轻或恢复期患儿可使用无蛋白紧急喂养方案。

4. 半乳糖血症　半乳糖血症(galactosemia)是参与半乳糖代谢的 3 种酶中任何一种缺陷,引起半乳糖及其旁路代谢产物在体内堆积的一类常染色体隐性遗传代谢性疾病。经典型患儿若不及时治疗,会在生后数天内出现喂养困难、生长发育落后、肝功能衰竭、败血症等致命并发症。

根据 2017 年国际经典型半乳糖血症指南,患儿一旦考虑该病,应立即停止母乳及普通配方奶粉的摄入,开始限制半乳糖的饮食,包括水果、蔬菜、豆类、未发酵的大豆制品、成熟奶酪(半乳糖含量<25mg/100g)、酪蛋白水解物和不含乳糖的奶粉,以减少体内半乳糖及其旁路代谢产物的蓄积。同时,患儿需要补充维生素 D 和钙,以预防继发性骨质疏松。急性期时,低半乳糖饮食可以快速改善代谢紊乱。若患儿出现低血糖,可给予静脉输注葡萄糖[葡萄糖输注速度:6~9mg/(kg·min)],以维持血糖正常。

5. 极长链酰基辅酶 A 脱氢酶缺乏症　极长链酰基辅酶 A 脱氢酶缺乏症(very long chain acyl-CoA dehydrogenase deficiency,VLCADD)是细胞线粒体内脂肪酸 β 氧化中的关键酶极长链酰基辅酶 A 脱氢酶基因缺陷导致的脂肪酸氧化障碍疾病,其特征是能量缺乏导致的代谢急症(低酮性低血糖)和长链脂肪酸及其衍生物累积引起的脏器损害(横纹肌溶解、肝功能异常、心肌病等)。

VLCADD 慢性期饮食管理的原则是避免空腹,给予高碳水化合物和低脂肪饮食(尤其需要限制长链脂肪酸的摄入),并补充 MCT。2020 年 VLCADD 美国指南建议,0~3 月龄患儿间隔 3~4 小时喂养 1 次;4 月龄后每月增加 1 小时的禁食时间,最多间隔 8~12 小时,并根据疾病的严重程度进行调整。夜间或剧烈活动时,可给予生玉米淀粉(uncooked corn starch,UCS)[1~2g/(kg·次)]或麦芽糊精 1~2g/(kg·次),加强对空腹的耐受,减少低血糖发生和脂肪的分解动员。母乳喂养后出现临床症状的新生儿期患儿应停止母乳或常规婴儿配方奶粉喂养,改为富含 MCT 的特殊配方奶粉(MCT 含量可达脂肪含量的 80%~85%);轻型和母乳喂养后无临床症状的中重度患儿可以给予母乳,可添加富含 MCT 的特殊配方奶粉。年长儿和成年患者需根据年龄、疾病严重程度等,进行低脂肪饮食,并补充 MCT(一般占总能量的 10%~30%)以保证能量摄入达标。同时,注意补充亚油酸(占总能量的 3%~6%)、花生四烯酸(占总能量的 0.5%~1.2%)、α- 亚麻酸(占总能量的 0.5%)和二十二碳六烯酸(婴幼儿为 60mg/d)等必需脂肪酸。

急性期 VLCADD 患儿应立即限制脂肪摄入,给予足量碳水化合物(见表 11-3)和必需氨基酸,维持血糖水平并保证能量供应,但在 7~10 天内必须重新添加必需脂肪酸。若患儿能耐受肠内营养,可使用 UCS 或麦芽糊精以及 MCT 供能,并增加进食频率。

(顾学范、邱文娟、王瑞芳、杜陶子、夏瑜)

第二节　有机酸代谢障碍

一、概述

有机酸代谢障碍疾病是由于基因缺陷致代谢中的酶缺乏,相关羧酸及其代谢产物蓄积的一类疾病。1966 年 Tanaka K 运用 GC-MS 证明了首例异戊酸血症患者,迄今已陆续发现了 50 多种疾病,并在发病机制、诊断、治疗及分子生物学研究方面取得了很多进展。串联质谱法可以筛查十余种有机酸尿症，串联质谱相应特征性的酰基肉碱增高，尿有机酸分析有特异性有机酸的增高。这类疾病中最多见的是支链氨基酸(亮氨酸、异亮氨酸及缬氨酸)代谢障碍所致疾病，其他代谢障碍包括色氨酸及赖氨酸代谢障碍引起的戊二酸血症Ⅰ型、生物素代谢障碍的多种羧化酶缺乏症、线粒体代谢障碍引起的乙基丙二酸脑病及丙二酸血症。

(一)发病机制

有机酸代谢障碍是由于有机酸的异常堆积，引起全身代谢紊乱，脑、肝、肾、心脏及骨髓等多脏器损害；线粒体能量合成功能下降，肉碱等消耗增加，导致继发肉碱缺乏。

(二)发病形式

急性起病：约半数以上在新生儿期及婴儿早期急性起病；间歇性发作：常因感染、发热、饥饿等诱发急性发作；婴幼儿猝死，有时在疫苗接种后猝死；进行性神经系统损害：惊厥、智力和运动障碍等。

(三)临床表现

1. 急性期 食欲减退、呕吐，呼吸急促，意识障碍，肌张力低下，肝大；急性期常出现代谢紊乱：酮症酸中毒、代谢性酸中毒、高氨血症、低血糖、肝功能损害、心肌酶谱增高、骨髓抑制(粒细胞减少、贫血、血小板减少)。

2. 缓解期 喂养困难、呕吐，体格及智力发育落后，癫痫、视听损害等。

3. 颅脑影像学 脑发育不良，脑白质异常，基底节损害。

(四)治疗

1. 急性期

(1)限制蛋白质摄入：在疾病的急性期，所有天然蛋白质的摄取必须禁止，依患者状况可能禁食持续48~72小时，此时需给予高浓度的葡萄糖溶液；急性期过后，低蛋白饮食和去除某些氨基酸蛋白粉。

(2)保证热量与水分，减少机体蛋白分解：为了支持身体的合成代谢，每日摄入的热量应比基础需求增加至少20%。10%~15%葡萄糖注射液静脉滴注，0~6岁：6~7mg/(kg·min)；6~12岁：4~6mg/(kg·min)；大于12岁：2~3mg/(kg·min)。脂质可以补充身体所需的热量[1g/(kg·d)]。不能进食的患儿在条件允许的情况下尽早鼻饲。胰岛素可促进蛋白质、脂

质的合成。

(3)纠正生化不平衡

1)低血糖：如果发生低血糖，先立即给予葡萄糖1~2g/kg，后以10%葡萄糖溶液静脉滴注维持血糖。

2)酸中毒：如果急性发生，pH值<7.35且血浆碳酸氢盐浓度<14mmol/L，给予碳酸氢钠(1mmol/kg)，若酸中毒难以矫正须连续注射碳酸氢钠。

3)高氨血症：血氨的升高表示尿素循环受到抑制，如果血氨持续升高或浓度大于600μmol/L，需考虑血液透析。

(4)去除毒性代谢产物：左卡尼汀100~300mg/(kg·d)，结合异常累积的有机酸；抗生素，肠道的正常菌群是有机酸生产的来源之一，在急性期，口服抗生素[甲硝唑，10~20mg/(kg·d)，每日3次；新霉素，50mg/(kg·d)，每日3次]可以减少有机酸生成。

(5)血液透析：在以下情况时采用：难以矫正的代谢性酸中毒；血氨浓度持续升高或高于600μmol/L；患者呈昏迷状态；严重的电解质失衡。

(6)治疗诱因及对症支持治疗：控制感染等。

(7)给予辅酶(维生素疗法)：除了先天性酶缺陷以外，部分疾病为辅酶代谢障碍所致，而很多维生素作为辅酶参与物质代谢。生物素用于多种羧化酶缺乏症治疗；大剂量维生素 B_{12} 治疗有效型甲基丙二酸血症；大剂量维生素 B_2 治疗多种酰基辅酶 A 脱氢酶缺乏症(表11-4)。

2. 稳定期 若患者状况较稳定且未出现癫痫、惊厥、智力障碍、运动障碍等神经系统症状，可在状态平稳后2~3天进食低蛋白饮食配合特殊氨基酸(经口或鼻胃管)，以达到身体生长的最低蛋白质需求。每位患者的营养状况有其特殊性，因此病况稳定后，必须进行长期营养支持评估。饮食治疗是关键，限制前驱物质，保证热量、营养供给。部分疾病患儿补充特殊奶粉或氨基酸奶粉，左卡尼汀、辅酶维生素长期使用。

3. 生活管理 预防疲劳、饥饿；回避可能诱发的因素，如感染、阿司匹林、氯霉素、红霉素、乙醇等。

二、甲基丙二酸血症

甲基丙二酸血症(methylmalonic acidemia, MMA)是一种常染色体隐性遗传病，由于甲基丙二酰辅酶 A 变位酶(methylmalonyl-CoA mutase, MUT)或其辅酶钴胺素(cobalamin, Cbl；维生素 B_{12})

表 11-4　有机酸代谢障碍辅酶治疗表

有机酸代谢障碍的治疗药物		疾病
左卡尼汀	30~200mg/(kg·d)	各种有机酸代谢病
辅酶 Q_{10}	30~200mg/(kg·d)	高乳酸血症
维生素 B_{12}	1~10mg/ 次,每周 2~3 次,肌内注射	维生素 B_{12} 有效型甲基丙二酸尿症
甜菜碱	1~3g/d	甲基丙二酸尿症合并高同型半胱氨酸血症 高同型半胱氨酸血症
生物素	10~20mg/d	多种羧化酶缺乏症
维生素 B_1	10~100mg/d	高乳酸血症
维生素 B_2	50~500mg/d	戊二酸尿症 II 型
维生素 B_6	10~500mg/d	高同型半胱氨酸血症,高乳酸血症
维生素 E	50~100mg/d	羟脯氨酸血症
维生素 C	1~5g/d	尿黑酸尿症
甘氨酸	100~200mg/(kg·d)	异戊酸血症

代谢缺陷导致甲基丙二酸、3- 羟基丙酸及甲基枸橼酸等代谢物异常蓄积引起的疾病。MMA 是中国最常见的有机酸尿症,根据全国 781 万例新生儿串联质谱筛查数据,中国患病率约为 1/15 000,北方地区患病率高,山东省患病率高达 1/5 000,我国台湾地区患病率约为 12/10 万。美国 MMA 患病率为 13/10 万,德国为 4/10 万,意大利为 16/10 万,日本为 2/10 万。

（一）病因和发病机制

由于 MUT 或 Cbl 代谢缺陷,导致患者线粒体内质网丙酰辅酶 A 降解为琥珀酰辅酶 A 障碍,引起体内丙酰肉碱、甲基丙二酸、甲基枸橼酸等毒性代谢产物蓄积。主要根据酶缺陷类型分为甲基丙二酰辅酶 A 变位酶缺陷（MUT 型,其编码基因为 MUT）及其辅酶 Cbl 代谢障碍两大类,也包括其他酶代谢异常。根据 MUT 缺陷程度的不同,分为酶完全缺乏型（mut⁰）和酶部分缺乏（mut⁻）型,其中 mut⁰ 型临床表型严重,早期病死率很高,mut⁻ 型患者临床表型较轻。Cbl 代谢障碍包括 7 个类型,分别为 cblA、cblB、cblC、cblD、cblH、cblF、cblJ,相应编码基因分别为 MMAA、MMAB、MMACHC、MMADHC（cblD、cblH 均为此基因编码）、LMBRD1、ABCD4。

MUT 基因定位于 6p123,含 13 个外显子,总长 35kb,编码 750 个氨基酸。cb1C 型是 Cbl 代谢障碍中最常见的类型,其编码基因 MMACHC 位于 1p341,含 5 个外显子,基因长 10 736bp,编码 282 个氨基酸。MMAA 基因定位于 4q31.1~2,含 7 个

外显子,长 171kb,编码 418 个氨基酸。多数维生素 B_{12} 有效型,较 mut⁰ 型和 cblB 型发病年龄晚,并发症较少,病死率低。MMAB 基因定位于 12q24,含 9 个外显子,长 1 887kb,编码产物为钴胺素腺苷转移酶（ATR 酶,250 个氨基酸）,cblB 将 ATP 上的腺苷催化转移至 Cbl,同时作为分子伴侣将腺苷钴胺素转移至线粒体内,之后腺苷钴胺素作为 MUT 的辅酶参与甲基丙二酰辅酶 A 至琥珀酰辅酶 A 的代谢反应途径。约 40% 维生素 B_{12} 有效型,发病早、病死率较高,预后差于 cblA 型,长期随访肾衰竭比例可达 60% 左右。MMADHC 基因定位于 2q23.2,含 8 个外显子,长 18kb,编码 296 个氨基酸,分为 cblD（甲基丙二酸血症合并型）,cblH（单纯甲基丙二酸血症）。主要由于 MMADHC 的 N 端和 C 端具有特异性,分别在线粒体和细胞质中发挥作用:N 端（3、4 号外显子）- 单纯甲基丙二酸血症,C 端（7、8 号外显子）- 高同型半胱氨酸血症,中间外显子甲基丙二酸合并型。LMBRD1 基因位于染色体 6q13,包含 16 个外显子,长 14kb,编码 540 个氨基酸。LMBD1 蛋白存在于溶酶体的膜中,与 ABCD4 协同将 Cbl 从溶酶体转运到细胞质。ABCD4 基因定位于染色体 14q24.3,包含 19 个外显子,长 16kb,编码 300 个氨基酸,ABCD4 与 LMBD1 形成复合物,将 Cbl 从溶酶体运输到细胞质。除 MUT、MMACHC、MMADHC 等常见致病基因外,近年来也发现多个与 MMA 发病机制相关的其他基因,涉及钴胺素代谢、线粒体功能障碍或有机酸代谢异常等多个关键环节。HCFC1 基

因位于染色体 Xq28,包含 26 个外显子,长 24kb,编码 2 035 个氨基酸,为 X 染色体连锁隐性遗传。MCEE 基因定位于染色体 2p13.3,包含 3 个外显子,编码 176 个氨基酸,为常染色体隐性遗传。SUCL 基 因 包 括 SUCLG1、SUCLA2 及 SUCLG2,分别编码 SUCL 异二聚体酶的 a 和 b 两个亚单位。Mut、cblA、cblB、cblH、SUCL、MCEE 为单纯型 MMA,多数对维生素 B_{12} 治疗无反应。cblC、cblD 和 cblF、cblJ、HCFC1 为 MMA 伴高同型半胱氨酸血症(合并型 MMA),多数维生素 B_{12} 治疗有效。在我国,合并型 MMA 约占 70%,其中 cblC 型约占 99%;单纯型约占 30%,其中 MUT 型约占 95%。

(二) 新生儿筛查

血串联质谱法检测丙酰肉碱(propionylcarnitine,C3)增高是筛查 MMA 和丙酸血症(propionic acidemia,PA)的关键指标,合并型 MMA 甲硫氨酸(methionine,Met)常有下降,C3/Met 增高。单纯 C3 增高用于诊断,假阳性率比较高,也存在一定假阴性率,C3/ 乙酰肉碱(acetylcarnitine,C2)及 C3/Met 比值比单纯 C3 增高意义更大,因此在新生儿筛查中出现以下三种情况都需要复查:①血 C3、C3/C2 和 / 或 C3/Met 均增高;②血 C3 正常,C3/C2 和 / 或 C3/Met 增高;③仅血 C3 增高,但 C3/C2 和 / 或 C3/Met 接近正常参考值高限。

(三) 临床表现

患者临床表现复杂,个体差异较大,发病年龄为新生儿期至成人期,轻型患者可能终生不发病。严重患儿在胎儿期发育异常,出现宫内发育迟滞、面部畸形、脑积水、先天性心脏病等,可能与胚胎持续高浓度的甲基丙二酸、同型半胱氨酸对发育中的神经、心血管的损伤有关。

1. 早发型　发病年龄<1 岁,以神经系统损害为主,常合并多系统损害,可累及脑、脊髓、眼、血液、肾脏、肝脏、胃肠道、心脏、肺、皮肤、黏膜、毛发。新生儿期发病的患者病情危重,病死率、致残率较高。患儿常有轻微面部表观异常(长颅、高前额、宽大的低位耳、平人中)。

(1)神经系统损害:精神萎靡,嗜睡,易激惹,共济失调,肌张力低下,发育延迟,小头畸形,惊厥。头颅 MRI 常见异常,如脑积水、脑萎缩、白质异常、基底节损害。脑白质脱髓鞘改变是主要病理表现,随着疾病进展出现严重的白质缺失或髓鞘化延迟。HCFC1 基因突变患儿一般在生后 1~2 个月出现反复顽固性抽搐,维生素 B_{12} 及抗癫痫治疗无效,常

在婴儿早期死亡。

(2)视力损害:常见弱视、斜视、眼球震颤、眼球不自主活动,一些患者进展为视网膜和视神经萎缩,严重者失明。

(3)肾脏损害:溶血尿毒症综合征、肾功能不全是早发 cblC 型较常见的合并症,一些患者合并局灶节段性肾小球硬化,类似特发性肾小球疾病和血栓性微血管病。

(4)血液异常:巨幼细胞贫血、血小板减少、全血细胞减少,巨噬细胞活化综合征。

(5)胃肠道症状:常见呕吐、腹泻、便秘、舌炎、口腔炎、萎缩性胃炎、蛋白丢失性肠病。

(6)循环系统症状:部分患者合并先天性心病、心肌病、肺动脉高压、类支气管炎样症状。

(7)其他:部分患者合并皮肤黏膜损害,在严重营养不良时由于甲硫氨酸缺乏出现肢端皮炎样皮疹。重症患儿常合并营养不良、高氨血症、酮症酸中毒、易被误诊为败血症。

2. 晚发型　发病年龄 ≥ 1 岁,近年来国内外报告了许多青少年至成年发病的病例,我国报道的最晚发病的 cblC 型患者于 40 岁出现神经精神异常。患者临床表现较早发型更为复杂,诊断困难,经治疗后多数预后较好。轻型患者可能终生不发病,或仅表现为学习困难、情绪异常等。

(1)神经精神异常:进行性智力丧失、行为异常、精神障碍是晚发型患者较常见的表现,部分患者合并周围神经病变、锥体外系损害,病理改变以脑、脊髓多灶性脱髓鞘为特征,头颅 MRI 可见脑室周围白质异常、脑萎缩、脑室扩张、脊髓萎缩等异常,类似脊髓亚急性联合变性、多发性硬化、免疫性脱髓鞘性神经病。

(2)肾脏症状:如血尿、蛋白尿、遗尿、慢性血栓性微血管病肾损害,如果不及时治疗,逐渐进展为终末期肾病。

(3)其他:部分患者合并马方综合征样症状、脊髓梗死、贫血、血栓栓塞性疾病等。

(四) 辅助检查

1. 实验室检查　血氨、血气分析、尿酮、血常规及 C 反应蛋白(C-reactive protein,CRP)检测,血氨基酸、游离肉碱、酰基肉碱及同型半胱氨酸检测,尿有机酸检测,基因检测。

2. 影像学检查　头颅 MRI(可以出现不同程度的脑损伤影像学改变),肝肾 B 超检查,心脏彩超检查。

（五）诊断和鉴别诊断

1. 诊断

（1）临床表现：临床表现如上所述,如果是新生儿疾病筛查确诊患儿,可无临床表现。

（2）血 C3、C3/C2 和 / 或 C3/Met 增高。

（3）尿甲基丙二酸增高,伴或不伴甲基枸橼酸及 3- 羟基丙酸增高。

（4）其他生化检测：合并型 MMA 患者血同型半胱氨酸增高,可有血氨升高。

（5）基因检测：单纯型 MMA 检测 *MUT*、*MMAA*、*MMAB*、*MCEE*、*SUCLG1*、*SUCLG2* 及 *SUCLA2* 等基因；合并型 MMA 检测 *MMACHC*、*MMADHC*、*LMBRD1*、*HCFC1* 及 *ABCD4* 等基因。

（6）酶学检测：一般不采用,但是基因测定阴性,临床怀疑时需要检测,酶活性比分析是鉴别 MMA 不同亚型最常见的方法,采用 ^{14}C 标记丙酸盐,分别测定正常细胞蛋白与维生素 B_{12} 培养基培养的细胞蛋白中丙酸盐转化为琥珀酸盐的总量。通过计算有 / 无维生素 B_{12} 的培养基中酶活性比可鉴别出 MMA 中的 mut^0 型,区分部分 cblB（活性比<15）与 cblA（活性比>15）型。

2. 鉴别诊断

（1）继发性甲基丙二酸血症：维生素 B_{12} 缺乏可引起血 C3、C3/C2 和 / 或 C3/Met 增高,尿甲基丙二酸增高,伴或不伴甲基枸橼酸及 3- 羟基丙酸增高；结合饮食、维生素 B_{12} 是否缺乏可鉴别。

（2）其他有机酸代谢障碍：由于疾病临床表现没有特征性,不明原因的脑病、肝病、肾病等血串联质谱和尿有机酸、氨基酸及酰基肉碱改变可以鉴别,主要与丙酸血症鉴别,血 C3 增高,但丙酸血症尿甲基丙二酸正常。

（六）治疗和随访

1. 急性期管理　神经发育水平主要受昏迷时间及血氨峰值影响,应在确诊之前立即开始治疗。治疗原则：保持生命体征,停止蛋白摄入,静脉滴注葡萄糖,降血氨,留取标本（血片、血浆及尿）明确诊断。

（1）降低血氨

1）血氨略高于正常：限制蛋白摄入（最长 24~48 小时）,葡萄糖加适量胰岛素防止分解代谢,每 3 小时监测血氨 1 次,确诊后加左卡尼汀 200mg/（kg·d）。

2）血氨 100~250μmol/L：苯甲酸钠 100~250mg/（kg·d）。苯甲酸盐和甘氨酸结合生成马尿酸盐,苯丁酸盐（苯乙酸盐前体）和谷氨酰胺结合生成苯乙酰谷氨酰胺,通过尿素循环旁路途径降低血氨浓度。但由于 MMA 血氨升高和谷氨酰胺降低是并存的,苯丁酸钠 / 苯乙酸钠会消耗谷氨酰胺 / 谷氨酸库；另外,苯丁酸盐增加线粒体内辅酶 A 酯类的蓄积影响能量代谢,用于 MMA 降血氨仍有争议。精氨酸 100~250mg/（kg·d）。*N-* 乙酰氨甲酰谷氨酸是 *N-* 乙酰谷氨酸的类似物,激活氨甲酰磷酸转移酶起到降低血氨的作用,100mg/kg 微量泵,25~62mg/（kg·6h）。左卡尼汀补充因有机酸与肉碱结合并排泄所致的继发性肉碱缺乏；羟钴胺素或者氰钴胺素 1mg~10mg/d。

3）血氨 250~500μmol/L：有明显脑病表现,和 / 或早发高血氨或早出现症状,通过上述治疗,3~6 小时血氨仍然无下降,开始准备血透。

4）血氨 500~1 000μmol/L：在上述治疗的基础上,立即血透。

5）血氨>1 000μmol/L：根据患者具体情况评估继续特殊治疗或保守治疗。

（2）促进合成代谢：目的是防止内源性特别是蛋白质分解代谢,同时为机体新陈代谢提供足够的能量。根据不同年龄,静脉滴注高浓度葡萄糖。在维持正常血糖的情况下,使用胰岛素促进合成代谢 [从 0.01~0.02IU/（kg·h）开始]。在不使用胰岛素的情况下,长期稳定的正常血糖水平是有效合成代谢的间接标志,血浆乳酸>5mmol/L,推荐使用胰岛素。脂肪乳尽早开始使用 [2g/（kg·d）],监测血小板和甘油三酯。代谢和临床症状改善后尽快（不超过 24~48 小时）重新摄入天然蛋白质,以达到安全的蛋白质摄入量,临床条件允许时立即开始肠内喂养。

（3）肠外营养：严重婴儿可选择全胃肠外营养。24~48 小时使用无氨基酸的胃肠外溶液,随后使用标准氨基酸溶液（含必需和非必需氨基酸）补充蛋白质。初始氨基酸量依据不同年龄段的安全蛋白水平添加,后期使用生化方法监测氨基酸量。新生儿所需异亮氨酸的最小量至少应与缬氨酸相当,但多数静脉注射氨基酸溶液中异亮氨酸的量比缬氨酸少。全胃肠外营养溶液只提供最低需求量的左旋缬氨酸,需口服补充左旋异亮氨酸（25~100mg/d）。补充维生素、矿物质及微量营养素。

（4）透析：新生儿和儿童血氨水平超过 400~500μmol/L,较大儿童或成年人对血氨敏感,超过 200μmol/L,尽早透析,防止发展成严重脑水肿。

新生儿和婴儿用连续性静脉-静脉血液滤过透析(continuous venous-venous hemofiltration, CVVH),成人 CVVH 和血液透析(hemodialysis, HD)均可用,虽然腹膜透析效率低,但也可使用。

(5)纠正水电解素乱:碳酸氢盐碱化尿液,加速尿中甲基丙二酸的清除,大剂量持续静脉滴注碳酸氢盐可导致高钠血症、脑水肿甚至脑出血,代谢危象患者不建议使用,透析未能纠正酸中毒时可慎用。8 小时后以 150ml/(kg·24h)的液量输入。

(6)其他:大剂量维生素 C 120mg/(kg·d)能够降低乳酸中毒和羟脯氨酸尿(MMA 急性代谢失调时出现)。神经保护剂、低体温、抗炎、N-甲基-D-天冬氨酸受体阻断剂的使用有待商榷。

(7)家庭紧急处理:发热是诱发代谢失调的常见因素,体温超过 38℃立即用解热药。紧急肠内喂养(避免蛋白质)满足增加的代谢需求,防止内源蛋白代谢,但不应超过 48 小时,以防止蛋白质缺乏。间歇性发热与腹泻时应额外补充水和电解质,补充需要严格管理,在急性代谢失调的情况下,肾功能常常会恶化。如果出现呕吐、腹泻或任何恶化的临床表现,立即住院治疗。

2. 长期治疗管理 目标为达到正常体格和智力发育水平,防止急性代谢失调发生,提供高质量生活,避免副作用和并发症。

(1)维生素 B_{12}:绝大多数合并型 MMA 患者对维生素 B_{12} 有效,部分有效型单纯型 MMA,可肌内注射维生素 B_{12},羟钴胺效果优于其他类型的维生素 B_{12}。维生素 B_{12} 1~10mg,肌内注射,每日一次,连续 5 天。肌内注射前后进行血、尿质谱分析,特征性指标下降 30%~50% 认为有效。

(2)左卡尼汀:50~300mg/(kg·d),分 2~4 次口服。

(3)甜菜碱:250~500mg/(kg·d)(合并型 MMA 使用)。

(4)甲硝唑:能有效抑制肠内厌氧菌发酵碳水化合物产生丙酰辅酶 A。10~20mg/(kg·d),分 2~3 次,或与其他抗生素(如阿莫西林或磺胺甲噁唑)交替。为了避免抗药性菌群产生,间歇性或连续使用,推荐每月 1~2 周治疗与 2~3 周暂停交替进行。同时补充益生菌(避免产生丙酸细菌)平衡肠道内菌群。

(5)发热:发热诱发代谢紊乱,不是依据血尿特异性酰基肉碱及有机酸值高低,而是根据血氨、乳酸、尿酮体、白蛋白、肌酸激酶、电解质改变来判断。38℃以上需用解热药。糖皮质激素会促进肌肉的

代谢,只能在紧急情况下使用。

(6)特戊酸类抗生素和丙戊酸钠结合成特戊酸肉碱及丙戊酸肉碱,从尿中排泄消耗肉碱。肾毒性药物、免疫抑制剂、化疗药物以及能延长 QT 间期的药物(如促进胃肠动力药物),应避免使用。

(7)为父母、护理者、幼儿园或学校提供治疗方案和预案,何时、如何联系家长或专科医师。

3. 长期饮食管理 适用于维生素 B_{12} 无效型。

(1)主要是低蛋白饮食,限制丙酸前体氨基酸(异亮氨酸、缬氨酸、甲硫氨酸和苏氨酸)摄入,降低有毒代谢产物。天然蛋白质需求量依据年龄、生长发育、代谢稳定性以及疾病严重程度调整。食用特殊氨基酸奶粉时,应达到安全蛋白质摄入量,摄入量一天内均分。

(2)母乳中蛋白质和氨基酸含量低,免疫保护能减少肠道丙酸盐含量。对于婴儿,鼓励母乳及特殊氨基酸奶粉喂养,量的配比依据年龄的安全蛋白质摄入量和血/尿特异指标浓度调整。

(3)喂养困难者应及早鼻饲,减少饥饿下的分解特别是蛋白分解代谢,保证理想的营养摄入,保证能量和天然蛋白质 24 小时平均分配,帮助喂药和家庭管理,减少住院次数。

(4)需要长期管道喂养者,建议给予胃造瘘管,确保适量天然蛋白质及异亮氨酸摄入,避免低水平异亮氨酸相关的肢皮炎。

4. 器官移植 频繁代谢紊乱,饮食/药物无法控制的情况下可考虑器官移植,但是器官移植只能对症治疗改善生活质量,而不是最终治疗方案。

(1)肝移植:肝移植后 MMA 患者血浆和尿液的甲基丙二酸含量有所下降,但不能完全正常,脑脊液中甲基丙二酸和甲基枸橼酸仍会处于较高水平。单独肝移植病死率较高,仍存在急性、进行性或慢性基底节和小脑卒中、运动障碍、震颤、感音神经性聋等并发症风险。肝移植后还需要蛋白质限制和补充肉碱,否则仍会发生严重代谢性酸中毒。故肝移植需要严格掌握移植指征。

(2)肾移植:肾衰竭之前,甲基丙二酸的尿液排泄减少、血浆浓度上升,可以实施肾移植。肾移植不仅能纠正 MMA 患者的肾功能紊乱,还能获得少量酶活性,明显改善代谢紊乱,特别是 mut⁻ 型、cblA 型和 cblB 型患者肾移植后生活质量显著提高,代谢紊乱发生频率和血浆中有毒代谢产物均减少,是 MMA 一种更安全和更有效的治疗方案。

(3)肝肾联合移植:单纯肝移植的 MMA 患者

随年龄增长肾功能可能会发生衰竭，免疫抑制药物使用也可能加速肾衰竭，继而需要肾移植，肝肾联合移植在近数十年已成为一种有效的替代性治疗手段。

5. 实验性疗法

（1）肝细胞移植和肝祖细胞移植的安全性和有效性，正在尿素循环障碍相关的临床试验中进行评估，将应用于部分先天性代谢障碍疾病，包括MMA、PA。

（2）腺苷相关病毒基因转导已在 mut⁻/⁻ 小鼠模型中成功实现基因治疗，但还未进行临床试验阶段。

（3）抗氧化剂可能降低MMA氧化应激，但仍缺乏有效的临床依据。

6. 长期并发症管理　为改善长期生存情况，需要评估指标、监测饮食、营养情况和长期并发症。

（1）生化代谢：每3~6个月监测血氨、血气、乳酸；定量检测血浆氨基酸（3~4小时禁食），血浆、尿液甲基丙二酸，血浆或干血斑肉碱。

（2）饮食和营养监测：饮食史，生长情况，每6个月测白蛋白、前白蛋白，每年1次锌、硒、铁蛋白、叶酸、维生素B及骨代谢（钙、磷、碱性磷酸酶、镁、甲状旁腺激素、25-（OH）-D₃）测定，慢性肾病依据情况增加检测频率。

（3）长期并发症监测：定期评估发育情况，每6个月评估肾功能及胰腺，6岁后每年1次心脏（心电图、超声）和眼科检查，必要时进行脑电图、头颅MRI检查及听力测试。

1）认知功能损伤：MMA维生素B₁₂无反应型、发作早、诊断时伴有高血氨和抽搐以及 mut⁰ 型，认知能力损伤更为严重。

2）神经系统并发症：发生急性神经症状（脑病/昏迷、抽搐）及听力障碍，需专科治疗。运动障碍及肌张力不全，可用左旋多巴、氯硝西泮和巴氯芬治疗，同时进行康复训练。无神经系统异常时，神经影像学检查不作为常规检查（镇静药风险）；出现神经系统症状时首选MRI，MMA和PA均可见基底神经节对称性受累，也见于大脑皮质。PA常见沟谷和裂隙扩大；MMA有髓鞘形成延迟，薄胼胝体和脑干萎缩。

3）眼科评估：眼底检查、视力和视野检查排除视神经病变。

4）肾脏并发症：单纯型MMA即使是轻型也可能发展为肾功能损伤，主要为慢性肾小管间质性肾炎和肾小管酸中毒。47%的患者在6.5岁左右发生慢性肾病，最常见的是 mut⁰ 型和cblB型，cblA型和 mut⁻ 型少见。尿液中甲基丙二酸比血液甲基丙二酸更能预测慢性肾病的发生，随着肾功能下降，血浆甲基丙二酸更为可靠。慢性肾病的药物治疗和随访遵循既定的一般治疗原则，不受本身疾病影响，包括控制血压、电解质，治疗继发性甲状旁腺功能亢进症、肾性贫血以及相关的骨营养不良。由于肌肉量低和蛋白质摄入量低，通过血清肌酐评估肾小球滤过率（glomerular filtration rate，GFR）的参考价值会受到影响，采用血清半胱氨酸蛋白酶抑制剂C（和肌酸酐）以及血浆甲基丙二酸比较可靠，理想上应该测量菊粉或碘海醇的血浆清除率。

5）心脏并发症：心肌病的平均发生年龄是7岁，发生频率随着年龄增长而增高，推荐每年进行心电图和心超声检查，心肌病和长QT间期综合征是MMA和PA潜在的致死性并发症。

6）胰腺炎：定期监测脂肪酶和淀粉酶，急性、复发性和慢性胰腺炎是MMA和PA可能的长期并发症。

7）血液学和免疫学的并发症：部分MMA和PA初期全血细胞减少，病程中可出现粒细胞减少症，引起多种病原体感染和败血症，导致死亡。疫苗接种不会增加代谢紊乱的风险，定期接种疫苗，包括禽流感疫苗、轮状病毒疫苗等。

7. 孕妇患者妊娠期管理　孕前将代谢控制最优化。妊娠期蛋白质需求/耐受和肉碱需求量增加，需根据游离肉碱水平增加左卡尼汀剂量。由于有蛋白质能量营养不良和微量元素缺乏的危险，需常规营养评估。呕吐会增加代谢紊乱和/或蛋白质能量营养不良的危险，需要在早期开始治疗（如使用强效止吐剂）。

在阵痛和分娩期间能量需求更高，静脉注射葡萄糖［如10%葡萄糖2ml/（kg·h）］能降低代谢失调的危险。产后因子宫复旧，存在大量内在蛋白质负荷的代谢紊乱风险，需密切监控和干预。母乳喂养同样会提高能量需求，需要保证充分的能量摄入。

8. 成年营养管理　蛋白质耐受性可能在成年期改善，住院治疗的频率会降低。但存在慢性蛋白质营养不良和微量元素缺乏的风险，需定期营养评估。

厌食和喂食问题在成年患者中很频繁，有些仍然需要夜间管饲或日间能量补充以维持营养状况。

蛋白质摄入量推荐为 5~11g/（kg·d）。

9. 预后 预后主要与疾病严重程度、起病时间及代谢失调的严重程度、治疗效果、依存性及家庭管理有关。cblA 型 MMA 在单纯型 MMA 中预后相对较好，患者可以获得良好发育。cblB 型 MMA 患者的预后较差，与 mut^0 型相似，致死性较高。cblX 型（*HCFC1*）预后差，多在婴儿早期反复抽搐，抗癫痫及维生素 B_{12} 治疗无效而死亡。

（七）遗传咨询和产前诊断

1. 孕前指导 MMA 中 *HCFC1* 基因突变属于 X 连锁隐性遗传，母亲常常为杂合子，再次妊娠时，男孩受累风险为 50%，女孩 50% 为携带者，携带者一般表型正常；其余基因均为常染色体隐性遗传，应避免近亲结婚，复合杂合或纯合突变可能为患者，携带者一般表型正常。如果先证者临床表型符合，且经过基因确诊，母亲再次妊娠胎儿受累风险为 25%，与性别无关；如果父母双方都是本病的携带者，也可在医生的帮助下，制订合理的生育策略，控制生育风险。

2. 产前诊断 对于生育过 MMA 患儿的家庭，先证者基因测定指导再生育时，需要进行产前诊断，以便判断胎儿是否患 MMA；若家系中未发现致病性变异，但有细胞内钴胺代谢紊乱危险的孕妇也应进行产前检测；另外，由于 MMA 的危害性较大，对于 MMA 高发地区，建议进行产前筛查。

（1）基因检测：在先证者具有明确的致病基因诊断或父母亲具有明确致病的携带位点时，可以进行羊水细胞、胎盘绒毛膜细胞基因检测，利用孕妇外周血行无创产前筛查和胚胎移植前基因诊断。胎盘绒毛膜细胞基因检测在妊娠 9~14 周时完成；羊水细胞基因检测和孕妇外周血无创产前筛查需在妊娠 16~20 周时完成。

（2）羊水代谢物检测：羊水代谢物串联质谱检测 C3、C3/C2 水平，气相色谱 - 质谱检测羊水甲基丙二酸、甲基枸橼酸及总同型半胱氨酸。检测用于产前诊断，可弥补先证者基因突变位点不明确又缺乏先证者 DNA 的不足，具有快速、准确及较高的特异性。

（3）产前 MMA 诊断标准：①MMA 相关基因检测到 2 个突变位点；②MMA 相关基因检测到 1 个突变位点，羊水 C3/C2 增高伴或不伴甲基丙二酸、甲基枸橼酸增高，或同型半胱氨酸水平增高（合并型 MMA）；③羊水 C3/C2 比值显著增高，伴或不伴甲基丙二酸、甲基枸橼酸增高，或同型半胱氨酸水平增高（合并型 MMA）。符合其中任何一条均可诊断为 MMA 患儿。

三、丙酸血症

丙酸血症（propionic acidemia，PA）是一种常染色体隐性遗传疾病，是一种罕见的有机酸血症，随着人群不同，发病率差异较大。我国 700 万筛查数据显示发病率为 1/195 492。西方国家平均发病率在 1/100 000~1/50 000，格陵兰岛因纽特人群发病率为 1/1 000，沙特阿拉伯人群发病率在 1/5 000~1/2 000。

（一）病因和发病机制

丙酸血症是丙酰辅酶 A 羧化酶（propionyl-CoA carboxylase，PCC）缺陷引起的，丙酰辅酶 A 不能转化为甲基丙二酰，处于与 MMA 同一代谢通路的上游，从而引起 3- 羟基丙酸、甲基枸橼酸等代谢产物异常堆积，引起一系列生化代谢异常及全身多系统受累。PCC 是由 α、β 两个亚单位组成的多聚体，编码两个亚单位的基因分别为 *PCCA* 和 *PCCB*。*PCCA* 基因位于染色体 13q32，含有 24 个外显子，编码 703 个氨基酸；*PCCB* 基因位于染色体 3q133~q22，包含 15 个外显子，编码 539 个氨基酸。

（二）新生儿筛查

串联质谱法检测血 C3 增高是筛查 MMA 和 PA 的关键指标。单纯检测 C3，假阳性率比较高，也存在一定假阴性率，C3/C2 比值比单纯 C3 增高意义更大，因此在新生儿筛查中以下三种情况时都需要复查：①血 C3、C3/C2 均增高；②血 C3 正常，C3/C2 增高；③仅血 C3 增高，但 C3/C2 接近正常参考值高限。

（三）临床表现

PA 的临床表现多样，特征为反复发作的酮症酸中毒，血和尿中可检测到高甘氨酸；酸中毒、呕吐、脱水、高氨血症、惊厥、嗜睡、肌张力减低、进行性昏迷；中性粒细胞、血小板计数减少，骨质疏松。根据临床表现分为新生儿早发型、晚发型及不典型型。新生儿早发型 PA 因食欲缺乏、呕吐、嗜睡，继之以昏睡、乏力、惊厥、昏迷，严重时可以引起死亡，多伴有代谢性酸中毒、酮尿症、低血糖、高氨血症，中性粒细胞、血小板计数减少。晚发型 PA 包括发育倒退、慢性呕吐、蛋白不耐受、肌张力低，可发生基底节梗死（张力失调和舞蹈手足徐动症）及心肌病，饥饿、感染、外科手术可诱发代谢危象，危象表现同新生儿早发型。不典型者可仅表现为孤立的心肌病、心律失常,偶有代谢危象及神经认知异常,如果治疗不及时会有生命危险。

（四）辅助检查

1. 实验室检测　血氨、血气分析、尿酮、血常规及 CRP 检测,血氨基酸、游离肉碱、酰基肉碱及同型半胱氨酸检测,尿有机酸检测,基因检测。

2. 影像学检查　头颅 MRI、肝肾 B 超、心脏彩超检查。

（五）诊断和鉴别诊断

1. 诊断

（1）临床表现:有上述临床表现。如果是新生儿筛查确诊,可无临床表现。

（2）血 C3、C3/C2 升高。

（3）尿 3- 羟基丙酸、丙酰甘氨酸及甲基枸橼酸增高。

（4）其他生化检测:常伴血氨升高、代谢性酸中毒、贫血等。

（5）头颅 MRI:可以出现不同程度脑损伤影像学改变。

（6）基因检测:PCCA 和 PCCB 基因复合杂合或者纯合突变。

2. 鉴别诊断　其他有机酸代谢障碍:由于疾病临床表现没有特征性,不明原因的脑病、肝病、肾病等根据血串联质谱和尿有机酸、氨基酸及酰基肉碱改变可以鉴别。主要与 MMA 鉴别,血串联质谱酰基肉碱均为 C3 增高,但尿有机酸分析可以鉴别,PA 不会出现尿甲基丙二酸。

（六）治疗和随访

急性处理同 MMA。慢性治疗同 MMA 维生素 B$_{12}$ 无效型,包括药物及饮食管理。目标为达到正常体格和智力发育水平,防止急性代谢失调发生,提供高质量生活,避免副作用和并发症。

1. 药物治疗

（1）左卡尼汀:50~300mg/(kg·d),分 2~4 次口服。

（2）甲硝唑:能有效抑制肠中厌氧菌发酵碳水化合物产生丙酰辅酶 A。10~20mg/(kg·d),分 2~3 次,或和其他抗生素(如阿莫西林或磺胺甲噁唑)交替。为了避免耐药性菌群产生,间歇性或连续使用,推荐每个月 1~2 周治疗与 2~3 周暂停交替进行。同时补充益生菌(避免产生丙酸细菌)平衡肠道内菌群。

（3）发热:发热可诱发代谢紊乱,不是依据血尿中特异性酰基肉碱和有机酸值的高低,而是血氨、乳酸、尿酮体、白蛋白、肌酸激酶、电解质改变来判

断,38℃以上需要应用解热药。糖皮质激素可促进肌肉的代谢,只能在紧急条件下使用。

（4）特戊酸类抗生素和丙戊酸钠结合成特戊酸肉碱及丙戊酸肉碱,从尿中排泄消耗肉碱。肾毒性药物、免疫抑制剂、化疗药物以及能延长 QT 间期的药物(如促进胃肠动力药物),应避免使用。

（5）为父母、护理者和幼儿园或学校提供治疗方案和预案,何时、如何联系家长或专科医师。

2. 饮食管理

（1）主要是低蛋白饮食,限制丙酸前体氨基酸(异亮氨酸、缬氨酸、甲硫氨酸和苏氨酸)摄入,减少有毒代谢产物。天然蛋白质需求量依据年龄、生长发育情况、代谢稳定性以及疾病严重程度调整。食用特殊氨基酸奶粉时,应达到安全蛋白质摄入量,摄入量一天内均分。

（2）母乳中蛋白质和氨基酸含量低,免疫保护能减少肠道丙酸盐含量,对于婴儿,鼓励母乳和特殊氨基酸奶粉喂养,量和配比依据年龄的安全蛋白摄入量及血 / 尿特异指标浓度调整。

（3）喂养困难者应及早鼻饲,减少饥饿下的分解特别是蛋白分解代谢,保证理想的营养摄入,保证能量和天然蛋白质在 24 小时平均分配,帮助喂药和家庭管理,减少住院次数。

（4）需要长期管道喂养者,建议给予胃造瘘管,确保适量天然蛋白质和异亮氨酸摄入,避免低水平异亮氨酸相关的肢皮炎。

3. 器官移植　频繁代谢性紊乱,饮食 / 药物无法控制的情况下,可考虑器官移植,但是器官移植只能对症治疗改善生活质量,而不是最终治疗方案。肝移植可改善喂养及代谢紊乱、逆转心肌病,改善脑电图,但还可能发生基底节卒中。肝移植后还需要蛋白质限制和补充肉碱,否则仍会发生严重的代谢性酸中毒。由于肝移植不能逆转此病的预后,因此需要审慎考虑肝移植的适应证。

（七）遗传咨询和产前诊断

1. 孕前指导　丙酸血症为常染色体隐性遗传,应避免近亲结婚,复合杂合或纯合突变可能为患者,携带者一般表型正常。如果上一胎临床表型符合,且经过基因确诊,母亲再次妊娠胎儿受累风险为 25%,与性别无关;如果父母双方都是本病的携带者,可在医生的帮助下,制订合理的生育策略,控制生育风险。

2. 产前诊断

（1）基因检测:在先证者具有明确的致病基因

诊断或父母亲具有明确致病的携带位点时下，可以进行羊水细胞、胎盘绒毛膜细胞基因检测，利用孕妇外周血行无创产前筛查和胚胎移植前基因诊断。胎盘绒毛膜细胞基因检测在妊娠 9~14 周时完成；羊水细胞基因检测和孕妇外周血无创产前筛查需在妊娠 16~20 周时完成。

(2) 羊水代谢物检测：羊水代谢物检测用于产前诊断，可弥补先证者基因突变位点不明确又缺乏先证者 DNA 的缺点，可快速、准确及特异地进行产前诊断分析。孕妇妊娠 16~20 周时，抽取羊水，利用串联质谱检测羊水 C3、C2 水平，计算 C3/C2 比值，采用气相色谱 - 质谱检测羊水中的 3- 羟基丙酸、甲基枸橼酸。若 C3/C2 比值高于正常，提示胎儿为 PA 阳性患儿；羊水中 3- 羟基丙酸、甲基枸橼酸、有时不高，在 PA 产前诊断中的意义不明确，还需要结合 C3 及其比值以及基因测定诊断，也可以通过培养羊水细胞或绒毛膜绒毛组织测定酶活性综合诊断。

四、异戊酸血症

异戊酸血症（isovaleric acidemia，IVA）由亮氨酸分解代谢中异戊酰辅酶 A 脱氢酶（编码基因为 *IVD*）缺陷导致异戊酸、3- 羟基异戊酸、异戊酰甘氨酸和异戊酰肉碱在体内蓄积所致，为常染色体隐性遗传疾病。由 Tanaka 于 1966 年首先报道。IVA 患者中超过半数在新生儿期发生急性脑病，婴儿期和儿童期可有反复呕吐、昏睡或昏迷及智力发育落后。近年来，新生儿串联质谱法筛查血酰基肉碱谱检测出更多无症状或症状较轻的患者。美国发病率约为 1/250 000，德国人中较常见，约为 1/67 000。根据全国 781 万例新生儿串联质谱筛查数据，中国大陆地区患病率约为 1/195 000，台湾地区为 1/365 000。

(一) 病因和发病机制

IVA 是异戊酰辅酶 A 脱氢酶缺陷导致异戊酰辅酶 A 被氧化成 3- 甲基巴豆酰辅酶 A 障碍，从而引起尿有机酸中的异戊酸、3- 羟基异戊酸、异戊酰甘氨酸增高，血串联质谱的异戊酰肉碱（isovaleryl carnitine，C5）增高。堆积的异戊酰辅酶 A 代谢产物不是其水解后的异戊酸，而是与甘氨酸结合形成的异戊酰甘氨酸。*IVD* 基因位于染色体 15q14~15，大小约 15kb，包含 12 个外显子，编码 394 个氨基酸。*IVD* 基因首先在细胞核中转录并运至细胞质，通过末端信号肽转入线粒体，在线粒体基质中完成剪切、单体折叠，并组合成有活性的四聚体。迄今为止，IVA 患者 *IVD* 基因的突变检测一共发现 100 余种致病突变，包括错义突变、剪切突变、框移突变等。

(二) 新生儿筛查

血串联质谱检测：血异戊酰肉碱 C5、C5/C3 或 C5/C2 比值增高。

(三) 临床表现

IVA 主要分为两种类型：急性新生儿型和慢性间歇性。部分通过新生儿筛查确诊的患儿可无临床表现。

1. 急性新生儿型 多在新生儿期 2 周龄内急性发病，表现为喂养困难、呕吐、嗜睡和惊厥等，可出现低体温和脱水。在急性发作期有特殊的"汗脚味"，这种特殊气味由未结合异戊酸所致，患者汗液和耳耵聍中最易闻到。实验室检查可有阴离子间隙增高所致的酸中毒、高氨血症、低 / 高血糖、酮症及低钙血症。由于骨髓抑制可有全血细胞、中性粒细胞和血小板减少。不及时处理可因脑水肿和脑出血导致昏迷或死亡。

2. 慢性间歇型 患者一般在新生儿期以后诊断，临床表现为慢性间歇性发作。发作常由上呼吸道感染或摄入高蛋白质饮食诱发，反复发生呕吐、嗜睡，进展为昏迷、酸中毒伴酮尿，由于异戊酸水平过高还可出现"汗脚味"，限制蛋白质饮食并输注葡萄糖可以缓解发作。急性发作时表现为酸中毒、酮症、昏迷和特殊气味，急性胰腺炎，骨髓增生症，范科尼综合征（Fanconi syndrome）和心律失常均被报道过。间歇期可有轻度异戊酸的汗脚味，或无特殊气味。新生儿发病型患者在度过早期急性期后临床表现与慢性间歇型类似，但容易在其他疾病时诱发代谢失代偿，导致疾病的急性发作。在绝大多数有机酸血症患者中，婴儿期疾病急性发作频率最高，随着年龄增长，感染机会减少、蛋白质摄入减少，这种发作的频率也就随之减少。部分 IVA 慢性间歇型患者精神运动发育正常，但是也有一些患者有发育延迟和轻度甚至是重度的智力低下。许多患者厌食高蛋白饮食。

(四) 辅助检查

1. 实验室检测 急性发作期患者可进行血氨、血气分析、尿酮、血常规及 CRP 检测。血氨基酸测定、酰基肉碱（异戊酰肉碱和游离的肉碱）检测、*IVD* 酶活性分析。

2. 影像学检查 头颅 MRI 可出现不同程度

的脑损伤影像学改变。

（五）诊断和鉴别诊断

1. 诊断

（1）新生儿筛查 / 血串联质谱检测：血异戊酰肉碱 C5、C5/C3 或 C5/C2 比值增高。

（2）临床表现：急性期出现喂养困难、呕吐、嗜睡或昏迷表现；稳定期出现发育落后、反复出现酸中毒、尿酮体阳性，新生儿筛查确诊患者可无临床表现。

（3）尿气相色谱 - 质谱检测：异戊酰甘氨酸增高，可伴 3- 羟基异戊酸及异戊酸增高。

（4）基因检测：*IVD* 基因纯合或复合杂合突变有助于明确诊断。

2. 鉴别诊断

（1）与 C5 增高的其他情况鉴别：匹氨西林、头孢菌素类抗菌药物及特戊酸酯软膏含特戊酰肉碱，使用这些药物会引起异戊酰基肉碱暂时增多。使用头孢类抗生素后出现假阳性，结合用药史，复查 C5 逐渐恢复正常可鉴别；2- 甲基丁酰辅酶 A 脱氢酶缺乏症患者血 C5 也增高，鉴别主要依赖于尿有机酸分析中 2- 甲基丁酰甘氨酸增高及基因检测。

（2）其他有机酸代谢障碍：由于疾病临床表现没有特征性，不明原因的脑病、肝病、肾病等根据血串联质谱和尿有机酸、氨基酸及酰基肉碱改变可以鉴别。急性发作时由于伴有高血糖和酮症可被误诊为酮症酸中毒。

（六）治疗和随访

IVA 的治疗原则为预防疾病急性发作和维持间歇期治疗。

1. 急性期   治疗原则是促进合成代谢，纠正代谢紊乱（参考甲基丙二酸血症急性期处理方法）。IVA 患者在伴有其他疾病时需要提高热量摄入和减少亮氨酸摄入，可以摄入糖类和无亮氨酸的氨基酸营养粉。亮氨酸摄入应减少至日常摄入量的 50%。同时给予左卡尼汀［100~200mg/（kg·d）］和甘氨酸［250~600mg/（kg·d）］。

2. 间歇期或缓解期

（1）饮食治疗

1）治疗原则：限制天然蛋白质，使用不含亮氨酸的特殊医用配方食品。如未使用特殊医用配方食品，天然蛋白摄入量应为同年龄性别健康儿童推荐量的最小值。

2）饮食管理目标：亮氨酸 50~180μmol/L 或实验室正常范围，甘氨酸 200~400μmol/L。

（2）药物治疗：左卡尼汀［50~100mg/（kg·d）］和甘氨酸［150~250mg/（kg·d）］，分 3~4 次服用。轻者可以酌情减量。

（七）遗传咨询和产前诊断

1. 孕前指导   本病为常染色体隐性遗传，应避免近亲结婚，复合杂合或纯合突变可能为患者，携带者一般表型正常。如果上一胎临床表型符合，且经过基因检测确诊，母亲再次妊娠胎儿受累风险为 25%，与性别无关；如果父母双方都是本病的携带者，可在医生的帮助下，制订合理的生育策略，控制生育风险。

2. 产前诊断

（1）基因检测：在先证者具有明确的致病基因诊断或父母亲具有明确致病的携带位点时，可以进行羊水细胞、胎盘绒毛膜细胞基因检测，利用孕妇外周血行无创产前筛查和胚胎移植前基因诊断。胎盘绒毛膜细胞基因检测在妊娠 9~14 周时完成；羊水细胞基因检测和孕妇外周血无创产前筛查需在妊娠 16~20 周时完成。

（2）羊水代谢物检测：孕妇妊娠 16~20 周时，抽取羊水，利用串联质谱检测羊水异戊酰肉碱水平，采用气相色谱 - 质谱检测羊水异戊酰甘氨酸水平，若以上检查结果均高于正常，提示胎儿可能为 IVA 患儿。羊水代谢物检测为 IVA 的产前诊断提供了快速而准确的方法，但需结合 *IVD* 基因分析最终确诊。

五、3- 羟基 -3- 甲基戊二酸尿症

3- 羟基 -3- 甲基戊二酸尿症（3-hydroxy-3-methylglutaric aciduria，3-HMG）是一种罕见的有机酸代谢病，由于 3- 羟基 -3- 甲基戊二酸单酰辅酶 A 裂解酶（3-hydroxy-3-methylglutaryl-CoA lyase，HMGCL）缺乏导致代谢紊乱，为常染色体隐性遗传病。临床可有呕吐、腹泻、肌张力降低、低体温、嗜睡等症状，进一步可昏迷、呼吸抑制，病死率为 20%，是婴儿猝死的病因之一。1976 年 Faull 等首次报道一例 7 月龄男婴有呕吐、发绀、呼吸暂停等症状，伴有酸中毒和低血糖，尿中排出大量 3- 羟基 -3- 甲基戊二酸。迄今 3- 羟基 -3- 甲基戊二酸尿症全球报道仅 100 余例，发病率<1/100 000。在某些国家，如沙特阿拉伯，已有超过 40 例患者，其基因型大部分相同；大多数国家和地区为散发，在日本发现 5 例，我国台湾地区 2 例，大陆也有散在病例报道。

（一）病因和发病机制

HMGCL 是线粒体亮氨酸代谢和酮体生产的终末酶，分解羟甲基戊二酰辅酶 A（hydroxylmethylglutaryl coenzyme A，HMG-CoA）为乙酰乙酸（酮体）和乙酰 CoA。蛋白质（亮氨酸）和脂肪酸的代谢都可以生成 HMG-CoA。HMGCL 缺乏使亮氨酸分解受阻，酸性代谢产物增多；同时酮体生成障碍，导致低酮性低血糖、严重能量代谢障碍及脑、心肌、肝脏等脏器不同程度的损害。肝是 3- 羟基 -3- 甲基戊二酸尿症患者最常受累的器官，酸性代谢产物在肝细胞内堆积引起肝功能异常，酮体生成不足引起蛋白分解增多使血氨增高。在饥饿、感染或葡萄糖消耗过多时，肝细胞线粒体生成的酮体是脑、心脏等重要脏器主要的替代能源，低酮性低血糖引起急性脑损伤、中枢性呼吸抑制是猝死的主要原因，婴儿期更易发生；低酮性低血糖也可导致扩张型心肌病，引起心源性猝死。在有神经系统症状的患者中可有严重的脑白质病变和脑萎缩，其原因可能有反复低酮性低血糖导致脑损伤，酮体生成不足致脑髓鞘化障碍，亮氨酸毒性代谢产物通过未发育成熟的血脑屏障引起脑损伤。3- 羟基 -3- 甲基戊二酸尿症的致病基因是 *HMGCL* 基因，位于染色体 1p36.11，包含 9 个外显子和 8 个内含子，基因全长 24 336bp，编码 298 个氨基酸肽。

（二）新生儿筛查

血串联质谱检测：3- 羟基异戊酸肉碱（3-hydroxyisoamyl carnitine，C5-OH）及其与游离肉碱（C0）的比值（C5-OH/C0）增高，可伴游离肉碱降低。

（三）临床表现

由于酶缺陷程度不同，患者个体差异较大，临床表现和生化表型不同，多于新生儿期、婴幼儿期发病，少数患者于学龄期起病。青春期或成人也有散发的病例。患者常在空腹、长时间禁食后急性发病，以急慢性脑病和肝病为主，主要表现为呕吐、腹泻、肌张力低下、嗜睡，甚至昏迷，部分患者起病急骤，导致严重代谢紊乱及多脏器损害，急性期病死率很高。急性期辅助检查可见代谢性酸中毒、低酮症性或无酮症性低血糖、高氨血症、肝损害，部分患儿呈瑞氏综合征样表现。发病诱因多为饥饿、超负荷运动、发热等应激刺激。一些患者以神经系统之外的症状发病，部分患儿因合并严重的代谢性酸毒和心肌损害，被误诊为肾小管酸中毒、扩张型心肌病或心律失常，静脉输注葡萄糖可缓解病情。低

血糖可能是导致脑病的主要原因，脑白质和基底节损害是常见的神经影像学异常，一些患者伴有脑萎缩。脑影像学检查表现与临床特点有时不一致，一些患者脑 MRI 有较明显的病变，而临床表现正常。

（四）辅助检查

1. 实验室检测　血氨、血气分析、尿酮、血常规及 CRP；血氨基酸、酰基肉碱（3- 羟基异戊酸肉碱、游离肉碱）、酶活性及有机酸测定。

2. 影像学检查　头颅 MRI 可以出现不同程度的脑损伤影像学改变。

（五）诊断和鉴别诊断

1. 诊断

（1）新生儿筛查 / 串联质谱检测：C5-OH、C6DC 增高。

（2）临床表现：原因不明的低酮症性或非酮性低血糖、代谢性酸中毒、呕吐、高氨血症和肝功能异常。

（3）尿有机酸分析：该检测分析是筛查、诊断本病的关键技术，3- 羟基 -3- 甲基戊二酸显著增高为特征性表现，常伴随 3- 甲基戊烯二酸、3- 羟基异戊酸增高，严重时可出现戊二酸、己二酸和 3- 甲基巴豆酰甘氨酸增高。

（4）基因检测：*HMGCL* 基因纯合或复合杂合突变可明确诊断。

2. 鉴别诊断

（1）与 C5-OH 增高的其他疾病鉴别：多种辅酶 A 羧化酶缺乏症、3- 甲基巴豆酰辅酶 A 羧化酶缺乏症及 3- 甲基戊烯二酸尿症等，主要结合尿有机酸分析疾病本身特异性有机酸以鉴别。部分氨甲酰磷酸合成酶缺乏和利氏病（Leigh disease）患者可出现尿 3- 羟基 -3- 甲基成二酸轻度增高，也应注意鉴别。

（2）其他有遗传代谢病鉴别：不明原因的脑病、肝病、肾病等，血串联质谱和尿有机酸、氨基酸及酰基肉碱改变可以鉴别。

（六）治疗和随访

1. 急性期　治疗原则是促进合成代谢，纠正代谢紊乱（参考甲基丙二酸血症急性期处理方法）。该疾病容易出现代谢紊乱，急性期积极恰当抢救极为重要，如能在急性期或间歇发作期得到正确治疗，避免严重合并症，大多数患者预后良好。

2. 缓解期　参考甲基丙二酸血症的治疗，稳定期以饮食控制为主，限制天然蛋白质，使用不含亮氨酸的特殊医用配方食品。高碳水化合物、低蛋

白饮食,左卡尼汀 20~50mg/(kg·d),有助于控制毒性代谢产物的产生并改善线粒体能量代谢。日常生活中重要的是避免代谢应激,避免长时间饥饿、超负荷运动或感染性疾病等。保证热量、蛋白质、矿物质及微量元素等营养供给,长期规范治疗,可有正常的生长发育,但也有正规治疗的患者猝死的报道。

(七)遗传咨询和产前诊断

1. 孕前指导 3-羟-3-甲基戊二酸尿症为常染色体隐性遗传病,应避免近亲结婚,复合杂合或纯合突变可能为患者,携带者一般表型正常。如果上一胎临床表型符合,且经过基因确诊,母亲再次妊娠胎儿受累风险为 25%,与性别无关。如果父母双方都是 3-羟-3-甲基戊二酸尿症的携带者,可在医生的帮助下,制订合理的生育策略,控制生育风险。

2. 产前诊断 目前的产前检查主要是行胎儿 HMGCL 基因突变分析和羊水代谢物检测。

(1)基因检测:在先证者具有明确的致病基因诊断或父母亲具有明确致病的携带位点时,可以进行羊水细胞、胎盘绒毛膜细胞基因检测,利用孕妇外周血行无创产前筛查和胚胎移植前基因诊断。胎盘绒毛膜细胞基因检测在妊娠 9~14 周时完成;羊水细胞基因检测和孕妇外周血无创产前筛查需在妊娠 16~20 周时完成。

(2)羊水代谢物检测:羊水代谢物检测用于产前诊断,可弥补先证者基因突变位点不明确又缺乏先证者 DNA 的缺点,快速、准确及特异地进行产前诊断分析。羊水气相色谱检测 3-羟基-3-甲基戊二酸、3-甲基戊烯二酸、3-羟基异戊酸和 3-甲基戊二酸升高;羊水串联质谱检测酰基肉碱谱分析显示 3-羟基异戊酰肉碱(C5-OH)和乙酰肉碱同时升高。近年来有研究发现,巴豆甘氨酸也是 3-羟基-3-甲基戊二酸尿症的特征性生物标志。羊水代谢物检测结合 HMGCL 基因分析最终确诊 3-羟-3-甲基戊二酸尿症。

六、戊二酸血症 I 型

戊二酸血症 I 型(glutaric acidemia type I,GA-I)是由于戊二酰辅酶 A 脱氢酶(glutaryl-CoA dehydrogenase,GCDH)缺陷引起的遗传代谢病,系常染色体隐性遗传,发病率为 1/100 000,戊二酸血症发病率在不同的种族和人群中有所不同。我国报道台湾地区发病率为 1/100 000,浙江省发病率为 1/130 000。

(一)病因和发病机制

赖氨酸、羟赖氨酸、色氨酸代谢途径中戊二酰辅酶 A 脱氢酶缺乏导致戊二酰肉碱、戊二酸、3-羟基戊二酸及 3-羟戊烯二酸增多,引起神经系统损害。大鼠皮层纹状体细胞和海马细胞培养提示 3-羟基戊二酸诱导激活 N-甲基-D-天冬氨酸(N-methyl-D-aspartic acid,NMDA)受体,引起神经元退化,目前没有直接证据揭示 3-羟基戊二酸直接作用于谷氨酸受体,推测 3-羟基戊二酸可能通过能量消耗,诱导了 NMDA 受体对镁离子的电压依赖性阻断作用,由于二羧酸不易通过大脑毛细血管上皮细胞,戊二酸与 3-羟基戊二酸在脑中浓度是血浆的 100~1 000 倍,高浓度聚集的二羧酸(2-氧基戊二酸脱氢酶及在星状细胞和大脑神经元间穿梭的二羧酸)可能具有神经毒性,抑制能量代谢,可激活 NMDA 受体。戊二酸血症 I 型的致病基因为 GCDH,位于染色体 19p13.2,全长约 7kb,含 11 个外显子,编码 438 个氨基酸。

(二)新生儿筛查

血串联质谱检测:戊二酰肉碱(glutarylcarnitine,C5DC)及其与游离肉碱(C0)的比值(C5DC/C0)增高是特征性指标。需注意,部分尿戊二酸水平正常或轻微升高的 GA-I 患儿在新生儿筛查时血 C5DC 水平正常,可能造成漏诊。

(三)临床表现

新生儿期多数症状不典型,常可观察到暂时性肌张力低下,75% 表现为头围增大,易激惹,此时头颅 MRI 扫描可显示颞叶发育不全、脑脊液间隙增宽、室管膜下假性囊肿、髓鞘化延迟、脑回未成熟。由于患儿新生儿期发病不典型,如果患儿早期治疗,上述均可改善甚至痊愈。在 3~36 月龄(或者到 72 月龄时),可由并发发热、接种疫苗或外科疾病等诱因诱发,出现运动能力丧失、肌张力低下、惊厥等。由于双侧纹状体损伤引起肌张力障碍,多数未治疗的患儿由于轴向张力低,普遍出现肌张力低下,有些隐匿发病的患儿可能没有此种表现。除纹状体损伤,MRI 可能还有额叶发育不良、硬脑膜下出血,偶有视网膜出血,一些迟发患儿可能表现为头痛、呕吐、精细运动下降、脑白质发育不良。极少的情况下,GA-I 可发生低血糖或酸中毒。

(四)辅助检查

1. 实验室检测 血氨、血气分析、尿酮、血常规及 CRP,血氨基酸、酰基肉碱、有机酸及基因突变检测。

2. 影像学检查 头颅 MRI 可以出现不同程度的脑损伤影像学改变。

（五）诊断和鉴别诊断

1. 诊断

（1）新生儿筛查/血串联质谱检测：C5DC 和 C5DC/C2 增高是特征性指标。

（2）临床表现：下列情况下需要警惕戊二酸血症的诊断，包括头围过大、急性脑病危象、基底核损伤、脑白质营养不良、运动异常；新生儿筛查确诊患儿可无临床表现。

（3）尿气相色谱-质谱检测：戊二酸、3-羟基戊二酸、3 羟戊烯二酸增高。

（4）头颅 MRI：常有特征性改变，额叶和颞叶发育不良，基底节有异常信号。

（5）基因检测：*GCDH* 基因检测到纯合或复合杂合突变有助于明确诊断。

2. 鉴别诊断

（1）与戊二酸血症 II 型鉴别：戊二酸血症 II 型，血酰基肉碱除了 C5DC 增高，还伴其他多个酰基肉碱水平升高；尿有机酸除戊二酸，还有其他二羧酸增高。

（2）与其他原因的脑积水鉴别：患者婴幼儿期头围迅速增大，同时脑实质进行性萎缩，需与其他原因引起的脑积水鉴别。

（3）其他遗传代谢病鉴别：不明原因的脑病、肝病、肾病等，血串联质谱和尿有机酸、氨基酸及酰基肉碱改变可以鉴别。

（六）治疗和随访

如果能做到早期诊断和治疗，可显著减少急性脑病危象和神经系统肌张力低下等并发症。如诊断晚，可引起患儿致残率及致死率明显升高。治疗包括饮食治疗、维持期药物治疗、代谢危象时急症治疗、试验性疗法。

1. 急性期管理 参考甲基丙二酸血症的处理原则，减少天然蛋白质摄入；继续使用特殊医用配方食品；提供额外的不含蛋白质的能量源；增加肉碱剂量。

2. 长期管理

（1）低蛋白饮食，限制饮食中赖氨酸、色氨酸的摄入（补充不含色氨酸及赖氨酸的特殊氨基酸奶粉）。由于食物中色氨酸含量低于赖氨酸，故而在饮食中主要关注赖氨酸摄入量。

（2）补充左卡尼汀 [75~100mg/（kg·d）]；维生素 B$_2$（50~100mg/d）部分有效，无效可停药；维生素 B$_5$ [400~600μg/（kg·d）]。

（3）能量、矿物质、其他维生素摄入量与同年龄性别健康儿童推荐量相同。

（4）精氨酸可与戊二酸竞争通过血脑屏障，从而减少戊二酸等有机酸对脑损伤，推荐剂量为 100~200mg/（kg·d）。

3. 神经系统并发症的治疗 GA-I 很容易累及基底节，引起运动障碍，甚至偏瘫，在以上饮食及药物治疗的基础上，病情稳定期可进行康复训练；合并癫痫时至神经科进行抗癫痫治疗。

（七）遗传咨询和产前诊断

1. 孕前指导 GA-I 为常染色体隐性遗传病，应避免近亲结婚，复合杂合或纯合突变可能为患者，携带者一般表型正常。如果上一胎临床表型符合，且经过基因确诊，母亲再次妊娠胎儿受累风险为 25%，与性别无关；如果父母双方都是本病的携带者，可在医生的帮助下，制订合理的生育策略，控制生育风险。

2. 产前诊断

（1）基因检测：在先证者具有明确的致病基因诊断或父母亲具有明确致病的携带位点时，可以进行羊水细胞、胎盘绒毛膜细胞基因检测，利用孕妇外周血行无创产前筛查和胚胎移植前基因诊断。胎盘绒毛膜细胞基因检测在妊娠 9~14 周时完成；羊水细胞基因检测和孕妇外周血无创产前筛查需在妊娠 16~20 周时完成。

（2）羊水代谢物检测：采用串联质谱技术检测羊水 C5DC、C5DC/C2 水平，气相色谱-质谱技术检测羊水戊二酸水平，具有检测快速、检测谱广、灵敏度高的优点。C5DC、C5DC/C2、戊二酸及 3-OH-GA 增高提示 GA-I 可能。

七、多种羧化酶缺乏症

多种羧化酶缺乏症（multiple carboxylase deficiency，MCD）是一种以神经系统和皮肤损害为特征的常染色体隐性遗传的有机酸代谢病。MCD 的病因包括生物素酶缺乏症（biotinidase deficieney，BTDD；OMIM 253260）和全羧化酶合成酶缺乏症（holocarboxylase synthetase deficiency，HLCSD；OMIM 253270）。西方国家以 BTDD 多见，发病率约为 1/60 000，欧洲约 1/30 000；亚洲 HLCSD 相对多见，我国 MCD 主要是 HLCSD，日本 HLCSD 发病率约为 1/100 000，泰国报道 4 例

MCD 均是 HLCSD。

(一) 病因和发病机制

生物素 (biotin) 是 B 族水溶性维生素,游离生物素直接通过肠道进入游离生物素池,蛋白结合生物素以生物胞素形式进入人体,再经代谢后进入游离生物素池。游离生物素是线粒体丙酰辅酶 A 羧化酶、丙酮酸羧化酶、乙酰辅酶 A 羧化酶和甲基巴豆酰辅酶 A 羧化酶的辅酶,参与碳水化合物、蛋白质和脂肪三大营养物质的代谢。全羧化酶合成酶 (holocarboxylase synthetase, HLCS) 将生物素与上述各种脱辅基羧化酶结合,生物素的羧基通过酰胺酶与这些羧化酶特异性赖氨酸氨基结合,生成活性的全羧化酶,全羧化酶经蛋白分解降解成生物胞素,生物素酶可水解这些酰胺键,释放赖氨酸、赖氨酰肽及游离生物素,进入生物素再循环。BTDD 是由于生物素活性下降,使生物胞素及食物中蛋白结合生物素裂解成生物素减少,生物胞素堆积,影响生物素的体内再循环及肠道吸收,导致内源性生物素不足;HLCS 活性下降,不能催化生物素与生物素依赖的多种羧化酶结合,从而影响多种羧化酶的活性,生物素生成不足或生物素与多种羧化酶结合障碍均可影响生物素依赖的丙酰辅酶 A 羧化酶、丙酮酸羧化酶、乙酰辅酶 A 羧化酶和甲基巴豆酰辅酶 A 羧化酶的辅酶的活性,使支链氨基酸的分解代谢、脂肪酸合成、糖原异生障碍,乳酸、3- 羟基异戊酸、3- 甲基巴豆酰甘氨酸、甲基枸橼酸及 3- 羟基丙酸等异常代谢产物在血、尿中蓄积,导致一系列临床症状。

生物素 *BTD* 基因 (OMIM 609019) 位于 3p25,全长约 23kb,包含 4 个外显子,共编码 543 个氨基酸。*HLCS* 基因定位于 21q22.1,全长约 250kb,由 14 个外显子组成,其中 6~14 外显子(9 个外显子)包含所有的编码序列,共编码 726 个氨基酸,主要分为 3 个结构区,即 N 段 166~290 氨基酸区,2 个 C 段 460~669 个和 670~726 个氨基酸区,除 N 段功能不清楚外,功能蛋白主要由 C 段的 349 个氨基酸残基组成,在所有不同物种中具有高度保守性。

(二) 新生儿筛查

血串联质谱检测:血 C5-OH 增高,可伴 C3 和 C3/C2 增高,或仅 C3/C2 增高。

(三) 临床表现

临床表现复杂,以神经系统和皮肤改变为主要特征,也可出现呼吸系统、消化系统和免疫系统等改变。各年龄均可发病,新生儿和小婴儿表现为喂养困难、呼吸困难、喘鸣、呕吐、腹泻等非特异性改变,很难鉴别。迟发患者可在幼儿至成人各年龄段发病,常因发热、疲劳、饮食不当等诱发急性发作。

以皮肤改变为首发症状,如顽固皮疹、脱皮。大部分患者的皮肤损害为在头面部、颈部、躯干、臀部等部位出现红疹或红斑、溃烂或水疱、糠状或片状鳞屑,或皮肤干燥、脱皮等,少数仅在口周、眼周、肛周局部出现皮疹。

神经系统表现为肌张力低下、惊厥、意识障碍、痉挛性瘫痪、共济失调、协调功能障碍、智力落后、运动迟缓等,急性发作期可合并酮症、代谢性中毒、高乳酸血症(丙酮酸羧化酶缺乏所致)、高氨血症、低血糖等代谢紊乱,未及时治疗后遗症严重,病死率高。

50% 的 BTDD 患者有视力异常,与视神经萎缩、视网膜色素变性、视网膜上皮细胞发育不良有关,也有眼部感染(结膜炎、角膜溃疡等)、眼球运动异常等症状;76% 的 BTDD 患者有不同程度的听力障碍(感觉神经性),可能由于生物胞素堆积的毒性作用所致。因此对 BTDD 患者常规进行听力、视力、眼底检查以早期发现。不同于 BTDD,HLCSD 患儿不伴听力或视力障碍。

(四) 辅助检查

1. 实验室检测　血氨、血气分析、尿酮、血常规及 CRP,血氨基酸、酰基肉碱(3- 羟基异戊酸肉碱、丙酰肉碱、乙酰肉碱)、生物素酶活性、有机酸测定及基因分析。

2. 影像学检查　BTDD 患者头颅 MRI 或 CT 检查异常时,主要为脑萎缩、皮质萎缩、脑白质减少、脑室扩大,也有基底神经节信号减少、水肿、钙化,脑水肿、出血性梗死等。

(五) 诊断和鉴别诊断

1. 诊断

(1) 新生儿筛查 / 血串联质谱检测:血 C5-OH 增高,可以伴 C3 和 C3/C2 增高,或仅 C3/C2 增高。

(2) 临床表现:以上述皮肤、神经系统为主要临床表现,高度疑似;新生儿筛查确诊患者可无临床表现。

(3) 尿气相色谱 - 质谱检测:典型的 MCD 有机酸改变为乳酸、丙酮酸、3- 羟基丙酸、3- 羟基丁酸、3- 羟基异戊酸、3- 甲基巴豆酰甘氨酸及甲基枸橼酸增高。

(4) 酶活性测定:生物素酶活性降低是 BTDD

的诊断依据；HLCSD 的生物素酶活性正常。

（5）基因检测：外周血 DNA *HLCS* 基因或 *BTD* 纯合或复合杂合突变分别诊断为 HLCSD 和 BTDD。

2. 鉴别诊断

（1）主要与 C5-OH 增高的其他疾病鉴别：与 3-甲基巴豆酰辅酶 A 羧化酶缺乏症、3-甲基戊烯二酸尿症、3-羟基-3-甲基戊二酸尿症、β 酮硫解酶缺乏症等鉴别诊断，主要依赖于特异性尿有机酸检测。有时仅 3-羟基异戊酸、3-甲基巴豆酰甘氨酸及甲基巴豆酰甘氨酸增高，很难与 3-甲基巴豆酰辅酶 A 羧化酶缺乏症鉴别。

（2）与其他遗传代谢病鉴别：不明原因的脑病、肝病、肾病等，血串联质谱和尿有机酸、氨基酸及酰基肉碱改变可以鉴别。

（六）治疗和随访

急性期临床怀疑该疾病，大剂量生物素（一般用 20mg/d）是缓解症状的关键，多数患儿生物素治疗数天至 2 周，临床症状明显改善，生化指标正常化；治疗 1~2 周后皮疹、糜烂等明显好转或消失；尿异常代谢产物一般在治疗后 1~4 周下降至正常，但血 C5-OH 浓度下降较慢，多在治疗后 3~6 个月后降至正常，少数患者生物素维持剂量 30~40mg/d，血 C5-OH 浓度仍增高，但尿代谢产物正常，临床无症状，这种情况也不需要大剂量生物素治疗（C5-OH 是否正常不能单独作为生物素调整剂量的依据）。在保证没有临床症状，血串联质谱及尿有机酸特征性指标稳定的前提下，生物素 5~20mg/d，可以逐渐减少剂量，部分患者可用小剂量生物素 1~5mg/d 治疗。如果没有后遗症（主要神经系统及视力听力障碍），终身服用生物素一般不会出现代谢失调，发育完全正常。

（七）遗传咨询和产前诊断

1. 孕前指导　MCD 为常染色体隐性遗传病，应避免近亲结婚，复合杂合或纯合突变可能为患者，携带者一般表型正常。如果上一胎临床表型符合，且经过基因确诊，母亲再次妊娠胎儿受累风险为 25%，与性别无关；如果父母双方都是本病的携带者，可在医生的帮助下，制订合理的生育策略，控制生育风险。

2. 产前诊断

（1）基因检测：在先证者具有明确的致病基因诊断或父母亲具有明确致病的携带位点时，可以进行羊水细胞、胎盘绒毛膜细胞基因检测，利用孕妇外周血行无创产前筛查和胚胎移植前基因诊断。胎盘绒毛膜细胞基因检测在妊娠 9~14 周时完成；羊水细胞基因检测和孕妇外周血无创产前筛查需在妊娠 16~20 周时完成。

（2）羊水代谢物检测：在先证者基因突变位点不明确又缺乏先证者 DNA 时，可采用羊水代谢物检测技术用于产前诊断。羊水代谢物检测可发现 C5-OH、乳酸、丙酮酸、3-羟基丙酸、丙酰甘氨酸、甲基枸橼酸、3-羟基异戊酸、甲基巴豆酰甘氨酸和巴豆酰甘氨酸水平升高；但有部分病例羊水代谢物检测有机酸正常也不能排除 BTDD，要进行基因分析和生物素酶活性分析。

八、3-甲基巴豆酰辅酶 A 羧化酶缺乏症

3-甲基巴豆酰辅酶 A 羧化酶缺乏症（3-methyl-crotonyl-CoA carboxylase deficiency，MCCD）又称 3-甲基巴豆酰甘氨酸尿症，是一种常染色体隐性遗传的亮氨酸代谢障碍性疾病。尿中 3-甲基巴豆酰甘氨酸和 3-羟基异戊酸升高为此病的主要特征，是新生儿疾病筛查中较常见的有机酸疾病之一，其患病率约为 1/68 000~1/2 400。

（一）病因和发病机制

3-甲基巴豆酰辅酶 A 羧化酶（3-methylcrotonyl-CoA carboxylase，3-MCC）是一种异聚线粒体酶，由含有 MCCα 亚基和较小的 MCCβ 亚基的生物素组成，分别由 *MCCC1*（OMIM 210200）和 *MCCC2*（OMIM 210210）基因编码。MCCD 分别由编码 MCCα/β 亚基的 *MCCC1* 或 *MCCC2* 突变引起。*MCCC1* 有 19 个外显子，定位于染色体区域 3q25~q27，*MCCC2* 由 17 个外显子组成，位于染色体区域 5q12~q13，*MCCC1* 包含共价连接生物素的辅基及碳酸氢盐和三磷酸腺苷（adenosine triphosphate，ATP）的结合位点，*MCCC2* 包含酰基辅酶 A 酶作用物的结合位点即主要结合甲基巴豆酰辅酶 A，因此 *MCCC1* 或 *MCCC2* 的突变会导致 3-MCC 缺乏。

3-MCC 是亮氨酸中间代谢产物 3-甲基巴豆酰辅酶 A 转化成 3-甲基戊烯二酸单酰辅酶 A 的一个羧化酶，此酶缺乏造成 3-甲基巴豆酰辅酶 A 堆积，继而与甘氨酸结合生成 3-甲基巴豆酰甘氨酸，与左旋肉碱结合生成 3-羟基异戊酸，使尿中这些有机酸浓度增加，并导致肉碱继发性缺乏。这些代谢物的异常会干扰正常生理过程，导致代谢失代偿，引起包括神经系统在内的各系统症状。

MCCC1 常见突变有 M325R、R385S、D532H、

L437P、S535F、V694X、I460M 等，*MCCC2* 常见突变有 D172fs、E99Q、R155Q、P310R、C167R、R268T、I437V、H190R、IVS16DS GA+1 等，但尚缺乏明确的基因型 - 表型相关性。

（二）新生儿筛查

新生儿疾病筛查中串联质谱检测可早期筛查可疑患者，MCCD 患者血中 3- 羟基异戊酰肉碱（3-hydroxyisovaleryl carnitine，C5-OH）水平升高，可伴随游离肉碱浓度下降，血 C5-OH、C5-OH/C2、C5-OH/C3、C5-OH/C8 明显增高是筛查召回的标准。使用串联质谱检测方法不能区别 C4DC 和 C5-OH，可疑阳性患儿在串联质谱检测中表现为 C4DC+C5-OH 的升高，因此对于 C4DC+C5-OH 升高超过切值界限值的受检者建议召回进行进一步的评估和诊断。

（三）临床表现

MCCD 的临床表现具有高度异质性，可发生于任何时期。在新生儿筛查确诊的患者中，约有 90% 的病例可无明显临床症状。MCCD 主要有下面三种类型。

1. 无症状型   患者无任何临床表现，甚至到成年期也无任何症状。

2. 母源性 MCCD   母亲增高的 3- 羟基异戊酰肉碱可以通过乳汁或胎盘传递给新生儿，新生儿为杂合子，出生后发现血 C5-OH 增高，尿异常代谢产物轻度升高或正常，无临床症状，一段时间后异常指标恢复正常。

3. 症状型   新生儿疾病筛查统计显示仅 10% 以下的患儿存在临床症状，感染、高蛋白饮食等诱因可诱发。患者临床症状无特异性，可表现为喂养困难、生长发育迟缓，代谢性酸中毒伴呕吐、腹泻，肌肉症状（如肌张力低下、肌无力和肌肉疼痛），神经系统异常（脑水肿、抽搐、嗜睡、昏迷、癫痫发作、注意缺陷多动障碍等），有 "猫尿" 味，也可有脱发、皮肤损害、呼吸衰竭等症状。

（四）辅助检查

1. 血液检测   C5-OH 水平升高，可伴有游离肉碱下降。同时患儿可伴有低血糖、代谢性酸中毒、酮症、高氨血症、高乳酸血症及肝功能异常等指标变化。

2. 尿液检测   尿气相色谱分析提示 3- 甲基巴豆酰甘氨酸增高，同时可伴有 3- 羟基异戊酸增高。

3. 酶学检测   患者淋巴细胞 3-MCC 酶活性

检测降低，如酶活性测定结果正常，则需要对培养的皮肤成纤维细胞进行测定。患者的酶活性通常低于健康人群酶活性的 2%。

4. 基因检测   患者遗传学检测可提示存在 *MCCC1* 和 *MCCC2* 基因的突变。

（五）诊断与鉴别诊断

1. 诊断   MCCD 临床表现差异大，主要是由新生儿疾病筛查确诊，极少部分临床患者可根据病史、临床特点及尿有机酸分析等进行诊断。

（1）血 C5-OH 水平升高，可伴有 C5-OH/C2、C5-OH/C3、C5-OH/C8 等比值的升高，同时，患者尿液中 3- 甲基巴豆酰甘氨酸和 3- 羟基异戊酸升高，为疾病诊断提供线索。由于存在母源性 MCCD 的可能，因此需常规对 C5-OH 升高的新生儿母亲行 C5-OH 检测以排除母源性 MCCD。

（2）检测皮肤成纤维细胞或白细胞中 3-MCC 的含量。

（3）对新生儿疾病筛查或临床发现的可疑患者均建议对 *MCCC1* 和 *MCCC2* 基因进行突变分析以明确诊断。

2. 鉴别诊断   MCCD 需与以下疾病相鉴别。

（1）丙 酸 血 症（propionic acidemia，PA）与 甲基丙二酸血症（methylmalonic academia，MMA）：3-MCCD 与 PA/MMA 均可出现代谢性酸中毒和发育迟缓，但 PA/MMA 分别因丙酰辅酶 A 羧化酶或甲基丙二酰辅酶 A 变位酶缺陷导致支链氨基酸或维生素 B_{12} 代谢异常。以血丙酰肉碱（C3）升高和尿甲基枸橼酸或甲基丙二酸（MMA）升高为特征。更易出现严重呕吐、脑病和血液系统异常（如中性粒细胞减少）。

（2）异戊酸血症（isovaleric acidemia，IVA）：IVA 也会出现亮氨酸代谢障碍，但病因是异戊酰辅酶 A 脱氢酶缺陷。IVA 尿液中异戊酰甘氨酸和 4- 羟基异戊酸显著升高，血酰基肉碱谱以 C5（异戊酰肉碱）升高为主。以 "汗脚味" 尿、急性脑病和中性粒细胞减少为特征。

（3）多种羧化酶缺乏症：两者均涉及羧化酶功能异常，但多种羧化酶缺乏症源于生物素代谢异常（如生物素酶或全羧化酶合成酶缺陷），导致多种羧化酶（包括 MCCC）功能受损。常伴皮疹、癫痫、听力或视力损害等神经系统退行性病变。尿液以乳酸、3- 羟基异戊酸和甲基枸橼酸升高为主。

（4）中链酰基辅酶 A 脱氢酶缺乏症（medium chain acyl-CoA dehydrogenase deficiency，MCADD）：

3-MCCD 与 MCADD 均可能因空腹诱发低血糖，但 MCADD 是中链脂肪酸 β 氧化障碍，以低酮性低血糖、肝大和 Reye 综合征样为特征。以血中链酰基肉碱（如 C6-C10）升高和尿中二羧酸（如辛二酸、己二酸）升高为标志。与 *ACADM* 基因突变相关。

（六）治疗和随访

至今暂无 MCCD 的特异性治疗药物，主要针对不同临床表现进行对症治疗。

1. 无症状型无须治疗。

2. 对症治疗 存在继发性游离肉碱缺乏时，推荐给予左卡尼汀治疗。

3. 饮食控制 对于有症状患者应限制蛋白摄入，高糖饮食以保证热量，同时注意各种营养素的补充。避免长期饥饿，以免蛋白质分解增加而产生毒素堆积。

4. 急性期及病情重者需静脉补液，药物及饮食治疗，纠正代谢性酸中毒、电解质紊乱、高氨血症、脱水等代谢性紊乱。

5. 长期监测及随访 患者需定期复查血 C5-OH 浓度及尿有机酸含量等，对于患儿的生长发育、神经系统症状等需长期随访监测。

（七）遗传咨询和产前诊断

MCCD 为常染色体隐性遗传。生育过患儿的夫妇在每次妊娠中胎儿受累风险为 25%。如果已知家族中携带相关突变，建议对高危人群进行分子遗传携带者检测，并及时对风险增加的妊娠进行产前检测。MCCD 可应用气相色谱 - 质谱法、串联质谱法等进行羊水酰基肉碱分析，进行早期诊断。

九、丙二酰辅酶 A 脱羧酶缺乏症

丙二酰辅酶 A 脱羧酶缺乏症（malonyl-CoA decarboxylase deficiency，MLYCDD；OMIM 248360），又称为丙二酸尿症或丙二酸血症，是一种罕见的、由丙二酰辅酶 A 脱羧酶（malonyl-CoA decarboxylase，MLYCD）缺乏引起的，导致全身多系统和多器官损伤的常染色体隐性遗传性代谢缺陷病。MLYCDD 发病率极低，全球范围报道 50 余例患者，目前尚缺乏相关流行病学资料。

（一）病因和发病机制

MLYCD 由染色体 16q24 上的 *MLYCD* 基因编码，催化丙二酰辅酶 A 脱羧为乙酰辅酶 A，在脂肪酸代谢中发挥重要作用。MLYCD 缺乏将导致丙二酰辅酶 A 水平升高，丙二酰辅酶 A 是脂肪酸合成的中间体，也是控制线粒体脂肪酸 β 氧化的肉碱棕榈酰转移酶 I 的有效内源性抑制剂，丙二酰辅酶 A 的过量累积将抑制线粒体脂肪酸的 β 氧化而致病。丙二酰辅酶 A 浓度升高时，肉碱棕榈酰转移酶 I 的肌肉异构体在心肌中被抑制，从而影响心肌脂肪酸 β 氧化过程，心肌细胞因缺氧而受损。因此，64% 的 MLYCDD 患者会出现心脏受累的表现，如扩张型心肌病、左室心肌致密化不全等。当肝脏发生肉碱棕榈酰转移酶 I 缺乏时，可能导致肝衰竭和低血糖等代谢紊乱。

（二）新生儿筛查

MLYCDD 的早期发现主要依赖新生儿疾病筛查，通常使用串联质谱技术检测血中丙二酰肉碱（malonylcarnitine，C3DC）水平显著升高，可以在早期发现可疑患儿。虽然新生儿疾病筛查可以检测到大多数 MLYCDD 病例，但在获得筛查结果前，部分患儿可能已经出现症状，因此新生儿期的监测和早期干预非常重要。

（三）临床表现

MLYCDD 患者常在早期即出现临床症状，可以喂养困难、生长缓慢等非特异性表现为最初症状。由于丙二酸最常见于心肌、骨骼肌、脑、肠、肝和肾，在心脏、骨骼肌和大脑中表达的肉碱棕榈酰转移酶 I 对丙二酰辅酶 A 的亲和力最高。因此，MLYCDD 常表现为不同严重程度的心肌病（>40%）、肌无力、发育迟缓、精神萎靡、癫痫发作、低血糖、丙二酸尿症和代谢性酸中毒等。丙二酰辅酶 A 水平升高还会导致胎儿期和婴儿期生长迟缓。但临床特征无特异性，异质性较高。

（四）辅助检查

1. 血液检测 串联质谱检测血 C3DC 和 C3DC/C4 水平显著升高，可伴有肉碱降低，丙酰肉碱增高。同时可伴有轻度高氨血症、代谢性酸中毒、低血糖及高半乳糖血症。

2. 尿液检测 尿气相色谱 - 质谱检测中患儿存在丙二酸和甲基丙二酸升高，同时可伴有尿琥珀酸、戊二酸的增高。

3. 酶活性检测 皮肤成纤维细胞酶活性降低。

4. 基因检测 患者通过遗传学检测能发现 *MLYCD* 基因异常，其中大多数为 *MLYCD* 基因编码的大片段缺失。

（五）诊断与鉴别诊断

1. 诊断 MLYCDD 诊断基于尿丙二酸、甲基丙二酸升高,以及血 C3DC、C3DC/C4 水平升高,或通过基因检测进行确诊。

2. 鉴别诊断　MLYCDD 还需与下列疾病相鉴别。

(1)甲基丙二酸血症(methylmalonic academia, MMA):MLYCDD 与 MMA 在尿液中均可检测到甲基丙二酸升高,但 MMA 源于甲基丙二酰辅酶 A 变位酶缺陷或维生素 B_{12} 代谢异常,血酰基肉碱谱以丙酰肉碱(C3)升高为主,且 C3/C2 比值增高。常伴随肾损伤和发育迟缓,而 MLYCDD 以心肌病和肌无力表现更为突出。

(2)极长链酰基辅酶 A 脱氢酶缺乏症(very long chain acyl-CoA dehydrogenase deficiency,VLCADD):两者均可出现心肌病和低血糖,但 VLCAD 是极长链脂肪酸氧化障碍,血酰基肉碱谱以 C14:1 升高为特征(伴 C14:1/C16 比值增高),伴尿液中长链二羧酸(如 C12-C18)增多。由 ACADVL 基因突变引起。

(3)线粒体呼吸链缺陷:线粒体疾病与MLYCDD 均可累及心脏和肌肉,但线粒体疾病常伴脑病、肝功能障碍或乳酸酸中毒,血或脑脊液乳酸显著升高,肌肉活检可见破碎红纤维或 COX 阴性纤维。

(六)治疗和随访

MLYCDD 尚无统一的治疗方案,有研究建议采用高碳水化合物和低脂饮食进行干预。

1. 病因治疗　MLYCDD 患者应接受脂肪限制饮食治疗。对于心肌受累的患者建议补充左卡尼丁和高碳水化合物、低脂肪的饮食。其中脂肪由中长链甘油三酯提供,中链甘油三酯应至少占饮食总脂肪含量的 70%,减少中链甘油三酯的剂量或治疗不恰当会导致临床症状的恶化。

2. 对症治疗　对于 MLYCDD 的并发症应积极对症治疗,如扩张型心肌病用呋塞米、卡托普利、血管紧张素转换酶抑制剂等对症治疗。

3. 定期随访　对于 MYLCDD 患者,需定期进行神经发育检查、脑部 MRI、超声心动图、血常规、尿有机酸代谢分析等检查。

(七)遗传咨询和产前诊断

MLYCDD 为常染色体隐性遗传病,既往孕有MLYCDD 患儿的夫妇(再次妊娠胎儿受累风险为25%)及家族中有类似疾病者,可对高危兄弟姐妹进行分子遗传携带者检测和对风险增加的妊娠进行产前检测。可在妊娠期间通过绒毛膜绒毛取样

进行基因检测。

十、3- 甲基戊烯二酸尿症

3- 甲基戊烯二酸尿症(3-methylglutaconic aciduria, 3-MGCA;OMIM 250950)是一组以尿中 3- 甲基戊烯二酸增高为主要特征的罕见的遗传代谢病。根据临床特征与致病基因可分为原发性和继发性,共五型。其中,Ⅰ 型为原发性 3- 甲基戊烯二酸尿症,常染色体隐性遗传性疾病,是由 3- 甲基戊烯二酰辅酶 A 水合酶缺乏引起的。Ⅱ~Ⅴ 型为继发性 3-甲基戊烯二酸尿症。Ⅱ 型,又名巴思综合征(Barth syndrome,BTHS),是一种 X 染色体连锁遗传病,由 TAZ 基因致病性变异引起。Ⅲ 型,又名 Costeff 综合征,是一种罕见的神经 - 眼科综合征,表现为早发性视神经萎缩、神经系统症状、认知功能障碍及3- 甲基戊烯二酸尿,该型由线粒体外膜脂质代谢调节物 OPA3 蛋白的 OPA3 基因致病性变异引起。Ⅳ 型是一组异质性疾病,包括由于 SERAC1 基因异常引起的 MEGDEL 综合征、TMEM70 基因缺陷以及不明原因的 3- 甲基戊烯二酸尿症。Ⅴ 型,又名DCMA 综合征,是由于 DNAJC19 基因异常所致,特征包括扩张型心肌病、小脑性共济失调、睾丸发育不全和生长障碍,该病患病率尚不清楚,目前报道病例较少。

(一)病因和发病机制

原发性 3- 甲基戊烯二酸尿症是由编码 3- 甲基戊二酰辅酶 A 水合酶的基因致病性变异引起的亮氨酸代谢异常所致。3- 甲基戊二酰辅酶 A 水合酶参与催化亮氨酸分解代谢途径,将反式 3- 甲基戊二酸辅酶 A 转化为 3- 羟基 -3- 甲基戊二酰辅酶 A。HMGCL 基因编码该途径中的 3- 羟基 -3-甲基戊二酸单酰辅酶 A 裂解酶,该酶将 3- 羟基 -3- 甲基戊二酸单酰辅酶 A 转化为乙酰乙酸和乙酰辅酶 A。当这些酶中的任何一种缺乏时,亮氨酸代谢就会被阻断,伴随上游代谢途径中代谢产物的积聚。3- 甲基戊二酸从尿液中排出体外,其排泄水平会因亮氨酸摄入而增加,形成 3- 甲基戊烯二酸尿症。

(二)新生儿筛查

新生儿疾病筛查时血液串联质谱分析可以发现患儿的 3- 羟基异戊酰肉碱(3-hydroxyisovaleryl carnitine,C5-OH)升高,合并 C5-OH/C3 和 C5-OH/C8 升高,也可同时伴有乙酰肉碱(acetylcarnitine,C2)的升高。

（三）临床表现

该病发病率低，目前已经报道的病例在全球不超过百例，其他临床症状广泛，主要表现有严重代谢性酸中毒，严重低血糖，但无酮症发生，患者也可表现为不同程度的神经功能损害、急性脑病、重度脑病，可伴有基底神经节受累。成年期发病者可出现缓慢进展的脑白质病变。除此之外，扩张型心肌病、中枢性性早熟、注意缺陷多动障碍、学习障碍等表现也有报道。

（四）辅助检查

1. 血液检测　一些患者的血液串联质谱检查存在 C5-OH 增高，部分患者可伴有继发性游离肉碱降低。

2. 尿液检测　尿气相色谱分析提示 3-甲基戊烯二酸、3-甲基戊二酸、3-羟基异戊酸增高。

3. 基因检测　AUH、TAZ、OPA3、DNAJC19、SERAC1、TMEM70 等，其中一个基因存在变异。

（五）诊断与鉴别诊断

1. 诊断　患者症状多样，缺乏特异性，主要依靠辅助检查进行诊断。

（1）血 C5-OH、C5-OH/C3、C5-OH/C8 增高。

（2）尿 3-甲基戊烯二酸、3-甲基戊二酸、3-羟基异戊酸增高。

（3）皮肤成纤维细胞 3-甲基戊烯二酰辅酶 A 水解酶活性降低。

（4）不同分型的 3-甲基戊烯二酸尿症患者可存在 AUH、TAZ、OPA3、DNAJC19、SERAC1、TMEM70 等基因的纯合或复合杂合突变。

（5）部分患者头颅 MRI 可表现为脑白质损害。

2. 鉴别诊断　由于 MGCA 有多种临床分型，临床表现各异，除各个亚型之间的鉴别外，还需与以下疾病进行鉴别。

（1）丙酸血症（propionic acidemia，PA）：PA 临床表现异质性同样高，癫痫、嗜睡、肌张力低下等精神症状与 MGCA 的 Leigh 样脑病（Ⅲ型）临床表现相似。但 Leigh 样脑病为 SERAC1 基因突变引起的磷脂重组缺陷，头颅 MRI 可有特异性基底节区对称性病变。同时，PA 血丙酰肉碱（C3）显著升高，尿甲基枸橼酸和 3-羟基丙酸增高，而 MGCA 患者无相关指标变化。因此，血串联质谱及尿气相色谱-质谱分析可协助诊断。

（2）戊二酸血症Ⅰ型（glutaric acidemia type Ⅰ，GA-Ⅰ）：GA-Ⅰ 与 MGCA 的 Leigh 样脑病（Ⅲ型）均可表现出肌张力损害，但 GA-Ⅰ 典型表现为大头畸形、纹状体损伤导致急性肌张力障碍，与 Leigh 样脑病不同，行头颅 MRI 可进行鉴别。GA-Ⅰ 尿中戊二酸及 3-羟基戊二酸显著升高，而 MGCA 无相关指标改变，可通过血串联质谱及尿气相色谱-质谱分析鉴别。

（3）极长链酰基辅酶 A 脱氢酶缺乏症（very long chain acyl-CoA dehydrogenase deficiency，VLCADD）：VLCADD 与 MGCA Ⅱ型（Barth 综合征）均可表现为心肌病，Barth 综合征为 TAZ 基因突变所致的 3-甲基戊烯二酸蓄积、线粒体能量代谢障碍，导致心内膜弹力纤维增生症，继发心功能不全，主要临床表现为线粒体心肌病及骨骼肌损害病。VLCADD 为 ACADVL 基因突变导致线粒体极长链酰基辅酶 A 脱氢酶功能缺陷，长链脂肪酸不能被氧化分解，蓄积造成损害，多为肥厚型心肌病。血串联质谱检测 VLCADD 患者 C14：1 酰基肉碱显著升高，是鉴别诊断关键指标。

（六）治疗和随访

1. 3-甲基戊烯二酸尿症的主要治疗原则是避免饥饿、低蛋白饮食、补充左旋肉碱、保证热量供给。

2. 急性期主要为对症治疗，静脉输注葡萄糖、左旋肉碱、碳酸氢钠等纠正低血糖、代谢性酸中毒，促进有机酸排泄。

3. 维持治疗以饮食控制为主，限制亮氨酸摄入，高碳水化合物、低蛋白低脂肪饮食有助于控制毒性代谢产物的产生并保证热量供给。对于患者来说，较为重要的是避免应激状态的发生，如饥饿、超负荷运动或感染性疾病等。

4. 患者每年应接受专业多学科团队随访 2~6 次，建议由营养师制订低蛋白膳食食谱，针对婴儿或代谢控制欠佳者的随访应更加频繁。在监测代谢功能、膳食和营养状态，预防并发症的同时，建议常规检测尿 3-甲基戊二酸等有机酸代谢产物和血气分析，预防代谢性酸中毒的发生。

（七）遗传咨询和产前诊断

利用妊娠 16~23 周的羊水和孕妇尿有机酸分析可进行产前诊断，绒毛膜上皮细胞酶活性测定也可以用于早期产前诊断。

3-甲基戊烯二酸尿症以常染色体隐性遗传方式遗传。有一个患儿的夫妇在随后的每次妊娠中胎儿受累概率为 25%。如果已知家族中携带 AUH 致病变异，应对高危兄弟姐妹进行分子遗传携带者检测和对风险增加的妊娠进行产前检测。如果家族中携带的 AUH 变异致病性是未知的，可通过培养羊水细胞中甲基戊烯二酰辅酶 A 水合酶活性测定进行产前检测。

十一、乙基丙二酸脑病变

乙基丙二酸脑病变(ethylmalonic encephalopathy; OMIM 602473)是硫化氢解毒代谢过程中编码线粒体基质中的硫双加氧酶相关基因(ETHE1)障碍引起含铁硫双加氧酶活性缺失,导致硫化氢代谢障碍的一种常染色体隐性遗传性疾病。该病罕见,缺乏相应的流行病学数据,目前患病率尚不清楚。

(一)病因和发病机制

硫化氢在体内的异常升高是引起乙基丙二酸脑病变的原因。硫化氢的主要分解代谢途径发生在线粒体中,由一系列氧化反应组成,最终产生硫酸盐。该代谢途径由多种酶参与,其中 ETHE1 编码的蛋白线粒体硫双加氧酶氧化从过硫化物中提取的硫原子,再次将其转化为亚硫酸盐。当位于染色体 19q13 上的 ETHE1 基因突变引起线粒体硫双加氧酶活性降低,导致硫化氢在关键组织中积聚,包括结肠黏膜、肝脏、肌肉和大脑,硫化氢浓度升高抑制短链和支链酰基辅酶 A 脱氢酶和环氧合酶的活性水平,引起乙基丙二酸尿和血浆中 C4、酰基肉碱、乙基丙二酸和乳酸的升高。

(二)新生儿筛查

新生儿疾病筛查中串联质谱法可早期筛查可疑患者,血中 C4、C5 升高为主要表现,同时可伴有 C4/C2、C4/C3、C5/C2、C5/C3 的升高,筛查阳性者建议即刻召回进行复查,测尿有机酸和基因检测以明确诊断。

(三)临床表现

绝大部分乙基丙二酸脑病变患者会在生后第 1 年发病,约有 1/3 的患儿在出生后前 3 个月即出现临床症状。临床主要表现为发育迟缓(婴儿早期症状明显;后期主要表现为智力障碍,程度从轻到重度不等),言语困难,进行性神经系统受累,肌张力低下,肌张力障碍,癫痫发作,微血管系统损伤(表现为弥漫性自发性紫癜,躯干部为主,可反复发作),远端直立性肢端发绀伴四肢水肿,黏膜表面出血性充血和出血性肠炎。亦有非典型病例报道有结缔组织病、肾积水、隐睾症、轻度三尖瓣反流和轻度肺动脉扩张等其他症状。

(四)辅助检查

1. 血液检测 串联质谱检测患者血中 C4、C5 水平升高,可同时伴有 C4/C2、C4/C3、C5/C2、C5/ C3 比值的升高。患者的血乳酸水平和尿液硫代硫酸钠升高。

2. 尿液检测 尿气相色谱法分析提示乙基丙二酸升高。

3. 基因检测 ETHE1 基因检测到变异。

(五)诊断与鉴别诊断

1. 诊断 乙基丙二酸脑病变主要依据临床表现,结合血液串联质谱中 C4、C5 水平及 C4/C2、C4/ C3、C5/C2、C5/C3 比值的升高和尿气相色谱法检测中高水平的乙基丙二酸来进行诊断。根据 ETHE1 基因检测可确诊。

2. 鉴别诊断 乙基丙二酸脑病变需与下列疾病相鉴别。

(1)短链酰基辅酶 A 脱氢酶缺乏症(Short-chain acyl-CoA dehydrogenase deficiency,SCADD):乙基丙二酸脑病主要与 SCADD 相鉴别,临床表现均可表现为发育迟滞、生长缓慢、癫痫发作、肌张力低下、代谢性酸中毒等。SCADD 是由于短链酰基辅酶 A 脱氢酶(short-chain acyl-CoA dehydrogenase,SCAD)基因缺陷造成血 C4 和尿中乙基丙二酸蓄积的一种脂肪酸氧化代谢障碍疾病,血串联质谱酰基肉碱谱分析可协助鉴别,血中 C4 升高是 SCADD 主要的生化指标,也可伴有 C5 的升高。SCAD 酶活性测定亦可进行鉴别,可取患者的皮肤成纤维细胞、骨骼肌细胞等组织进行酶活性测定,其酶活性减低可协助诊断。基因检测短链酰基辅酶 A 脱氢酶缺乏症的金标准。

(2)过敏性紫癜:乙基丙二酸脑病患者常因皮肤瘀点瘀斑与胃肠道症状被误诊为有相似症状的过敏性紫癜或其他血液系统疾病。过敏性紫癜多发于下肢,皮疹压之不褪色,可有腹痛、黑便等胃肠道表现,并伴关节肿痛、血尿、蛋白尿等症状。乙基丙二酸患者皮疹无特异性,可有直立性肢端发绀,胃肠道症状多表现为代谢紊乱所致的顽固性腹泻,且多伴发育迟缓及神经系统损害(如共济失调,意识障碍)。血串联质谱及尿气相色谱-质谱分析可帮助鉴别。

(六)治疗和随访

1. 对症治疗 针对常见的痉挛、肌张力障碍、癫痫发作、严重腹泻、代谢不良和氧化应激等症状,对症处理,主要为抗痉挛药物、肌肉松弛剂和抗癫痫药物等的应用。

2. N- 乙酰半胱氨酸与甲硝唑联合使用,可以减缓疾病进展及改善患者的代谢异常。

3. 对于存在智力和运动障碍的患者应积极进行康复训练。

4. 虽然肝移植术清除循环硫化物对疾病的治疗可能存在一定的益处，但迄今为止报道成功治疗的病例极少，因此仍需对肝移植在疾病治疗过程中的效果进一步地探讨和研究。

5. 患者每年应接受专业的多学科团队随访2~6次，由营养师为患者制订特定的低蛋白食谱。

（七）遗传咨询和产前诊断

可通过羊膜腔穿刺术或绒毛膜绒毛取样对有风险的胎儿进行产前检测。

乙基丙二酸脑病变以常染色体隐性遗传方式遗传。有一个患儿的夫妇在随后的每次妊娠中胎儿受累概率为25%。如果已知家族中携带 ETHE1 致病变异，对高危兄弟姐妹进行分子遗传携带者检测和对风险增加的妊娠进行产前检测。如果家族中携带 ETHE1 变异致病性是未知的，可通过对培养羊水细胞中 ETHE1 酶活性的测定进行产前诊断。

（黄新文、孔元原、杨昕、韩连书）

第三节 氨基酸代谢障碍

氨基酸代谢异常是一类罕见的代谢紊乱性疾病，由参与氨基酸代谢的功能性酶缺陷引起，导致体内底物或中间代谢产物大量积累，进而引发一系列临床症状。这类疾病的全球患病率为1/1 000，涵盖多种疾病。氨基酸代谢病主要包括苯丙氨酸羟化酶缺乏症、四氢生物蝶呤缺乏症、枫糖尿病、酪氨酸血症、高同型半胱氨酸血症、高甲硫氨酸血症、非酮性高甘氨酸血症、高组氨酸血症、高脯氨酸血症、羟脯氨酸血症及尿黑酸尿症等。这些疾病的发病机制主要是特定基因的遗传变异，大多数为单基因病。临床表型变化较大，从无症状到新生儿期即出现威胁生命的代谢紊乱。早期的诊断和治疗对于预防患者可能出现的永久性的神经损伤或死亡至关重要。目前，对于大多数氨基酸代谢病，饮食管理是主要的治疗手段，饮食治疗的目标是防止体内底物或中间代谢产物的过度积累，并纠正由于酶缺陷引起的异常。随着新生儿疾病筛查的推广，可以在症状出现前发现氨基酸代谢异常，为早期发现潜在的氨基酸代谢病提供了一种有效的手段，有助于在生命的最早阶段采取必要的医学干预和管理措施，从而最大限度地减轻病情的发展，改善预后，提高患者的生活质量。

一、枫糖尿病

枫糖尿病（maple syrup urine disease，MSUD）是由于编码支链 α- 酮酸脱氢酶（branched-chain α-keto acid dehydrogenase，BCKAD）复合体的 BCKADHA、BCKADHB、DBT、DLD 基因变异，导致亮氨酸（leucine，Leu）、异亮氨酸（isoleucine，Ile）、缬氨酸（valine，Val）等支链氨基酸（branched chain amino acid，BCAA）氧化受阻，使 BCAA 及其支链 α- 酮酸（branched-chain α-keto acid，BCKA）衍生物在体内蓄积，是一组常染色体隐性遗传的支链氨基酸代谢病。经典型 MSUD 患者在生后不久便会出现喂养困难、吸吮无力和体重减轻，可进展为惊厥、脑水肿、中枢性呼吸衰竭和昏迷等严重的神经系统症状，甚至导致死亡。患者的血亮氨酸、异亮氨酸、缬氨酸和别异亮氨酸水平显著升高，并因尿 BCAA 水平升高，具有特殊的枫糖浆气味而得名。国外报道发病率约为 1/（185 000~500 000），日本发病率约为 1/500 000；我国发病率约为 1/219 472。

1954 年 Menkes 等描述了 4 个出生时无症状的患儿在生后 1 周内发生脑病，3 月龄时因脑水肿而死亡，且尿液具有枫糖浆的气味，故被命名为枫糖尿病。1964 年美国 Guthrie 和 Naylor 开发了细菌抑制测定法对干血滤纸片中的亮氨酸进行半定量测定，1995 年 Chace 等首先用串联质谱法（tandem mass spectrometry，MS-MS）检测干血滤纸片中亮氨酸、异亮氨酸和缬氨酸，该方法具有较高的灵敏度和特异度，此后，MSUD 新生儿筛查在各国逐步推广。

（一）病因和发病机制

膳食中的支链氨基酸（包括亮氨酸、异亮氨酸、缬氨酸）是蛋白质合成的主要前体，也是机体分解代谢超过合成代谢时的替代能量来源之一。支链氨基酸分解代谢的第一步是通过线粒体内的支链氨基酸转移酶可逆性转化为支链 α- 酮酸,包括 α- 酮异己酸(α-ketoisocaproic acid,αKIC)、α- 酮 -β- 甲基戊酸和 α- 酮异戊酸,该过程主要发生在骨骼肌中;第二步是通过线粒体内的 BCKAD 复合物进行氧化脱羧反应,催化支链 α- 酮酸转化为乙酰乙酸、乙酰辅酶 A 和琥珀酰辅酶 A。

当 BCKAD 缺陷时,支链氨基酸和支链 α- 酮酸在体内蓄积。其中 αKIC 可通过一元羧酸转运体进入大脑,并经大脑中的转氨酶催化产生 α- 酮戊二酸,同时消耗大脑中主要的兴奋性和抑制性神经递质,如谷氨酸、γ- 氨基丁酸和谷氨酰胺等。谷氨酸在脑发育和认知功能中起到重要作用。此外,亮氨酸和异亮氨酸的异常增高,会使其他大分子中性氨基酸(色氨酸、甲硫氨酸、酪氨酸、苯丙氨酸、组氨酸、缬氨酸、苏氨酸)难以通过血脑屏障,从而影响大脑内神经递质的合成。上述机制共同导致了 MSUD 脑病(图 11-1)。

BCKAD 由三种催化亚基组成:支链 α- 酮酸脱羧酶(E1,包括 E1α、E1β)、二氢硫辛酸乙酰转移酶(E2)和二氢硫辛酰胺脱氢酶(E3),催化亚基需要两种调节蛋白(激酶和磷酸酶)的辅助。上述任意一种催化亚基缺陷均可引起 BCKAD 活性降低导致 MSUD,编码 E1α 的 *BCKADHA* 基因(定位于 19q13.2,含 9 个外显子,占 45%)缺陷导致 MSUD

Ⅰ A 型;编码 E1β 的 *BCKADHB* 基因(定位于 6q14.1,含 11 个外显子,占 35%)缺陷导致 MSUD Ⅰ B 型;编码 E2 的 *DBT* 基因(定位于 1p21.2,含 11 个外显子,占 20%)缺陷导致 MSUD Ⅱ 型;编码 E3 的 *DLD* 基因(定位于 7q31,含 14 个外显子)缺陷会引起表型与 MSUD 重叠但更严重的二氢硫辛酰胺脱氢酶(dihydrolipoamide dehydrogenase,DLD)缺乏症,也被称为 MSUD Ⅲ 型。目前尚无激酶和磷酸酶基因缺陷导致 MSUD 的病例报道。

(二)新生儿筛查

MSUD 的新生儿疾病筛查可在新生儿生后 2~3 天进行,采取足跟血制备干血滤纸片进行。目前,不同国家的 MSUD 筛查指标各不相同,包括总亮氨酸(Xle,包括亮氨酸、异亮氨酸、别异亮氨酸和羟脯氨酸)、Xle 联合 Val、Xle/ 苯丙氨酸(phenylalanine,Phe)比值和 Xle/ 丙氨酸(alanine,Ala)比值等。日本的筛查界限值是(血亮氨酸 + 异亮氨酸)>350μmol/L;美国是血 Xle ≥ 200μmol/L 且 Xle/Ala ≥ 1.5;荷兰是血 Xle 和 Val 均 ≥ 400μmol/L。2023 年上海交通大学医学院附属新华医院的研究显示,Xle(≥ 300μmol/L)、Xle/Phe 比值(≥ 7.5)和 Xle/Ala 比值(≥ 3.0)的联合筛查可提高 MSUD 患者的检出率,同时保持 100% 的灵敏度。当筛查指标超过界限值时,需召回复查并进行确诊试验。

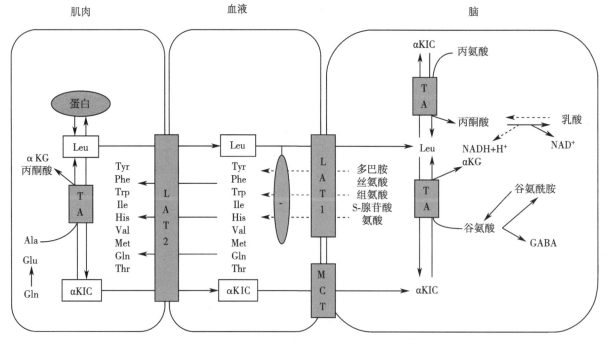

图 11-1 MUSD 脑病的发病机制示意图

Leu. 亮氨酸;Tyr. 酪氨酸;Phe. 苯丙氨酸;Trp. 色氨酸;Ile. 异亮氨酸;His. 组氨酸;Val. 缬氨酸;Met. 甲硫氨酸;Gln. 谷氨酰胺;Glu. 谷氨酸;Thr. 苏氨酸;Ala. 丙氨酸;αKIC. α- 酮异己酸;αKG. α- 酮戊二酸;GABA. γ- 氨基丁酸;MCT. 一元羧酸转运体;TA. 转氨酶;NADH. 还原型烟酰胺腺嘌呤二核苷酸;NAD⁺. 烟酰胺腺嘌呤二核苷酸;H⁺. 氢离子;LAT. L 型氨基酸转运体。

筛查阳性者需要进行相关生化检测和血氨基酸分析。若结果异常,应立即完善基因检测并开始针对性治疗。筛查阳性者需要限制蛋白质的摄入量。由于质谱法无法区分亮氨酸、异亮氨酸、别异亮氨酸和羟脯氨酸,所以新生儿疾病筛查无法区分MSUD和孤立性羟脯氨酸血症,需要通过血氨基酸分析鉴别。MSUD目前已被纳入中国、美国、加拿大、英国、德国、日本等32个国家或地区的新生儿疾病筛查项目。

（三）临床表现

1. 临床分型　根据临床症状出现的时间和进程、BCKAD的酶活性、对BCAA的耐受性以及对维生素 B_1 的反应性等,MSUD可分为经典型、中间型、间歇型、硫胺素有效型和脂酰胺脱氢酶缺乏型。MSUD无明显基因型-表型相关性。

（1）经典型（重型）：最常见的类型,占75%,残余酶活性仅为0~2%。发病早,病情严重,进展迅速。经典型MSUD患儿出生时无症状,随着血亮氨酸水平升高（因为亮氨酸的神经毒性作用较强）,逐渐出现枫糖浆味以及喂养困难、呕吐、惊厥、昏迷等症状,最终致死。

（2）中间型（轻型）：残余酶活性约为3%~30%,发病年龄不固定,表现为喂养不良、易怒、生长和智力落后,可无神经系统体征,但在应激期间可出现严重的代谢紊乱和脑损伤,甚至死亡。

（3）间歇型：残余酶活性约为5%~20%,呈间歇发作,间歇期无症状,生长发育正常;应激时出现典型MSUD临床症状,极少数患者会发生昏迷和死亡。

（4）硫胺素有效型：残余酶活性约为2%~40%,临床表现与中间型类似。维生素 B_1（硫胺素）是BCKAD的辅助因子,维生素 B_1 治疗可提升该型患者对膳食BCAA的耐受性,明显改善临床症状和生化指标。

（5）脂酰胺脱氢酶缺乏型：即DLD缺乏症,罕见,BCKAD酶活性为正常人的0~25%,临床表现与MSUD中间型类似,合并肌张力低下、生长发育迟缓、肌力障碍/舞蹈病和Leigh综合征样脑病等症状,血BCAA水平中度升高,常有严重的乳酸血症和肝功能损害。

2. 临床症状　经典型患儿生后随着血亮氨酸水平的升高,会逐渐出现以下临床表现:生后12~24小时耳耵聍可有特殊气味（枫糖浆味）;生后2~3天出现喂养困难、阵发性呕吐、厌食、烦躁、嗜睡等早期非特异性症状（血亮氨酸水平760~1 500μmol/L）,尿液和汗液出现枫糖浆味;生后4~6天发生间歇性呼吸暂停、惊厥发作、局灶性肌张力增高、角弓反张、反射性"击剑"或"骑自行车"样动作等脑病症状（血亮氨酸水平 ≥ 1 500μmol/L,尿液枫糖浆味更加明显;生后7~10天出现严重脑水肿、昏迷、中枢性呼吸衰竭等。间歇型、中间型和硫胺素有效型患儿在新生儿期可无症状,但发生感染等应激状态时可出现典型MSUD临床症状。此外,MSUD还存在非中枢神经系统症状,如贫血、四肢皮炎、脱发、生长发育障碍、厌食、骨质疏松、念珠菌病等。

（四）辅助检查

1. 血氨基酸分析　采用氨基酸分析仪可检测血亮氨酸、异亮氨酸、缬氨酸和别异亮氨酸水平,MS-MS只能检测血亮氨酸、异亮氨酸和缬氨酸水平,故建议采用氨基酸分析仪。别异亮氨酸是异亮氨酸的衍生物,是MSUD患者最敏感和特异的诊断标志物,血别异亮氨酸>5μmol/L对于MSUD诊断具有特异性。

2. 尿BCKA检测　生后超过48~72小时、饮食未受限制的患儿尿BCKA水平升高,可采用气相色谱-质谱法测定。

3. 尿三氯化铁和2,4-二硝基苯肼试验　取新鲜尿液5ml,加入0.5ml的三氯化铁（$FeCl_3$）,尿呈绿色即为 $FeCl_3$ 试验阳性。取1ml尿液,加入1ml的2,4-二硝基苯肼（2,4-dinitrophenylhydrazine,DNPH）,尿液呈黄色荧光反应即为DNPH试验阳性。这2个试验是非特异性的,生后48~72小时患儿血亮氨酸水平达到1 000μmol/L时,这2个试验呈阳性。

4. 生化检测　可有低血糖、高氨血症、尿酮体阳性、代谢性酸中毒、阴离子间隙增加。

5. 头颅MRI　MSUD应激期可发生脑水肿,慢性期可有脑髓鞘发育异常。头颅MRI可显示脑灰质肿胀和高信号等异常影像学改变。

6. BCKAD酶活性　外周血白细胞、皮肤成纤维细胞、肝组织、羊水细胞、绒毛等可测定BCKAD酶活性。但BCKAD酶活性的体外测量结果和体内亮氨酸氧化、膳食亮氨酸耐受性或体内对BCKAD激活药物的反应不相关,因此临床价值有限。

7. 基因检测　提取外周血DNA进行相关基因检测是MSUD的首选诊断方法。7%~14%病例的变异类型是片段缺失或重复,必要时需进行定量聚合酶链反应等相关分子检测。全球 *BCKADHA*、*BCKADHB*、*DBT* 基因变异导致的 MSUD 病例分别约占 45%、35% 和 20%。DLD 缺乏症罕见。2023 年上海交通大学医学院附属新华医院报道了 47 例中国 MSUD 患者的基因型，其中 56.8% 携带 *BCKDHB* 基因变异，31.8% 携带 *BCKDHA* 基因变异，11.4% 携带 *DBT* 基因变异。我国的热点变异是 *BCKDHB* 基因的 c.331C>T(p.R111*)(5.8%) 和 c.853C>T(p.R285*)(4.6%)。该队列的经典型患者中，*BCKDHB*(77.8%) 是主要的致病基因；在中间型和间歇型患者中，*BCKDHA* 是最常见的致病基因，频率分别为 45.5% 和 75.0%。

8. 其他检查　建议完善认知和智力测试、心理评估、注意缺陷多动障碍相关检查等。

(五) 诊断和鉴别诊断

1. 诊断

(1) 未经新生儿疾病筛查的 MSUD 患者的诊断要点

1) 婴儿：生后 12 小时耵聍出现枫糖浆味；生后 2~3 天出现喂养困难、吸吮无力；生后 4~6 天发生惊厥、呼吸暂停、角弓反张、刻板运动，生后 7~10 天出现昏迷和中枢性呼吸衰竭。

2) 未经治疗的大年龄轻型患者：厌食，生长发育迟缓，易激惹，在空腹、感染等应激情况下出现严重代谢紊乱和脑病。

3) 实验室检查

A. 血亮氨酸、异亮氨酸、别异亮氨酸及缬氨酸升高；别异亮氨酸升高是诊断特异性指标。

B. 生后 48~72 小时、未限制饮食患儿的尿 BCAA 及 BCKA 升高。

C. 尿 $FeCl_3$ 和 DNPH 试验可阳性，但这 2 个试验可能出现假阴性，故不能用于筛查。

D. BCKAD 复合体酶活性降低。

E. 携带 *BCKADHA*、*BCKADHB*、*DBT* 或 *DLD* 的双等位致病性变异。

4) 维生素 B_1 负荷试验：临床上应对所有患儿进行维生素 B_1 负荷试验，进行有效性判断：给予大剂量维生素 B_1 10mg/(kg·d)，联合低蛋白饮食治疗至少 3 周，血亮氨酸、缬氨酸水平下降大于 30%，临床症状改善，则为硫胺素有效型。

(2) 新生儿疾病筛查异常提示 MSUD：新生儿疾病筛查发现干血滤纸片中亮氨酸和异亮氨酸升高，患儿召回后需完善上述血氨基酸分析、生化检查、基因检测和维生素 B_1 负荷试验。

2. 鉴别诊断

(1) 新生儿脑病：需排除窒息、低血糖、癫痫持续状态、核黄疸、脑膜炎及脑炎等常见新生儿脑病病因。

(2) 其他导致新生儿脑病的遗传代谢性疾病：β- 酮硫解酶缺陷病、尿素循环障碍、甘氨酸脑病、丙酸血症或甲基丙二酸血症等。

(3) 新生儿败血症：MSUD 新生儿发病初期常表现为精神疲软、拒食、呕吐等非特异性症状，极易误诊为败血症。败血症患儿的 C 反应蛋白和血常规异常、尿液无枫糖浆味，血氨基酸分析有助于鉴别。遗传代谢病可继发败血症，需要排除遗传代谢病的可能。

此外，注意缺陷多动症、焦虑、抑郁和恐慌症等患者需考虑合并 MSUD 的可能。

(六) 治疗和随访

1. 急性期治疗

(1) 治疗目标：保证能量供应，限制亮氨酸摄入，预防缬氨酸和异亮氨酸缺乏。

(2) 饮食管理：根据 2014 年美国 MSUD 指南，患儿的能量主要由碳水化合物(50%~70%) 和脂肪(30%~50%) 供给，能量摄入应达到生理需要量的 1.25~1.50 倍。静脉给予高浓度葡萄糖溶液(10.0%~12.5%) 时注意监测血糖水平，必要时可给予胰岛素 0.02~0.15IU/(kg·h)，将血糖水平维持在 5.5~8.5mmol/L。血糖明显升高(>8.5~11.0mmol/L) 时，应提高胰岛素的输注速度。患儿需暂停天然蛋白质的摄入。无呕吐的患儿可同时通过肠内和 / 或肠外营养途径提供能量，并通过口服 / 管饲 MSUD 的特殊医学用途配方食品(foods for special medical purpose，FSMP)(0.7~1.2kcal/ml，速度为 30~60ml/h)，使总蛋白质摄入量(不含 BCAA) 达到 2.0~3.5g/(kg·d)。为预防血异亮氨酸和缬氨酸水平过低引起的皮肤损伤，每日需要补充 20~120mg/(kg·d) 异亮氨酸和缬氨酸，保证血中这两种氨基酸的水平维持在 400~800μmol/L。当患儿的血亮氨酸水平降至理想范围上限(≤ 5 岁：75~200μmol/L；>5 岁：75~300μmol/L) 时，需要重新开始摄入亮氨酸。

(3) 预防和治疗脑水肿：注意监测头围、囟门大小、体重、尿量、有无颅内压增高(视盘水肿、定向障碍、意识障碍、喷射性呕吐、反射亢进、心动过缓性高血压等) 及脑疝迹象(瞳孔不对称、眼肌麻痹等)。可抬高头部，适时调整水和电解质的摄入，保持血浆渗透压在 275~300mOsm/(kg·H$_2$O)，血钠 138~145mmol/L，尿量 2~4ml/(kg·h)，尿液渗透压 300~400mOsm/(kg·H$_2$O)，防止血浆渗透压每天降低超过 5mOsm/(kg·H$_2$O)[每小时 0.2mOsm/(kg·H$_2$O)]。已发生脑水肿者应及时单独或依次使用以下药物，甘露醇 0.5~1.0g/(kg·次)，3% 高渗氯化钠 2~3mmol/(kg·次)，呋塞米 0.5~1mg/(kg·次)。中度至重度脑病患者可给予高渗氯化钠 5~15mmol/(kg·d) 滴定至血浆渗透压达 290~300mOsm/(kg·H$_2$O)，血钠和血浆渗透压变化要求同前述。

（4）肾脏替代治疗：经过上述治疗 2~3 小时代谢性酸中毒仍未改善者，需进行血液透析治疗。血液透析联合营养管理可在 MSUD 急性期快速纠正血 BCAA 和 BCKA 水平。建议选择连续性血液透析或连续性血液透析滤过治疗，因为其较腹膜透析疗效更好，对血流动力学的影响较小。

（5）对症治疗：密切关注症状进展和生命体征改变，必要时给予呼吸支持、镇静止惊；积极控制感染等诱因；限制糖皮质激素和儿茶酚胺等药物的使用。

2. 慢性期治疗

（1）治疗目标：维持血 BCAA 水平稳定并接近正常，同时提供足够的能量和营养以满足 MSUD 患者的生长发育需求。

（2）饮食管理：MSUD 患者需按照 BCAA、能量和营养成分推荐摄入量进行饮食管理（表 11-5）。新生儿可给予母乳（平均亮氨酸浓度 1mg/ml）或不含 BCAA 的特殊奶粉喂养，年长儿及成年患者膳食包括蛋白质含量较低且亮氨酸含量明确的食物（水果、蔬菜、部分谷物等）和不含 BCAA 的 FSMP，并适当补充亮氨酸 60~90mg/(kg·d)，异亮氨酸和缬氨酸各 40~50mg/(kg·d) 以及其他必需氨基酸，使 5 岁以下患者的血亮氨酸水平维持在 75~200μmol/L，5 岁以上患者血亮氨酸维持在 75~300μmol/L，各年龄段患者的血异亮氨酸和缬氨酸水平均维持在 200~400μmol/L。

表 11-5　MSUD 患者慢性期每日营养摄入推荐量

年龄	营养成分					
	亮氨酸/ (mg·kg^{-1})	异亮氨酸/ (mg·kg^{-1})	缬氨酸/ (mg·kg^{-1})	蛋白质/ (g·kg^{-1})	能量/ (kcal·kg^{-1})	液体量/ (ml·kg^{-1})
0~6 月龄	40~100	30~90	40~95	2.5~3.5	95~145	125~160
7~12 月龄	40~75	30~70	30~80	2.5~3.0	80~135	125~145
1~3 岁	40~70	20~70	30~70	1.5~2.5	80~130	115~135
4~8 岁	35~65	20~30	30~50	1.3~2.0	50~120	90~115
9~13 岁	30~60	20~30	25~40	1.2~1.8	40~90	70~90
14~18 岁	15~50	10~30	15~30	1.2~1.8	35~70	40~60
≥19 岁*	15~50	10~30	15~30	1.1~1.7	35~45	40~50

注：*不包括妊娠期及哺乳期女性患者。

左旋肉碱（L-carnitine）能通过提高抗氧化酶活性、降低脂质和蛋白质的氧化，抵抗 BCAA 蓄积所致的氧化应激，故可补充左旋肉碱辅助保护神经系统。

硫胺素有效型患者在低蛋白饮食的基础上，补充维生素 B$_1$ 10mg/(kg·d)（50~200mg/d）。

3. 其他治疗　MSUD 患者接受肝移植手术后无须限制 BCAA 摄入。术前患者需要通过饮食管理维持代谢稳定，围手术期需要持续输注葡萄糖，维持水、电解质平衡，预防分解代谢和脑水肿。原位肝移植导致的手术风险、免疫抑制剂的终生使用、供体来源不足等因素限制了其临床应用。肝移植不能逆转慢性脑损伤。应根据个体具体情况评估肝移植的风险和益处。此外，MSUD 患者出现注意缺陷多动障碍、抑郁、焦虑等并发症时，可给予精神兴奋药和抗抑郁药。

（七）遗传咨询和产前诊断

1. MSUD 的遗传方式　该病为常染色体隐性遗传，其特点是：①患儿父母都是 *BCKADHA*、*BCKADHB*、*DBT* 或 *DLD* 基因致病变异的携带者（杂合子）；②患儿携带 *BCKADHA*、*BCKADHB*、*DBT* 或 *DLD* 基因的双等位基因致病变异（复合杂合子或纯合子),分别来源于父亲和母亲;③患儿母亲每次生育均有 1/4 的概率生育 MSUD 患者。

2. 预防措施

(1)遗传咨询:避免近亲结婚。对家族成员进行基因筛查,可检测出杂合子,以便遗传咨询。

(2)产前诊断:对有 MSUD 家族史的夫妇及先证者进行相关基因分析,明确致病变异。于妊娠 10~13 周取绒毛或 16~22 周取羊水细胞进行 DNA 分析产前诊断。

(3)新生儿疾病筛查:及早发现和治疗 MSUD 患儿,防止智力低下。

3. MSUD 患者的生育和遗传咨询 母体高水平的血亮氨酸可能使胎儿致畸,因此 MSUD 女性患者应在妊娠前和妊娠期间严格管理饮食,将血 BCAA 水平保持在 100~300μmol/L。同时,在胎儿发育期间,母体对 BCAA 和蛋白质的需求增加,需要频繁监测血氨基酸水平和胎儿生长情况,以避免必需氨基酸缺乏。目前有 MSUD 女性患者成功生下健康婴儿的案例报道。妊娠前应对伴侣进行基因分析,检测出 *BCKADHA*、*BCKADHB*、*DBT* 或 *DLD* 杂合子携带者,根据检查结果进行相应的遗传咨询。

二、酪氨酸血症

酪氨酸血症(tyrosinemia)是一组由于酪氨酸分解代谢途径中的酶缺陷,导致血酪氨酸水平升高的常染色体隐性遗传病。根据不同的酶缺陷,酪氨酸血症可分为三种亚型:①酪氨酸血症Ⅰ型(hereditary tyrosinemia type Ⅰ,HT-Ⅰ),又称肝-肾型酪氨酸血症(hepatorenal tyrosinemia),为延胡索酰乙酰乙酸水解酶(fumarylacetoacetate hydrotase,FAH)缺陷所致,以肝、肾和周围神经病变为特征。②酪氨酸血症Ⅱ型(HT-Ⅱ),又称眼-皮肤型酪氨酸血症(oculocutaneous tyrosinemia),为酪氨酸氨基转移酶(tyrosine aminotransferase,TAT)缺陷所致,以角膜增厚、掌跖角化和发育落后为特征。③酪氨酸血症Ⅲ型(HT-Ⅲ),为 4-羟基苯丙酮酸双加氧酶(4-hydroxyphenylpyruvic acid dioxygenase,4-HPPD)缺陷所致,以神经精神症状为主要表现。

在这三种亚型中,HT-Ⅰ最常见,全球发病率为 1/120 000~1/100 000。HT-Ⅰ在加拿大魁北克省发病率较高,其中 Saguenay-Lac-Saint-Jean 地区发病率最高,为 1/1 846,可能与奠基者效应有关。英国西米德兰兹郡的亚洲移民、北非以及中东人群中

发病率也较高,可能与当地的婚配习俗有关。目前,我国 HT-Ⅰ尚缺少相关流行病学资料。HT-Ⅱ和 HT-Ⅲ罕见,目前已报道的病例主要来自欧洲,全球和各国的发病率尚未明确。鉴于 HT-Ⅰ病例报道相对较多,对健康危害较大,且是美国医学遗传学会推荐的 35 种核心新生儿疾病筛查疾病之一,故本节将主要介绍 HT-Ⅰ。

1957 年,日本的 Sakai 和 Kitagawa 首次报道了一例患有酪氨酸血症、酪氨酸尿症、肝硬化和肾性佝偻病的 HT-Ⅰ患者。1977 年,Lindblad 等发现,FAH 缺陷是 HT-Ⅰ的病因。1970 年,加拿大魁北克省率先开展了 HT-Ⅰ的新生儿疾病筛查项目,检测出生后 3~7 天新生儿的干血滤纸片中的血酪氨酸水平。后来,HT-Ⅰ筛查改为依靠比色法检测 δ-氨基-γ-酮戊酸脱水酶(δ-aminolevulinic acid dehydratase,ALAD)活性,以实现对琥珀酰丙酮(succinylacetone,SA)的间接半定量测定。1998 年,该项目转为检测灵敏度和特异度更高的 SA 定量检测。目前,HT-Ⅰ已经被纳入加拿大、美国等多个国家的新生儿疾病筛查计划,主要基于通过串联质谱法检测新生儿干血滤纸片中 SA 的水平。2018 年,中国新生儿疾病筛查专家组对全国 7 819 662 名新生儿进行了基于串联质谱法的多种遗传代谢病筛查,共确诊 14 例 HT-Ⅰ患儿。

(一)病因和发病机制

FAH 基因定位于染色体 15q23~q25,总长 30~35kb,包含 14 个外显子,主要在肝脏和肾脏表达。FAH 是酪氨酸分解代谢途径中的最后一种酶,将酪氨酸代谢生成的延胡索酰乙酰乙酸(fumarylaceto-acetate acid,FAA)分解为延胡索酸和乙酰乙酸,参与糖和脂肪酸代谢(图 11-2)。*FAH* 基因变异导致 FAH 缺陷,FAA 及其上游产物马来酰乙酰乙酸(maleylacetoacetate,MAA)蓄积,FAA 会进一步衍生为琥珀酰乙酰乙酸和琥珀酰丙酮。其中,FAA 和 SA 为主要的毒性代谢产物。

FAA 是极强的烷基化剂,会在 HT-Ⅰ患者的肝细胞和近端肾小管细胞中蓄积,导致肝肾损害。同时,FAA 会通过与谷胱甘肽和蛋白质巯基发生反应,对细胞造成氧化损伤,诱发细胞变异。目前认为,FAA 是 HT-Ⅰ患者肝细胞癌发生率高的原因。同时,FAA 引起的氧化损伤会导致糖异生、尿素循环和蛋白质合成等多种肝细胞中的代谢过程受损,并使酪氨酸降解途径中的第一种酶——酪氨酸转氨酶(tyrosine aminotransferase,TAT)水平显著降

低，导致血酪氨酸水平升高，虽然酪氨酸本身对肝脏和肾脏没有毒性，但会引起皮肤、眼部损害，还可能危害神经系统发育。

SA 是 δ- 氨基 -γ- 酮戊酸脱水酶（δ-aminolevulinic acid dehydratase，ALAD）的竞争性抑制剂。ALAD，即胆色素原合成酶，是血红素生物合成的第一步合成酶。SA 会抑制 ALAD 催化 δ- 氨基 -γ- 酮戊酸（δ-aminolevulinic acid，ALA）脱水缩合生成卟胆原的过程，导致 ALA 大量蓄积并经尿液排出增多，引起卟啉症样改变，进一步促进神经系统危象的发生。此外，SA 还可能损害近端肾小管对 ALA 的重吸收，进一步增加 ALA 的排泄。

（二）新生儿筛查

新生儿疾病筛查是早期诊断无症状 HT-Ⅰ 患者的最佳方法。早期开始限制苯丙氨酸及酪氨酸摄入、并启动尼替西农（nitisinone，NTBC）治疗，可以延缓 HT-Ⅰ 患者肝脏衰竭的进展，避免进行肝移植。因此，新生儿疾病筛查对早发现、早诊断 HT-Ⅰ 患者具有十分重要的临床价值。

1. 筛查方法　2004 年 Allard 等通过串联质谱法，利用干血滤纸片直接定量检测 SA，但该方法须将 SA 单独提取并衍生化，限制了其在新生儿疾病筛查中的应用。串联质谱非衍生法试剂盒的出现突破了这一局限，其可同时检测酪氨酸和 SA，提高了筛查效率。目前，串联质谱非衍生法已成为 HT-Ⅰ 主要的筛查方法。

2. 筛查指标

（1）琥珀酰丙酮：血 SA 是筛查 HT-Ⅰ 的主要指标。加拿大魁北克省自 1998 年使用 SA 作为一级筛查指标以来，尚未发现漏诊病例，其阴性预测值为 100%、阳性预测值为 79.1%。由于不同国家、地区的筛查策略及所用检测技术有所差异，各实验室的阳性界限值设定有所不同。加拿大魁北克省以串联质谱非衍生法检测 SA 作为一级筛查，界限值为 0.7μmol/L；以间接定量测定 SA 作为二级筛查，界限值为 2.5μmol/L，若结果不一致则重新取样检测。许多地区仅采用串联质谱法检测 SA 作为一级筛查，界限值范围为 1.29~10.00μmol/L。童凡

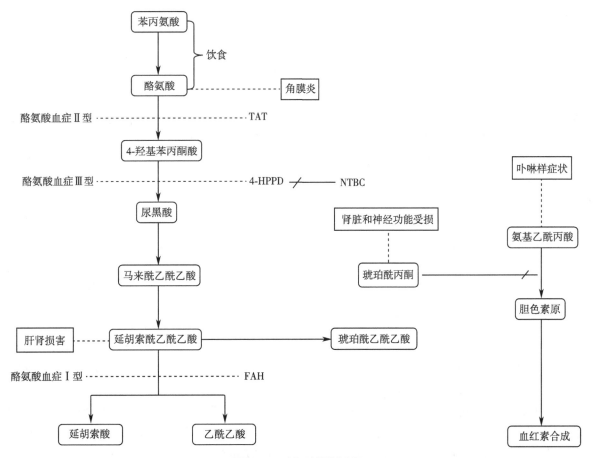

图 11-2　酪氨酸代谢途径

TAT. 酪氨酸转移酶；4-HPPD. 4- 羟基苯丙酮酸双氧化酶；FAH. 延胡索酰乙酰乙酸水解酶；NTBC. 尼替西农。

等通过串联质谱非衍生法对我国 2 188 784 名新生儿的 HT-Ⅰ 筛查结果进行分析,提示 SA 的正常范围为 0.16~2.58μmol/L。

(2) 酪氨酸:酪氨酸可作为筛查 HT-Ⅰ 的指标,其正常范围为 34.5~280.0μmol/L。但是,许多 HT-Ⅰ 患者的血酪氨酸水平在生后 48 小时内并没有升高。此外,血酪氨酸水平升高并不仅见于 HT-Ⅰ 患者,还可见于新生儿一过性高酪氨酸血症、HT-Ⅱ、HT-Ⅲ 和其他肝病患者。由于通过检测酪氨酸进行筛查缺乏灵敏性和特异性,会导致约 28% 的患儿漏诊,因此不推荐酪氨酸作为 HT-Ⅰ 的主要筛查标志物。

(三) 临床表现

1. 临床分型　HT-Ⅰ 多于新生儿期和婴儿期起病。根据发病年龄及临床表现,本病分为急性型、亚急性型和慢性型。

(1) 急性型:多在生后数周至数月内发病,起病急骤、进展迅速,以急性肝衰竭为主要表现。若未及时治疗,急性型患儿多在 2~3 个月内死亡,死因主要为急性肝衰竭。

(2) 亚急性型:患儿的肝功能损伤发生在生后数月至 1 岁,发病越早,严重程度越高。主要特征是凝血异常、肝脾大、生长发育迟缓和佝偻病。

(3) 慢性型:患儿一般于 1 岁后发病,常在诊断时已存在肝硬化。除了肝功能损害、佝偻病等亚急性型患儿的临床表现以外,还可出现肾脏损害和周围神经系统病变。未被发现或未治疗的亚急性和慢性型患儿大多在 10 岁前死亡,死因通常是神经系统危象或肝细胞癌。

2. 主要症状　HT-Ⅰ 以肝脏、肾脏及周围神经系统受累为主要表现。

(1) 肝脏损害:肝脏是 HT-Ⅰ 患者受损最严重的器官。临床表现包括凝血异常导致的消化道出血、低蛋白血症引起的水肿及腹水、腹泻、呕吐、黄疸等,可伴有 "煮白菜" 或 "腐烂蘑菇" 的气味。肝脏损害可进一步进展为肝硬化,出现肝结节、肝细胞癌,若进一步进展可导致肝衰竭。

(2) 肾脏损害:HT-Ⅰ 肾脏损害的特征为肾小管病变,称为范科尼综合征(Fanconi syndrome)。其严重程度差异较大,典型表现为氨基酸尿、糖尿、磷酸盐尿、肾小管酸中毒。随着疾病进展,患者会进一步出现严重的低磷酸盐血症性佝偻病、肾钙质沉着症、肾小球硬化和慢性肾衰竭。

(3) 周围神经系统病变:典型周围神经系统损害表现为类似急性间歇性卟啉病的神经系统危象,通常由感染、压力等因素诱发。其发病机制是 SA 抑制 ALAD,导致 ALA 在体内大量蓄积。神经系统危象发作时,患者可出现精神状况改变(烦躁、失眠、兴奋、抑郁等)、急性腹痛、血压升高等自主神经症状和呼吸衰竭。危象发作一般持续 1~7 天,严重时可危及生命。部分患者需要借助机械辅助通气治疗。

(4) 其他症状:长期肝肾损害、营养不良等因素会导致 HT-Ⅰ 患儿生长发育迟缓。部分病例合并肥厚型心肌病,致病机制不明。

(5) 早期治疗患儿的症状:经新生儿疾病筛查发现,早期开始尼替西农治疗的儿童的疾病自然史与未接受治疗的儿童不同。尼替西农与低酪氨酸和低苯丙氨酸饮食联合治疗可使患儿生存率超过 90%,生长发育正常,肝功能、肾小管酸中毒和佝偻病症状改善,并预防神经系统危象发作和肝硬化发生。2 岁前开始尼替西农治疗的 HT-Ⅰ 患儿在 10 岁时发生肝细胞癌的风险预计不足 5%。

(四) 辅助检查

1. 生化检查

(1) 常规实验室检查:多数 HT-Ⅰ 患者存在甲胎蛋白明显升高、凝血酶原时间和活化部分凝血活酶时间延长,以及肝肾功能损害。血谷丙转氨酶和谷草转氨酶通常正常或轻中度升高,当明显增高时则提示急性肝损害。此外,贫血、血小板减少、低血糖、碱性磷酸酶增高、低血磷也较常见。尿常规检查可见糖尿、蛋白尿,24 小时尿磷排泄增加。

(2) 血、尿代谢检查:血、尿代谢检查是诊断 HT-Ⅰ 的重要检查方法,包括血氨基酸分析、尿有机酸分析、血或尿 SA 等代谢指标检测。血氨基酸分析常见酪氨酸水平升高,可伴有甲硫氨酸、丝氨酸、苏氨酸等水平升高。尿有机酸分析可见酪氨酸代谢物(4- 羟基苯丙酮、4- 羟基苯乳酸、4- 羟基苯乙酸等)和 SA 排泄增加。血串联质谱法和尿气相色谱 - 质谱法均可检测 SA,但尿气相色谱 - 质谱法可能出现假阴性结果,临床上多参考测定的血 SA 值。

2. 影像学检查　肝肾影像学检查是评估 HT-Ⅰ 疾病严重程度的重要手段。腹部超声、腹部 CT、腹部 MRI 可显示肝大、肝硬化、脂肪肝、结节性病变等。彩色多普勒超声检查可用于评估肝血管和门静脉高压。2017 年美国和加拿大的专家共识建议,每3~6月进行一次肝脏影像学检查,同时监测甲胎蛋白水平;若甲胎蛋白水平持续升高,应立即进行肝脏影像学检查。肾脏超声检查可及时发现肾脏结构改变,如肾小管扩张、回声增强、肾脏增大、肾囊肿及钙质沉着症等。慢性型患者的长骨X线片可见典型佝偻病样改变。

3. 基因检测　检测到*FAH*存在双等位基因变异是诊断HT-Ⅰ的金标准。迄今为止,已报道100余种变异。表11-6为各国家/地区的常见变异,这些变异可能与当地的奠基者效应相关。我国目前仅报道了10例HT-Ⅰ患者,c.455G>A(p.W152X)和c.1027G>A(p.G343R)可能是我国HT-Ⅰ患者的热点变异。

表11-6　常见*FAH*基因变异

变异	国家/地区	人群变异频率/%
IVS12+5G>A	法国、加拿大	86
	北欧	46
p.W262X	芬兰	80
IVS6-1G>T	南欧	64
p.G337S	挪威	58
p.Q64H	巴基斯坦	92
p.D233V	土耳其	94

(五)诊断和鉴别诊断

1. 诊断

(1)血酪氨酸>200μmol/L(3.6mg/dl)。

(2)血和尿SA升高。

(3)基因检测明确患者存在*FAH*双等位基因致病或可能致病性变异,可诊断为HT-Ⅰ。

2. 鉴别诊断　急性型HT-Ⅰ应与其他可能导致早期急性肝损害的疾病鉴别:先天或后天获得性感染性肝病、其他以肝损害为主要表现的代谢性疾病,如希特林蛋白缺乏所致的新生儿肝内胆汁淤积症、遗传性果糖不耐受、半乳糖血症、线粒体疾病、脂肪酸氧化障碍等。

亚急性和慢性型HT-Ⅰ的佝偻病体征和肾小管功能不全表现突出,应注意与原发性范科尼综合征、肾小管性酸中毒、抗维生素D佝偻病、胱氨酸尿症、眼脑肾综合征、肝豆状核变性等鉴别。

(六)治疗和随访

1. 治疗原则　HT-Ⅰ是一种可治疗的遗传代谢病,应尽早诊断、尽早治疗,并坚持终生治疗。低酪氨酸和低苯丙氨酸(酪氨酸前体物质)的饮食是HT-Ⅰ治疗和营养管理的核心。

2. 治疗　一旦确诊为HT-Ⅰ,应立即开始治疗。新生儿疾病筛查异常的患儿在等待确诊期间,建议先启动低酪氨酸和低苯丙氨酸的饮食。

3. 血酪氨酸和苯丙氨酸的控制目标　根据2017年美国和加拿大的专家共识,建议将血酪氨酸和苯丙氨酸水平分别维持在200~600μmol/L和20~80μmol/L。

4. 饮食治疗　低酪氨酸和低苯丙氨酸的饮食治疗是HT-Ⅰ治疗的基础。HT-Ⅰ的饮食治疗包括:限制天然蛋白质(酪氨酸和苯丙氨酸),无酪氨酸和无苯丙氨酸的特殊医学用途配方食品作为替代的蛋白质来源,低蛋白食物(包含水果、蔬菜以及无或低蛋白的米面等)作为部分能量来源,以满足患儿的生长发育和机体代谢需要。

由于特殊医学用途配方食品的蛋白质吸收效率较低,故每日蛋白质摄入量应是同年龄人群膳食营养素参考摄入量120%~140%。对于婴儿患者,每日总能量摄入应>120kcal/kg,特殊医学用途配方食品的总蛋白质摄入量应大于3.5g/kg,以防止分解代谢。应调整常规婴儿配方奶粉或母乳的摄入量,使苯丙氨酸和酪氨酸的摄入量分别达到185~550mg/d和95~275mg/d。当血苯丙氨酸水平<20μmol/L时,则应从牛奶或食物中额外补充蛋白质。此外,能量、维生素和矿物质摄入需要满足同年龄人群膳食营养素参考摄入量,以防止低蛋白饮食导致的维生素和矿物质缺乏。

20世纪90年代以前,饮食治疗是HT-Ⅰ的唯一治疗方案。但由于FAH处于酪氨酸代谢通路末端,通过限制酪氨酸及苯丙氨酸摄入量难以有效减少毒性中间代谢产物生成。饮食治疗仅能改善患儿的肾小管功能,而对肝脏病变和周围神经系统病变无益,也不能降低肝细胞癌的发生率,故目前不推荐单独使用。

5. 药物治疗　尼替西农可改善HT-Ⅰ患者的肝肾功能和佝偻病症状,维持正常生长发育,预防神经系统危象发生,降低肝细胞癌的发生率,提高患者的生存率。因此,一旦确诊HT-Ⅰ,应立即开始尼替西农治疗。

尼替西农是4-羟基苯丙酮酸双氧化酶(4-HPPD)的抑制剂,4-HPPD催化4-羟基苯丙酮酸转化为尿黑酸(见图11-2)。尼替西农通过阻断近端酪氨酸代谢途径,能够最大限度地减少 FAA 和 MAA 的形成。Sven Lindstedt 等在 1992 年首次对 5 例 HT-Ⅰ患者进行尼替西农治疗,发现尼替西农可以快速控制 HT-Ⅰ患者的临床症状。一项来自 25 个国家的 180 多例 HT-Ⅰ患儿的研究显示,在接受饮食治疗的情况下,同时接受尼替西农治疗的 2 岁以下患儿的 4 年生存率为 88%,远高于历史对照的生存率(29%)。2002 年 1 月,FDA 批准了尼替西农用于治疗 HT-Ⅰ。

尼替西农初始剂量为 1mg/(kg·d),分 2 次服用。最大剂量为 2mg/(kg·d),一般用于急性肝衰竭者的初始治疗。随后,可根据尼替西农的血药浓度调整剂量,使其血药浓度维持在 40~60μmol/L。由于尼替西农半衰期较长,年长患儿可改为每日单次用药,以改善患儿治疗依从性。

研究显示,接受尼替西农治疗的 HT-Ⅰ患者的尿和血 SA 分别在数天或数月内降至正常水平;肝功能可在 1 周内改善,肾功能亦可较快改善,血磷酸盐通常在 1 个月内恢复正常,肾小管功能可持续改善;ALAD 活性可在 1 个月内恢复,尿 ALA 水平降至正常,卟啉症样神经系统症状消失。尼替西农联合饮食治疗还可明显降低肝细胞癌的发生率(1 岁前开始治疗的患儿发生率降至 1%,1~2 岁开始者降至 7%,2~7 岁开始者降至 21%,7 岁后开始者降至 35%)。而未接受尼替西农治疗的儿童患者肝细胞癌发生率高达 17%~37%。加拿大魁北克省的回顾性队列研究显示,新生儿期即开始接受尼替西农治疗的患儿均未出现肝细胞癌、肾脏疾病及神经系统危象。

但是,尼替西农阻断酪氨酸分解代谢途径的同时会导致组织内酪氨酸水平升高。当血酪氨酸水平大于 600μmol/L 时,患者的角膜可能出现酪氨酸结晶沉淀,表现为双侧、线性、分支状的上皮下角膜混浊。患者可出现畏光和眼睛瘙痒、敏感等症状。当血酪氨酸水平降低后,结晶可消退。因此,尼替西农需要联合低苯丙氨酸和低酪氨酸饮食。

由于尼替西农联合饮食治疗的方案严苛且须终生治疗,患者治疗依从性往往随年龄增长逐步下降。在欧洲一项多中心研究中,尼替西农用药依从性非常好的患者比例第 1 年为 83%,而第 15 年仅为 43%;饮食治疗依从性不佳的患者比例第 1 年为 11%,到第 15 年增加为 56%。不严格进行饮食治疗会导致血酪氨酸水平过高,引发尼替西农的眼

部副作用;突然中断尼替西农治疗则可导致突发神经危象而严重影响患者健康。尼替西农的其他副作用包括短暂血小板减少和白细胞减少。

6. 肝移植 在引入尼替西农前,肝移植是并发肝衰竭患者的唯一选择。目前,国际上仅推荐严重肝衰竭且尼替西农治疗无效或疑有肝细胞癌的 HT-Ⅰ患者行肝移植。在没有条件使用尼替西农治疗的地区,肝移植仍是有效的治疗手段。近年来,活体肝移植技术迅速发展,提高了肝移植治疗 HT-Ⅰ的可行性。国内已有多例活体肝移植治疗 HT-Ⅰ的病例报道,移植后患者肝脏的酪氨酸代谢恢复正常,血中 SA 等异常代谢产物水平降至正常,生长发育追赶良好,生活质量明显改善。HT-Ⅰ患者肝移植后需长期服用免疫抑制剂并接受随访,同时监测肾功能以早期发现肾损伤。

7. 急性期处理 一些未早期诊治的患者急性发病时可能病情严重,可表现出急性肝病包括凝血功能异常、低蛋白血症、低血糖和/或转氨酶升高,并可能进展为多器官衰竭,需紧急治疗。急诊处理首先应控制危及生命的症状,包括呼吸支持、循环支持及预防感染。为维持正常血糖,可静脉注射 10% 葡萄糖或生理盐水溶液,输注速度为正常静脉输液维持率的 1.5~2.0 倍,该输注速度可减少 ALA 的产生。新鲜冰冻血浆和维生素 K 可用于改善凝血功能。为迅速控制临床症状,应立即开始尼替西农治疗,起始剂量为 1mg/(kg·d)。尼替西农起效迅速,尿 SA 应在 24 小时后可恢复正常。若患者的症状无明显改善或患有急性严重肝衰竭,尼替西农的剂量应增加至 2mg/(kg·d)。若尼替西农治疗 1 周后症状无改善,应考虑肝移植。患者病情稳定后,应开始低苯丙氨酸和低酪氨酸饮食。应在 36~48 小时内引入少量的完全蛋白质[0.25~0.50mg/(kg·d)],以避免持续分解代谢和酪氨酸分解代谢的激活。如果上述治疗仍不能控制急性肝衰竭,可选择肝移植。

8. 其他治疗 未接受治疗的 HT-Ⅰ患者多有不同程度的低磷血症,低磷性佝偻病很大程度上影响患者的生活质量及预后。对于存在低磷血症者,特别是没有条件使用尼替西农治疗的患者,口服复方磷酸盐合剂和维生素 D₃ 补充剂可使血磷水平正常,使佝偻病症状缓解、骨痛减少。

苯丙氨酸解氨酶(phenylalanine ammonia-lyase, PAL)是一种广泛分布于高等植物、藻类、蕨类及微

生物中的酶,可将苯丙氨酸直接分解为无毒代谢产物反式肉桂酸和氨。来自某些单子叶植物或微生物的 PAL 除可分解苯丙氨酸外,还可以将酪氨酸作为底物分解为反式对羟基肉桂酸和氨,即具有酪氨酸解氨酶(tyrosine ammonilyase,TAL)活性,这种具有双重活性的酶被称为 PAL/TAL。目前已有聚乙二醇化重组 PAL 注射剂成功获批应用于苯丙氨酸羟化酶缺乏症患者的临床治疗,利用 PAL 直接将人体内的苯丙氨酸分解为无毒代谢产物并由尿液排泄达到治疗效果。PAL/TAL 有望基于同样原理应用于 HT-I 治疗。

（七）遗传咨询和产前诊断

1. HT-I 的遗传　该病遗传方式为常染色体隐性遗传,其特点是:①患儿父母都是 *FAH* 基因致病变异的携带者(杂合子);②患儿携带两个 *FAH* 基因的致病变异(复合杂合子或纯合子),分别来源于父亲和母亲;③患儿母亲每次生育均有 1/4 的概率生育 HT-I 患者。

2. 预防措施

（1）遗传咨询:避免近亲结婚。对家族成员进行基因筛查,可检测出杂合子,以便遗传咨询。

（2）产前诊断:对有 HT-I 家族史的夫妇及先证者进行相关基因分析,明确致病变异,从而指导再生育。于妊娠 10~13 周取绒毛或 16~22 周取羊水细胞进行 DNA 分析进行胎儿产前诊断,防止同一遗传病在家庭中重现。

（3）新生儿疾病筛查:出生后行新生儿疾病筛查,及早发现和治疗 HT-I 患儿,防止发生肝硬化和神经系统危象。

3. HT-I 患者的生育和遗传咨询　目前,几乎所有尼替西农治疗妊娠期 HT-I 的研究均为动物实验。基于 HT-I 妊娠小鼠模型的研究显示,尼替西农可穿过胎盘,但无致畸性证据。已有 3 例接受尼替西农治疗的 HT-I 女性妊娠患者的病例报道,其中 2 例产下健康婴儿,1 例产下 HT-I 患儿。未发现尼替西农对胎儿发育的不良影响。这 3 例婴儿生后的血酪氨酸水平为 700~1 157μmol/L,1例生后 48 小时的血酪氨酸水平从 860μmol/L 升至 1 248μmol/L,其他 2 例在 1、3 月龄时血酪氨酸降至正常。在妊娠期间接受尼替西农治疗的 HT-I 母亲所生的婴儿需要进行随访,且母亲在尼替西农治疗期间禁止母乳喂养。妊娠前应对伴侣进行基因分析,可检测出 *FAH* 杂合子携带者,根据检查结果进行相应的遗传咨询。

三、苯丙氨酸羟化酶缺乏症

苯丙氨酸(phenylalanine,Phe)是一种必需氨基酸,必须从体外摄取才能在体内进行蛋白质合成。食物中的 Phe 除了用于蛋白质合成外,主要通过苯丙氨酸羟化酶(phenylalanine hydroxylase,PAH)转化为酪氨酸(tyrosine,Tyr),并通过 Tyr 代谢途径降解。血 Phe 浓度>120μmol/L 且血 Phe 与酪氨酸(Tyr)比值(Phe/Tyr 比值)>2.0 称为高苯丙氨酸血症(hyperphenylalaninemia,HPA)。HPA 是由于 PAH 或其辅酶四氢生物蝶呤(tetrahydrobiopterin,BH_4)缺乏,导致 Phe、苯乙酸、苯乳酸及苯丙酮酸增高的一组常见的氨基酸代谢病,其中 PAH 缺乏症最常见。PAH 由 *PAH* 基因编码,*PAH* 基因变异所致的 PAH 缺乏症可使 Phe 羟化反应受阻,血和大脑中的 Phe 水平升高并蓄积,尿液中 Phe 及其代谢物苯丙酮酸大量排出,升高的 Phe 及其代谢物可使新生儿和婴儿大脑受损,出现智力发育迟缓,还可导致成人出现精神症状。1934 年,Folling 发现患者尿中含有大量的苯丙酮酸,故 PAH 缺乏症最早得名为苯丙酮尿症(phenylketonuria,PKU)。1961 年美国 Guthrie 和 Susi 开发了细菌抑制测定法对干血滤纸片中的 Phe 进行半定量测定,1963 年美国马萨诸塞州首次开展 PKU 新生儿疾病筛查,此后新生儿疾病筛查在各国推广,1981 年上海交通大学医学院附属新华医院在我国率先开启了对 PKU 的新生儿疾病筛查。1994 年《中华人民共和国母婴保健法》提出逐步开展新生儿疾病筛查,从此新生儿疾病筛查工作有了根本的法律保障。2004 年和 2010 年我国分别制定了《新生儿疾病筛查技术规范》和《新生儿疾病筛查技术规范(2010 年版)》,截至 2017 年我国 PKU 新生儿疾病筛查率已达 97.5%。

HPA 发病率存在种族和地区差异,欧洲约为 1/10 000,美国约为 1.1/10 000。根据 1985—2022 年我国 PKU 新生儿筛查和确诊数据,患病率大约为 1/13 911。我国新生儿 HPA 患病率为 1/10 397,北方高于南方。四氢生物蝶呤缺乏症(tetrahydrobio-pterin deficiency,BH_4D)的患病率占 HPA 的 10%~15%,南方高于北方。

（一）病因和发病机制

食物中 Phe 除了用于蛋白质合成外,主要通过 PAH 作用下转变为酪氨酸,用于合成甲状腺激素、黑色素、3,4-二羟苯丙氨酸(多巴)、肾上腺素以及多种神经递质,仅有少量的 Phe 经过次要代谢途径即在转氨酶的作用下转变成苯丙酮酸。*PAH*基因变异导致 PAH 活性降低或丧失,苯丙氨酸不能正常转化为酪氨酸,酪氨酸及正常代谢产物合成减少,血 Phe 在体内积聚(图11-3)。Phe 增高可通过改变蛋白质和胆固醇合成,继而影响髓鞘形成,引起脑白质病变,从而影响中枢神经系统发育,导致智力落后、小头畸形、抽搐等神经系统症状。高浓度的 Phe 及其异常代谢产物抑制酪氨酸酶,可使黑色素合成减少,临床出现皮肤、毛发色浅。高浓度的 Phe 刺激转氨酶,次要代谢途径增强,生成大量苯丙酮酸、苯乙酸和苯乳酸,并从尿中排出。苯乳酸使患者尿液具有特殊的鼠尿味。

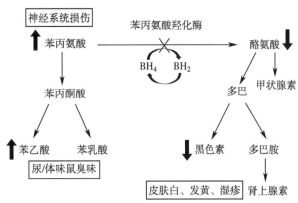

图 11-3　苯丙氨酸代谢途径
BH$_4$. 四氢生物蝶呤;BH$_2$. 二氢生物蝶呤。

（二）新生儿筛查

新生儿疾病筛查的采血时间建议为生后 48 小时后,并充分哺乳。若在生后 2 天内采集血样本或采血时未充分喂养,嘱咐家长在新生儿生后正常喂养 2 天,取样滴于专用干血滤纸片,采用荧光定量法或串联质谱法测定血 Phe 浓度。

新生儿疾病筛查阳性标准根据不同筛查方法确定,串联质谱检测方法为血 Phe 浓度>120μmol/L(2mg/dl)和血 Phe/Tyr 比值>2.0;免疫荧光检测方法为血 Phe 浓度>2mg/dl。新生儿疾病筛查阳性者需召回复查,若召回复查仍为阳性则需进行病因鉴别诊断。

筛查结果判读时需注意:部分新生儿,尤其是早产儿、未成熟儿,参与氨基酸代谢的酶尚不成熟,可出现血 Phe 短暂的升高;发热、感染、肝病、接受肠外营养或输血的新生儿,可出现一过性 HPA,故判读时需结合临床情况谨慎解读。酪氨酸血症、瓜氨酸血症 II 型也可出现 Phe 增高,但伴有其他氨基酸的增高,需注意鉴别。蛋白摄入不足可导致假阴

性,有上述情况时判断需谨慎,必要时进行复查。

（三）临床表现

1. **临床分型**　PAH 缺乏症通常根据治疗前最高的血 Phe 浓度或天然蛋白摄入足够情况下血 Phe 浓度分类。血 Phe ≥1 200μmol/L(≥20mg/dl)为经典型 PKU;血 Phe 360~1 200μmol/L(6~20mg/dl)为轻型 PKU,血 Phe 120~360μmol/L(2~6mg/dl)为轻度 HPA。此外,还可根据血 Phe 浓度对 BH$_4$ 的治疗反应分为 BH$_4$ 反应型和 BH$_4$ 无反应型 PKU。研究发现,BH$_4$ 反应型患者在临床上通常为轻型 PKU 和轻度 HPA,经典型 PKU 少见。

2. **临床表现**　大多数患儿出生时表现正常,新生儿期无明显特殊的临床症状,部分患儿可能出现喂养困难、呕吐、易激惹等非特异性症状。未经治疗的患儿 3~4 个月后逐渐出现发育落后、头发由黑变黄、皮肤白皙,常有湿疹,尿液鼠尿味(苯乳酸使尿液具有特殊的鼠尿味)是较为典型的临床表现。随着年龄增长,智力落后越来越明显,可伴有神经系统体征,如小头畸形、肌张力增高、腱反射亢进等。25% 的患者有癫痫发作,一般在 1.5 岁前出现。焦虑、抑郁和执行功能受损是青少年 PKU 患者常见的心理健康问题。

（四）辅助检查

1. **血苯丙氨酸及其代谢产物测定**　通常采用荧光定量法、串联质谱法或高效液相色谱法检测 Phe 浓度,患者的血 Phe 浓度>120μmol/L(2mg/dl)且 Phe/Tyr 比值>2.0。另外,PKU 患者尿气相色谱 - 质谱检测可有 Phe 代谢产物如苯乳酸、苯乙酸、苯丙酮酸的增高。

2. **尿蝶呤谱分析**　尿蝶呤谱分析是鉴别高苯丙氨酸血症病因的重要检查,对 BH$_4$D 的诊断尤其可靠。由于蝶呤极其不稳定,容易氧化和见光分解,收集新鲜尿液 10ml 立即加入 100mg 维生素 C(1ml 尿液加入 10~20mg 维生素 C)抗氧化处理后直接检测,或者将抗氧化处理的尿液滴在新生儿疾病筛查专用滤纸片上,使滤纸浸湿并避光晾干后寄送至相关实验室检测。采用高效液相色谱法(high performance liquid chromatography, HPLC)测定尿中新蝶呤(neopterin, N)、生物蝶呤(biopterin, B)及生物蝶呤占比[B%=B/(B+N)×100%]。HPA 患者的尿新蝶呤和生物蝶呤水平大多增高,B% 正常。

3. **BH$_4$ 负荷试验**　用于鉴别 BH$_4$D 及检测是否为 BH$_4$ 反应型 PKU,需在留取尿蝶呤标本后

进行。新生儿可在摄入低 Phe 饮食前且基础血 Phe>360μmol/L（6mg/dl）时直接进行 BH$_4$ 负荷试验，但不应因做检查延误饮食治疗。已限制 Phe 饮食的婴幼儿或成人 PKU 患者，需在试验前和试验期间增加天然蛋白质摄入使血 Phe 增高后再行 BH$_4$ 负荷试验。对 Phe 轻度增高者，建议正常蛋白质饮食 3 天，血 Phe 增高后再做 BH$_4$ 负荷试验，不推荐做 Phe 和 BH$_4$ 联合负荷试验。对基础血 Phe 浓度正常者不做 Phe 和 BH$_4$ 联合负荷试验，易导致假阳性。按照 BH$_4$ 负荷试验持续时间不同，分为 24 小时、48 小时、72 小时、1 周甚至更长时间（4周）的 BH$_4$ 负荷试验。

24 小时负荷试验为鉴别 BH$_4$D 的有效方法。具体的方法：负荷试验前、口服 BH$_4$ 20mg/kg（BH$_4$ 片溶于水中）后 2 小时、4 小时、6 小时、8 小时、24 小时分别检测血 Phe 浓度，BH$_4$D（不包括二氢蝶啶还原酶缺乏症）患者血 Phe 水平在 4~8 小时后恢复正常。Phe 浓度下降大于 30% 判定为 BH$_4$ 反应型 PKU。

48 小时 BH$_4$ 负荷试验：在负荷试验前测试 Phe 浓度，口服 BH$_4$（20mg/kg）后 8 小时、16 小时、24 小时测定血 Phe，连续 2 天重复以上流程。第 2 天口服 BH$_4$ 后的 8~24 小时血 Phe 下降 30% 以上，判断为 BH$_4$ 反应型 PKU；若无反应，可延长至 1~4 周试验。延长试验阶段需减少 Phe 摄入，频繁监测血 Phe 水平，根据血 Phe 浓度调整 BH$_4$ 的剂量（5~20mg/kg），对膳食 Phe 的耐受性增加 ≥2 倍且血苯丙氨酸水平下降大于 30% 判定为 BH$_4$ 反应型 PKU。轻度 HPA（非 PKU）或残留部分 PAH 酶活性的患者对 BH$_4$ 有反应的概率更高，而经典型 PKU 患者对 BH$_4$ 有反应的较少。由于延长试验期间血 Phe 水平较高，而此阶段对神经发育很重要，不建议对 6 月龄内患儿行延长试验。

4. **基因检测** 基因检测是 HPA 病因诊断的确诊方法，可明确 PAH 缺乏症的基因型，建议常规检查，尤其经上述鉴别诊断试验仍不能明确诊断者更需尽早进行基因诊断。可采用桑格测序联合多重连接探针扩增技术（multiplex ligation-dependent probe amplification，MLPA）或二代测序（next-generation sequencing，NGS）检测 PAH 基因。不同种族、不同地区的热点变异存在很大差异。上海交通大学医学院附属新华医院总结了 808 例中国 PAH 缺乏症患者的基因型，其中 57% 为错义变异，21% 为剪切位点变异，12% 为无义变异，4% 为小片段缺失，3% 为大片段缺失，3% 为插入变异。我国最常见的变异是 p.R243Q（17%），p.Y204_T236delinsS（7.4%），p.R241C（7.2%），p.W356Efs*22（5.4%），p.R111*（4.4%），p.Y356*（3.9%），p.R413P（3.8%）和 c.442-1G>A（3.7%）。PAH 缺乏症患者的基因型与残留的 PAH 活性、Phe 耐受性以及对 BH$_4$ 治疗的预期反应密切相关。PAHdb 中统计了来自世界各国 PAH 缺乏症患者的基因型，其中超过 200 例描述了 PAH 酶活性。根据既往报道，p.R241C、p.A322T、p.F331S、p.S349A、p.R408Q、p.Q419R、p.L98V 及 IVS3-2A>T 变异与 BH$_4$ 反应性有关。

5. **其他辅助检查** 头颅磁共振 T$_2$ 加权和液体抑制反转恢复序列（fluid attenuated inversion recovery sequence，FLAIR sequence）上可见脑萎缩、白质病变（新生儿可无改变）。智力评估、脑电图及心理学评估有助于评估患者神经系统损伤情况。

（五）诊断和鉴别诊断

1. **诊断**

（1）血 Phe 浓度>120μmol/L（2mg/dl）或同时伴有 Phe/Tyr 比值>2.0。

（2）尿蝶呤谱分析和红细胞二氢蝶啶还原酶（dihydropteridine reductase，DHPR）活性正常。

（3）基因检测明确患者存在 PAH 双等位基因致病或可能致病性变异，可诊断为 PAH 缺乏症（图 11-4）。

2. **鉴别诊断**

（1）暂时性 HPA：血液中 Phe 水平升高是暂时的。

（2）肝炎、门体分流和希特林蛋白缺乏症（瓜氨酸血症 II 型）导致 Phe 水平升高：通常伴有其他氨基酸和胆汁酸水平升高。

（六）治疗

1. **治疗原则** PKU 是一种可治疗的遗传代谢病，应尽早诊断、尽早治疗，并坚持终生治疗。低苯丙氨酸饮食是 PKU 治疗和营养管理的核心。

2. **起始治疗** 在蛋白质正常摄入下持续 2 次血 Phe 浓度>360μmol/L，应立即治疗；若血 Phe 浓度<360μmol/L 暂无须治疗，但需定期随访监测血 Phe 浓度，一旦>360μmol/L 需开始治疗。在进行明确诊断的同时，有必要尽早治疗以防 Phe 升高造成的脑损伤。因此，一般情况下，新生儿疾病筛查召回检测 Phe 浓度>360μmol/L 时立即治疗。

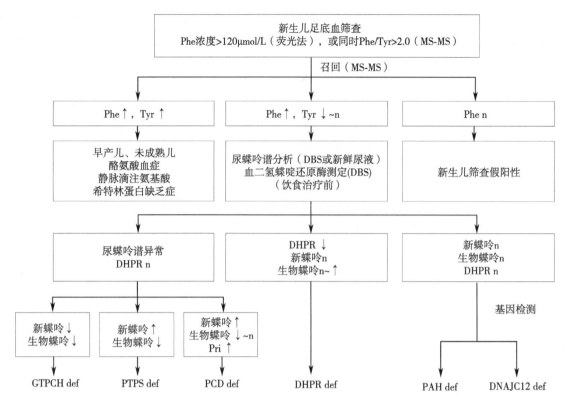

图 11-4　新生儿疾病筛查高苯丙氨酸血症的诊断流程

↑. 增高；↓. 降低；n. 正常；Phe. 苯丙氨酸；Tyr. 酪氨酸；DHPR. 二氢蝶啶还原酶；GTPCH def. 鸟苷三磷酸环化水解酶 I 缺乏症；PTPS def. 6- 丙酮酰 - 四氢蝶呤合成酶缺乏症；Pri. 7- 生物蝶呤；PCD def. 蝶呤 -4α- 二甲醇胺脱水酶缺乏症；DHRP def. 二氢蝶啶还原酶缺乏症；PAH def. 苯丙氨酸羟化酶缺乏症；DNAJC12 def. *DNAJC12* 基因缺陷。

对于新生儿,应尽早将 Phe 摄入量降为零或者减为半量,使血 Phe 水平在几天内降至 600μmol/L（10mg/dl）以下。在 PKU 患者中,每延迟 4 周开始治疗会导致智商（intelligence quotient,IQ）下降大约 4 分。

3. 血苯丙氨酸的控制目标　根据各国 PKU 的诊治指南,对不同年龄段及孕妇血 Phe 控制的目标设定略有差别,尤其是大于 12 岁的青少年和成人的目标范围设定差异较大（表 11-7）。大于 12 岁的青少年和成人 PKU 患者的心理健康、神经认知功能和一般身体疾病(肥胖或超重、2 型糖尿病、胃肠道疾病、肾脏疾病、哮喘、自身免疫性疾病、骨质疏松、营养不良)等问题越来越凸显。据研究报道,血 Phe 浓度高于 360μmol/L 会导致患者社会认知和执行能力更差、心理精神疾病更容易发生。越来越多的研究支持美国指南推荐的 120~360μmol/L,2022 年针对早期治疗的青少年和年轻成人 PKU 的管理国际共识也提出了该年龄段血 Phe 浓度的目标范围要趋于严格,建议终生 Phe 水平<360μmol/L。

表 11-7　不同年龄 PKU 患者血苯丙氨酸的目标范围　　　　　　　　　　　　单位：μmol/L

年龄	中国	欧洲	美国	澳大利亚	日本
0~1 岁	120~240	120~360	120~360	120~360	120~360
>1~2 岁	120~360	120~360	120~360	120~360	120~360
>2~12 岁	120~360	120~360	120~360	120~360	120~360
>12 岁	120~600	120~600	120~360	120~500	120~360
孕妇	120~360	120~360	120~360	120~500	120~360

4. 饮食治疗 低苯丙氨酸的饮食治疗是 PAH 缺乏症治疗的基础，也是主要的治疗方法。PKU 的饮食治疗包括三个部分：限制天然蛋白质（限制 Phe），补充无 Phe 的 L-氨基酸配方粉（特殊医学用途配方食品）替代蛋白质来源，低蛋白食物（包含水果、蔬菜以及无或低蛋白的米面等）作为部分能量来源。

根据患者每日 Phe 耐受量，严格控制含 Phe 的天然蛋白质的摄入量，补充无 Phe 的 L-氨基酸配方粉，并补充低蛋白食物，确保能量、三大膳食营养素、微量元素的摄入量。Phe 耐受量受许多因素影响，如 PKU 的严重程度、蛋白分解代谢-合成比、能量摄入、无 Phe 的 L-氨基酸配方粉的摄入量和分布以及目标血 Phe 浓度。经典型 PKU 患儿通常每天只能耐受 200~500mg 的膳食 Phe，轻度 PKU 患儿可耐受超过 500mg 的膳食 Phe，因此无 Phe 的 L-氨基酸配方粉提供的蛋白可能占经典型 PKU 总蛋白质摄入量的 52%~80%。低蛋白食物（包含水果、蔬菜以及无或低蛋白的米面等）作为部分能量来源约可提供经典型 PKU 的 35%~50% 能量。大多数无 Phe 特殊配方奶粉可提供除了 Phe 的其他必需氨基酸、条件必需氨基酸、脂肪、碳水化合物和微量营养素。

儿童 PKU 的研究表明，停止饮食治疗会导致平均智商下降，因此饮食治疗应当持续终生。然而，在整个生命周期中很难坚持这种饮食。最近，其他饮食选择，如糖巨肽、大中性氨基酸，和药物包括盐酸沙丙蝶呤（BH₄ 的衍生物）和聚乙二醇酶（苯丙氨酸解氨酶的聚乙二醇化衍生物），已被用于 PKU 患者，在一定程度上降低 Phe 水平并放宽饮食治疗。

（1）新生儿患者初始饮食治疗：初始的饮食管理有几种不同的方法，取决于新生儿疾病筛查血 Phe 浓度和确诊时血氨基酸水平。在规定时间内通过完全去除饮食中的 Phe，只提供无 Phe 特殊配方奶粉，可迅速降低血 Phe 浓度，这通常被称为"洗脱期"。初始血 Phe 浓度越高，降低 Phe 浓度到治疗范围所需的时间就越长（表 11-8）。一旦血 Phe 浓度接近或在治疗范围内，应添加一定量的婴儿配方奶粉或母乳喂养，以提供婴儿的每日 Phe 需求。对于初始 Phe 浓度较低的患儿，预计 25%~50% 的 Phe 需求量来源于完整天然蛋白质，以避免血 Phe 浓度降低至治疗范围以下。通常母乳所含 Phe 也较低（46mg/100ml），喂养方便，减少了奶瓶喂养次数，因此新生儿和婴儿的天然食物首选母乳。

表 11-8 洗脱期时间和洗脱期后苯丙氨酸推荐摄入量

诊断时血苯丙氨酸 / （μmol·L⁻¹）	无苯丙氨酸饮食（洗脱期）时长 /h	洗脱期后苯丙氨酸推荐摄入量 / （mg·kg⁻¹·d⁻¹）
360~600	24	70
>600~1 200	48	55
>1 200~1 800	72	45
>1 800~2 400	72	35
>2 400	9	35

注：一般最初很难确定苯丙氨酸摄入量，可按照推荐范围的中间值 45~50mg/（kg·d）计算初始的苯丙氨酸摄入量。

（2）制订饮食处方：新生儿饮食结构简单，以母乳或婴儿配方奶粉作为 Phe 来源制订新生儿初始的膳食处方，可参照如下具体步骤。根据诊断时血 Phe 浓度、临床表现和实验室值确定蛋白质、Phe、Tyr 及能量摄入目标。后续不同年龄段则可根据不同年龄段 PKU 患者蛋白质、Phe 和 Tyr 的推荐摄入量制定（表 11-9），总蛋白质摄入量应达到相应年龄蛋白质摄入安全水平的 120%~140%，"推荐量"为基本需要量，婴儿期蛋白摄入量应不低于 2g/（kg·d），幼儿期不低于 1.5~1.8g/（kg·d），学龄期不低于 1.0~1.2g/（kg·d）。需要注意，如果蛋白质摄入量 <0.5g/（kg·d），即便限制每日 Phe 摄入量，血 Phe 水平也可能会升高。建议能量摄入量参照《中国居民膳食指南（2022）》，能量不足可导致蛋白质分解代谢和血 Phe 浓度升高，能量过剩则导致肥胖，因此能量摄入量应与同年龄健康儿童相当。由于阿斯巴甜中 50% 为 Phe，故应避免使用阿斯巴甜。

按照推荐的 Phe 需求量确定所需的母乳或婴儿配方奶粉的量，按照以下步骤计算母乳 / 婴儿配方奶粉所提供的能量和蛋白质的量。

1）从婴儿的总蛋白质需求中减去母乳 / 婴儿配方奶粉提供的蛋白质，计算需要的无 Phe 医学食品的量，以满足剩余的蛋白质需求。

2）确定母乳和无 Phe 医学食品提供的热量，提供额外所需的无 Phe 医学食品，以提供剩余的热量。

3）计算母乳和无 Phe 医学食品提供的 Tyr 量。

4）确定所需的液体量，以制成 20kcal/30ml 浓度的医学食品配方。

表 11-9   不同年龄段 PKU 患者蛋白质、苯丙氨酸、酪氨酸的推荐摄入量

年龄	蛋白质 / (g·kg^{-1}·d^{-1})	苯丙氨酸 / (mg·kg^{-1}·d^{-1})	苯丙氨酸 / (mg·d^{-1})	酪氨酸 / (mg·d^{-1})
出生 ~3 月龄	2.5~3.0	25~70	130~430	1 000~1 300
3~<6 月龄	2.0~3.0	20~45	135~400	1 400~2 100
6~<9 月龄	2.0~2.5	15~35	145~370	2 500~3 000
9~<12 月龄	2.0~2.5	10~35	135~330	2 500~3 000
1~<4 岁	1.5~2.0	—	200~320	2 800~3 500
4 岁~成人	120%~140% 同年龄人群蛋白质摄入量安全水平*	—	200~1 100	4 000~6 000

注：*参照 2007 年粮农组织 / 世界卫生组织 / 联合国大学（2007FAO/WHO/UNU）建议的蛋白质摄入量安全水平。

（3）监测血 Phe 水平来调整饮食处方：明确是否需要调整饮食处方的唯一方法是测量血 Phe 浓度，根据血 Phe 水平、目标 Phe 范围个性化地调整 Phe 摄入量。通常以 10% 的增量或减量来调整，如果血 Phe 浓度<60μmol/L（<1mg/dl）或>480μmol/L（>8mg/dl），调整的比例可更大。

（4）引入辅食后的饮食计算方法：建议婴儿 4~6 月龄开始添加辅食，先引入低 Phe 的水果和蔬菜。医生需对家长进行充分的饮食宣教，教会家长 PKU 饮食计算的方法及如何制订 PKU 食谱。饮食计算方法可分为以下几种。

1）传统的方法：①食物交换法，即 1 个交换份的量≈20mg Phe，表 11-10 中列举了常见食物一个交换份的重量，以便查阅并制订 PKU 食谱；②计算一天内摄入所有食物的 Phe 量，记录并计算所有食物中的 Phe 量。

表 11-10   不同食物 1 个交换份的重量和蛋白质含量

食物种类	食物名称	食物重量 /g	蛋白质含量 /g	苯丙氨酸含量 /mg
肉蛋奶类	猪肉	4	0.57	20
	鸡蛋黄	3	0.52	20
	鲈鱼	3	0.49	20
	鹌鹑蛋	3	0.44	20
	河虾	3	0.48	20
	牛乳	17	0.51	20
	酸奶	21	0.52	20
蔬菜类	芋头	19	0.41	20
	菠菜	19	0.48	20
	花菜	27	0.58	20
	蒜苗	32	0.68	20
	空心菜	33	0.72	20
	苦瓜	33	0.33	20
	小白菜	36	0.55	20
	山药	37	0.70	20
	大白菜	51	0.72	20
	甘蓝	57	0.86	20

续表

食物种类	食物名称	食物重量 /g	蛋白质含量 /g	苯丙氨酸含量 /mg
蔬菜类	藕	61	1.15	20
	生菜	63	0.81	20
	甜椒	65	0.65	20
	芹菜	67	0.53	20
	胡萝卜	69	0.69	20
	丝瓜	77	0.77	20
	番茄	100	0.90	20
	黄瓜	105	0.84	20
	莴笋	105	1.05	20
	白萝卜	111	1.00	20
	南瓜	118	0.82	20
	葫芦	143	1.00	20
	冬瓜	143	0.57	20
菌菇海产品类	紫菜(干)	2	0.50	20
	海蜇皮	29	1.07	20
	蘑菇	30	0.82	20
	金针菇	34	0.83	20
	木耳(水发)	37	0.56	20
	海带(浸)	45	0.50	20
主食类	小麦粉	4	0.42	20
	大米	5	0.35	20
	面条	7	0.62	20
	马铃薯	30	0.60	20
水果类	香蕉	43	0.61	20
	草莓	91	0.91	20
	枇杷	100	0.80	20
	杧果	100	0.60	20
	木瓜	105	0.42	20
	猕猴桃	111	0.89	20
	橙子	118	0.94	20
	柑橘	133	0.93	20
	葡萄	143	0.71	20
	西瓜	143	0.86	20
	梨	143	0.57	20
	苹果	182	0.36	20

2）"简化饮食"方法：该方法更易于检测 Phe 摄入量，即将患者 Phe 需求量中的一部分（约 30%）留给 Phe 含量低到无须限制摄入的食物（包括 Phe 含量低于 75mg/100g 的所有食物），且无须计入患者每日 Phe 处方量中。剩余 70% 的 Phe 摄入量包括 Phe 含量较高的食物（含 Phe 较高的食物如淀粉类蔬菜、所有豆类、谷物、鱼肉虾蛋奶、零食等），需用传统饮食方法进行称重和计算。目前该方法已在欧洲、澳大利亚、美国广泛使用。

5. 药物治疗　对于 BH_4 反应型的 PKU，可口服 BH_4 5~20mg/（kg·d）或联合低 Phe 饮食治疗，可提高 PKU 患者 Phe 的耐受量，适当添加天然蛋白质摄入，改善生活质量和营养状况。

6. 其他治疗方法　乳清蛋白糖巨肽（glyco-macropeptide，GMP）是奶酪生产的副产品，芳香族氨基酸（如 Phe、Tyr）含量极低（1g 蛋白质约含 1.8mg Phe），富含支链氨基酸（缬氨酸、异亮氨酸），因此可作为 PKU 的医学食品。GMP 不包含完整的氨基酸谱，在以 GMP 为基础的饮食配方中需要添加其他氨基酸，包括 L- 酪氨酸。

大中性氨基酸（large neutral amino acid，LNAA）包括芳香族氨基酸（Phe、Tyr、色氨酸），支链氨基酸（亮氨酸、缬氨酸、异亮氨酸），甲硫氨酸，组氨酸和苏氨酸。这些氨基酸在血脑屏障和小肠黏膜上皮细胞上具有与 Phe 相同的转运体，竞争性抑制 Phe 的摄取并促进其他 LNAA 的摄取来改善神经递质和蛋白质合成，可降低大脑中的 Phe 浓度，但不能降低血 Phe 浓度，目前不推荐孕妇和 <8 岁的患儿使用，仅适用于不能严格饮食控制的成年和青春期患者。PKU 食谱制订的方法有两种：①限制总蛋白质摄入量［0.8g/（kg·d）］，其中约 70%~80% 来自天然蛋白质，20%~30% 来自 LNAA；② LNAA 剂量按照 0.25~0.50g/（kg·d），分配到三餐中，其余蛋白质来自天然蛋白质。血 Phe 浓度并不能准确反映脑内 Phe 浓度，接受 LNAA 治疗的患者监测血 Phe 的意义不大，因为血 Phe 浓度仍会升高。

聚乙二醇苯丙氨酸氨解酶（polyethylene glycol-phenylalanine-ammonia lyase，PegPAL）可直接将 Phe 代谢产生反式肉桂酸和氨，反式肉桂酸以马尿酸盐的形式从尿液中排泄，从而降低血 Phe 水平，与 PAH 残留酶活性或 BH_4 分子伴侣无关，是独立于 PAH、可代谢血 Phe 的酶。2018 年 5 月获得美国 FDA 批准用于 18 岁以上的 PKU 患者，并获得欧盟 EMA 批准用于 16 岁以上的患者。对于通过现有治疗手段管理后，血 Phe 仍 >600μmol/L 的患者，不仅能有效降低血 Phe 水平，而且副作用可控。不同患者对 PegPAL 治疗反应的时间不同，临床研究中当血 Phe 浓度较基线下降超过 20%，或治疗 6 个月后血 Phe 浓度 ≤600μmol/L，可定义为治疗有效。虽然大多数患者在 18 个月内能达到治疗效果，但也可能需要长达 30 个月才能显著降低血 Phe 浓度，因此 18 个月后仍没有反应的患者可停止治疗。PegPAL 诱导期需维持低 Phe 饮食，膳食蛋白质摄入量与基线饮食相差 10% 以内，治疗期间每 1~4 周监测血 Phe 浓度，预防低 Phe 风险，必要时减少 PegPAL 的剂量或增加膳食蛋白质摄入量。在限制 Phe 饮食的患者中，逐步用天然蛋白质替代无 Phe 医学食品中的蛋白质，每次替换 10~20g，直到达到正常人群蛋白质的每日推荐摄入量。在非限制性饮食的患者中，根据血 Phe 调整 PegPAL 剂量，如出现持续性低苯丙氨酸血症（随机 2 次干血滤纸片样本中血 Phe 浓度 <30μmol/L），剂量应每周减少 10%~20%。最严重的药物不良事件是超敏反应，与体内产生抗 PEG 和抗 PAL 抗体有关，可在用药前 1 天和剂量递增期，每次 PegPAL 注射前使用 H_1 拮抗剂、H_2 拮抗剂、解热药等以减少超敏反应，如出现严重过敏反应，须停止 PegPAL 的使用。其他不良事件包括注射部位反应、关节疼痛、头痛、皮肤瘙痒、恶心、呕吐、头晕、腹痛、咽喉痛、疲劳、咳嗽和腹泻等。

7. PKU 急性期的管理　在疾病或其他代谢应激期间（如出牙、手术、骨折等），PKU 患者血 Phe 浓度通常会升高。与其他遗传代谢疾病（如有机酸血症或尿素循环障碍）不同，这些疾病在急性期需减少天然蛋白质的摄入，而 PKU 患者在急性期通常无须进行调整。建议患者在治疗疾病时遵循医生的建议，但应避免使用含阿斯巴甜的药物，如果没有相应的替代药物，则治疗疾病的优先级高于避免药物中的 Phe。

8. 随访　任何接受低 Phe 饮食处方或限制高蛋白食物的患者都需要定期评估饮食摄入、生化指标及临床表现，包括生化检查及生长发育评估，如体格发育评估（体重、身高或身长、头围、体重指数），神经发育和认知能力评估。建议检测血氨基酸、血同型半胱氨酸或甲基丙二酸、血红蛋白、平均红细胞体积和铁蛋白。如果有临床指征，可以考虑所有其他微量营养素（维生素和矿物质，包括钙、锌、硒）或激素（甲状旁腺激素）检测，所有 HPA 患者都应在专门的代谢中心进行终生、系统的随访，因为在成年期可能会发生特定风险。

（七）遗传咨询和产前诊断

1. PKU 的遗传 该病为常染色体隐性遗传，其特点是：①患儿父母都是 *PAH* 基因致病变异的携带者（杂合子）；②患儿携带两个 *PAH* 基因的致病变异（复合杂合子或纯合子），分别来源于父亲和母亲；③患儿母亲每次生育均有 1/4 的概率生育 PAH 缺乏症患者。

2. 预防措施

（1）遗传咨询：避免近亲结婚。对家族成员进行基因筛查，可检测出杂合子，以便遗传咨询。

（2）产前诊断：对有 PKU 家族史的夫妇及先证者进行相关基因分析，明确致病变异，从而指导再生育。于妊娠 10~13 周取绒毛或 16~22 周取羊水细胞进行 DNA 分析，进行胎儿产前诊断，防止同一遗传病在家庭中重现。

（3）新生儿疾病筛查：出生后行新生儿疾病筛查，及早发现和治疗 PKU 患儿，防止发生智力低下。

3. PKU 患者的生育和遗传咨询 妊娠期的 Phe 升高增加了自然流产和后代先天异常（发育迟缓和 / 或智力障碍、小头畸形、先天性心脏缺陷和低出生体重）的风险，这些异常与母体 Phe 水平直接相关，因此从孕前开始，接受治疗的 PKU 患者血 Phe 浓度应保持在 120~360μmol/L，只有在 Phe 浓度在目标范围内至少稳定 2 周后，才可以停止避孕措施。女性 PKU 患者妊娠期的 Phe 浓度应控制在 120~360μmol/L。未经治疗的血 Phe 浓度 <360μmol/L 的女性患者在妊娠前或妊娠期不需要治疗。意外妊娠的妇女应在 24 小时内就诊，立即开始饮食治疗。妊娠前对伴侣进行基因分析可检测出 *HPA* 杂合子携带者，根据检查结果进行相应的遗传咨询。

四、四氢生物蝶呤缺乏症

四氢生物蝶呤缺乏症（tetrahydrobiopterin deficiency，BH$_4$D）为一组神经代谢性疾病，由于四氢生物蝶呤（tetrahydrobiopterin，BH$_4$）生物合成或再循环障碍导致单胺神经递质多巴胺和 5- 羟色胺合成不足，从而使患儿出现严重的神经系统损害和智力障碍。表型具有异质性，可影响所有受累的组织和器官，包括中枢神经系统和 / 或影响外周肝脏苯丙氨酸羟化酶，可伴或不伴高苯丙氨酸血症。其

中伴有高苯丙氨酸血症的 BH$_4$D 是由编码参与其生物合成的酶基因变异所致，包括 6- 丙酮酰 - 四氢蝶呤合成酶缺乏症（6-pyruvoyl tetrahydropterin synthase deficiency，PTPSD；OMIM 261640）、鸟苷三磷酸环水解酶 I 缺乏症（guanosine triphosphate cyclohydrolase I deficiency，GTPCHD；OMIM 233910）、蝶呤 -4α- 二甲醇胺脱水酶缺乏症（pterin-4α-carbinolamine dehydratase deficiency，PCDD；OMIM 264070）及二氢蝶啶还原酶缺乏症（dihydropteridine reductase deficiency，DHPRD；OMIM 261630），以上疾病均为常染色体隐性遗传。可能不伴有高苯丙氨酸血症的 BH$_4$D 包括常染色体显性遗传的 GTPCHD，又称多巴反应性肌张力障碍（dopa-responsive dystonia，DRD；OMIM 128230），和墨蝶呤还原酶缺乏症（sepiapterin reductase deficiency，SRD；OMIM 182125）（表 11-11）。

据 BIODEF 数据库（截至 2015 年）统计，全世界注册 BH$_4$D 病例数为 1 015 例，其中 PTPSD 660 例（65%），DHPRD 254 例（25%），SRD 41 例（4%），GTPCHD 30 例（3%），PCDD 30 例（3%）。BH$_4$D 在高苯丙氨酸血症中的占比各国不一，白种人中占高苯丙氨酸血症的 1%~2%；日本 4%，韩国 10%，泰国 17%，中国 10%。中国 300 余例 BH$_4$D 中，南方地区约占高苯丙氨酸血症的 29%，北方地区占 6%~7%，中部地区占 14%。常染色体显性遗传 GTPCH 缺乏所致的 DRD 在儿童运动障碍中占 5%~10%。

（一）病因和发病机制

BH$_4$ 是苯丙氨酸羟化酶、酪氨酸羟化酶、色氨酸羟化酶的辅助因子。其合成和代谢途径见图 11-5。BH$_4$ 由鸟苷三磷酸（guanosine triphosphate，GTP）通过三磷酸鸟苷环水解酶 I（guanosine triposphate cyclohydrolase I，GTPCH I）、6- 丙酮酰 - 四氢蝶呤合成酶（6-pyruvoyl-tetrahydropterin synthase deficiency，PTPS）和墨蝶呤还原酶合成，并由蝶呤 -4α- 甲醇胺通过蝶呤 -4α- 二甲醇胺脱水酶（pterin-4α-carbinolamine dehydratase，PCD）和二氢蝶啶还原酶（DHPR）再循环。BH$_4$ 代谢途径中任何一种酶缺乏均可导致 BH$_4$ 生成不足或完全缺乏，影响苯丙氨酸羟化酶的活性，使苯丙氨酸代谢受阻，导致高苯丙氨酸血症。同时，BH$_4$ 还是酪氨酸羟化酶和色氨酸羟化酶（参与单胺类神经递质合成的酶）的必需辅助因子。由于酪氨酸羟化酶和色氨酸羟化酶是合成多巴胺、5- 羟色胺、去甲肾上腺

表 11-11　BH₄D 的命名和分类

疾病名称	疾病缩写	基因	遗传方式	酶	OMIM 编号
常染色体显性鸟苷三磷酸环化水解酶 I 缺乏症	AD-GTPCHD,DYT5a	GCH1	AD	鸟苷三磷酸环水解酶 I	128230
常染色体隐性鸟苷三磷酸环水解酶 I 缺乏症	AR-GTPCHD,DYT/PARK-GCH1	GCH1	AR	鸟苷三磷酸环水解酶 I	233910
6-丙酮酰-四氢蝶呤合酶缺乏症	PTPSD,DYT/PARK-PTS	PTS	AR	6-丙酮酰-四氢蝶呤合成酶	261640
墨蝶呤还原酶缺乏症	SRD,DYT/PARK-SPR	SPR	AR	墨蝶呤还原酶	182125
二氢蝶啶还原酶缺乏症	DHPRD,DYT/PARK-QDPR	QDPR	AR	二氢蝶啶还原酶	261630
蝶呤-4α-二甲醇胺脱水酶缺乏症	PCDD	PCBD1	AR	蝶呤-4-α-二甲醇胺脱水酶	264070

注：AR. 常染色体隐性遗传；AD. 常染色体显性遗传。

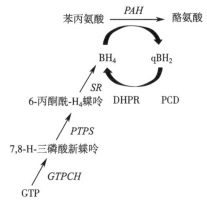

图 11-5　四氢生物蝶呤的代谢途径

DHPR. 二氢蝶啶还原酶；GTPCH. 鸟苷三磷酸环水解酶 I；PAH. 苯丙氨酸羟化酶；PCD. 蝶呤-4α-二甲醇胺脱水酶；PTPS. 6-丙酮酰-四氢蝶呤合酶；SR. 墨蝶呤还原酶。

素和肾上腺素的关键酶，因此 BH₄ 代谢紊乱可导致所有单胺类神经递质的严重消耗，患者会出现严重神经系统损害的症状和体征，故未治疗者其临床症状比经典型苯丙氨酸羟化酶缺乏症更严重，预后更差。

BH₄D 由参与编码 BH₄ 生物合成或再生的 5 种酶的基因变异引起，其中 PTS 基因位于 11q23.1，含 6 个外显子；QDPR 基因位于 4p15.32，含 7 个外显子；GCH1 基因，位于 14q22.2，含 6 个外显子；PCBD1 基因位于 10q22.1，含 4 个外显子；SPR 基因位于 2q13.2，含 3 个外显子。BIOPKU 数据库报道了 781 种 BH₄D 的基因变异，316 种 GCH1 变异（40%），其中 289 种（91%）变异与 AD-GTPCHD 有关，少数变异为 AR-GTPCHD；192 种 PTS 变异（25%），137 种 QDPR 变异（18%）、104 种 SPR 变异（13%）及 32 种 PCBD1 变异（4%）。根据我国

143 例 BH₄D 患者的基因变异类型分析，PTS 变异占 95%，QDPR 和 GCH1 变异各占 2.7% 和 2.1%。PTS 有 33 种变异，其中 4 个热点变异 p.P87S（c.259 C>T）、p.D96 N（c.286 G>A）、p.N52S（c.155 A>G）和 IVS1-291A>G 占 PTS 变异的 76.6%。

（二）新生儿筛查

出生 48 小时后采取足跟血制备干滤纸血片进行血 Phe 浓度测定，可筛查 4 种伴高苯丙氨酸血症的 BH₄D，包括 PTPSD、GTPCHD、PCDD 和 DHPRD；对 AD-GTPCHD 和 SRD，由于 Phe 可能不升高而导致漏筛。BH₄D 的血 Phe 增高程度变异大，可类似经典型 PKU 有显著的 Phe 升高，也可仅轻度增高。应对所有筛查阳性的高苯丙氨酸血症患儿召回，并进行尿蝶呤谱分析和血 DHPR 活性测定，以行 BH₄D 的鉴别诊断。然而也有患者尽管新生儿期早期治疗，但仍有严重神经系统损害。

（三）临床表现

BH₄D 患儿在新生儿期，通常除血 Phe 增高外无任何临床表现，生后 3 个月开始才出现症状，除类似 PKU 的临床症状外，可表现出多巴胺缺乏以及其他神经递质（包括 5-羟色胺、去甲肾上腺素或肾上腺素）失衡导致的症状，包括嗜睡、眼球震颤、吞咽困难和口水增多、躯干肌张力低下、运动障碍等，其他症状如顽固性抽搐、反复发热，幼儿或儿童期仍不能独坐、站立和行走，全身瘫软及严重的智力障碍。临床严重性可高度异质，可能从不需要治疗的无症状到有严重神经系统损害症状。

肌张力低下、运动发育和认知发育受损、运动障碍（主要是肌张力障碍）和帕金森综合征 / 运动功能减退性强直综合征［包括运动迟缓、锥体外系

强直（"齿轮样强直"）、静止性震颤和／或姿势不稳定］是 BH$_4$D 的典型症状。不同类型的 BH$_4$D 临床表现各有不同。典型的 PTPSD 患者，较早出现临床症状，发生小头畸形的概率较高。PTPSD 临床上分为 3 型，即严重型、部分型或外周型、暂时型。严重型，PTPS 活性完全缺乏，脑脊液中神经递质的代谢产物水平有不同程度下降，表现出严重神经系统损害症状。部分型或外周型，PTPS 活性轻度缺乏，脑脊液中神经递质代谢产物水平可正常，故仅表现为苯丙氨酸羟化酶功能不足而出现高苯丙氨酸血症，无其他神经系统症状；但因临床上不能常规进行脑脊液中神经递质代谢产物水平的测定，缺乏生化指标来明确区别严重型与外周型，导致部分患者初始诊断为外周型，随着年龄增长可转变为严重型。部分患者可进行 *PTS* 基因型与临床表型的关联分析，以提供轻、重型诊断的依据。暂时型为 PTPS 成熟延迟所致，随着酶的完全成熟，临床表现逐渐消失。除了与 PTPSD 相似的表现外，DHPRD 因存在免疫功能低下而较易反复感染，由于叶酸代谢受抑制，还伴有基底神经节、脑白质和灰质血管周围钙化灶及脑萎缩导致明显小头畸形、抽搐等症状。AD-GTPCHD 导致的 DRD 患者无 Phe 增高和 5- 羟色胺神经递质缺乏，仅有多巴胺神经递质缺乏的症状，可表现为肢体乏力或肌力减低、步态不稳、动作缓慢、迟钝、语言障碍（发音困难或口齿不清）等，其运动障碍可有昼夜改变，晨轻暮重，晨起和休息后症状减轻，傍晚和运动后加重，其表型变异较大。近年有报道，编码 HSP 40 家族的热休克蛋白分子伴侣的 *DNAJC12* 基因可引起患者的轻度 HPA 和广泛临床症状（包括肌张力障碍、言语延迟、肢体张力亢进、帕金森综合征和精神病特征）。

根据一项对 310 例 BH$_4$D 患者（125 例 PTPSD、77 例 DHPRD、55 例 AR-GTPCHD 和 53 例 SRD）的随访数据显示，50%~75% 有肌张力低下，常伴有头部控制不良和外周肌张力亢进，主要是四肢受累；发育迟缓也为常见症状（>50%），约 50% 的 SRD 和 PTPSD 患者表现出认知和语言发育障碍，约 60% 的 SRD 患者出现运动障碍（主要是肌张力障碍）和动眼危象。约 60% 的 SRD、25% 的 PTPSD、10% 的 DHPRD 和 AR-GTPCHD 患者中出现帕金森综合征或运动功能减退性强直综合征，DHPRD 患者较常出现癫痫发作。35% 的 SRD 和 AR-GTPCHD 患者出现自主神经失调，最常见的表现为体温不稳定，在 20%~30% 的 SRD、PTPS 和 DHPRD 患者中出现吞咽／进食困难。

（四）辅助检查

临床上通过新生儿疾病筛查或临床高危筛查测定血 Phe 和 Phe/Tyr 比值增高诊断为高苯丙氨酸血症（HPA），大部分 BH$_4$D 患者均伴有 HPA，但 AD-GTPCHD（DRD）和 SRD 可能因其血 Phe 正常，未能被新生儿疾病筛查检出而漏筛，对有临床高危患者，应常规进行串联质谱氨基酸分析以早期诊断 HPA。对所有诊断为 HPA 者，应在低 Phe 饮食治疗前进行尿蝶呤谱分析、干滤纸血片 DHPR 酶活性测定，以进行 BH$_4$D 的鉴别诊断。行 BH$_4$ 负荷试验有助于 BH$_4$D 的快速辅助诊断及鉴别 BH$_4$ 反应型 PKU/HPA。

1. 血 Phe、Tyr、Phe/Tyr 比值测定　新生儿疾病筛查或临床高危筛查测定血 Phe 增高者，通过串联质谱法或荧光法进行氨基酸分析，确定 HPA 诊断，并排除酪氨酸血症（Phe 和 Tyr 增高，Phe/Tyr 比值正常）、瓜氨酸血症 II 型导致的新生儿肝内胆汁淤积症。BH$_4$D 患者血 Phe、Phe/Tyr 比值增高。

2. 尿蝶呤谱分析

（1）方法：尿蝶呤谱分析是目前世界上公认的 BH$_4$D 筛查手段，尤其对 PTPSD 和 GTPCHD 诊断较可靠。新鲜尿液收集后立即加入维生素 C（1ml 尿液加 10~20mg 维生素 C），混合均匀后 -70℃ 保存或浸透 5cm×5cm 大小专用滤纸片上避光晾干后送检。采用高效液相色谱技术对尿新蝶呤（neopterin，N）、生物蝶呤（biopterin，B）定量分析，得出生物蝶呤百分比［B%=B/（B+N）×100%］。

（2）结果判断：PTPSD，尿 N 明显升高，B 明显降低，B% 常低于 10%（多低于 5%）；尿 N 明显升高，尿 B 正常或略低，B% 在 5%~10% 时，需结合 BH$_4$ 负荷试验协助诊断。DHPRD，尿 N 可正常或稍高，B 明显增加，B% 增高，但部分 DHPRD 患者可有正常尿蝶呤谱。GTPCHD，尿 N 和 B 均极低，B% 正常。PCDD 在生物蝶呤峰后出现 7- 生物蝶呤峰。SRD 尿蝶呤谱可正常。

3. 酶学分析　红细胞 DHPR 活性测定是 DHPRD 的确诊方法。由于常规尿蝶呤谱分析和 BH$_4$ 负荷试验并不能完全对 DHPRD 进行鉴别，有些 DHPRD 的尿蝶呤谱正常、BH$_4$ 负荷（20mg/kg）试验阴性，需要测定红细胞 DHPR 活性以确诊。外周血滴于干滤纸片，采用双光束分光光度计测定 DHPR 活性，DHPRD 患者该酶活性极低。

4. BH$_4$ 负荷试验   BH$_4$ 负荷试验为 BH$_4$D 的辅助诊断试验,也是鉴别 BH$_4$ 反应型 PKU/HPA 的有效方法。试验前先留尿做尿蝶呤谱分析,血 Phe 浓度>600μmol/L(新生儿>400μmol/L),可在喂奶前 30 分钟给予 BH$_4$ 片(20mg/kg,溶于水中)口服,BH$_4$ 口服前,服后 2 小时、4 小时、6 小时、8 小时、24 小时分别取血做 Phe、Try 测定,服后 4~8 小时留尿做尿蝶呤谱分析。不推荐做 Phe(100mg/kg)和 BH$_4$ 联合负荷试验,该试验可能导致假阳性。BH$_4$D 在给予 BH$_4$ 后,因其苯丙氨酸羟化酶活性恢复而血 Phe 明显下降,PTPSD 的血 Phe 浓度在服用 BH$_4$ 后 4~6 小时下降 80%~90% 或降至正常;DHPRD 血 Phe 下降缓慢,类似部分 BH$_4$ 反应型PKU/HPA。

5. 脑脊液蝶呤和神经递质代谢产物测定   分析脑脊液的新蝶呤、生物蝶呤、高香草酸(homovanillic acid,HVA)、5-羟基吲哚乙酸(5-hydroxyindoleacetic acid,5-HIAA)和 5-甲基四氢叶酸(5-methyltetrahydrofolate,5-MTHF)是鉴别 BH$_4$D 的可靠诊断方法。脑脊液中加入维生素 C 保存,其分析方法与尿蝶呤谱分析一致。此外,可用气相层析法测定脑脊液中神经递质代谢产物如 HVA、5-HIAA 和 5-MTHF。新蝶呤和生物蝶呤在 AR-GTPCHD 和大多数 AD-GTPCHD 中均较低,高新蝶呤和低生物蝶呤提示 PTPSD,而升高的总生物蝶呤提示 DHPRD 或 SRD。PCDD 患者脑脊液中蝶呤正常。由于辅助因子 BH$_4$ 缺乏和芳香族氨基酸羟化酶功能受损,除 PCDD 外,严重型 BH$_4$D 患者脑脊液中 5-HIAA 和 HVA 水平有不同程度降低,而外周型或轻度 BH$_4$D 者其残余酶活性所产生的 BH$_4$ 尚能满足脑内神经递质合成,脑脊液中神经递质代谢产物水平可正常。5-甲基四氢叶酸(5-MTHF)是一种天然存在的叶酸,由于蝶呤和叶酸代谢之间密切的相互作用,BH$_4$D 患者可有脑脊液中的 5-MTHF 降低。在 DHPRD 患者可出现低水平的 5-MTHF,而 AR-GTPCHD 和 PTPSD 患者为正常至低水平,SRD 患者 5-MTHF 水平正常。此外,高剂量左旋多巴/卡比多巴可能降低脑脊液 5-MTHF 水平。

6. 基因检测   采用单基因检测或二代测序对包括 *PAH*、*QDPR*、*GCH1*、*PTS*、*PCBD1*、*SPR*、*PAH* 和 *DNAJC12* 基因进行检测。*PAH*、*PTS*、*GCH1* 等基因可能存在缺失变异,因此对多基因组测序未检测到双等位基因变异的患者,需联合实时定量 PCR 或多重连接探针扩增技术检测是否存在缺失。

7. 头颅影像学检查

(1)头颅 MRI:BH$_4$D 的诊断不需要常规进行头颅 MRI 检查,对出现运动障碍和/或神经发育迟缓的 BH$_4$D 患者应进行头颅 MRI 检查,有助于脑损伤的评估,MRI 检查 T$_1$ 加权成像可出现基底节、豆状核区对称性钙化灶、脑萎缩,皮质下囊性变,T$_2$ 加权成像显示脱髓鞘病变导致的脑室周围脑白质高信号改变等。

(2)头颅核磁波谱分析:质子核磁波谱是分析脑内代谢产物的无创检查方法,测定 *N*-乙酰天冬氨酸(NAA)与肌酸比例、NAA 与胆碱比例、NAA 与肌醇比例、肌醇与胆碱比例等。可发现部分患者由于脱髓鞘和皮质下囊性改变,脑内胆碱或肌酸(creatine,Cre)降低,从而导致脑 NAA/Cre、NAA/胆碱比值增高;有些患者可出现乳酸峰,可能与神经递质紊乱导致脑局部代谢异常及脱髓鞘改变有关。

(3)头颅 CT:可显示脑发育不良、脑萎缩、基底神经节等的钙化灶。

(五)诊断和鉴别诊断

1. 诊断   新生儿和出生 3 个月内的 BH$_4$D 患儿除了血 Phe 增高外,一般无明显 BH$_4$ 缺乏的临床表现,易被误诊为 PAH 缺乏所致 PKU 或 HPA,如给予低 Phe 奶粉治疗后,患儿血 Phe 浓度虽很快下降,却逐渐出现神经系统损害症状,需考虑 BH$_4$D。需结合患儿临床表现、实验室检测、基因检测结果等诊断。主要临床表现为躯干肌张力低下、四肢肌张力增高,伴神经系统损害的症状等。对所有 HPA 者,应在低 Phe 饮食治疗前进行尿蝶呤谱分析、干滤纸血片 DHPR 活性测定,或联合 BH$_4$ 负荷试验以尽早进行 BH$_4$D 诊断。

2. 鉴别诊断

(1)与 PAH 缺乏所致 PKU/HPA 的鉴别:典型 PKU 患者特点为头发、皮肤颜色浅淡,鼠尿味和不同程度的智力障碍。血 Phe 浓度>360μmol/L 诊断为 PKU,血 Phe 浓度 120~360μmol/L 诊断为轻度 HPA,尿蝶呤谱分析显示尿新蝶呤和生物蝶呤水平多增高,B% 正常(>10%),红细胞 DHPR 活性正常;BH$_4$ 负荷试验后,部分患者 BH$_4$ 负荷 48 小时血 Phe 浓度下降>30%,称为 BH$_4$ 反应型 PKU,部分患者无反应。基因检测到 *PAH* 基因双等位变异确诊。

(2)BH$_4$ 生物合成和再生代谢中酶缺陷之间的鉴别:临床表现相似,主要依靠实验室检查鉴别。

1）PTPSD：出生体重多偏低，尿液 N 明显增加，B 明显降低，B%<10%（多<5%），BH₄ 负荷试验示血 Phe 浓度在服用 4~6 小时可降至正常，*PTS* 基因变异分析确诊。

2）DHPRD：因叶酸代谢受阻而出现基底神经节、脑白质和灰质血管周围钙化灶、脑萎缩，小头畸形严重；尿 B 多明显增高，红细胞 DHPR 活性极低，*QDPR* 基因分析可确诊。

3）GTPCHD：尿 N、B 均极低，B% 正常；但 AD-GTPCHD 所致 DRD 主要表现为多巴胺缺乏，而无 5- 羟色胺递质缺乏症状及 HPA，一侧或双侧肢体运动障碍，逐步影响至其他肢体，晨起或休息后症状好转，呈昼间波动现象。苯丙氨酸负荷试验显示苯丙氨酸羟化酶活性降低导致负荷试验后血苯丙氨酸下降缓慢，尿蝶呤谱分析可显示 N、B 偏低，多巴治疗效果显著，*GCH1* 基因变异分析可确诊。

（3）与其他导致 HPA 的疾病相鉴别

1）早产儿、未成熟儿：由于患儿肝脏 PAH 未成熟，可出现血中苯丙氨酸升高，呈一过性 HPA。随着患儿趋于成熟，血苯丙氨酸浓度可降至正常，随访血中苯丙氨酸水平可以鉴别诊断。

2）疾病因素导致一过性的 HPA：如肝功能损害、感染性疾病、使用大量氨基酸营养液等，患儿血苯丙氨酸也可轻度升高。肝功能检查和随访可鉴别。

（4）与其他导致肌无力的遗传代谢病相鉴别：如线粒体肌病、糖原贮积症Ⅱ型、戊二酸血症Ⅱ型、重症肌无力等，血苯丙氨酸浓度正常，除表现各种程度的肌无力外，各个疾病特异性的临床表现、检测异常的生化指标、肌电图及肌活检有助诊断，如线粒体肌病可出现乳酸增高，糖原贮积症Ⅱ型有肌酶增高，戊二酸血症Ⅱ型有特异性血酰基肉碱和尿液多种二羧酸升高等。

（六）治疗和随访

BH₄D 的治疗主要取决于酶缺乏类型和脑脊液中神经递质的缺乏程度。大多数 BH₄D 都需要神经递质前体左旋多巴（Levodopa，L-DOPA）及 5- 羟色氨酸（5-hydroxytryptophan，5-HTP）联合治疗。PTPSD 轻型者可单纯 BH₄ 治疗，但需要密切随访神经系统症状；严重型者和 GTPCHD 伴 HPA 者需 BH₄ 联合神经递质前体治疗；DRD 者仅给予 L-DOPA 4~12mg/（kg·d）治疗；目前认为，DHPRD 者行 BH₄ 治疗可导致 7,8- 二氢生物蝶呤堆积，

对芳香族氨基酸羟化酶及一氧化氮合成酶产生负面影响，故建议采用饮食治疗降低血 Phe 浓度，同时需要神经递质前体及四氢叶酸（如亚叶酸钙）10~15mg/d 治疗；PCDD 可能非疾病所致，不需治疗或仅 BH₄ 治疗。

1. 一线治疗

（1）低 Phe 饮食：低 Phe 饮食适用于合并 HPA 的 BH₄D（AR-GTPCHD、PTPSD、DHPRD 和 PCDD）。可通过减少 Phe 的饮食治疗或补充盐酸沙丙蝶呤片来控制血 Phe 水平。DHPRD 用低或无 Phe 特殊奶粉或蛋白粉等饮食治疗，方法同 PKU；因各种原因（如经济困难）无法接受 BH₄ 治疗的其他类型 BH₄D 患者，可通过低或无 Phe 饮食治疗，使血 Phe 浓度接近正常水平（120~240μmol/L），密切监测每日 Phe 摄入量和耐受性，以优化最大天然蛋白质摄入量。

（2）BH₄ 治疗：基于 BH₄D 中芳香族 L- 氨基酸羟化酶的必需辅助因子 BH₄ 的生物合成或再循环缺陷，补充 BH₄- 盐酸沙丙蝶呤片治疗可降低血 Phe 浓度。伴 HPA 的 BH₄D（AR-GTPCHD、PTPSD 和 PCDD）在普通饮食下服用 BH₄，可使血 Phe 浓度达正常水平，BH₄ 剂量为 2~5mg/（kg·d），分 2~3 次口服，根据血 Phe 浓度调节剂量，可增至 10mg/（kg·d）。临床资料显示，PTPSD 患者给予 BH₄ 1~2mg/（kg·d）多可使血 Phe 浓度维持正常，如联合神经递质前体治疗可持续改善其临床症状。

（3）神经递质前体治疗：大多数 BH₄D 都需要神经递质前体左旋多巴 / 卡比多巴及 5- 羟色胺酸（5-HTP）联合治疗。左旋多巴是一种多巴胺前体，通过芳香族 L- 氨基酸脱羧酶（aromatic L-amino acid decarboxylase，AADC）转化为多巴胺，可恢复体内多巴胺的平衡。添加卡比多巴（外周脱羧酶抑制剂）可阻断外周左旋多巴的脱羧反应，从而增加血脑屏障处的左旋多巴浓度，并且减少外周左旋多巴的副作用。临床上多用多巴丝肼或卡左双多巴（左旋多巴：卡比多巴 =4∶1）。药物剂量随年龄增长而增加，左旋多巴剂量，新生儿期：1~3mg/（kg·d）；>1 月 ~1 岁：4~7mg/（kg·d）；>1~2 岁：8~15mg/（kg·d），分 3~4 次口服。左旋多巴治疗剂量从 1mg/（kg·d）开始，每周增加 1mg/（kg·d），直至治疗剂量，主要目的是减少药物所致的胃肠道不良反应（恶心、呕吐、腹泻）或药物不耐受，以及可能出现的运动障碍和非运动副作用包括行为和精神症状（焦虑、妄想、冲动、易怒、多动、情绪波动或恐慌发作）、睡眠障碍

和头痛等,尤其是儿童患者初始治疗时易发生,减少左旋多巴剂量,分多次服用,可改善上述症状。此外,左旋多巴治疗中往往会出现"开-关"(on-off)现象,即间歇性出现精神萎靡不振、软弱无力、嗜睡等,可在一天中出现数次,持续数天或长达数周,这种精神运动状态改变与较短的左旋多巴半衰期有关,将每天药物总剂量分6~8次服用可减少"开-关"现象。部分患者,尤其是幼儿或儿童期患者,单独使用左旋多巴治疗即可。

BH$_4$D患者中枢神经系统中5-羟色胺的生物利用度降低是由于色氨酸羟化酶2(tryptophan hydroxylase 2,TPH2)将色氨酸转化为5-HTP的能力受损所致,BH$_4$是TPH2的重要辅因子,补充5-HTP可通过AADC酶转化为5-羟色胺,从而纠正BH$_4$D患者的神经递质失衡。5-HTP常用剂量为新生儿期:1~2mg/(kg·d);>1个月~1岁:3~5mg/(kg·d);>1~2岁:6~9mg/(kg·d),分3~4次口服。5-HTP药物开始治疗剂量从1mg/(kg·d),每周增加1mg/(kg·d),至治疗剂量,以减少药物所致的胃肠道不良反应或药物不耐受。5-HTP应在左旋多巴/多巴脱羧酶(dopa decarboxylase,DC)抑制剂治疗开始后使用,其剂量应低于左旋多巴的剂量,且不应与左旋多巴同时改变,以明确区分临床效果。5-HTP最常见的副作用是胃肠道反应(恶心、呕吐、腹泻、腹痛),部分患儿会出现易怒、手足徐动舞蹈症、运动障碍或肌阵挛性运动障碍和出汗等。重者可减少剂量或暂时性停药。

根据临床症状,有条件者可依据脑积液神经递质代谢物水平来调节药物剂量。有报道用血催乳素(prolactin,PRL)来调整左旋多巴剂量,由于多巴胺可抑制下丘脑垂体PRL的产生和释放,5-HT是松果体激素(褪黑素)的前体,而典型BH$_4$D由于多巴胺和5-HT合成减少导致PRL升高和褪黑素缺乏,因此,有报道血PRL可作为左旋多巴剂量调整的一个有用指标,也可用褪黑素水平来衡量5-HTP剂量足够与否,代替脑脊液神经递质代谢物水平来调整药物剂量,且更加方便实用。

(4)叶酸:BH$_4$D可能存在脑叶酸缺乏,最突出的是DHPRD。对于DHPRD,研究发现如给予大剂量BH$_4$会导致7,8-二氢生物蝶呤堆积,影响芳香化酶及一氧化氮合成酶作用。因此,需用低或无Phe特殊奶粉或蛋白粉等饮食治疗,控制血Phe浓度到接近正常水平(120~240μmol/L),并联合神经递质(同PTPSD)以及四氢叶酸(亚叶酸钙)

10~15mg/d治疗。

2. 二线治疗 部分BH$_4$D患者需要较大剂量的神经递质前体治疗或药物副作用较大,可联合使用二线治疗药物,以改善症状及减少并发症。

(1)多巴胺受体激动剂:多巴胺受体激动剂(dopamine receptor agonist,DRA)通过直接激活突触后多巴胺受体发挥其功能,包括麦角衍生和非麦角衍生的DRA。在BH$_4$D患者中,DRA很少单药治疗或与单胺氧化酶抑制剂联合使用。在大多数患者中,使用DRA可显著降低左旋多巴/DC抑制剂的剂量,降低每日给药频率,并改善运动症状。此外,据报道,DRA可减少左旋多巴/DC抑制剂的不良反应,即左旋多巴诱导的运动障碍和情绪波动。如果使用左旋多巴/DC抑制剂治疗后,运动症状仍持续存在,或者发生相关不良事件,则可将DRA作为除PCDD外所有BH$_4$D的二线治疗,并与一线治疗方案联合使用。优选非麦角衍生的DRA,如普拉克索、罗替高汀,或麦角衍生的DRA溴隐亭。普拉克索起始剂量为3.5~7.0μg/(kg·d)(以基础形式计)或5~10μg/(kg·d)(以盐形式计),均分3次,每周增加5μg/(kg·d),最大剂量为75μg/(kg·d)或3.3mg/d(以基础形式计)或4mg/d(以盐形式计);罗替高汀起始剂量为2mg/d,每周增加1mg,最大剂量为8mg/d;溴隐亭起始剂量为0.1mg/(kg·d),分为2~3次,每周增加0.1mg/(kg·d),最大剂量为0.5mg/(kg·d)或30mg/d。

(2)选择性单胺氧化酶抑制剂:单胺氧化酶抑制剂(monoamine oxi-dase inhibitor,MAO)可以防止突触间隙中多巴胺和血清素的分解,当BH$_4$D患者需要较大剂量的神经递质前体治疗或药物副作用较大时,可作为对GTPCHD、PTPSD、DHPRD和SRD的二线治疗,与一线治疗联合使用。常用药物为司来吉兰,起始剂量为0.1mg/(kg·d),分为2~3次,每2周增加0.1mg/(kg·d),最大剂量为0.3mg/(kg·d)或10mg/d。

3. 三线治疗

(1)抗胆碱能药物:抗胆碱能药物(如苯海索)常用于治疗运动障碍,尤其是肌张力障碍和帕金森综合征。对AR-GTPCHD、SRD、PTPSD和DHPRD患者,当单独使用左旋多巴/DC抑制剂时症状控制不完全,或由于较高左旋多巴/DC抑制剂量下出现运动障碍时,可使用抗胆碱能药物,如苯海索,推荐起始剂量:<15kg者,0.5~1.0mg/d,1次/d;>15kg者,2mg/d,2次/d。每周增加1~2mg/d,2~4次/d,最大剂量：<15kg 者，30mg/d；>15kg 者，60mg/d。

(2) 儿茶酚 -O- 甲基转移酶抑制剂：儿茶酚 -O- 甲基转移酶 (catechol-O-methyltransferase, COMT) 抑制剂参与儿茶酚胺的分解，可影响左旋多巴的药效学和药代动力学特性，从而可能增加中枢神经系统中儿茶酚胺神经递质的可用性，特别是多巴胺。该药物可被视为除 PCDD 外的所有 BH₄D 的三线治疗，作为左旋多巴 /DC 抑制剂治疗下出现运动症状波动患者的选择。常用的药物为恩他卡朋，目前仅推荐用于成年人，推荐起始剂量为 200mg/d，最大剂量为 2 000mg/d，与左旋多巴 /DC 抑制剂联合用药需考虑减少联合左旋多巴剂量 (10%~30%)。

(3) 5- 羟色胺选择性再摄取抑制剂：5- 羟色胺选择性再摄取抑制剂 (serotonin-selective reuptake inhibitor, SSRI) 通过减少 5-HT 的突触前再摄取起作用，延长 5-HT 在突触间隙中的生物利用度，实现更好的突触后受体占有率，可改善 BH₄D 患者 5-HT 缺乏的症状，如精神和行为障碍、睡眠问题。目前仅推荐所有一线和二线治疗在足够的时间内不足以控制症状时加用 SSRI，如索他洛尔，起始剂量：6~12 岁，25mg/d，1 周后增加至 50mg/d，1 次 /d；>12 岁，50mg/d，1 次 /d。使用中需密切监测可能的副作用，不能突然停止治疗，且与影响多巴胺能通路的药物 (如 5-HTP、MAO 抑制剂) 一起使用时，5- 羟色胺综合征或神经阻滞剂恶性综合征的风险增加。

(七) 遗传咨询和产前诊断

1. 遗传咨询 对常染色体隐性遗传的 BH₄D，患儿父母如不是患者，再次生育胎儿受累风险为 25%。对常染色体显性遗传的 DRD 和 SRD，患儿父母再次生育胎儿患病风险与父母本人是否也是患者相关。患儿父母如都不是患者，再次生育胎儿受累风险为 2%；如果患儿父母其中一方是患者，再次生育胎儿受累风险为 50%；患儿父母如果双方都是患者，再次生育胎儿受累风险 75%，其中 25% 的可能性为纯合子患儿。

2. 产前诊断 BH₄D 先证者的母亲若再次妊娠，可在妊娠 10~12 周取绒毛或在妊娠 16~20 周时经羊水穿刺提取胎儿细胞的 DNA，对已知变异进行产前基因诊断。

五、高同型半胱氨酸血症

高同型半胱氨酸血症是含硫氨基酸甲硫氨酸代谢过程中某种酶缺乏导致血浆同型半胱氨酸 (homocysteine, Hcy) 浓度增高，而 Hcy 是动脉粥样硬化、急性心肌梗死、脑卒中、冠状动脉病变以及与外周血管病变等的独立危险因子。该病属于常染色体隐性遗传性疾病。临床表现多种多样，主要表现为晶体脱位、血管病变、骨骼异常和智力低下。高同型胱氨酸血症可因胱硫醚 β- 合成酶缺乏症 (OMIM 236200)、甲硫氨酸合酶缺乏症 (OMIM 250940；包括甲基丙二酸血症合并同型胱氨酸尿症) 及亚甲基四氢叶酸还原酶缺乏症 (OMIM 236250) 所致，前两者较多见。英国胱硫醚 β- 合成酶缺乏症发病率达 1/100 000~1/60 000，在近亲婚配地区和爱尔兰人中有较高的发病率。我国高同型半胱氨酸血症 Ⅰ 型发病率为 1/43 4426。

(一) 病因和发病机制

Hcy 是一种含硫氨基酸，来源于甲硫氨酸 (methionine, Met) 的分解。正常人体内 20% 为游离 Hcy，70%~80% 与清蛋白结合。Hcy 通过两条途径代谢：①甲基化过程：5,10- 亚甲基四氢叶酸经亚甲基四氢叶酸还原酶 (methylenetetrahydrofolate reductase, MTHFR) 作用生成 5- 甲基四氢叶酸，后者经甲硫氨酸合成酶 (又称 5- 甲基四氢叶酸 - 同型半胱氨酸甲基转移酶、甜菜碱 - 同型半胱氨酸甲基转移酶) 和辅酶维生素 B₁₂ 作用生成四氢叶酸，甲硫氨酸合成酶需经甲硫氨酸合成还原酶还原激活。该过程是脑组织唯一的 Hcy 甲基化过程。②转硫过程：Hcy 和丝氨酸在维生素 B₆ 依赖的胱硫醚 β- 合成酶作用下生成胱硫醚的过程。S- 腺苷甲硫氨酸 (S-adenosylmethionine, SAM) 是调节 Hcy 的甲基化过程和转硫过程的重要物质。因此，上述代谢途径中任何一种代谢缺陷，如胱硫醚 β- 合成酶缺乏 (CBS 基因编码)、甲硫氨酸合酶 (MTR 基因编码) 或辅酶维生素 B₁₂ (cblC、cblD、cblE、cblF 及 cblG 缺陷) 及亚甲基四氢叶酸还原酶缺乏 (MTHFR 基因编码)，均可造成 Hcy 在体内蓄积，导致高同型半胱氨酸血症。cblC、cblD 和 cblF 缺陷不仅影响甲钴胺素合成，还影响腺苷钴胺素合成，后者导致高同型半胱氨酸血症合并甲基丙二酸血症。Hcy 是多功能损伤因子，可破坏细胞的完整性，导致细胞结构和功能的损伤，诱导血管局部的炎症细胞释放多种炎症因子，导致血管局部功能损伤等。CBS 基因定位于 21q22.3，含 23 个外显子，主要表达在肝脏和胰腺，脑、肾、心、肺中有少量表达。目前已知 150 余种突变，在英国 G307S 突变占 21%，B₆ 治疗无效；I278T 占 29%，B₆ 治疗有效。MTR 基因定位于

1q34,含 33 个外显子;已报道的基因突变类型包括 PRO1173LEU、HIS920ASP、3378insA、ARG585TER、GLU1204TER、ALA410PRO 等。*cblC*、*cblD* 和 *cblF* 基因缺陷详见甲基丙二酸血症。甲硫氨酸合成还原酶基因 *MTRR* 定位于 5p15.31,在加拿大人中达 A66G 纯合子突变率达 25%~30%。*MTHFR* 基因定位于 1p36.22,C677T 纯合子突变在北美洲白种人群、日本人群、韩国人群中达 10%~15%,在西班牙人中达 25%;中国北部为 20%(北部到南部地区呈递减趋势),墨西哥为 32%。有研究认为,C677T 突变是血管疾病的独立危险。A1298C 突变在加拿大人和荷兰人中纯合子概率达 10%;A1298C 和 C677T 突变共存时可致 MTHFR 活性更低、Hcy 水平升高、叶酸水平降低。

(二) 新生儿筛查

1. 筛查方法   利用串联质谱法检测干血斑中的甲硫氨酸水平,进行新生儿高同型半胱氨酸血症筛查。新生儿出生后 48~72 小时采血,滴于专用滤纸片上,晾干,送检,新生儿疾病筛查中心及时进行血甲硫氨酸检测,并计算甲硫氨酸 / 苯丙氨酸比值。对生后 3 天的新生儿采用串联质谱技术测定滤纸干血片中甲硫氨酸的浓度。

2. 筛查阳性判断标准   血甲硫氨酸水平、甲硫氨酸 / 苯丙氨酸比值高于实验室参考值,或甲硫氨酸水平低于实验室参考值的新生儿判断为阳性,需召回复查。

3. 召回确诊检测方法   筛查阳性患儿召回后,须采血进行血串联质谱法检测及血浆 Hcy 测定,同时行基因检测,以便确诊或排除此病。

4. 筛查假阳性   筛查阳性患儿召回后复查,血甲硫氨酸水平恢复正常,判断为筛查假阳性,可能是受胎龄、出生体重、其他代谢病、营养、用药、地域 / 种族差异等多种因素的影响,易造成产妇及家庭的焦虑。

5. 筛查假阴性   由于新生儿串联质谱法检测无法直接测定 Hcy 浓度,部分胱硫醚 β- 合成酶缺乏症、维生素 B$_{12}$ 代谢障碍、MTHFR 缺陷患者甲硫氨酸水平可在正常范围内,故筛查易出现假阴性。因此,对已经进行过新生儿串联质谱法筛查阴性、临床高度疑似的患儿需要进行血串联质谱法甲硫氨酸、酰基肉碱检测及血浆 Hcy 检测,以便确诊或排除此病。

(三) 临床表现

1. 胱硫醚 β- 合成酶缺乏   新生儿期到青春期均可发病,生长发育迟滞。主要特点包括严重的心血管系统、眼、神经系统及骨骼异常。

(1)心血管系统异常:表现为血管栓塞和动脉粥样硬化,在大、小血管,包括脑、肺、肾、皮肤等血管发生栓塞,出现瘫痪、冠心病及高血压等。约有 30% 的心血管病患者存在高同型半胱氨酸血症。Hcy 浓度升高 5% 时,发生心肌梗死的危险性增加 3 倍,尤其是中青年,若未经及时治疗,约 50% 的患者发生心肌梗死、卒中、肺栓塞。在中国人群中,Hcy 是心血管病的独立危险因素。

(2)眼部异常:多在 3 岁以后出现,包括晶体脱位、继发性青光眼、白内障、视网膜脱落、视力下降,甚至失明。

(3)神经系统损害:运动神经发育迟滞、智力低下、癫痫、步态不稳等,严重者导致脑卒中、帕金森综合征、精神分裂症、抑郁症等。

(4)骨骼异常:骨质疏松,脊柱侧凸、膝外翻、蜘蛛样指 / 趾等。

2. 钴胺素(维生素 B$_{12}$)代谢障碍   出生后数月即可出现呕吐,喂养困难,嗜睡,肌张力低下和发育延迟。合并甲基丙二酸血症详见本章甲基丙二酸血症部分。

3. MTHFR 缺陷   临床以神经系统症状为主,新生儿呼吸暂停发作和阵挛性痉挛可导致死亡;可有小头畸形、智力障碍、抽搐、精神紊乱等,也有早发性血管疾病和周围神经病表现。

(四) 辅助检查

1. 实验室检测   血常规、肝肾功能、血浆 Hcy、叶酸、血糖、血氨、血气分析、血氨基酸、酰基肉碱、尿有机酸测定,脑脊液检查(5- 甲基 - 四氢叶酸),相关酶学分析及基因检测。

2. 其他检查   脑电图可有异常,甲硫氨酸合酶缺陷者 CT 显示有脑萎缩的表现。

(五) 诊断和鉴别诊断

1. 临床表现   有以上临床表现;如果是新生儿疾病筛查阳性,可无临床表现。

2. 血浆 Hcy 检测   血浆 Hcy 增高。

3. 血串联质谱检测   甲硫氨酸和甲硫氨酸 / 苯丙氨酸比值增高,或甲硫氨酸降低。

4. 脑脊液检查   MTHFR 缺陷症患者脑脊液中 5- 甲基 - 四氢叶酸明显减少。

5. 其他生化检测   可伴有巨幼细胞贫血或叶酸减少。

6. 基因检测   胱硫醚 β- 合成酶、*MTR* 或

MTHFR 基因纯合或复合杂合突变明确诊断。

7. 鉴别诊断

（1）马方综合征：患者身材瘦长，四肢细长，蜘蛛样指／趾，常有心脏瓣膜等心血管病变，可导致猝死；患者也可有晶体脱位。不同的是马方综合征患者晶体脱位方向向上，出现早，而高同型胱氨酸尿症患者的晶体脱位方向向下，且为进行性，常先表现为近视。马方综合征患者指／趾细长出生早期即有，而高同型胱氨酸尿症患者出生后数年才出现。实验室检查相关的生化指标可加以鉴别。

（2）高甲硫氨酸血症：血甲硫氨酸增高，血浆Hcy正常。

（六）治疗和随访

1. 胱硫醚 β- 合成酶缺乏症 一经诊断应立即治疗，治疗目的是使血 Hcy 降至<60μmol/L。胱硫醚 β- 合成酶缺乏者可给予大剂量维生素 B$_6$ 10mg/（kg·d），最大至 500mg/d，试验性治疗 6 周，同时给予叶酸 10mg/d，并在试验前纠正维生素 B$_{12}$ 缺乏。若患者治疗后 Hcy<50μmol/L，认为是维生素 B$_6$ 反应型，无须其他治疗；若患者治疗后 Hcy 水平下降程度超过 20%，但仍>50μmol/L，应控制饮食中甲硫氨酸的摄入，并同时给予甜菜碱 100~250mg/（kg·d），可增加至 6~9g/d 治疗，使 Hcy 甲基化形成甲硫氨酸，从而降低血 Hcy 的水平；若患者治疗后 Hcy 水平下降程度小于 20%，则为维生素 B$_6$ 无反应型，应控制饮食中甲硫氨酸的摄入，可同时补充胱氨酸。患者在治疗过程中需监测微量元素、维生素 B$_{12}$ 及叶酸水平、平衡能量摄入及预防血栓栓塞等。此外，有学者从减少甲硫氨酸的摄取、增加血液中 Hcy 的降解及刺激（或恢复）主要在肝脏中的残余胱硫醚 β- 合成酶活性等方面，研究胱硫醚 β- 合成酶缺乏症的治疗药物，目前处于临床试验阶段，或将改善患者的生活和治疗，为胱硫醚 β- 合成酶缺乏症的治疗提供了新思路。

2. 维生素 B$_{12}$ 代谢障碍和 MTHFR 缺陷 补充维生素 B$_{12}$，还可给予叶酸、甜菜碱及甲硫氨酸；对伴有甲基丙二酸血症者，通常给予维生素 B$_{12}$ 有效（详见甲基丙二酸血症）。

（七）遗传咨询和产前诊断

1. 孕前指导 本病为常染色体隐性遗传，应避免近亲结婚，复合杂合或纯合致病变异为患者，携带者一般表型正常。如果上一胎临床表型符合，且经过基因确诊，母亲再次妊娠胎儿受累风险为25%，与性别无关；如果父母双方都是本病的携带者，可在医生的帮助下，制订合理的生育策略，控制生育风险。

2. 产前诊断 在先证者具有明确的致病基因诊断或父母亲具有明确致病的携带位点时，可以进行羊水细胞、胎盘绒毛膜细胞基因检测，利用孕妇外周血行无创产前筛查和胚胎移植前基因诊断。胎盘绒毛膜细胞基因检测在妊娠 9~14 周时完成；羊水细胞基因检测和孕妇外周血无创产前筛查需在妊娠 16~20 周时完成。

六、β 酮硫解酶缺乏症

β 酮硫解酶缺乏症（beta-ketothiolase deficiency，β-KTD；OMIM 203750）又称线粒体乙酰乙酰辅酶 A 硫解酶（T2）缺乏症，属常染色体隐性遗传病，由编码 β 酮硫解酶的 *ACAT1* 基因变异导致异亮氨酸和酮体代谢异常，造成体内酸性代谢产物和酮体蓄积，引起严重的代谢性酸中毒和多脏器功能损伤，严重者可导致死亡。该病最初于 1971 年由 Daum 等报道，患者反复出现严重代谢性酸中毒，异亮氨酸负荷试验表现为尿中 2- 甲基 -3- 羟基丁酸等有机酸浓度升高。1974 年 Hillman 等发现患者体外培养的成纤维细胞中 β 酮硫解酶活性缺失，从而命名。1990 年 Fukao 等成功克隆了 β-KTD 的致病基因 *ACAT1* 并对其测序，于 1991 年首次在该病患儿 *ACAT1* 基因中发现 2 个致病变异，为基因诊断和产前诊断奠定了基础。

该病发病率不明，并且各国间发病率存在差异。越南估计发病率为 1/190 000。美国和澳大利亚新生儿疾病筛查数据显示，其发病率为 1/470 000~1/137 120；而在日本，约 2 000 000 名接受筛查的新生儿中未发现阳性病例。自 1971 年该病首次报道以来，全球共报道百余例。我国近 780 万新生儿疾病筛查资料，发现 4 例患者，发病率为 1/1 954 916。

（一）病因和发病机制

β 酮硫解酶由 *ACAT1* 基因编码，该基因定位于染色体 11q22.3~q23.1，全长约 27kb，包含 12 个外显子。人类 *ACAT1* cDNA 全长约 1.5kb，编码 427 个氨基酸，经翻译、加工及修饰形成成熟的 β 酮硫解酶，包含 394 个氨基酸。β 酮硫解酶是异亮氨酸分解代谢及肝外酮体利用过程的重要酶，催化异亮氨酸代谢中 2- 甲基乙酰乙酰辅酶 A 裂解为丙酰辅酶 A 和乙酰辅酶 A 步骤；在酮体利用过程中催化乙酰乙酰辅酶 A 生成 2 分子乙酰辅酶 A。

β-KTD 因 *ACAT1* 基因变异致使 β 酮硫解酶活性降低或丧失，异亮氨酸分解代谢阻滞，大量酸性中间代谢产物如 2- 甲基乙酰乙酸、2- 甲基 -3- 羟基丁酸及甲基巴豆酰甘氨酸等在组织和血液中大量蓄积，同时因肝外酮体利用受阻，大量酮体在组织细胞中积聚。临床以血和尿液中酮体增加、酸中毒和有机酸尿为特征性表现。

（二）新生儿筛查

1. 筛查方法 通过血串联质谱法（MS-MS）进行血酰基肉碱谱检测是早期检测该疾病的方法。利用血 MS-MS 检测干血斑中的 3- 羟基戊酰肉碱（3-hydroxyisovlerylcarnitine，C5-OH）及异戊烯酰肉碱（tiglylcarnitine，C5∶1），以此作为生物标志物进行新生儿筛查。新生儿出生后 48 小时采血，滴于专用滤纸片上，晾干，送至新生儿筛查中心检测。

2. 筛查阳性判断标准 干血斑 C5-OH、C5∶1 水平高于实验室参考值则判断为阳性，需召回复查。

3. 召回确诊检测方法 筛查阳性患儿召回后，采血进行 MS-MS 酰基肉碱谱复测，同时利用气相色谱进行尿有机酸谱的测定和基因检测，有助于进一步明确诊断。

4. 筛查假阳性 筛查阳性患儿召回后复查，血 C5-OH、C5∶1 水平正常，判断为筛查假阳性。出生 24~48 小时内采血或标本处理不恰当、早产儿、低体重儿、其他疾病状态等原因，可能导致假阳性的发生。

5. 筛查假阴性 该疾病新生儿期发病罕见，故仅利用 MS-MS 进行新生儿筛查并不完全可靠，存在假阴性结果。患儿血酰基肉碱谱和尿有机酸谱可能均正常，甚至在急性发病期，也仅有细微的改变。如血 MS-MS 显示 C5-OH 升高，可联合尿有机酸分析，有助于鉴别诊断。C5∶1 也是该疾病筛查的标志物之一，如将该项指标作为独立标志物，设定好合适的参考范围和界限值，则会提高疾病诊断的阳性率。全外显子组测序可准确高效地检测致病基因变异，新生儿基因筛查现已应用于临床探索。

（三）临床表现

临床表现个体差异性大，目前认为症状的严重程度与基因型无明显相关性。常表现为急性发作的酮症酸中毒，常以禁食、发热、胃肠道及上呼吸道感染及应激等为诱因。患儿表现为呼吸深长，可有酮臭味，多伴呕吐、脱水、昏睡甚至昏迷；少数患儿还伴有其他代谢异常，如血糖升高或降低、高氨血

症及高甘氨酸血症等。由于临床症状的非特异性表现，诊断多延迟。患儿首次发作多为 6~24 月龄，亦有新生儿期发生代谢性酸中毒和低血糖的报道。首次发作前生长发育和智力多正常。在疾病间歇期，多无症状。随着年龄的增加，急性发病频率下降。约一半以上的患者，由于新生儿疾病筛查和家系筛查确诊，至今无发病。

如首次发作时能得到及时诊断和恰当治疗，多数患儿可完全恢复并长期维持正常；否则，急性代谢性酸中毒可反复发作，严重者导致死亡，幸存者多遗留严重的神经系统后遗症，如癫痫、共济失调、肌阵挛和其他锥体外系症状。少数患儿可无急性代谢紊乱发作，但具有慢性神经系统症状，如肌张力减退、运动发育迟缓等表现。心肌病伴左心室肥大、长 QT 间期综合征等非神经系统的并发症亦有随访个案报道。

（四）辅助检查

1. 常规检测 患者尿常规检测显示酮体阳性，血气分析多见 pH 值<7.0，部分患者可有血糖明显升高或降低，血氨浓度升高。血常规、肝功能多无明显异常。

2. 血酰基肉碱谱检测 血串联质谱检测 C5-OH 和 C5∶1 浓度升高。

3. 尿有机酸检测 尿 GC-MS 检测显示 2- 甲基 -3- 羟基丁酸、甲基巴豆酰甘氨酸及 3- 羟基丁酸明显升高。

4. 酶活性测定 外周血白细胞和成纤维细胞 β 酮硫解酶活性测定有助于诊断，但残留酶活性的患者也可能被遗漏，故临床不常用。

5. 基因变异检测 基因变异分析有助于轻型 β-KTD 的诊断和产前诊断。

（五）诊断和鉴别诊断

1. 诊断 临床上凡有不明原因反复发作的代谢性酸中毒，或不明原因昏迷、精神发育迟滞、运动发育迟缓或倒退者，均应警惕该病。进一步行血 MS-MS 分析，C5-OH、C4-OH 及 C5∶1 浓度升高，尿 GC-MS 有机酸分析见 2- 甲基 -3- 羟基丁酸、甲基巴豆酰甘氨酸及 3- 羟基丁酸等明显升高，可确诊。外周血 *ACAT1* 基因突变分析有助于确定患者的基因致病变异位点。

2. 鉴别诊断 由于 β-KTD 的临床表现和常规生化检测结果与其他有机酸血症如 3- 甲基巴豆酰辅酶 A 羧化酶缺乏症、3- 羟基 -3- 甲基戊二酸单酰辅酶 A 裂解酶缺乏症等相似，应注意进行鉴别

诊断。通常利用血 MS-MS 检测患儿滤纸干血片中不同酰基肉碱的浓度，并结合尿 GC-MS 有机酸分析结果进行综合分析。β-KTD 除血 C5-OH 升高外，通常伴有 C4-OH 和 C5∶1 升高。此外，伴血糖升高者还应与糖尿病酮症酸中毒鉴别，该病患儿给予胰岛素后，通常血糖可很快降低并维持在正常水平。

（六）治疗和随访

β-KTD 是一种可治疗的遗传代谢病，治疗及时、恰当者预后佳。治疗原则是维持缓解期治疗，避免急性发作。

1. 急性期治疗 及时给予补液、纠正代谢紊乱等对症处理，静脉输注足量葡萄糖以减少蛋白质分解，补充肉碱促使体内蓄积的酸性代谢产物排出，患儿症状多可迅速缓解，甚至完全康复。急性期即便血糖正常，也需进行葡萄糖的静脉输注以维持血糖正常范围的上限。胰岛素和葡萄糖的组合可抑制急性发作期的酮症，治疗期间需密切监测血糖。对于严重酸中毒的病例，可使用碳酸氢钠和透析治疗。大多数患者急性发病期间需重症监护管理。

2. 缓解期治疗 限制蛋白质摄入［1~2g/(kg·d)］，给予高碳水化合物、低脂肪饮食，少量多餐，避免饥饿，并口服补充左旋肉碱［100mg/(kg·d)］。在应激情况下（如感染），如影响经口摄入，则需静脉输注葡萄糖。对于新生儿，频繁喂养、母体获得的保护性免疫球蛋白以及母乳相对低的蛋白含量降低了患儿的酮症发生的风险。因此，对于该类疾病患儿，早期诊断，及早干预，可避免不良结局。

3. 治疗争议 对于新生儿疾病筛查诊断的患儿，理论上，应避免异亮氨酸的过度摄入，但并无证据证明该干预的有效性。既往研究显示，蛋白摄入的限制和降低神经系统并发症的发生无相关性。另外，左旋肉碱的补充似乎对预防神经系统并发症无效。由于该病罕见，很难进行前瞻性研究，需进一步探讨蛋白质限制和肉碱补充是否对神经系统有保护性作用。

（七）遗传咨询和产前诊断

1. 孕前指导 本病为常染色体隐性遗传，应避免近亲结婚，复合杂合或纯合突变可能为患者，携带者一般表型正常。如果上一胎临床表型符合，且经过基因确诊，母亲再次妊娠胎儿受累风险为25%，与性别无关；如果双方都是本病的携带者，可在医生的帮助下，制订合理的生育策略，控制生育风险。

2. 产前诊断 在先证者具有明确的致病基因诊断或父母亲具有明确致病的携带位点时，可以进行羊水细胞、胎盘绒毛膜细胞基因检测。羊水酰基肉碱谱联合有机酸谱的测定有助于该病的产前诊断。于妊娠 16~20 周抽取羊水进行基因检测，可判断胎儿是否为该病患儿。

七、非酮性高甘氨酸血症

非酮性高甘氨酸血症（non-ketotic hyperglycinemia，NKH），又称甘氨酸脑病（glycine encephalopathy，GE；OMIM 605899），是由于甘氨酸裂解酶系统缺陷导致甘氨酸降解障碍，在体内各器官、组织，尤其是脑脊液中，异常蓄积而引起脑病症状的常染色体隐性遗传病。该病全球发病率约为 1/76 000，不同地区发病率差异较大，其中突尼斯的凯鲁万地区发病率最高，为 1/9 984，芬兰发病率为 1/55 000，我国 780 余万新生儿疾病筛查资料显示发病率为 1/7 819 662。

（一）病因和发病机制

甘氨酸是体内主要的抑制性神经递质，由丝氨酸经甲基转移酶催化产生，最终通过线粒体甘氨酸裂解酶系统产生二氧化碳、甲烯四氢叶酸和氨代谢。线粒体甘氨酸裂解酶系统（glycine cleavage system，GCS）是分布于人体肝、脑、肾、睾丸组织的由四种蛋白（P、H、T、L）组成的线粒体多酶复合体，其中 P、T、H 蛋白为线粒体甘氨酸裂解酶系统的内在蛋白，mRNA 存在于胶质细胞和神经元中，而 L 蛋白还存在于其他代谢系统中，如 α-酮酸脱氢酶复合体和支链酮酸脱氢酶复合体。P 蛋白即甘氨酸脱羧酶，其编码基因 *GLDC* 定位于 9p24.1，80% 的 NKH 由此基因变异所致。目前已发现 40 多种变异，其中 Ser564Ile 是芬兰最常见的变异类型，占 *GLDC* 变异的 70%。T 蛋白即四氢叶酸依赖的氨甲基转移酶，其编码基因 *AMT* 定位于 3p21.31，该基因缺陷改变氨甲基转移酶的结构和功能，占 NKH 的 10%~15%。H 蛋白即甘氨酸裂解酶系统 H 蛋白（载体蛋白），由基因 *GCSH* 编码。编码上述蛋白的任一基因变异均可使参与甘氨酸代谢的酶活性缺失、GCS 缺陷、甘氨酸分解障碍，导致甘氨酸在体内特别是在脊髓和大脑内异常蓄积，最终通过影响抑制性甘氨酸受体和兴奋性 N-甲基-D 天冬氨酸受体导致脑损伤。

（二）新生儿筛查

1. 筛查方法　目前只有串联质谱法能对血液中的甘氨酸（glycine，Gly）和甘氨酸/苯丙氨酸（Phe）进行快速、特异及准确的检测。新生儿于出生后48小时采血，滴于专用滤纸片上，晾干，送检，新生儿筛查中心及时进行血Gly和Gly/Phe检测。

2. 筛查阳性判断标准　干血斑Gly水平高于实验室参考值的新生儿判断为阳性，需召回复查。

3. 召回确诊检测方法　筛查阳性患儿召回后，采血进行串联质谱甘氨酸检测，若甘氨酸仍增高，需要检测脑脊液Gly水平，同时进行基因检测，以便确诊或排除此病。

4. 筛查假阳性　筛查阳性患儿召回后复查，血甘氨酸水平正常，判断为筛查假阳性，主要原因为出生后应激反应、出生24~48小时内采血、早产儿、低体重儿、其他代谢性疾病、孕妇的健康状态及用药情况等。假阳性率增高会导致召回率增加，增加家长的精神负担。

5. 筛查假阴性　有报道NKH患者在出生后48~72小时血Gly升高不明显，可在正常范围内，故筛查可出现假阴性。故对新生儿串联质谱筛查阴性、临床高度疑似的患儿仍需要进行血或脑脊液串联质谱Gly检测，以便确诊或排除此病。

（三）临床表现

NKH临床表现不一，根据症状出现的时间可分为新生儿型、婴儿型、晚发型及暂时型。根据临床结局，又可分为重症型和轻型。重症型患者多于新生儿期出现症状，而轻型患者多于3月龄以上出现症状。新生儿型最为多见，其中85%为重症型，15%为轻型。患儿多表现为生后6小时至8天内出现反应低下、肌张力低下、喂养困难、进行性乏力、惊厥、嗜睡、昏迷及呼吸暂停等症状，并在短时间内进行性加重。约30%的患儿在新生儿期死亡，大部分在1岁内死亡，存活者多存在难治性癫痫及严重的精神发育迟滞、运动发育迟缓。生后6个月内发病的婴儿型，50%为重症型，50%为轻型，临床表现和新生儿型相似，表现为生长迟缓和癫痫，进而发展为智力障碍、运动和行为问题。在2~33岁发病的晚发型则以进行性痉挛性瘫痪和视神经萎缩为主要表现，可伴有轻度智力低下、癫痫或舞蹈症等表现。暂时型较少见，和新生儿型临床表现相似，但在发病2~8周后好转，这可能是由于少数新生儿的肝脏和脑组织中的线粒体甘氨酸裂解酶系统不成熟所致。

（四）辅助检查

1. 实验室检测　血常规、肝肾功能、血糖、血氨、血气分析、尿酮、血和脑脊液氨基酸（Gly和Phe）测定、酰基肉碱及尿有机酸测定。肝脏穿刺活检测定线粒体甘氨酸裂解酶系统活性。基因检测到相关致病变异。

2. 影像学检查　头颅MRI可出现不同程度的脑损伤影像学改变。

（五）诊断和鉴别诊断

1. 新生儿筛查　Gly、Gly/Phe比值增高。

2. 脑脊液　Gly不同程度增高，且脑脊液/血浆Gly浓度比>0.08。

3. 临床表现　原因不明的低酮性低血糖、代谢性酸中毒、呕吐、高氨血症和肝功能异常。

4. 尿有机酸分析　阴性，无酮体排出。

5. 基因检测　GLDC、AMT、GCSH等基因纯合或复合杂合突变可明确诊断

6. 鉴别诊断

（1）酮性高甘氨酸血症：甲基丙二酸血症、丙酸血症和异戊酸血症等有机酸代谢病血或尿Gly增高，但其脑脊液Gly正常，可与本病鉴别。肝脏穿刺活检测定线粒体甘氨酸裂解酶系统活性和脑脊液/血浆Gly比值也有助于鉴别。

（2）一过性高甘氨酸血症：出生时高甘氨酸血症，脑脊液/血浆Gly比值增高，但甘氨酸裂解酶系统活性正常。一段时间后血Gly浓度可降低至正常范围，大多数此型患儿生长发育正常，但一些患儿即使Gly水平正常，仍可出现智力落后和癫痫发作。

（六）治疗和随访

至今尚无治愈NKH的方法，也缺乏特异性治疗方法，控制蛋白饮食治疗影响很小。主要还是针对不同临床表现进行对症治疗和康复治疗。苯甲酸钠联合NMDA受体拮抗剂（右美沙芬和氯胺酮）是治疗NKH最常用的方法。苯甲酸钠可促进Gly的排泄，轻型NKH患者每日200~550mg/kg，从新生儿期开始治疗，可有效改善预后；重症型NKH患者可每日550~750mg/kg，但苯甲酸钠并不能防止精神发育迟滞和运动发育迟缓的发生。对于合并癫痫的患者，可酌情加用抗癫痫药物，如氯巴占、地西泮、苯巴比妥、左乙拉西坦及卡马西平等。有研究表明，对于耐药性癫痫，左乙拉西坦更有效。禁用丙戊酸盐。

（七）遗传咨询和产前诊断

1. 孕前指导　本病为常染色体隐性遗传，

应避免近亲结婚，复合杂合或纯合突变可能为患者，携带者一般表型正常。如果上一胎临床表型符合，且经过基因确诊，母亲再次妊娠胎儿受累风险为 25%，与性别无关；如果双方都是本病的携带者，可在医生的帮助下，制订合理的生育策略，控制生育风险。

2. 产前诊断 在先证者具有明确的致病基因诊断或父母亲具有明确致病的携带位点时，可以进行羊水细胞、胎盘绒毛膜细胞基因检测、孕妇外周血无创产前筛查和胚胎移植前基因诊断。胎盘绒毛膜细胞基因检测在妊娠 9~14 周时完成；羊水细胞基因检测和孕妇外周血无创产前筛查需在妊娠 16~20 周时完成。

八、高甲硫氨酸血症

高甲硫氨酸血症（hypermethioninemia）属于先天性氨基酸代谢异常疾病，又称高蛋氨酸血症，最早于 1974 年被报道，是由于基因变异造成甲硫氨酸（methionine, Met）降解过程受阻，导致血液中甲硫氨酸蓄积的一种疾病。原发性高甲硫氨酸血症主要由于体内甲硫氨酸 -S- 腺苷基转移酶（methionine-S-adenosyltransferase I/III, MAT I/III）缺陷（OMIM 250850）、甘氨酸 -N- 甲基转移酶（glycine-N-methyltransferase, GNMT）缺陷（OMIM 606664）及 S- 腺苷同型半胱氨酸水解酶（S-adenosylhomocysteine hydrolase, AHCY）缺陷（OMIM 613752）所致，MAT1A 编码的 MAT I/III 缺陷为最常见病因。该病多数为常染色体隐性遗传，少数为常染色体显性遗传。大多无临床表现，少数有智力减退及其他神经系统症状。2023 年浙江大学医学院附属儿童医院报道，在 4 065 644 名新生儿中诊断出 35 例 MAT I/III 缺陷患儿，发病率为 1/116 161。我国近 780 万新生儿筛查资料显示，发病率为 1/104 262.

（一）病因和发病机制

体内 Met 正常代谢途径包括转硫与转氨两个过程。Met 产生同型半胱氨酸（homocysteine, Hcy）的转硫代谢途径（图 11-6）：Met 通过 MAT I/III 转变为 S- 腺苷甲硫氨酸（S-adenosylmethionine, SAM），作为甲基化供体经 GNMT 转变成 S- 腺苷

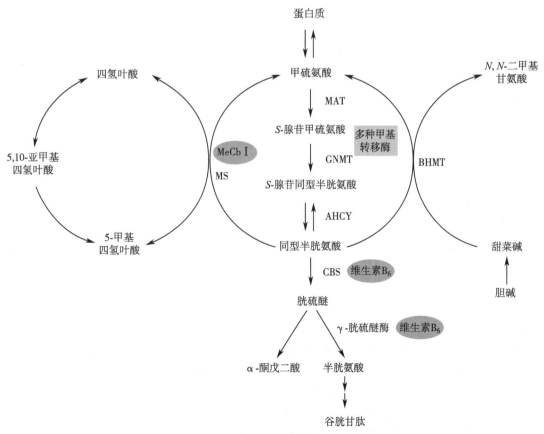

图 11-6 甲硫氨酸代谢途径

MAT. 甲硫氨酸 -S- 腺苷基转移酶；GNMT. 甘氨酸 -N- 甲基转移酶；AHCY. S- 腺苷同型半胱氨酸水解酶；
CBS. 胱硫醚 β- 合成酶；BHMT. 甜菜碱 - 同型半胱氨酸 - 甲基转移酶；MS. 蛋氨酸合酶；MeCb I. 甲钴胺。

同型半胱氨酸(S-adenosylhomocysteine，AdoHcy)，AdoHcy 再经 AHCY 生成同型半胱氨酸。上述转硫代谢途径中任何一种酶相关基因变异，导致酶活性降低，均影响甲基化反应，使血中 Met 水平增高，而同型半胱氨酸降低。Met 转氨途径中 Met 转氨酶或 2- 酮 -4- 甲基硫代丁酸氧化脱羧酶缺陷影响转氨，后者导致 Met 水平增高。

MAT1A 基因(OMIM 610550)定位于 10q23.1，表达在肝脏，包含 9 个外显子，编码 395 个氨基酸，MAT 有三种亚型——MAT Ⅰ、MAT Ⅱ和 MAT Ⅲ，MAT Ⅰ和 MAT Ⅲ是同工酶，分别为四聚体和二聚体亚单位，均由 *MAT1A* 编码，主要在肝脏组织中表达；MAT Ⅱ由 *MAT2A* 基因编码，主要在非肝脏组织中表达。*MAT1A* 基因变异造成 MAT Ⅰ/ Ⅲ缺陷，血 Met 浓度增高，而 MAT Ⅱ功能正常，血 AdoMet 浓度正常或轻度降低。目前国内外已报道的 *MAT1A* 基因变异有 150 余种，多为错义突变。遗传方式可呈常染色体显性，临床表型通常为良性，持续性单纯性高甲硫氨酸血症，最常见的变异报道为 R264H。也可呈常染色体隐性遗传，表现为不同程度的神经系统症状。发病机制为过量的 Met($>800\mu mol/L$)可降低大脑中钠钾 ATP 酶的活性，诱发氧化应激，增加乙酰胆碱酯酶的活性，引起大脑树突棘的下调，导致脑水肿、神经元死亡以及学习、记忆障碍。

(二) 新生儿筛查

1. 筛查方法   需要通过干血斑样本串联质谱(MS-MS)检测血 Met 浓度。

2. 筛查阳性判断标准   血 Met 增高($>60\mu mol/L$)，血 Met/Phe 比值增高。

3. 召回确诊检测方法   一旦检测到血 Met 和 / 或 Met/Phe 比值升高，需要召回复测血 Met，同时测定血 Hcy 浓度，血 Met 仍高、血 Hcy 正常或轻度降低，提示此病，需要进一步行基因检测确诊。

4. 筛查假阳性   筛查阳性患儿召回后复查，血 Met 浓度正常，判断为筛查假阳性，多见于出生后应激反应、出生 24~48 小时内采血、早产儿、低体重儿、代谢疾病失代偿状态等。

5. 筛查假阴性   由于出生后最初几天 Met 水平低或临界值过高，可出现筛查假阴性，对于临床高度疑似的患者，可应用二级筛查方法，同时检测血 Met、Hcy，以提高筛查阳性率。

(三) 临床表现

大多数患者无明显临床症状，少数出现神经系统异常表现，如生长发育延迟、甘蓝样气味、呼吸有恶臭味(二甲基硫醚升高)。MAT Ⅰ/ Ⅲ缺乏症临床表型多种多样，由无症状到不同程度的神经系统症状，如智力低下、认知障碍、肌张力障碍、反射亢进等。AHCY 缺陷者表现为肌肉、肝脏和神经系统异常，此外还可引起新生儿胆汁淤积、牙齿和头发异常、心肌病、视网膜变性等。

(四) 辅助检查

1. 生化检测   血转氨酶、肌酸激酶、甲胎蛋白(alpha fetoprotein，AFP)、凝血功能、血氨、血气分析。患者血清转氨酶肌酸激酶升高，AHCY 缺陷者可出现凝血酶原时间延长。

2. 代谢产物检测   血 Met、Hcy、AdoMet、AdoHcy 浓度。

3. 辅助检查   头颅 MRI、肝脏 B 超、心脏超声。

4. 基因检测   *MAT1A*、*AHCY*、*GNMT* 基因变异检测。

5. 肝脏活检   MAT Ⅰ/ Ⅲ活性测定。

(五) 诊断和鉴别诊断

1. 诊断

(1)临床表现：患者多无临床表现，部分患者表现为发育落后及肝脏损伤。

(2)代谢产物分析：血 Met 浓度持续增高，血 Hcy 降低或正常。

(3)基因变异检测：*MAT1A*、*GNMT*、*AHCY* 基因变异。

(4)酶活性：MAT Ⅰ/ Ⅲ缺陷者酶活性低下或测不出。

2. 鉴别诊断

(1)遗传性酪氨酸血症Ⅰ型：临床表现以肝脏病变(黄疸、肝大、肝硬化、肝衰竭、AFP 明显增高)为主，可影响凝血功能障碍，此外还有体格矮小、佝偻病、低血糖、肾小管病变等。血串联质谱检测以酪氨酸增高为主，可伴有血 Met 浓度升高，血琥珀酰丙酮增高是特异性鉴别指标。尿中有大量 4- 羟基苯乳酸、4- 羟基苯乙酸和 4- 羟基苯丙酮酸排出。

(2)胱硫醚 β- 合成酶缺陷型高同型半胱氨酸血症：表现为晶体脱位、血管病变(血管栓塞形成)、骨骼异常(马方综合征样体型，如蜘蛛样指 / 趾、膝外翻、长骨变宽、变薄及骨质疏松)和智力低下。鉴别要点是血 Met 伴 Hcy 浓度增高。

（六）治疗和随访

1. 饮食治疗　单纯性高甲硫氨酸血症患者是否应当进行饮食控制治疗存在争议。对于无临床症状的患者无须限制饮食，过度的饮食限制可导致 S- 腺苷甲硫氨酸缺乏以及蛋白质营养不良。当 Met 浓度>800μmol/L，需严格限制 Met 摄入，维持血 Met 浓度在 500~600μmol/L。血 Met 浓度<500μmol/L 的患者，不需要过度干预，仅需定期监测 Met 和 Met/Phe 比值。*MATA1* 杂合基因变异的患者可不予治疗，但携带纯合或复合杂合基因变异的患者，需密切监测血 Met 浓度和生长发育情况，定期进行神经认知评估及头颅 MRI 检查，如有神经系统症状应及时干预治疗。

2. 药物

（1）*S-* 腺苷甲硫氨酸：适用于通过限制饮食临床症状无改善的 MAT Ⅰ/Ⅲ 缺陷者，尤其是血 Met 浓度>800μmol/L 者。该药物可改善脱髓鞘及神经系统症状，有效剂量范围为 400~1 600mg/d。相关不良反应如头痛、烦躁不安、失眠和腹泻等。由于儿童仍存在口服摄入生物利用度和吸收性的问题，能否作为辅助治疗尚有待进一步研究。

（2）磷脂酰胆碱和肌酸：磷脂酰胆碱和肌酸的消耗是肌肉疾病的主要原因，目前已将该两种化合物的口服制剂用于 AHCY 缺陷的治疗。

（3）肝移植：曾有报道 AHCY 缺陷患者在肝移植术后，临床症状如神经系统异常等可明显改善，血 Met 浓度趋于正常，但其疗效和适应证仍需长期随访评估。

3. 随访

（1）血浆 Met 监测：强调个体化随访方案，对于新生儿期发现的无症状患者，应定期监测 Met 和生长发育情况。

（2）神经和认知评估：所有患者需定期评估，婴儿期每 2~3 个月 1 次，后每 6~12 个月 1 次，如有异常，应进一步行头颅 MRI 检查，检查脱髓鞘异常程度，并评估临床治疗的反应性。

（3）肝脏及肌肉损伤监测：定期监测转氨酶、AFP、凝血功能和肝脏 B 超，评估肝功能损伤程度；肌酸激酶评估肌肉损伤。婴幼儿期每 1~3 个月监测 1 次。

（七）遗传咨询和产前诊断

1. 孕前指导　高甲硫氨酸血症为常染色体隐性或显性遗传病，应避免近亲结婚。如果上一胎临床表型符合，且经过基因确诊，为常染色体隐性遗传，父母双方均为杂合子，子女发病的可能性为 25%；上一胎若为常染色体显性遗传，父母双方之一为杂合子，其子女中发病的可能性为 50%。孕前需在医生的帮助下，制订合理的生育策略，控制生育风险。

2. 产前诊断　对于高甲硫氨酸血症患者，由于大多数无临床症状或缺乏特异性表现，故不推荐均做产前诊断。如先证者存在严重神经系统症状，母亲下一胎妊娠期可进行产前筛查，通过妊娠 8~14 周行无创产前检测，或妊娠 9~11 周行绒毛活检，或妊娠 16~20 周抽取羊水分析胎儿高甲硫氨酸基因变异，进行产前诊断。胚胎植入前遗传学诊断可提供下一胎优生的方法。

（邱文娟、王瑞芳、韩连书、王斐）

第四节　脂肪酸 β 氧化障碍

人体组织细胞能量的主要来源是由线粒体脂肪酸（fatty acid，FA）β 氧化，尤其是禁食时，80% 的能量来自 FA。脂肪酸 β 氧化障碍（fatty acid oxidation disorder，FAOD）是一组由于脂肪酸进入线粒体进行 β 氧化过程中酶或转运蛋白功能缺陷导致脂肪酸代谢受阻，乙酰 CoA 生成减少、ATP 产生不足、能量合成障碍所引起的机体功能障碍性疾病，属常染色体隐性遗传。由于酶或转运蛋白在脂肪酸 β 氧化代谢过程中的位置不同，

因而临床表现和对机体的损害程度不一。在临床上，低血糖和肝功能障碍通常是主要表现，肝脏、心脏、骨骼肌、脑的损害最为常见。随着串联质谱技术在新生儿遗传代谢病筛查中广泛应用，三大类疾病中的脂肪酸 β 氧化障碍患儿能够被早期发现，并得到及时诊断和治疗。根据在脂肪酸 β 氧化障碍途径中涉及的酶或转运体不同，可分为以下 5 种：①位于细胞膜上的肉碱转运体（organic cation transporter，OCTN2）；②位于线粒体外膜

的酰基 CoA 合成酶（AS）；③肉碱棕榈酰转移酶Ⅰ（carnitine palmitoyltransferaseⅠ,CPT-Ⅰ）；④位于线粒体内的肉碱 - 脂酰肉碱转位酶（carnitine-acylcarnitine translocase,CACT）；⑤肉碱棕榈酰转移酶Ⅱ（carnitine palmitoyltransferaseⅡ,CPT-Ⅱ）（图 11-7）。我国一项 7 819 662 例新生儿 MS-MS 筛查结果研究显示,共确诊脂肪酸 β 氧化障碍患者 589 例,患病率为 1/13 276。2022 年浙江省统计资料显示本病总体患病率为 1/13 763,以原发性肉碱缺乏症最为常见,患病率为 1/24 262。

常见的脂肪酸 β 氧化障碍病名及主要临床表现见表 11-12。

表 11-12　脂肪酸 β 氧化障碍疾病汇总表

病名	疾病 OMIM 编号	基因和定位	基因 OMIM 编号	临床表现
原发性肉碱缺乏症 primary systemic carnitine deficiency	212140	SLC22A5 5q31.1	603377	急性能量代谢紊乱、心肌病、心律失常、肌无力、肝脏损害
肉碱棕榈酰基转移酶Ⅰ缺乏症 carnitine palmitoyl transferase I deficiency	255120	CPT1A 11q13.3	600528	低酮性低血糖或肝性脑病所致,突发呕吐、惊厥、昏迷、肝大,伴转氨酶升高、凝血功能异常、高脂血症、高氨血症、肾小管性酸中毒
肉碱棕榈酰基转移酶Ⅱ缺乏症型（婴儿型） carnitine palmitoyl transferase Ⅱ deficiency（infantile）	600649	CPT2 1p32.3	600650	低酮性低血糖、嗜睡、昏迷、惊厥、肝大、肝衰竭、心肌病
肉碱 - 脂酰肉碱转位酶缺乏症 carnitine-acylcarnitine translocase deficiency	212138	SLC25A20 3p21.31	613698	抽搐、嗜睡、昏迷、心肌病、心律失常、肝脏损害、肌肉损害
短链酰基辅酶 A 脱氢酶缺乏症 short-chain Acyl-CoA dehydrogenase deficiency	201470	ACADS 12q24.31	606885	发育迟缓、低血糖、肌张力低下、惊厥、行为问题,也可见心肌病、宫内发育迟缓和呼吸抑制,偶见急性酸中毒
3- 羟酰基辅酶 A 脱氢酶缺乏症 3-hydroxyl-CoA dehydrogenase deficiency	231530	HADH 4q25	601609	低酮性低血糖、癫痫、发育迟缓、小头畸形、暴发性肝衰竭,多伴有高胰岛素血症
中链酰基辅酶 A 脱氢酶缺乏症 medium-chain acyl-CoA dehydrogenase deficiency	201450	ACADM 1p31.1	607008	饥饿、疾病、应激状态下低血糖、嗜睡、呕吐、抽搐,可有脂肪肝、发育迟缓、肌无力
极长链酰基辅酶 A 脱氢酶缺乏症 very long-chain acyl-CoA dehydrogenase deficiency	201475	ACADVL 17p13.1	609575	心肌病型：心肌病、心肌酶升高、心包积液、瑞氏综合征；肝病型：反复发作的低酮性低血糖、肝功能异常；肌病型：发作性肌病、横纹肌溶解
长链 3- 羟酰基辅酶 A 脱氢酶缺乏症 long-chain 3-hydroxyl-CoA dehydrogenase deficiency	609016	HADHA 2p23.3	600890	低酮性低血糖、肝脏病变、心肌病、横纹肌溶解症、渐进性和不可逆的外周神经病及视网膜病变
线粒体三功能蛋白缺乏症 mitochondrial trifunctional protein deficiency	609015	HADHA HADHB 2p23.3	600890 143450	低酮性低血糖、肌张力低下、心肌病、肝功能障碍、肝大、横纹肌溶解症、外周神经性病
β 酮硫解酶缺乏症 beta-ketothiolase deficiency	203750	ACAT1 11q22.3	607809	急性发作的酮症性酸中毒、呕吐、嗜睡、高氨血症、高甘氨酸血症

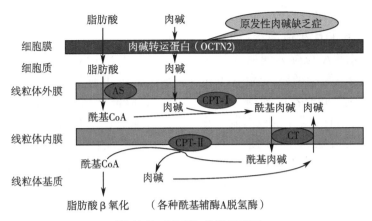

图 11-7　FAOD 代谢通路图

AS. 酰基辅酶 A 合成酶；CPT-Ⅰ. 肉碱棕榈酰转移酶Ⅰ；CPT-Ⅱ. 肉碱棕榈转移酶Ⅱ；CT. 肉碱 - 脂酰肉碱转位酶；OCTN2. 肉碱转运蛋白。

由于本组疾病起病年龄、临床表现和进展、对器官组织等的损害程度具有非特异性，疾病相对罕见（单病种患病率较低），因此临床上容易漏诊或误诊、较难获得及时诊断，给临床带来一定困难。但若能及时发现，经有效的药物治疗或特殊饮食等管理，可以提高患者生活质量，改善其预后。目前国际上广泛采用串联质谱法（MS-MS）进行新生儿筛查。2002 年在上海新华医院开展；浙江省于 2008 年对全省新生儿进行多项遗传代谢病的筛查，2023 年开始，该省已把 MS-MS 技术的新生儿疾病筛查纳入公共卫生项目，成为了财政支付的全面免费项目。我国《新生儿疾病串联质谱筛查技术专家共识》建议，14 种 FAOD 中的原发性肉碱缺乏症（PCD）、中链酰基辅酶 A 脱氢酶缺乏症（MACDD）、极长链酰基辅酶 A 脱氢酶缺乏症（VLCADD）是 3 种必筛疾病。

新生儿疾病筛查的目的是在出现临床症状前能够及时发现并给予明确诊断，早期治疗，改善疾病预后。以往 FAOD 的筛查主要基于生化检测，随着近年来新生儿基因筛查的蓬勃发展，基因检测的临床应用实践已显现其较大的价值。目前的研究一致认为，通过生化联合基因筛查可有效地提高 FAOD 的检出效率、降低假阳性率和假阴性率，同时可缩短疾病的确诊时间，是实现早期诊断、精准治疗，改善患儿预后的有效途径。此外，通过新生儿人群联合基因检测，可更快建立中国人群 FAOD 相关致病基因变异位点数据库，使更多本病患儿获得及时、准确的诊断；同时，使重症型尤其是新生儿早期夭折患儿有机会获得基因诊断，以便有效帮助家庭实现下一胎产前诊断，也可为家庭其他成员提供准确的遗传咨询，以免此类家庭再次遭遇不幸。

一、中链酰基辅酶 A 脱氢酶缺乏症

中链酰基辅酶 A 脱氢酶缺乏症（medium chain acyl-CoA dehydrogenase deficiency，MCADD；OMIM 201450）是一种常染色体隐性遗传病，无性别差异，但患病率有明显的种族差异，北欧人群患病率约为 1/7 500，是最常见的脂肪酸 β 氧化障碍性疾病；中国台湾地区患病率为 1/263 500；我国一项对 7 819 662 例新生儿筛查的调查，确诊 52 例 MCADD，患病率为 1/150 378；浙江省筛查 4 706 916 例新生儿，确诊患儿 20 例，患病率为 1/235 346，可见亚洲人群患病率相对较低。

（一）病因和发病机制

MCADD 是因 *ACADM*（OMIM 607008）基因发生突变导致其编码的中链酰基辅酶 A 脱氢酶（medium-chain acyl-CoA dehydrogenase，MCAD）蛋白功能缺陷，造成线粒体脂肪酸 β 氧化障碍，肝内酮体生成不足，能量生成减少和毒性代谢中间产物贮积引起的疾病。

MCAD 位于线粒体基质，在肝脏、骨骼肌、心肌、皮肤成纤维细胞中均有表达，能催化中链脂肪酸，主要特异性催化 C6~C10 β 氧化的第一步，去除两个电子，引入一个双链；然后经电子转移黄素蛋白（electron transfer flavoprotein，ETF）和电子转移黄素蛋白脱氢酶（electron transferring flavoprotein dehydrogenase，ETFDH）转运至线粒体呼吸链进行氧化磷酸化产生 ATP，在线粒体三功能蛋白的作用下，生成 1 分子乙酰辅酶 A 和 1 分子少 2 个碳原子的酰基辅酶 A，完成一次 β 氧化过程（见图 11-7）。

MCAD 缺乏时中链脂肪酸 β 氧化受阻，乙酰辅酶 A 生成减少，导致 ATP 和酮体生成减少；线粒体内 MCAD 蓄积，酰基辅酶 A 与游离辅酶 A 比值增大，累及糖有氧氧化及三羧酸循环，导致 ATP 进一步减少，使糖酵解加速；同时乙酰辅酶 A 的减少影响了丙酮酸羧化酶活性，糖异生被抑制。在 MCAD 缺陷的情况下，若肝糖原在长期禁食和高能量需求时耗竭，将导致低酮性低血糖。该基因在肝脏、心脏、肾脏、棕色脂肪等脂肪酸氧化速度快、能量需求高的器官组织内表达较高。线粒体内蓄积的中链酰基辅酶 A 与甘氨酸结合，产生己酰甘氨酸、辛酰甘氨酸、癸酰甘氨酸，通过肾脏排出，减轻毒性产物的作用；与肉碱结合，产生己酰基肉碱（hexanoyl-carnitine，C6）、辛酰基肉碱（octanoyal-carnitine，C8）、癸酰基肉碱（decanoyal-carnitine，C10），进一步代谢可导致继发性肉碱缺乏；转运到微粒体进行 ω 氧化，产生二羧酸，具有很强的肝毒性，其中以辛二酸对肝脏毒性作用最为严重。辛酸、癸烯酸、顺式 -4- 辛酸等有毒代谢物在血液、尿液、胆汁中贮积，从而导致氧化损伤，MCAD 脑病的发生与之有关。

本病为常染色体隐性遗传病，*ACADM* 是目前发现的唯一致病基因，位于染色体 1p31.1，蛋白长度 421aa，包含 12 个外显子。迄今 HGMD 数据库已报道了 180 余种 *ACADM* 基因突变位点，以错义突变为主。在不同的种族人群中，突变位点有所差异，最常见报道的突变是 c.985A>G（p.K329E）。北欧人群中，c.985A>G 致病基因携带频率在 1/100~1/40。其次常见的突变是 c.199T>C，导致第 42 位酪氨酸被组氨酸取代（p.Y42H），其在 MCADD 新生儿中的等位基因发生频率约为 6%，携带者频率为 1/500。在日本人、韩国人中 c.449-452del4（p.T150Rfs*4）突变最常见。在笔者中心确诊的 20 例 MCADD 患者中共检测到 13 种突变位点，其中 c.449-452del4（p.T150Rfs*4）为主要突变形式，提示该突变可能是东亚人群的热点突变。

（二）新生儿筛查

1. 筛查方法　本病病死率和神经系统后遗症发生率可高达 25%，若能早期发现将极大程度地改变不良结局。新生儿疾病筛查可实现症状前诊断和治疗，使该病的预后得到改善。随着串联质谱法（tandem mass spectrometry，MS-MS）新生儿遗传代谢病筛查的快速发展，许多国家和地区已将其纳入新生儿疾病筛查项目，我国专家也达成共识，建议把本病列入我国新生儿遗传代谢病 MS-MS 法必筛疾病。

采用 MS-MS 技术对出生 48 小时后的新生儿足跟滤纸干血片中的酰基肉碱检测，C6、C8、C10 升高（应根据当地实验室参考值范围判定），其中 C8 明显升高是 MCADD 的特征性变化，因此将 C8 作为该病新生儿筛查、临床诊断和随访监测的主要指标，结合 C8/C10 比值可提高诊断的灵敏度及准确性。

但在新生儿群体筛查中，若无代谢压力的情况下以 C8 诊断 MCADD 可能存在假阴性结果；此外，C8 也不是 MCADD 的特异性指标，在其他遗传代谢病、接受了丙戊酸钠治疗或以富含中链甘油三酯的饮食喂养时也会轻微升高。国外不同筛查中心以酰基肉碱分析诊断 MCADD 的阳性预测值差异显著，为 8%~78%，浙江省新生儿疾病筛查中心报告阳性预测值约为 7.5%。可见仅依据 C6、C8、C10 的增高来判断是否为 MCADD 会存在一定程度的假阳性和假阴性。由于继发性肉碱缺乏时，游离肉碱水平极低，C6~C10 升高可不明显，单纯的 MS-MS 筛查可导致一部分患者漏诊，假阴性率增高。当前国内外新生儿基因筛查快速发展，已有大量的前瞻性研究表明，结合传统的生化检测，新生儿基因筛查可显著提升新生儿筛查效率。由于本病致病基因较为明确，因此应用合理设计的包含 *ACADM* 基因的遗传代谢病靶向测序包（panel），通过测序分析检出变异而早期发现异常基因型，故 MS-MS 生化联合基因筛查可提高本病的筛查效率和阳性预测值。

2. 可疑召回　通常 C8 绝对值超过 2 倍或 C8 及 C8/C10 同时增高或基因筛查提示阳性结果时，应立即召回可疑患儿进行相关确诊试验。

（三）临床表现

由于遗传代谢病具有明显的异质性特点，基因与基因、基因与环境的相互作用（如细胞外环境、机体外环境或代谢压力因素）等均能影响疾病的表现和发展结局。MCADD 基因型与临床表型的关系尚不明确，故根据基因型并不能准确预测患者的临床表型及疾病严重程度。此外，生化指标的高低也并非衡量病情的绝对标准，轻症生化表型的个体仍有出现危及生命症状的潜在风险。当有饥饿、感染、发热或应激状态等诱发因素时可出现低血糖、呕吐、嗜睡，甚至发生癫痫；通常在 3~24 月龄起病，也可在成年期起病，部分患者甚至终生无症状。急性期有典型的低血糖表现，严重时血糖可无法测出，也有部分患者血糖正常。血糖降低伴酮体阴性有助于诊断，值得注意的是，部分患者表现为低酮症而尿中仍可测到酮体，存在误诊风险。50% 的患儿伴有肝大，病情进展迅速，最后昏迷、死亡。此外，尚可伴阴离子间隙增高、高尿酸血症、转氨酶升高和轻度高氨血症，儿童期心脏损害并不多见。成人期起病的患者临床表现多样，可有多器官受累，包括肌肉、肝脏、神经系统或心血管系统等。

MCADD 病死率较高，发病患者的病死率约为 25%，50% 的成人期急性起病患者死亡。即轻症患者和成人型患者都有猝死风险。约 1/3 的患者急性起病后出现后遗症，包括生长发育迟缓、心理行为问题、癫痫、脑瘫、偏瘫、慢性肌无力等。

（四）辅助检查

1. 常规实验室检查　包括血常规、尿常规、肝功能、血气分析、血糖、血氨等。可表现为低酮性低血糖、转氨酶增高、肌酸激酶升高、酸中毒、血氨升高等。

2. 血酰基肉碱谱检测　血酰基肉碱可发现 C6、C8、C10 升高（浙江省新生儿疾病筛查中心参考值分别为 0.03~0.17μmol/L、0.02~0.17μmol/L、0.03~0.22μmol/L），其中 C8 升高明显，是该病的特征性变化，因此将 C8 作为 MCADD 新生儿筛查、临床诊断和随访监测的主要指标。但当存在继发性肉碱缺乏时，游离肉碱水平极低，C6~C10 升高可不明显，结合 C8/C10 比值则可提高诊断的灵敏度及准确性。

3. 尿有机酸检测　MCADD 患者尿中二羧酸可增高（己二酸、辛二酸、癸二酸等），但病情稳定时二羧酸正常。因此，尿有机酸气相色谱 - 质谱（GC-MS）分析适用于疾病发作时，不适用于新生儿筛查。

4. 酶学检测　可通过检测患者白细胞、成纤维细胞等测定患者的 MCAD 酶活性而确诊。研究发现，残余酶活性高于 10%，临床表现较轻；低于 10% 症状较重，但仍受到环境因素的影响。目前国内临床尚未开展 MCAD 酶活性常规检测。

5. 致病基因分子检测　*ACADM* 分子检测是目前最常用的 MCADD 确诊手段。

6. 其他　根据患者情况选择相应检查，如惊厥、发育落后可行头颅 MRI、脑电图等检查；肝大者给予腹部 B 超检查。

（五）诊断和鉴别诊断

1. 诊断　通过 MS-MS 血酰基肉碱谱检测发现 C8、C8/C10 增高，结合基因检测确诊。

2. 基因报告解读　本病为常染色体隐性遗传疾病，遵循孟德尔遗传定律。发现 ACADM 基因等位基因致病性突变可确诊。

（1）检测到 2 个变异：①若为已报道的明确致病变异，提示为 MCADD 患者；②若为未报道变异，预测均为致病变异，提示可能为 MCADD 患者；③若为未报道变异，其中一个变异预测为致病不明确或良性，需要结合生化检验等鉴别是否为本病。

（2）检测到 1 个变异：提示可能为 MCADD 基因突变携带者，仍不能排除本病患者，可进一步行缺失 / 重复分析。高度怀疑者还需排除调控区、内含子变异或复杂染色体病可能，建议随访。

3. 鉴别诊断　由于本病缺乏特异性临床表现，还需要与瑞氏综合征、酮体生成障碍、尿素循环障碍、有机酸代谢病、呼吸链复合物缺陷、先天性糖代谢异常、戊二酸血症 Ⅱ 型、母源性因素、丙戊酸钠治疗、富含中链氨基酸奶粉喂养等导致的 C8 增高者鉴别。

（六）治疗和随访

1. 治疗

（1）避免饥饿、保证能量供应：无症状的 MCADD 婴儿的喂养频率应与非 MCADD 婴儿的喂养频率无差异。建议夜间禁食的最长时间：0~4 月龄，<4 小时；4~12 月龄，每个月可以增加 1 小时（禁食 4 小时 +1 小时 / 月，但最多禁食时间不超过 8 小时）。婴儿期后，儿童禁食时间不应超过 10~12 小时。建议有条件者在早上喂养前检查婴儿的血糖水平，以确定对夜间禁食的耐受性，并在必要时提出个性化的禁食建议。在儿童期，应制订适合年龄的膳食计划。所有 MCADD 患者应避免不吃饭和推荐禁食的减肥饮食。长时间和 / 或高强度运动应提供充足的碳水化合物摄入。当因医疗需要在术前、术后必须禁食时，建议使用静脉注射葡萄糖以防低血糖。

为了防止低血糖的发生，婴儿需要经常喂哺，睡前可摄入 1.5~2.0g/kg 生玉米淀粉作为复合碳水化合物的来源，以确保夜间有足够的葡萄糖供应，不可选用以中链甘油三酯为主要脂肪来源的婴儿配方奶粉。当处于严重分解代谢状态时，MCADD 孕妇有发生继发性肉碱缺乏、急性肝衰竭、HELLP 综合征（即溶血、转氨酶升高、血小板低下）等风险。

（2）急性期治疗：可通过口服葡萄糖片或加糖的非饮食饮料提供简单的碳水化合物来逆转分解代谢，促进持续的合成代谢。对于无法口服的患儿应立即静脉注射葡萄糖，剂量为 25% 葡萄糖溶液 2ml/kg 或 10% 葡萄糖溶液 10~12mg/(kg·min) 的速度以维持高于 5mmol/L 的血糖水平。

（3）左卡尼汀：目前对于 MCADD 患者是否需长期补充左卡尼汀治疗尚有争议，但大多研究建议当患者血游离肉碱低于正常时可小剂量补充。

（4）基因治疗：尚处体外研究阶段，有待发展。

2. 随访监测 临床症状改善、异常酰基肉碱指标下降（主要是 C8、C8/C10）提示治疗有效，血肌酸激酶（creatine kinase，CK）、转氨酶是监测病情评估疗效的理想指标。在婴儿出生后的数月内，需每月随访一次，以确保家庭了解和接受 MCADD 治疗。情况良好的婴幼儿常规随访的频率可根据患儿、家庭而个性化制订（表 11-13）。

表 11-13   MCADD 治疗随访监测建议

年龄 / 岁	随访频率	随访内容
0~1	至少 4 次 / 年	体格 / 智力发育评估、非正式饮食记录、MS-MS 检测（游离肉碱、酰基肉碱）、肌酸激酶、肝功能、血糖、电解质、血氨等
>1~18	1 次 / 年	根据临床出现的症状增加相应的辅助检查（如头颅 MRI、肝脏 B 超、心电图、超声心动图等）
>18	1 次 /2 年	非正式饮食记录，根据临床出现的症状增加相应的辅助检查

（七）遗传咨询和产前诊断

MCADD 为常染色体隐性遗传病，夫妻双方为杂合子时，每次妊娠后代均有 25% 的概率患病；50% 的概率为无症状携带者；25% 的概率正常。

建议：①避免近亲结婚；②对高危家庭首先需明确先证者基因类型，基因型明确且有再生育需求的家庭，可在妊娠 10~12 周时取绒毛膜绒毛或在妊娠 16~20 周时经羊水穿刺提取胎儿细胞 DNA，对突变已知家系进行产前诊断。

胚胎植入前遗传学检测（preimplantation genetic testing，PGT）可有效降低再发风险。

家族成员基因突变位点验证也可检出无症状患者或杂合子携带者，便于进行相关遗传咨询。

二、极长链酰基辅酶 A 脱氢酶缺乏症

极长链酰基辅酶 A 脱氢酶缺乏症（very long acyl-CoA dehydrogenase deficiency，VLCADD；OMIM 201475）是由于极长链酰基辅酶 A 脱氢酶缺陷，导致 C14~C20 脂肪酸 β 氧化障碍引起的疾病。本病属于常染色体隐性遗传，其患病率在不同地区有较大差异。欧美地区患病率为 1/12 万 ~ 1/5 万，为第二常见的线粒体脂肪酸氧化障碍疾病。沙特阿拉伯患病率高达 1/3.7 万。亚洲地区相对罕见，我国台湾地区新生儿疾病筛查报道的患病率为 1/39 万；浙江省筛查中心筛查 4 706 916 例新生儿，确诊 19 例 VLCADD 患儿，患病率为 1/247 732；上海顾学范教授的一项全国调查报告显示，筛查 7 819 662 例新生儿，确诊 31 例，患病率为 1/252 247。

（一）病因和发病机制

极长链酰基辅酶 A 脱氢酶缺乏症（very long acyl-CoA dehydrogenase，VLCAD）位于线粒体内膜，是催化 C14~C20 脂肪酸氧化代谢反应的第一步的酶。该酶在所有组织细胞中均有表达，尤其在心肌、骨骼肌、胎盘、胰腺高表达。酶活性缺陷直接导致线粒体内极长链脂肪酸氧化代谢障碍，毒性长链酰基肉碱在细胞内堆积，引起一系列临床症状和体征。本病由 *ACADVL* 基因（OMIM 609575）编码，位于 17p13.1，总长 5.4kb，含 20 个外显子，编码 655 个氨基酸。至今已发现 150 种致病变异。包括无义突变、错义突变、剪接突变，其中错义突变是最主要的突变类型，约占总突变的 57%，缺失变突约占 21%，剪切突变占 11%。HGMD 数据库已收录 230 余种 *ACADVL* 致病突变，其中 *ACADVL* c. 848T>C（p. V283A）变异在美国 VLCADD 人群较常见，c. 65C>A（p. S22X）在中东地区较常见，而在亚洲人群中 c. 1349G>A（p. R450H）变异的检出率较高。浙江省筛查中心共确诊 19 例 VLCADD 患者，检出 25 种突变，其中 17 种错义突变，3 种整码突变，2 种无义突变，2 种移码突变，1 种剪接突变，以错义突变为主。目前尚无热点突变区域，其中 c. 664G>A（p. G222R）、c. 1349G>A（p. R450H）、c. 1375C>T（p. R459W）、c. 1405C>T（p. R469W）、 c.1505T>A(p.L502Q)五个错义突变检出2次。

目前认为本病的基因型与临床表型有明显相关性。错义突变多导致酶活性降低和/或蛋白质稳定性降低，其临床表现较轻。一些无义突变和剪接突变通常导致酶活性完全缺失，引起严重的临床异常，严重型的心肌病型中无义突变占71%。由于酶的残余活性还受到温度等环境因素的影响，因此也有研究认为基因突变分析并不能准确预测疾病的严重程度。

（二）新生儿筛查

本病累及多脏器、多系统，导致功能障碍，病死率极高，新生儿疾病筛查使该病的预后获得了一定的改善。随着串联质谱（MS-MS）遗传代谢病筛查的发展，许多国家和地区已将本病纳入新生儿疾病筛查项目，我国专家也达成共识将本病纳入MS-MS必筛病种中。

采用串联质谱技术能够对出生48小时后的新生儿足跟滤纸干血片中的酰基肉碱进行检测，重要指标包括C14：1、C14：1/C10等。C14：1增高有诊断价值。

由于新生儿早产、疾病状态、母亲妊娠期营养等因素，单纯的MS-MS筛查可导致一部分患儿漏诊，假阴性率增高。虽然目前国内外尚无针对VLCADD的新生儿基因筛查的研究报道，但是由于本病致病基因较为明确，合理设计的遗传代谢病靶向测序包已较为成熟，通过测序分析可检出基因变异而早期发现和确诊。因此，联合基因筛查可提高本病的筛查效率和阳性预测值，并能明确疾病的基因型。

当C14：1显著增高或/和C14：1/C10增高或基因筛查提示阳性结果时，应立即召回可疑患儿进行确诊试验。

（三）临床表现

根据临床表现严重程度，可分为以下三种类型：心肌病型、肝型和肌病型。有研究报道，三型占比分别为46%、39%和15%。心肌病型属于重型，肌病型、肝型为轻型。心肌病型可见肥厚型/扩张型心肌病、心包积液、心律失常等，可迅速进展为心力衰竭、多器官功能衰竭。肝型主要表现为低酮性低血糖、肝大、肝功能损害。肌病型多表现为运动后发生横纹肌溶解、肌痉挛、肌痛，或运动不耐受，血中肌酸激酶水平很高。笔者医院的19例VLCADD患儿中死亡7例，病死率36.84%。

（四）诊断与鉴别诊断

1. 诊断　临床表现、异常生化指标及血酰基肉碱谱特征性改变是临床诊断的重要依据，确诊依靠基因或酶学分析。

（1）常规实验室检查：低酮性低血糖、代谢性酸中毒，可见肌酸激酶、肌酸激酶同工酶、乳酸脱氢酶、转氨酶水平升高。肌病患者可见肌红蛋白尿。

（2）串联质谱法血酰基肉碱谱分析：可见C14：1明显高于界限值及C14：1/C10（癸酰基肉碱）比值增高，其他长链酰基肉碱，如C14、C14：2、C16、C18：1水平增高，复查仍高则需召回可疑患儿。由于线粒体内蓄积的C14~C18酰基辅酶A与游离肉碱结合形成酰基肉碱转移出线粒体，因此本病患儿体内游离肉碱水平往往降低。

（3）尿气相色谱-质谱有机酸分析：可发现二羧酸尿，但轻症或无症状患者可显示阴性。

（4）病理学改变：可见心肌、骨骼肌细胞内脂质沉积，肝脂肪变性，线粒体外观可能异常，过氧化物酶体可能变大。

（5）酶学分析：可对患儿皮肤成纤维细胞、外周血淋巴细胞、心肌、骨骼肌细胞或组织进行VLCAD酶活性检测。酶学分析也是确诊金标准，但检测复杂，国内临床尚未开展。

（6）基因诊断：ACADVL基因突变分析是确诊金标准。

基因报告解读：本病为常染色体隐性遗传疾病，遵循孟德尔遗传定律；发现ACADVL基因等位基因致病性突变可确诊。检测到2个变异：①若为已报道明确致病变异，提示为VLCADD患者；②若为未报道变异，预测均为致病变异，提示可能为VLCADD患者；③若为未报道变异，其中一个变异预测为致病不明确或良性，需要结合生化检验等鉴别是否为本病。检测到1个变异：提示可能为VLCADD基因突变携带者，仍不能排除本病，可进一步行缺失/重复分析。高度怀疑者还需排除调控区、内含子变异或复杂染色体病可能，建议随访。

2. 鉴别诊断　由于本病缺乏特异性临床表现，尚需与心肌病、各种原因导致的肝功能障碍、肌病等鉴别。MS-MS检测的特异性指标及基因检测可明确诊断。

（五）治疗与随访

1. 治疗　治疗原则为避免空腹、保证能量供应和低脂饮食。

（1）急性期治疗　立即静脉注射10%葡萄糖10mg/(kg·min)及以上，维持血糖水平大于5.5mmol/L，刺激胰岛素分泌，从而抑制肝脏和肌肉组织脂肪分解。心功能可以在积极有效治疗后得到比较快的改善。急性期治疗还包括改善及保护重要脏器功能，需要及时纠正心律失常、防治横纹肌溶解及对症支持治疗等。

（2）长期治疗

1）避免饥饿：避免饥饿是非常重要的长期治疗措施。提倡频繁喂养为机体提供足够的热量，防止过多的脂肪动员。建议最长禁食时间为：6~12月龄婴儿不超过8小时；1~2岁幼儿不超过10个小时；>2岁的儿童不超过12小时。

2）饮食控制：应限制长链脂肪酸摄入，补充必需脂肪酸，同时保证每日足够的蛋白质和能量供应。饮食治疗应个体化，建议在营养医师指导下开展饮食治疗，制订每日食谱。

病情控制良好的患儿可通过补充必需脂肪酸以达到每日脂肪需要量，有症状的患儿每日长链脂肪摄入量建议控制在25%~30%。因核桃油、豆油、小麦胚芽油的亚麻酸/亚油酸比例较好，可优先选择。中链脂肪酸（medium-chain fatty acid，MCT）不需要依赖VLCAD催化可直接进入线粒体完成脂肪酸β氧化，MCT来源的能量应占每日总能量的20%。心肌病型患儿MCT供能则应达到每日总能量90%，长链脂肪酸占10%。肝型和肌病型患儿偶发肌痛或横纹肌溶解的MCT供能比例应达20%。在运动前补充MCT(0.25~0.50g/kg)或碳水化合物对运动后肌痛和肌无力的患儿是有利的。生玉米淀粉一般不建议在每日饮食中常规补充，但夜间或活动剧烈时补充可加强对空腹的耐受，也可作为急性期的治疗措施之一。

3）左旋肉碱：是否补充肉碱一直存在着争议，没有证据表明长期肉碱补充对疾病控制有利。短期应用可促进酮体生成，减少空腹低血糖发生。剂量一般为50~100mg/(kg·d)。

2.随访　临床症状改善、肌酸激酶、转氨酶正常，异常酰基肉碱指标下降提示治疗有效、病情改善。肌酸激酶、转氨酶是监测病情评估疗效的理想指标。游离肉碱对监测病情也有参考价值。在婴儿出生后的前6个月，需每1~2个月随访一次，以确保家庭了解和接受VLCADD治疗（表11-14）。

表 11-14　VLCADD 随访监测建议

年龄	随访次数	随访内容
0~6月龄	1次/(1~2)个月	体格/智力发育评估、饮食记录、MS-MS检测（游离肉碱、酰基肉碱）、肌酸激酶、肝功能、血糖、电解质、血氨、血尿常规等；此外，根据临床症状增加相应的辅助检查（如头颅MRI、肝脏B超、心电图、心脏B超等）
>6月龄~18岁	4次/年	体格/智力发育评估、饮食记录、MS-MS检测（游离肉碱、酰基肉碱）、肌酸激酶、肝功能、血糖、电解质、血氨、血尿常规等；对于年长儿，应询问是否有肌肉疼痛；应至少每年接受一次心脏超声检查和肝脏B超检查

（六）遗传咨询和产前诊断

VLCADD为常染色体隐性遗传病，夫妻双方为杂合子时，每次妊娠后代均有25%的概率患病；50%的概率为无症状携带者；25%的概率为正常。

应避免近亲结婚；对高危家庭首先需明确先证者基因类型，基因型明确且有再生育需求的家庭，可进行产前诊断。家族成员基因突变位点验证也可检出无症状患者或杂合子携带者，便于进行相关遗传咨询。基于新生儿疾病筛查病例的预后明显好于临床病例，建议本病纳入新生儿疾病筛查。

三、长链 3- 羟酰基辅酶 A 脱氢酶缺乏症

长链3-羟酰基辅酶A脱氢酶缺乏症（long chain 3-hydroyacy-CoA dehydrogenase deficiency，LCHADD；OMIM 609016）是一种罕见的脂肪酸β氧化代谢障碍性疾病，属于常染色体隐性遗传。LCHAD与长链烯酰-CoA水合酶（long chain enoyl-CoA hydratase，LCEH）、长链3-酮酰辅酶A硫解酶（long chain ketoacy-CoA thiolase，LCKT）共同组成长链脂肪酸β氧化途径中的关键酶，即多酶复合体线粒体三功能蛋白（mitochondrial trifunctional protein，MTP）。LCHAD是由4个α亚基和4个β亚基组成的异源八聚体。根据受累亚基不同，LCHAD可分为孤立型和伴有MTP缺陷的LCHADD：α亚基受累为孤立型LCHADD；α和β亚基受累为伴有MTP缺陷的LCHADD。

LCHADD全球发病率约为1/750 000~1/250 000，

欧洲地区发病率较高,尤其是波罗的海周围的国家,波兰被认为是发病率最高的国家,相关资料报道该病在波兰的发病率预计为 1/120 000~1/62 000;波美拉尼亚地区约为 1/20 000。我国 7 819 662 例串联质谱法多种遗传代谢病新生儿筛查结果显示,确诊 LCHADD 4 例,患病率为 1/1 954 916。

(一) 病因和发病机制

MTP 催化长链脂肪酸 β 氧化 4 步循环反应(氧化、水化、再氧化、硫化)中的第 3 步,在 MTP 作用下,每次可生成 1 分子乙酰辅酶 A 和少 2 个碳原子的脂酰辅酶 A。乙酰辅酶 A 可参与三羧酸循环进行氧化磷酸化供能,也可在肝脏形成酮体,在运动、饥饿、应激等情况下产生能量。其中,LCHAD 主要参与 C12~16 脂肪酸的 3- 羟酰基辅酶 A 的脱氢过程。

当长链脂肪酸 β 氧化受阻时,来自食物或内源性脂肪分解的长链脂肪酸不能被氧化,能量供应不足以满足机体需求。对于高能量需求的器官如心脏和骨骼肌,能量缺乏是致命的。长链脂肪酸氧化障碍时,长链脂肪酸和代谢中间产物将大量在细胞内蓄积,对心肌、骨骼肌、肝脏和视网膜等器官产生毒性作用,引起脂肪酸代谢障碍的临床表现。禁食期间,脂肪酸同时也是其他组织的重要能量来源。因此,在感染、长期禁食或强化运动等能量需求增加的情况下,会诱发 LCHADD 患者的严重临床症状。

LCHADD 是由于编码 LCHAD 的基因 *HADHA* 致病变异导致酶缺陷所致。*HADHA* 基因位于染色体 2p23,全长 52kb,含 20 个外显子,编码 763 个氨基酸。迄今已报道 59 种 *HADHA* 基因突变类型,以错义突变、剪接突变、小的插入 / 缺失突变常见。其中,最常见的突变是位于第 15 号外显子的 c. 1528G>C(rs137852769, p. E510Q),该突变位于 LCHAD 蛋白结构域的催化部位,导致脱氢酶活性降低,水合酶活性和硫解酶活性正常或轻度降低。多数 LCHADD 患者至少有一个该变异,其变异的频率为 65%~95%。有报道,波罗的海附近的人群中 c. 1528G>C 携带率最高,芬兰为 1/240,波兰为 1/169,爱沙尼亚为 1/173。但我国的一项针对 1 200 例汉族人群 *HADHA* 基因变异的筛查结果,未检出 c. 1528G>C 变异。

(二) 新生儿筛查

由于本病累及多脏器、系统,病死率极高,随着串联质谱法(MS-MS)遗传代谢病筛查的发展,该病可被早期发现、早期诊断和治疗,其预后可获得一定的改善。

1. 筛查方法 采用 MS-MS 能够对出生 48 小时后的新生儿足跟滤纸干血片中的酰基肉碱进行检测,血酰基肉碱谱可见长链酰基肉碱升高,其中 C14-OH、C16-OH、C18-OH 和 C18∶1-OH 是重要指标。

2. 基因筛查 早产、疾病状态的新生儿、母亲妊娠期营养等因素在单纯 MS-MS 筛查时可导致部分患者漏诊,假阴性率增高。联合基因筛查可提高本病的筛查效率和阳性预测值,并能明确疾病的基因型。

3. 可疑阳性召回 当 C14-OH、C16-OH、C18-OH 和 C18∶1-OH 增高或基因筛查提示阳性结果时,应立即召回可疑患儿进行确诊实验。

(三) 临床表现

大多数 LCHADD 患儿可在 1 岁内出现严重的临床症状,可累及多个器官、系统。由于胎儿 - 母体的相互作用,当胎儿存在 LCHAD 缺陷时,约 1/5 的孕妇有发生妊娠急性脂肪肝(acute fatty liver of pregnancy, AFLP)或 HELLP 综合征(溶血、肝功能异常和血小板减少)的风险。

孤立型患者仅有 LCHAD 酶活性降低,MTP 保持较好的稳定性。伴有 MTP 的 LCHADD 患者,由于多酶复合体的稳定性改变,组成 MTP 的三种酶活性均减低,临床表现复杂。

1. 临床分型 根据起病年龄和轻重,将 LCHADD 分为早发严重型、婴儿期发病的温和型和晚发性肌病型。

(1)早发严重型:发病年龄早,出生即可发病,病死率高达 40%~80%。此类型患者多器官受累,主要有致死性心肌病、肝性脑病或严重低酮性低血糖。其他临床表现有心包积液、心肌病(宫内)、心律失常、肌酸激酶升高、急性呼吸窘迫综合征等。

(2)婴儿期发病的温和型:幼儿后期或儿童期发病,病情较轻,大多数表现为伴或不伴肝大的低酮性低血糖症。肝脂肪变性可导致肝大,频繁喂养和低脂饮食有利于改善肝大。

(3)晚发性肌病型:青春期或成年后才开始出现症状,剧烈运动或应激反应通常是诱因。本型表现为肌无力或肌肉疼痛,严重时可出现横纹肌溶解症,肌酸激酶(CK)浓度可高达 200 000U/L。部分患者的 CK 长期处于 500~5 000U/L。当能量供应充足时,肌病表现也会明显改善。

2. 并发症　LCHADD 不同于其他长链脂肪酸代谢障碍疾病的特殊表现是远期并发症中的慢性周围神经病变和视网膜色素变性,此类并发症是最主要的表现,随着病程的发展而出现。研究发现,孤立型患者外周神经病变发生率低,视网膜病变发生率高;伴有 MTP 缺陷的 LCHADD 则相反。

(1)眼部改变:在 LCHADD 视网膜病变中,主要受累的细胞层是视网膜色素上皮细胞和脉络膜毛细血管层。首先表现为可见的视网膜色素沉着,随后出现整体或局部脱色区域,逐渐进展到后葡萄膜炎、近视和视网膜功能受损、视杆细胞和视锥细胞功能减退以及病理性视网膜电图(electroretinogram,ERG)。根据病程进展,视网膜病变可分为四个阶段:①眼底正常或苍白,视力和 ERG 正常;②后极视网膜色素上皮(retinal pigment epithelium,RPE)凝结,ERG 减弱;③脉络膜视网膜萎缩;④附加的后葡萄膜炎,ERG 消失。有严重症状的早发型新生儿患者,可在短期出现视网膜功能受损,并且进展迅速。长期随访显示,30%~50% 的患者存在不同程度的视网膜病变。

(2)周围神经病变:下肢病变最为常见,可表现为跟腱挛缩、足下垂,严重者丧失行动能力;部分患者可累及上肢或面部,表现为手部、腕部或面部肌无力。有研究发现,周围神经病变多发生在伴 MTP 缺乏症的患者,约占 80%,而孤立型 LCHADD 患者仅占 20%。

(3)认知障碍:表现为智力障碍和特异性孤独症行为;部分智力正常的患者在听力、词语记忆、适应性和执行功能方面存在缺陷。

(四)辅助检查

1. 常规实验室检查　常见低酮性低血糖、血乳酸升高。急性期表现为代谢性酸中毒、心肌酶谱升高(主要为肌酸肌酶、肌酸激酶同工酶及乳酸脱氢酶增高)、肝功能异常、血氨增高。肌病型患者可有肌红蛋白尿。

2. 血氨基酸谱和酰基肉碱谱检测　由于长链酰基肉碱的贮积,血酰基肉碱谱可见长链酰基肉碱升高,主要为 3- 羟基 - 豆蔻羟酰基肉碱(C14-OH)、3- 羟基 - 豆蔻羟烯酰基肉碱(C14:1-OH)、3- 羟基 - 棕榈羟酰基肉碱(C16-OH)、3- 羟基 - 棕榈羟烯酰基肉碱(C16:1-OH)、3- 羟基 - 油酸羟酰基肉碱(C18:OH)和 3- 羟基 - 油酸羟烯酰基肉碱(C18:1-OH)升高,其中 C14-OH、C16-OH、C18-OH 和 C18:1-OH 是重要指标。由于线粒体内蓄积的长链酰基辅酶 A 需与游离肉碱结合形成酰基肉碱而移出线粒体,故可同时存在组织游离肉碱水平降低。

3. 尿有机酸检测　尿气相质谱有机酸分析可检测出 C6~C14 的尿二羧酸和 3- 羟基二羧酸水平升高,如己二酸、辛二酸、3- 羟基己二酸、3- 羟基辛二酸等。轻症或伴有横纹肌溶解的患者,尿有机酸水平正常或升高不明显。

4. 酶学分析　对患者的皮肤成纤维细胞、外周血淋巴细胞和骨骼肌细胞或组织进行长酰基辅酶 A 脱氢酶活性测定可明确诊断,但目前国内临床尚未常规开展酶活性检测。

5. 基因变异检测　通过对 *HADHA* 基因 DNA 测序寻找突变以明确诊断。在伴有 MTP 的 LCHADD 患者中,应同时进行 *HADHB* 基因测序分析。

6. 影像学检查

(1)肌肉磁共振成像:对 LCHADD 患者的腰部到小腿肌肉群进行 MRI 扫描,多数患者表现为肢体远端尤其是腓肠肌内外侧以水肿为主的 T_1 加权成像高信号,病程长者可出现肌肉组织脂肪浸润,周围神经受累者肌肉萎缩明显。当肌酸激酶高水平时(CK>11 000U/L),腓肠肌的内侧和外侧 STIR 加权成像表现为高信号,其他肌群为稍高信号。T_1 加权和 STIR 高信号由脂肪或水含量增加引起,故肌肉 MRI 可用来监测疾病进展。

(2)视网膜电图:视网膜电图(electroretinogram,ERG)可评估视网膜功能。可扫描到视网膜变薄,甚至观察到视网膜色素沉着、视网膜萎缩、视网膜纤维化。

(五)诊断和鉴别诊断

渐进性且不可逆的视网膜病变和外周神经病变是 LCHADD 的特征表现;MS-MS 氨基酸和酰基肉碱谱检查可发现长链脂肪酸代谢中间产物增加。

LCHADD 是脂肪酸 β 氧化代谢障碍疾病的一种,易与该组疾病中的其他疾病混淆,主要根据血氨基酸谱及酰基肉碱谱检测、尿有机酸检测检查结果区分,基因检测可明确诊断。

(六)治疗和随访

本病的治疗原则为以饮食治疗为主,避免空腹,低长链脂肪酸、高碳水化合物饮食,保证足够的能量摄入,同时减少长链脂肪酸代谢中间产物的生成,积极对症治疗和预防并发症。

1. 避免空腹 新生儿患者一般间隔 3 小时喂养一次;<6 月龄婴儿间隔 4 小时;6~12 月龄婴儿夜间可间隔 6~8 小时;1~7 岁的儿童白天间隔 4 小时,夜间可延长 1 小时喂养;而成人一般间隔 8 小时。可在夜间或长时间剧烈活动时给予生玉米淀粉以加强对空腹的耐受性,通过生玉米淀粉持续释放葡萄糖,减少低血糖发生和脂肪的分解动员。

2. 中链甘油三脂 中链甘油三脂(medium-chain triglyceride,MCT)以中链脂肪酸为主要成分,其代谢不依赖于 MTP 的催化。MCT 可通过增加心肌的能量供应,改善心功能,减缓运动后的心率,增强患者的运动耐力,但目前尚无明确依据表明 MCT 对降低横纹肌溶解症的频率和严重程度有显著效果。总能量的 30% 来自 MCT,7.5% 来自长链脂肪酸(LCT,C14~24)和 3% 来自亚油酸的优化 MCT 比例配方可提供更高的必需脂肪酸摄入量,同时还直接提供了长链多不饱和脂肪酸,与传统 MCT 配方(总能量的 17% 来自 MCT,3% 来自 LCT,1.1% 来自亚油酸)相比更安全有效。MCT 的用量一般为 1.5g/kg,通过治疗,能够使血长链酰基肉碱和尿二羧酸水平降低至正常范围。

3. 左旋肉碱 由于游离肉碱能够与长链脂肪酸结合,形成酰基肉碱转运出线粒体,而导致肉碱的消耗,因此 LCHADD 患者常有继发性肉碱缺乏。但也有研究报道,LCHADD 患者应用左旋肉碱治疗时存在致死性心律失常的风险,因此建议当存在血游离肉碱降低时可以应用,并定期监测肉碱水平,推荐剂量为 50~100mg/(kg·d)。

4. 二十二碳六烯酸 二十二碳六烯酸(docosahexoenoic acid,DHA)是一种重要的 ω-3 脂肪酸。由于体内积累的长链 L-3- 羟基酰基肉碱和酰基 CoA,可能通过底物与累积代谢物竞争去饱和酶而干扰 DHA 生物合成中 α- 亚麻酸的连续去饱和或伸长,导致 DHA 水平降低,因此适量补充 DHA,对部分 LCHADD 患者的视力和周围神经病变有改善,建议剂量为 60~130mg/d。

5. 肌酸 文献报道,肌酸对孤立型 LCHADD 患者有效,可显著降低失代偿的严重程度和发生频率。由于磷酸肌酸是骨骼肌细胞内三磷酸腺苷再磷酸化的最直接储备,高剂量的口服肌酸可能导致能量储备增加,从而使临床症状得以改善。

6. 随访 包括病情变化、饮食情况、体格发育及运动语言发育进展;检测血常规、尿常规、血糖、

肝肾功能等常规实验室检查项目;建议根据病情需要,每年或每隔一年进行视网膜电图检查。其他定期选择的辅助项目包括肌肉 MRI、智力测试等。当患者处于发热、胃肠炎、上呼吸道感染等感染应激状态时,加强随访监测(表 11-15)。

表 11-15　LCHADD 随访监测建议

年龄	随访频率	随访内容
0~6 月龄	1 次 /(1~2)个月	体格 / 智力发育评估、非常规性饮食记录、MS-MS 检测(游离肉碱、酰基肉碱)、肌酸激酶、肝功能、血糖、电解质、血氨、血尿常规等;此外,根据临床症状增加相应的辅助检查(如头颅 MRI、肝脏 B 超、心电图、心脏 B 超等)
>6 月龄~18 岁	4 次 / 年	体格 / 智力发育评估、常规性饮食记录、MS-MS 检测(游离肉碱、酰基肉碱)、肌酸激酶、血生化、血糖、电解质、血氨、血尿常规等,询问有无眼部和肌肉症状;对于年长儿,应询问是否有肌肉疼痛;
	1 次 / 年	眼部检查、超声心动图、心电图、肝脏 B 超检查

(七) 遗传咨询和产前诊断

本病为常染色体隐性遗传病,夫妻双方为杂合子时,每次妊娠后代均有 25% 的概率患病;50% 的概率为无症状携带者;25% 的概率为正常。近亲婚配时发病率升高。

建议:①避免近亲结婚。②对高危家庭且有再生育需求的,首先需明确先证者的基因类型,基因型明确者,可在妊娠 10~12 周时取绒毛膜绒毛或在妊娠 16~20 周时经羊水穿刺提取胎儿细胞 DNA,对突变已知家系进行产前诊断。③胚胎植入前遗传学检测可有效降低再发风险。④家族成员基因突变位点验证也可检出无症状患者或杂合子携带者,进行相关遗传咨询。

四、短链 3- 羟酰基辅酶 A 脱氢酶缺乏症

短链 3- 羟酰基辅酶 A 脱氢酶缺乏症(short chain 3-hydroxyacyl-CoA dehydrogenase deficiency,SCHADD;OMIM 231530,OMIM609975)是指 3- 羟酰基辅酶 A 脱氢酶(3-hydroxyacyl-CoA dehydrogenase,HAD)缺乏,是一种脂肪酸氧化障碍性疾病,特征性临床表现是伴有持续性高胰岛素血症性低血糖,发病率不详。目前有学者认为 HAD 通过催化短中链 3- 羟基酰基辅酶 A 氧化参与线粒体脂肪酸 β 氧化。它对 3- 羟基癸烷基辅酶 A 的氧化催化效率至少是对 3- 羟基丁基辅酶 A 的 6 倍,由于其作用的底物主要为中链 3- 羟酰基辅酶 A,而短链 3- 羟酰基辅酶 A 脱氢酶(short chain 3-hydroxyacyl-CoA dehydrogenase,SCHAD),又称 2- 羟基 3- 甲基丁酰辅酶 A 脱氢酶(2-methyl-3-hydroxybuty-ryl-CoA dehydrogenase,MHBD;OMIM300256)或 17β- 羟基类固醇脱氢酶 10 型(17β-hydroxysteroid dehydrogenase,17β-HSD10),是一种多功能线粒体酶,其作用底物包括类固醇、异亮氨酸和脂肪酸,主要为短链甲基支链酰基辅酶 A,因此严格意义上 SCHAD 不应被称为 HAD,而属于短链脱氢酶 / 还原酶超家族,有学者将 SCHADD 称为 3- 羟酰基辅酶 A 脱氢酶 II 型(HAD II)。其发病率未见报道。两者的具体区别见表 11-16。

表 11-16   HAD 缺乏症和 SCHADD 的比较

特征	HAD 缺乏症	SCHADD
蛋白质结构	同源二聚体	同源四聚体
基因及其定位	*HADH* 基因定位于染色体 4q22~26	*HSD17B10* 基因定位于染色体 Xpl1.2
对不同碳链长度的底物的作用活性		
3-hydroxyacyl-CoA		
C16	+	−
C10	++++	++
C4	++	++++
3-hydroxy-2methylacyl-CoA		
C16	−	+~+++
C10	−	
C4		
临床特征	高胰岛素血症、低血糖	神经系统损害
尿有机酸	3- 羟基丁酸、3,4- 二羟基丁酸和 3- 羟基戊二酸升高	2- 甲基 -3 羟基丁酸升高

注:-. 无活性;+. 有活性;++. 较高活性;+++. 高活性;++++. 最高活性。

（一）病因和发病机制

由 *HADH*(ID:3033)基因编码的 HAD,是由 302 个氨基酸构成的同源二聚体。其在哺乳动物的胰岛细胞、肝脏、骨骼肌和心脏中高表达,存在于细胞线粒体基质中,作用于脂肪酸 β 氧化途径的第三步,即依赖 NAD 将 4~14 个碳的 3- 羟酰基辅酶 A 转化为 3- 酮酰基辅酶 A。HAD 在成熟胰岛 β 细胞中表达很高,可抑制谷氨酸脱氢酶(glutamate dehydrogenase,GDH)活性,当 HAD 缺乏时,抑制作用丧失,导致 GDH 活性不受调节,GDH 的过度刺激和细胞 ATP 的产生增加,导致胰岛素过度分泌引起高胰岛素血症。有研究认为,蛋白质敏感性和高胰岛素血症与 SCHAD 蛋白的非酶功能有关,胰岛 β 细胞中缺乏 SCHAD 蛋白导致低血糖与氨基酸,特别是与亮氨酸刺激的胰岛素分泌的敏感性增加有关。

HADH 基因位于染色体 4q22~26,包含 8 个外显子,全长 49kb,目前报道的致病性变异类型包括 P258L、c. 547-3_549del、c. 547-3_549del、IVS6-2A>G、M188V、R236X、c. 587delC、c. 261+IG>A。

HSD17B10(ID:3028)基因位于染色体 Xpl1.2,包含 6 个外显子,全长 4kb,其编码的 SCHAD 是 SDR 家族的一员,分子量为 108kDa 的同源四聚体。每个亚基含有 261 个残基,具有短链脱氢酶的结构特征,作为一种线粒体蛋白,参与脂肪酸、类固醇、氨基酸的代谢,其作用将 2- 甲基 -3- 羟基丁基辅酶 A 转化为 2- 甲基 - 乙酰乙酰辅酶 A,在人脑不同区域均有表达,在海马、下丘脑和杏仁核中的表达量明显高于大脑皮质和脊髓。SCHAD 的缺乏会影响支链脂肪酸和异亮氨酸的降解,并影响大脑发育和脑功能。

（二）新生儿筛查

1. 新生儿生后 48 小时采集足跟血,应用串联质谱方法检测血斑中酰基肉碱水平,短、中链羟酰基肉碱(C4-OH~C10-OH),特别是 C4-OH 的浓度超过本实验室界限值者作为 SCHADD 筛查可疑患者需要进一步召回复查。

2. 召回后进一步复查串联质谱酰基肉碱谱,如果 C4-OH 仍高于正常,进一步进行尿有机酸检测和基因检测。需要注意,饥饿状态下 C4-OH 也会升高。

目前未见到经新生儿疾病筛查途径诊断的 SCHADD 患者的报道,目前报道的 SCHADD 患者均为临床诊断。

（三）临床表现

HAD 缺陷患者数量少,报道的病例多在出生后一年内发病,表现为婴儿期出现持续的高胰岛素血症性低血糖,这与二氮嗪反应性高胰岛素血症相关。禁食等应激情况下有癫痫发作的报道。Tein等报道了一名 16 岁的女性患者,出现青少年发病的复发性肌红蛋白尿、低酮性低血糖性脑病和肥厚/扩张型心肌病。也有患者表现为婴儿猝死、暴发性肝衰竭、肌张力减退。

SCHADD 患者从婴儿期到儿童期均可发病,临床表现多样,主要表现为神经系统的损害,从智力发育迟缓到进行性神经退行性疾病。部分患者表现为手足舞蹈样动作伴智力低下和行为异常,女性杂合子也有精神发育迟滞、运动发育迟缓的病例报道。Rauschenberger 等在 HSD17B10 基因的外显子 3 中发现了半合子 c. 257A-G 转变,导致 asp86-to-gly(D86G)取代,患儿成纤维细胞显示出约 30% 的残余酶活性,临床表现为神经系统发育障碍,患儿 7 月龄时死于进行性肥厚型心肌病,提示表型的严重程度可能与残余酶活性无关。

(四)辅助检查

1. 常规实验室检查 低酮性低血糖,急性发作时可有肌酶、转氨酶升高。血中胰岛素和 C 肽水平升高,血氨中度升高,可伴有乳酸酸中毒、代谢性酸中毒。

2. 血串联质谱酰基肉碱谱分析 C4-OH~C10-OH 升高,主要是 C4-OH 升高。

3. 尿气相质谱有机酸分析 HAD 缺乏症患者尿液中 3- 羟基丁酸、3,4- 二羟基丁酸和 3- 羟基戊二酸的升高。部分患者尿有机酸检测正常。SCHADD 患者尿中 2- 甲基 -3 羟基丁酸升高。

4. 基因检测 HADH 基因和 HSD17B10 基因分析发现致病性变异。

(五)诊断和鉴别诊断

1. 诊断 新生儿筛查血 C4-OH 升高,或临床表现为持续性高胰岛素血症性低血糖、智力发育迟缓或进行性神经退行性疾病,通过进一步进行相关的基因检测而诊断。

2. 鉴别诊断 需要与其他脂肪酸氧化障碍性疾病进行鉴别诊断,特有的高胰岛素血症和基因检测可帮助鉴别。

(六)治疗和随访

与其他脂肪酸氧化障碍性疾病的治疗原则相似,避免饥饿,及时纠正低血糖。二氮嗪和氯噻嗪是治疗婴儿期持续性高胰岛素性低血糖的最佳方法。迄今报告的所有伴有 HADH 突变的高胰岛素血症病例对二氮嗪[5~15mg/(kg·天)]均有反应。限制饮食中的蛋白质也有助于减少低血糖发作的次数。癫痫发作时对症处理和应用抗癫痫药物。

(七)遗传咨询和产前诊断

HADH 基因致病性变异导致的 HAD 缺乏为常染色体隐性遗传。患儿的父母是 HADH 致病变异的携带者,患者同胞有 25% 的概率遗传双等位基因的 HADH 致病变异,50% 的概率是 HADH 致病变异的携带者,25% 的概率不是携带者。先证者父母的每一个兄弟姐妹都有 50% 的风险为 HADH 的携带者。

HSD17B10 基因致病性变异导致的 SCHADD 为 X 连锁遗传,母亲为疾病的携带者,子代有 50% 的概率患病,50% 的概率正常。

明确先证者的基因类型后可通过妊娠期绒毛或羊水 DNA 的检测进行产前诊断。

五、短链酰基辅酶 A 脱氢酶缺乏症

短链酰基辅酶 A 脱氢酶缺乏症(short-chain acyl-coenzyme A dehydrogenase deficiency,SCADD;OMIM 201470)是一种线粒体脂肪酸氧化障碍性疾病,大多数经新生儿疾病筛查途径诊断的患者无明显的临床症状,仅血液和尿液中分别显示丁基肉碱(C4)、丁酰甘氨酸和乙基丙二酸的升高;临床上有喂养困难、发育迟缓、癫痫发作和肌张力低下的病例报道。有研究认为,新生儿筛查发现的 SCADD 患者中发育迟缓、行为障碍等症状的发生率与筛查人群的发生率相当,表明 SCADD 患者没有特定的临床症状,所报道的临床患者的症状和 SCADD 的关联可能是巧合,是由其他原因引起。国外报道的 SCADD 患病率约为 1/50 000~1/35 000,国内报道的患病率为 1/56 257。

(一)病因和发病机制

SCADD 是由 SCAD 的编码基因 ACADS(基因 ID: 35)致病性变异引起的常染色体隐性遗传病。SCAD 属于黄素腺嘌呤二核苷酸(flavin adenine dinucleotide,FAD)依赖的酰基辅酶 A 脱氢酶,为线粒体脂肪酸 β 氧化代谢通路酰基辅酶 A 脱氢酶家族中的一员,主要催化 C4~C6 的短链辅酶 A 脱氢,生成三羧酸循环的乙酰辅酶 A。SCAD 由核基因组编码,在细胞质中作为前体蛋白合成,在线粒体内,SCAD 蛋白被折叠并组装成具有生物活性的形式。SCAD 蛋白是一个 168kDa 的四聚体,其中每个单体含有一个非共价结合的 FAD,用

于调节蛋白质的折叠以及其构象稳定性和生物活性。SCAD 活性受损导致其底物丁基辅酶 A（C4-CoA）及其衍生物丁基肉碱、丁基甘氨酸、乙基丙二酸和甲基琥珀酸在血液、尿液和细胞中积累。代谢物积累可能造成神经毒性，研究显示，乙基丙二酸通过抑制肌酸激酶活性，增加脂质过氧化和蛋白质氧化，降低 Wistar 大鼠大脑皮质谷胱甘肽水平，在体外抑制电子传递链活性等机制引起神经损害，但其直接的神经毒性作用尚不清楚。SCADD 积累的丁酸可以作为一种组蛋白去乙酰化酶，高水平调节基因表达，其挥发性也可能增加其神经毒性。一项体外研究显示，转染了 ACADS 基因 c.319C>T 的星形胶质细胞积累了活性氧（reactive oxygen species，ROS），可引起线粒体畸变，蛋白聚集本身可能具有细胞毒性，大多数与蛋白质错误折叠相关的疾病表现为线粒体畸形和细胞氧化应激的增加。

ACADS 基因定位于 12q24.31，全长约 13kb，由 10 个外显子组成，编码 1 238 个核苷酸，迄今报道的变异类型有 70 余个，其中有 2 个常见变异——c.511C>T 和 c.625G>A。来自丹麦的对照的 100 个 ACADS 等位基因的序列分析结果显示，c.511C>T 和 c.625G>A 的等位基因频率分别为 8% 和 21%；大多数 SCADD 患者是这两种常见变异的纯合子或复合杂合子，或者携带其中的一个。在一项对美国 694 名新生儿的研究中，约 6% 为 625G>A 纯合子，0.3% 为 511C>T 纯合子，1% 为复合杂合子。625G>A 和 511C>T 等位基因频率分别为 3% 和 22%，目前这两个变异被认为是多态性改变，由于大多数多态性纯合子的个体是无症状的，该基因变异多态性的存在可能代表一种易感状态，需要一个或多个其他遗传或环境因素存在从而导致疾病的发展。功能障碍的水平通常受到其他外部因素如温度和 pH 值的不利影响。ACADS 基因致病性变异多为错义突变，只有少数为功能丧失的变异。基因变异可能干扰蛋白质折叠和 / 或天然蛋白错义变体的稳定性，导致错误折叠蛋白质的过早降解和 / 或聚集，以及活性变异酶的数量减少。目前尚未观察到临床表型与基因型的相关性。有数据表明，尿液生物标志物（乙基丙二酸和甲基琥珀酸）水平与双等位基因致病变异存在相关性。

（二）新生儿筛查

1. 新生儿出生后 48 小时采集足跟血，应用串联质谱方法检测血斑中酰基肉碱水平，丁基肉碱（C4）的浓度超过实验界限值的 SCADD 筛查可疑患儿需要进一步召回复查；需要注意，异丁酰辅酶 A 脱氢酶缺乏症（isobutyryl-CoA dehydrogenase deficiency，IBDD）也表现为 C4 升高。

2. 召回后进一步复查 C4、C4/C2、C4/C3，如果仍高于正常，进一步进行尿有机酸检测和基因检测。

由于大多数 SCADD 无临床表现，生长发育正常，是否进行该病的新生儿筛查尚无共识。

（三）临床表现

大多数通过新生儿疾病筛查途径诊断的 SCADD 患儿无临床表现，病情呈良性过程。美国加利福尼亚州筛查了 2 632 058 名新生儿，确诊了 76 名 SCADD 患儿，对 31 名患儿进行了临床随访，其中 7 例患者分子检测到纯合或复合杂合致病性变异，8 例患者检测到含有一个 c.511C>T 或 c.625G>A 变异，7 例患者检测到 2 个等位基因 c.511C>T 或 c.625G>A 变异，均没有发现代谢紊乱的情况。因此，SCADD 也被视为一种生化表型而不是一种疾病。

非新生儿疾病筛查途径发现的有症状的 SCADD 患者，报道的临床表现多样，包括严重的面部畸形、喂养困难、发育迟缓、代谢性酸中毒、酮症性低血糖、嗜睡、癫痫发作、肌张力低下和肌病。SCADD 的症状通常出现在生命早期，最常见的是发育迟缓、肌张力低下、癫痫、行为障碍和低血糖，在随访期间症状会得到改善或完全消失。Pedersen 等总结的 114 名临床确诊 SCADD 的队列研究中，69% 表现为发育迟缓，是最常见的临床表现；20% 呈进食困难和肌张力低下；25% 表现为发育迟缓和癫痫发作；30% 发育迟缓但无癫痫发作；4 例无症状患者是通过家系研究或新生儿疾病筛查确诊。一项对 10 名患者进行的研究显示，8 例患者表现为发育迟缓，4 例患有肌病，也发现有与患者具有相同基因型的家庭成员无临床症状。其临床症状是否由其他原因引起或是多因素造成的仍有待深入研究。

Waisbren 研究发现，SCADD 患儿的母亲妊娠并发症的发生率相对较高。14 例患者中有 5 例出现妊娠高血压、心动过缓、子痫前期、轻度溶血、转氨酶水平升高和 HELLP 综合征。

（四）辅助检查

1. 血串联质谱酰基肉碱谱分析　血 C4 升高，也可伴 C5、C4/C2、C4/C3 升高。

2. 尿气相质谱有机酸分析　尿液中乙基丙二

酸、丁酰甘氨酸、甲基琥珀酸浓度升高。非空腹和疾病等应激情况下，尿中也可无异常表现。

3. SCAD 酶活性检测 患者的皮肤成纤维细胞、骨骼肌细胞等中 SCAD 酶活性检测，酶活性降低可确诊。

4. ACADS 分子基因 是确诊的金标准，*ACADS* 基因为纯合或复合杂合致病性变异。

（五）诊断和鉴别诊断

1. 诊断 新生儿疾病筛查血 C4 升高，或临床表现为非特异性症状包括发育迟缓、肌张力障碍、癫痫发作、代谢性酸中毒、低血糖等的疑似患者，检测血浆中 C4 浓度升高，尿有机酸分析乙基丙二酸和丁酰甘氨酸增加，在代谢应激期，甲基琥珀酸（乙基丙二酰辅酶 A 被甲基丙二酰辅酶 A 异构酶异构化的水解产物）也可能在尿液中排出。*ACADS* 基因检测到纯合或复合杂合致病性变异可明确诊断。当临床症状和 / 或生化结果与 DNA 测序结果不一致时，测量淋巴细胞、成纤维细胞或肌肉中的 SCAD 活性水平可能会有帮助。从培养成纤维细胞的组织培养基中检测酰基肉碱的水平可以可靠地反映细胞 SCAD 活性。

需要注意，SCADD 可能表现为正常的生化结果，其异常表现可能只在空腹和疾病等压力情况下表现出来。

2. 鉴别诊断

（1）异丁基辅酶 A 脱氢酶缺乏症：异丁酰辅酶 A 脱氢酶缺乏症（isobutyryl-CoA dehydrogenase deficiency，IBDD）导致异丁基肉碱升高，异丁基肉碱和丁酰肉碱为同分异构体，也表现为血 C4 升高，IBDD 临床表现相对轻微，有非特异性张力低下，出生时通常无症状。尿有机酸异丁酰甘氨酸升高，IBDD 是由 *ACAD8* 的双等位基因变异引起的，可通过尿有机酸和基因检测鉴别。

（2）多种酰基辅酶 A 脱氢酶缺乏症：多种酰基辅酶 A 脱氢酶缺乏症（multiple acyl-CoA dehydrogenase deficiency，MADD）也会出现血中 C4 和尿中乙基丙二酸升高，血中短、中、长链酰基肉碱均会升高，尿有机酸显示特征性的戊二酸升高，基因检测 *ETFA*、*ETFB* 或 *ETFDH* 有致病性变异。

（3）乙基丙二酸脑病变：表现为尿中乙基丙二酸水平远高于 SCADD。C4 可能更高，基因检测可鉴别。

（4）其他：线粒体呼吸链缺陷可表现为尿液中乙基丙二酸轻度升高，血液中 C4 轻度升高。可通过分子检测进行鉴别；另外，食用未成熟的西非荔枝果引起的牙买加呕吐病，由于其中含有酰基辅酶 A 脱氢酶的抑制剂，对长链和中链酶影响明显，可通过生化酰基肉碱水平进行鉴别。

（六）治疗和随访

目前针对 SCADD 治疗的必要性没有达成共识。

在急性危象期，与其他的脂肪酸氧化障碍性疾病相同，侧重于减少分解代谢，静脉注射高浓度葡萄糖［通常至少为 10% 的葡萄糖，8~10mg/（kg·min）］。尽管低血糖症并不常见，但也可以给予类似治疗。

慢性期管理可能无法显著改变临床病程。一般来说，患者的症状随着年龄的增长而改善。如有必要，预防措施包括避免禁食。低脂饮食的必要性还没有得到证实，因此 SCADD 不推荐限制脂肪饮食。有人认为，补充肉碱可以通过形成丁酰肉碱来增加代谢物的排出，可能比乙基丙二酸的排泄更好，但很少有数据支持这一假说。由于 FAD 是 SCAD 功能的重要辅助因子，补充核黄素被认为是一种潜在的增强 SCAD 的方法，但在 SCADD 中补充肉碱和核黄素的必要性和有效性仍未得到证实。

（七）遗传咨询和产前诊断

SCADD 为常染色体隐性遗传。患儿的父母是 *ACADS* 致病变异的携带者。患者同胞有 25% 的概率遗传双等位基因的 *ACADS* 致病变异，50% 的概率是 *ACADS* 致病变异的携带者，25% 的概率不携带致病变异。先证者父母的每一个兄弟姐妹都有 50% 的风险为 *ACADS* 的携带者。

明确先证者的基因类型后可通过妊娠期绒毛或羊水 DNA 的检测进行产前诊断。

六、多种酰基辅酶 A 脱氢酶缺乏症

多种酰基辅酶 A 脱氢酶缺乏症（multiple acyl-CoA dehydrogenase deficiency，MADD），又称戊二酸血症 II 型（glutaric acidemia type II，GA-II；OMIM 231680），是一组常染色体隐性遗传病。由于线粒体电子转运黄素蛋白（electron transfer flavoprotein，ETF）或电子转运黄素蛋白脱氢酶（ETF dehydrogenase，ETFDH）缺陷，引起至少 11 种依赖 ETF 作为电子受体的脱氢酶功能受损，导致的脂肪酸、支链氨基酸、赖氨酸、色氨酸及胆碱代谢障碍性疾病，不同患者临床异质性大，新生儿期发病常出现代谢紊乱伴或不伴先天畸形，轻型或迟发型常伴

肌无力和横纹肌溶解。该病在不同国家和地区发病率差异较大,美国报道发病率为 1/378 272,澳大利亚为 1/2 000 000~1/750 000,日本为 1/480 000;我国为 1/651 639,其中浙江报道的发病率为 1/299 753,我国南方人群发病率相对较高。

(一) 病因和发病机制

ETF 和 ETFDH 是线粒体电子传递过程中关键的电子转运体。目前已发现极长链酰基辅酶 A 脱氢酶(very long-chain acyl-CoA dehydrogenase, VLCAD)、中链酰基辅酶 A 脱氢酶(medium-chain acyl-CoA dehydrogenase, MCAD)、短链酰基辅酶 A 脱氢酶(short-chain acyl-CoA dehydrogenase, SCAD)、异戊酰辅酶 A 脱氢酶、2- 甲基丁基辅酶 A 脱氢酶、异丁基辅酶 A 脱氢酶、戊二酰辅酶 A 脱氢酶、肌氨酸脱氢酶等 11 种脱氢酶需依赖 ETF 将脱氢产生的电子转运至位于线粒体内膜的 ETFDH,并经由 ETFDH 所结合的泛醌 10(又称辅酶 Q_{10})转运至呼吸链复合体 Ⅲ,进行氧化磷酸化产生 ATP 为机体供能。ETF 或 ETFDH 缺陷可导致线粒体呼吸链电子转运障碍,造成脂肪酸、支链氨基酸、赖氨酸、色氨酸及胆碱脱氢受阻,大量旁路代谢产物,包括短链、中链及长链酰基肉碱(C4~C18),乳酸、戊二酸、2- 羟基戊二酸、乙基丙二酸、异戊酰甘氨酸、己二酸、辛二酸及癸二酸等多种有机酸蓄积,同时能量供应不足,导致骨骼肌、心肌、肝脏等多器官功能受损。

ETF 由 ETFα 和 ETFβ 两个亚单位组成,分别由 ETFA(基因 ID: 2108)和 ETFB(基因 ID: 2109)基因编码。ETFA 基因位于染色体 15q23~q25,包含 12 个外显子,编码电子转运黄素蛋白的 α 亚基;ETFB 基因位于 19q133,包含 6 个外显子,编码 β 亚基,这两个亚基组成的 ETF 呈异源二聚体,并结合 FAD 和单磷酸腺苷(adenosine monophosphate, AMP)组成发挥功能的 ETF。ETFDH(基因 ID: 2110)基因位于 4q33,含 13 个外显子,其编码的 ETFDH,由 FAD 结合结构域、铁 - 硫簇结构域及辅酶 Q_{10} 结合结构域组成,当 ETF/ETFDH 功能缺陷使线粒体氧化呼吸链脱氢酶脱氢产生的电子不能下传,引起线粒体呼吸链多种脱氢酶功能受阻,导致脂肪酸、支链氨基酸、维生素 B 及能量代谢障碍。ETFA、ETFB 和 ETFDH 基因致病性变异分别在 MADD 中占 5%、2% 和 93%。ETFA 和 ETFB 基因的致病变异导致严重的婴儿期发病,ETFDH 基因的致病变异多为迟发型发病的患者。

目前报道了 78 种 ETFA 的致病变异,44 种 ETFB 的致病变异和 380 余种 ETFDH 的致病变异,大多数为错义突变。不同国家和地区 ETFDH 基因谱存在差异,土耳其人和库尔德人的热点突变为 c.1130T>C,中国南方地区热点突变为 c.250G>A。

MADD 基因型 - 表型具有一定的相关性,双等位基因致病变异或致病变异严重影响 mRNA 表达或稳定性,导致蛋白质完全缺乏,可表现为最严重的 MADD 表型,即新生儿发病伴先天性畸形(MADD Ⅰ 型);致病性变异影响活性位点和 / 或致病性剪接位点变异,导致残留酶活性较低,更容易导致新生儿表现,但无先天性异常(MADD Ⅱ 型);至少有一种致病性错义变异而不影响活性位点、mRNA 表达或 mRNA 稳定性的患者,通常残留酶活性相对较高,可致晚发和较轻的疾病表型(MADD Ⅲ 型)。除了基因突变类型,环境温度也会影响酶的活性,温度升高,酶降解加速,会导致病情加重。

(二) 新生儿筛查

1. 新生儿生后 48 小时采集足跟血,应用串联质谱法检测干血斑中的游离肉碱及酰基肉碱谱可进行 MADD 的新生儿筛查。典型 MADD 患者可伴有短、中和长链酰基肉碱(C4~C18)不同程度增高。但需注意,部分轻型患者可仅表现为 C6~C18 或 C12~C18 增高,易与其他脂肪酸氧化代谢紊乱混淆,部分患者游离肉碱降低,酰基肉碱谱也显示正常。有研究认为,新生儿筛查酰基肉碱谱 C4~C18 中有 2 个或 2 个以上增高,同时(C4 × C5 × C8 × C14)/(C0 × C3)比值大于 0.005,应视为 MADD 高风险,须尽快通知复查。

2. 串联质谱复查后 C4~C18 多种酰基肉碱升高,需要进一步进行尿有机酸分析和基因检测。

需要注意,部分患者未急性发病的情况下,血酰基肉碱谱可显示正常,导致筛查结果的假阴性而漏诊。串联质谱和分子检测联合进行新生儿疾病筛查,可提高 MADD 的检出率。

(三) 临床表现

MADD 各年龄段可发病,根据其临床表现的严重程度分为 3 型,Ⅰ 型:新生儿期发病伴先天畸形和代谢紊乱;Ⅱ 型:新生儿期发病伴代谢紊乱,无先天畸形;Ⅲ 型:轻型或迟发型伴肌无力和横纹肌溶解。

1. **MADD Ⅰ 型** 新生儿在出生后数小时内出现症状,发病急、预后差,多数在出生后一周内死亡。最常见的临床表现是严重的代谢紊乱,包括代谢性酸中毒、低血糖和高氨血症。常出现呼吸急促和呼吸窘迫、肝大、肌张力低下、代谢性脑病。先天畸形包括鼻子短、鼻孔前倾、长人中、低耳位、宽鼻梁、前额突出等面部特征,另外会出现泌尿系统和骨骼的畸形,包括多囊肾、尿道下裂、足外翻等。

2. MADD Ⅱ型 通常在新生儿出生后几天内出现代谢失代偿,预后差,大多数患儿在最初的发作中死亡。新生儿期存活的患儿常由于肥厚型心肌病或瑞氏综合征样反复代谢紊乱在婴儿期死亡。该型不伴有先天畸形。

3. MADD Ⅲ型 临床最为常见,临床表现相对较轻,主要表现为慢性肌肉骨骼症状,肌无力、肌痛、运动不耐受和横纹肌溶解症。肌病呈进行性或波动性,主要为近端肌病,颈部肌肉和咬肌无力也很常见。部分伴心脏增大、心肌病、肝大、肝损害和脂肪肝等器官损伤。在饥饿、疲劳、感染等应激情况下,肌无力会加重,部分会出现急性代谢失代偿发作,表现为反复发作的呕吐,伴有低酮性低血糖、代谢性酸中毒和肝功能障碍,或瑞氏综合征样发作。代谢失代偿期间可能发生心律失常和心脏舒张功能障碍。一旦出现呼吸衰竭,需要辅助通气,严重者猝死。大部分患者对大剂量维生素 B_2 反应良好,可以逆转症状。少数情况下,迟发型 MADD 患者除了近端肌病外,还可能出现严重的感觉神经病。表现为四肢麻木和感觉性共济失调。感觉神经病变在核黄素治疗中是不可逆的。

(四)辅助检查

1. 生化检测 失代偿期出现代谢性酸中毒、低酮性低血糖、血氨升高、肝脏转氨酶升高、肌酸激酶升高,稳定期可无异常。

2. 血酰基肉碱谱检测 典型患者血酰基肉碱谱分析短链、中链和长链酰基肉碱(C4~C18)、C5DC、C12:1、C14:1、C16:1、C18:1 均有不同程度增高;迟发轻型患者可仅显示中长链酰基肉碱(C6~C18)或仅长链酰基肉碱(C12~18)增高。部分患者血液游离肉碱降低的情况下或迟发型的无症状阶段,酰基肉碱谱可表现正常。

3. 尿有机酸氨基酸分析 尿中可有大量有机酸排出,乳酸、戊二酸、2-羟基戊二酸、2-羟基丁酸、2-羟基异己酸、3-羟基异戊酸、5-羟基己酸、乙基丙二酸、己二酸、辛二酸、癸二酸及其他二羧酸升高。尿酰甘氨酸包括异丁酰甘氨酸、异戊酰甘氨酸、己酰甘氨酸、辛酰甘氨酸升高。代谢物的单独

升高可能是间歇性的,无症状型患者尿有机酸可以正常,迟发轻型患者可能仅显示乙基丙二酸、己二酸增高。

4. 影像学检查 脑部 MRI 可显示脑室周围白质病变、基底神经节和胼胝体的信号强度升高。腹部超声或 CT 可见肝大或脂肪肝,部分患者见心脏扩大、肾囊肿。

5. 酶活性检测 患者皮肤成纤维细胞的脂肪酸流量分析显示 ETF/ETFQO 酶活性降低,其他呼吸链酶活性及细胞内辅酶 Q_{10} 水平降低或正常。

6. 肌肉活检 肌肉活检显示肌纤维内大量脂滴沉积,以Ⅰ型肌纤维受累为主,可见破碎肌红纤维,电镜下亦可见脂质沉积性肌病的病理改变。

7. 分子检测 *ETFA*、*ETFB*、*ETFDH* 基因纯合或复合杂合致病性变异有助于明确疾病诊断。

(五)诊断和鉴别诊断

1. 诊断 串联质谱筛查显示 C4~C18 增高或临床出现代谢紊乱、肝脏损害、肌病等高度怀疑 MADD 新生儿,进行串联质谱多种酰基肉碱检测、尿有机酸和相关的基因分析有助于明确诊断。

2. 鉴别诊断

(1)维生素 B_2 代谢异常的其他疾病:包括黄素腺嘌呤二核苷酸合成酶缺乏引起的脂质沉积性肌病、核黄素转运蛋白缺乏症、Brown-Vialetto Van Laere 综合征,分别由 *FLAD1*、*LC52A1*、*SLC52A2* 和 *SLC52A3* 基因致病性变异引起,与 MADD 具有重叠的表型特征,可以通过酰基肉碱谱分析、尿有机酸分析和分子检测进行鉴别。

(2)脂肪酸氧化障碍性疾病、尿素循环障碍性疾病和糖原贮积症:这些疾病和 MADD 在临床表现上难以区分,均可在新生儿期发病,多表现为代谢失代偿,可以通过酰基肉碱谱分析、尿有机酸分析和分子检测进行鉴别。

(3)多发性肌炎:表现为亚急性、进展性和对称性四肢近端无力,与迟发型 MADD 的患者表现类似,肌肉活检有明显炎症细胞浸润,血液酰基肉碱谱无特殊改变。可以通过酰基肉碱谱分析、尿有机酸分析和分子检测进行鉴别。

(六)治疗和随访

1. 急性代谢紊乱期的处理

(1)一般处理:提供足够的热量和液体入量,及时纠正低血糖、代谢性酸中毒和降低血氨。静脉输注葡萄糖 8~12mg/(kg·min),维持血糖在 5.5mmol/L 以上;补充肉碱 50~100mg/(kg·d),促进有机酸排

泄,若血 pH 值<7.1,可给予碳酸氢钠纠酸治疗;应用苯甲酸盐、苯乙酸盐/苯丁酸盐和精氨酸等药物降低血氨,仍存在严重的高氨血症和精神状态改变,应及时应用血液透析和血液滤过清除血氨。注意限制脂肪和蛋白的摄入。

(2)横纹肌溶解的处理:必要时开始静脉注射含有 10% 葡萄糖和电解质的液体,维持在生理需要量的 1.5~2.0 倍,以提供足够的能量和液量,确保尿量大于 3ml/(kg·h),以防止急性肾衰竭。如果就诊时出现急性肾衰竭,应密切监测,必要时进行血液透析。

2. 疾病稳定期处理　避免劳累、饥饿、感染等诱发因素,减少代谢紊乱的发生,给予低脂高热量饮食。维生素 B$_2$ 治疗有效的患者应终生补充大剂量维生素 B$_2$,大部分迟发型患者口服维生素 B$_2$ 100~300mg/d 可改善临床症状。MADD 患者常合并继发性肉碱缺乏,补充左卡尼汀 50~100mg/(kg·d)有助于改善脂肪酸氧化代谢帮助代谢毒物的排出。辅酶 Q$_{10}$ 是 ETF/ETFDH 复合物的电子受体,具有抗氧化作用。补充辅酶 Q$_{10}$ 60~240mg/d 可改善线粒体功能。

治疗中的注意事项:避免高脂肪、高蛋白饮食,限制碳水化合物的生酮饮食;避免挥发性麻醉剂和含有高剂量长链脂肪酸的麻醉剂(如丙泊酚和依托咪酯)的应用;在急性代谢危象期间避免静脉应用脂肪乳。

3. 其他治疗进展

(1)苯扎贝特:苯扎贝特(bezafibrate)是一种降血脂药物,是过氧化物酶体增殖激活物受体的激动剂,增加了参与线粒体脂肪酸氧化的几种酶的表达。剂量一般为 10~20mg/(kg·d),分 2~3 次口服。

(2)D,L-3 羟基丁酸钠:Willemijn 研究显示,23 例 MADD 患者应用 D,L-3 羟基丁酸钠(D,sodium L-3 hydroxybutyrate,NaHB)100~2 600mg/(kg·d),16 例(70%)心肌病、脑白质营养不良、肝脏症状、肌肉症状和/或呼吸衰竭患者的临床症状改善。NaHB 对神经病变无效。报告的副作用包括腹痛、便秘、脱水、腹泻和呕吐/恶心,治疗的中位时间为 2 年,结论认为 NaHB 对 MADD 患者是有效和安全的。

4. 随访监测　病情稳定期 3~6 个月随访复查,随访内容包括体格检查、血酰基肉碱谱检测及尿有机酸分析、血氨、肝肾功能、肌酶、血气分析、血常规、心脏功能等,定期评估体格和智力发育状况。随访时间根据个体差异而定。

(七)遗传咨询和产前诊断

MADD 为常染色体隐性遗传。患儿的父母是致病变异的携带者。患者同胞有 25% 的概率遗传双等位基因的致病变异,50% 的概率是致病变异的携带者,25% 的概率不携带致病变异。先证者父母的每一个兄弟姐妹都有 50% 的风险为携带者。

明确先证者的基因类型后可通过妊娠期绒毛或羊水 DNA 的检测进行产前诊断,测定羊水中的酰基肉碱谱和有机酸分析可帮助诊断。

(孔元原、黄新文、杨茹莱)

第五节　肉碱转运障碍

脂肪酸 β 氧化(fatty acid β-oxidation,FAO)是体内脂肪酸分解的主要途径。在空腹或长时间运动时,以甘油三酯形式存储在脂肪组织中的长链脂肪酸经过脂肪酸活化、脂酰 CoA 进入线粒体、β 氧化生成乙酰 CoA、进入三羧酸循环和氧化呼吸链供能四个步骤进行分解代谢。其中,FAO 的限速步骤为脂酰 CoA 进入线粒体,而胞质中活化的长链脂酰 CoA 则需要肉碱协助转运。因此,肉碱转运障碍将会导致脂酰 CoA 无法转运至线粒体基质,影响后续代谢。

肉碱转运需要肉碱棕榈酰转移酶(carnitine palmitoyl transferase,CPT)系统,包括 1 个转运体和 2 个线粒体膜酶(肉碱棕榈酰转移酶、肉碱-脂酰肉碱转位酶)。CPT 系统的主要作用在于使长链脂肪酸跨膜进入线粒体基质,从而进行代谢功能。其具体步骤如下:线粒体外膜上的肉碱棕榈酰转移酶 I (carnitine palmitoyl transferase I,CPT-I)催化脂酰 CoA 转换为酰基肉碱;线粒体内膜上的肉碱-脂酰肉碱转位酶(carnitine-acylcarnitine translocase,CACT)将酰基肉碱转运至线粒体基质中;进入线粒体基质的酰基肉碱在肉碱棕榈酰转移酶Ⅱ(carnitine palmitoyl transferase Ⅱ,CPT-Ⅱ)的作用下转换为脂酰 CoA 和游离肉碱,脂酰 CoA 在 FAO 作用下转换为乙酰 CoA;一部分游离肉碱通过 CACT 转移到线粒体外,另外一部分可以与乙酰 CoA 在 CPT 作用下生成 CoA 和乙酰肉碱,乙酰肉碱也可以通过 CACT 转移到线粒体外。以上任何一个环节出现问题,均会导致肉碱转运障碍,影响 FAO 过程。本节对肉碱转运障碍中的原发性肉碱缺乏症、肉碱棕榈酰转移酶Ⅰ缺乏症、肉碱棕榈酰转移酶Ⅱ缺乏症以及肉碱-脂酰肉碱转位酶缺乏症进行阐述。

一、肉碱棕榈酰转移酶Ⅱ缺乏症

肉碱棕榈酰转移酶Ⅱ缺乏症(carnitine palmitoyltransferase Ⅱ deficiency,CPT-ⅡD;OMIM 600650)是一种罕见的常染色体隐性遗传性脂肪酸 β 氧化代谢疾病,主要机制为线粒体中长链酰基肉碱代谢障碍。

(一)病因和发病机制

CPT-Ⅱ属于 CPT 系统,与 CPT-Ⅰ不同,CPT-Ⅱ的主要功能是催化线粒体基质内的酰基肉碱,重新转变为相应的脂酰 CoA 及游离肉碱,产生的脂酰 CoA 可用于脂肪酸 β 氧化,肉碱则返回线粒体的外膜用于脂肪酸再运输。CPT-Ⅱ酶活性降低或缺乏,将导致大量的酰基肉碱堆积于线粒体基质内,线粒体 β 氧化过程受阻,肉碱转运出现障碍,影响能量代谢,同时代谢产物的毒性作用也将导致一系列生化异常和脏器损害。

(二)新生儿筛查

CPT-ⅡD 较罕见,国内外仅报道 300 余例患者,不同国家和地区之间患病率存在差异。新生儿疾病筛查有助于早期识别该病,日本新生儿筛查 CPT-ⅡD 的患病率在 1/248 627,德国为 1/7 510 000。我国大陆地区新生儿筛查 CPT-ⅡD 的患病率为 1/1 014 237,台湾地区为 1/696 000。

应用串联质谱技术(MS-MS)进行新生儿筛查,C16 和 C18:1 升高是该病的特异性指标,但存在假阴性情况,加用(C16+C18:1)/C2 作为新生儿筛查结果判读阳性指标,可能更有助于识别该病。部分国家联合应用(C16+C18:1)/C2 和 C12/C0 进行新生儿筛查,可以有效减少假阳性,灵敏度和特异度较高。如出现以上指标异常,判读为新生儿筛查阳性,需进行召回复查。

(三)临床表现

CPT-ⅡD 可分为致死性新生儿型(OMIM 608836)、婴儿型(OMIM 600649)、迟发型(OMIM 255110)及急性脑病型(OMIM 614212)。

1. **致死性新生儿型** 通常在胎儿期即有脏器发育异常,其中脑发育畸形较常见,因此在胎儿期较难识别。该型患儿多在生后不久出现低体温、呼吸衰竭、肝大、肝衰竭、心脏肥大、心律失常、肌张力低下、反射亢进、抽搐、昏迷等临床表现,病死率较高,目前报道此类型的患儿几乎均在出生后 2 天至 6 周内死亡。

2. **婴儿型** 婴儿期发病,临床表现为肝大、心脏扩大和心律失常、惊厥、反复发作低酮性低血糖症。发热、禁食和某些疾病如病毒感染为常见诱因,可导致猝死。

3. **迟发型** 首次发作可出现在儿童期或成年期,男性多见。常见的诱发因素包括长时间体育锻炼、禁食和感染,寒冷、睡眠不足及全身麻醉也可诱发。发作期主要表现为肌肉疼痛、无力及横纹肌溶解,严重者可引起肾衰竭。该病患者间歇期肌酸激酶水平多正常(仅 10% 的患者永久性升高),空腹时生酮作用降低,血浆和组织中肉碱水平正常。绝大多数患者仅有数次发作期表现,少部分患者可出现经常性日常活动后的肌肉疼痛。

4. **急性脑病型** 该型病死率较高。通常由流感病毒、腺病毒、人类疱疹病毒 6 型、轮状病毒、支原体等感染因素诱发,其中流感病毒最多见。该型以持续高热伴 12~48 小时内惊厥为主要特征,还可出现昏迷、多器官衰竭、脑水肿等。

(四)辅助检查

1. **常规实验室检查** 低酮性低血糖,肌酸激酶升高(浓度超过正常水平的 5 倍时,需排除心脏或脑部疾病),其他如肝脏转氨酶升高、尿肌红蛋白升高等。严重者会出现肝脏、肾脏等器官功能衰竭。

2. **血酰基肉碱谱检测** 游离肉碱水平降低,长链酰基肉碱水平升高,C12~C18:1 升高,尤其 C16 和 C18:1 明显升高。

3. **尿有机酸检测** 二羧酸升高或正常。

4. **酶活性测定** 致死性新生儿型和婴儿型患者的淋巴细胞和骨骼肌中 CPT-Ⅱ酶活性通常低于正常的 10%。迟发型患者骨骼肌线粒体中可检测到 CPT-Ⅱ酶缺陷,成年发病者成纤维细胞中酶活性测定为正常的 25%。

5. 基因检测 多由 *CPT2* 基因突变所致，该基因位于 1p32.3，包含 5 个外显子。目前已报道 90 余种突变，大部分为错义突变。国外婴儿型和致死性新生儿型多为 p. Lys414ThrfsTer7；迟发型患者的常见位点变异依次为 p. Ser113Leu、p. Lys414ThrfsTer7、p. Pro50His、p. Arg503Cys、p. Gly549Asp、p. Lys414ThrfsTer7、1 p. Met214Thr。

(五) 诊断和鉴别诊断

1. 诊断 基于以上各型临床表现存在异质性，MS-MS 检测成为该病诊断的主要方法，发现 C12~C18：1 升高，尤其是 C16 和 C18：1 明显升高，排除其他类似临床和生化表现的疾病后可诊断该病。*CPT2* 基因检测联合酶活性测定有助于分子诊断及后续治疗。

2. 鉴别诊断

(1) 其他引起 C12~C18：1 升高，尤其是 C16 和 C18：1 升高的疾病：包括多种酰基辅酶脱氢酶缺乏症、肉碱 - 脂酰肉碱转位酶缺乏症，可通过尿气相色谱测定谷氨酸及 3-OH- 谷氨酸鉴别。

(2) 其他引起横纹肌溶解症的疾病：横纹肌溶解症的病因复杂，如磷酸果糖激酶缺乏症等遗传代谢性疾病，血管炎、血管栓塞、肌炎、肌肉急性挤压或损伤，大量饮酒、药物等，均可表现为横纹肌溶解症。通过详细的病史和体格检查有助于识别病因，代谢筛查 (肉碱、氨基酸、MS-MS) 有助于明确诊断，必要时应完善肌肉活检以进行组织学和生化分析。需要注意的是，血管损伤、运动或感染等引起的横纹肌溶解症，有可能存在潜在的代谢缺陷。另外，轻度运动后明显的肌肉疼痛通常不被视为疾病的临床表现，但若伴有肌红蛋白尿则需要加以重视。然而，在相当大比例个体中无法确定横纹肌溶解症的原因。

(六) 治疗和随访

该病治疗原则为避免饥饿和长时间运动，保证高碳水化合物 (70%) 和低脂 (<20%) 饮食，预防和治疗并发症。

1. 急性期治疗 急性感染期口服葡萄糖在补充能量代谢方面效果不佳，应给予持续高速静脉输注葡萄糖溶液，对于新生儿和婴幼儿期的患儿，建议给予中心静脉置管以加大葡萄糖输注速度；同时，应给予左旋肉碱静脉滴注，推荐剂量为每天 100~200mg/kg。对于有心肌病的患儿，急性期应限制钠盐的摄入，同时给予强心、利尿等药物联合使用；出现心律失常，则需给予抗心律失常药物。对于迟发型患者，急性期最重要的治疗是预防横纹肌溶解所致的肾衰竭，需要充分水化稀释治疗，必要时应尽早进行血液透析治疗。

2. 长期治疗 目前尚无针对性治疗药物，多以饮食控制为主，需补充必需脂肪酸，限制长链脂肪酸的摄入，给予富含中链甘油三酯的食物，保证多餐饮食，夜间给予生玉米淀粉减少低血糖的发生。在继发肉碱缺乏时，左卡尼汀可以维持血中游离肉碱水平稳定，剂量为每天 50~100mg/kg。降脂药苯扎贝特可使 CPT-Ⅱ 的 mRNA 表达增加，从而增加残余酶活性，可应用于治疗症状较轻微的迟发型患者。

生活中应注意避免饥饿，同时慎用丙戊酸钠、布洛芬、地西泮等药物，防止急性发病。该病患者通常需要避免高强度运动，有研究证实短期中等强度的运动可以改善患儿整体新陈代谢，且无肌肉疼痛或横纹肌溶解症状。

(七) 遗传咨询

CPT-ⅡD 符合常染色体隐性遗传方式。杂合子 (携带者) 父母每次妊娠胎儿有 25% 的概率患有该病，50% 为携带者，25% 正常。杂合子 (携带者) 通常没有临床症状，但已有报道携带者出现部分临床表现。对患病风险增加的妊娠可以通过分子遗传测试 *CPT2* 进行产前检测，如果已知家族中存在两种及以上的致病变异，则可以检测 CPT-Ⅱ 酶活性验证致病性。

二、原发性肉碱缺乏症

原发性肉碱缺乏症 (primary carnitine deficiency, PCD; OMIM 212140) 是一种脂肪酸 β 氧化代谢性疾病，属于常染色体隐性遗传病。PCD 是因 *SLC22A5* 基因突变引起肉碱转运体 (organic cation transporter, OCTN2) 蛋白功能缺陷，致使肉碱转运出现异常，导致长链脂肪酸 β 氧化障碍。临床表现上个体差异大，禁食或感染均容易引发急性代谢紊乱或心肌病等病变，严重时可危及生命。

(一) 病因和发病机制

脂肪酸 β 氧化是心肌等组织、器官提供能量的主要形式，*SLC22A5* 基因突变引起细胞膜 OCTN2 蛋白功能缺陷，无法将肉碱转运至细胞内，而脂肪酸 β 氧化中长链脂肪酸需经肉碱转运至线粒体基质，因此肉碱缺乏将导致脂肪酸 β 氧化受阻，最终导致细胞损伤。

（二）新生儿筛查

该病于 1975 年被 Karpati 等首次报道，PCD 在各国家及地区所报道的患病率不等，以位于北大西洋的法罗群岛患病率最高，高达 1/300。在美国，PCD 的患病率为 1/70 000~1/20 000；日本患病率为 1/40 000；中国浙江省新生儿疾病筛查中心报道的 PCD 患病率达 1/23 369。该病有明显的地域差异，根据报道，亚洲人群的患病率可能比西方人群更高。随着 MS-MS 技术在新生儿疾病筛查中的开展，根据结果中的游离肉碱（free carniting，C0）水平进行初步筛查，对 C0 水平低于参考值的患儿召回，进一步复查 C0、多种酰基肉碱等，同时也对母亲的末梢血进行 C0 水平检测，以除外母源性肉碱缺乏的可能，必要时可进一步完善基因分析以协助诊断。对于该类患儿，在召回时至确诊前需交代监护人相关注意事项，避免因长期饥饿、感染等因素而导致疾病的急性发作。

（三）临床表现

1. 在婴幼儿时期，急性代谢紊乱及心肌病是最常见的临床表现。

（1）急性代谢紊乱：在临床上多表现为喂养困难、意识障碍、低酮性低血糖等，若未及时发现给予治疗，严重时患儿可出现死亡。

（2）心肌病：通常在幼儿期出现进行性的心肌损害，主要表现为扩张型心肌病和肥厚型心肌病，在临床上以前者更为多见，且强心剂和利尿药对 PCD 所致的心脏功能障碍疗效不佳，临床上可发生急性心力衰竭，导致猝死。

（3）骨骼肌损害：主要表现为肌无力、无法耐受运动等，发病较隐匿，可仅出现体力下降等，易被忽视。

（4）肝脏损害：肝脏损害较为少见，主要表现为肝大，部分患者的肝脏受到损伤，B 超显示肝大、脂肪变性。

2. 在成年患者中，临床表现较轻，主要为耐力低下，易感劳累，12% 的成年患者会出现如心房颤动、QT 间期延长、心室颤动等心律失常表现，同样也存在发生心源性猝死的风险。尤其是在妊娠期女性中，易出现耐力减低的问题。因此，PCD 女性患者（包括无症状者）在妊娠期均需监测 MS-MS 肉碱水平，并补充左卡尼汀维持正常的肉碱水平。

（四）辅助检查

1. MS-MS 对生后 48 小时的新生儿足跟采血，滴于专用纸片，制成干滤纸血片，采用 MS-MS 对血液中游离肉碱及其他酰基肉碱进行检测。召回标准：C0<10μmol/L 或低于该实验室参考值标准，伴或不伴有酰基肉碱水平降低。

2. **常规实验室检测** 急性代谢紊乱期可出现低酮性低血糖；出现心肌病变时，会出现肌酸激酶升高；出现肝脏病变的患儿会出现转氨酶的异常。

3. **基因突变检测** 基因检测是确诊 PCD 的金标准，有助于诊断及产前诊断。PCD 为 *SLC22A5* 基因突变所致，该基因位于 5q31，含 10 个外显子，约 3.2kb，在目前已报道的病例中，致病性突变超过 180 种，国内最常见的变异是 c. 1400C>G、p. Ser467Cys 与 c. 760C>Tp. Arg254*，其次是 c. 51C>G p. Phe17Leu。因该病为常染色体隐性遗传病，在性别上无明显差异。

（五）诊断和鉴别诊断

1. **诊断** PCD 的诊断主要依赖 MS-MS、临床表现和基因突变分析。当出现 C0 降低，临床表现上伴有脂肪累积性肌肉病，予以左卡尼汀可改善临床症状时，可进行 *SLC22A5* 基因检测进一步明确诊断。

2. **鉴别诊断**

（1）母源性肉碱缺乏症：母体肉碱可通过脐带血供给胎儿，当母体出现肉碱缺乏时，也会造成胎儿肉碱不足的情况，因此可检测母亲 C0 水平，以判断是否为母源性肉碱缺乏。

（2）遗传性有机酸血症：这类疾病也会造成肉碱的消耗，导致 C0 降低，可通过酰基肉碱的比值或基因检测进行鉴别。

（3）药物影响：服用某些消耗肉碱的药物，如红霉素、丙戊酸钠等，也会导致 C0 的短暂性降低，需在停用药物后复查 C0 水平。

（六）治疗和随访

PCD 治疗的主要原则是避免饥饿及长时间剧烈运动，防止低血糖发生，多餐饮食，注意补充葡萄糖及能量，预防疾病发作。

1. **左卡尼汀** 左卡尼汀是 PCD 的主要治疗方法，且需终生使用。在急性期，左卡尼汀的用量为 100~400mg/（kg·d），分 3 次口服或静脉滴注，用药 1 个月后根据血游离肉碱和酰基肉碱水平调节左卡尼汀剂量。左卡尼汀常见的不良反应为腹泻，可通过减少左卡尼汀剂量缓解，或使用益生菌药物治疗。另外，用药剂量较大时，身体可能有异味，尤其是在出汗时，可通过勤洗澡减轻身体的异味。稳定期，口服左卡尼汀的用量为 100~300mg/（kg·d）。

2. 随访

(1) 在急性发作期时应常规检测血糖、尿酮体、肝功能及血氨情况。

(2) 新生儿筛查确诊患者：建议婴儿期每 1~3 个月进行 1 次肉碱水平测定，儿童期每 4~6 个月 1 次，成人期每年 1 次。而其他的生化检测（心肌酶、电解质、肝肾功能）及肝脏 B 超、心脏超声等每年均需复查 1 次。

(3) 临床确诊患者：建议婴儿期每 2 周至 2 个月进行 1 次肉碱水平测定，儿童期每 4~6 个月 1 次，同时定期进行生化检测。对于肝、肾、心脏 B 超也需每年进行 1~3 次。

(4) 无症状患者：PCD 患者即使无明显临床表现，仍然具有心肌病、猝死等风险，建议定期随访，检测其肉碱水平及健康状态。

3. 注意事项　国外研究已证实，含三甲基乙酸的药物（如氨苄西林、头孢唑啉钠等）会导致 PCD 患者致死性心律失常和脑病等严重并发症发生率显著增高。

（七）遗传咨询

PCD 为常染色体隐性遗传病。夫妻双方均为杂合子（携带者）时，每次妊娠时后代均有 25% 的患病概率；无症状携带者为 50%；25% 为完全正常。该病患者可以使用左卡尼汀治疗达到临床治愈，但需终生用药，因此建议 PCD 患儿的父母再次生育时进行产前诊断，但不建议因 PCD 而流产。

三、肉碱棕榈酰转移酶Ⅰ缺乏症

CPT-ⅠD 是一种罕见的脂肪酸氧化代谢疾病，属于常染色体隐性遗传病。CPT-Ⅰ缺乏会导致中长链酰基 CoA 的线粒体转运途径受阻，导致低酮性低血糖、肝大，还可出现短暂的高脂血症和肾小管酸中毒等临床表现。

（一）病因和发病机制

CPT 由两种不同的蛋白质组成，分别为 CPT-Ⅰ和 CPT-Ⅱ。已知 CPT-Ⅰ具有三种同工酶形式，即肝型（CPT-ⅠA）、肌肉型（CPT-ⅠB）和脑型（CPT-ⅠC），具有组织特异性。CPT-ⅠA 主要在肝脏、肾脏、成纤维细胞、胰岛中表达，在心脏中也略有表达；CPT-ⅠB 在骨骼肌、心肌、棕色脂肪等组织表达；CPT-ⅠC 仅在大脑中表达，位于神经元内质网，不参与脂肪酸氧化代谢。其中，CPT-ⅠA 最多见，尚未有 CPT-ⅠB 与 CPT-ⅠC 相关病例报道，因此骨骼肌和心脏一般不受累，本节就 CPT-ⅠA 进行阐述。

脂肪酸 β 氧化在机体能量代谢中起到至关重要的作用。脂肪酸 β 氧化作用在线粒体中进行，长链脂肪酸是参与此过程的主要成分。与短链或中链脂肪酸不同，长链脂肪酸不能通过简单扩散途径进入线粒体，而是通过线粒体外膜上的长链脂酰 CoA 合成酶，生成长链脂酰 CoA，其与肉碱结合形成酰基肉碱后到达线粒体内膜，后经肉碱 - 脂酰肉碱转位酶转运至线粒体基质进行后续加工。

CPT-Ⅰ的主要功能就是催化长链脂酰 CoA 与肉碱结合转变为相应的脂酰肉碱，从而将其转运至线粒体基质进行脂肪酸 β 氧化。因此，CPT-Ⅰ是长链脂酰 CoA 进入线粒体进行 β 氧化的主要限速酶。当 CPT-Ⅰ的活性降低或缺乏时，肉碱与长链脂酰 CoA 合成酰基肉碱过程受阻，长链脂肪酸不能进入线粒体进行 β 氧化，导致乙酰 CoA 生成减少，影响机体能量代谢，同时长链脂酰 CoA 大量堆积，当葡萄糖摄入不足或其他疾病导致能量需求增高时，肝脏生酮作用减弱，肝脏损害严重，同时可导致低酮性低血糖和肝性脑病。

（二）新生儿筛查

CPT-ⅠD 的患病率极低，日本及欧美国家的新生儿患病率为 1/1 140 000~1/200 000。我国浙江省筛查 1 861 262 名新生儿中发现 2 例，患病率为 1/930 000；江苏省筛查 949 138 名新生儿中发现 2 例，患病率为 1/470 000；河南省、湖南省各筛查 850 486 名、565 182 名新生儿均未发现 CPT-ⅠD。我国患病率暂未明确，且各省、市新生儿疾病筛查项目处于快速发展阶段，仍需进一步统计明确患病率。

随着 MS-MS 在新生儿疾病筛查中开展，CPT-ⅠD 的识别相对容易。根据血 MS-MS 检测 C0 升高，C16、C18 显著降低及 C0/（C16+C18）比值增高行初步筛查，对疑似阳性的新生儿进行召回，进一步复查血 MS-MS 和尿有机酸检测，同时完善基因分析以协助诊断。召回时至确诊前需交代监护人相关注意事项，尤其是避免长期饥饿、感染等因素，以免疾病的急性发作；同时，需要尽量避免使用丙戊酸钠、水杨酸盐等潜在肝毒性药物。

（三）临床表现

CPT-ⅠD 患者多在生后数小时至 30 月龄起病，饥饿或感染性疾病是常见诱因，病死率较高，5

岁前易复发。部分患者首发症状类似瑞氏综合征发作伴低酮性低血糖；部分以肝大为首发症状，伴或不伴急性肝衰竭，随后出现低血糖发作。典型临床表现有低酮性低血糖，肝大、肝性脑病所致的呕吐、意识改变、惊厥、昏迷等。可伴有肾小管性酸中毒相关的酸中毒、碱性尿以及磷酸盐排泄。低血糖的严重程度可反映脑部远期预后损伤。该病通常不出现心脏和骨骼肌受累，少部分患者出现轻微的心脏扩大或心律失常，极少部分患者出现轻微的心肌脂肪变性，通常可自行恢复。

（四）辅助检查

1. 常规实验室检查

（1）低酮性低血糖：血糖浓度<2.2mmol/L，且尿液中酮体阴性。

（2）高氨血症：血氨浓度通常在 100~500μmol/L（正常参考值<70μmol/L）。

（3）转氨酶升高：谷丙转氨酶和谷草转氨酶升高，可达正常上限的 2~10 倍。

（4）其他：肌酸激酶、血脂增高等。

2. 血酰基肉碱谱检测 血游离肉碱水平显著增高，多种中长链酰基肉碱水平降低，尤其是 C16、C18 降低，C0/（C16+C18）比值增高。

3. 尿有机酸检测 二羧酸增高或正常。

4. 基因突变检测 基因检测是确诊 CPT-ⅠD 的金标准，有助于诊断及产前诊断。目前已报道的病例以 CPT1A 基因突变为主，该基因位于 11q13.1~13.2，全长约 60kb，包含 20 个外显子和 19 个内含子，编码 773 个氨基酸。目前已报道 30 余种 CPT1A 基因变异，有无义突变、错义突变、移码突变与剪接突变等多种突变类型。对部分错义突变位点进行体外功能表达实验，结果显示，一类突变为功能因素直接影响酶活性位点；另一类为结构因素间接影响酶的活性位点，说明虽然 CPT1A 基因遗传类型具有异质性，但临床表型可能存在同质性。

（五）诊断和鉴别诊断

1. 诊断 临床表现包括突发呕吐、惊厥、昏迷，伴肝大、低酮性低血糖、肝功能异常、高氨血症、高血脂等。MS-MS 检测发现 C0 增高，C0/（C16+C18）比值增高。基因检测发现 CPT1A 基因致病位点可确诊该病。

2. 鉴别诊断 需要与其他脂肪酸 β 氧化代谢病、有机酸血症相鉴别，尤其是肝脏表现相关的脂肪酸 β 氧化代谢障碍和酮体生成障碍性疾病，如中链酰基辅酶 A 脱氢酶缺乏症、3-羟基-3-甲基戊二酰辅酶 A 合成酶缺乏症（mitochondrial 3-hydroxy-3-methylglutaryl CoA synthase deficiency，HMCSD）、HMG 辅酶 A 裂解酶缺乏症（HMG-CoA lyase deficiency）。通过 MS-MS 测定血酰基肉碱谱，结合患儿通常缺乏心肌和骨骼肌损害表现，可与上述疾病相鉴别。与肉碱循环障碍相关的 CPT-ⅡD、肉碱-脂酰肉碱转位酶缺乏症等通常难以鉴别，基因检测有助于最终诊断。

（六）治疗和随访

该病治疗的主要原则是避免长期饥饿，保证充足的葡萄糖供给，减少低血糖的发生，减少脂肪分解供能并增加糖原储备。

1. 急性期治疗 在新生儿期和急性代谢发作时，静脉滴注 10% 葡萄糖溶液以维持正常至较高的血糖水平。持续鼻胃管管饲喂养在新生儿期亦可达到良好效果，且可减少静脉注射次数。需要注意的是，由于低血糖发作时该病患者几乎没有肝糖原残余，当血糖浓度正常后，仍需要继续输注葡萄糖，以便为糖原合成提供足够的底物。

2. 饮食治疗 建议低脂肪（20%~25%）、高碳水化合物（65%~75%）饮食以满足能量供应，同时需要补充必需脂肪酸（1%~4%）。由于 C6~C10 脂肪酸不需要结合肉碱即可进入线粒体基质，因此在患病期间（尤其对于肾小管性酸中毒的患者），建议补充适量中链甘油三酯。鉴于糖原储备有限，尤其<3 月龄的婴儿，建议分次喂养，4 小时喂食 1 次可保证持续碳水化合物供应。睡前进食生玉米淀粉可维持夜间碳水化合物的供应，有效避免低血糖发生。

3. 随访 急性发作期，应检测血糖、尿酮、肝功能及血氨水平，了解患儿病情转归。稳定期，需门诊定期监测肝脏功能，包括肝脏代谢能力（谷丙转氨酶、谷草转氨酶、碱性磷酸酶等）和肝脏合成能力（凝血功能、白蛋白等）。

（七）遗传咨询

CPT-ⅠD 为常染色体隐性遗传。杂合子（携带者）通常无症状，但若胎儿患有 CPT-ⅠD，母亲为携带者时可能有妊娠期急性脂肪肝的风险。父母双方为杂合子（携带者），在妊娠后，胎儿 25% 的概率成为先证者，50% 无症状携带者，25% 正常。一级预防，可以产前进行携带者检测，明确父母双方是否存在 2 种及以上致病性变异；二级预防，则可以通过分子遗传学检测进行产前诊断。

四、肉碱 - 脂酰肉碱转位酶缺乏症

肉碱 - 脂酰肉碱转位酶缺乏症（carnitine-acylcarnitine translocase deficiency，CACTD；OMIM212138）是一种中长链酰基肉碱无法转运入线粒体内进行β氧化引起的常染色体隐性遗传的脂肪酸氧化代谢障碍疾病。CACTD 多在新生儿期起病，该病将导致长链酰基肉碱在体内蓄积，造成大脑、心脏、肝脏以及骨骼肌等重要脏器损伤，主要表现为昏迷、肌张力低下、心律失常、肝损伤等，患者预后差，病死率高。

（一）病因和发病机制

肉碱 - 脂酰肉碱转位酶（carnitine-acylcarnitine translocase，CACT）是 C0 和中长链酰基肉碱穿梭线粒体的关键酶，催化线粒体内膜两侧 C0 和酰基肉碱的交换。CACTD 导致酰基肉碱与 C0 跨线粒体内膜转运功能障碍，酰基肉碱不能转入线粒体，C0 不能转出线粒体，线粒体基质缺乏中、长链肉碱进行β氧化，导致供能不足，以及线粒体外堆积的长链酰基肉碱的毒性作用，导致机体发生一系列生化异常及器官损害，主要累及大脑、心脏、肝脏及骨骼肌等重要脏器。

（二）新生儿筛查

随着 MS-MS 在新生儿疾病筛查中开展，CACTD 的识别相对容易。主要基于 MS-MS 对干血片上的酰基肉碱进行定量分析。MS-MS 检测中，主要酰基肉碱标志物（C12、C14、C16、C18、C18：1、C18：2）和主要比值标志物（C16+C18）/C2、（C16+C18）/C0 高于筛选实验室报告的界限值，被认为是阳性的，需召回复查血 MS-MS，高度可疑患儿进一步行尿有机酸检测、常规生化检测及基因检测。新生儿筛查试验呈阳性后，应立即对新生儿进行评估。如果后续的生化检测支持 CACTD，应立即采取医疗干预措施，同时进行进一步的检测，以明确诊断。

（三）临床表现

CACTD 患儿大多数在新生儿期发病，表现为低酮性低血糖、心律失常、昏迷、抽搐、致残、致死率高。较迟发病者预后较好，发病诱因通常是长时间饥饿或感染。大脑损害表现为神经功能障碍，包括抽搐、嗜睡、昏迷等，若诊治不及时，可导致严重后遗症；心脏损害表现为严重心肌病、心律失常、心功能不全等；肝脏损害表现为肝大、肝功能损伤、急性肝衰竭等；肌肉损害主要表现为肌无力、肌张力低下。

（四）辅助检查

1. **常规实验室检查** 低酮性低血糖、血氨升高、谷丙转氨酶和谷草转氨酶升高、肌酸激酶及肌酸激酶同工酶升高、凝血功能异常等。

2. **血酰基肉碱谱检测** 长链酰基肉碱标志物（C12、C14、C16、C18、C18：1、C18：2）和主要比值标志物（C16+C18）/C2、（C16+C18）/C0 特征性升高，C0 水平降低或正常，短链、中链酰基肉碱及氨基酸谱无异常改变。

3. **尿有机酸检测** 二羧酸增高或正常。

4. **基因检测** 基因检测是确诊 CACTD 的金标准，致病基因为 SLC25A20，位于 3p21.31，包含 9 个外显子，共编码 301 个氨基酸，其编码产物 CACT 位于线粒体内膜上，有 6 个跨膜区和 3 个相似的结构域，N 末端和 C 末端在细胞质。SLC25A20 已报道的致病位点超过 30 种，以错义突变、缺失突变为主。c.199-10T>G 突变在东亚地区最常见，占中国人群变异等位基因的 83%，也是 SLC25A20 基因最常见的致病性变异，其他种族及地区尚未发现热点突变。

（五）诊断和鉴别诊断

1. **诊断** 临床表现有癫痫发作、昏迷、心律失常、肌无力、肝大、呼吸过速等。MS-MS 检测显示长链酰基肉碱水平升高（以 C16 和 C18：1 升高为特点），尿有机酸检测显示二羧酸增高，生化结果示低酮性低血糖、高氨血症、血乳酸升高、转氨酶升高（谷草转氨酶、谷丙转氨酶）、凝血功能障碍（凝血酶原、INR 升高）、肌酸激酶升高。SLC25A20 基因检测或酶活性分析可确诊。

2. **鉴别诊断** CACTD 需与 CPT-ⅡD 相鉴别，致死性新生儿型及婴儿型 CPT-ⅡD 也可表现为低酮性低血糖、嗜睡、昏迷、抽搐、肝功能衰竭等，与 CACTD 相似，两者血酰基肉碱谱改变类似，长链酰基肉碱水平升高，以 C16 和 C18：1 显著升高为主。主要依靠酶学分析和基因检测进行鉴别。

（六）治疗和随访

该病治疗的主要原则是避免长期饥饿、预防感染，坚持高碳水化合物饮食，同时限制长链膳食脂肪摄入。新生儿期尽早干预对患儿存活至关重要。

1. **急性期治疗** 急性发病时应持续高速输注葡萄糖溶液以维持正常至较高的血糖水平，同时进行降低血氨、纠正代谢性酸中毒及其他并发症的支持治疗。有心肌病的患儿，除一般的对症

支持治疗之外,应限制钠盐的摄入,联合应用洋地黄、利尿剂、抗心律失常药物等治疗。三庚酸甘油酯(triheptanoin)是一种新型药物,主要由合成的中链甘油三酯组成,可用于治疗一些脂肪酸氧化障碍和严重心肌病患者,三庚酸甘油酯可以提供能量,帮助代谢有毒代谢产物,从而改善患者的症状和预后。患儿出现呼吸心搏骤停时应立即实施心肺复苏等高级生命支持治疗。

2. 饮食治疗 三大营养素的配比与CPT-ⅠD、CPT-ⅡD基本一致,同样需要限制长链脂肪酸的摄入和保证必需脂肪酸的摄入。鉴于糖原储备有限,尤其<3月龄的婴儿,需频繁喂养,患儿>8月龄可于夜间给予生玉米淀粉,维持夜间碳水化合物的供应,以避免低血糖发生,生玉米淀粉起始剂量为每次1.0~1.5g/kg,2岁时逐渐增加至每次1.75~2.00g/kg。但需要注意的是,生玉米淀粉在患儿1~2岁前不能完全发挥缓释葡萄糖的作用,故夜间不能完全依赖生玉米淀粉,需要另外加餐或连续肠内喂养,以免发生低血糖。

3. 其他治疗 文献资料表明,饮食中增加中链甘油三酯的摄入,对于患儿病情恢复和预防发病有显著作用。但研究表明,C10脂肪酸也依赖于肉碱穿梭,因此含有较少C10和C12的MCT配方奶粉可能取得更好的疗效。应用左旋肉碱治疗该病目前仍存在争议,因为肉碱缺乏可限制长链脂肪酸进入线粒体,从而减少毒性中间代谢的产生。

4. 随访 稳定期需门诊定期监测肝脏功能,包括肝脏代谢能力(谷丙转氨酶、谷草转氨酶、碱性磷酸酶等)和肝脏合成能力(凝血功能、白蛋白等)。

(七) 遗传咨询

CACTD为常染色体隐性遗传。对CACTD相关基因突变进行群体携带者筛查有助于疾病的预防。如果双亲都携带一个*SLC25A20*致病变异,每生育一胎,患此病的概率为25%,无症状携带者的概率为50%,不携带*SLC25A20*致病变异的概率为25%。杂合子(携带者)是无症状的。一旦在家庭成员中检出*SLC25A20*致病变异,对高危亲属进行携带者检测,就可以通过分子遗传学检测进行产前诊断。

(慕佳霖 邹卉)

第六节 尿素循环障碍

尿素循环障碍(urea cycle disorder,UCD)是一组由于编码尿素循环过程中所需酶和转运蛋白的基因发生致病性变异,导致人体内这些蛋白参与的尿素循环(肝脏从血液中去除人体蛋白质代谢产生的氨转化为水溶性尿素并由肾脏排出)过程受阻,临床以高氨血症及其引起的系列症状为主要特征的遗传代谢病(inborn errors of metabolism diseases,IEMD)。传统UCD由6种酶和2种转运蛋白中的任何一种功能缺陷引起,包括5种催化酶:鸟氨酸氨甲酰基转移酶(ornithine carbamoyltransferase,OTC)、氨甲酰磷酸合成酶-1(carbamyl phosphate synthetase 1,CPS1)、精氨琥珀酸合成酶1(argininosuccinate synthetase 1,ASS1)、精氨琥珀酸裂解酶(argininosuccinate lyase,ASL)、精氨酸酶1(arginase 1,ARG1),1种辅酶:N-乙酰谷氨酸合成酶(N-acetylglutamate synthetase,NAGS);以及2种氨基酸转运蛋白:希特林蛋白(citrin)和线粒体鸟氨酸转运蛋白1(mitochondrial ornithine transporter 1,ORNT1)。导致的疾病包括:鸟氨酸氨甲酰基转移酶缺乏症(ornithine transcarbamylase deficiency,OTCD)、氨甲酰磷酸合成酶-1缺乏症(carbamyl phosphate synthetase 1 deficiency,CPS1D)、精氨琥珀酸合成酶1缺乏症(argininosuccinate synthetase 1 deficiency,AS1D)、精氨琥珀酸裂解酶缺乏症(argininosuccinate lyase deficiency,ASLD)、精氨酸酶缺乏症(arginase deficiency,ARGD)、N-乙酰谷氨酸合成酶缺乏症(N-acetylglutamate synthetase deficiency,NAGSD)、希特林蛋白缺乏症(citrin deficiency,CD)、高鸟氨酸血症-高氨血症-同型瓜氨酸尿症综合征(hyperornithinemia-hyperammonemia-homocitrullinuria syndrome,HHHS)。

随着基因检测技术的进步及疾病发病机制研究的深入,新的UCD病种仍在发现中。至今已知10种蛋白功能缺陷可导致UCD,除上述病种外,还包括鸟氨酸-δ-转氨酶缺乏症和碳酸酐酶缺乏症。UCD的严重程度受到缺陷蛋白在代谢通路中的位置和蛋白缺陷严重程度的影响。该途径中前4种酶（CPS1、OTC、ASS1和ASL）或辅酶（NAGS）中任何一种严重缺乏都会导致个体在新生儿期出现相关症状。由于UCD起病隐匿，临床表现非特异性，容易延误诊断，而早期诊断、及时正确救治可明显改善患者预后，所以世界多个国家已将其纳入新生儿疾病筛查（NBS）范畴。我国在开展串联质谱法（MS-MS）NBS的地区也已将其纳入扩展性新生儿筛查范畴。但由于UCD某些病种筛查关键指标灵敏度、特异度较低，某些病种因缺乏有效筛查生化标志物而难以纳入NBS，目前我国尚无法规规定需纳入NBS的UCD病种，由各地区结合当地情况决定。随着基因检测技术尤其二代测序技术的迅猛发展，国际上已有将全外显子组/全基因组测序纳入NBS的前瞻性试验性研究，国内也已有基于二代测序技术的新生儿目标基因靶向测序的前瞻性NBS研究。在中华预防医学会出生缺陷预防与控制专业委员会新生儿遗传代谢病筛查学组和中华医学会儿科学分会新生儿学组牵头下，联合业内专家于2022年制定并发表了《中国新生儿筛查专家共识：高通量测序在单基因病筛查中的应用》。与MS-MS筛查比较，联合MS-MS和基因筛查的NBS在目前尚无可靠生化筛查标志物的UCD病种如在OTCD、CPS1D、NAGS、CD、HHHS上有明显优势，并且能缩短确诊时间，提高NBS筛查效率，为家庭遗传咨询和家庭再生育计划提供指导。UCD是最常见的IEMD之一，发病率具有种族差异，美国报道每8 200名活产新生儿中就有1人患有UCD，沙特东部UCD发病率约1/14 000，芬兰约1/39 000。中国目前未见UCD总体发病率报道。

一、鸟氨酸氨甲酰基转移酶缺乏症

OTCD又称高氨血症Ⅱ型，是最常见的UCD病种，约占UCD的1/2~2/3。文献报道OTCD发病率为1/80 000~1/56 500。OTCD属于X连锁不完全显性遗传，男性患者临床表型通常更严重，15%~20%的女性携带者可出现临床症状。

（一）病因和发病机制

1. 病因　OTCD（OMIM 311250）是因编码OTC酶的基因OTC（OMIM 300461）发生致病性变异，OTC酶活性缺失导致瓜氨酸（citrulline，Cit）合成减少，氮清除障碍。OTC位于Xp11.4，全长73kb，包含10个外显子和9个内含子，编码354个氨基酸。迄今ClinVar数据库已收录700余

种（包含ACMG致病性评级为致病性、可能致病性及意义未明）OTC变异位点，多数为错义突变。已报道的变异位点分布于整个编码区，但更集中于已知功能区，如位于90~94密码子的氨甲酰基磷酸盐结合位点、位于302~395密码子的鸟氨酸（ornithine，Orn）结合位点。OTC基因编码序列中有18个CpG二核苷酸，约30%的变异位点发生于此。OTCD基因型与表型有一定程度的相关性，如OTC基因c.516C>G（p. Ile172Met）变异可引起酶构象改变，导致OTC酶活性几乎完全丧失，临床表现为新生儿重症型；而c.785C>T（p. Thr262Ile）变异多表现为迟发型；携带无义突变患者通常为重症型。亦有同一基因型其表型严重程度不同的案例报道。已报道的OTC变异位点具有明显的种族及地域差异。

2. 发病机制

（1）尿素循环在人体内的生理功能：尿素循环是精氨酸（arginine，Arg）、Orn和Cit内源性产生的唯一来源；是清除来自外周（肌肉）及肠道（饮食摄入）蛋白质代谢产生氮的主要机制；是其他含氮代谢化合物（如单磷酸腺苷）代谢的主要机制；也包含了与一氧化氮（nitric oxide，NO）生成途径重叠的酶（ASS1和ASL）。

（2）OTCD发病机制：OTC酶位于线粒体内，参与尿素循环的第2步。已知OTC酶在人体内的功能是合成Cit，作为尿素循环的中间体或Arg生物合成的前体。OTCD尿素循环受阻，氮降解受阻，导致血氨增高，其代谢通路详见图11-8。绝大部分OTC在肝脏表达，少部分在小肠黏膜表达。OTCD临床表现异常主要因高氨血症毒性所致。高氨血症可通过多种机制引起脑损伤：①过量蓄积的氨具有很强的中枢神经系统毒性，干扰脑细胞能量代谢，造成细胞毒性脑水肿，神经细胞凋亡或萎缩，影响脑内神经递质的产生，引起急性或慢性脑病、神经精神损害；②高氨血症可导致大量氨甲酰磷酸（carbamyl phosphate，CPS）、谷氨酰胺（glutamine，Gln）蓄积，加重脑水肿；③高氨血症同时激活嘧啶代谢途径，导致乳清酸的生成和排泄增多。婴儿期急性高氨血症造成的脑损害与缺氧缺血事件或脑卒中所见的损害相似。高氨血症时最脆弱的区域是岛叶皮质，其代表深层白质；长期高氨血症还会影响顶叶、枕叶和额叶皮质区域，这在T_2加权MRI序列或弥散加权成像上得到了最好的解释；慢性高氨血症可能会破坏离子梯度和神经递质、代谢物的运输、线粒体功能

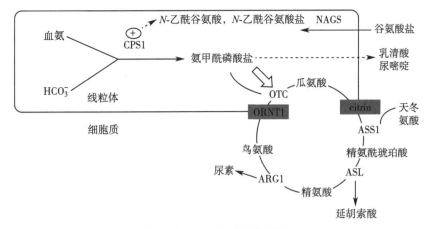

图 11-8 OTCD 代谢通路图

HCO₃. 碳酸氢根；CPS1. 氨甲酰磷酸合成酶 1；NAGS. N-乙酰谷氨酸合成酶；OTC. 鸟氨酸氨甲酰基转移酶；ASS1. 精氨琥珀酸合成酶 1；ORNT1. 线粒体鸟氨酸转运蛋白 1；citrin. 希特林蛋白；ARG1. 精氨酸酶 1；ASL. 精氨琥珀酸裂解酶。

以及 α-酮戊二酸/谷氨酸、α-酮戊二酸/谷氨酰胺比率。癫痫发作在急性高氨血症中很常见，可能是由脑损伤引起的。癫痫发作可能会在 Gln 水平升高期间甚至在血氨水平达到峰值之前出现。虽然高氨血症被认为是 UCD 脑损伤的主要原因，但其他因素，如对一氧化氮生成系统的不利影响也可能起到一定的影响。例如，OTCD、CPS1D 新生儿通常比 ASS1D、ASLD 新生儿有更严重的高氨血症，但其智力结局似乎相似。

（二）新生儿筛查

1. 新生儿筛查方法及现状 当前 OTCD 新生儿筛查是基于 MS-MS 方法，筛查关键指标为 Cit。但以 Cit 低于筛查界限值作为阳性召回标准筛查 OTCD 的灵敏度和特异度均受到质疑。临床资料显示 OTCD 为最常见的 UCD 病种，但国内 MS-MS 筛查检出的 OTCD 发病率远低于临床，浙江省筛查 180 余万名新生儿仅诊断 1 例 OTCD，亦提示以 Cit 为关键指标筛查 OTCD 存在漏筛情况。近年来国内外均有将谷氨酸（glutamic acid，Glu）、Gln 加入 MS-MS 筛查指标以期提高 OTCD 筛查效率，CLIR 项目通过分析包括 Gln/Glu 比值和其他氨基酸比值（如瓜氨酸/甘氨酸）使 OTCD 新生儿筛查检出率提高，但假阳性率较高。

2. 新生儿筛查进展 国内外均已有将 OTC 基因纳入研究性新生儿疾病筛查项目报道。考虑新生儿筛查效价比和治疗抉择（尤其是女性新生儿），建议联合 MS-MS 和二代测序方法进行 OTCD 新生儿筛查，尽快获得患儿生化表型及基因型，以期实现早期诊断、精准治疗、改善预后、避免过度治疗的目的。

3. 新生儿筛查结果判读和随访

（1）新生儿 MS-MS 筛查：单独以 Cit 减低不足以有效筛查出 OTCD，文献报道漏筛率约 50%。筛查可疑阳性新生儿由新生儿筛查中心专人负责召回，并转诊至具有 IEMD 诊治资质的医疗机构进一步通过检测血氨、血氨基酸和酰基肉碱、尿有机酸、基因等，进行诊断和鉴别诊断及制订个体化治疗、随访方案。

（2）新生儿 MS-MS 及基因联合筛查：① MS-MS 筛查及 OTC 检测结果均为阳性的患儿可确诊，即新生儿 Cit 低于筛查界限值且检测到 OTC 致病性变异。但此类型女性新生儿诊断需慎重，需随访。若 Cit 持续低或 OTC 酶活性异常仍可确诊。② MS-MS 筛查结果阴性而 OTC 检出致病性变异的男性新生儿基于其 100% 外显率仍可确诊；检出 OTC 意义未明变异位点的男性新生儿，需密切随访，随访中出现高氨血症相关临床症状和/或典型生化改变者（MS-MS 提示 Cit 减低，Orn、Glu、Gln 增高；尿有机酸检测乳清酸增高等）可诊断。对于 MS-MS 结果阴性，但携带 OTC 致病性或意义未明变异位点的女性新生儿需密切随访，随访策略同上。需强调 UCD 致病基因中某些变异位点虽判定为致病性，但存在一定争议，可参考 ClinGen 数据库评估信息，携带此类变异位点案例需联合临床、生化表现综合判断。③ MS-MS 筛查结果阳性，OTC（包括 CPS1、NAGS）均阴性者建议结合关键指标改变严重程度，间隔 2 周~1 个月随访复查 MS-MS 及评估临床表现，恢复正常者可终止随访,生化指标持续异常者建议进一步借助 MLPA、q-PCR 等方法检测 *OTC* 缺失、重复型变异(注意根据 MS-MS 随访中动态变化及时调整诊断思路,MS-MS 动态改变价值优于单次检测结果),对于出现临床典型改变的患儿(高氨血症相关表型)不管是否发现 *OTC* 相关变异都需立即对症支持治疗,长期密切随访,进一步探究其遗传背景,根据随访结果调整治疗方案。

(三) 临床表现

OTCD 临床根据发病年龄分新生儿(重症)型和迟发型。OTCD 发病时间与 OTC 酶活性缺陷程度相关。

1. 新生儿(重症)型 新生儿发病患者通常为 OTC 酶活性完全丧失,多为男性半合子,起病急骤且进展迅速,病死率高。患儿出生时大多正常,出生后数小时至数日内出现拒奶、呕吐、易激惹、过度换气、低体温、昏睡等表现,临床常规治疗无效,常进展迅速,出现惊厥、昏迷、呼吸衰竭等症状。

2. 迟发型 患者发病年龄和临床表现个体差异大。病程可为渐进性或间歇性。典型表型患者常因感染、发热、长期禁食、高蛋白饮食、疲劳或药物(如解热药、大环内酯类抗生素、丙戊酸钠、氟哌啶醇、大剂量静脉应用皮质类固醇)等因素诱导急性发病。急性期以神经精神症状为主要表现,包括突发意识障碍、惊厥发作、共济失调、一过性视力丧失等;同时可伴有食欲减退、呕吐、肝功能损害、急性肝衰竭等消化系统症状;常有情绪异常、性格改变、多动、幻觉、偏执、躁狂等精神症状;严重时可发生猝死。部分患者表现为儿童期神经发育迟滞、反复头晕头痛、发作性呕吐、生长迟缓、肝大、孤独症倾向等。男性患者常有多系统受累,以高氨血症性脑病和肝功能损害为主,可能出现亚临床癫痫发作;杂合子女性的表型范围可以从无症状到出现典型症状,伴有反复的高氨血症和神经系统损害,具体取决于 X 染色体失活比例。杂合子女性肝脏中 OTC 酶活性取决于其肝脏中 X 染色体失活的模式,如果杂合子女性肝细胞中的 X 染色体失活发生偏倚,导致带有致病性 *OTC* 变异的 X 染色体比带有正常 *OTC* 等位基因的 X 染色体在更多的肝细胞中活跃,则杂合子女性可能会表现出典型 OTCD 的症状。远期的神经心理学并发症包括发育迟缓、学习障碍、智力残疾、注意缺陷多动障碍、执行功能/工作记忆/视觉运动整合和视觉感知缺陷以及情绪和行为问题。OTCD 患者的临床表现缺乏特异性,易被误诊为新生儿败血症、新生儿缺血缺氧性脑病、产伤、食物中毒、急性胃肠炎、脑炎、癫痫、瑞氏综合征、神经变性、精神分裂症等。

(四) 辅助检查

1. 常规生化检测 大多数 UCD 患者(包括 OTCD),除 MS-MS 关键指标改变外,血浆氨浓度升高通常是首先发现的实验室指标异常。与正常阴离子间隙和正常血浆葡萄糖浓度相关的血浆氨浓度达到 150μmol/L 或更高是 UCD 的强烈提示。可合并呼吸性碱中毒、急慢性肝功能损害(高胆红素血症、转氨酶间歇性或持续性增高、凝血时间延长等)。

2. 血浆氨基酸和尿有机酸检测 典型 OTCD 患者血 MS-MS 检测可出现 Gln 增高伴 Cit 降低,可伴 Glu 和丙氨酸升高,Arg 降低。部分迟发型患者仅有 Gln 轻度升高,Cit 处于正常偏低水平。部分患者即使在急性发作期 Cit 也可能正常。OTCD 患者尿乳清酸常明显增高,可伴尿嘧啶增高,个别迟发型患者间歇期正常,急性发作期升高。

3. 基因和酶活性检测 *OTC* 基因突变是 OTCD 确诊的重要依据。国际临床资料显示通过二代测序分析可检出 60%~80% 的 *OTC* 变异;通过缺失重复分析可获得 5%~10% 的 *OTC* 变异。对于高度怀疑 OTCD 但分子遗传学检测未检出致病性变异的男性患者,可进行肝组织 OTC 酶活性分析或选用新的测序方法(如三代测序、光学图谱分析等),有利于检出非编码区或复杂染色体结构变异导致的罕见 OTCD 患者。以往对于可疑女性杂合子患者,若尿乳清酸正常或接近临界值,有条件的单位可开展别嘌呤醇激发试验或改良蛋白质负荷试验以辅助诊断,但基于上述检测的准确性和潜在风险,及遗传检测技术的进步与普及,现阶段多采用基因检测技术获得诊断。

4. 影像学检查

(1) 头颅影像:头颅 MRI 有助于评估 OTCD 患者的脑发育及脑损伤,但均为非特异性。部分患者存在改变,如急性期常见弥漫性脑水肿,多发、不对称异常信号,严重时可出现脑疝、梗死样表现;慢性期患者可见脑萎缩、海绵状脑病。头颅磁共振波谱成像(magnetic resonance spectroscopy,MRS)可呈现脑 Gln 水平升高,有助于发现轻型女性患者的轻微脑损害。神经影像学检查有助于识别大脑受影响的区域。需注意,患者 UCD 早期成像可能是正常的,MRI 异常结果滞后于临床变化。

（2）腹部影像：腹部超声可发现肝大、回声改变等，结合 OTCD 患者生化指标有助于评估肝损伤的严重程度。

5. 脑电图检查 OTCD 患者高血氨性脑病昏迷期间脑电图多显示低电压慢波及暴发抑制现象，暴发抑制的持续时间及周期性放电间隔时间与血氨水平相关。最近的研究结果表明，亚临床癫痫发作在急性高氨血症发作患者中尤其在新生儿中很常见。

（五）诊断和鉴别诊断

1. 诊断 OTCD 的诊断主要依据临床症状、血氨、血氨基酸、尿有机酸、基因检测等，对于基因不能明确的疑诊患者可联合 OTC 酶活性检查。由于 OTCD 患者临床表现缺乏特异性，对于出现上述提示性临床表现且伴血氨增高的患者均应警惕本病的可能。对于疑似患者需尽快检测血氨、血氨基酸和尿有机酸水平，若血液 Cit 降低或正常伴尿乳清酸增高，建议尽快结合 OTC 基因检测明确诊断。

（1）OTCD 男性疑诊患者诊断需在上述具有提示性的临床和实验室检查结果的基础上，至少符合以下一项来确定：①通过分子遗传学检测发现携带 OTC 致病性变异半合子；②随机尿液收集中或别嘌呤醇激发试验后乳清酸排泄明显异常增加（ ≥20μmol/mmol 肌酐）；③肝脏中 OTC 酶活性降低。虽然单独 DNA 测序对 OTCD 的灵敏度只有约 85%~90%，分子遗传学分析仍是确认 OTCD 的首选推荐方法，因为是微创的，并且允许在未来妊娠时进行全面的家庭咨询和产前诊断。

（2）OTCD 女性疑诊患者诊断通过提示性的临床和实验室检查结果以及至少以下一项来确定：①通过分子遗传学检测发现携带 OTC 致病变异杂合子；②随机尿液收集中或别嘌呤醇激发试验后乳清酸排泄明显异常增加（ ≥20μmol/mmol 肌酐）。需注意，肝脏中 OTC 酶活性的测量并不是女性诊断的可靠手段。

2. 鉴别诊断

（1）与其他原因导致的高氨血症鉴别：①其他 UCD 病种：通过分析血氨基酸谱 Cit、Arg、Orn 等的改变，尿有机酸谱如尿乳清酸和/或尿嘧啶、精氨酰琥珀酸（argininosuccinic acid，ASA）等改变，以及疑诊患儿临床表型特征，可进行初步鉴别诊断，基因检测是鉴别不同 UCD 病种的主要手段。②其他导致高氨血症的 IEMD：主要包括有机酸代谢障

碍、脂肪酸 β 氧化障碍、丙酮酸代谢障碍、高胰岛素-高氨血症综合征等。依据血氨基酸、酰基肉碱谱和尿有机酸谱，结合血气分析、血电解质、血糖、血乳酸、血 β-羟丁酸、尿酮体、血胰岛素及分子遗传学检测结果等进行鉴别诊断。③严重肝损害、外源性中毒（如鹅膏蕈碱）、药物（如丙戊酸钠）以及其他多种因素，包括致氨生成增加因素（如天冬酰胺酶治疗、脲酶阳性细菌过度生长或泌尿生殖系统感染）、蛋白质分解代谢亢进因素（如骨髓瘤、化疗、应用类固醇激素、创伤、胃肠道出血、肌肉活动增加）、过量的氨供应因素（如全肠外营养或应用甘氨酸冲洗液冲洗）等，均可导致血氨升高，须根据病史及临床表现予以鉴别。

（2）与肝脏和胆道疾病鉴别：许多其他干扰肝脏的疾病可能导致高氨血症等 UCD 表现。须根据病史、临床资料、分子遗传学检测等加以鉴别。

（3）与临床出现发育迟缓、癫痫、精神行为异常等和 OTCD 有重叠表型的疾病鉴别：对常规治疗无明显改善者需尽快送检血、尿遗传代谢谱，若危重病患儿血、尿代谢标志物明确指向 UCD，建议送靶向测序包，指向不明确时建议送家系全外显子组检测，代谢物联合基因检测是获得快速诊断的关键。

（六）治疗和随访

1. UCD 治疗原则 UCD 治疗是一个长期的过程，分急性期与缓解期两个阶段，需多学科团队及患儿家庭的配合。治疗目的是减少体内氨等毒性代谢物的生成，促进氨排泄，稳定血氨水平，尽可能减少高氨血症及其他毒性代谢物质造成的组织器官损伤（尤其重要的是避免神经系统损伤），同时尽可能保证患者生长发育所需的营养。

2. OTCD 治疗

（1）OTCD 治疗原则：急性期治疗原则为生命支持、尽快降低血氨水平、稳定内环境、保护重要器官功能。缓解期治疗原则为避免诱因，预防高氨血症反复发作；尽可能维持正常生长发育；改善生活质量；避免并发症。

（2）OTCD 急性期治疗：OTCD 患者的预后与高氨血症的持续时间和峰值水平密切相关。因此，一旦明确高氨血症，应在病因分析的同时立即开始抗高氨血症治疗。①监测生命体征；限制蛋白质摄入，保证每日营养物质的安全摄入量，避免内源性蛋白质分解代谢（建议能量摄入量为 2007 年联合国粮食及农业组织、世界卫生组织和联合国大学

制定的相应年龄安全摄入量的 120%）；静脉输注足够的能量[葡萄糖及脂肪乳，维持葡萄糖输注速度 6~10mg/（kg·min），使血糖维持在 6~11mmol/L，当血糖＞11mmol/L 时加用胰岛素]以促进合成代谢；患儿允许肠内营养后应尽早经口喂养，24~48 小时后补充必需氨基酸 0.5g/（kg·d），根据血氨变化每天增加 0.5g/（kg·d）至缓解期推荐量。监测血氨、血糖、血气、电解质、乳酸等，维持内环境稳定。②尽快开始抗高氨血症治疗，根据血氨增高程度选择以下药物联合或单独应用。A. Arg 静脉给药：Arg 静脉用药首次剂量为 250mg/kg，于 90~120 分钟内静脉泵入，维持剂量为 250~500mg/（kg·d）。B. 可同时联合苯甲酸钠静脉给药，首次剂量为 250mg/kg，于 90~120 分钟内泵入，维持剂量为 250~500mg/（kg·d），最大量不超过 12g/d。C. 可同时口服 Cit，剂量为 100~250mg/（kg·d），分 3 次，最大剂量不超过 6g/d。D. 不同程度的高氨血症建议选择方案：a. 血氨高于正常值但低于 100μmol/L，减少蛋白质摄入；静脉输注 10% 葡萄糖溶液，避免分解代谢。b. 血氨 100~250μmol/L（新生儿 150~250μmol/L）：停止蛋白质摄入，24~48 小时后补充必需氨基酸 0.5g/（kg·d），根据血氨变化每天增加 0.5g/（kg·d）至缓解期推荐量，同时开始抗高氨血症药物治疗。c. 血氨＞250~500μmol/L 需静脉滴注抗高氨血症药；如患者出现明显脑病征象和/或血氨急骤升高（起病 1~2 天血氨达 250~500μmol/L），准备血液透析或血浆置换；经 3~6 小时治疗血氨仍无快速下降趋势，即刻开始血液透析。d. 血氨＞500~1 000μmol/L，需评估神经系统损伤程度，与家长详细沟通预后，家属知情同意情况下即刻开始血液透析或血浆置换。e. 血氨＞1 000μmol/L，或因高氨血症昏迷持续 3 天以上，或出现颅内压明显升高，通常提示预后不良，需评估是否需要积极抢救。③去除诱因，避免口服激素、丙戊酸钠、阿司匹林等可加重高氨血症的药物，避免高蛋白饮食，避免长期禁食等。④对症治疗，保护重要脏器功能。

（3）OTCD 缓解期治疗：①减少氨的生成，限制蛋白质摄入量，根据患儿对天然蛋白的耐受程度给予相应饮食治疗，推荐婴儿期 1.5~2.0g/（kg·d），幼儿期 1.2~1.5g/（kg·d），儿童期 1.0g/（kg·d）。②促进氨的排出：苯甲酸钠 100~250mg/（kg·d），分 3 次口服；苯丁酸钠，体重 ≤20kg 者 100~200mg/（kg·d）；体重＞20kg 者 2~5g/（m²·d），分 3 次口服，每天最大量不超过 12g。苯丁酸甘油酯 4.5~11.2ml/（m²·d），

分 3 次口服。③促进尿素循环：Cit 100~250mg/（kg·d），分 3 次口服，每天最大量不超过 6g。Arg 100~250mg/（kg·d），分 3 次口服，每天最大量不超过 6g。④继发性肉碱缺乏者：左旋肉碱 25~100mg/（kg·d），分 3 次口服。⑤营养支持：营养师根据患儿年龄相关生长速率、健康状态、日常活动、残余酶活性等，通过计算获得耐受天然蛋白及补充必需氨基酸的个体化摄入量，保证充分能量摄入及其他营养素支持。良好的营养支持是改善 UCD 患者中长期预后的关键因素之一。⑥应避免的情况：摄入过多的蛋白质，蛋白质摄入量低于推荐摄入量，长时间禁食或饥饿，接触传染病，服用丙戊酸药物，静脉注射类固醇，肝毒性药物等。

（4）肝移植：重症 OTCD 患儿改善长期预后目前可及的治疗是肝移植。建议结合患儿临床情况，通常要求体重＞5kg，在 3~12 月龄间选择合适时机尽早施行肝移植；女性重症型 OTCD 患者亦需考虑肝移植。已出现中重度以上神经系统损伤的患者通常不建议肝移植，因移植多数不能逆转神经系统损伤。

（5）OTCD 治疗进展：①卡谷氨酸：卡谷氨酸是 NAGSD 的有效治疗药物，已被批准用于 NAGSD 及某些有机酸代谢障碍（甲基丙二酸血症、丙酸血症、异戊酸血症）。研究证明，卡谷氨酸能有效降低 OTCD、CPS1（某些变异位点）患者的血氨。对急性期高氨血症上述药物治疗效果不佳者，可尝试加用卡谷氨酸，剂量为 100~250mg/（kg·d）；缓解期，卡谷氨酸 10~100mg/（kg·d），分 3~4 次口服。②基因治疗：目前针对 OTCD 的基因治疗已进入临床试验阶段。③降低血氨水平的其他策略包括尝试调节微生物组的研究，虽然微生物组调节看起来很有希望，但肠道微生物组的复杂性仍存在许多需要克服的挑战。

3. OTCD 随访和监测 OTCD 患者需终生治疗。建议定期在 IEMD 专科医师及营养师处随访。对婴幼儿和重症患者，待急性期病情稳定后应至少每 1~3 个月随访一次，年龄较大及轻症患者随访频率可适当延长至每 6 个月 ~1 年一次。常规监测包括：①身高、体重、头围等体格生长指标。②了解膳食构成，尤其关注患者蛋白质摄入量是否达到安全摄入量；了解营养补充剂及药物服用情况；有无皮炎等营养素缺乏征象。③监测血氨、肝功能、血脂及氨基酸等生化指标，应维持血氨水平低于 80μmol/L，Gln 水平低于 1 000μmol/L，必需氨基酸

和支链氨基酸水平维持在正常范围内。④根据患者情况，每年监测 1 次血清白蛋白、前白蛋白、血脂、肝肾功能、微量元素、维生素 A、维生素 D、维生素 B_{12}、铁蛋白、肌酸及骨密度等。腹部超声检查评估肝脏大小及结构有无异常。⑤评估神经心理发育，建议每 2 年行头颅 MRI 和 MRS 检查，有助于发现神经系统细微改变，从而调整治疗方案。⑥有条件的机构可进行健康相关生活质量测定及心理调适能力评价等检查。⑦对无明显临床表现的女性杂合子患者，建议每年监测一次血氨和 Gln 水平。⑧缓解期常规进行计划免疫接种。⑨发热时建议使用解热药以减少分解代谢（布洛芬优于对乙酰氨基酚），预防急性发病。

4. OTCD 预后 OTCD 患者的预后与发病年龄、诊治时机、高氨血症的持续时间和峰值有关。新生儿期发病型患者病死率高，预后较差，1 岁内存活率不足 50%，幸存者中近 40% 存在认知障碍，但早期治疗可改善预后。迟发型 OTCD 患者的病死率明显低于新生儿期发病型，经规范治疗后智商多正常，但部分患者精细运动、执行功能、非语言智力、视觉记忆、注意力及数学能力存在缺陷。最近一项研究显示，与对照组相比，OTCD 的无症状女性携带者在普通认知功能上没有显著性差异，但精细运动、执行功能和认知灵活性存在显著性差异。

（七）遗传咨询和再生育指导

OTCD 以 X- 连锁不完全显性方式遗传。

1. 由于重症男性患者多数未能存活至育龄，故遗传来源的 OTCD 多来自携带致病变异的母亲。女性 OTC 致病性变异位点携带者每次妊娠都有 50% 的概率将致病性变异传给下一代。继承致病性变异位点的男性均为患者；继承致病性变异的女性 15%~20% 将出现高氨血症相关临床异常。但女性胎儿由于 X 染色体存在失活偏倚（通常为非选择性失活，少数情况下存在失活偏倚），临床表型预测困难。

2. 轻症男性患者的后代，男性胎儿均不受影响；而女性胎儿均继承其致病变异，15%~20% 将出现高氨血症相关临床异常，但个体临床表型预测困难。

3. 建议对先证者家系其他无症状女性成员进行家系位点验证以检出携带者。

4. OTC 基因分析是目前 OTCD 首选产前诊断方法。在先证者 OTC 基因诊断、母亲基因突变携带状况明确的前提下，可选择性进行胚胎植入遗传学诊断，或在母亲妊娠 8~12 周取胎盘绒毛、妊娠 16~22 周取羊水细胞进行胎儿 OTC 基因突变分析。如男性胎儿 OTC 半合子突变则为 OTCD 患者；如女性胎儿 OTC 杂合突变，由于 X 染色体的随机失活现象，难以判断胎儿是否患病，是遗传咨询的难点。新发变异需告知不排除双亲生殖细胞嵌合风险（OTCD 已有生殖细胞嵌合报道，嵌合发生率未见总结报道，通常人群生殖细胞嵌合发生率为 3%~4%）。需注意告知先证者家庭需要在下一胎妊娠前去具有资质的产科医院沟通好细节，以免因时间不足而耽误产前诊断。

二、精氨酸酶缺乏症

精氨酸酶缺乏症（arginase deficiency，ARGD）又称精氨酸血症或精氨酸尿症，是最罕见的 UCD 病种之一。国际上估计发病率约为 1/950 000，日本发病率约 1/350 000。我国浙江省新生儿筛查 ARGD 发病率约 1/230 000。

（一）病因和发病机制

1. 病因 ARGD（OMIM 207800）是因编码精氨酸酶 1（arginase 1，ARG1）的基因 ARG1（OMIM 608313）发生致病性变异，导致 ARG1 活性缺失所致。ARG1 基因位于染色体 6q23.2，全长 11.1kb，包含 8 个外显子，7 个内含子，编码 322 个氨基酸。ARG1 结构为同源三聚体，需要锰作为催化活性和稳定性的辅助因子。ClinVar 数据库已收录了 200 余种致病性、可能致病性及意义未明 ARG1 变异位点，以错义突变为主。错义突变主要发生在保守序列的 ARG1 活性区。终止密码子和片段缺失型变异可随机发生在整个基因结构区。变异虽然在 8 个外显子区均有分布，但以 1、4、7 外显子多见。未发现确切的基因型 - 表型相关性，即使携带无义突变、剪接突变的纯合子患者临床亦可表现为轻症晚发型。

2. 发病机制 ARG1 位于细胞质内，主要在肝脏、红细胞和唾液腺中表达，催化尿素循环的第 6 步也是最后一个反应，将 Arg 水解成 Orn 和尿素；另一个负责 ARG 酶活性的基因 ARG2 主要存在于肝外组织的线粒体中，其中肾脏是受影响最严重的部位，在大脑和胃肠道中的水平较低。ARG2 的翻译量不足以弥补起主要作用的 ARG1 活性缺陷。ARGD 时 Orn 生成的减少会损害 OTC 酶活性，从而使 CPS、乳清酸蓄积，随后将其通过旁路代谢分流至嘧啶合成通路；同时 ARGD 会导致 Arg

和其他相关有毒化合物（如胍乙酸盐）蓄积；ARGD 时由于尿素生成受阻可导致高氨血症，但这种情况并不常见，因为 ARG1 是尿素循环中最远端的酶。有研究发现残余 ARG1 酶活性缺失程度与 ARGD 表型有一定程度的相关性。ARGD 除 UCD 其他病种常见的高氨血症的毒性作用外，研究报道胍基化合物如高精氨酸、N- 乙酰精氨酸、α- 酮基 -δ- 胍戊酸等在脑脊液中的蓄积与 ARGD 的神经系统损害密切相关；脑脊液中 Arg 水平明显增高可能会间接导致一氧化氮（nitric oxide，NO）的增高，引起氧化损伤，使皮质脊髓束微结构发生改变。在 ARGD 患者的神经影像学检查和组织病理学检查中发现的脑损伤（皮质萎缩、缺血性改变和水肿）与受缺血缺氧事件影响的患者类似。另一种机制表明，氨（起次要作用）与胍基化合物（多胺、一氧化二氮、胍丁胺）通过精氨酸 - 甘氨酸脒基转移酶作用，可能是 ARGD 神经毒性和痉挛的原因。肝脏的晚期表现包括纤维化、肝硬化和肝细胞癌。ARGD 代谢通路详见图 11-9。

（二）新生儿筛查

1. 新生儿筛查方法及现状 国内多个地区已将 ARGD 列入 MS-MS 新生儿疾病筛查病种。ARGD 的 MS-MS 筛查关键指标为 Arg，文献报道 ARGD 患者 MS-MS 筛查 Arg 水平多数高于正常范围 3~4 倍以上，但治疗后 Arg 可仅轻度增高。注意饮食、肝功能损伤等多种因素也可导致 Arg 继发性增高，需与 ARGD 鉴别。

2. 新生儿筛查进展 国内外均已有将 ARG1 基因纳入研究性新生儿疾病筛查项目的报道，目前普遍认为联合生化及基因筛查有利于提高 ARGD

筛查效率。

3. 新生儿筛查结果判读及随访

（1）新生儿 MS-MS 筛查：ARG 超过筛查界限值者由新生儿疾病筛查中心专人负责召回，并转诊至具有 IEMD 诊治资质的医疗机构进一步通过血氨、血氨基酸、尿有机酸、乳清酸、基因等进行诊断、鉴别诊断，并制订个体化治疗、随访方案。

（2）新生儿 MS-MS 及基因联合筛查：① MS-MS 筛查及 ARG1 检测结果均为阳性的患儿可确诊，即 MS-MS 筛查 ARG 超过筛查界限值且检出 ARG1 致病性纯合或复合杂合变异。② MS-MS 筛查结果阴性：a. ARG1 基因检出致病性变异的纯合子（包括纯合变异或复合杂合变异）需高度疑诊 ARGD，建议密切随访，随访中出现相关临床症状和 / 或典型生化异常（MS-MS 提示 Arg 增高，尿乳清酸水平增高等）可诊断。b. ARG1 检出致病性不明确纯合子或杂合子需鉴别是 ARGD 患者还是携带者。若随访过程中出现神经系统异常、高氨血症、Arg 增高需考虑为 ARGD 患者，杂合子建议进一步行 MLPA、q-PCR 等检测 ARG1 缺失 / 重复型变异可能，需长期随访、治疗。由于该病晚发型多见，对未出现临床、生化异常的患者可根据情况 6~12 个月随访 1 次，随访至 3~5 岁未见异常可考虑终止随访，告知相关注意事项，有不明原因神经系统异常、发育落后等情况发生需再回到 IEMD 专科医师处就诊评估，排查其他遗传相关疾病可能。③ MS-MS 筛查结果阳性而 ARG1 阴性者随访方案参照 OTCD。

（三）临床表现

ARGD 临床表现不同于其他类型 UCD，通常

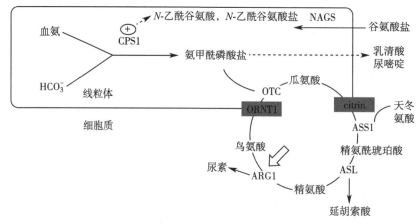

图 11-9 ARGD 代谢通路图

HCO_3^-. 碳酸氢根；CPS1. 氨甲酰磷酸合成酶 1；NAGS. N- 乙酰谷氨酸合成酶；OTC. 鸟氨酸氨甲酰基转移酶；ASS1. 精氨琥珀酸合成酶 1；ORNT1. 线粒体鸟氨酸转运蛋白 1；citrin. 希特林蛋白；ARG1. 精氨酸酶 1；ASL. 精氨琥珀酸裂解酶。

不以快速发生的高氨血症为特征,但亦可在新生儿期出现或表现为复发性高氨血症。新生儿早期症状以喂养困难、低体温、嗜睡、过度通气等非特异性症状为主。多数患儿起病年龄相对较晚,多在2~4岁起病,如果未及时治疗,受影响个体通常会发展为进行性严重痉挛、无法行走、震颤、共济失调和手足徐动症,最终完全丧失肠道和膀胱控制以及严重智力障碍,生长也会受到影响。最近的研究发现,特定的长期认知障碍表现包括智力障碍、注意缺陷多动障碍、攻击性行为、广泛性发育障碍、记忆回忆和精细运动技能障碍。也可以出现神经系统以外表现,但发生率很低,包括轻度至重度肝功能障碍和骨骼受累。肝功能障碍通常是轻微的,表现为转氨酶水平增高、凝血时间延长,在某些情况下还会出现肝大。一些成年人患有肝细胞癌。远期严重并发症还包括癫痫、小头畸形和脑皮质萎缩。亦存在轻症 ARGD 表型患者。从出生起就接受治疗的个体似乎症状很少,幼儿期的生长可以是正常的。

（四）辅助检查

ARGD 生化指标以血中 Arg 增高、尿中乳清酸增高,伴血氨增高、呼吸性碱中毒、转氨酶增高、凝血时间延长等为特征。血 Arg 浓度升高至正常上限的 3~4 倍高度提示诊断。急性高氨血症（血氨浓度>150μmol/L）并不常见。尽管尿乳清酸浓度经常升高,但这并不是 ARGD 的主要异常。*ARG1* 基因、ARG1 酶活性检测可确诊。MRI、超声、脑电图等其他改变均为非特异性,参见 OTCD。

（五）诊断和鉴别诊断

1. **诊断** 当临床出现提示性改变和／或生化改变疑诊 ARGD 患儿可通过鉴定 *ARG1* 中的双等位基因致病变异来证实,或者证据不足情况下通过检测红细胞提取物 ARG1 酶活性（通常<正常参照值的 1%）来确诊。注意肝脏和红细胞 ARG1 酶活性具有良好的相关性,因此当可以从血液样本中测量酶活性时,不必进行肝脏活检。Arg 水平升高（可升高 4 倍）、血氨水平（如果存在）和乳清酸升高,均具有提示意义。

2. **鉴别诊断** 需与其他导致高氨血症、发育迟缓、痉挛性瘫痪、癫痫的疾病鉴别,对常规治疗无明显改善者需尽快送检血、尿遗传代谢谱,危重患儿同时送 *ARG1* 基因检测是获得快速诊断的关键。

（六）治疗和随访

1. **治疗** ARGD 治疗与其他经典 UCD 相似,应遵循 UCD 治疗原则。但需要注意:①补充 Arg

是禁忌的。② ARGD 患者较少发生高氨血症,如果发生,高氨血症更有可能对保守治疗（如药物静脉注射）产生反应。而昏迷和脑病的个体发生严重脑损伤的风险很高,应该尽快接受降血氨的相应治疗。ARGD 急性期及缓解期治疗原则及其他治疗参见 OTCD,强调无论哪个阶段均应避免使用 Arg。

ARGD 治疗目标:维持血浆 Arg 浓度尽可能接近正常。急性期快速降低血氨浓度仍是关键,同时引入碳水化合物和脂肪提供能量,以减少分解代谢和饮食中过量的氮含量,同时避免摄入过多水分加重脑水肿。该病种神经系统异常、认知障碍多见,目前采用常规对症及药物治疗仅部分有效,如癫痫、痉挛、发育迟缓／智力障碍和关节挛缩分别采用相应的标准治疗,但注意如果出现癫痫发作,建议使用苯巴比妥或卡马西平,丙戊酸钠禁用,因为会引起或加重高氨血症。对于持续性肝合成功能异常的患者,应在术前考虑输注新鲜冰冻血浆。少数进展为肝纤维化和肝硬化的患者,可以考虑肝移植,但移植对神经系统损伤无确切疗效。有学者主张补充鸟氨酸预防高氨血症,同时还能抑制神经毒性胍基化合物的形成,其确切临床疗效有待长期随访研究。

2. **治疗进展** 已有研究使用了酶替代疗法、腺相关病毒载体基因治疗、CRISPR 相关蛋白基因组编辑和诱导多能干细胞等方法。目前这些研究还处于早期阶段,尚未完成临床转化。

3. **随访和监测** 建议在 IEMD 专科医师及营养师处定期随访,根据年龄和代谢稳定程度确定随访间隔时间。缓解期,出生后第一年至少每 1~3 个月进行一次代谢指标评估（包括血氨、氨基酸谱、肝功能,如白蛋白、胆红素、谷草转氨酶、谷丙转氨酶、碱性磷酸酶、凝血酶原时间和活化部分凝血活酶时间、营养指标等）。以后酌情每 3~12 个月进行一次常规随访,每次随访时除代谢指标、脏器功能评估外,还需同时监测生长、发育情况。根据评估情况决定是否需转诊至神经科医生、骨科医生、康复治疗师等专科医师处联合干预,综合管理。缓解期建议常规计划免疫接种。

4. **预后** 临床起病的 ARGD 患儿由于神经系统异常较常见,药物仅部分有效,总体预后较差。文献报道通过新生儿疾病筛查诊断或家系先证者早期诊断、规范治疗,患儿预后明显改善。

（七）遗传咨询和再生育指导

ARGD 以常染色体隐性方式遗传。若父母为

ARG1 致病性变异位点携带者,每次妊娠无论男、女均有 25% 的概率为 ARGD 患者;50% 的概率为携带者;25% 的概率不携带任何致病性位点。若先证者携带新生突变,则下一胎再发风险低,但需告知不排除父、母亲生殖细胞嵌合风险。再生育指导参见 OTCD。

三、精氨酰基琥珀酸裂解酶缺乏症

精氨琥珀酸裂解酶缺乏症(argininosuccinate lyase deficiency,ASLD)又称精氨酰琥珀酸血症或精氨酰琥珀酸尿症,新生儿患病率为 1/218 000~1/70 000。

（一）病因和发病机制

1. 病因　ASLD(OMIM 207900)是因编码精氨酰琥珀酸裂解酶(arginosuccinic acid lyase,ASL)的基因 *ASL*(OMIM 608310)发生致病性变异,导致 ASL 活性降低,精氨酰琥珀酸(arginocylsuccinic acid,ASA)不能分解,属于常染色体隐性遗传病。*ASL* 基因位于 7q11.21,包含 17 个外显子和 16 个内含子,编码 464 个氨基酸。主要在人体肝脏组织、成纤维细胞表达,在红细胞、肾脏组织内也有表达。ClinVar 数据库已收录 300 余种致病性、可能致病性和意义未明的 *ASL* 突变位点,以错义突变为主。已报道突变位点分布于整个基因区域,未见基因型 - 表型相关性报道。ASL 存在假基因,有 10 余个 ASL 同源序列片段,涉及多个外显子、内含子、5′-UTR 和 3′-UTR 区域。

2. 发病机制　ASL 位于细胞质内,参与尿素循环第 4 步,裂解 ASA 以产生 Arg 和富马酸,代谢通路详见图 11-10。ASL 的具体作用是启动 ASA(携带尿素循环早期收集的废氮分子)裂解反应。在该反应中 ASA 裂解产生 Arg,随后 Arg 分解为尿素和 Orn,尿素被排出体外,Orn 被回收利用重新启动尿素循环。ASL 功能缺失将导致尿素循环不能正常进行,多余的氮以氨的形式积聚在血液中。ASLD 中除高氨血症的毒性作用外,多余的 ASA 转化为胍基琥珀酸,对细胞和神经元有特异性毒性,这可能是患者产生认知障碍、肝脏转氨酶浓度升高的原因之一。文献报道,高血压和神经认知缺陷与 NO 合成缺陷有关。此外,另一个细胞质尿素循环酶精氨琥珀酸合成酶(arginosuccinic acid synthetase,ASS)也在 NO 信号转导中发挥作用,并与一氧化氮合酶(nitric oxide synthetase,NOS)和阳离子氨基酸转运蛋白(cation amino acid transporters,CAT-1)形成多蛋白复合物。ASL 对于 ASS-ASL-NOS-CAT-1 复合物的稳定性至关重要,有缺陷的 ASL 可以通过无效的 NOS 复合体组装协同导致 NO 信号转导缺陷。ASL 的这一功能与其在 Arg 生物合成中的代谢活性无关。同时,Arg 是合成尿素、NO、多胺、脯氨酸、Glu、肌酸和鲱精胺的前体,是一种半必需氨基酸:Arg 的来源是外源性的饮食和内源性的蛋白质分解和 Cit 合成。健康成年人通常通过内源合成产生足够的 Arg,然而在应激或肾脏、小肠功能障碍等情况下,内源性 Arg 产生不足而成为必需氨基酸(即必须外源提供)。而 *ASL* 编码形成同源四聚体多肽结构的 ASL 是细胞生产 Arg 的关键酶,还参与将 Arg 从细胞外输送到细胞内以合成 ASS-ASL-NOS-CAT-1 复合物,维持复合物的稳定性。ASL 缺陷会导致该复合物的缺失,并且即使补充精氨酸也无法产生 NO。

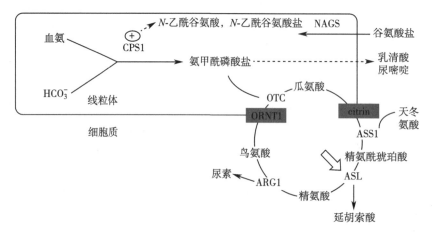

图 11-10　ASLD 代谢通路图

HCO₃⁻. 碳酸氢根;CPS1. 氨甲酰磷酸合成酶 1;NAGS. *N*- 乙酰谷氨酸合成酶;OTC. 鸟氨酸氨甲酰基转移酶;ASS1. 精氨琥珀酸合成酶 1;ORNT1. 线粒体鸟氨酸转运蛋白 1;citrin. 希特林蛋白;ARG1. 精氨酸酶 1;ASL. 精氨琥珀酸裂解酶。

（二）新生儿筛查

1. 新生儿筛查方法及现状 目前 ASLD 新生儿筛查现状与 ARGD 相似，通过 MS-MS 方法，以 Cit 作为筛查关键指标。有建议称增加 ASA 作为 ASLD 筛查指标可提高筛查效率。重症 ASLD 患儿 Cit、ASA 水平明显增高，很少见假阳性，未见假阴性报道。但轻症患者可出现假阴性，饮食、肝损伤等因素可出现假阳性。同时，需与其他合并 Cit 增高的 IEMD 鉴别，如 Cit 升高也可见于 ASD、柠檬酸缺乏症和丙酮酸羧化酶缺乏症等。

2. 新生儿筛查进展 MS-MS 联合 *ASL* 基因筛查。

3. 新生儿筛查结果判读及随访

（1）新生儿 MS-MS 筛查：Cit 超过筛查界限值者由新生儿疾病筛查中心专人负责召回，并转诊至具有 IEMD 诊治资质的医疗机构进一步通过血氨、血氨基酸、尿有机酸、乳清酸、基因等进行诊断和鉴别诊断，并制订个体化治疗、随访方案。

（2）新生儿 MS-MS 联合基因筛查：① MS-MS 筛查及 *ASL* 检测结果均为阳性的患儿可确诊，即 MS-MS 筛查 Cit 超过筛查界限值且检出 *ASL* 纯合或复合杂合致病性变异。② MS-MS 筛查结果阴性：a. *ASL* 检出致病性变异的纯合子（包括纯合变异或复合杂合变异），需高度疑诊 ASLD，建议密切随访，随访中出现高氨血症相关临床症状、肝功能损害、结节性脆发和/或典型生化异常（MS-MS Cit 增高；血、尿中 ASA 增高）可诊断。b. *ASL* 检出致病性不明确纯合子或杂合子，需鉴别是 ASLD 患者还是携带者，方法参考 OTCD。③ MS-MS 筛查结果阳性，*ASL*（包括 ASS1、SLC25A13）均阴性者随访方案参考 OTCD。

（三）临床表现

ASLD 临床分型包括新生儿（发病）型和迟发型。新生儿型特点是出生后最初几天内出现高氨血症相关表现，如嗜睡、拒绝进食、呕吐、呼吸急促和呼吸性碱中毒，未经治疗可发展至癫痫发作、昏迷甚至死亡。晚发型临床以急性感染或压力诱发的高氨血症导致非特异性神经系统症状和消化系统症状为主要表现。肝脏损害（转氨酶增高、肝硬化等）较其他 UCD 病种常见。结节性脆发（毛发粗而脆，容易折断、脱落）是其区别于其他 UCD 类型的特征。高血压较常见。远期并发症包括发育迟缓和智力障碍，似乎与高氨血症发作的严重程度或持续时间无直接相关性。

（四）辅助检查

ASLD 生化指标以血中 Cit、ASA 增高合并尿 ASA 水平增高，伴血氨浓度增高为特征。其余改变参见 OTCD。Cit 浓度增高 2~5 倍。由于未受影响的个体中不存在 ASA，所以 ASA 增高的特异度优于 Cit 增高。ASLD 的 Cit 典型血浆范围是 $100\sim300\mu mol/L$，ASA 的典型血浆范围在 $5\sim110\mu mol/L$，浓度显著增高。根据尿液氨基酸分析，ASA 的尿液浓度通常 $>10\,000\mu mol/g$ 肌酐。肝活检显示肝细胞增大，随着时间的推移可能会进展为肝纤维化。受影响的个体还可能出现结节性脆发，这是一种结节状外观的脆弱毛发，通常对补充 Arg 有反应。乳清酸排泄通常正常或轻度增高。*ASL* 的测序分析需注意假基因的干扰。

（五）诊断和鉴别诊断

1. 诊断 ASLD 多通过 *ASL* 基因联合临床相关提示性异常（包括症状、体征、实验室、影像学、脑电图检查）确诊。基因诊断困难者可联合皮肤成纤维细胞 ASL 酶活性检测。

2. 鉴别诊断 需与其他导致高氨血症、发育迟缓、癫痫、结节性脆发、高血压等的疾病鉴别。

（六）治疗和随访

1. 治疗和预后 ASLD 需遵循 UCD 的治疗原则。由于 ASLD 患儿 Cit 高，除不能补充 Cit 外，其余饮食、药物治疗参见 OTCD。建议重症患儿发生神经系统异常前进行肝移植。注意监测动脉血压。由于 ASLD 神经系统异常、认知障碍、肝功能损伤较常见，预后较其他 UCD 病种差，部分新生儿疾病筛查早期诊断的患儿仍有严重神经系统后遗症。建议对基因确诊或临床诊断的 ASLD 患儿进行终身随访，随访策略参照 OTCD。治疗目标：血氨、支链氨基酸和 Arg 的血浆浓度在正常范围内；血浆 Gln 浓度 $<1\,000\mu mol/L$。限制蛋白质饮食和膳食补充精氨酸是长期管理的支柱；对这些措施没有反应的患者可以考虑口服氮清除剂疗法。肝移植适用于复发性高氨血症或对传统药物治疗疗效不佳的代谢失代偿患者。

2. 治疗进展 亚硝酸盐和硝酸盐补充剂正在作为 ASLD 高血压和血管功能障碍的潜在疗法进行评估。基因治疗也在研究中。

3. 监测和随访 参见 OTCD，根据年龄和代谢状态定期于 IEMD 专科医师及营养师处随访，监测血氨，血、尿氨基酸浓度，脏器功能，生长发育情况，制订个体化治疗及随访方案。

（七）遗传咨询和再生育指导

ASLD 以常染色体隐性方式遗传，遗传咨询及再生育指导参照 ARGD。若先证者仅发现 *ASL* 单个位点致病性变异家系，产前诊断首选结合羊水中 ASA 及其代谢产物综合评估；也可结合羊水、绒毛膜组织 ASL 酶活性判断。羊水中 ASA 水平升高可以可靠地检测受影响的胎儿，可于妊娠 15~18 周测量羊水中 ASA 的浓度。由于数据有限，测试的灵敏度尚不清楚。但由于正常情况下羊水中检测不到 ASA，并且 ASLD 是目前已知导致 ASA 升高的唯一疾病，因此根据羊水中 ASA 浓度升高可以诊断 ASLD。羊水中 ASA 的存在与培养的羊水细胞上 ASL 酶活性降低存在一致性。

四、氨甲酰磷酸合成酶-1 缺乏症

氨甲酰磷酸合成酶-1 缺乏症（carbamyl phosphate synthetase 1 deficiency，CPS1D）又称高氨血症Ⅰ型，通常被认为是最严重的 UCD 病种。严重缺乏氨甲酰磷酸合成酶-1（carbamyl phosphate synthetase 1，CPS1）酶活性的个体在新生儿期会迅速出现高氨血症，且儿童长期面临反复发作高氨血症的风险。CPS1D 国际估计发病率为 1/1 300 000~1/60 000；欧洲约为 1/300 000；日本为 1/800 000；我国浙江省报道新生儿疾病筛查检出 CPS1D 发病率约为 1/680 000，由于存在漏筛情况，实际发病率更高。

（一）病因和发病机制

CPS1D（OMIM 237300）是由于 *CPS1*（OMIM 608307）基因编码的 CPS1 酶活性缺失导致氨甲酰磷酸合成减少，尿素循环障碍所致。由于 CPS1 酶

参与催化尿素循环的第 1 步，是关键的限速酶，通常认为 CPS1D 是尿素循环障碍中最严重的类型，其临床表现主要与高氨血症有关。*CPS1* 基因突变除 CPS1D 外，OMIM 还收录了另一种"可疑新生儿肺动脉高压易感（OMIM 615371）"表型。CPS1 位于线粒体内，主要分布在肝脏，代谢通路详见图 11-11。*CPS1* 基因位于 2q34，包含 38 个外显子和 37 个内含子。ClinVar 数据库已收录 600 余种致病性、可能致病性及意义未明突变位点，多数为错义突变，位点较分散，且多数为家庭散在个体化突变。现有资料提示，*CPS1* 基因型与表型有一定程度相关性，如等位基因均为无义突变的患者通常为重症表型，但并不绝对，已有同一家系患者相同基因型具有不同表型严重性的报道。

（二）新生儿筛查

1. 新生儿筛查方法及现状　CPS1D 生化筛查关键指标及现状同 OTCD。

2. 新生儿筛查进展　MS-MS 联合 *CPS1* 基因筛查。

3. 新生儿筛查结果判读及随访

（1）新生儿 MS-MS 筛查：Cit 低于筛查界限值者由新生儿疾病筛查中心专人负责召回，并转诊至具有 IEMD 诊治资质的医疗机构进一步通过血氨、血氨基酸、尿有机酸、乳清酸、基因等进行诊断和鉴别诊断，并制订个体化治疗、随访方案。

（2）新生儿 MS-MS 及基因联合筛查：① MS-MS 筛查及 *CPS1* 检测结果均为阳性的患儿可确诊，即筛查新生儿 Cit 低于筛查界限值且检出 *CPS1* 基因纯合或复合杂合致病性变异。② MS-MS 筛查结果阴性：a. *CPS1* 检出致病性变异的纯

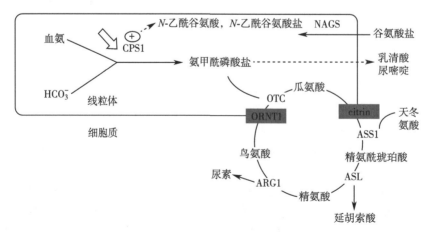

图 11-11　CPS1D 代谢通路图

HCO₃. 碳酸氢根；CPS1. 氨甲酰磷酸合成酶 1；NAGS. *N*-乙酰谷氨酸合成酶；OTC. 鸟氨酸氨甲酰基转移酶；ASS1. 精氨琥珀酸合成酶 1；ORNT1. 线粒体鸟氨酸转运蛋白 1；citrin. 希特林蛋白；ARG1. 精氨酸酶 1；ASL. 精氨琥珀酸裂解酶。

合子（包括纯合变异或复合杂合变异），需高度疑诊CPS1D，建议密切随访，随访中出现高氨血症相关临床症状和 / 或典型生化异常（MS-MS 提示 Cit 降低，甘氨酸、Glu 增高，尿乳清酸、尿嘧啶降低）可诊断。b. *CPS1* 检出致病性不明确纯合子或杂合子需鉴别是 CPS1D 患者还是携带者，建议随访观察，随访中出现上述改变者需考虑为 CPS1D 患者，建议杂合子进一步行 MLPA、q-PCR 等检测 *CPS1* 有无缺失 / 重复型突变，需长期随访、治疗。若随访3 次或以上（时间超过 1 年）临床、生化均未见异常改变，可考虑终止随访，告知相关注意事项，有不明原因呕吐、食欲减退、意识改变、抽搐、精神症状等情况时需监测血氨，建议 IEMD 专科医师就诊。③ MS-MS 筛查结果阳性，*CPS1*（包括 *OTC*、*NAGS*）均为阴性者，随访方案参照 OTCD。

（三）临床表现

CPS1D 临床表现与 OTCD 类似，临床多数新生儿发病，表现为高氨血症、呕吐、喂养困难、共济失调、癫痫发作、嗜睡，快速进展为昏迷。但CPS1D 表型极为多变，也可在任何年龄发病。

（四）辅助检查

CPS1D 生化改变以血中 Cit 降低、甘氨酸、Glu增高伴血氨增高为特征，尿中乳清酸可正常或降低。其余异常表现参见 OTCD。

（五）诊断和鉴别诊断

CPS1D 可通过检测 *CPS1* 基因或 CPS1 酶活性确诊。目前多通过 *CPS1* 基因检测联合临床确诊。基因诊断困难者可联合肝组织 CPS1 酶活性检查。鉴别诊断参见 OTCD。

（六）治疗和随访

1. 治疗及随访 CPS1D 治疗原则、药物同OTCD。建议对基因确诊或临床诊断的 CPS1D 患儿进行终身随访，随访策略参见 OTCD。

2. 治疗进展 第一个进入临床的新型CPS1D 疗法可能是已经商业化的药物卡谷氨酸，是NAGSD 的标准治疗方法，并已被证明可以挽救特定的 CPS1D 突变。药理学伴侣和基因治疗也正在开发中，但这两项技术仍然有需要克服的关键挑战。

3. 预后 CPS1D 重症型患者多见，若症状出现后治疗，病死率高达 50%，多数遗留神经系统后遗症；晚发型生存率超过 90%。通过新生儿疾病筛查早期诊治的患者预后优于临床发病患者。

（七）遗传咨询和再生育指导

参照 ARGD。先证者基因型不明确的家庭可结合晚期胎儿肝组织 CPS1 酶活性诊断，但临床可操作性差。

五、*N*-乙酰谷氨酸合成酶缺乏症

N-乙酰谷氨酸合成酶缺乏症（*N*-acetylglutamate synthetase deficiency，NAGSD）又称高氨血症Ⅲ型，罕见，估计发病率小于 1/2 000 000。浙江省目前 MS-MS 共筛查 540 余万例新生儿血标本，未检出确诊案例。

（一）病因和发病机制

NAGSD（OMIM 237310）是因 *NAGS*（OMIM 608300）基因发生致病性变异导致 *N*-乙酰谷氨酸合成酶（*N*-acetylglutamate synthetase，NAGS）酶活性缺失所致。NAGS 位于线粒体内，是 CPS1 的重要激活剂，在 Arg 激发的反应中催化 Glu 和乙酰辅酶 A 形成 *N*-乙酰谷氨酸（*N*-acetylglutamate，NAG）。该酶是尿素循环第 1 步不可或缺的部分，当 NAGS 活性减低时，NAG 合成减少，CPS1 酶活性随之降低。因此 NAGSD 与 CPS1D 具有相似的生化表型，包括 Gln 升高、Cit 降低、乳清酸正常和血氨升高，代谢通路详见图 11-12。NAGS 是四聚体结构，每个 NAGS 单体包含两个结构域：C 端乙酰转移酶结构域，作用为结合底物并催化 NAG的形成；N 端氨基酸激酶结构域，包含 Arg 结合位点。NAGS 大部分在肝脏表达，少部分在小肠黏膜表达。*NAGS* 基因位于 17q21.31，包含 7 个外显子和 6 个内含子，编码 534 个氨基酸。ClinVar 数据库已收录近 200 种 *NAGS* 致病性、可能致病性及意义未明突变位点。尚未见 *NAGS* 基因型 - 表型相关性报道。NAGSD 和 CPS1D 可以通过分子遗传学检测来区分。NAGSD 早期获得准确的诊断非常重要，因为 NAGSD 可以通过卡谷氨酸（氨甲酰谷氨酸）成功控制，这是一种口服生物可利用的抗氨酰化酶的 NAG 类似物，可激活 NAGS。

（二）新生儿筛查

1. 新生儿筛查方法及现状 NAGSD MS-MS筛查关键指标及现状同 OTCD。NAGSD 的新生儿疾病筛查同样受到 Gln 不稳定以及 Cit 水平降低的低特异度和灵敏度的阻碍。

2. 新生儿筛查进展 联合 MS-MS 及 *NAGS*基因筛查。

3. 新生儿筛查结果及判读

（1）新生儿 MS-MS 筛查：Cit 低于筛查界限值者由新生儿疾病筛查中心专人负责召回，并转诊至

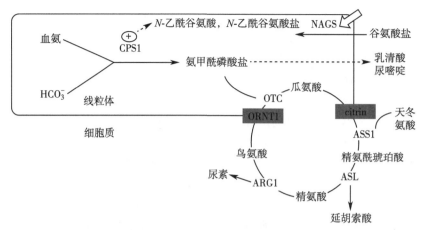

图11-12　NAGSD 代谢通路图

HCO₃. 碳酸氢根；CPS1. 氨甲酰磷酸合成酶1；NAGS. N-乙酰谷氨酸合成酶；OTC. 鸟氨酸氨甲酰基转移酶；ASS1. 精氨琥珀酸合成酶1；ORNT1. 线粒体鸟氨酸转运蛋白1；citrin. 希特林蛋白；ARG1. 精氨酸酶1；ASL. 精氨琥珀酸裂解酶。

具有 IEMD 诊治资质的医疗机构进一步通过血氨、血氨基酸、尿有机酸、乳清酸、基因等进行诊断和鉴别诊断，并制订个体化治疗、随访方案。

（2）新生儿 MS-MS 及基因联合筛查：① MS-MS 筛查及 NAGS 检测结果均为阳性的患儿可确诊，即 MS-MS 筛查 Cit 低于筛查界限值且检出 NAGS 致病性纯合或复合杂合变异。② MS-MS 筛查结果阴性：判读及随访方案参见 CPS1D。③ MS-MS 筛查结果阳性，NAGS（包括 OTC、CPS1）均阴性者随访方案参见 CPS1D。

（三）临床表现

NAGSD 临床可见新生儿起病型及晚发型。NAGSD 通常病情较严重，其临床改变与生化特征与 CPS1D 相似。新生儿病例中最常见的症状是喂养不耐受、呕吐、嗜睡、肌张力过高或肌张力低下、癫痫发作、呼吸急促。迟发型病例的常见症状包括呕吐、精神错乱或定向障碍、共济失调、嗜睡、癫痫发作、肌张力低下、昏迷。在某些较晚发生的 NAGSD 病例中，有自主避免高蛋白食物的报道。NAGSD 的长期并发症包括发育迟缓和智力障碍。也有晚年才出现 NAGSD 症状、体征的案例报道。

（四）辅助检查

除血氨升高之外，血液中最常见的生化标志物是 Gln 和丙氨酸升高、Cit 降低和呼吸性碱中毒。尿乳清酸多数正常，也可降低。NAGS 基因检测是首选的诊断方法。基因诊断困难者可联合肝脏 NAGS 酶活性检测确立诊断。

（五）诊断和鉴别诊断

NAGSD 与 CPS1D 生化和表型相似，可以通过分子遗传学检测来区分。获得准确的诊断非常重要，因为 NAGSD 可以通过卡谷氨酸成功治疗。

（六）治疗和随访

1. 治疗和预后　NAGSD 需遵循 UCD 治疗原则。急性期及缓解期治疗方案参见 OTCD。需注意，NAGSD 药物治疗首选卡谷氨酸，是 NAGSD 的标准治疗方法，急性期 100~250mg/（kg·d），分 2~4 次口服或鼻饲，稳定期 50~100mg/（kg·d），分3次口服维持治疗。通常卡谷氨酸效果好，维持期建议单药治疗，不需联合其他药物或低蛋白饮食，但需综合评估患者情况。文献表明，在某些情况下饮食管理也是综合治疗的一部分。由于卡谷氨酸治疗效果良好，新生儿筛查早期诊治标准化管理患儿预后良好。

2. 治疗进展　由于 NAGSD 需终生治疗，卡谷氨酸虽然疗效确切但费用高，因此针对 NAGSD 的基因治疗目前已在动物研究阶段。

3. 随访及监测　建议对基因确诊或临床诊断的 NAGSD 患儿根据年龄和代谢状态定期于 IEMD 专科医师及营养师处随访，监测血氨和血、尿氨基酸浓度、脏器功能、生长发育情况，制订个体化治疗及随访方案，具体参见 OTCD。

（七）遗传咨询和再生育指导

NAGSD 属于常染色体隐性遗传，遗传咨询及再生育指导参照 ARGD。

六、希特林蛋白缺乏症

希特林蛋白缺乏症（citrin deficiency，CD；OMIM 605814）又称希特林缺陷病或希特林缺乏症，是由于线粒体内膜天冬氨酸／谷氨酸载体蛋白希特林功能缺陷导致的遗传代谢病,属于常染色体隐性遗传病。在我国 782 万新生儿中检出率为 1/68 594。目前,以血液中瓜氨酸升高为指标进行筛查,可能会漏诊部分患儿,因此需联合基因分析等技术,相关新生儿疾病筛查研究正在进行中。

（一）病因和发病机制

希特林是一种钙调节蛋白,主要在肝细胞线粒体内膜表达,负责将线粒体内合成的天冬氨酸转运到胞质,同时将胞质中的谷氨酸和质子转运回线粒体内。这一过程与苹果酸穿梭、柠檬酸穿梭、尿素循环、蛋白质合成、糖酵解、糖异生等生化反应相偶联,对维持肝细胞正常生理功能至关重要。编码希特林蛋白的 SLC25A13 基因（OMIM 603859）位于染色体 7q21.3,含有 18 个外显子。SLC25A13 基因变异导致希特林蛋白功能下降,肝脏多种物质代谢异常,引起复杂的生化代谢紊乱及不同临床表现。国内外已报道了百余种 SLC25A13 基因变异。在我国,希特林蛋白缺乏症发病率较高,人群中 SLC25A13 基因杂合突变携带者比例为 1/60~1/30,高频突变包括 c. 851_854del、c. 1638_1660dup、IVS6+5G>A、IVS16ins3kb 和 c. 1399C>T。

（二）新生儿筛查

1. **筛查方法**　通过液相色谱串联质谱法检测血液氨基酸,部分患儿瓜氨酸、苏氨酸、甲硫氨酸、酪氨酸和精氨酸升高,而缬氨酸、亮氨酸和异亮氨酸下降,一些患儿长链酰基肉碱升高。采用气相色谱 - 质谱联用分析法检测尿液有机酸等代谢物,可检测到半乳糖、半乳糖醇、半乳糖酸以及 4- 羟基苯乳酸、4- 羟基苯丙酮酸升高。目前常用血液瓜氨酸作为筛查指标,瓜氨酸升高（>50μmol/L,正常值 5~50μmol/L）可提示本病。然部分希特林蛋白缺乏症患儿血液瓜氨酸并不升高。此外,新生儿期或婴儿期发病的希特林蛋白缺乏症导致的新生儿肝内胆汁淤积症,患儿血液甲硫氨酸、酪氨酸、精氨酸等氨基酸增高,因此需要结合基因分析进行甄别。

2. **可疑召回**　血瓜氨酸升高（>50μmol/L）,伴或不伴甲硫氨酸、苯丙氨酸、酪氨酸及精氨酸升高的患者,应召回进行后续确诊试验。

（三）临床表现

已报道的 3 种希特林蛋白缺乏症的临床表型均与发病年龄相关。

1. **新生儿期或婴儿期发病**　新生儿期或婴儿期发病的希特林蛋白缺乏症导致的新生儿肝内胆汁淤积症（neonatal intrahepatic cholestasis caused by citrin deficiency,NICCD）,这是儿童中最常见的表型,多在婴儿期发病,常见生长迟缓、黄疸、胆汁淤积、肝大、肝功能损害。部分患儿血瓜氨酸水平升高,部分患儿甲硫氨酸、酪氨酸、苏氨酸升高,精氨酸正常或升高。尿液中乳糖、半乳糖、半乳糖醇升高,常伴低蛋白血症、凝血功能障碍、贫血、低血糖等症状,血清甲胎蛋白常显著升高,免疫功能低下。部分患儿死于胆汁淤积症所致的肝硬化及其他并发症。

2. **儿童期发病**　儿童期发病的希特林蛋白缺乏症导致的生长迟缓和血脂异常。患儿多在 1~2 岁发病,常有典型的饮食偏好,喜食高蛋白质、高脂肪、低碳水化合物的食物,如肉、蛋、鱼虾、豆类、坚果。临床主要表现为体格生长迟缓和高脂血症,智力正常。血液瓜氨酸不同程度升高,精氨酸降低或正常,血清甘油三酯和总胆固醇水平升高,伴高密度脂蛋白胆固醇降低。

3. **成人期或青少年发病**　成人期或青少年发病的瓜氨酸血症 2 型（adult-onset type 2 citrullinemia,CTLN2）,年长儿或成年发病,国内外报道的病例发病年龄为 11~79 岁,以反复发作的高氨血症和神经精神症状为主要临床表现,如癫痫、精神行为异常、记忆力下降、定向力障碍或意识障碍等。部分患者死于严重脑水肿、脑疝。由于症状缺乏特异性,患者常常被疑诊为脑炎、精神分裂症、肝病,导致诊断延误。血液瓜氨酸升高,精氨酸正常或升高,苏氨酸 / 丝氨酸比值增高,肝脏精氨酰琥珀酸合成酶活性低下。

（四）辅助检查

1. **一般检验**　未经治疗的婴幼儿患者常有血清转氨酶、胆红素和胆汁酸升高,常伴高氨血症和显著升高的甲胎蛋白,多有凝血功能障碍,而纤维蛋白原水平降低。另外,常见贫血、低血糖、高乳酸血症和轻度代谢性酸中毒。

2. **血液氨基酸及酰基肉碱谱分析**　典型患者血液瓜氨酸、甲硫氨酸、酪氨酸、苏氨酸、赖氨酸和精氨酸等氨基酸升高,而缬氨酸、亮氨酸和异亮氨酸下降,同时伴长链酰基肉碱水平升高,具有相对的特异性。

3. **尿液代谢物分析**　典型患者尿液乳清酸、尿嘧啶升高,酪氨酸代谢物 4- 羟基苯乳酸和 4- 羟基苯丙酮酸等升高。然而,轻症或稳定期患者尿液代谢物可能正常。婴幼儿期胆汁淤积症的患儿尿液半乳糖、半乳糖醇和半乳糖酸等半乳糖代谢物升高,容易被误诊为半乳糖血症,需要鉴别诊断。

4. 影像学检查　B超可见脂肪肝、肝大,一些患者伴有脾大。由于胆汁黏稠,胆道显影延迟,部分胆汁淤积症患儿容易被误诊为胆道闭锁。

5. 肝脏病理检查　肝脏穿刺组织病理主要特点为肝细胞和小胆管内的胆汁淤积,伴有肝细胞内脂肪沉积及不同程度的炎症和纤维化。

6. 基因诊断　典型患者 SLC25A13 基因有双等位基因杂合变异,是确诊的关键。

（五）诊断和鉴别诊断

1. 诊断　希特林蛋白缺乏症患者在不同疾病阶段的血液和尿液代谢改变不同,生化或临床表现缺乏特异性,需综合分析临床、生化、代谢组学、影像学和病理等多种检查结果,最终依靠 SLC25A13 基因检测分析确诊。

2. 鉴别诊断　对于婴幼儿期胆汁淤积症患儿,需注意与胆道闭锁、胆汁酸合成障碍、酪氨酸血症、半乳糖血症、线粒体肝病等疾病鉴别。对于以神经精神疾病形式发病的患者,尚需与脑炎、神经变性病等疾病鉴别。对于合并肝内结节或肝肿瘤的患者,需要鉴别肝细胞癌。

3. SLC25A13 基因分析　采用一代测序或高通量测序,可检出多数外显子突变。对于内含子突变及其他特殊突变,需采用全基因组分析等方法进一步检查。

（六）治疗

1. 低碳水化合物、高蛋白质及高脂肪饮食　饮食及营养管理为希特林蛋白缺乏症的基础治疗,需限制蔗糖、果糖、乳糖、半乳糖等碳水化合物,强化中链甘油三酯的摄入,并补充脂溶性维生素、微量元素和不饱和脂肪酸。对于脑水肿患者,应避免使用甘露醇、高浓度葡萄糖及甘油果糖。

2. 药物治疗　精氨酸[100~500mg/(kg·d)]有助于防治高氨血症。苯丁酸钠或苯丁酸甘油酯[100~500mg/(kg·d)]是有效的降氨治疗药物。在急性期,如果血氨持续高于 360μmol/L,需进行血液净化以确保生命安全,避免不可逆的脑损害。

3. 生活管理及避免危险因素　限制酒类、肝毒性药物(如大环内酯类抗生素、阿司匹林、大剂量糖皮质激素、某些中药)、含糖饮料及零食摄入,以免诱发高氨血症危象。

4. 肝移植　对于饮食及药物控制不良的患者,可以考虑肝移植,以预防高氨血症导致的脑病。

只要诊断、治疗及时,给予合理的饮食及营养

干预,大多数希特林蛋白缺乏病患者预后良好,仅个别患者发生肝硬化或高氨血症脑病。

（七）预防

希特林蛋白缺乏症是可防可治的遗传病,新生儿疾病筛查有助于症状前诊断。然而,半数患儿血液氨基酸代谢改变不典型,可能导致漏诊,基因筛查有助于提高早期诊断率。

高危筛查是发现希特林蛋白缺乏症的重要措施,血氨及氨基酸检测是诊断的关键,对于出现智力落后、运动迟缓、偏食、急性或慢性肝病、脑病及神经精神异常的患者,应及早检测血氨、血氨基酸、尿有机酸及基因,并制订个体化治疗方案,争取改善预后。

在先证者基因诊断明确的基础上,可对家族成员进行血氨基酸和 SLC25A13 基因突变分析,发现无症状患者及携带者。对于计划再次妊娠的母亲,可进行产前诊断,明确胎儿诊断,并在出生后早期干预。

七、高鸟氨酸血症-高氨血症-同型瓜氨酸尿症综合征

高鸟氨酸血症-高氨血症-同型瓜氨酸尿症综合征(hyperornithinemia-hyperammonemia-homocitrul-linuria syndrome,HHHS；OMIM 238970)是一种罕见的常染色体隐性遗传病,占已报道的尿素循环障碍病例的 1.0%~3.8%。该病由编码线粒体鸟氨酸转运蛋白的 SLC25A15 基因(OMIM 603861)致病突变引起。对于 HHHS,目前缺乏明确的生化检测指标,尚无法进行新生儿筛查。欧美地区 HHHS 发病率约为 1/350 000,迄今全球仅报道百余例,男女比例约 2∶1。我国仅有少数散发病例报道。

（一）病因和发病机制

人类 SLC25A15 基因位于染色体 13q14,在肝脏中表达水平最高,其次为胰腺和肾脏,其他组织中表达较少。在线粒体鸟氨酸转运蛋白的作用下,鸟氨酸通过鸟氨酸氨甲酰转移酶和鸟氨酸氨基转移酶的催化生成瓜氨酸、谷氨酸及脯氨酸,这一过程是尿素循环的关键步骤。SLC25A15 基因变异导致鸟氨酸转运蛋白功能缺陷,致使鸟氨酸无法进入线粒体进行尿素循环代谢,滞留胞质中,阻碍尿素生成并导致血氨升高。患者肝细胞线粒体内鸟氨酸缺乏,无法与氨甲磷酸充分反应,导致氨基甲酰磷酸累积,并引起嘧啶合成过程中过量乳清酸生成。这些代谢物还可以与赖氨酸结合形成同型瓜

氨酸,导致同型瓜氨酸增加。

氨能够自由通过血脑屏障,并通过谷氨酰胺酶迅速生成谷氨酰胺,导致细胞内渗透压升高,引起脑水肿。此外,高氨血症还可抑制脑细胞三羧酸循环,导致 ATP 生成减少。升高的鸟氨酸和同型瓜氨酸亦破坏了脑细胞能量转换及传递过程,引起一系列神经精神损害。

HHHS 对于肝脏的损害主要与蓄积代谢物的直接毒性、ATP 生成障碍、下游代谢缺陷及氧化应激异常有关。线粒体功能异常加剧肝细胞损伤,并阻碍凝血因子的合成,导致炎症和凝血功能障碍。

(二) 新生儿筛查

1. 筛查方法 对于 HHHS,目前缺乏特异性生化检测指标,导致新生儿筛查存在困难。国外曾应用新生儿干滤纸血斑检测鸟氨酸水平,结果显示正常新生儿、携带者以及确诊患儿的鸟氨酸水平均在正常范围内。我国也曾以血鸟氨酸升高为指标,对 700 多万新生儿进行 HHHS 筛查,但未能检出患儿,而散在病例报道均为发病后基因诊断的患者。研究结果均提示单独依赖血鸟氨酸筛查 HHHS 的灵敏度很差。此外,血斑干燥后红细胞中的精氨酸酶可能导致鸟氨酸升高,增加新生儿筛查假阳性的风险。尿液中同型瓜氨酸浓度升高检测技术条件复杂,不适用于 HHHS 的新生儿筛查。未来,采用基因分析技术检测已知 *SLC25A15* 基因致病变异可能用于新生儿筛查,争取实现早期诊断。

2. 可疑召回 对于任何年龄不明原因的厌食、呕吐、智力障碍、运动障碍、精神行为异常、肝功能障碍的患者,若无代谢性酸中毒且血糖水平正常,均需考虑尿素循环障碍。阵发性或餐后高氨血症、持续性高鸟氨酸血症和同型瓜氨酸尿症对 HHHS 诊断具有指向性意义。

(三) 临床表现

HHHS 患者具有高度临床异质性。新生儿期发病的患儿通常有严重的临床表现,如拒奶、昏迷、癫痫发作、呼吸困难、肝衰竭,而轻型患儿可能仅表现为学习困难和轻微神经精神异常。重型患儿可能经历意识障碍、嗜睡、昏迷、肝损害、癫痫发作及瘫痪。大多数 HHHS 患者会出现进行性锥体束损害,从肌腱反射亢进、痉挛步态到瘫痪。迄今尚未发现基因型与表型的相关性,亦无明显年龄相关性,患者发病年龄、类型及严重程度各不相同。约 12% 的患者在新生儿期发病,40% 在 3 岁前发病,

29% 在儿童期发病,19% 在成人期发病。

1. 急性发病型 发病诱因多为感染、疲劳、高蛋白饮食、饥饿、药物等应激刺激。新生儿期及婴儿期发病的患儿常见呕吐、抽搐、呼吸急促、嗜睡、烦躁、昏迷等症状。部分儿童和成人患者表现为急性脑病或肝性脑病样症状,伴呕吐、惊厥、昏迷,严重者可致死亡。神经精神异常包括惊厥、言语障碍、步态不稳、跌倒发作、行为异常、精神分裂症样改变。此外,患者常伴肝功能损害、凝血功能异常,伴或不伴肝炎样表现。

2. 慢性进展型 患者病情进展缓慢,常表现为厌食高蛋白质食物、智力落后、运动迟缓、学习困难、精神行为异常、共济失调或惊厥等神经精神疾病。患者脑损害进行性加重,可见痉挛步态、锥体束征、小脑症状和肌阵挛发作,部分患者表现为痉挛性截瘫,类似神经退行性疾病。部分患者合并肝功能损伤,肝脏增大,严重者肝衰竭。

(四) 辅助检查

1. 一般生化检查 典型患者血氨升高,伴有肝功能损害,部分患者血浆谷氨酰胺浓度升高,凝血功能异常,凝血因子Ⅶ、Ⅹ、Ⅺ和抗凝血酶Ⅲ活性下降。然而,血氨水平易受药物及饮食干扰,个别患儿诊断时血氨正常。

2. 血液氨基酸和肉碱谱 典型患者血液鸟氨酸及其代谢产物同型瓜氨酸升高,部分患者可能出现阴性结果。

3. 尿有机酸和氨基酸分析 偶有尿嘧啶增高,琥珀酸盐、柠檬酸盐、反丁烯二酸、酮戊二酸和乳清酸增高,鸟氨酸及瓜氨酸增高。尿同型瓜氨酸增高是本病特征性的生化改变。

4. 影像学和电生理检查 典型患者随着疾病进展出现弥漫性脑萎缩,部分也可出现小脑、脑干、脑白质病变,亦有卒中样表现,轻症患者可以正常。部分患者肝大或出现间质性肝病及肝硬化。神经肌电图提示传导速度异常。躯体感觉诱发电位和周围神经传导速度偶有异常。

5. 基因检测 典型患者有 *SLC25A15* 基因双等位基因致病变异,但某些患者变异特殊,需要采用多种技术进一步分析。

6. 酶学检查 患者皮肤成纤维细胞内线粒体标记的 ^{14}C- 鸟氨酸转运能力降低。

(五) 诊断

1. 临床诊断 新生儿期及婴儿期出现呕吐、抽搐、呼吸急促、精神萎靡、昏迷等临床表现,儿童

和成人出现蛋白质不耐受、肝功能损害、慢性神经精神疾病、急性肝性脑病等表现,结合实验室检查结果以及基因分析等即可诊断。

2. *SLC25A15* 基因分析   采用一代测序或高通量测序,可检出大多数复合杂合或纯合致病变异,具有确诊意义。对于高度疑似的患者,必要时需采用全基因组分析进行基因诊断。

(六)治疗

HHHS 是一种可治疗的疾病,急性期和慢性期需采取不同的策略。

1. 急性期治疗   与其他尿素循环障碍疾病治疗原则相同,降低血氨水平,保护呼吸循环功能,防治脑病、肝病及远期并发症。

(1)营养支持:暂停天然蛋白质摄入,一般不超过 48 小时,以避免机体自身蛋白质分解代谢亢进。补充必需氨基酸 0.5g/(kg·d),可根据血氨变化逐渐增加 0.2g/kg 至生理需要量。补充热量,静脉补充含 10%~12.5% 葡萄糖溶液及脂肪乳,若血糖过高可给予胰岛素,脂肪乳剂为 0.5~2.0g/(kg·d),保证总热量 60~100kcal/(kg·d)。

(2)降氨药物:氮清除剂是主要的降氨药物,包括苯丁酸、苯乙酸盐。苯丁酸钠或苯丁酸甘油酯[200~500mg/(kg·d)]可代谢成苯乙酸盐,苯甲酸盐与甘氨酸结合形成马尿酸盐,促进排氨。可静脉滴注或口服精氨酸[200~500mg/(kg·d)],以及口服瓜氨酸[200~500mg/(kg·d)]。

(3)血液净化:对于血氨浓度持续>360μmol/L 的患者,应考虑血液净化以快速降血氨。

2. 长期维持治疗

(1)饮食管理:低蛋白饮食。新生儿期可给予母乳或不含蛋白的尿素循环障碍治疗用特殊医学用途配方,断奶阶段逐步添加低蛋白质食物。儿童患者应在保障生长发育的基础上最大限度减少蛋白质摄入。根据不同年龄蛋白和能量需求与血氨水平调整饮食管理方案。及时补充维生素 D、维生素 B$_{12}$、铁、钙等微量元素及脂肪酸。

(2)药物治疗:口服苯丁酸钠或苯丁酸甘油酯[100~250mg/(kg·d)]等降氨药物,可将血氨和谷氨酰胺水平控制至理想范围,减少高氨血症危象的发生。补充精氨酸,并定期监测血精氨酸水平。

3. 肝移植   肝移植是根治 HHHS 的方法。当饮食及药物治疗未达到预期治疗目标,且生活质量差,对于尚无严重脑损伤的患者,应争取进行肝移植。移植后患者可正常饮食,无须服用降氨药物,但需长期抗排斥治疗。早期肝移植有助于预防远期神经系统并发症,但无法改善已发生的不可逆神经损伤。

4. 生活管理   应注意避免高蛋白质食物、感染、发热、长时间饥饿、呕吐、某些肝毒性药物(大环内酯类抗生素、阿司匹林、大剂量糖皮质激素、某些中药)等诱因,以免引起蛋白质分解代谢亢进,诱发高氨血症。

(七)预防和预后

HHHS 患者预后不良。急性期患者昏迷超过 3 天,颅内压明显增高和 / 或血氨浓度>400μmol/L,提示预后不良。慢性进行性患者出现进行性脑萎缩、痉挛性瘫痪、智力下降、运动能力倒退,提示神经退行性疾病,预后不良。在脑损伤前肝移植可有效改善预后及存活率。

目前尚无法进行新生儿筛查,高危筛查是发现 HHHS 的重要措施。血氨、转氨酶及基因检测是诊断的关键,对于出现智力落后、运动迟缓、厌食、急性或慢性肝病、脑病及神经精神异常的患者,应及早检测血氨及基因,争取早期治疗以改善预后。

对先证者同胞进行检查,以发现无症状患者及携带者,并进行早期干预。在先证者基因诊断明确的情况下,母亲再妊娠时可进行产前诊断,以明确胎儿基因诊断。

(童凡、杨艳玲)

第七节   糖代谢障碍

糖代谢障碍可导致低血糖、肝功能障碍、肌病和 / 或心肌病。这类障碍是糖原、半乳糖和果糖等代谢途径中的酶缺乏导致的。糖代谢障碍可分为碳水化合物不耐受和碳水化合物产生或利用障碍。碳水化合物不耐受疾病有半乳糖血症、先天性乳糖酶缺乏症和遗传性果糖不耐受等;碳水化合物产生或利用障碍疾病如糖原贮积症。新生儿疾病筛查的糖代谢障碍疾病主要包括糖原贮积症 Ⅱ 型和半乳糖血症。目前乳糖酶缺乏症和遗传性果糖不耐受未列入新生儿疾病筛查病种。

一、糖原贮积症Ⅱ型

糖原贮积症（glycogen storage disease，GSD）是一组由于糖原分解或合成过程中任意一种酶的先天性缺陷造成的糖代谢障碍性疾病。由于糖原分解或合成过程中酶缺乏，以致正常或异常结构的糖原累积在肝、肌肉、心、肾等组织或器官而造成一系列的临床症状。根据酶缺陷不同和糖原在体内沉积部位的不同，GSD 分为 15 型，除Ⅸ型部分亚型为 X 连锁遗传外，其他均为常染色体隐性遗传。本节主要介绍 GSD Ⅱ型。GSD Ⅱ型也称为酸性 α- 葡萄糖苷酶（acid alpha-glucosidase，GAA，也称为酸性麦芽糖酶）缺乏症或蓬佩病（Pompe disease），1932 年由荷兰病理学家 Pompe JC. 首次报道，是唯一属于溶酶体贮积症的 GSD，也是首个被报道的溶酶体贮积症。

欧美国家 GSD Ⅱ型发病率约 1/40 000。近年来新生儿筛查数据显示，意大利约 1/18 795（婴儿型 1/68 914，迟发型 1/25 843）；中国台湾地区约 1/17 000（婴儿型 1/52 637，迟发型 1/24 933），上海 5 万余新生儿 GSD Ⅱ型筛查，确诊 3 例，均为迟发型病例，发病率约 1/16 702。

（一）病因和发病机制

GSD Ⅱ型属于常染色体隐性遗传病，致病基因 GAA（OMIM 606800）位于 17q25.3，含 20 个外显子，cDNA 长 2 859bp，编码含 952 个氨基酸残基的酸性 α-1,4- 葡萄糖苷酶，定位于溶酶体内。因 GAA 基因变异导致溶酶体内 GAA 酶活性缺乏或显著降低，糖原不能被降解而沉积在骨骼肌、心肌及平滑肌细胞的溶酶体内，导致溶酶体肿胀、细胞破坏及器官功能障碍，并引起一系列临床表现。根据酶缺陷严重程度、发病年龄及心脏是否受累，临床上分为婴儿型和迟发型 2 大类。婴儿型指 1 岁内发病，患儿心脏受累，GAA 活性严重缺乏，病情重，预后差；迟发型患者常在 1 岁后发病，以进行性肌肉无力、呼吸衰竭为主要表现，无心脏受累。

已报道 GAA 致病变异达 600 多种，绝大多数为罕见的稀少变异，仅少数变异与特定种族及临床表型有关，如绝大多数白种人迟发型患者携带一个轻型剪切突变 c. -32-13T>G，而中国人迟发型患者常携带轻型错义突变 c. 2238G>C（p. Trp746Cys）。我国婴儿型患者常见重型突变 c. 1935C>A

（p. Asp645Glu）、c. 1843G>A（p. Gly615Arg）、c. 1411_1414delGAGA。GAA 基因假性缺陷突变位点 c. 1726G>A（p. Gly576Ser）、c. 2065G>A（p. Glu689Lys）纯合子在亚洲人群中多见（约 3%），可降低 GAA 酶活性，增加酶学检测假阳性率，但不增加疾病严重程度。

（二）新生儿筛查

随着酶替代治疗的问世，GSD Ⅱ型成为可治性罕见遗传代谢病。2005 年中国台湾率先开展该病的新生儿筛查，2013 年美国新生儿和儿童遗传病咨询委员会推荐将 GSD Ⅱ型纳入新生儿筛查病种。早期诊断及早期酶替代治疗可显著改善婴儿型患者的预后，出现症状前开始治疗获益更大。我国迟发型患者平均发病年龄为 14.9 岁，且进展较快，提示我国的迟发型患者也将从新生儿筛查早期诊断中获益。

1. 筛查方法　GSD Ⅱ型新生儿筛查以酶学生化筛查为主，早期采用底物荧光分析法，目前多采用串联质谱法与多种溶酶体贮积症（如戈谢病、尼曼 - 匹克病 A/B 型、法布里病、球形细胞脑白质营养不良、黏多糖贮积症 Ⅰ型）同步筛查，检测干血斑中的 GAA 酶活性。通常以 GAA 酶活性小于每日批量检测中位数（或均值）的 10% 为筛查阳性，原血片重测仍为阳性者，召回复查。

2. 阳性召回　初筛阳性者，立即召回重采血片复测及初步临床评估，复测仍阳性，立即进行外周血淋巴细胞 GAA 酶活性测定，或直接进行 GAA 基因测序分析，尽快明确诊断及临床分型，或排除诊断。疑似婴儿型患者的初始评估包括临床表现、肌酸激酶（CK）水平、心电图、胸部 X 线片、超声心动图、B 型利尿钠肽前体和尿液四聚糖水平测定。心脏肥厚及尿四聚糖显著增高提示经典婴儿型。

一旦确诊为婴儿型 GSD Ⅱ型，应尽快多学科会诊，尽早（生后 2~4 周内）开始酶替代治疗。根据 GAA 变异类型可早期预测交叉反应性免疫物质（cross reactive immunological material，CRIM）状态，如携带 2 个无义突变或移码突变者常为 CRIM 阴性，至少携带 1 个错义突变或无移码缺失突变者常为 CRIM 阳性。CRIM 阴性者提示 GAA 蛋白完全缺乏，酶替代治疗后容易产生高滴度中和性抗体，增加药物治疗不良反应风险并影响治疗效果，应免疫诱导治疗。迟发型患者应定期随访，第一年每 3 个月 1 次，以后每半年 1 次，评估运动发育、血清 CK 水平、心脏超声、呼吸功能等。

（三）临床表现

GSD Ⅱ型的经典婴儿型表现为肥厚型心肌病，而迟发型（青少年和成年发病）则通常无心脏表现。

1. **婴儿型** 通常在出生后数月内发病，特征为心肌病和重度全身性肌张力过低。一项病例系列研究显示，患者中位年龄约 4 月龄时的表现包括心脏扩大（92%）、呼吸窘迫（78%）、肌无力（63%）、喂养困难（57%）和生长迟滞（53%）。可能出现舌肥大；也可能出现肝大，通常由心力衰竭引起。绝大多数未经酶替代治疗的典型婴儿型患者在 1 岁内死于呼吸循环衰竭。早发"非典型"表型很可能只是迟发型 GSD Ⅱ型的一个早期表现，患儿在 0~2 岁出现肌张力过低但无心肌病。

2. **迟发型** 患者可在任何年龄发病，不会出现心肌病。主要临床表现为骨骼肌病，其病程更为迁延，最后可导致呼吸衰竭。受累儿童通常表现为大动作发育迟缓及呈肢带型分布的进行性肌无力。常见特征为膈的早期受累，还可能发生睡眠呼吸障碍，常导致患者在 10~29 岁出现呼吸衰竭和死亡。迟发型 GSD Ⅱ型患者也表现为肢带型分布的进行性近端肌无力，尤其是病程最早期的髋部屈肌。肌无力伴有膈受累，从而导致在病程早期即出现呼吸功能不全。

（四）辅助检查

1. **血清肌酶** 肌酸激酶（creatine kinase，CK）升高是 GSD Ⅱ型患者的敏感指标，但无特异性。婴儿型 CK 几乎均升高，可高达 2 000IU/L；95% 迟发型患者 CK 升高，伴有谷丙转氨酶、谷草转氨酶和乳酸脱氢酶（lactate dehydrogenase，LDH）升高。

2. **心脏检查** 对于婴儿型患者，可选择胸部 X 线片、心电图和心脏彩超作为初步筛查。胸部 X 线片提示心脏扩大；心电图提示 PR 间期缩短，QRS 波群电压增高；心脏彩超提示心肌肥厚、左心室肥大，早期伴或不伴左室流出道梗阻，晚期表现为扩张型心肌病。迟发型患者心脏无明显受累。

3. **肌电图检查** 多为肌源性损害，检查近端肌肉阳性率高。针极肌电图正常不能排除诊断。神经传导检测正常。

4. **肌活检** 婴儿型患儿肌纤维结构破坏严重，迟发型患者个体差异大，与发病年龄、病程、临床表现和肌肉活检部位等有一定关系，肌肉活检正常不能排除诊断。婴儿型患者因麻醉风险高，不建议肌肉活检。由于肌肉活检有创，假阴性率高，诊断明确的迟发型患者可不进行肌肉活检。

5. **肌肉影像学检查** 晚发型患者可进行肌肉 CT、MRI 或超声检查以了解肌肉受累情况，但无特异性。

6. **酶学测定** 测定外周血淋巴细胞、皮肤成纤维细胞或肌肉组织 GAA 酶活性是诊断 GSD Ⅱ型的金标准。滤纸干血片和外周血白细胞进行 GAA 酶活性测定具有方便、快速和无创等优点，是一线诊断方法。

7. **基因检测** GAA 基因突变分析可以明确诊断。

（五）诊断和鉴别诊断

1. **临床诊断** 婴儿出现严重肌张力低下和心功能不全时，应疑诊婴儿型 GSD Ⅱ型。此类患儿常见 CK、LDH 和谷草转氨酶升高。心电图显示所有导联 PR 间期缩短伴宽大的 QRS 波群，提示双侧心室增大，但该特征并非 GSD Ⅱ型所特有。对于具有呈肢带型分布的进行性近端肌无力的儿童和成人，应怀疑迟发型 GSD Ⅱ型。肌电图显示特征性的肌病性放电，有时出现大量的肌强直放电及复合重复放电，脊旁肌最明显。成人患者，肺功能检查中的用力肺活量通常显著减少。GSD Ⅱ型患者的前臂缺血性乳酸测试结果正常。

2. **遗传学诊断** GAA 基因测序是首选的确诊检查，因为常规可行，侵入性较低，可提供基因型 - 表型信息。在 GAA 基因中发现 2 种反式致病性突变可确诊 GSD Ⅱ型。重型变异 c. 1935C>A（p. Asp645Glu）是中国人最常见变异，多见于婴儿型患者；轻型变异 c. 2238G>C（p. Trp746Cys）多见于迟发性患者。c. 1726G>A（p. Gly576Ser）和 c. 2065G>A（p. Glu689Lys）是 GAA 基因假性缺陷突变位点，为多态性变异。c. -32-13T>G 剪接突变是白种人迟发型 GSD Ⅱ型患者中最常见的变异。

3. **鉴别诊断** GSD Ⅱ型的鉴别诊断主要是基于症状、发病年龄。其鉴别特点通常是存在 CK 升高，而且没有其他代谢异常，如低血糖、乳酸酸中毒和代谢性酸中毒。伴有肥厚型心肌病的经典婴儿型 GSD Ⅱ型的鉴别诊断包括：溶酶体相关膜蛋白 2 缺乏，表现为肥厚型心肌病、肌无力和肌张力过低；脂肪酸氧化障碍，包括极长链酰基辅酶 A 脱氢酶缺乏症、长链 3- 羟酰基辅酶 A 脱氢酶缺乏症、肉碱转运障碍、肉碱 - 脂酰肉碱转位酶缺乏症、肉碱棕榈酰转移酶Ⅱ缺乏症，在婴儿患者中可表现为肥厚型心肌病伴低酮性低血糖；线粒体呼吸链功能障碍,可能表现为肌张力过低、心肌病、肝大及癫痫发作;其他不伴心肌病的婴儿型肌张力过低,包括脊髓性肌萎缩Ⅰ型和GSDⅢa型。迟发型GSDⅡ型的鉴别诊断包括表现为肌张力过低或肌无力的疾病,GSDⅤ型(McArdle病)和GSDⅥ型;肌营养不良,包括进行性假肥大型肌营养不良和肢带型肌营养不良。

(六)治疗和随访

主要治疗方法为重组酶酶替代治疗。美国FDA于2006年批准,源自中国仓鼠卵巢细胞的重组人酸性α-葡萄糖苷酶(recombinant human acid alpha-glucosidase,rhGAA;也称阿糖苷酶α)对婴儿型GSDⅡ型进行酶替代治疗;目前此型产品在美国已不再应用,但其他国家还可使用。美国FDA于2010年批准另一种来自相同细胞系、采用更大型的生物反应器来扩大生产的重组阿糖苷酶α可用于迟发型GSDⅡ型,且于2014年将批准范围扩大至所有年龄组,包括婴儿型GSDⅡ型。研究发现,与2006年批准的重组人酸性α-葡萄糖苷酶相比,这种生产规模更大(4 000L)的新型阿糖苷酶α有相似的临床稳定性和安全性。目前阿糖苷酶α的标准方案为静脉给药,一次20mg/kg,每2周1次。如果初始治疗效果不佳,剂量可翻倍,即一次20mg/kg,每周1次,或一次40mg/kg,每2周1次。

艾夫糖苷酶α(avalglucosidase alfa)于2021年获得美国FDA批准,用于治疗≥1岁的迟发型GSDⅡ型患者。对于体重大于30kg的患者,推荐的静脉输注剂量为20mg/kg;对于体重小于30kg的患者,推荐的静脉输注剂量为40mg/kg。

多学科治疗团队常常有助于协调治疗,一般由遗传代谢科医生主导,涉及心脏、呼吸、神经、骨科、康复、营养和语言训练等多学科合作。许多患者都需要一定程度的呼吸支持。睡眠时无创通气可能改善部分迟发型患者的夜间低氧血症和日间高碳酸血症。部分患者可能需要更高水平的无创通气支持,甚至可能进展为需要机械通气。

(七)遗传咨询和产前诊断

本病为常染色体隐性遗传病。先证者父母再次生育胎儿受累风险为25%。应对所有先证者及其家庭成员提供遗传咨询,对高风险胎儿进行产前诊断。

由于存在假性缺陷等位基因,产前诊断时应优先选择基因检测。若不能进行基因检测或未发现明确的突变位点,可选择绒毛或经培养的羊水细胞进行GAA活性测定。假性缺陷等位基因可导致酶活性明显降低,因此单纯采用GAA活性测定进行产前诊断时需谨慎。

二、半乳糖血症

半乳糖血症(galactosemia,GAL;OMIM 200400)是半乳糖代谢过程中酶的功能缺陷导致半乳糖利用障碍的一种常染色体隐性遗传性代谢病。人体内的半乳糖在半乳糖激酶(galactokinase,GALK)、半乳糖-1-磷酸尿苷酰转移酶(galactose-1-phosphate uridyltransferase,GALT)以及尿苷二磷酸-半乳糖-4'-差向异构酶(uridine diphosphate galactose-4-epimerase,GALE)的先后作用下生成葡萄糖-1-磷酸进入葡萄糖代谢途径为机体供能。此过程中任何一种酶发生缺陷,均可导致半乳糖代谢障碍,人体摄入的半乳糖无法经正常途径转变为葡萄糖供能,半乳糖及其代谢产物异常堆积,引起半乳糖血症。依据酶缺陷不同分为三型:GALT缺乏型即GALⅠ型(OMIM 230400)、GALK缺乏型即GALⅡ型(OMIM 230200)、GALE缺乏型即GALⅢ型(OMIM 230350)。由于GALT缺乏型(GALⅠ型)相对常见且病情最严重,故又称为经典型半乳糖血症,本节将主要介绍此类型半乳糖血症。

据文献报道,本病在不同的种族中疾病亚型有明显差异,欧美国家GALⅠ型发病率约1/60 000~1/30 000,GALⅡ型发病率低于1/1 000 000,GALⅢ型发病率为1/250 000~1/100 00。日本报道的发病率约为1/100 000。中国台湾1999年的筛查显示半乳糖血症发病率约为1/400 000,深圳报道半乳糖血症发病率约1/50 000。浙江省2013年10月—2015年3月对在本省医疗机构分娩的759 428例新生儿进行半乳糖血症筛查,共确诊4例,总发病率为1/189 857,其中GALⅠ型1例、GALⅡ型1例、GALⅢ型2例,发病率分别为1/759 428、1/759 428、1/379 714。

(一)病因和发病机制

乳糖是婴儿主要的能量来源,对婴儿生长发育尤其是大脑的迅速成长起着重要作用;此外,乳糖在肠道经发酵产生的乳酸可提高食物中钙、磷、钾、铁等矿物质的吸收和利用。人乳中乳糖含量最为丰富,占6%~8%。食物中的半乳糖主要来自奶类所含的乳糖,正常情况下,乳糖进入肠道后,需经位于小肠黏膜上皮细胞刷状缘的乳糖酶水解为半乳糖和葡萄糖两种单糖后迅速在小肠内吸收,随后被水解成半乳糖和葡萄糖,经肠黏膜吸收入血液循环,然后在肝细胞内先后经 GALK、GALT 和 GALE 的作用,最终生成葡萄糖 -1- 磷酸进入葡萄糖代谢途径。

人体内半乳糖的主要代谢途径为 Leloir 途径(the Leloir pathway)即降解 D- 半乳糖的代谢途径,以发现者 Luis Federico Leloir 的名字命名。在 Leloir 途径,3 种特异性酶——GALK、GALT 和 GALE 分别催化 3 个步骤,将半乳糖转化为葡萄糖。首先半乳糖在 GALK 作用下被磷酸化成半乳糖 -1- 磷酸(galactose-1-phosphate, Gal-1-P);其次,Gal-1-P 在 GALT 催化下与尿苷二磷酸葡萄糖(uridine diphosphate glucose, UDPG)生成葡萄糖 -1- 磷酸(glucose-1-phosphate, G-1-P)及尿苷二磷酸半乳糖(uridine diphosphate galactose, UDP-Gal);随后在 GALE 的作用下将 UDP-Gal 转化为 UDPG,生成的 UDPG 除补充第二步消耗的 UDPG 外,其在焦磷酸化酶作用下生成 G-1-P,G-1-P 在磷酸葡萄糖变位酶作用下转变为葡萄糖 -6- 磷酸,进入糖酵解途径和三羧酸循环进行氧化供能(图 11-13)。经典半乳糖血症患者 GALT 活性显著下降甚至完全消失,代谢途径受阻,体内半乳糖、Gal-1-P 堆积,同时伴有 UDP-Gal 缺乏。堆积的半乳糖通过旁路代谢途径转化为半乳糖醇、半乳糖酸。由于半乳糖醇无法进一步代谢,堆积在细胞内则引起细胞渗透压增高和氧化应激损伤,堆积在晶状体可导致白内障。

研究认为 Gal-1-P 是导致本病的关键致病因子,主要存在于红细胞及其他组织细胞内,Gal-1-P 在体内的储积导致了人体脑、肝、肾等重要脏器和组织损伤。Gal-1-P 不仅降低细胞内磷酸盐水平、减少 ATP 生成,同时抑制多种葡萄糖代谢途径中的酶活性(如葡萄糖 -6- 磷酸酶、6- 磷酸葡萄糖脱氢酶、磷酸葡萄糖变位酶、糖原磷酸化酶等),导致葡萄糖代谢异常;Gal-1-P 还可抑制肌醇代谢中关键的肌醇单磷酸酶活性,而围产期高水平的 Gal-1-P 和半乳糖醇导致的肌醇缺乏可能是半乳糖血症引起大脑损伤的原因。此外,由于 UDP-Gal 是糖脂和糖蛋白合成必需的供体,而本病患者 UDP-Gal 缺乏,且存在糖基化异常,因此患者大脑的糖蛋白结构存在异常,含半乳糖或 N- 乙酰半乳糖胺的糖脂缺乏。

此外,通过分解体内如糖蛋白、糖脂、蛋白聚糖等含半乳糖的生物大分子,生成内源性半乳糖是本病的又一致病因素。因此,限制饮食中外源性半乳糖摄入可极大程度减少半乳糖及其毒性代谢产物堆积,但本病患者依然可存在长期并发症。

GALT 基因定位于 9p13,基因全长约 4.3kb,编码启动子和 11 个外显子,cDNA 全长约 1 407bp,编码 379 个氨基酸。目前已报道 300 余种 *GALT* 基因突变形式,包括无义突变、框移突变、插入 / 缺失突变、剪切突变、错义突变,以错义和无义突变为主。GALT 缺乏症的基因型和表型存在明显相关性,且有明显种族特异性,白种人中以 Q188R 突变最常见,可引起红细胞 GALT 活性完全消失;其次是 p. K285N,也与红细胞 GALT 活性完全消失相关。非洲黑种人中最常见的为 S315L,亚洲人群突变类型与前两者不同,但还没有发现热点突变类

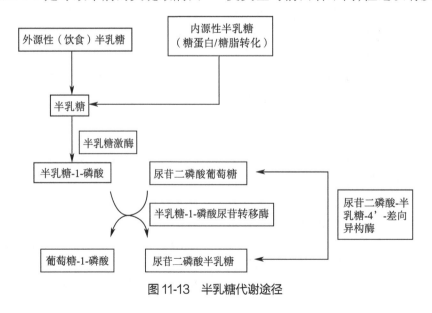

图 11-13   半乳糖代谢途径

型。N314D 在日本的半乳糖血症患者中有报道。我国浙江省筛查后确诊的 *GALT* 的 2 个位点改变为 c.904+1G>T 和 c.687G>A（p.K229K），前者为剪接突变，后者为同义突变。*GALE* 基因位于染色体 1p36，由 11 个外显子组成。已报道 20 余个突变位点，以错义突变最常见。

（二）新生儿筛查

1. 筛查方法 半乳糖血症的新生儿筛查始于 20 世纪 60 年代，目前部分国家和地区如澳大利亚、新西兰、日本、韩国、中国台湾地区均将半乳糖血症列入新生儿疾病筛查的范围。我国大陆地区尚未将本病列入新生儿必筛病种。

目前半乳糖血症常用的检测方法主要有酶学检测、微生物法、毛细管电泳法、质谱法及基因检测，其中用于新生儿疾病筛查的半乳糖血症酶学检测方法较为常用。按我国新生儿遗传代谢病筛查规范要求，采集出生 48 小时后的新生儿足跟血制成滤纸干血片，应用荧光分析仪和新生儿半乳糖（Gal）试剂盒，测定 GALT 活性和 / 或总半乳糖水平（半乳糖 +Gal-1-P）。

需注意，新生儿早产、疾病状态、母亲妊娠期营养等因素可使单纯的生化筛查假阳性或假阴性率增高；此外，高脂血症标本可导致样本假阳性；而高谷胱甘肽标本或未充分哺乳的新生儿血片可导致筛查假阴性。虽然目前国内外尚无针对本病的新生儿基因筛查的研究报道，但是由于本病致病基因较为明确，合理设计的遗传代谢病靶向测序包已较为成熟，通过测序分析可检出基因变异而早期发现和确诊。因此联合基因筛查可提高本病的筛查效率和阳性预测值，并能明确疾病的基因型。

半乳糖血症相关的较常见的致病变异有 GALT 缺乏型（NM_000155.2 NP_000146.2）：c.563A>G（p.Gln188Arg）、c.584T>C（p.Leu195Pro）、c.626A>G（p.Tyr209Cys）、c.855G>T（p.Lys285Asn）、（Δ5.2kb）or（5.2kbdel）（/）、c.404C>T（p.Ser135Leu）、c.[940A>G；-119_116delGTCA]；GALK 缺乏型（NM_000154.2 NP_000145.1）：c.82C>A（Pro28Thr）；GALE 缺乏型（NM_000403.4 NP_000394.2）：c.280G>A（p.Val94Met）、c.770A>G（p.Lys257Arg）、c.956G>A（p.Gly319Glu）。

2. 可疑阳性召回 GALT 活性和 / 或总半乳糖水平（半乳糖 +Gal-1-P）高于本实验室界限值（cut-off）时需召回复查，持续 2 次增高者需进一步检测 *GAL* 基因。基因筛查提示阳性结果应立即召回可疑患儿进行确诊。基因筛查结果解释：①检测到 2 个变异：若为已报道的明确致病变异，提示为 GAL 患者；若为未报道变异，预测均为致病变异，提示可能为 GAL 患者；若为未报道变异，其中一个变异预测为致病不明确或良性，需要结合生化检验等鉴别是否为半乳糖血症患者。②检测到 1 个变异：提示可能为 *GAL* 基因突变携带者，仍不能排除为 GAL 患者，建议进行生化筛查。③未检测到变异：提示患半乳糖血症的可能性较小，建议进一步检查明确诊断。浙江省于 2013 年 10 月—2015 年 3 月开展本病新生儿筛查，总半乳糖水平界限值为 100mg/L，若总半乳糖水平>100mg/L 则立即召回复查。

（三）临床表现

经典型患儿常于新生儿期发病，可表现为进食乳类后出现呕吐、腹泻、喂养困难、体重不增、低血糖、黄疸、肝大、肝功能障碍、出血倾向、嗜睡、肌张力低下、白内障、肾小管损伤等。30%~50% 的患儿在病程第 1 周即可并发大肠埃希菌败血症使病情加剧，在病程 2~5 周内发生腹水、肝衰竭、出血等终末期症状。发病早期采用裂隙灯眼部检查即可发现晶状体白内障形成。本病患者若不能及时诊断而继续以乳类喂养，将导致病情进一步恶化，大多在新生儿期死亡。少数患儿症状可较轻微，仅在进食乳类后出现轻度的消化道症状，但若继续喂养，则逐渐出现生长迟缓、智力发育落后、肝硬化、白内障等征象。值得注意的是，即使及时停喂普通乳类（含乳糖）等，经典型半乳糖血症患儿在儿童和成人期仍可出现长期并发症，包括白内障、语言障碍、生长迟缓、智力低下、共济失调等。由于长期并发症主要累及大脑和性腺，因此女性患者会出现程度不同的卵巢功能早衰，表现为青春发育延迟、原发性或继发性闭经、月经不调、提前绝经等。目前认为男性患者生育能力不受影响，机制尚未明确。

（四）辅助检查

1. 生化检查 未经治疗的 GALT 缺乏症患者血半乳糖通常>100mg/L；红细胞 Gal-1-P 可高达 1 200mg/L；其他实验室检查可见尿还原糖阳性、尿蛋白阳性、高胆红素血症、血转氨酶增高、凝血功能障碍、低血糖、氨基酸尿等。

2. GALT 酶活性测定 GALT 缺乏症酶活性有不同程度下降，依据 GALT 残余酶活性，可将 GALT 缺乏症分为 3 个类型：①经典型半乳糖血症（classic galactosemia），GALT 活性完全缺乏或几乎检测不出；②临床变异型半乳糖血症（clinical variant galactosemia），GALT 活性约为正常人的 1%~10%；③生化变异性半乳糖血症（biochemical variant galactosemia），酶活性残余 15%~33%。但目前国内酶活性检测较少常规开展。

3. 眼科检查　所有患儿确诊时均需眼科检查以排除白内障。

4. 基因检测　采患儿及父母外周血提取 DNA，检测 GAL 基因（包括 GALT、GALK1、GALE）可确诊及分型。

（五）诊断和鉴别诊断

1. 诊断　可根据新生儿筛查、临床表现、实验室检查、家族史进行诊断，确诊需依据酶活性和 / 或基因检测。

2. 鉴别诊断　本病需与感染性疾病、胆汁淤积症（如 Alagille 综合征、进行性家族性肝内胆汁淤积症、新生儿肝内胆汁淤积症）、遗传性果糖不耐受、酪氨酸血症 I 型、尼曼 - 皮克病 C 型，以及其他能导致新生儿肝损伤的遗传代谢病等鉴别。

（六）治疗和随访

一经确诊，应立即限制半乳糖饮食，需终生维持饮食治疗。日常饮食中须减少乳糖、半乳糖来源，但允许摄入半乳糖含量较少的非奶源性半乳糖（galactose from non-milk sources）；各类水果、蔬菜、未发酵的大豆配方食品、熟奶酪（半乳糖含量 <25mg/100g）等可不限制。饮食治疗过程中需定期监测红细胞 Gal-1-P 浓度。

尽管通过限制半乳糖的饮食治疗可快速缓解急性症状，但本病长期并发症的出现依然无法预防。因此在患者随访中要高度重视对长期并发症的监测，并及时给予治疗。<1 岁：每 3 个月进行专科门诊检查；1~2 岁：每 6 个月复查 1 次；≥3 岁：每年复查 1 次。常规监测内容包括：红细胞 Gal-1-P 和尿半乳糖醇等有害物质监测；合并白内障的患儿定期进行眼科检查，少数患儿需在 1 岁内手术治疗；定期进行语言与言语能力、运动能力、卵巢功能、营养状况、骨骼发育等评估；定期监测骨密度、维生素 D 和钙水平，补充维生素 D、维生素 K、钙剂等。

（七）遗传咨询和产前诊断

半乳糖血症是常染色体隐性遗传性疾病，夫妻双方为杂合子时，再次生育 25% 的概率为本病患者；50% 的概率为携带者；25% 的概率正常。因此建议如下。

（1）避免近亲结婚。

（2）对高危家庭首先需明确先证者基因类型，基因型明确且有再生育需求的家庭，可在妊娠 10~12 周时经绒毛或在妊娠 16~20 周时经羊水穿刺提取胎儿细胞 DNA，对突变已知家系进行产前诊断。若半乳糖血症致病突变不明，产前诊断依赖培养羊水细胞进行半乳糖血症相关酶活性测定。

（3）胚胎植入前遗传学检测可有效降低再发风险。

（4）家族成员基因突变位点验证也可检出无症状患者或杂合子携带者，以便进行相关遗传咨询。

本病患儿在病情稳定时可按我国儿童免疫程序接种常规疫苗。

（黄永兰、罗小平、杨茹莱）

参考文献　📖

［1］顾学范, 韩连书, 余永国. 中国新生儿遗传代谢病筛查现状及展望. 罕见病研究, 2022, 1 (1): 13-19.

［2］中华预防医学会出生缺陷预防与控制专业委员会新生儿遗传代谢病筛查学组. 新生儿筛查遗传代谢病诊治规范专家共识. 中华新生儿科杂志（中英文), 2023, 38 (7): 385-394.

［3］卫生部临床检验中心新生儿遗传代谢疾病筛查室间质量评价委员会. 新生儿疾病串联质谱筛查技术专家共识. 中华检验医学杂志, 2019, 42 (2): 89-97.

［4］HONG X, SADILEK M, GELB M H. A highly multi-plexed biochemical assay for analytes in dried blood spots: application to newborn screening and diagnosis of lysosomal storage disorders and other inborn errors of metabolism. Genet Med, 2020, 22 (7): 1262-1268.

［5］Joint WHO/FAO/UNU Expert Consultation. Protein and amino acid requirements in human nutrition. WHO Technical Report Series, 2007,(935): 1-265.

［6］VAN CALCAR S C, SOWA M, ROHR F, et al. Nutrition management guideline for very-long chain acyl-CoA dehydrogenase deficiency (VLCAD): an evidence and consensus-based approach. Mol Genet Metab, 2020, 131: 23-37.

［7］邱文娟, 杜陶子, 夏瑜. 儿童遗传代谢病急性期的营养管理. 临床儿科杂志, 2023, 41 (6): 401-405.

［8］STRAUSS K A, CARSON V J, SOLTYS K, et al. Branched-chain alpha-ketoacid dehydrogenase deficiency (maple syrup urine disease): treatment, biomarkers, and outcomes. Mol Genet Metab, 2020, 129 (3): 193-206.

［9］BAUMGARTNER M R, HÖRSTER F, DIONISI-VICI C, et al. Proposed guidelines for the diagnosis and management of methylmalonic and propionic acidemia. Orphanet J Rare Dis, 2014, 9: 130.

[10] HÄBERLE J, BURLINA A, CHAKRAPANI A, et al. Suggested guidelines for the diagnosis and management of urea cycle disorders: first revision. J Inherit Metab Dis, 2019, 42 (6): 1192-1230.

[11] WELLING L, BERNSTEIN L E, BERRY G T, et al. International clinical guideline for the management of classical galactosemia: diagnosis, treatment, and follow-up. J Inherit Metab Dis, 2017, 40 (2): 171-176.

[12] GOLBAHAR J, AL-JISHI E A, ALTAYAB D D, et al. Selective newborn screening of inborn errors of amino acids, organic acids and fatty acids metabolism in the Kingdom of Bahrain. Mol Genet Metab, 2013, 110 (1-2): 98-101.

[13] CHANDLER R J, VENDITTI C P. Long-term rescue of a lethal murine model of methylmalonic acidemia using adeno-associated viral gene therapy. Mol Ther, 2010, 18 (1): 11-16.

[14] CHAPMAN K A, GROPMAN A, MACLEOD E, et al. Acute management of propionic acidemia. Mol Genet Metab, 2012, 105 (1): 16-25.

[15] SCHLUNE A, RIEDERER A, MAYATEPEK E, et al. Aspects of newborn screening in isovaleric acidemia. Int J Neonatal Screen, 2018, 4 (1): 7.

[16] MINKLER P E, STOLL M S K, INGALLS S T, et al. Selective and accurate C5 acylcarnitine quantitation by UHPLC–MS/MS: distinguishing true isovaleric acidemia from pivalate derived interference. J Chromatogra B Analyt Technol Biomed Life Sci, 2017, 1061-1062: 128-133.

[17] HERTECANT J L, BEN-REBEH I, MARAH M A, et al. Clinical and molecular analysis of isovaleric acidemia patients in the United Arab Emirates reveals remarkable phenotypes and four novel mutations in the IVD gene. Eur J Med Genet, 2012, 55 (12): 671-676.

[18] GRÜNERT S C, WENDEL U, LINDNER M, et al. Clinical and neurocognitive outcome in symptomatic isovaleric acidemia. Orphanet J Rare Dis, 2012, 7: 9.

[19] STROVEL E T, COWAN T M, SCOTT A I, et al. Laboratory diagnosis of biotinidase deficiency, 2017 update: a technical standard and guideline of the American College of Medical Genetics and Genomics. Genet Med, 2017, 19 (10).

[20] HSU R H, CHIEN Y H, HWU W L, et al. Genotypic and phenotypic correlations of biotinidase deficiency in the Chinese population. Orphanet J Rare Diseases, 2019, 14 (1): 6.

[21] CHAPEL-CRESPO C, GAVRILOV D, SOWA M, et al. Clinical, biochemical and molecular characteristics of malonyl-CoA decarboxylase deficiency and long-term follow-up of nine patients. Mol Genet Metab, 2019, 128 (1-2): 113-121.

[22] ERSOY M, AKYOL M B, CEYLANER S, et al. A novel frameshift mutation of malonyl-CoA decarboxylase deficiency: clinical signs and therapy response of a late-diagnosed case. Clin Case Rep, 2017, 5 (8): 1284-1288.

[23] WORTMANN S B, KLUIJTMANS L A, RODENBURG R J, et al. 3-Methylglutaconic aciduria—lessons from 50 genes and 977 patients. J Inherit Metab Dis, 2013, 36 (6): 913-921.

[24] DI MEO I, AURICCHIO A, LAMPERTI C, et al. Effective AAV-mediated gene therapy in a mouse model of ethylmalonic encephalopathy. EMBO Mol Med, 2012, 4 (9): 1008-1014.

[25] PLATT I, BISGIN A, KILAVUZ S. Ethylmalonic encephalopathy: a literature review and two new cases of mild phenotype. Neurol Sci, 2023, 44 (11): 3827-3852.

[26] JONES D E, KLACKING E, RYAN R O, et al. Inborn errors of metabolism associated with 3-methylglutaconic aciduria. Clin Chim Acta, 2021, 522: 96-104.

[27] SAUNDERS C, SMITH L, WIBRAND F, et al. CLPB variants associated with autosomal-recessive mitochondrial disorder with cataract, neutropenia, epilepsy, and methylglutaconic aciduria. Am J Hum Genet, 2015, 96 (2): 258-265.

[28] BLACKBURN P R, GASS J M, VAIRO F P E, et al. Maple syrup urine disease: mechanisms and management. Appl Clin Genet, 2017, 10: 57-66.

[29] CHEN T, LU D, XU F, et al. Newborn screening of maple syrup urine disease and the effect of early diagnosis. Clin Chim Acta, 2023, 548: 117483.

[30] OGLESBEE D, SANDERS K A, LACEY J M, et al. Second-tier test for quantification of alloisoleucine and branched-chain amino acids in dried blood spots to improve newborn screening for maple syrup urine disease (MSUD). Clin Chem, 2008, 54 (3): 542-549.

[31] STROEK K, BOELEN A, BOUVA M J, et al. Evaluation of 11 years of newborn screening for maple syrup urine disease in the Netherlands and a systematic review of the literature: Strategies for optimization. JIMD Rep, 2020, 54 (1): 68-78.

[32] 中华医学会儿科学分会内分泌遗传代谢学组, 中华预防医学会出生缺陷预防与控制专业. 高苯丙氨酸血症的诊治共识. 中华儿科杂志, 2014, 52 (6): 420-425.

[33] VAN WEGBERG A M J, MACDONALD A, AHRING K, et al. The complete European guidelines on phenylketonuria: diagnosis and treatment. Orphanet J Rare Dis, 2017, 12 (1): 162.

[34] ELHAWARY N A, ALJAHDALI I A, ABUMANSOUR I S, et al. Genetic etiology and clinical challenges of phenylketonuria. Hum Genomics, 2022, 16 (1): 22.

[35] OPLADEN T, LÓPEZ-LASO E, CORTÈS-SALAD-ELAFONT E, et al. Consensus guideline for the diagnosis and treatment of tetrahydrobiopterin (BH₄) deficiencies. Orphanet J Rare Dis, 2020, 15 (1): 126.

[36] 叶军, 邱文娟, 韩连书, 等. 四氢生物蝶呤缺乏症鉴别诊断的进展及发病率调查. 中华预防医学杂志, 2009, 43 (2): 128-131.

[37] BEYZAEI Z, NABAVIZADEH S, KARIMZADEH S, et al. The mutation spectrum and ethnic distribution of non-hepatorenal tyrosinemia (types Ⅱ, Ⅲ). Orphanet J Rare Dis, 2022, 17 (1): 424.

[38] MCCANDLESS S E, WRIGHT E J. Mandatory newborn screening in the United States: history, current status, and existential challenges. Birth Defects Res, 2020, 112 (4): 350-366.

[39] SPIEKERKOETTER U, COUCE M L, DAS A M, et al. Long-term safety and outcomes in hereditary tyrosinaemia type 1 with nitisinone treatment: a 15-year non-interventional, multicentre study. Lancet Diabetes Endocrinol, 2021, 9 (7): 427-435.

[40] VILLANI G R D, ALBANO L, CATERINO M, et al. Hypermethioninemia in Campania: results from 10 years of newborn screening. Mol Genet Metab Rep, 2019, 21: 100520.

[41] TONG F, ZHANG Y, CHEN C, et al. Long-term prognosis of 35 patients with methionine adenosyltransferase deficiency based on newborn screening in China. Front Cell Dev Biol, 2023, 10: 1059680.

[42] SHIBATA N, HASEGAWA Y, YAMADA K, et al. Diversity in the incidence and spectrum of organic acidemias, fatty acid oxidation disorders, and amino acid disorders in Asian countries: Selective screening vs. expanded newborn screening. Mol Genet Metab Rep, 2018, 21: 16: 5-10.

[43] 张娟, 余朝文, 王明, 等. β 酮硫解酶缺乏症 5 例临床表型与基因型特征分析. 中华儿科杂志, 2024, 62 (1): 66-70.

[44] GRÜNERT S C, SCHMITT R N, SCHLATTER S M, et al. Clinical presentation and outcome in a series of 32 patients with 2-methylacetoacetyl-coenzyme A thiolase (MAT) deficiency. Mol Genet Metab, 2017, 122 (1-2): 67-75.

[45] FUKAO T, SASAI H, AOYAMA Y, et al. Recent advances in understanding beta-ketothiolase (mitochondrial acetoacetyl-CoA thiolase, T2) deficiency. J Hum Genet, 2019, 64 (2): 99-111.

[46] KELLER R, CHRASTINA P, PAVLÍKOVÁ M, et al. Newborn screening for homocystinurias: recent recommendations versus current practice. J Inherit Metab Dis, 2019, 42 (1): 128-139.

[47] LIU Y, KANG L, LI D, et al. Patients with cobalamin G or J defect missed by the current newborn screening program: diagnosis and novel mutations. J Hum Genet, 2019, 64 (4): 305-312.

[48] KOŽICH V, SOKOLOVÁ J, MORRIS A A M, et al. Cystathionine β-synthase deficiency in the E-HOD registry-part I: pyridoxine responsiveness as a determinant of biochemical and clinical phenotype at diagnosis. J Inherit Metab Dis, 2021, 44 (3): 677-692.

[49] MAJTAN T, KOŽICH V, KRUGER W D. Recent therapeutic approaches to cystathionine beta-synthase-deficient homocystinuria. Br J Pharmacol, 2023, 180 (3): 264-278.

[50] YANG R L, QIAN G L, WU D W, et al. A multicenter prospective study of next-generation sequencing-based newborn screening for monogenic genetic diseases in China. World J Pediatr, 2023, 19 (7): 663-673.

[51] KANG E, KIM Y M, KANG M, et al. Clinical and genetic characteristics of patients with fatty acid oxidation disorders identified by newborn screening. BMC pediatrics, 2018, 18 (1): 103.

[52] JANEIRO P, JOTTA R, RAMOS R, et al. Follow up of fatty, acid β oxidation disorders in expanded newborn screening era. Eur J Pediatr, 2019, 178 (3): 387-394.

[53] VOCKLEY J, LONGO N, MADDEN M, et al. Dietary management and major clinical events in patients with long-chain fatty acid oxidation disorders enrolled in a phase 2 triheptanoin study. Clin Nutr ESPEN, 2021, 41: 293-298.

[54] MILLER M J, BURRAGE L C, GIBSON J B, et al. Recurrent ACADVL molecular findings in individuals with a positive newborn screen for very long chain acylcoA dehydrogenase (VLCAD) deficiency in the United States. Mol Genet Metab, 2015, 116 (3): 139-145.

[55] 赵正言, 周文浩, 梁德生. 新生儿基因筛查. 北京: 人民卫生出版社, 2022.

[56] MASON E, HINDMARCH C C T, DUNHAM-SNARY K J. Medium-chain acyl-COA dehydrogenase deficiency: pathogenesis, diagnosis, and treatment. Endocrinol Diabetes Metab, 2023, 6 (1): e385.

[57] ST-LOUIS J L, EI JELLAS K, VELASCO K, et

al. Deficiency of the metabolic enzyme SCHAD in pancreatic β-cells promotes amino acid-sensitive hypoglycemia. J Biol Chem, 2023, 299 (8): 104986.

［58］ NOCHI Z, OLSEN R K J, GREGERSEN N. Short-chain acyl-CoA dehydrogenase deficiency: from gene to cell pathology and possible disease mechanisms. J Inherit Metab Dis, 2017, 40 (5): 641-655.

［59］ DENG K, ZHU J, YU E, et al. Incidence of inborn errors of metabolism detected by tandem mass spectrometry in China: a census of over seven million newborns between 2016 and 2017. J Med Screen, 2021, 28 (3): 223-229.

［60］ TAJIMA G, HARA K, TSUMURA M, et al. Newborn screening with (C16+C18: 1)/C2 and C14/C3 for carnitine palmitoyltransferase Ⅱ deficiency throughout Japan Has Revealed C12/C0 as an index of higher sensitivity and specificity. Int J Neonatal Screen, 2023, 9 (4): 62.

［61］ LEFÈVRE C R, LABARTHE F, DUFOUR D, et al. Newborn screening of primary carnitine deficiency: an overview of worldwide practices and pitfalls to define an algorithm before expansion of newborn screening in France. Int J Neonatal Screen, 2023, 9 (1): 6.

［62］ LIANG K. Mitochondrial CPT 1A: insights into structure, function, and basis for drug development. Front Pharmacol, 2023, 14: 1160440.

［63］ TAN Y, WANG L, QI X, et al. Acylcarnitine ratio indices in diagnosing carnitine-acylcarnitine translocase deficiency in newborns. Transl Pediatr, 2023, 12 (9): 1765-1766.

［64］ 中国医师协会医学遗传医师分会临床生化专业委员会, 中华医学会儿科学分会内分泌遗传代谢学组, 中国妇幼保健协会儿童疾病和保健分会遗传代谢学组, 等. 中国尿素循环障碍诊断治疗和管理指南. 中华儿科杂志, 2022, 60 (11): 1118-1126.

［65］ BHARATHI N K, THOMAS M M, YOGANATHAN S, et al. Share phenotypic pleiotropy in arginase deficiency: a single center cohort. Ann Indian Acad Neurol, 2022, 25 (6): 1104-1108.

［66］ SONAIMUTHU P, SENKEVITCH E, HASKINS N, et al. Gene delivery corrects *N*-acetylglutamate synthase

deficiency and enables insights in the physiological impact of L-arginine activation of N-acetylglutamate synthase. Sci Rep, 2021, 11 (1): 3580.

［67］ 北京医学会罕见病分会, 中国妇幼保健协会儿童疾病和保健分会遗传代谢学组, 中国医师协会青春期医学专业委员会临床遗传学组及生化学组, 等. 尿素循环障碍的三级防控专家共识. 中国实用儿科杂志, 2021, 36 (10): 725-730.

［68］ ALTASSAN R, BUBSHAIT D, IMTIAZ F, et al. A retrospective biochemical, molecular, and neurocognitive review of Saudi patients with argininosuccinic aciduria. Europ J Med Genet, 2018, 61: 307-311.

［69］ 中国妇幼保健协会儿童疾病和保健分会遗传代谢学组. 鸟氨酸氨甲酰转移酶缺乏症诊治专家共识. 浙江大学学报 (医学版), 2020, 49 (5): 539-547.

［70］ MATSUMOTO S, HÄBERLE J, KIDO J, et al. Urea cycle disorders-update. J Hum Genet, 2019, 64: 833-847.

［71］ YANG L, ZHANG Y, YANG J, et al. Effects of birth weight on profiles of dried blood amino-acids and acyl-carnitines. Ann Clin Biochem, 2018, 55 (1): 92-99.

［72］ CHANG S, ZHAN X, LIU Y, et al. Newborn screening for 6 lysosomal storage disorders in China. JAMA Network Open, 2024, 7 (5): e2419382.

［73］ 中华医学会儿科学分会内分泌遗传代谢学组, 中华医学会医学遗传学分会, 中华医学会儿科学分会罕见病学组, 等. 儿童糖原累积病Ⅱ型诊断及治疗中国专家共识. 中华儿科杂志, 2021, 59 (6): 439-445.

［74］ REUSER A J J, VAN DER PLOEG A T, CHIEN Y H, et al. GAA variants and phenotypes among 1 079 patients with Pompe disease: data from the Pompe Registry. Hum Mutat, 2019, 40 (11): 2146-2164.

［75］ 杨茹莱, 童凡, 洪芳, 等. 新生儿半乳糖血症筛查及基因谱分析. 中华儿科杂志, 2017, 55 (2): 104-108.

［76］ 封志纯, 王艳, 杨茹莱. 遗传代谢病防治理论与实践// 黄晓磊. 半乳糖血症. 北京: 人民卫生出版社, 2023.

［77］ SUCCOIO M, SACCHETTINI R, ROSSI A, et al. Galactosemia: biochemistry, molecular genetics, newborn screening, and treatment. Biomolecules, 2022, 12 (7): 968.

第十二章　溶 酶 体 病

溶酶体病（lysosomal disease，LSD）是一类严重的遗传代谢病，由于基因缺陷使溶酶体中某种水解酶缺乏，致使相应的作用底物不能被降解而蓄积在溶酶体内，造成细胞代谢障碍。该类疾病有 70 多种罕见单基因病，包括黏多糖贮积症（mucopolysaccharidosis，MPS）、神经鞘脂贮积症（戈谢病、尼曼 - 皮克病、法布里病等）、黏脂贮积症、溶酶体膜转运缺陷等。大多数是作为常染色体隐性遗传，少数是 X 连锁遗传。国外报道活产新生儿中溶酶体病发病率达 1/5 000，在地理上孤立的人群和血缘关系较高的人群中发病率更高。溶酶体病为进展性疾病，主要表现为生长迟缓、智力落后、运动发育迟缓或倒退，容易合并惊厥，常伴肢体无力、容貌粗陋、多发性骨骼畸形、眼部病变和心脏、肝脏受累等。患者通常在婴儿期和儿童期发病，最常见的是神经系统变性疾病。如不积极治疗，患者的重要的器官和组织如心、脑、肝及骨髓将遭到损害，甚至导致死亡。

一、黏多糖贮积症

MPS 是溶酶体病中的一组主要疾病，是由于编码酸性黏多糖分解代谢的酶的基因缺陷引起的遗传代谢病。黏多糖，又称糖胺聚糖（glycosaminoglycan，GAG）。目前已知有 5 种糖胺聚糖，分别是硫酸皮肤素（dermal sulfate，DS）、硫酸乙酰肝素（heparan sulfate，HS）、硫酸软骨素（chondroitin sulfate，CS）、透明质酸（hyaluronic acid，HN）和硫酸角质素（keratin sulfate，KS）。

国内尚缺乏 MPS 的发病率或患病率的确切资料，临床研究数据显示，我国最常见的 MPS 类型是 MPS Ⅱ型和 MPS ⅣA 型，而大多数地区（如美国和欧洲）报道 MPS Ⅰ型和 MPS ⅣA 型最常见。不同国家或地区报道 MPS 发病率和患病率有人种差异，据报道 MPS Ⅰ型发病率为 0.11/10 万（中国台湾）~3.62/10 万（沙特阿拉伯），爱尔兰游牧民族新生儿中发病率高达 1/371，基因变异携带频率约为 1/10。MPS Ⅱ型为 X 连锁遗传病，国外报道男性发病率为 1/17 万 ~1/10 万。MPS ⅥA 型国外报道发病率约为 1/30 万 ~1/20 万。

（一）病因和发病机制

编码 GAG 分解酶的相关基因发生致病变异，导致酶功能缺陷。GAG 分解代谢相关的酶均为溶酶体水解酶，MPS 患者的残留酶活性通常小于 1%。患者会有一种或多种糖胺聚糖在细胞内积累，干扰细胞正常功能，出现各种临床表现，同时在尿液中过量排泄。目前已知有 12 个相关基因及其编码的水解酶，依据缺陷基因和临床表型特征，目前 MPS 可以分 8 型（MPS Ⅰ型、MPS Ⅱ型、MPS Ⅲ型、MPS Ⅳ型、MPS Ⅵ型、MPS Ⅶ型、MPS Ⅸ型和 MPS Ⅹ型），其中 MPS Ⅲ型和 MPS Ⅳ型分多个基因亚型（表 12-1）。MPS 多为常染色体隐性遗传病，除了 MPS Ⅱ型为 X 连锁隐性遗传病。

（二）新生儿筛查

据报道，MPS 患者从胎儿期体内就开始沉积糖胺聚糖，有些器官损伤发生后无法恢复。因此，早期筛查、早期诊断和早期治疗对改善这些患者的预后非常重要。在一些国家和地区已经进行了对某些类型 MPS 的新生儿筛查研究。主要采用质谱 - 质谱法（MS-MS）检测新生儿尿液 5 种 GAG 或其水解的二糖和寡糖，以诊断和区分不同类型的 MPS。也有利用尿浸片法检测，以方便大规模标本运输。我国部分地区已逐步开展新生儿基因筛查，MPS 致病基因基本明确，以点突变为主，为新生儿基因筛查和早期诊断提供了可能。

（三）临床表现

与其他溶酶体贮积症类似，MPS 是一组进行性加重的疾病。患者在出生时通常正常，随着时间的推移出现表型，才会被怀疑患有这类疾病。主要表现如下。

表 12-1 MPS 不同类型的病因和临床特点

类型		基因（酶）	积累物质	临床表现
MPS Ⅰ		*IDUA*（α-L-艾杜糖苷酶）	DS、HS	面容粗糙、重症有智力低下、角膜混浊、耳聋、关节挛缩、身材矮小、心脏和肝脾受累
MPS Ⅱ型（Hunter 综合征）		*IDS*（艾杜糖醛酸 -2- 硫酸酯酶）	DS、HS	面容粗糙、智力低下、耳聋、关节挛缩、身材矮小、心脏瓣膜疾病、肝脾大
MPS Ⅲ型（Sanfilippo 综合征）	A 型	*SGSH*（肝素 -N- 硫酸脂酶）	HS	面容粗糙、进行性痴呆、癫痫、行为异常、关节挛缩、耳聋（ⅢC 型进展慢于其他亚型）
	B 型	*NAGLU*（α-N- 乙酰氨基葡糖苷酶）		
	C 型	*HGSNAT*（乙酰肝素 -α- 氨基葡萄糖 -N- 乙酰转移酶）		
	D 型	*GNS*（N- 乙酰葡糖胺 -6- 硫酸酯酶）		
MPS Ⅳ型（Morquio 综合征）	A 型	*GALNS*（N- 乙酰半乳糖胺 -6- 硫酸酯酶）	KS、CS	身材矮小、骨骼畸形、角膜混浊、耳聋、韧带松弛、心脏瓣膜疾病
	B 型	*GLB1*（β- 半乳糖苷酶）	KS	身材矮小、骨骼畸形、角膜混浊
MPS Ⅵ型（Maroteaux Lamy 综合征）		*ARSB*（N- 乙酰半乳糖胺 -4- 硫酸酯酶）	DS、CS	面容粗糙、身材矮小、关节挛缩、角膜混浊、耳聋、心脏受累
MPS Ⅶ型（Sly 综合征）		*GUSB*（β- 葡糖醛酸糖苷酶）	DS、CS、HS	胎儿水肿、面容粗糙、身材矮小、关节挛缩、角膜混浊、耳聋、心脏受累
MPS Ⅸ型（Natowicz 综合征）		*HYAL1*（透明质酸酶）	HN	关节周围软组织肿块、身材矮小
MPS Ⅹ型		*ARSK*（芳基硫酸酯酶 K）	DS	面容粗糙、身材矮小、骨质疏松

注：DS. 硫酸皮肤素；HS. 硫酸乙酰肝素；KS. 硫酸角质素；HN. 透明质酸；CS. 硫酸软骨素。

1. 面部 面容粗糙、头围大、额头突出、眉毛浓密、多毛症、鼻梁低平、鼻翼肥大、嘴唇厚、舌大、颈短。

2. 神经系统 出生时神经系统功能通常正常，常在幼儿期后出现智力、语言、运动和行为的进行性退化。还可能出现攻击性和破坏性行为、孤独症谱系障碍、睡眠障碍、癫痫和其他神经异常（如交通性脑积水、脊髓压迫症、腕管综合征）。此外，患者都有齿突发育不良，因继发于寰枢关节半脱位有突然且严重的脊髓损伤风险。

3. 消化系统 常见腹胀、肝脾大、复发性脐疝和 / 或腹股沟疝。有些患者可能会腹泻或便秘。

4. 呼吸系统 反复呼吸道感染可能是早期症状之一。上呼吸道阻塞也是早期临床表现，常继发于面中部发育不全、舌大和呼吸道 GAG 积聚。阻塞性睡眠呼吸暂停很常见，一些患者需要通过鼻罩进行持续气道正压通气。

5. 心血管系统 可能出现瓣膜性心脏病（通常是二尖瓣和主动脉瓣）、心肌病、心动过速、心律失常、高血压、充血性心力衰竭和周围血管病。这些是导致死亡的重要原因。

6. 骨骼和关节 表现为关节畸形、脊柱和四肢运动功能障碍。其中短躯干、短颈、耸肩、脊柱后凸、脊柱侧凸和 / 或胸骨突出、骨盆小、髋关节脱位或半脱位、膝外翻、双手腕关节松弛（仅Ⅳ型）、关节挛缩、爪形手、短而粗的手非常常见。患者通常继发于脊柱结构畸形或发育不良的脊髓病。虽然多数患者在出生后的最初几年生长正常，但骨骼发育不良最终会导致生长受限。

7. 视觉系统 在某些类型的 MPS 患者中，由于 GAG 的角膜沉积，可出现角膜混浊，也可出现视盘水肿、视神经萎缩和视网膜病变。视觉诱发电位显示视网膜功能下降。其他可能表现为开角型青光眼、白内障和屈光不正。由于视神经在视神经鞘内受到压迫，可能会出现严重的视力减退和突然失明。

8. 耳鼻喉 一些儿童在早期有听力损失（包括感音神经性聋和传导性聋），而另一些儿童有耳鸣、眩晕、中耳炎、张口受限(由颞下颌关节僵硬引起)、声音粗哑(由喉内糖胺聚糖积聚引起)。

9. 皮肤 出生后背部和臀部有多个大片状的"蒙古斑",这可能是 MPS 的早期指标。由于 GAG 储存在皮下结缔组织中,面部皮肤明显坚硬厚实,部分儿童出现皮肤结节状或鹅卵石样变化,尤其是肩胛骨、上臂和大腿两侧。

10. 其他 齿距宽,牙釉质薄,犬形齿,铲形切牙,龋齿;也可能发生牙龈增厚。

每种 MPS 类型患者的症状各不相同。通常症状出现的年龄越小,病情越严重。根据存活率或是否累及中枢神经系统,将单个 MPS 疾病分为"轻型"和"重型"两种亚型,这种分类方法过于简化疾病,仍有争议。MPS Ⅳ 型一般不影响智力,但骨骼畸形最明显。然而,交通性脑积水可能会损害神经系统。MPS Ⅶ 型可能导致非免疫性胎儿水肿。MPS Ⅸ 型罕见。已有一些研究分析了每种 MPS 类型患者的基因型 - 表型相关性。例如,*IDUA* 基因中的 p. Trp402* 和 p. Gln70* 突变通常与"严重"表型相关,这在患有 MPS Ⅰ 型的高加索人种中很常见。此外,*IDUA* 中的 p. Arg89Gln 突变与"轻度"表型相关,在亚洲人中更常见。然而,基因型 - 表型的相关性仍未完全了解。

根据临床特点,MPS 分为三类。

1. 内脏型 主要表现为肝脾大、心脏病、关节挛缩、角膜混浊和听力损失(如 MPS Ⅰ 型、MPS Ⅱ型、MPS Ⅵ型、MPS Ⅶ型)。

2. 神经型 学习困难、行为障碍和精神退化(如 MPS Ⅲ型)。

3. 骨骼型 主要表现为骨骼畸形、身材矮小和关节松弛(如 MPS Ⅳ型)。

(四)辅助检查

1. 生化检测 尿 GAG 定性和半定量检测(如 DMB)准确性不足,但可用于 MPS 筛查。据报道,在 MPS Ⅲ 型和 Ⅳ 型中可能会出现假阴性结果。因此,即使筛查试验结果为阴性,临床医生对高度可疑的病例也应该进一步明确诊断。尽管已经开发了旨在帮助诊断疾病的算法,但由于这组疾病的极端异质性,其在临床实践中的应用受到限制。MS-MS 可以检测 5 种 GAG,并可以区分不同类型的 MPS。尿 GAG 也是酶替代治疗(enzyme replacement therapy,ERT)和 / 或造血干细胞移植(hematopoietic stem cell transplantation,HSCT)患者随访中一种方便、廉价的标志物。

2. 影像学检测 应用心脏超声评估心脏瓣膜、心肌受累情况。脊柱 X 线检查可评估脊柱受累、髋关节脱位或半脱位、寰枢椎半脱位等情况。还需要注意其他神经异常(如交通性脑积水、脊髓压迫症、腕管综合征)。

3. 视听检测 眼科评估角膜混浊、视盘水肿、视神经萎缩和视网膜病变。早期即要监测听力损失(包括感音神经性聋和传导性聋)情况。

4. 神经精神评估 适时评估智力、语言、运动和行为的进行性退化。注意癫痫、腕管综合征、脊髓损伤等的发生风险和严重程度。

5. 其他 可应用心电图、呼吸睡眠检测等,评估心律失常、呼吸道梗阻等情况。通过皮肤活检病理分析检测等可以观察是否有溶酶体 GAG 异常积聚。

6. 特异性酶活性测定 白细胞和血浆中 MPS 特异性酶活性检测是目前认为确诊 MPS 的金标准,也有助于明确或排除其他疾病(如寡糖病或半乳糖唾液酸贮积症)。

7. 遗传学检测 目前 MPS 致病基因基本明确,大部分是点突变。因此,二代测序技术(如 Panel、WES 或 WGS)被用作一线遗传学分析方法。值得注意的是,部分基因具有富含 GC 的区域和假性基因缺陷。

(五)诊断和鉴别诊断

1. 诊断 MPS 患儿出生时,临床症状不明显。多数患儿背部和臀部有多发、大片的"蒙古斑",这可能是 MPS 的早期体征。出生时即具有 MPS 样表型的婴儿有可能是患有黏脂贮积症 Ⅱ/Ⅲ 型、GM1 神经节苷脂贮积症或岩藻糖苷贮积症。

MPS 的临床诊断基于症状和体征,有适当的影像学检查支持,进行尿液 GAG 排泄的检查,通过白细胞特定酶活性及基因分析确诊。由于国内能进行尿 GAG 检测和酶学检测的医疗机构有限,对可疑患者可以先检测基因,再进行酶活性分析确诊。对于无法通过酶活性检测和遗传学分析确诊的患者,可考虑皮肤活检,检测是否有溶酶体 GAG 积聚异常。

2. 鉴别诊断 不同类型 MPS 的鉴别诊断对特异性治疗很重要。酶活性和基因检测都能同时进行诊断和分型,尿 GAG 定性和半定量检测(如 DMB)准确性不足,主要用于 MPS 筛查。MS-MS 相关技术可以检测 5 种 GAG,也可以区分不同类型的 MPS。

患有黏脂贮积症Ⅱ/Ⅲ型、GM1 神经节苷脂贮积症或岩藻糖苷贮积症的患儿出生时常有 MPS 样表型,但是没有尿 GAG 异常。因此,如果尿 GAG 分析呈阴性,应考虑其他诊断的可能性。应进行尿寡糖和唾液酸分析,以排除寡糖和其他糖蛋白贮积。此外,酶学分析有助于确认或排除这些疾病。如果这些检测结果都是正常的,一些非溶酶体相关的疾病也可以表现出 MPS 的类似症状(如 Coffin-Lowry 综合征、睾丸发育不良)。遗传学分析也有助于确认或排除这些疾病。

(六)治疗和随访

尽管最近治疗方法取得了大的进展,但对大多数神经系统受损的患儿而言,仍无确切有效的治疗方法。但在受影响最严重的患者中,对症治疗也可以对生活质量产生有益的影响,所有患者都应定期接受检查。所有 MPS 都累及多系统,有效的干预和管理依赖于多个临床专业的多学科专家支持。许多患者可从青春期存活到成年,认真规划儿科和成人之间过渡期的治疗方案是必要的。

1. 造血干细胞移植 最近,我国广泛使用脐带血干细胞,而不是骨髓干细胞。建议 HSCT 用于较年轻(<2.0~2.5 岁)的重度 MPS Ⅰ型、MPS Ⅱ型和 MPS Ⅵ型患者。该疗法对 MPS Ⅲ型和 MPS Ⅳ型患者的益处较少。HSCT 成功后,患者体内酶活性迅速升高,3~6 个月后尿 GAG 水平降至正常范围,器官肿大和心肌病可能会消失,但角膜通常不会完全恢复至透明。MPS Ⅰ型患者中,大多数在出生后 18 个月内接受 HSCT 的患儿可以进一步生长发育,最终的发育商(developmental quotient,DQ)与 HSCT 时的 DQ 相同。然而,骨骼畸形很难矫正。虽然面部骨骼重塑可以改变面部外观粗糙,使长骨生长更好,明显的脊柱畸形可以随着时间的推移而缓解,但椎体异常改善不明显。尽管如此,大多数成功移植的患者生活质量良好,HSCT 不再被视为实验性的疗法。

2. 酶替代疗法 ERT 在 MPS Ⅰ型、MPS Ⅱ型、MPS ⅣA 型、MPS Ⅵ型和 MPS Ⅶ型患者中进行了成功的临床试验,多个药品已用于临床治疗。在接受治疗的患者中,耐力(如 6 分钟步行试验)和呼吸功能得到了改善。越来越明确的是,在疾病早期开始治疗可以获得最好的效果。无论疗程持续时间长短,ERT 均有过敏反应的报道。在进行 ERT 期间和之后需密切观察患者,并做好处理过敏

反应的准备。然而,ERT 有一些局限性。目前这些药品多不能穿过血脑屏障,国外已有鞘内或脑室内注射药品,以及融合蛋白相关酶制剂的临床研究报告。一些患者对蛋白质输注有免疫介导反应,通常是轻微的。此外,这种治疗非常昂贵,限制了药品的可及性。

ERT、HSCT 与基因治疗相结合被认为是一种个性化的精准治疗模式,具有最好的治疗效果和最小的副作用。

3. 对症治疗 严重 MPS 的对症治疗包括治疗脑积水、中耳疾病和定期镇痛治疗关节疼痛和僵硬。对于疾病严重程度较低的患者,则需更加积极处理,可能需要神经外科干预以预防颈髓疾病,许多人需要定期进行耳鼻喉科随访和矫形评估。心脏功能也需要监测。对于 MPS Ⅰ型和 MPS Ⅵ型患者,眼科随访也至关重要。在 MPS Ⅳ型患者中,应加强预防颈髓和不可逆神经系统疾病。年纪较大的患者呼吸管理困难,因为患者对持续气道正压通气(continuous positive airway pressure,CPAP)或双水平气道正压通气(bilevel positive airway pressure ventilation,BiPAP)反应不佳。努力改善坐姿和呼吸练习可能有助于改善患者的精神状况,但在临床上可能收效甚微。

4. 新疗法 目前还有许多其他新疗法正在开发中,从临床前研究到临床试验,如小分子基因激活、基于 CRISPR 的激活、寡核苷酸疗法或基于 AAV 的基因激活或融合蛋白介导的重组酶。

(七)遗传咨询和产前诊断

受影响个体的子女的患病风险取决于不同类型的 MPS 和不同的遗传模式。MPS Ⅱ型先证者的男性同胞有 50% 的风险患有 MPS Ⅱ型,而女性同胞有 50% 的风险成为携带者。其他类型 MPS 先证者的同胞有 25% 成为 MPS 患者的风险,50% 成为携带者的风险,还有 25% 的概率不患 MPS。

尽管据报道 GAG 从胎儿阶段就开始沉积,但目前尚不能建议常规进行产前诊断。在先证者基因诊断明确的家族中,可以对从绒毛取样和羊膜腔穿刺术中获得的样本进行基因检测。携带者筛查是降低 MPS 儿童出生率的一种新的方法。

二、克拉伯病

克拉伯病(Krabbe disease)又称半乳糖脑苷脂酶缺乏症、球形细胞脑白质营养不良(globoid cell leukodystrophy; OMIM 245200),由于半乳糖脑苷

脂酶（galactosylceramidase，GALC）基因突变使半乳糖脑苷脂酶活性缺乏，其底物半乳糖苷脂贮积在神经系统，造成脑白质损伤。克拉伯病于1916年被首次发现和描述。

根据发病年龄，克拉伯病可分为1岁内发病的婴儿型、1~3岁发病的婴幼儿型、4~17岁间发病的青少年型和18岁后发病的成人型，又可将婴儿型称为早发型，婴幼儿型、青少年型和成人型统称为晚发型。

（一）病因和发病机制

克拉伯病为常染色体隐性遗传病，GALC基因位于14q31，全长67.5kb，含18个外显子，编码蛋白含669个氨基酸。半乳糖脑苷脂是髓鞘及中枢神经系统的特异性脑苷脂。在大脑，半乳糖脑苷脂酶主要存在脑白质的少突胶质细胞，水解半乳糖脑苷脂为半乳糖和神经酰胺。

GALC基因突变导致半乳糖脑苷脂酶活性降低，半乳糖神经酰胺在神经系统贮积，脑白质可见特征性的多核球形细胞。同时，脑组织鞘氨醇半乳糖苷（psychosine）增加，特异性地损伤少突胶质细胞，髓鞘产生减少，外周神经系统施万细胞也受损伤。因此，患者中枢神经系统和外周神经系统均有脱髓鞘性病变。

（二）新生儿筛查

2006年美国纽约州开始了克拉伯病的新生儿筛查研究，2024年婴儿型被列为美国新生儿推荐统一筛查目录。未进行新生儿筛查前，西方国家临床发病的患者85%~90%为婴儿型，晚发型仅10%~15%。经新生儿筛查后，大部分患者为晚发型，而婴儿型相对较少。这可能是因为晚发型患者临床表现多样，临床难以得到确诊，易延迟诊断。而新生儿筛查通过在新生儿期采集滤纸干血片进行酶学检测，可以检出各型克拉伯病。

目前我国常规新生儿筛查项目中未纳入克拉伯病，国外数个国家和地区在进行该病的新生儿筛查，多选择串联质谱法进行半乳糖脑苷脂酶活性定量检测。美国推荐新生儿筛查克拉伯病婴儿型，建议在发现新生儿干血斑酶活性低下后，检测同一干血斑样本的鞘氨醇半乳糖苷。若酶活性低下，同时鞘氨醇半乳糖苷>10nmol/L，需高度怀疑为早发型克拉伯病，需尽早召回复查，检测基因，确诊后进行遗传咨询。

我国初步新生儿疾病筛查发现GALC基因c.1901T>C（p.Leu634Ser）纯合子较多。c.1901T>C

为亚洲地区的热点变异，一般与克拉伯病晚发型相关。我国GALC基因c.1901T>C纯合子出现的频率估计为1/10 000，迄今报告的患者为成年型，可能在中年和晚年发病，智力正常，主要表现为下肢无力和行走困难。

（三）临床表现

婴儿型患者症状出现后不可逆，且快速进展，根据病情特点，病程一般分为4期。第1期，出生后数月内发育正常，在3~6月龄出现易激惹、哭闹和尖叫。由于进食困难和胃食管反流，患儿可能体重不增和消瘦。第2期，神经系统快速恶化，呈现角弓反张，肌张力显著升高，双腿伸展或交叉，手臂屈曲，躯干过度伸展。患儿对声音、光等非常敏感，这些刺激能引起尖叫及身体僵硬。腱反射消失；因视神经萎缩，瞳孔对光反射减弱。本期可出现凝视发作和轻微肌肉痉挛。第3期，患儿体温和心率失去大脑控制而波动，出现去大脑状态的失明、耳聋、抽搐。第4期，肌张力低下，肢体无自主运动。可能在数月龄至数岁后死亡，平均死亡年龄为2岁。

1~3岁发病的婴幼儿型患者表现为突然出现的步态异常、单侧或双侧截瘫、快速视力丧失、高热惊厥和震颤，发育倒退。

4~17岁发病的青少年型患者可能表现为注意障碍、多动、情绪障碍，后续运动功能障碍。

成人型患者可在18~70余岁发病，部分患者早期表现为痉挛性截瘫、单侧上肢无力、下肢感觉减退、手部活动不灵活、四肢烧灼感，但没有明显智力下降；但部分患者可能有精神和身体状况持续恶化。

晚发型患者病情出现后不可逆，婴幼儿型和青少年型症状持续进展，但进展速度较婴儿型慢。

经新生儿筛查确诊为婴儿型的患儿，在出生后数周可能有以下症状和异常：下肢抖动、踝阵挛、喂养困难、神经传导速度异常，脑脊液蛋白含量高，头颅MRI检查异常。

（四）辅助检查

1. 脑组织病理检查 可发现特征性多核球形细胞。

2. 半乳糖脑苷脂酶活性检测 可使用外周血白细胞、皮肤成纤维细胞和滤纸干血斑进行酶活性检测。克拉伯病患者酶活性低于正常值的10%。如果白细胞该酶活性正常，可排除本病。酶活性结果对鉴别早发型和晚发型无价值。需要注意的是，GALC基因多态性变异、GALC基因变异携带者或

saposin A 基因突变,也导致该酶活性低下。采用血半乳糖脑苷脂酶活性检测进行新生儿筛查时,会有较高的假阳性率。

3. 血鞘氨醇半乳糖苷检测 血鞘氨醇为克拉伯病的生物标志物,用于该病的分型,可采用干血斑法、血浆和红细胞检测。婴儿型患者新生儿干血斑鞘氨醇常>10nmol/L。文献报道红细胞法检测值与临床严重程度分型的关联度更强。

4. 半乳糖脑苷脂酶基因检测 不同地区 *GALC* 基因的热点变异不一样。意大利卡塔尼亚地区 p. Gly57Ser 为热点突变,p. Gly57Ser 纯合变异或 p. Gly57Ser 杂合变异与其他变异形成复合杂合变异的患者为晚发型。部分西方国家较常见 *GALC* 基因 30kb 的大缺失,其纯合状态导致婴儿型。

5. 磁共振成像 一般来说,在晚发型克拉伯病的早期阶段,脑部 MRI 比 CT 能更清楚地发现脑干和小脑的脱髓鞘病变;然而,部分 6 月龄以内婴儿的 MRI 结果却看似正常,可能是因为在大脑发育的这个时期,灰质和白质之间的对比度较低。大脑的弥散张量成像(diffusion tensor imaging, DTI)是新生儿筛查检测出无症状克拉伯病婴儿的首选影像学检查方式。头颅影像学检查异常主要是脑室周围白质、深部灰质、半卵圆中心的脱髓鞘病变。脊髓核磁扫描可见脊神经根强化。

6. 脑电图 患者早期脑电图正常,后期出现背景慢波和癫痫波。

7. 脑脊液 婴儿型患儿早期即有脑脊液蛋白含量高。

8. 电生理 运动神经传导速度一般较低,部分成人型运动神经传导速度可正常。脑干诱发电位、视觉诱发电位异常。

(五)诊断和鉴别诊断

有症状患者的诊断可基于年龄特异的临床表现、实验室检查、头颅影像学检查和电生理特征。

需要重视的是,对于无症状的新生儿筛查可疑患儿,当发现干血斑酶活性低下后,需高度重视,进一步检测血鞘氨醇半乳糖苷和基因。新生儿干血斑鞘氨醇>10nmol/L 提示婴儿型。某些常见基因变异和临床表型的关联较为明确。检出 2 个与婴儿型相关的致病性变异时支持婴儿型诊断。

鉴别诊断应考虑的疾病有芳基硫酸酯酶 A 缺乏导致的异染性脑白质营养不良、GM2 神经节苷脂贮积症、肾上腺脑白质营养不良、亚历山大病等。

鉴别诊断最核心的要点是致病基因不同。

(六)治疗和随访

大于 6 月龄的婴儿型,处于 II 期或者更后期时,无特异性治疗方案,建议对症治疗,提高患儿的生命质量。

出生 45 日龄前治疗的患儿,10 岁前智力运动语言发育较好;10 岁后仍可出现语言和运动功能障碍。可能为早发婴儿型的患儿,若出生后 14 天内得到诊断,为造血干细胞移植的最佳指征。婴幼儿型和青少年型患者骨髓移植可能阻止脱髓鞘和轴突进一步丢失,减慢疾病进展。目前成年型进展极缓慢者不建议进行造血干细胞移植。

注意避免联合使用多种抗癫痫药物和第二代抗精神病类药物,因二者可能导致过度镇静,影响认知和呼吸,加重神经系统症状;常规儿童疫苗接种也可能加速疾病进展。

随访过程中,除了常见的癫痫外,还需注意患儿可能出现脑积水、吞咽困难、吸入性肺炎、视力减退、脊柱侧凸、髋关节发育不良、骨质疏松等。

有一些新的疗法正在研究中,如基因治疗、酶替代治疗和分子伴侣等。小鼠模型的研究结果显示,单一治疗方法疗效欠佳,而多种方法的联合使用使模型鼠的寿命有极大改善,疗效更佳,这为克拉伯病的治疗提供了研究方向。

(七)遗传咨询和产前诊断

克拉伯病为常染色体隐性遗传病。患儿父母再次妊娠胎儿的受累风险为 25%,母亲再次妊娠时需进行胚胎植入前遗传学诊断或胎儿产前诊断。本病的产前诊断可同时行羊水细胞基因检测和羊水细胞酶活性检测。

三、戈谢病

戈谢病(Gaucher disease, GD)是由于溶酶体内酸性葡萄糖脑苷脂酶(也称为溶酶体酸性 β- 葡萄糖苷酶)活性缺陷造成葡萄糖脑苷脂在体内贮积,为常染色体隐性遗传病。根据发病年龄及有无神经系统受累,可分为 I 型(非神经病变型,也称肝脾型; OMIM 230800)、II 型(急性神经病变型; OMIM 230900)、III 型(亚急性神经病变型; OMIM 231000)。东欧犹太人患病率高,达到 1/450,主要为 I 型。一般人群患病率为 1/40 000,以 I 型为主。中国和亚洲一些国家,III 型患病率相对较高。日本新生儿筛查戈谢病患病率约为 1/70 000,中国约为 1/50 000。

（一）病因和发病机制

戈谢病主要是由编码酸性 β- 葡萄糖苷酶（acid β-glucocerebrosidase，GBA）基因变异导致的，极少数由葡萄糖脑苷脂酶的激活基因 Prosapsin 基因变异导致。GBA1 和 Prosapsin 基因致病变异均导致葡萄糖脑苷脂酶活性低下。GBA1 位于 1q21，全长 7.6kb，含 11 个外显子。在同一条染色体 16kb 下游该基因存在一个同源性达 96% 的假基因。10% 左右的等位基因变异来源于真假基因重组。迄今已发现 250 余种的酸性葡萄糖脑苷脂酶的基因突变类型，大部分是错义突变，少数是无义突变、插入、缺失及剪切突变，在正链上有些复杂的等位基因含有 2 个或者多个突变。

戈谢病的发病机制不仅仅是葡萄糖脑苷脂贮积造成器官肿大、功能受损和结构破坏，补体系统激活的免疫炎症反应也是重要的发病机制。葡萄糖脑苷脂不能被降解时，旁路代谢反应增强，葡萄糖脑苷脂去乙酰化产生葡萄糖鞘氨醇（glucosylsphingosine，Lyso-GL-1）。葡萄糖鞘氨醇是一个活性小分子，在患者补体系统激活的免疫炎症反应中发挥重要作用。不能被降解的葡萄糖脑苷脂贮积在网状内皮系统，随之引起级联反应，导致肝脾大；肿大的脾脏发生脾功能亢进时，会导致血小板减少、贫血和白细胞减少；戈谢细胞贮积在骨内，影响骨髓的造血功能，使骨髓腔扩大，骨皮质变薄，引起骨痛，严重时发生骨危象。Prosapsin 基因突变导致的临床表现与 GBA1 基因突变导致的临床表现类似。

（二）新生儿筛查

我国目前还未将戈谢病纳入正式筛查，仅部分医院进行了小范围的探索。国际上部分国家和地区进行了戈谢病筛查，多采用串联质谱法检测葡萄糖脑苷脂酶活性。若新生儿干血斑酶活性低下，可检测原干血斑样本戈谢病标志物。对于疑似患儿，需尽早召回复查，检测白细胞酶活性、血浆标志物及基因，争取早期确诊，并对疾病分型进行评估。

新生儿筛查也改变了对戈谢病临床表型的分布认识。既往认为我国戈谢病 II 型患儿占比少，约 5%。但是通过新生儿筛查，初步结果提示戈谢病 II 型占比达到 30%。这可能是由于戈谢病 II 型病情比较重，既往患儿可能在未得到确诊前死亡，导致医生认识不足。

（三）临床表现

根据神经系统是否受累，将戈谢病主要分为非神经病变型（I 型）和神经病变型（急性进展的 II 型及亚急性进展的 III 型）。也有一些少见亚型，包括围产期致死型、心血管型等。

1. I 型（非神经病变型）　此型最常见，无论发病早晚，患者无原发性中枢神经系统受累表现。各年龄段均可发病，主要为肝脾大，尤以脾大显著，肝脏一般较脾脏小，但也可能较脾脏大。肝脏一般无明显病变，但也可能发生血清转氨酶升高、肝硬化、肝坏死及肝功能衰竭。血液系统主要异常为脾功能亢进，如血小板减少、贫血、白细胞减少。患者可有疲乏无力、皮肤及牙龈出血，女性可表现为月经量增多。

患者可有急性或慢性骨痛，严重者出现骨危象（严重骨痛急性发作，伴发热及白细胞增高、红细胞沉降率加快）。X 线检查可见股骨远端的烧瓶样畸形、骨质减少、骨质疏松，重者出现骨的局部溶解、骨梗死、病理性骨折、关节受损等。骨骼病变可影响日常活动，并可致残。部分患者甚至只有骨病的症状。大多数儿童患者生长落后，较同龄儿矮小。

部分患者可有肺部受累，主要表现为间质性肺病、肺实变、肺动脉高压等。

2. II 型（急性神经病变型）　于婴儿期发病，早期易激惹，哭闹，呼吸暂停致发绀，肌张力高，眼球运动速度慢或者为固定性斜视。部分患儿出生时有肝脾大和血小板减少。患儿 3~6 月龄时神经系统症状快速恶化，出现牙关紧闭、颈强直、角弓反张、癫痫发作等，精神、运动发育落后，一般在 2~4 岁前死亡。

3. III 型（亚急性神经病变型）　也称慢性神经病变型，早期表现与 I 型相似，青少年时期逐渐出现神经系统症状，如水平性核上性凝视麻痹、肌阵挛、智力下降等，一般病情进展较缓慢，寿命可较长。

（四）辅助检查

1. 酸性葡萄糖脑苷脂酶活性检测　葡萄糖脑苷脂酶活性检测是戈谢病诊断的金标准。当患者外周血白细胞或皮肤成纤维细胞中葡萄糖脑苷脂酶活性明显降低至正常值 30% 以下时，即可确诊戈谢病。由于干血斑葡萄糖脑苷脂酶活性受患儿外周血白细胞数量影响，当干血斑葡萄糖脑苷脂酶活性下降时，需进行确诊性检测。

2. 基因检测　戈谢病为常染色体隐性遗传病，如果能在其致病基因酸性葡萄糖脑苷脂酶基因的 2 个等位基因均发现致病突变，可以进一步明确诊断。基因诊断不能代替酶活性测定,但可明确家系中的杂合子。如果已通过酶学检测确诊戈谢病,应进行基因分子检测,以评估患慢性神经性戈谢病的风险,以确定合理的治疗和随访方案。

3. 分子标志物检测　使用比较广泛的诊断标志物是血浆壳三糖酶。未经治疗的戈谢病患者血浆壳三糖酶活性平均增加数百至上千倍,经过适当治疗后,这些指标会下降并保持稳定。若治疗过程中因某种原因治疗药物减量,达不到治疗的要求,血浆壳三糖酶活性即升高。所以血浆壳三糖酶可用于临床监测疾病进展和患者对治疗的反应。然而,5%~6% 的普通人群由于壳三糖酶基因突变,完全缺失壳三糖酶活性。若戈谢病患者同时携带壳三糖酶基因突变,此时血浆壳三糖酶活性就不能反映戈谢病患者体内脂质贮积的状态。需要注意的是,血浆壳三糖酶活性升高并不是戈谢病的特异性指标,在其他溶酶体贮积病或者血液病患者血浆中也可能增高。

近年研究发现戈谢病患者血浆葡萄糖脑苷脂的去乙酰化产物葡萄糖鞘氨醇的水平显著升高。葡萄糖鞘氨醇水平与患者的临床症状(如肝脾大的严重程度等)相关。对于戈谢病诊断的灵敏度和特异度基本可达到 100%。且酶替代治疗或底物减少疗法后血浆葡萄糖鞘氨醇水平降低。葡萄糖鞘氨醇为一种新型的戈谢病诊断和随访治疗的血浆标志物。

4. 骨髓细胞学检查　骨髓穿刺细胞学检查能找到戈谢病的特征细胞,即戈谢细胞。光镜下,戈谢细胞体积大、核偏心,染色质和细胞质浓缩,呈"洋葱皮样"。但该检查存在假阴性和假阳性的情况。慢性粒细胞白血病、地中海贫血、多发性骨髓瘤、霍奇金淋巴瘤、淋巴浆细胞性淋巴瘤及慢性髓细胞性白血病等在骨髓中可看到一种与戈谢细胞很相似的类戈谢细胞。因此,骨髓中出现"戈谢细胞"并非戈谢病所独有,需进一步做葡萄糖脑苷脂酶活性测定。

5. 影像学检查　影像学检查有助于戈谢病的早期诊断、严重程度判断、并发症的评估,以及治疗监测。腹部超声检查既往多用于腹部肝脾大及腹部淋巴结受累程度评估。腹部 MRI 扫描对初诊患者腹部实质脏器情况、肝脾体积测量及治疗过程中肝脾体积回缩的监测更准确。长骨 X 线检查可见普遍性骨质疏松,股骨远端膨大呈烧瓶样改变。MRI 是评估戈谢病骨髓浸润程度、判断有无骨质破坏及骨梗死最灵敏的影像学检查方法。常规 MRI 检查部位为双侧股骨和腰椎,但最准确判断骨骼病变方法为全身骨骼扫描。DEXA 骨密度检测可判断骨量,评估病理性骨折风险。

6. 其他辅助检查　戈谢病患儿的血常规、血生化检查通常表现为血红蛋白和血小板减少,或"三系"下降,血胆固醇降低、高密度脂蛋白和载脂蛋白 A 降低,以及血清铁蛋白升高等。此外,超声心动图检查有助于评估有无肺动脉高压。在神经病变型戈谢病中,脑电图监测出现慢波背景、棘波、尖波等,脑干听觉诱发电位检查出现阈值增加、神经眼科评估出现眼球运动障碍时,预示着神经系统受累。

(五) 诊断和鉴别诊断

戈谢病于各个年龄均可发病,临床表现多样,故诊断需结合临床表现、实验室及影像学检查等综合判断。

脾大和 / 或血小板减少是儿童戈谢病的最主要特征,对于不明原因的脾大和 / 或血小板减少患儿,需结合临床表现,在排除恶性肿瘤等疾病后,进行葡萄糖脑苷脂酶活性和血生物标志物(Lyso-GL-1)检测以确诊或排除戈谢病。当其外周血白细胞或皮肤成纤维细胞中葡萄糖脑苷脂酶活性降低至正常值的 30% 以下时,即可确诊戈谢病。当葡萄糖脑苷脂酶活性在界限值附近时,需参考生物标志物结果,进一步做基因突变检测,从而实现确诊。临床疑似患者骨髓涂片细胞学检出或未检出戈谢细胞都需要通过酶活性测定以确诊或排除。

戈谢病临床表现与血液系统恶性肿瘤如白血病、淋巴瘤,地中海贫血、溶血性贫血、难治性血小板减少,以及其他遗传代谢病如尼曼 - 皮克病、肝豆状核变性等疾病相似,需要通过实验室检查进行鉴别诊断。与血液系统恶性肿瘤的鉴别主要依靠骨髓穿刺活检。与尼曼 - 皮克病的鉴别在于外周血白细胞酶活性、基因和不同血浆标志物检测,大多数尼曼 - 皮克病患者骨髓穿刺检测会发现尼曼 - 皮克细胞。

(六) 治疗和随访

1. 非特异性治疗　贫血患者可补充维生素及铁剂,必要时输注红细胞及血小板以纠正贫血或血小板减少。脾切除虽可减轻腹部膨胀并纠正贫血及血小板减少,但可加速葡萄糖脑苷脂在骨髓、肝脏、肺脏等器官的蓄积,增加暴发严重感染的风险。骨骼病变的处理包括镇痛、理疗、处理骨折、人工关节置换等,可辅以钙剂及双膦酸盐治疗骨质疏松。

2. 特异性治疗　美国食品药品监督管理局于1994年批准了以基因重组方法研制的葡萄糖脑苷脂酶[注射用伊米苷酶(imiglucerase for injection)]用于戈谢病的 ERT 治疗。美国食品药品监督管理局相继于2010年和2012年批准了酶维拉苷酶α(velaglucerase alfa)和他立苷酶α(taliglucerase alfa)用于治疗戈谢病。目前国内批准用于治疗戈谢病的药物为伊米苷酶和维拉苷酶α。应根据患者的严重程度、病情进展、合并症的发生等情况对患者进行风险评估,并确定治疗剂量。高风险患者的推荐初始剂量为60U/kg,1 次 /2 周,静脉滴注。低风险患者的初始剂量为30~45U/kg,1 次 /2 周,静脉滴注。

临床实践显示,酶替代治疗可明显改善 I 型戈谢病患者的临床症状体征,维持儿童期正常生长发育,提高生活质量。治疗越早,疗效越好。

3. 探索性治疗　酶替代治疗对戈谢病神经系统病变无疗效。其他治疗方法如底物减少疗法、分子伴侣疗法、干细胞移植治疗、基因治疗正在研究中。目前有能透过血脑屏障的小分子药物,通过抑制葡萄糖脑苷脂的合成,达到减少脑神经细胞内葡萄糖脑苷脂的目的,推测对戈谢病神经系统病变有疗效,目前正在药物临床研究过程中。近年来,多篇文献报道祛痰药氨溴索作为分子伴侣大剂量时能提高部分戈谢病患者残余葡萄糖脑苷脂酶的活性,对戈谢病有一定的治疗作用。

(七)遗传咨询和产前诊断

戈谢病为常染色体隐性遗传病。患儿父母再次妊娠的受累风险为25%,因此,在先证者基因诊断明确的基础上,母亲再次妊娠时需进行胚胎植入前遗传学诊断或产前诊断。通过羊水细胞基因检测和羊水细胞酶活性分析可进行本病胎儿的产前诊断。

四、法布里病

法布里病(Fabry disease;OMIM 301500)是由于溶酶体内 α- 半乳糖苷酶 A(α-galactosidase A,α-Gal A;也称神经酰胺三己糖苷酶)缺陷导致的 X 连锁遗传病。法布里病是一种较常见的溶酶体贮积病,由英国 Anderson 和德国 Fabry 分别于1898年首次报道。普通人群法布里病的发病率为1/40 000。目前部分国家和地区进行了新生儿法布里病筛查探索,初步得到的发病率为

1/10 000~1/2 000。

(一)病因和发病机制

α- 半乳糖苷酶 A 的作用是将神经酰胺三己糖末端的半乳糖水解,形成神经酰胺二己糖。当α- 半乳糖苷酶 A 由于基因突变活性降低后,神经酰胺三己糖苷(globotriaosylceramide,GL-3)及其去乙酰化衍生物溶血神经酰胺三己糖苷(globotriaosylsphingosine,Lyso-GL-3;也称三己糖苷鞘氨醇)大量贮积在细胞溶酶体,主要累积神经组织、肾脏、心肌、血管、皮肤、胃肠道、眼。

该病为 X 连锁遗传模式。以往认为是 X 连锁隐性遗传,女性致病基因的杂合子称为携带者。但由于发现较多女性患者和男性患者病情一样严重,不再称该病为隐性遗传,女性有一条 X 染色体有致病性变异的也不再称为携带者。α- 半乳糖苷酶 A 基因定位于 Xq22.1,全长 10kb,含 7 个外显子,编码蛋白含 429 个氨基酸。目前已发现 300 余种α- 半乳糖苷酶 A 基因突变导致法布里病,大多数为点突变,最常见为错义突变,5% 变异为基因片段的缺失和重复。

(二)新生儿筛查

该病尚未纳入我国的常规新生儿疾病筛查项目。部分国家和地区进行了该病的筛查,我国进行了该病的筛查探索。进行该病的新生儿筛查有 2 种方法,分别为酶活性法和基因检测法。目前初步认识到,酶活性检测可能仅会检测出男性的经典患者或者晚发型患者,会遗漏女性患者;而新生儿基因筛查一般较酶活性检测更容易检测出女性患者。

经血滤纸片法酶活性检测筛查发现酶活性低下后,需召回进行外周血酶活性检测、基因检测和血浆标志物检测。经血滤纸片检出基因异常后,也需行酶活性检测和血浆标志物检测。酶活性检测、基因检测和血浆标志物检测三者结合分析,判断是否为患者;若是该病患者,还需要评估临床表现是经典型还是非经典型,以指导治疗起始时机。

(三)临床表现

该病临床表现可分为两大类,一类为经典型,另一类为非经典的心脏变异型。虽然目前文献报道的患者经典型较多,但根据新生儿筛查结果预估,非经典的心脏变异型患者数可能是经典型患者数的 10 倍左右。

经典肾脏型患者多为男性,10 岁左右出现周围神经系统病变导致的肢端感觉异常,以四肢末端的剧烈疼痛为首要就诊主诉,过冷、过热、疲劳或精

神刺激后出现,同时少汗或者无汗,皮肤可有血管角化瘤。一般20岁后患者出现蛋白尿、肾功能下降,50岁左右出现肾衰竭。随着年龄增大,患者可出现脑卒中。部分为女性患者,一般发病年龄较晚,病情较轻,也有较多病情严重的女性,临床表现与男性一致。

血管角化瘤是法布里病的早期特征性表现,通常见于儿童和青少年,表现为皮肤浅层点状、暗红色至蓝黑色的血管扩张,平坦或轻微隆起,压之不褪色。血管角化瘤在脐与膝之间最密集,臀部、阴茎和阴囊较常见。口腔黏膜、结膜和其他黏膜区域通常受累。病变的分布模式和密度可能会有很大的变化。66%的男性和36%的女性经典型患者存在这种表现。皮肤血管角化瘤的数量和大小随着年龄的增加而逐渐增加,与系统疾病表现的严重程度相关。

肢端感觉异常是指肢体远端,如手指、脚趾、手或脚,疼痛、灼痛的发作性危象,最常见于儿童期或青春期早期,是疾病临床发作的信号。这种危象持续几分钟到几天,通常是由运动、疲劳、情绪压力或温度和湿度的快速变化引发的。疼痛通常会辐射到近端和身体的其他部位。腹部或侧面疼痛发作可类似阑尾炎或肾绞痛。发作性危象的频率和严重程度通常随着年龄的增加而降低;然而,在一些患者身上,频率会增加,疼痛程度较高,甚至致残。

非经典的心脏变异型患者仅有心肌受累,以中老年期心脏受累为唯一表现,包括心脏左心室肥大、心律失常、心力衰竭等。

(四)辅助检查

1. 酶活性测定 可使用的标本有干血滤纸片、血浆、白细胞、培养的成纤维细胞。可使用人工荧光底物法或者质谱法进行 α-半乳糖苷酶A酶活性测定。由于某些变异影响了 α-半乳糖苷酶A细胞内运输和分泌,有时候血浆检测值较白细胞酶活性检测值更准确。男性经典型患者酶活性小于正常参考值1%,而晚发型酶活性较经典型酶活性略高。部分女性患者酶活性在正常范围内。

2. 基因检测 基因检测是该病的重要辅助确诊方法,也能指导临床分型和家系筛查。对于女性可疑患者,基因检测相较于酶活性测定更重要。

3. 生物标志物检测 临床常用的指标是Lyso-GL-3。目前认为该指标与疾病的严重程度有关,可用于疾病分型和监测疾病的进展速度。特别是针对诊断不明的患者,血浆标志物的辅助诊断价值非常高。

4. 组织活检 对于难以确诊的患者,必要时行组织活检,包括肾脏穿刺、心脏穿刺、皮肤活检等来辅助确诊。活检组织需行电镜检测,电镜下可见相应组织细胞(如肾小球脏层上皮细胞、肾小管上皮细胞、血管内皮细胞、心肌细胞、皮肤汗腺等)胞质内充满嗜锇性"髓样小体",小体呈圆形或卵圆形,小体内部呈层状,类似洋葱皮或髓鞘结构,是溶酶体糖脂聚集的典型病理特征。

(五)诊断和鉴别诊断

血管性皮肤病变(血管角化瘤)、周期性四肢末端剧烈疼痛、出汗异常(少汗、无汗或很少多汗)、轮状角膜(特征性角膜混浊)和晶状体混浊、不明原因的左心室肥大或心律失常、不明原因的脑卒中、类似于肠易激综合征的青年期不明病因的腹痛、恶心和/或腹泻、病因不明的肾功能不全(包括不明原因的蛋白尿或微量白蛋白尿),均为临床疑似患者,需进一步行 α-半乳糖苷酶A酶活性检测和基因检测。

对于有可疑症状的男性,若发现 α-半乳糖苷酶A酶活性显著下降,可诊断为法布里病。若发现致病性(或可能致病性变异),更进一步确定诊断。

对于有可疑症状的女性,由于女性法布里病患者酶活性可能在正常范围,因此,基因检测较酶活性结果更准确,若发现致病性变异(或可能致病性变异),即可诊断。

法布里病的临床表现多样且不具特异性,对无法布里病家族史、临床表现不典型者,诊断十分困难,易导致误诊,需与其他疾病鉴别,如疼痛需与幼年型特发性关节炎、原发性红斑性肢痛症、雷诺病等鉴别;消化道症状需与消化不良、肠易激综合征鉴别;肾脏受累需与肾小球肾炎鉴别;心脏受累需与其他病因导致的肥厚型心肌病、心律失常、心力衰竭鉴别;神经系统受累需与其他病因导致的青少年期出现的脑部病变、早发性卒中鉴别。

(六)治疗

有临床表现的患者,建议确诊后尽快治疗。新生儿筛查出的患者,须在遗传代谢科医生的严密监测下,出现第一个临床表现时即开始治疗。治疗目标在于延缓疾病进展,改善生活质量,降低相关并发症的发生率,延长患者生存期。治疗方法可分为特异性治疗和对症治疗。特异性治疗包括酶替代治疗和分子伴侣治疗。

1. 酶替代治疗 目前阿加糖酶β（推荐治疗剂量 1.0mg/kg，1次/2周，静脉滴注）和阿加糖酶α（推荐治疗剂量 0.2mg/kg，1次/2周，静脉滴注）在我国获批上市。通过外源性静脉补充基因重组的 α-Gal A，替代患者体内酶活性降低或完全缺乏的 α-Gal A，促进 GL-3 的分解，减少 GL-3 和 Lyso-GL-3 在器官组织的贮积，减轻患者疼痛程度，减少蛋白尿，并改善其他相应症状，阻止或延缓多系统病变发生。自 2001 年应用于临床后，近 20 年的临床实践证明，酶替代治疗对法布里病患者治疗效果显著。

2. 分子伴侣疗法 口服小分子药物能提高体内残余酶活性，达到治疗效果，目前尚未在国内获批。目前临床使用较多的是米加司他（migalastat；暂未在我国上市），需注意的是，米加司他仅适用于部分错义突变的法布里病患者。

3. 对症治疗 如苯妥英钠、卡马西平等镇痛治疗；肾衰竭期透析治疗。卡马西平或加巴喷丁可减轻四肢末端的疼痛；阿司匹林、调血脂药和抗高血压药可用于心脏缺血；阿司匹林和/或其他抗血小板药用于预防脑卒中；血管紧张素转化酶抑制剂或血管紧张素受体拮抗剂用于减少蛋白尿；肾衰竭终末期需长期血液透析和/或肾移植；针对听觉和前庭症状行康复治疗和佩戴助听器；心理医生对精神症状进行管理。

4. 监测 每年评估血管角化瘤、肢端感觉异常、出汗异常以及胃肠道、肺部和血管表现；男性患者从 18 岁起每年进行心电图和超声心动图评估心脏功能，女性从 18 岁开始每半年进行一次心脏病评估；从 18 岁开始，每 2~3 年行脑 MRI/MRA 神经系统评估；每年或根据需要更频繁地评估肾功能，包括血尿素氮、肌酐和尿常规；从 18 岁开始每年对男性、每半年对女性进行听力学评估；从 18 岁开始每年或根据需要更频繁地进行心理评估。

（七）遗传咨询和产前诊断

本病为 X 连锁的遗传，半合子男性一定会发病，杂合子女性可能不发病，可能发病较轻，也可能像男性一样病情严重。每个家系，找到先证者致病基因位点后，需对家系中高危的男性和女性进行基因检测，以期早诊断早管理，提高治疗效果，避免不可逆的并发症。男性患者的突变大概率是来自母亲，罕见情况下是自发突变，因此男性患者的母亲大概率是杂合子。杂合子女性每次妊娠有 50% 概率将突变往下传递，因此需进行产前诊断或者胚胎植入前遗传学诊断。

五、酸性鞘磷脂酶缺乏症

酸性鞘磷脂酶缺乏症（acid sphingomyelinase deficiency，ASMD），也称尼曼 - 皮克病（Niemann-Pick disease，NPD），是一种鞘磷脂代谢障碍的常染色体隐性遗传病。在国际上，本病整体发病率大约为 1/20 000~1/10 000。根据新生儿筛查初步结果，中国估计发病率约为 1/10 000。

（一）病因和发病机制

酸性鞘磷脂酶（acid sphingomyelinase，ASM），又称鞘磷脂磷酸二酯酶 -1（sphingomyelin phosphodiesterase 1，SMPD1），其基因定位于 11p15.4~p15.1，全长 4.5kb，包含 6 个外显子。鞘磷脂是细胞膜和髓鞘磷脂的重要组成成分。SMPD1 基因突变使 ASM 活性下降，鞘磷脂代谢障碍，鞘磷脂、胆固醇和其他相关代谢脂质在肝脏、脾脏、肺和中枢神经系统逐渐集聚，导致多系统损伤。因鞘磷脂聚集在单核巨噬细胞系统，骨髓穿刺可见泡沫样尼曼 - 皮克细胞或者海蓝组织细胞。除肝脏脾脏和骨骼，这种泡沫样细胞可积聚在肺脏、胃肠道、淋巴结等。NPD 的发病机制目前尚无深入研究，鞘磷脂贮积造成的器官肿大、功能受损和结构破坏参与了病情进展。

（二）新生儿筛查

中国目前还未将 NPD-A/B 型纳入正式筛查，目前仅部分医院进行了小范围的探索。国际上部分国家和地区进行了 NPD-A/B 型筛查，多选择串联质谱法进行 ASM 酶活性定量检测。若新生儿纸片干血斑酶活性低下，可采用原血滤纸片样本行 NPD 标志物检测。可疑患者需尽早召回复查，行白细胞酶活性检测、血浆标志物检测及基因检测确诊，以及对疾病进行分型。

新生儿筛查也改变对 NPD-A/B 的临床表型分布认识。既往认为在中国 NPD-A/B 儿童期发病较多。但是，通过新生儿 NPD-A/B 筛查，发现成人期发病的患者可能会较儿童期发病的患者多，还需要长期随访以积累更多的经验。

（三）临床表现

各型 NPD-A/B 均有内脏系统累及，根据是否有神经系统累及和严重程度，分为三种不同的临床形式，即神经型 NPD-A、非神经型 NPD-B 和中间型。神经型占比为 15%~20%，非神经型 NPD-B 占比为 60%~70%。不同种族基因的热点突变不一致,因此不同种族间,患者疾病分型有较大的差异,犹太人中 A 型患者相对较多,而阿拉伯人、土耳其人、葡萄牙人和中国人中 B 型患者相对较多。

神经型 NPD-A(OMIM 257200)最严重,临床表现呈较固定的模式,一般在出生后 3 个月左右发现肝脾大,脾大为主;1 岁前出现神经系统症状,开始可表现为轻微肌张力低下、喂养困难,运动和智力发育落后和倒退逐渐明显;由于肺间质神经鞘磷脂的聚集,出现反复呼吸道感染。可有消化系统症状,如腹泻、便秘。多数在 3 岁内由于肺部感染死亡。A 型患儿一般智力运动发育不超过 1 岁正常儿童的水平。

非神经型 NPD-B(OMIM 607616)临床表现较广,从婴儿期到成年后期均可发病,发病时间和严重程度个体差异大。首要临床表现为肝脾大,也以脾大为主,肝功能不全,甘油三酯轻度升高,部分患者早期有腹泻。随后出现脾功能亢进、凝血功能异常和肝硬化、肝衰竭等。儿童患者幼年生长迟缓,身高增长慢,可能达不到遗传身高。疾病早期即出现肺间质浸润,因此极少数成人患者以肺衰竭首诊。部分患儿在 2~8 岁出现神经系统症状,如智力落后、高弓足,可归为中间型。危及 B 型和中间型患儿生命的并发症为肝功能衰竭。

部分患儿出生后可发现臀背部有大片状蒙古斑,部分 B 型患儿颜面皮肤有贮积病的症状,表现为颜面粗糙、上眼睑浮肿、颜面皮肤较硬、鼻头和下颌更明显。

(四)辅助检查

1. ASM 活性检测 外周血白细胞或皮肤成纤维细胞 ASM 酶活性是临床上此病的首要检测,酶活性显著下降是该病确诊的金标准。由于滤纸干血片 ASM 活性受患者外周血白细胞数量影响大,滤纸干血片酶活性检测目前仅作为疑似患儿筛查;若滤纸干血片 ASM 酶活性低下,建议进一步行外周血白细胞或皮肤成纤维细胞 ASM 酶活性检测。大样本数据提示患儿残余 ASM 酶活性与临床表现的严重程度密切相关。

2. SMPD1 基因检测 基因检测是酶活性检测的必要补充,部分较常见的基因型对预后有指示作用。注意在中国人 SMPD1 基因有 2 个常见的多态性:c. 107T>C(p. Val36Ala)和 c. 138_143del(p. Ala48_Leu49del),不能误判致病性变异。中国患儿与国外基因突变谱不一样,没有国外的热点突变 c.(p. R610del)。目前中国患儿最常见的突变

是 c.(p. R602H),占等位基因的 10% 左右。c.(p. R602H)或 c.(p. N522)S 纯合子或杂合子与较晚发现的 B 型有关,c.(p. Y500H)纯合子与较早发现的 B 型相关,而 c.(p. H284Sfs*18)、c.(p. F465S)、c.(p. S486RA)与 A 型有关,c.(p. R3Afs*7)4 与中间型有关。我国经新生儿筛查发现中国的新生儿 c. 995C>G(p. Pro332Arg)纯合子和携带该变异杂合子频率较高,与临床发病患者的基因型不一致。有文献报道,成人 NPD-B 型患者为 c. 995C>G(p. Pro332Arg)纯合子。是否所有 c. 995C>G(p. Pro332Arg)纯合子在成人期均会表现出 NPD-B 型症状,还需要进一步长期观察研究。

3. 生物标志物检测 血浆中鞘磷脂的去乙酰化产物溶血鞘磷脂(lyso-sphingomyelin, SPC)和胆固醇线粒体代谢的衍生物 7-酮胆固醇(7-ketocholesterol,7-KC)显著增加。血浆 7-酮胆固醇水平与疾病严重程度相关,A 型患者血浆 7-酮胆固醇水平较 B 型患者高。

4. 骨髓穿刺和肝脏穿刺 在现代诊断技术条件下,上述三项实验室检测即可用于确诊 NPD-A/B 型。骨髓穿刺和肝脏穿刺虽不是确诊的必需检测,但若骨髓穿刺和肝脏穿刺发现泡沫细胞对诊断有辅助价值。

5. 其他异常 NPD 患者常有贫血和血小板降低,A 型患儿由于喂养困难,贫血更常见,B 型患儿由于慢性脾功能亢进,血小板下降更明显;血清转氨酶(谷丙转氨酶和谷草转氨酶)轻中度异常,较稳定,一般不会快速恶化;血脂异常,包括甘油三酯(triglyceride,TAG)轻中度升高、高密度脂蛋白(high density lipoprotein,HDL)下降、低密度脂蛋白(low density lipoprotein,LDL)升高、凝血酶原时间延长等;病程长的患者可能血钙磷偏低。

(五)诊断和鉴别诊断

NPD 确诊主要依据患者的典型临床表现,外周血白细胞 ASM 酶活性显著降低且 SMPD1 双等位基因变异;辅助诊断依据有血浆 7-酮胆固醇升高及鞘磷脂的去乙酰化产物溶血鞘磷脂升高。

临床表现与 NPD 特别类似的疾病是戈谢病。因此,建议初诊肝脾大的患儿同时检测酸性鞘磷脂酶活性和葡萄糖脑苷脂酶活性。NPD 也需与血液系统恶性肿瘤相鉴别,如白血病、淋巴瘤、地中海贫血、溶血性贫血、难治性血小板减少。与血液系统恶性肿瘤的鉴别主要依靠骨髓穿刺活检。需要注意的是,贫血、糖皮质激素使用和其他脂质代谢障

碍也可能导致骨髓穿刺发现泡沫细胞。

（六）治疗和随访

2022 年 8 月，美国 FDA 批准重组人酸性鞘磷脂酶治疗酸性鞘磷脂缺乏症的非神经系统病变。这是针对该病的特异性治疗，药物临床研究的结果显示，该酶能降低患者的肝脾体积和提高肺弥散功能。需要注意的是，该酶不能穿过血脑屏障，对中枢神经系统症状无改善。

对于无特异性治疗的患者，需定期监测，尽早发现并发症并进行针对性治疗，预防危及生命的并发症。建议低脂饮食，补充脂溶性维生素，避免烟酒，减少和谨慎进行肢体接触的运动，以尽量减少对脾脏的创伤，避免碰撞到肝脾。

对于肝脏，需注意其纤维化的程度，当基于超声的肝脏瞬时弹性成像显示肝纤维化达到 25kPa 时，需进行上消化道内镜检查，尽早发现静脉曲张。当脾快速增大时需要注意门静脉高压。终末期肝病患者，必要时选择肝移植。

对于巨脾患者，谨慎选择单独脾切除，可能部分切除较好。脾全切除后，肝、肺症状会加重。

（七）遗传咨询和产前诊断

NPD 为常染色体隐性遗传病，患儿父母再次妊娠胎儿受累风险为 25%，因此，母亲再次妊娠时需进行胚胎植入前遗传学诊断和产前诊断，可同时行羊水细胞基因和羊水细胞酶活性检测产前诊断。

（戴阳丽、邹朝春、张惠文）

参考文献

[1] NAGPAL R, GOYAL R B, PRIYADARSHINI K, et al. Mucopolysaccharidosis: a broad review. Indian J Ophthalmol, 2022, 70 (7): 2249-2261.

[2] REAM M A, LAM W K K, GROSSE S D, et al. Evidence and recommendation for mucopolysaccharidosis type Ⅱ newborn screening in the United States. Genet Med, 2023, 25 (2): 100330.

[3] FACHEL F N S, FRÂNCIO L, POLETTO É, et al. Gene editing strategies to treat lysosomal disorders: the example of mucopolysaccharidoses. Adv Drug Deliv Rev, 2022, 191: 114616.

[4] PENON-PORTMANN M, BLAIR D R, HARMATZ P. Current and new therapies for mucopolysaccharidoses. Pediatr Neonatol, 2023, 64 Suppl 1: S10-S17.

[5] SAFARY A, MOGHADDAS-SANI H, AKBARZADEH-KHIAVI M, et al. Enzyme replacement combinational therapy: effective treatments for mucopolysaccharidoses. Expert Opin Biol Ther, 2021, 21 (9): 1181-1197.

[6] OLIVA P, SCHWARZ M, MECHTLER T P, et al. Importance to include differential diagnostics for acid sphingomyelinase deficiency (ASMD) in patients suspected to have to Gaucher disease. Mol Genet Metab, 2023, 139 (1): 107563.

[7] RAEBEL E M, WISEMAN S, DONNELLY C, et al. Real-life impacts of olipudase alfa: the experience of patients and families taking an enzyme replacement therapy for acid sphingomyelinase deficiency. Orphanet J Rare Dis, 2024, 19 (1): 36.

[8] HU J, MAEGAWA G H B, ZHAN X, et al. Clinical, biochemical, and genotype-phenotype correlations of 118 patients with Niemann-Pick disease types A/B. Hum Mutat, 2021, 42 (5): 614-625.

[9] LU W L, CHIEN Y H, TSAI F J, et al. Changing clinical manifestations of Gaucher disease in Taiwan. Orphanet J Rare Dis, 2023, 18 (1): 293.

[10] SAWADA T, KIDO J, SUGAWARA K, et al. Newborn screening for Gaucher disease in Japan. Mol Genet Metab Rep, 2022, 31: 100850.

[11] GRAGNANIELLO V, CAZZORLA C, GUERALDI D, et al. Light and shadows in newborn screening for lysosomal storage disorders: eight years of experience in northeast Italy. Int J Neonatal Screen, 2023, 10 (1): 3.

[12] CHANG S, ZHAN X, LIU Y, et al. Newborn screening for 6 lysosomal storage disorders in China. JAMA Netw Open, 2024, 7 (5): e2410754.

[13] MATERN D, BASHEERUDDIN K, KLUG T L, et al. Newborn screening for krabbe disease: status quo and recommendations for improvements. Int J Neonatal Screen, 2024, 10 (1): 10.

[14] PAGE K M, REAM M A, RANGARAJAN H G, et al. Benefits of newborn screening and hematopoietic cell transplant in infantile Krabbe disease. Blood Adv, 2022, 6 (9): 2947-2956.

[15] LANGEVELD M. Editorial commentary: newborn screening for fabry disease: too much too soon?. Trends Cardiovasc Med, 2018, 28 (4): 282-283.

[16] SUN Y, GUAN X W, WANG Y Y, et al. Newborn genetic screening for Fabry disease: insights from a retrospective analysis in Nanjing, China. Clin Chim Acta, 2024, 557: 117889.

[17] HSU T R, NIU D M. Fabry disease: review and experience during newborn screening. Trends Cardiovasc Med, 2018, 28 (4): 274-281.

第十三章　过氧化物酶体病

过氧化物酶体(peroxisome)是一种圆形或卵圆形单层膜囊状细胞器,存在于所有真核细胞内,至少含有 50 种酶蛋白,包括镶嵌在过氧化物酶体膜上的膜蛋白及过氧化物酶体内的基质蛋白,主要是氧化酶、过氧化氢酶及过氧化物酶,参与极长链脂肪酸(very-long-chain fatty acid, VLCFA;碳原子不少于 22 个)的 β 氧化、支链脂肪酸如植烷酸的 α 氧化、缩醛磷脂及胆汁酸的合成代谢,并维持细胞内氧化还原反应的平衡。过氧化物酶体生物发生(peroxisome biogenesis)是一个复杂的生物过程,包括过氧化物酶体膜的形成、各种基质酶蛋白的导入、过氧化物酶体的生长、分化和增殖,至少有 16 种过氧化物酶体蛋白(peroxin, Pex)参与(表 13-1)。

过氧化物酶体病(peroxisomal disease)是因基因缺陷导致过氧化物酶体的单个酶缺陷或过氧化物酶体生物发生障碍所致的一组罕见遗传代谢病,通常分为 2 大类:①过氧化物酶体酶缺陷,因基因缺陷引起一种或多种物质代谢障碍,如肾上腺脑白质营养不良(adrenoleuko dystrophy, ALD)、植烷酸氧化酶缺乏症(雷夫叙姆病,Refsum disease)、D- 双功能蛋白缺乏症(D-bifunctional protein deficiency)和 Ⅰ 型高草酸尿症(hyperoxaluria Ⅰ)等;②过氧化物酶体生物发生障碍(peroxisome biogenesis disorder),如脑肝肾综合征(Zellweger syndrome, ZWS)、肢近端型软骨发育不良(rhizomelic chondrodysplasia punctata, RCDP)1 型和 5 型、过氧化物酶体分裂缺陷等。除 ALD 为 X 连锁遗传外,其余均为常染色体隐性遗传。过氧化物酶体病是细胞器代谢障碍,常累及多个系统,具有进展性和致死性临床特征,且缺乏特征性的临床表现。随着质谱法和新一代测序技术的进步,越来越多的过氧化物酶体病被发现,其总体发病率约 1/5 000,其中 ALD 约 1/17 000。

表 13-1　过氧化物酶体病相关基因及主要临床表现

疾病类型	疾病名称	OMIM(表型)	缺陷蛋白	基因	定位	OMIM(基因型)	临床表现
过氧化物酶体酶缺陷	肾上腺脑白质营养不良	300100	ABCD1	*ABCD1*	Xq28	300371	直链饱和极长链脂肪酸转运缺陷。男性患者分脑型、肾上腺脊髓神经病型、肾上腺型;女性患者常在 40 岁后出现肾上腺脊髓神经病型。血 VLCFA 水平增高,植烷酸水平正常
	酰基辅酶 A 氧化酶缺乏症	264470	酰基辅酶 A 氧化酶	*ACOX1*	17q25.1	609751	直链脂肪酸 β 氧化障碍。重者出现肌张力低下、频繁抽搐、脑白质异常、听力及视力受损,轻者表现为小脑和脑干萎缩。血 VLCFA 水平增高,植烷酸水平正常

续表

疾病类型	疾病名称	OMIM（表型）	缺陷蛋白	基因	定位	OMIM（基因型）	临床表现
过氧化物酶体酶缺陷	D-双功能蛋白缺陷症	261515	双功能蛋白	HSD17B4	5q23.1	601860	脂肪酸β氧化、植烷酸α氧化及胆汁酸合成障碍。重者新生儿期发病，特殊面容、肌张力低下、惊厥、早期死亡。轻者小脑共济失调、感音神经性聋和高促性腺激素性发育异常。血 VLCFA 和植烷酸水平均增高
	固醇载体蛋白2硫解酶缺乏症	613724	固醇载体蛋白-2	SCP2	1p32.3	184755	支链脂肪酸β氧化障碍，极罕见。成年起病，脑白质病伴肌张力及运动神经病。血降植烷酸及胆汁酸中间产物水平增高，VLCFA 水平正常
	植烷酸氧化酶缺乏症	266500	植烷酸氧化酶	PHYH	10p13	602026	支链脂肪酸α氧化障碍。儿童晚期起病，进行性视网膜色素变性、视野和嗅觉缺失、多发性神经病变。血植烷酸水平增高，VLCFA 水平正常
	Ⅰ型高草酸尿症	259900	丙氨酸-乙醛酸转氨酶（肝特异性）	AGXT	2q37.3	604285	乙醛酸盐代谢障碍，导致乙醛酸盐及其产物（草酸盐和乙醇酸盐）过多。肾草酸钙沉积、肾钙化、肾功能损伤。尿草酸盐大于 $0.5\,mmol/(1.73\,m^2\cdot d)$
	肢近端型软骨发育不良2型（GNPAT 缺乏症）	222765	磷酸二羟丙酮酰基转移酶（DHAPAT）	GNPAT	1q42.1	222765	乙醚磷脂合成第一步障碍，所有组织和细胞缩醛磷脂缺乏。关节挛缩、颅骨异常、肌张力低下、白内障、四肢近端短小、骨畸形及点状钙化
	肢近端型软骨发育不良3型（AGPS 缺乏症）	600121	烷基二羟丙酮磷酸合成酶（AGPS）	AGPS	2q31.2	603051	乙醚磷脂合成第二步障碍，缩醛磷脂缺乏
	肢近端型软骨发育不良4型（FAR1 缺乏症）	616154	脂肪酰基还原酶1（FAR1）	FAR1	11p15.3	616107	乙醚磷脂合成障碍，红细胞缩醛磷脂缺乏。婴儿期发病，生长迟缓，小头畸形，惊厥，痉挛性截瘫及白内障等
	ABCD3 缺乏症（MPM70 缺乏症）	616278	膜蛋白 ABCD3	ABCD3	1p21.3	170995	支链脂肪酸及 C27-胆汁酸中间产物转运缺陷，胆汁酸合成障碍。仅报道1例。肝脾大及肝功能损伤。血胆汁酸中间产物增高
	2-甲基酰基辅酶 A 消旋酶缺乏症	614307	AMACR	AMACR	5p13.2	604489	降植烷酸和 C27-胆汁酸中间产物降解障碍。成人期发病，周围感觉运动神经病，伴或不伴视网膜色素变性

续表

疾病类型	疾病名称	OMIM（表型）	缺陷蛋白	基因	定位	OMIM（基因型）	临床表现
过氧化物酶体生物发生障碍	脑肝肾综合征（Zellweger综合征,新生儿肾上腺脑白质营养不良,婴儿型Refsum病）	601539 214100	多种过氧化物酶体蛋白（Peroxins）	PEX1	7q21.2	602136	过氧化物酶体生物发生障碍,以PEX1和PEX6变异最常见。临床表现为特殊面容,肝功能、神经系统及肾上腺皮质功能异常,视力及听力损失等。血VLCFA及植烷酸水平均增高
				PEX2	8q21.13	170993	
				PEX3	6q24.2	603164	
				PEX5	12p13.31	600414	
				PEX6	6p21.1	601498	
				PEX10	1p36.32	602859	
				PEX11A	15q26.1	303866	
				PEX12	17q12	601758	
				PEX13	2p15	601789	
				PEX14	1p36.22	601791	
				PEX16	11p11.2	603360	
				PEX19	1q23.2	600279	
				PEX26	22q11.21	608666	
	肢近端型软骨发育异常不良1型	215100	Pex5L-Pex7复合体	PEX7	6q23.3	601757	含过氧化酶靶向信号2(PTS2)的基质蛋白(3-酮酰基辅酶A硫解酶、AGPS、植烷酸氧化酶)导入障碍。特殊面容、智力障碍、白内障、长骨近端变短、关节挛缩,X线检查显示长骨干骺端点状钙化。血植烷酸水平增高,VLCFA水平正常
	肢近端型软骨发育不良5型	616716	Pex5L-Pex7复合体	PEX5L	12p13.31	600414	含PTS2信号的基质蛋白导入障碍。血植烷酸水平增高,VLCFA水平正常
	过氧化物酶体分裂缺陷	617086 614920	Mff Pex11β	MFF PEX11β	2q36.3 1q21.1	614785 603867	线粒体脑病表现。显微镜下可见过氧化物酶体分裂异常,血生化指标正常

注：VLCFA. 极长链脂肪酸。

本章将以肾上腺脑白质营养不良为例进行介绍。

肾上腺脑白质营养不良（adrenoleukodystrophy, ALD; OMIM 300100）是最常见的过氧化物酶体病,由于编码 ATP 结合盒转运蛋白 D1（ATP-binding cassette transporter D1, ABCD1）的 ABCD1 基因变异导致过氧化物酶体的膜蛋白即 ABCD1 酶功能缺陷,过氧化物酶体不能主动地将胞质中的直链饱和极长链脂肪酸（very-long-chain fatty acid, VLCFA）转运至过氧化物酶体内进行 β 氧化代谢,VLCFA 在细胞、组织和体液中聚集,尤其在中枢神经系统、肾上腺、性腺、眼底等组织中聚集,引起中枢神经系统进行性脱髓鞘、肾上腺皮质功能不全等临床表现。ALD 呈 X 连锁隐性遗传,男性患者多见,女性患者多在 40 岁以后发病,进展缓慢。

（一）病因和发病机制

ALD 的致病基因 ABCD1 位于 Xq28,含 10 个外显子,编码 745 个氨基酸,为 ATP 结合盒转运体（ATP-binding cassette transporter）半个转运子,以同源二聚体或与 ABCD2、ABCD3 形成异源二聚体,并定位在过氧化物酶体膜上,参与极长链脂酰辅酶 A 等代谢物质的转运。ABCD1 将胞质中直链饱和 VLCFA 主动转运至过氧化物酶体内,而 ABCD2、ABCD3 分别负责直链非饱和 VLCFA 和支链

VLCFA 的转运。当 *ABCD1* 基因变异致 ABCD1 蛋白缺陷时，直链饱和 VLCFA 不能被转运至过氧化物酶体内进行分解代谢，继而在细胞、组织及体液中蓄积，导致中枢神经炎症反应及脱髓鞘改变、肾上腺、睾丸损害等。在内质网延长酶作用下，VLCFA 碳链进一步延长为 C26：0，导致血 C26：0 增高，伴 C26：0/C22：0 增高，少数成年患者伴有 C24：0 和 C24：0/C22：0 轻度增高。C26：0 进一步磷脂化，并衍生为 C26：0- 溶血磷脂酰胆碱（C26：0-lysophosphatidylcholine，C26：0-LPC）。近来研究证实，C26：0-LPC 是 ALD 新生儿筛查和临床诊断的重要生物标志物。*ABCD1* 基因已知致病变异达 1 000 余种，多数为点突变，未见明显热点变异，无明显基因型及表型关系。

ALD 发病率无明显种族差异，意大利约为 1/17 000，美国约为 1/10 500。国内尚缺乏明确的流行病学数据，广州对近 5 万例新生儿采用液相色谱 - 串联质谱法（liquid chromatography tandem mass spectrometry，LC-MS/MS）技术检测干血斑中 C26：0-LPC 进行 ALD 筛查，其中 7 例男性新生儿经二代测序基因分析高度疑似 ALD，但有待进一步临床随访。

（二）新生儿筛查

ALD 发病率较高，儿童脑型患者经早期诊断、早期造血干细胞移植可显著改善预后，2016 年美国率先将 ALD 纳入新生儿筛查项目，筛查目标主要为男性 ALD。

筛查方法：①采用 MS-MS 技术检测干血斑极长链（C22：0~C26：0）酰基肉碱谱及溶血磷脂酰胆碱谱，当 C26：0、C26：0-LPC 增高，伴 C26：0/C22：0、C24：0/C22：0 比值增高，提示筛查阳性。其优点是与目前的多种小分子遗传代谢病筛查同步进行，缺点是对 ALD 筛查的灵敏度和特异度均较差。②采用 LC-MS/MS 检测干血斑 C26：0-LPC，灵敏度和特异度均高，可作为 ALD 一线筛查或二级筛查，可检出 ALD 男性患者及女性携带者，亦可检出脑肝肾综合征、D- 双功能蛋白缺陷症和酰基辅酶 A 氧化酶缺乏症、Aicardi-Goutieres 综合征。

阳性召回：初筛阳性者重采血片复查，仍为阳性者进一步进行血浆 VLCFA 测定、二代测序分析，明确诊断或排除诊断。

（三）临床表现

ALD 多数为男性患者，即使在同一个家庭，临床表现亦存在明显的个体差异。根据发病年龄、受累部位以及进展速度等，可分为三种临床表型。

1. **脑型**　约 60% 男性患者为脑型，根据发病年龄又分为儿童脑型（3~10 岁发病）、青少年脑型（11~21 岁发病）和成人脑型（21 岁后发病）。儿童脑型最多见，表现为进行性认知、行为和运动功能倒退，早期表现为注意力不集中、语言障碍、步态不稳和听力下降等，数月后发展出现痴呆、失明、耳聋和椎体系统症状，发病 1~2 年后病情快速恶化。青少年脑型常以视力受累为首发表现。成年脑型病情进展稍缓慢，多数以精神症状为主，易误诊为精神分裂症，但多数患者发病一年后出现神经系统症状，如步态不稳、视力和听力下降等。脑型患者头颅 MRI 检查显示不同程度的双侧脑白质对称性脱髓鞘病变，以双侧顶枕叶为主，脱髓鞘区域外周可见对比增强。

2. **肾上腺脊髓神经病型**　肾上腺脊髓神经病型（adrenmyeloneuropathy）男性患者多在 20~30 岁发病，早期诊断较困难，除非家族中有先证者。根据是否合并脑白质脱髓鞘病变，又分为单纯性肾上腺脊髓型和脑型肾上腺脊髓型。前者进展缓慢，表现为双下肢无力或强直性痉挛、振动觉和位置觉障碍、性功能丧失。脑型肾上腺脊髓型进展迅速，40 岁左右死亡。

3. **单纯肾上腺皮质功能减退型**　约 80% 的男性患者存在肾上腺皮质功能减退，发病高峰为 3~10 岁，多数合并脑型或脊髓神经病型，单纯肾上腺皮质功能减退者约占 10%。

部分女性携带者发病，在新生儿期即可表现为血 VLCFA 水平增高，常在 40 岁后发病，约 88% 发展成肾上腺脊髓型，病情进展较缓慢。约 5% 的女性出现肾上腺皮质功能减退，极少数（约 1%）累及中枢神经系统。2022 年国际 ALD 诊断及管理共识推荐，将携带 *ABCD1* 致病变异的女性分为无症状（症状前期）和有症状女性 ALD，以替代"女性携带者"。

（四）辅助检查

1. **血浆 VLCFA 分析**　血浆 VLCFA 测定是诊断过氧化物酶体病的金标准，通常采用气相色谱 - 质谱法（GC-MS）检测直链 VLCFA 及支链脂肪酸（植烷酸）水平，ALD 男性患者及部分女性携带者 C26：0 增高，C26：0/C22：0、C24：0/C22：0 增高，植烷酸水平正常。近年来，采用 LC-MS/MS 法检测血浆或干血斑 C26：0-LPC 水平，可检出 99% 的女性携带者，灵敏度和特异度均高。串联质谱法检测干血斑（C22:0~C26:0）酰基肉碱谱及溶血磷脂酰胆碱卵磷脂谱仅作为一线筛查方法，筛查阳性者应进行干血斑 C26:0-LPC 测定（二级筛查）或血浆 VLCFA 测定。非空腹采血、样本溶血及生酮饮食可致假阳性。

2. 内分泌功能评估 清晨空腹采血，促肾上腺皮质激素（adrenocorticotropic hormone，ACTH）水平增高，皮质醇水平降低提示肾上腺皮质功能减退，通过血肾素、电解质检测可初步评估是否存在盐皮质激素缺乏。对青春期和成年男性患者，监测黄体生成素（luteinizing hormone，LH）、卵泡刺激素（follicle-stimulating hormone，FSH）及睾酮水平，警惕睾丸功能受损。

3. 头颅影像学检查 MRI 典型表现为双侧脑白质对称性脱髓鞘病变，多位于双侧顶枕叶，向尾背侧移行，T_2WI 高信号。早期病变可仅为单侧，较少累及额叶，脱髓鞘病变区域外周在 T_1WI 中可见对比增强信号。脑损伤严重程度可采用 Loes 评分系统进行定量（0~34 分，0 分为无异常，34 分最严重），Loes 评分 ≤9 分可考虑进行造血干细胞移植。

4. *ABCD1* 基因检测 男性半合子及女性杂合子均有诊断意义，结合血 C26:0、C26:0-LPC 水平增高可明确诊断。

（五）诊断和鉴别诊断

ALD 的诊断主要依赖详细询问病史、家族史、临床表现、VLCFA 分析、影像学检查及基因检测等，其中血 C26:0、C26:0-LPC 水平增高是诊断的重要依据，头颅 MRI 检查为本病提供重要线索，*ABCD1* 基因检测是诊断金标准。男性患者的头颅 MRI 检查出现 ALD 脑白质样改变，不论是否存在神经系统临床表现，均考虑为脑型；成年男性或女性患者出现慢性脊髓神经病变表现（跛行、痉挛性瘫痪、排尿异常等）伴脑 MRI 正常，应考虑 ALD 相关脊髓神经病型。建议女性携带者于 18 岁后开始监测肾上腺皮质功能及脊髓神经病的症状和体征。

鉴别诊断方面，根据发病年龄、临床表现，与下列疾病相鉴别，如肾上腺皮质功能减退与各类先天性肾上腺皮质增生症、先天性肾上腺发育不良、艾迪生病（自身免疫病）等。脑病型患者需与异染性脑白质营养不良、球形细胞脑白质营养不良等溶酶体贮积病鉴别。

（六）治疗和随访

对于已经出现临床症状者，给予相应的对症支持治疗。经新生儿筛查确诊的无症状男性患者肾

上腺皮质功能监测频率：6 月龄内首次评估，6 月龄~10 岁每 4~6 个月评估一次，10 岁后每年一次。头颅 MRI 监测频率：2 岁时进行首次评估，2~12 岁每 6 个月评估一次，12 岁后每年一次。

1. 饮食治疗 人体内的 VLCFA 来自饮食及内源性合成，ALD 患者以内源性合成为主，单纯饮食限制脂类摄入效果差。口服 Lorenzo 油即三油酸甘油酯和三芥酸甘油酯混合物（4:1）可显著降低血浆 VLCFA 水平，但不能预防或逆转神经系统病变。

2. 糖皮质激素替代治疗 出现血 ACTH 水平增高和皮质醇水平降低等肾上腺皮质功能减退表现者，给予氢化可的松 8~12mg/（m^2·d），分 2~3 次口服。应激状态（如发热、呕吐、腹泻、外伤和手术等）下，氢化可的松剂量增加 2~3 倍，预防肾上腺皮质危象，病情稳定后恢复维持量。监测肾素及电解质，必要时补充盐皮质激素。

3. 造血干细胞移植 定期监测无症状的男性患者，一旦出现脑 MRI 异常信号，立即启动异基因造血干细胞移植。Loes 评分 ≤9 分且无明显神经系统症状者，造血干细胞移植 5 年生存率达 94%，通常于移植成功后 6~12 个月可稳定脑白质病变，但不能逆转已经发生的脑损伤。自体造血干细胞经基因修饰后自体移植、基因治疗等尚处于临床研究中。

4. 对症支持治疗

（七）遗传咨询和产前诊断

ALD 属于 X 连锁隐性遗传，先证者一旦确诊，对家庭高危成员进行血 VLCFA 测定和 *ABCD1* 基因检测，尽可能检出男性患者和女性携带者。携带者母亲再次生育时男性患病风险为 50%，女性携带者风险为 50%，通过绒毛滋养细胞（妊娠 11~13 周）或羊水细胞（妊娠 16~22 周）*ABCD1* 基因分析进行产前诊断，亦可进行胚胎植入前遗传学诊断。

（黄永兰）

参考文献

[1] 顾学范. 临床遗传代谢病. 北京：人民卫生出版社，2015.

[2] TANG C, TANG F, CAI Y, et al. A pilot study of newborn screening for X-linked adrenoleukodystrophy based on liquid chromatography-tandem mass spectrometry method for detection of C26: 0-lysophosphatidylcholine in dried blood spots: results from 43 653 newborns in a

southern Chinese population. Clin Chim Acta, 2024, 552: 117653.

［3］VIDEBÆK C, MELGAARD L, LUND A M, et al. Newborn screening for adrenoleukodystrophy: international experiences and challenges. Mol Genet Metab, 2023, 140 (4): 107734.

［4］ENGELEN M, VAN BALLEGOIJ W J C, MALLACK E J, et al. International recommendations for the diagnosis and management of patients with adrenoleukodystrophy: a consensus-based approach. Neurology, 2022, 99 (21): 940-951.

［5］LIBERATO A P, MALLACK E J, AZIZ-BOSE R, et al. MRI brain lesions in asymptomatic boys with X-linked adrenoleukodystrophy. Neurology, 2019, 92 (15): e1698-e1708.

［6］SEVIN C, HATTEB S, CLÉMENT A, et al. Childhood cerebral adrenoleukodystrophy (CCALD) in France: epidemiology, natural history, and burden of disease-a population-based study. Orphanet J Rare Dis, 2023, 18 (1): 238.

第十四章　免疫缺陷病

一、概述

免疫缺陷病是一类由于免疫系统发育不全或遭受损害所致的免疫功能缺陷引起的疾病。根据病因和临床表现,免疫缺陷病主要分为原发性免疫缺陷病和继发性免疫缺陷病两大类。原发性免疫缺陷病是遗传因素导致的免疫系统缺陷,而继发性免疫缺陷病则是由其他疾病或环境因素引起的免疫系统受损。

(一)原发性免疫缺陷病

原发性免疫缺陷病(primary immunodeficiency disease,PID)是遗传因素导致免疫细胞及其组成成分发生质或量的变化,引发机体对多种病原体易感性显著增高的一组疾病。临床表现为反复/严重感染、免疫功能失衡和恶性肿瘤。PID 具有高度异质性,不同的免疫缺陷导致免疫系统不同组分异常,症状各异;同种疾病的不同患者、不同突变方式,免疫表型和临床表现也有差异。国际免疫学会联合会(International Union of Immunological Societies,IUIS)支持的原发免疫缺陷病专家委员会(Committee on Primary Immunodificiencies)在2017 年版 PID 分类首次提出建议使用免疫出生缺陷(inborn error of immunity,IEI)这一概念来代替PID,以避免局限地理解此类疾病只是免疫功能低下或缺失而以易感染为主的疾病,还应该包括诸多免疫功能亢进或失调、临床表现为自身免疫过度炎症、过敏的孟德尔病。

目前已发现 10 类共 485 个致病基因,分别为:①同时影响细胞和体液免疫的缺陷(immunodeficiencies affecting cellular and humoral immunity);②具有相关或综合征特征的联合免疫缺陷(combined immunodeficiencies with associated or syndromic features);③抗体为主的缺陷(predominantly antibody deficiencies);④免疫失调性疾病(diseases of immune dysregulation);⑤先天性吞噬细胞数量或功能缺陷(congenital defects of phagocyte number or function);⑥固有免疫和先天免疫缺陷(defects in intrinsic and innate immunity);⑦自身炎症性疾病(autoinflammatory disorders);⑧补体缺陷(complement deficiencies);⑨骨髓衰竭(bone marrow failure);⑩ IEI 的拟表型(phenocopies of inborn errors of immunity)。

1. 流行病学　活产婴儿 PID 患病率为 1/5 000~1/1 000,以此估计我国活产婴儿 PID 患者有200 000~600 000 例,多数患儿在诊断或治疗前已经夭折,并作为耐药、高致病性病原体的容留宿主为公共安全带来威胁。

2. 发病机制　遗传因素是导致 PID 的主要原因,包括染色体异常、基因突变等。这些遗传缺陷可能影响免疫细胞的发育、成熟和功能,从而引发各种免疫缺陷病。

3. 临床表现　免疫缺陷病的症状和体征多种多样,取决于免疫系统受损的程度和范围。常见的症状包括反复感染、自身免疫病、淋巴组织增生等。部分患者可能无明显症状,但也有部分患者病情严重,甚至威胁生命。

4. 辅助检查　实验室检查是诊断免疫缺陷病的重要手段,包括血常规、免疫球蛋白检测、淋巴细胞亚群检测和功能检测等。血常规可发现白细胞减少、贫血等异常表现;免疫球蛋白检测可发现免疫球蛋白异常;淋巴细胞亚群检测可发现 T 细胞、B 细胞、NK 细胞数量和功能异常;淋巴细胞功能检测可评估淋巴细胞功能。基因测序技术可对免疫缺陷靶向基因进行全外显子组测序,分析突变和基因变异,精准诊断及预测表型,指导治疗。

5. 诊断　诊断免疫缺陷病需要进行全面的临床评估,包括询问病史、体格检查、实验室检查等。患者通常存在反复感染、自身免疫病、肿瘤等疾病,实验室检查可见免疫功能异常,如淋巴细胞减少、T细胞功能缺陷等。主要包括免疫学指标检测,如免疫球蛋白、T细胞亚群等。对于某些特定的免疫缺陷病,需要进行基因检测以明确诊断。PID需与慢性感染、肿瘤和药物引发的免疫缺陷相鉴别。

6. 治疗　治疗免疫缺陷病需要根据患者的具体情况制订个性化的方案。治疗主要包括对症治疗和病因治疗。对症治疗包括抗感染、营养支持等措施,病因治疗则针对不同的病因采取相应的治疗方法,如基因治疗、干细胞移植等。

7. 预防和遗传咨询　对于PID,预防的关键在于遗传咨询和产前诊断。补体缺陷的患儿对所有常规疫苗没有接种禁忌,其他PID禁止接种减毒活疫苗。

(二)继发性免疫缺陷病

继发性免疫缺陷病(secondary immunodeficiency disease,SID)是由于发育成熟的免疫系统受到各种因素的作用而产生的免疫缺陷。可表现为细胞免疫功能异常或体液免疫功能异常,也可表现为中性粒细胞数量减少和功能异常,还可表现为补体缺陷,其表现形式可能是暂时性的,也可能是持久性的,但在多数情况下,原发性疾病得到治疗后,免疫缺陷可以恢复正常。

引起继发性免疫缺陷病的原因复杂,常见的病因有:①感染,多种病毒(如HIV、肝炎病毒、EB病毒)、细菌(如结核分枝杆菌、麻风分枝杆菌)、寄生虫(如血吸虫、疟原虫)感染均可导致免疫缺陷;②重度营养不良或蛋白质丧失过多,如慢性消耗性疾病、大面积烧伤、肾病综合征等;③恶性肿瘤和血液系统疾病,如白血病、恶性淋巴瘤、再生障碍性贫血等;④免疫抑制剂(如肾上腺皮质激素、环孢素A)和抗肿瘤药物的使用;⑤手术、放射线、自身免疫性疾病、内分泌代谢性疾病及衰老等均可引起继发性免疫缺陷。

获得性免疫缺陷综合征(acquired immunodeficiency syndrome,AIDS)是一种以细胞免疫缺陷为主的联合免疫缺陷病,是人类免疫缺陷病毒(human immunodeficiency virus,HIV)感染所致。HIV主要侵犯$CD4^+T$细胞,引起以$CD4^+T$细胞缺损为中心的严重免疫缺陷。其特征是因免疫缺陷导致机会性感染、恶性肿瘤等。

继发性免疫缺陷病的治疗原则是病因治疗、抗感染治疗、替代治疗、增加营养等对症治疗等。

二、重症联合免疫缺陷病

原发性免疫缺陷病因多种基因变异导致细胞免疫和/或体液免疫缺陷引起机体免疫功能减退或缺如,其共同特征为反复慢性、难治性感染,易患自身免疫性疾病和恶性肿瘤等,致死率和致残率极高。重症联合免疫缺陷病(severe combined immunodeficiency,SCID)是其中最严重的一类,其特征是T细胞缺乏(或功能异常),并伴随B细胞功能异常。主要以T淋巴细胞、B淋巴细胞和自然杀伤细胞数量减少或功能缺陷为特点的一组疾病,同时缺乏体液免疫和细胞免疫。常表现为出生后严重或反复细菌、病毒、真菌及结核等感染,对抗菌药物的治疗反应差,治愈率低,接种卡介苗后可发生接种瘢痕处破溃、流脓,严重者可导致全身播散性结核病。如果免疫功能不能恢复,将在1~2年内死亡。某些类型可用酶替代治疗,造血干细胞移植和基因治疗是主要根治方法。

(一)流行病学

在开展SCID新生儿筛查之前,SCID的患病率为1/10万,开展新生儿筛查后有报道在活产儿中SCID与X连锁无丙种球蛋白血症(X-linked agammaglobulinemia,XLA)的综合患病率约为1/50 000~1/30 000,其中X连锁重症联合免疫缺陷病(X-linked severe combined immunodeficiency,X-SCID)最常见,约占所有SCID患者总数的50%,其次为腺苷脱氨酶(adenosine deaminase,ADA)缺陷,约占SCID患者总数的20%,其他为常染色体隐性遗传SCID。

临床很多未经有效治疗的患儿常在1岁内死亡,因此该病报道的患病率远远低于实际患病率。

(二)病因和发病机制

因初始T细胞缺乏导致T淋巴细胞数量减少,T淋巴细胞对B淋巴细胞的成熟起重要作用,因此,这类T淋巴细胞缺陷也造成了B淋巴细胞功能障碍,引起严重的细胞免疫和体液免疫联合缺陷,伴或不伴自然杀伤细胞(natural killer cell,NK cell)减少。按照最新分类,SCID基于缺陷的B淋巴细胞分两大表型,分别为T^-B^+SCID和T^-B^-SCID。在此基础上根据NK细胞数量进一步分四大类:$T^-B^+NK^+$SCID、$T^-B^+NK^-$SCID、$T^-B^-NK^+$SCID、$T^-B^-NK^-$SCID。

有B淋巴细胞的SCID(T^-B^+SCID)患者按遗传模式分为X连锁隐性遗传的SCID(γC缺陷,X-SCID)和常染色体隐性遗传的SCID(如*JAK3*缺陷、*IL7Rα*缺陷等)。无B淋巴细胞的SCID(T^-B^-SCID)分为常染色体隐性遗传(如*RAG*缺陷、腺苷脱氨酶缺陷、网状组织发育不良、Artemis 缺陷等)和常染色体显性遗传(活化 RAC2 缺陷)等。

X-SCID 是 SCID 中最常见的一种类型,属于伴性遗传,占 SCID 病例的 50%~60%,是白细胞介素 -2 受体共同 γ 链(interleukin 2 receptor subunit gamma,IL2RG)基因变异引起的白介素受体功能障碍。*IL2RG* 基因定位于 X 染色体 q13.1,全长 4 145 个碱基,含有 8 个外显子,编码 369 个氨基酸的 IL-2Rγ 链蛋白,该蛋白在调控 T 淋巴细胞、NK 细胞和 B 淋巴细胞的分化、发育和成熟过程中起关键作用。X-SCID 患者免疫系统异常表现为 T 淋巴细胞(CD3$^+$)、NK 细胞(CD16$^+$/CD56$^+$)缺失或显著减少,B 淋巴细胞(CD19$^+$)数量正常或增加但功能异常,从而导致免疫球蛋白产生异常。X-SCID 的免疫表型为 T$^-$B$^+$NK$^-$。IL-2Rγ 链的完整性对于机体免疫功能至关重要。研究结果显示,早期基因诊断,明确病因,及时进行骨髓或干细胞移植对本病具有一定的效果,可延长生存期。

ADA 缺乏是引起 SCID 的第二常见原因,是最常见的常染色体隐性遗传 SCID,占 15%~20%,世界范围的新生儿患病率为 1/100 万 ~1/20 万,免疫表型为 T$^-$B$^-$NK$^-$ SCID,*ADA* 编码基因位于 20q13.11,有 12 个外显子,编码 363 个氨基酸,已经发现 70 多个致病突变。免疫学检查发现 T 淋巴细胞、B 淋巴细胞、NK 细胞数量减低,影像学检查显示胸腺小。诊治原则为抗感染治疗,输注免疫球蛋白,酶替代治疗、造血干细胞移植及基因治疗等。

目前发现的能引起 SCID 的突变基因主要有 17 个,包括 *IL2RG*、*JAK3*、*IL7R*、*PTPRC*、*CD3D*、*CD3E*、*CD247*、*CORO1A*、*LAT*、*RAG1*、*RAG2*、*DCLRE1C*、*PRKDC*、*NHEJ1*、*LIG4*、*AK2* 和 *ADA*。

(三)新生儿筛查

早期诊断免疫缺陷病的患者,在重症感染前采取干细胞移植等免疫替代治疗、基因治疗等,可以改善疾病进程,延长生存期甚至治愈,因此早期诊断、早期干预对患者获得尽可能长的生存期具有重要意义。

自 20 世纪 60 年代美国用滤纸血斑检测苯丙氨酸,开始了新生儿疾病筛查项目并全球推广,从免疫荧光技术、质谱代谢组学技术到分子筛查技术,新生儿疾病筛查技术不断发展,促进了筛查范围扩大、病种增加。因 SCID 多数缺乏 T 淋巴细胞,既往有研究采用串联质谱技术测定 ADA 酶活性进行 ADA 缺陷筛查,也有研究用蛋白质组学分

析肽筛查和分析 IL-7 和 CD3 等 T 淋巴细胞生物标准物来筛查 SCID。

多数 SCID 患儿出生时无临床表现,但已经存在 T 淋巴细胞减少,此为 SCID 筛查的生化基础。基于 DNA 技术定量分析 T 细胞受体切割环(T cell receptor excision circle,TREC)判断 T 淋巴细胞缺乏,国外和我国台湾地区已将此技术用于 SCID 的新生儿筛查。TREC 是初始 T 细胞在胸腺中编码 T 细胞受体基因(T cell receptor,TCR)重组过程中产生的小片段游离环状 DNA,仅存在于近期从胸腺输出的 T 淋巴细胞中,与 T 淋巴细胞的发育和功能密切相关。T 淋巴细胞分裂过程中产生的 TREC 稳定不易降解,且不随着细胞分裂而复制,是 T 淋巴细胞胸腺迁移的标志,可作为判断胸腺输出初始 T 细胞功能的可靠指标,用作检测 T 淋巴细胞免疫状态的生物标志物。TREC 数量低下或缺如即表明初始 T 细胞数量不足,用于评估新生婴儿的免疫系统功能,筛选出可能患有 SCID 的婴儿。TREC 能够及时准确地筛查出大多数典型和非典型 SCID 新生儿,并在患儿典型症状出现前获得诊断,TREC 还能识别由于其他原发性和继发性原因的 T 淋巴细胞减少。

但 TREC 并不能筛查出所有类型的 T 淋巴细胞功能缺陷,如 MHC-Ⅱ型、ZAP70 类分子缺陷及其他淋巴细胞受体正常而远端成熟及功能通路障碍的疾病,因缺陷发生在 *TCR* 基因重组过程之后,不影响 TREC 的产生,因此 TREC 数量并不减少而出现假阴性。而早产儿、低出生体重儿因发育不良、严重的心脏缺陷和消化道异常等可致 TREC 减低,可出现假阳性结果。

TREC 仅可筛查 T 淋巴细胞缺陷,不能用于筛查体液免疫缺陷和中性粒细胞异常,一些非特异性、表现延迟的 SCID 患儿出生时 TREC 筛查可正常,需要行 κ- 删除重组切割环(Kappa-deleting recombination excision circle,KREC)等其他手段协助诊断。KREC 是 B 淋巴细胞成熟过程中,编码 B 细胞受体基因重排时产生的非复制的小片段 DNA 产物,可以作为伴有 B 淋巴细胞数量减少的 B 淋巴细胞免疫缺陷的筛查方法。因此联合 TREC-KREC 进行免疫缺陷病新生儿筛查,也是可行的 SCID 新生儿筛查策略。

采用高通量测序(high-throughput sequencing,NGS)技术进行全基因组测序、全外显子组测序或针对靶向基因包(panel)测序等方案,可了解免

疫缺陷的遗传原因,提高 SCID 基因诊断的效率。TREC-KREC 联合检测新生儿筛查后再进行 NGS 的二线筛查,或者 TREC-KREC 联合检测技术结合 NGS 技术进行新生儿筛查,研究结果显示 NGS 提高了诊断时效和降低了筛查假阳性和耗材成本,并可减少召回和重新采样,扩大了可检出 SCID 的突变谱和诊断潜力,为 SCID 患者提供早期诊断和干预的可能性,提供比传统生化技术更精确的诊断信息。

2008 年美国威斯康星州率先采用实时荧光定量 PCR 技术(RT-PCR)定量分析 TREC 的方法进行 SCID 筛查,并对筛查结果异常的样本进一步通过流式细胞术分析淋巴细胞亚群,结果显示 TREC 值与 T 淋巴细胞计数存在强相关性,在 2010 年 SCID 成为美国新生儿筛查项目,TREC 检测成为一种可靠、有效的 SCID 筛查工具。截至 2018 年 12 月,美国已经在 50 个州将 SCID 纳入了新生儿疾病筛查项目,为减少假阳性,美国各州在新生儿筛查项目中加入 β-肌动蛋白(β-actin)检测。同时,世界各国也开始陆续进行 TREC 检测以开展新生儿 SCID 筛查。部分欧洲国家、加拿大及中东部分国家或地区也已经开展了新生儿 SCID 筛查工作。我国从 1999 年已经启动免疫缺陷病的登记工作,随着对免疫缺陷病的研究逐渐加深,2018 年 SCID、XLA 均纳入了国家卫生健康委等公布的《第一批罕见病目录》,不断有临床和研究机构对免疫缺陷病进行相关研究,国家对其日益重视,早期发现具有潜在风险的患儿,在严重感染前明确诊断,尽早治疗,提高了我国免疫缺陷病的防治水平。

(四)临床表现

由于 T 淋巴细胞在机体免疫防御中对细菌、真菌、病毒等多种病原体发挥重要作用,生后不久即出现反复的、严重的感染是 SCID 的典型临床症状,常见呼吸道、消化道感染,也常见机会性感染如耶氏肺孢子菌引起的肺炎和持续皮肤黏膜念珠菌病。常见的病毒感染包括腺病毒、呼吸道合胞病毒、巨细胞病毒、轮状病毒、流感病毒、副流感病毒等,对 SCID 患儿来说都可能是致命的。此外,在接种减毒活疫苗后(如卡介苗、口服脊髓灰质炎病毒活疫苗、轮状病毒疫苗等),SCID 患儿会出现严重的、播散性或致命性感染,导致致死性后果。患儿缺乏排斥外源组织的能力,母源性 T 细胞植入或输注白细胞抗原不一致的淋巴细胞血制品会发生严重的移植物抗宿主反应。

因早发、严重的感染及腹泻等导致发育不良,患儿可出现发育落后,特殊面容(与免疫缺陷综合征鉴别),小头畸形(LIG4 缺陷),皮肤表现(湿疹、红皮病、念珠菌感染性皮炎等),口腔黏膜感染(口腔溃疡、鹅口疮等),卡介苗接种部位反应,浅表淋巴结缺如或肿大,肝脾大等。如未及时诊断,未接受有效治疗,患儿多在 1~2 岁内死亡。

(五)辅助检查

1. 胸腺影像检查 胸部 X 线或 CT 无胸腺影像改变是 SCID 的典型表现。有胸腺影像改变并不能排除 SCID,因个别罕见基因缺陷类型 SCID 可存在胸腺[如肌动蛋白调节蛋白冠蛋白-1A(coronin-1A)或 CD3ε 缺陷]。

2. 血常规 淋巴细胞计数是 SCID 重要的筛查诊断方法,反复感染的婴儿如血常规中淋巴细胞绝对计数减少应警惕 SCID。X-SCID 常存在母源性淋巴细胞植入,通过 HLA 分型、DNA 多态性标记检测到 XX 核型确定母源性细胞植入。

3. 淋巴细胞亚群分析 流式细胞术检测可见外周血 CD4$^+$T 细胞、CD8$^+$T 细胞及 CD16、CD56 标记 NK 细胞明显减少或缺乏,CD3$^+$T 细胞数是 SCID 的重要诊断标准。CD19$^+$B 细胞可减低、正常或增高。

4. 免疫球蛋白 常见低丙种球蛋白血症,IgM 和 IgA 的水平通常很低。血清 IgG 可能不低,与婴儿早期体内存在母体 IgG 或使用静脉丙种球蛋白有关。

5. 基因检测 由于 SCID 是一组异质性疾病,其他类型 IEI 也可影响 T 细胞发育及功能,因此对临床疑似 SCID 的患儿建议采用高通量测序技术进行全外显子组测序,表型明确者可采用桑格测序和荧光定量 PCR 进行突变和缺失分析。

6. 新生儿筛查 自 2008 年起,美国、欧洲等地开展新生儿 SCID 筛查,通过 TREC 来反映胸腺内发育成熟的 T 淋巴细胞数量,KREC 反映骨髓内发育成熟的 B 淋巴细胞数量。开展 TREC-KREC 联合筛查使患者在出现临床表现前获得诊断和治疗,从而改善 SCID 预后。

(六)诊断和鉴别诊断

1. 诊断 根据病史、临床表现、免疫学检查、基因检测及其他检查等可确诊。

(1)病史和临床表现:生后早期重症感染,并同时伴有生长发育迟缓。感染的特点为临床表现重、难治、反复或条件致病菌感染,部分患儿出现持续性腹泻。感染病原谱十分广泛,包括细菌、病毒和真菌等。细菌感染以中耳炎、肺炎和皮肤感染多见。播散性卡介苗感染等减毒活疫苗所致感染也很常见。巨细胞病毒感染是最常见的机会性感染,也是 T 淋巴细胞缺陷的一个重要标志。真菌感染主要表现为鹅口疮,还可能出现淋巴结肿大、脾大和贫血等症状。当发现家族中有不明原因的婴儿早亡或因感染致死,应高度怀疑 SCID 的可能,SCID 如不及时治疗,患者通常在 2 岁内死亡。

(2)辅助检查:①血清免疫球蛋白 IgG、IgA 和 IgM 水平降低;②血常规淋巴细胞计数降低;③淋巴细胞亚群 CD3$^+$T 细胞明显降低(<20% 淋巴细胞),或具有经胎盘传递而来的母体 T 细胞;④基因分析,通过检测与 SCID 相关的基因突变可以明确诊断 SCID 并确定其病因;⑤出生后 SCID 新生儿筛查 TREC 结果阳性结合淋巴细胞亚群分型、基因分析可以确诊。

泛美免疫缺陷病组(Pan-American Group for Immunodeficiency,PAGID)和欧洲免疫缺陷协会(European Society for Immunodeficiencies,ESID)于 1999 年提出 SCID 的诊断标准如下。

(1)明确诊断标准:2 岁以内的患者具有经胎盘传递而来的母体 T 细胞或 CD3$^+$T 细胞低于 20%,绝对淋巴细胞计数<3×10^9/L,并符合以下至少 1 项:①细胞因子共有的 γ 链(γc)基因突变;②*JAK3* 基因突变;③*RAG1* 或 *RAG2* 基因突变;④*IL-7Rα* 基因突变;⑤ ADA 活性低于对照的 2% 或其 2 个等位基因均突变。

(2)疑似诊断标准:2 岁以内的患者 CD3$^+$T 细胞低于 20%,绝对淋巴细胞计数<3×10^9/L,丝裂原增殖反应低于对照的 10% 或循环中出现母体淋巴细胞。本标准由于提出时间较早,许多新的致病基因未被列入,因此结合临床及免疫表型,检测到新的致病基因突变或者蛋白表达异常也应该诊断 SCID。

2. 鉴别诊断

(1)继发性免疫缺陷病:注意鉴别早产儿、低出生体重儿的新生儿筛查 TREC 结果偏低;产前使用糖皮质激素、严重的心脏缺损及消化道异常导致循环 T 细胞数量降低,新生儿 TREC 筛查阳性;HIV 感染所致的继发免疫缺陷病,侵犯 CD4$^+$T 细胞,临床表现与 SCID 相似。

(2)具有综合征特点的联合免疫缺陷:TREC 检测阳性还可以见于 21- 三体综合征、DiGeorge 综合征、特发性 CD4$^+$T 细胞减少症、毛细血管扩张性共济失调综合征等,除免疫缺陷外伴有其他器官功能异常症状体征,结合基因分析鉴别。

(3)其他原发性免疫缺陷病:TREC 不能识别所有存在 T 淋巴细胞功能缺陷的婴儿,MHC Ⅱ类分子表达缺陷、远端成熟及功能通路障碍的疾病可能具有正常数量的 TREC,此外,TREC 仅可检出 T 细胞淋巴细胞缺陷,不能检出体液免疫缺陷及中性粒细胞异常,故 TREC 阴性结果不能排除新生儿患其他免疫缺陷病的可能。TREC 筛查可以发现大部分患 SCID 的婴儿,但无法检测一些分子缺陷位于 T 细胞受体重排下游的病例,包括 Zap70 缺乏症、MHC Ⅱ类分子表达缺乏症和延迟 ADA 缺乏症。此外,如果 T 淋巴细胞数量正常,即使 T 淋巴细胞功能缺陷也不能被 TREC 分析检测到。

(七)治疗和随访

1. 治疗 SCID 治疗方法主要包括对症治疗、替代治疗、造血干细胞移植等。

(1)对症治疗:预防性隔离以防止感染;禁止接种活疫苗;输入的血制品需经照射,并去除白细胞,以避免发生迅速、致命的移植物抗宿主病;母亲如巨细胞病毒(cytomegalovirus,CMV)IgG 或 IgM 抗体阳性不建议母乳喂养。有感染者行抗感染、营养支持治疗等。

(2)替代治疗:积极规律应用静脉注射免疫球蛋白(intravenous immunoglobulin,IVIg)替代治疗,ADA-SCID 患儿通过定期肌内注射聚乙二醇化 ADA 进行替代治疗。

(3)造血干细胞移植:重建免疫系统是 SCID 患儿的根治措施,随着 1968 年首例骨髓移植成功病例,造血干细胞移植成为标准的免疫重建手段。年龄和移植前的感染状态是影响患儿移植成功的重要因素,因此在患儿尚未处于严重感染时进行移植,可以显著提高生存率。人类白细胞抗原(human leukocyte antigen,HLA)全相合的造血干细胞移植是长期改善患儿免疫功能的首选方案,目前供体来源主要有 HLA 相合亲缘供者、HLA 不全相合亲缘供者、HLA 相合非亲缘供者、HLA 半相合供者。脐血干细胞移植因具有 HLA 限制性低、免疫重建快等优点,也成为一种新的移植方式选择。通过 T 细胞去除技术可减少移植物抗宿主病的发病率。为了获得长期稳定的完全嵌合,移植前的清髓性预处理是重要的保障手段;也有研究认为移植前预处理与移植后 B 淋巴细胞、NK 细胞重建相关,根据患者年龄、疾病类型等因素不同,预处理方案各异,尚待进一步研究。

研究数据显示,在患儿 3.5 月龄内进行移植,生存率可高达 95%,而年龄大于 3.5 月龄的患儿移植后生存率仅 76%。开展新生儿 SCID 筛查,使此类患儿能及早诊断并接受移植。有效控制移植前感染,可进一步提高此类患儿生存率。

(4)基因治疗:基因治疗是将外源的正常基因导入靶细胞,纠正或补偿基因缺陷和异常,以达到治疗的目的。基因治疗是最具有前景的新型治疗手段,临床上有 HLA 全相合同胞供体的患儿仅占 20% 左右,基因治疗的优势在于不需要寻找 HLA 配型相合的供体,移植排斥和移植物抗宿主病的发生率低,适用于无法耐受高强度清髓性预处理的患儿和移植风险较大的大龄患儿,也降低了移植相关感染并发症的发生,目前,X-SCID 和 ADA 型 SCID 等可通过基因疗法得到治疗。基因治疗在 ADA-SCID 患者的临床应用中已取得了良好效果,Takafumi 等运用腺相关病毒作为基因载体,在患者基因位点插入已在体外编辑的骨髓细胞,将外源正常基因导入目标细胞,并将目标细胞回输到患儿体内,发挥其正常生理功能,从而纠正或补偿了基因缺陷和异常;患者体内可产生 CD4+ 和 CD8+T 细胞,以达到治疗的目的。基因治疗能显著改善患儿的免疫功能,但也增加了白血病和淋巴瘤的发生风险。近年来,随着基因编辑技术的出现及基因载体技术的改良,基因治疗的疗效和安全性有了进一步的提高,2017 年欧洲免疫缺陷学会(European Society for Immunodeficiencies,ESID)及欧洲血液和骨髓移植学会(European Group for Blood and Marrow Transplantation,EBMT)联合指南推荐基因治疗作为没有 HLA 相合同胞供者(HLA-matched sibling donor,MSD)的 ADA-SCID 患者的一线治疗,基因治疗有望成为联合免疫缺陷病患儿除造血干细胞移植外的根治方法。

2. 随访　未经有效治疗的患儿通常在 1 岁内死亡。经干细胞移植治疗的患儿预后与移植时的感染状态密切相关。移植前、移植后每月复查淋巴细胞水平、免疫球蛋白水平等,监测干细胞移植后造血重建和免疫重建情况,预防 GVHD。移植前无活动性感染的患儿,无论接受何种移植物,均可获得较好的预后,因此进行新生儿 SCID 筛查并尽早接受移植可以提高 SCID 患儿存活率。在移植时预防和成功治疗感染是保证移植成功的主要因素。

在移植治疗前后应积极合理应用抗感染药物,移植后及时通过多学科团队合作处理感染相关并发症,最大程度地提高 SCID 患儿移植后生存率。

(八)遗传咨询

X 连锁隐性遗传的 SCID,男性患者的儿子均不受影响,而女儿均继承其致病变异。女性 SCID 致病性变异携带者每次妊娠都有 50% 的机会将致病性变异传给下一代,继承致病变异的男性均为患者,女性为携带者。常染色体隐性遗传的 SCID 患者,每一胎后代均有 25% 的机会为患者,50% 为携带者,25% 无致病位点遗传。对有流产史、近亲婚配或已有先证者的家庭进行遗传咨询,建议对先证者基因诊断明确的家系及其他无症状成员进行携带者检测。有生育需求的高危家庭可在妊娠 10~12 周行绒毛活检术或 16~20 周行羊水穿刺提取胎儿细胞 DNA,对突变已知家系进行产前诊断。

三、自身免疫性肠病

自身免疫性肠病(autoimmune enteropathy,AIE)是一种与自身免疫有关的肠道炎性疾病。儿童常表现为严重、持久的腹泻,顽固性水样便,部分伴腹痛、食欲减退及呕吐等消化道症状,目前认为该病是由于基因突变、免疫缺陷等多种因素所致。婴幼儿通常表现为 X 连锁免疫失调-多内分泌腺缺陷-肠炎综合征(immunedysregulation-polyendocrinopahy-enteropathy,X-linked syndrome,IPEX 综合征)。1982 年首次报道 IPEX 综合征,被认为是 AIE 的一个亚型,可出现的特征包括早发的 1 型糖尿病(diabetes mellitus type 1,T1DM)、严重的肠病、湿疹、贫血、血小板减少和甲状腺功能减退等,多在婴幼儿期或儿童期死亡。

(一)流行病学

该病发病率低,多为个案和小样本病例研究。儿童发病率低于 1/10 万,多发生于 6 个月内的婴儿。

(二)病因和发病机制

1. 病因和病理　IPEX 综合征患者内镜常见绒毛全部或次全萎缩伴黏膜淋巴细胞、嗜酸性粒细胞浸润、固有层混合炎性浸润、隐窝增生和隐窝广泛凋亡等,小肠受累常见,系肠道黏膜的免疫系统对肠道内的抗原发生过度反应,导致肠道炎症的发生和发展;小肠黏膜损伤通常局限于黏膜层,深部溃疡或透壁性炎症反应非常少见;胃是小肠以外最常见的受累部位。免疫损伤可能会随着时间的推移而发生,如早期表现肠道炎症随后出现免疫性损伤等,组织病理学表现呈非特异性。

早发性 T1DM 可能是 IPEX 综合征的首发症状。IPEX 患者可表现 B 细胞 IgA 和 IgE 分泌增加,部分病例嗜酸性粒细胞数量增加。

2. 遗传机制　IPEX 综合征为 X 连锁隐性遗传病,由 *FOXP3* 基因突变导致调节性 T 细胞(regulatory T cell,Treg 细胞)数量或功能障碍,出现免疫系统的异常激活和导致自身免疫攻击,引起严重的 Treg 细胞介导的自身免疫性疾病,从而出现 IPEX 综合征相关症状。*FOXP3* 基因(forkhead box P3)是叉状头转录因子家族中的一个成员,是调节性 T 细胞的标志性分子,Treg 细胞具有较强的免疫抑制作用,在免疫稳态、调节自身免疫性和过敏性炎症中发挥重要作用。*FOXP3* 基因对 CD4$^+$、CD25$^+$、FOXP3$^+$ 调节性 T 细胞的功能和维持外周免疫耐受至关重要。

FOXP3 基因定位于 Xp11.23,有 12 个外显子,编码 431 个氨基酸,*FOXP3* 基因突变导致 FOXP3 蛋白表达缺失。目前 IPEX 分两类:一类是以 T1DM 为特征的经典 IPEX,表型包括肠病和血液学改变;另一类是以严重免疫过敏症状但无 T1DM 为特征的患者。文献报道,少数 IPEX 患者表现为以严重的蛋白尿和低白蛋白血症为特征的肾病综合征。

(三)新生儿筛查

本病发病机制尚不明确,且无特异性生化标志物用于疾病筛查检测,目前国内外尚缺乏本病的新生儿疾病筛查方法。由于本病临床症状严重,干预越早,预后越好,故针对 *FOXP3* 基因变异所致自身性肠病,通过 NGS 技术进行基因筛查可在疾病症状出现前诊断并采取预防干预措施。

发病可能与突变类型、遗传修饰因子、表观遗传和环境因素等有关,IPEX 患者的表型异质性大,因此早期诊断困难,这突出了开展新生儿群体基因筛查的必要性。

(四)临床表现

经典型的 IPEX 综合征婴儿期表现为自身免疫性肠病、自身免疫性内分泌病和湿疹样皮炎。肠道症状以严重、长期、分泌性腹泻为主要特征,多为水样便,每日数次至十余次不等,日腹泻量可达数千毫升,可有腹部隐痛或绞痛,可伴有腹胀、恶心、呕吐、发热等。1 型糖尿病可能是由于胰岛细胞被炎症破坏所致而非胰岛细胞生成障碍,采用胰岛素

控制血糖效果不持久。严重的肠道疾病和湿疹可导致细菌通过黏膜和皮肤入侵,而营养不良可能会降低免疫系统功能,进而出现严重感染、恶病质和生长迟缓。病情进展迅速,易出现电解质紊乱、低蛋白血症、急性肾衰竭、营养不良等并发症,出血、败血症、顽固性腹泻和糖尿病并发症是最常见的死亡原因。少数 IPEX 因免疫系统严重失调也会导致甲状腺炎、膜性肾病、银屑病样皮炎或湿疹样皮炎。还可见十二指肠和肺实质肉芽肿病变。

1. 儿童　IPEX 综合征通常发生在出生后 6 个月内,症状通常于 2~4 周龄时出现,表现为营养不良、发育迟缓、T1DM 和慢性炎症,可合并其他全身性自身免疫性疾病,如自身免疫性多内分泌腺病 - 念珠菌病 - 外胚层营养不良综合征(autoimmune polyendocrinopathy-dandidiasis-ectodermal dystrophy,APECED)。未经治疗者多于 2 岁内死亡。

2. 成人　临床表现通常以胃肠道症状为主,其特点是明显的体重减轻,难治性腹泻、吸收不良及厌食,需要完全肠外营养治疗。更容易出现慢性腹泻、疲劳、体重减轻和营养吸收不良,并伴有缺铁性贫血、低白蛋白血症、维生素(A、B$_{12}$、D 和 E)缺乏和电解质紊乱。多系统肠外表现可能包括肾、肺、肝、血液、内分泌系统和肌肉骨骼系统受累。严重者出现低血容量性休克、韦尼克脑病(Wernicke encephalopathy)、急性肾损伤等并发症。常合并其他自身免疫性疾病,包括 T1DM、类风湿性关节炎、常见变异型免疫缺陷病(common variable immunodeficiency disease,CVID)、自身免疫性肝炎、湿疹、自身免疫性甲状腺炎和重症肌无力等。

(五)辅助检查

1. 实验室检查　电解质检测可见低钠血症、低钾血症、低钙血症、低镁血症;血气分析可见代谢性酸中毒;其他生化检测可见红细胞沉降率增快、低白蛋白血症、C 反应蛋白升高、抗核抗体阳性等。

(1)抗肠上皮细胞抗体:该诊断作用存在争议,抗肠上皮细胞抗体主要为 IgG 亚型,在某些情况下也会出现 IgM 和 IgA 抗体。抗肠上皮细胞抗体缺乏特异性,血清效价也与肠病严重程度无关。

(2)抗杯状细胞抗体:抗杯状细胞抗体亦为非特异性抗体,研究指出,抗肠上皮细胞抗体和抗杯状细胞抗体应与临床信息和组织学结果结合综合考虑指导诊断。

(3)其他自身抗体:抗甲丙氨酯抗体(antiharmonin autoantibodies，HAA）和抗绒毛蛋白抗体（anti-villin autoantibodies，VAA）对 IPEX 综合征有很高的特异性，但检测方法尚未普及。抗核抗体、抗胰岛素抗体、抗胰腺岛细胞抗体、抗谷氨酸脱羧酶抗体、抗甲状腺球蛋白抗体、抗微粒体过氧化物酶抗体、抗血小板抗体、抗中性粒细胞抗体、抗平滑肌和抗肝肾肌肉抗体等自身抗体的产生通常与其特定靶器官的病理损害相关，自身抗体阳性结合相应的临床表现可提示诊断，但阴性并不能排除本病。

（4）其他特殊检验：为了排除血清阴性的乳糜泻或难治性乳糜泻（refractory celiac disease，RCD），需经常进行 HLA 分型（HLADQ2 和 / 或 DQ8）以检测患者是否存在乳糜泻遗传易感性。淋巴细胞计数、补体和免疫球蛋白水平检验可能发现潜在的免疫缺陷。

2. 内镜检查　结肠镜检查可直接观察肠道黏膜炎症情况，并可取组织进行病理检查。内镜检查是目前确诊自身免疫性肠病的主要方法，活检组织病理学检查是诊断该病的金标准。

3. 影像学检查　腹部 X 线检查有助于了解肠道扩张和炎症情况。腹部超声检查有助于了解肠道壁及周围淋巴结情况。CT 或 MRI 检查有助于了解肠道及周围组织的结构及炎症情况。

4. 基因检测　采用基因测序技术对 FOXP3 等相关基因进行检测分析。

（六）诊断和鉴别诊断

1. 诊断　对于临床疑似患者，全面详细地询问病史，结合实验室检查、内镜检查、病理和遗传学检查结果分析诊断，同时应注意与其他自身免疫性疾病相鉴别。持续性腹泻和早发性 T1DM 的婴儿应怀疑 IPEX。

虽然自身免疫性肠病相关的特异性实验室指标仍不十分明确，但若在临床中发现疑似患者抗肠上皮细胞抗体 / 抗杯状细胞抗体及自身抗体等异常，提示本病的可能，建议进行 FOXP3 基因突变分析，结合 FOXP3 基因的突变分析和流式细胞术检测 Treg 细胞中 FOXP3 的表达，有助于 IPEX 患者的诊断和治疗。

2. 鉴别诊断　新生儿期发病的炎症性肠病（inflammatory bowel disease，IBD）样表现及在儿童期表现为溃疡性结肠炎、克罗恩病、食物敏感性肠病（如乳糜泻）、移植物抗宿主病、不确定性结肠炎等，要与 IPEX 鉴别。感染、肠道肿瘤等原因导致的肠道炎性疾病及肠道外疾病如甲状腺功能亢进、T1DM 等，应与 IPEX 鉴别。可能需要进行内镜 / 结肠镜检查和多次活检。研究报道，患者的组织病理学检查中发现肉芽肿可支持 IPEX 诊断。

食物敏感型肠病患者通常在去除饮食中有害因素后症状就会消失，克罗恩病的黏膜损伤更常伴有明显的急性炎症反应和肉芽肿，有长时间服用含奥美沙坦制剂病史者需注意排除奥美沙坦相关肠病（olmesartan-associated enteropathy，OAE）。

（七）治疗和随访

1. 治疗　治疗包括对症支持治疗、免疫抑制治疗、移植治疗及基因治疗等。对症支持治疗包括进行清淡易消化的饮食、补液、肠外营养及静脉注射免疫球蛋白等，免疫抑制剂治疗首选糖皮质激素，可单独用药或联合其他免疫抑制剂治疗。HSCT 是有效的治疗方法，在年龄小的患儿且疾病的早期治疗效果较好，因此早期诊断非常重要。

国内外报道，有研究显示通过病毒介导的野生型 FOXP3 基因可稳定表达 Treg 细胞的功能。

2. 随访　早期治疗，大部分患者预后良好，可达到长期临床缓解。随访根据患者具体情况，可选择相应的辅助检查项目。在检查过程中应注意患者的病情状况和耐受能力。在明确病因及排除其他疾病的基础上，可采用相关量表对自身免疫性肠病患者进行病情严重度评估，以便制订个体化治疗方案，并根据治疗效果进行评估以指导治疗方案的调整。如可根据具体情况选择应用哈维 - 布拉德肖克罗恩病指数（Harvey-Bradshaw index for Crohn disease，HBI）和克罗恩病活动指数（Crohn disease activity index，CDAI）等，以及时发现病情变化及时处理，提高患者生活质量，降低疾病致残率和病死率。

（八）遗传咨询

IPEX 综合征为 X 连锁隐性遗传病，男性发病，女性为携带者，患者家庭再生育时，男性婴儿的患病率为 50%，女性婴儿为健康个体，致病基因携带率为 50%。有先证者的家庭应尽早进行遗传咨询和产前诊断，避免再生育患儿，优生优育。

四、X 连锁慢性肉芽肿病

慢性肉芽肿病（chronic granulomatous disease，CGD）是一种罕见的吞噬细胞（中性粒细胞、单核细胞、巨噬细胞和嗜酸性粒细胞）功能障碍的原发性免疫缺陷病，由于基因突变引起还原型烟酰胺腺嘌呤二核苷酸磷酸(reduced nicotinamide adenine dinucleotide phosphate, NADPH, 还原型辅酶Ⅱ)氧化酶的某些成分缺失或减少，不能有效地产生过氧化物，也就不能杀伤过氧化物酶阳性的细菌和真菌，从而引起患者反复出现严重感染表现，导致慢性化脓性感染，形成肉芽肿。有5个基因分别编码NADPH氧化酶亚基的合成，任一基因发生致病变异均可导致CGD，其中CYBB基因变异最常见，约占CGD患者的2/3，CYBB基因定位于X染色体短臂，因CYBB基因突变所致的CGD为X连锁慢性肉芽肿病(X-linked chronic granulomatous disease, X-CGD)。NCF1基因致病变异所致CGD占25%，而CYBA、NCF2、NCF4基因变异导致CGD不足5%，NCF1、CYBA、NCF2、NCF4基因变异导致常染色体隐性遗传性慢性肉芽肿病(autosomal recessive chronic granulomatous disease, AR-CGD)。

（一）流行病学

CYBB突变所致X-CGD多为X连锁隐性遗传，男性患病，女性为携带者，一般无临床症状，偶见由于携带致病基因的X染色体失活变异所致女性轻度患病的报道。发病多在2岁以内，少数可晚至10岁以后。以反复发作的致命性细菌或真菌感染为突出表现。美国和欧洲的发病率为1/25万～1/20万，我国尚无确切的发病率数据报道。

（二）病因和发病机制

NADPH氧化酶属多蛋白复合酶，由gp91phox和p22phox细胞膜蛋白组成二聚体及细胞质蛋白p47phox、p67phox及p40phox三个亚基共同组成的细胞色素b558，氧化过程需要上5种蛋白共同参与，分别由CYBB、CYBA、NCF1、NCF2、NCF4基因编码蛋白合成。其中任何一种基因突变将导致不同程度的酶缺陷，导致NADPH氧化活性下降，发生CGD。X-CGD由编码gp91phox蛋白的细胞色素b245β链(cytochrome b-245 beta, CYBB)基因突变引起，CYBB基因位于Xp21.1-p11.4，含有13个外显子，长30kb，编码570个氨基酸。CYBB基因主要的突变类型为缺失突变、移码突变、错义突变、无义突变和剪接突变。基因变异导致编码gp91phox蛋白减少或缺失，导致NADPH氧化酶功能缺失、吞噬细胞杀菌能力减弱或丧失，反复发生严重的细菌和/或真菌感染，过度炎症反应形成肉芽肿。

CYBB基因的缺失突变范围可从单核苷酸变异到数Mb碱基缺失，大缺失可导致CYBB邻近基因缺失而发生进行性假肥大性肌营养不良、Kell血型抗原、鸟氨酸氨甲酰转移酶缺乏症和动力蛋白轻链Tctex3型等合并症。CYBB的错义突变可能会残留氧化酶活性，因此临床有三种表型：Xb^{0}型表型(gp91phox蛋白无表达，无酶活性)；Xb$^-$表型(gp91phox蛋白部分表达，有部分酶活性)；Xb$^+$表型(gp91phox蛋白正常表达，无酶活性)。无义突变既有直接突变也有移码为终止密码子，导致蛋白合成提前终止，通常此类mRNA很快降解，合成的缩短蛋白不稳定且无酶活性。

因男性只有一条X染色体，故多为男性发病。女性的2条X染色体，1条源自父亲，另1条源自母亲，通常2条X染色体中的1条在不同细胞内处于随机失活的状态。但有部分女性的2条X染色体处于不均衡失活状态，使得其中1条X染色体的表达率超过50%，甚至接近100%，女性的白细胞中可同时存在大比例的父亲或母亲的失活X染色体，如果活跃的X染色体携带CYBB突变，那么大多数白细胞将缺乏NADPH氧化酶活性，因此女性将出现X-CGD临床症状，其发病年龄可为16~60岁。

10%~12%的CYBB突变是由于母亲在胚胎发育过程中，体细胞突变嵌合在生殖系细胞中。

基因型与吞噬细胞表型和临床表型不完全一致。由于患者体内NADPH氧化酶复合物的成分缺失，不能有效地产生具有杀菌活性的超氧阴离子及其代谢产物，从而吞噬细胞无法产生"呼吸爆发"，导致机体对多种病原体感染无法清除，造成过氧化氢酶阳性细菌、侵袭性真菌、结核分枝杆菌等感染及形成肉芽肿。

（三）新生儿筛查

X-CGD属原发性免疫缺陷病，早期接种疫苗可导致患儿疫苗相关性疾病，本病诊断越早、治疗越早、效果越好。欧美等国家已经将原发性免疫缺陷病纳入新生儿筛查，我国目前暂未纳入法定新生儿疾病筛查项目。临床中流式细胞术检测结果异常者，可采用NGS技术进一步明确诊断。但流式细胞术检测结果正常者并不能排除蛋白表达完整功能减弱的可能，故需要结合NGS明确诊断。

与传统新生儿筛查相比，目前基因筛查对尚无可靠生化标志物的病种有明显优势；尤其NGS具有更高通量，有利于扩大筛查病种及缩短疾病确诊时间；而早期获得先证者基因型，有利于精准诊治及遗传疾病防控前移。故建议开展本病新生儿基因筛查进行疾病的早期筛查和诊断,通过突变分析可以筛查男性基因变异患者和无表型的致病基因携带者。

(四) 临床表现

患者通常在婴儿期或儿童早期发病,反复严重的细菌或真菌感染是本病的突出表现,常见感染部位为肺、淋巴结、皮肤和软组织、胃肠道、肝脏及骨骼。由曲霉菌属或洋葱伯克霍尔德菌引起的肺炎和脓毒症是最常见的死亡原因,皮肤脓肿和淋巴结炎也是 CGD 常见的感染类型。常见的细菌感染有金黄色葡萄球菌、伯克霍尔德菌属、诺卡菌属和某些肠杆菌;分枝杆菌也对 CGD 患者构成威胁,这些患者在接种卡介苗后可发展为严重的局部或全身性卡介苗病。

如果病原体不能被清除,淋巴细胞和组织细胞可发生慢性炎症细胞反应,形成肉芽肿,这是 CGD 的标志之一,并引起梗阻的各种临床症状,可见于皮肤、胃肠道及泌尿道等,临床上因 "胃肠道肉芽肿" 引起的顽固性呕吐,易被误诊为 "肥厚性幽门狭窄" "食物过敏" 等肠道疾病。CGD 患者肠道慢性炎症类型是一种炎症性肠病,与克罗恩病非常相似。慢性肉芽肿的影像学特点为多发结节影和团块影。

患儿可有明显家族史,对于反复严重感染的患儿,家族史阳性对于此类疾病的诊断具有提示性。

(五) 辅助检查

1. 实验室检查   白细胞和中性粒细胞 NADPH 氧化酶功能障碍是诊断 X-CGD 的主要依据。流式细胞术检测 gp91phox 蛋白和吞噬细胞 NADPH 氧化酶活性,患者呈阳性。

2. 中性粒细胞呼吸爆发功能检测   硝基四唑氮蓝(nitro blue tetrazolium chloride,NBT)试验最初用于检测吞噬细胞产生超氧化物的能力;二氢罗丹明试验(dihydrorhodamine assay,DHR-123)用于检测细胞内活性氧(reactive oxygen species,ROS)的水平,因 DHR-123 被细胞内的 ROS 氧化后能发出荧光,可采用流式细胞术检测 DHR-123 荧光分析中性粒细胞中氧化酶活性。X-CGD 患者中性粒细胞活化率均<10%;X-CGD 携带者中粒细胞活化率范围在 20%~80%,极少情况下可达 10%。明确诊断仍需要基因分析。对于低年龄起病的过氧化氢酶阳性菌感染、真菌感染、卡介苗接种异常等疑似 CGD 患者,建议开展检测中性粒细胞呼吸爆发试验。通过 NBT、DHR 等试验使受刺激的中性粒细胞呼吸爆发缺失或显著减少作出 CGD 的诊断。

3. X 染色体失活检测   女性携带者有疑似临床症状需进行 X 染色体失活检测,X 染色体失活时酶切后可见产物,X 染色体有活性时酶切后无产物。有 CYBB 突变的 X 染色体失活时中性粒细胞呼吸爆发功能检测正常;而正常 X 染色体失活、有 CYBB 突变的携带者中性粒细胞呼吸爆发将产生缺陷;携带者中性粒细胞活化率低于 20% 可出现临床症状,可诊断女性携带者发生本病。

4. 遗传学诊断   NBT、DHR 试验阳性者需进行基因检测,通过桑格测序或 SNP 全基因组测序来进行基因诊断,如发现 CYBB 基因致病变异等可确诊。大缺失者注意邻近基因其他遗传缺陷的发生(进行性假肥大性肌营养不良、视网膜色素变性或鸟氨酸氨甲酰转移酶缺乏症等)。

(六) 诊断和鉴别诊断

1. 诊断   幼儿期出现反复严重细菌和 / 或真菌感染,早期临床表现缺乏特异性,但在感染急性期,存在炎症指标的显著升高;大多数患者在感染急性期表现为白细胞总数增高,以中性粒细胞增高为主;CRP 增高,IgG 异常增高,伴贫血,提示本病的可能。患儿有明显家族史,如母系家族中男孩无一存活,对于反复严重感染的患儿,提示此类疾病的诊断。

中性粒细胞呼吸爆发试验及 NBT、DHR 可快速准确地诊断 CGD 并发现携带者,检测 CYBB 基因可确诊本病。

X-CGD 患儿易合并结核感染,卡介苗为国家计划免疫疫苗,出生即接种,接种卡介苗后发生结核感染,包括淋巴结、肺、胸膜、肠、脑膜等播散性感染的卡介苗病,严重者可致死亡。

2. 鉴别诊断   泌尿系统肉芽肿引起的血尿需与急性肾炎、IgA 肾病等肾脏疾病相鉴别。免疫球蛋白检查及淋巴细胞分类未见明显异常,以此与重症联合免疫缺陷病、X 连锁无丙种球蛋白血症、高 IgM 综合征及高 IgE 综合征等其他原发性免疫缺陷病相鉴别。

(七) 治疗和随访

避免接触感染源,保持环境清洁,预防感染;怀疑为 CGD 并出现急性感染的患者应尽快针对感染的病原体选择合适的抗生素或抗真菌药物进行治疗;对于感染并发症,如脓肿形成等,应给予适当的支持治疗,如外科引流、营养支持等。造血干细胞移植是治愈 X-CGD 的根本方法。对于没有 HLA 相同供体的患者,基因治疗可成为替代干细胞移植的治疗方案。研究人员利用基因编辑技术(如 CRISPR-Cas9)来修正患者造血干细胞中的缺陷基因,使其能够重新表达功能正常的 NADPH 氧化酶复合体。因整合一个野生型基因额外拷贝的基因治疗不可避免地存在插入突变的风险,为避免基因治疗后增加患癌风险,自 2000 年以来,基因治疗载体从逆转录病毒转向慢病毒。美国 FDA 于 2020 年 1 月批准了基因治疗 OTL-102 用于治疗 X-CGD。临床试验显示药物治疗后拷贝数增加和氧化酶阳性中性粒细胞增高。

患者应定期进行随访,监测病情变化和治疗效果,X-CGD 患者及其家庭成员应得到心理支持,减轻焦虑和抑郁情绪。医护人员为患者提供社交和心理支持,帮助其融入社会。

(八) 遗传咨询

本病为 X 连锁隐性遗传,男性发病,女性为携带者,患者父母再生育时,男性患病概率为 50%,女性携带致病基因的概率为 50%。因此应进行遗传咨询和产前诊断,实现优生优育。

有家族史如母系家族男性成员夭折病史、同胞男性夭折病史,应高度警惕本病。

对于先证者已经明确基因突变类型的家族中的高风险孕妇,产前诊断抽取羊水细胞或绒毛膜绒毛细胞进行 DNA 或 cDNA 检测,另外抽取胎儿脐血进行中性粒细胞呼吸爆发 DHR 试验。将两种方式相结合进行全面的分析,可有效避免 CGD 患儿的出生并可避免因 X 染色体失活导致女性 X-CGD 患者的出生。产前诊断时,应重视羊水细胞 DNA 和 cDNA 检测同时分析 CYBB 基因的必要性,以及羊水细胞基因检测和脐血中性粒细胞呼吸爆发相结合的必要性。

五、X 连锁无丙种球蛋白血症

X 连锁无丙种球蛋白血症(X-linked agammaglobulinemia,XLA;OMIM 300755)又称布鲁顿无丙种球蛋白血症(Bruton's agammaglobulinemia),是最常见丙种球蛋白缺乏症之一,占丙种球蛋白缺乏症的 85%。为遗传所致 B 细胞的信号转导分子 Bruton 酪氨酸激酶(Bruton's tyrosine kinase,BTK)基因缺陷,导致缺乏编码造血细胞的酪氨酸激酶,引起原始 B 淋巴细胞发育停滞,B 淋巴细胞产生障碍;因而导致外周血 B 细胞数量减少和血清免疫球蛋白减低或缺失,临床发生反复感染的一种原发性体液免疫缺陷病,又称先天性低丙种球蛋白血症。为 X 性连锁隐性遗传,多见于男性婴幼儿。

(一) 流行病学

XLA 在 PID 中比例可达 6%~11%,全球发病率在 1/100 000~1/200 000,在不同地区和人种中发病率的报道差异较大。在活产婴儿中的患病率,美国为 1/379 000,瑞士为 1/200 000,挪威为 1/285 000~1/100 000,西班牙为 1/20 000 000~1/10 000 000,以色列为 1/160 130~1/27 000。我国目前没有关于 XLA 发病率和患病率的相关数据。1994 年,国际上成立了 BTK 基因突变分析小组并建立 BTKbase 基因突变数据库,为 XLA 的基因诊断提供了便利的条件;但是数据库中的病原体主要来自西方国家、日本和俄罗斯。

(二) 病因和发病机制

在 B 淋巴细胞分化成熟的早期,主要在造血细胞的细胞质内表达的 BTK 被磷酸化激活后,可激发一系列信号转导作用,包括钙离子的动员、钙内流、细胞骨架重排、转录因子活性的调节、蛋白激酶的激活等,参与 B 淋巴细胞内活化信号和 B 细胞受体(B cell receptor,BCR)信号转导,促进 B 淋巴细胞发育、分化和成熟。

XLA 为 X 性连锁隐性遗传,多见于男性婴幼儿,致病基因 BTK 定位于 Xq21.3~22,长度为 37.5kb,包括 19 个外显子,除第一外显子外,其余 18 个编码 BTK 蛋白的 659 个氨基酸肽链,所编码的 BTK 属于非受体酪氨酸激酶 Tec 家族的成员。BTK 是细胞内重要的信号蛋白激酶,作为高度保守的蛋白家族,BTK 含 5 个结构域,分别为位于蛋白 N 端与膜磷脂相关作用的普列克底物蛋白同源结构域(pleckstrin homology domain,PH domain)、Tec 同源结构域(tec homology domain,TH domain)、Src 同源结构域 2(Src homology2 domain,SH2 domain)、Src 同源结构域 3(Src homology3 domain,SH3 domain)和酪氨酸激酶结构域(tyrosine kinase domain,TK domain)。其中 TK 和 PH 结构域发生突变最多见。

BTK 的结构域可特异性识别和结合多种信号因子,是参与多种信号通路的分子基础。在这 5 个功能区任一位点的突变都可影响 BTK 活性,影响 B 细胞分化发育,阻滞祖 B 细胞向前 B 细胞的分化过程,无法由前 B 细胞分化为未成熟 B 细胞,B 淋巴细胞发育处于停滞状态,导致外周血成熟

B 细胞和组织浆细胞数量减少，甚至缺失，机体发生免疫缺陷，对抗原刺激不能产生抗体应答，继而导致血清中各类免疫球蛋白水平明显降低或缺失（IgG<2g/L），T 淋巴细胞数量和功能正常。

有文献报道的 *BTK* 突变类型主要有错义突变、剪接突变、插入突变、缺失突变、无义突变、重复突变等。而最多的突变类型是错义突变，其次是无义突变和剪接突变。目前 BTKbase 数据库已收录的 *BTK* 基因突变数达到 927 个。且绝大多数为可疑致病变异和致病变异，涵盖上述所有类型的突变，突变位点覆盖 5 个结构域。研究者对突变类型进行统计后发现 40% 为错义突变，20% 为缺失突变，17% 为无义突变，16% 为剪接突变，7% 为插入突变，且近一半（45.8%）变异发生在 TK 结构域，3%~5% 为大缺失所致，可影响下游的 *TIMM8A* 和 *TAF7L* 关联基因。发生 XLA 合并耳聋 - 肌张力障碍 - 视神经病变综合征（deafness dystonia optic neuropathy，DDON）。

临床上以反复化脓性细菌感染为特征，急性和慢性肺部感染是本病的主要死因。由于患者不能有效清除微生物抗原，导致慢性免疫活化和自身免疫现象以及某些遗传因素的异常，可能同时合并自身免疫病，以合并关节炎最常见。临床表现也可出现血型不符，特殊情况下 ABO 血清学分型方法无法诊断时，可辅以基因分析明确血型。

BTK 基因突变与临床表型之间的关系尚不明确，有学者认为错义突变患者诊断时年龄可能较大、临床表现较轻。*BTK* 基因突变位点不同，可能对蛋白表达功能影响有所差异，因此临床表现也多种多样。*BTK* 基因轻微变异如氨基酸置换等，可能导致其编码的不稳定蛋白质保留部分功能，因此症状较轻；基因突变发生在非激酶结构域如 PH 和 SH2 区域，可见诊断年龄偏晚和不典型的症状；而终止密码子提前、移码突变、复杂突变、大缺失等基因变异临床症状明显，但也有例外。相同的基因突变在不同个体表型也不同，基因型和表型间的关联仍需进一步深入研究。

（三）新生儿筛查

PID 早期诊断和早期治疗可以挽救生命，既往因缺乏早期检测的标志物和检测方法，早期诊断困难，大多数患儿只有发展到出现明显临床症状甚至危及生命时才被诊断出来。

近年来，有研究用串联质谱法选择反应监测（selected reaction monitoring，SRM）分析蛋白质组学，利用蛋白质水解生成的特征肽作为检测标志物，用于估计在样本中表达该蛋白质的特定淋巴细胞数量，对干血斑中免疫性肽链多种标志物同时定量分析，开展 PID 新生儿筛查，PID 患者表现为靶蛋白肽减少或缺失。LC-MS/MS 已被用于筛选腺苷脱氨酶（ADA）缺陷的 SCID，也用以筛查多种 PID（包括 XLA）。但 PID 导致目标免疫标志物水平降低，准确定量分析受到样本（全血或血浆）基质的干扰，因此应用局限。

κ- 删除重组切割环（Kappa-deleting recombination excision circle，KREC）是在骨髓中 B 淋巴细胞成熟过程中形成的 DNA 片段，研究发现，对干血斑样本使用实时 PCR 技术检测 KREC，可发现 B 淋巴细胞减少类疾病，包括 XLA 和其他常染色体隐性遗传性 B 细胞减少疾病的 KREC 水平在出生时较低，甚至检测不到，并随着时间的推移保持在较低或检测不到状态，利用 KREC 水平在新生儿疾病筛查中不仅可以早期诊断 XLA，还可以早期诊断常染色体隐性无丙球蛋白血症。KREC 是一个有效的新生儿疾病筛查 B 淋巴细胞缺陷的标志物，可用于出生后的本病早期诊断。

采用 RT-PCR 同时进行 TREC 和 KREC 检测，二者作为淋巴细胞发育的筛选标志物，同时筛查 SCID 和 XLA，形成新的新生儿疾病筛查策略，已在国内外多地区开展筛查研究和应用。应用 NGS 技术进行基因变异引起的免疫缺陷病筛查是卓有成效的，全基因组和转录组分析技术扩大新生儿筛查项目，不仅在过去几年进入了生命科学研究领域，而且指出了在预防医学中的应用，高通量 DNA 和 RNA 测序在新生儿疾病筛查领域的应用研究正在全球多个中心开展。

（四）临床表现

由于母体 IgG 可通过胎盘进入胎儿血液循环，故患儿在生后 4 个月内可不出现任何症状。当母源性 IgG 逐渐消失时，因缺乏 B 淋巴细胞导致免疫球蛋白缺乏，从而出现反复细菌感染。因发病年龄较早，疾病表现无特异性，与其他感染性疾病类似。感染部位主要包括呼吸系统、消化系统及中枢神经系统，其中以呼吸道感染最为常见，包括肺炎、鼻窦炎和急性中耳炎。常见病原体包括流感嗜血杆菌、肺炎链球菌、金黄色葡萄球菌和假单胞菌等，长期、反复的呼吸道感染可导致支气管扩张、杵状指等不可逆转的器官功能损害。消化道感染常见的症状有腹泻、腹痛、胃食管反流和胃肠炎，引起感染性腹泻的病原体包括蓝氏贾第鞭毛虫、沙门菌、空肠弯曲菌、隐孢子虫等。因 *BTK* 在 T 淋巴细胞上无表达，不影响细胞免疫，患儿对病毒感染的反应正常，但仍可能因肠道病毒感染而引起肠炎。XLA 患儿可出现侵袭性中枢神经系统感染症状，接种脊髓灰质炎疫苗后可引发疫苗相关性脊髓灰质炎，另外，XLA 患儿容易出现营养不良、贫血、粒细胞减少、血小板减少、生长激素缺乏症及甲状腺激素紊乱等并发症，还可发生肿瘤等。反复肺部感染导致的慢性肺疾病和感染是本病的主要死因。

（五）辅助检查

1. 实验室检查 细胞和体液免疫功能检查是 XLA 诊断的关键之一，血清中各类 Ig 水平明显降低或缺乏是 XLA 的典型免疫学特征。

（1）免疫功能检测：血清免疫球蛋白 IgG 水平降低，通常 <2g/L，大部分患者血清 IgG 为 1~2g/L，少数患者（<10%）的血清 IgG 可 >2g/L。而 IgM 和 IgA 水平通常 <0.2g/L。患儿外周血中成熟 B 淋巴细胞数量减少或者缺乏，外周血 CD19⁺B 淋巴细胞计数显著降低，一般 <2%。

（2）淋巴细胞亚群检测：流式细胞术检测外周血淋巴细胞及 T、B 淋巴细胞亚群，分析包括 T 淋巴细胞、B 淋巴细胞及 NK 细胞。本病 CD3⁺、CD4⁺、CD8⁺ 检测的 T 淋巴细胞百分比升高，CD19⁺ 检测的 B 淋巴细胞降低，淋巴结及淋巴组织缺乏生发中心和淋巴滤泡，骨髓中无浆细胞，但祖 B 细胞数量正常，T 淋巴细胞数量及功能正常。

2. 基因分析 *BTK* 基因突变分析是 XLA 的确诊依据。

（六）诊断和鉴别诊断

1. 诊断 1999 年 PAGID 和 ESID 制定了 X 连锁无丙种球蛋白血症诊断标准（表 14-1）。

当男性反复出现较严重的细菌感染（呼吸道、胃肠道、皮肤及其他深部感染），且抗生素治疗效果不佳，症状多起始于 5 岁前，伴或不伴自身免疫性疾病，母系家族男性有类似病史时，应考虑进一步实验室检查。通过血清学检测、免疫学检测结果，如血清免疫球蛋白减少，特异性抗体反应缺乏，外周血成熟 B 细胞缺如，T 淋巴细胞正常，B 淋巴细胞小于 1%，骨髓 B 淋巴细胞被阻断在前体 B 细胞阶段，无法形成成熟的循环 B 淋巴细胞，患者容易遭受荚膜类细菌感染、肠道病毒感染和蓝氏贾第鞭毛虫感染等，不难对 XLA 做出临床拟诊，确诊有赖于 *BTK* 基因检测明确诊断。

2. 鉴别诊断 该病主要表现为自幼反复呼吸道感染，成年后会出现支气管扩张症，临床症状与原发性纤毛运动障碍、肺囊性纤维化等遗传性支气管扩张症类似。原发性纤毛运动障碍免疫功能正常，约 50% 的患者存在内脏反位，经鼻一氧化氮浓度显著降低，纤毛电镜结构和摆动功能会出现异常，某些基因型患者还会出现不孕不育。囊性纤维化患者常有消化道症状，影像学检查提示以上叶为主的支气管扩张，通过基因检测可明确诊断。

文献报道，端粒异常可影响 B 淋巴细胞稳态，有机酸尿症等代谢缺陷（如丙酸尿症）可能通过有毒化合物限制早期淋巴细胞的发育等，可出现

表 14-1 X 连锁无丙种球蛋白血症诊断标准

诊断级别	实验室指标
明确诊断	男性患儿 CD19⁺B 淋巴细胞计数小于 0.02，并符合以下至少一项： （1）*BTK* 基因突变 （2）检测中性粒细胞或单核细胞发现缺乏 BTK mRNA （3）单核细胞或血小板缺乏 BTK 蛋白 （4）母系的表兄、舅舅或侄子 CD19⁺B 淋巴细胞计数小于 0.02
疑似诊断	男性患儿 CD19⁺B 淋巴细胞计数小于 0.02，并符合以下全部： （1）出生 5 年内反复细菌感染 （2）血清 IgG、IgA 及 IgM 水平低于相应年龄正常值 2 个标准差 （3）缺乏同族血凝素和 / 或疫苗应答反应差 （4）排除其他可致低免疫球蛋白血症的原因
可能诊断	男性患儿 CD19⁺B 淋巴细胞计数小于 0.02，排除其他可致低免疫球蛋白血症的原因，并符合以下至少一项： （1）出生 5 年内反复细菌感染 （2）血清 IgG、IgA 及 IgM 水平低于相应年龄正常值的 2 个标准差 （3）缺乏同族血凝素

KREC 继发性减低;早产儿因发育不成熟也会导致
KREC 筛查假阳性。淋巴细胞数量正常而功能异
常者,KREC 筛查正常导致假阴性,需注意。

(七) 治疗和随访

1. 治疗　通过早期开展免疫球蛋白替代治
疗(immunoglobulin replacement)维持血 IgG 在有
效水平可控制大多数患儿的感染症状,全身状况迅
速改善。替代治疗分静脉注射免疫球蛋白(IVIg)
替代治疗和皮下注射免疫球蛋白(subcutaneous
immune globulin,SCIg)替代治疗,国内主要采用
IVIg,一般起始剂量为每月 400~600mg/kg,静脉注
射,3~4 周 / 次;皮下注射每周或隔周 1 次。IgG 在
体内的平均半衰期为 23 天,半衰期个体差异大,通
常为 20~60 天,因此,IVIg 的使用剂量和间隔时间
需根据患儿的具体情况进行调整、制订个体化治疗
方案。替代治疗是治疗本病的标准疗法,但费用昂
贵且需要终身替代治疗。

除 IVIg 替代治疗外,尚需各种支持疗法,包括
营养支持、生活及卫生条件的改善,预防感染,适当
进行体育锻炼,保持良好心理状态,防治各种并发
症等。

异基因造血干细胞移植(allogeneic hematopoi-
etic stem cell transplant,allo-HSCT)重建正常的免
疫系统可根治本病。用于纠正自体造血干细胞的
基因疗法仍在研究中。

对于有明确感染的患者应积极应用抗生素,
根据药敏试验结果及时调整抗生素的种类及疗程。
如果治疗开始较晚,感染所致的器质性损害将是不
可逆的。

2. 随访　感染症状好转后每 4 周定期应用 1
次丙种球蛋白替代治疗,应定期监测其血液中 IgG
谷浓度和体重的变化,使患儿血清 IgG 水平大于
5g/L。XLA 患者终身需依赖抗生素和静脉 / 皮下
注射免疫球蛋白替代疗法,结合儿童发病的季节特
点,对患儿 IVIg 的剂量和用药间隔时间进行个体
化调整。定期监测血清免疫球蛋白水平和 B 淋巴
细胞计数,监测生长发育和营养状况。尽量减少患
儿感染的发生。患者不能接种活疫苗,以减少感染
风险。

(八) 遗传咨询

XLA 系 X 连锁隐性遗传,男性发病,女性为
携带者,XLA 患儿父母再生育时,男婴患病率为
50%,女婴为携带者的概率为 50%,故如母系家族
中有男性夭折史、同胞有男性夭折史的家庭,需高
度警惕本病。有先证者的家庭,均应及早进行遗传
咨询和产前诊断,孕妇妊娠 16~20 周进行羊膜腔穿
刺,提取羊水细胞 DNA,PCR 扩增后基因测序,可
早期发现 *BTK* 基因突变及携带者,早期干预,实现
优生优育。

(文伟)

参考文献

[1] AMAYA-URIBE L, ROJAS M, AZIZI G, et al. Primary immunodeficiency and autoimmunity: a comprehensive review. J Autoimmun, 2019, 99: 52-72.

[2] TANGYE S, AL-HERZ W, BOUSFHA A, et al. Human inborn errors of immunity: 2022 update on the classification from the International Union of Immunological Societies Expert Committee. J Clin Immunol, 2022, 42 (7): 1473-1507.

[3] 赵玉沛, 张抒杨. 罕见病诊疗指南 (2019 年版). 北京: 人民卫生出版社, 2019.

[4] 黄淑敏, 赵正言. 重症联合免疫缺陷病新生儿筛查及免疫系统重建研究进展. 浙江大学学报 (医学版), 2019, 48 (4): 351-357.

[5] VAN DER BURG M, MAHLAOUI N, GASPAR H B, et al. Universal newborn screening for severe combined immunodeficiency (SCID). Front Pediatr, 2019, 7: 373.

[6] DUZTAS D T, AL-SHADFAN L, OZTURK H, et al. New findings of immunodysregulation, polyendocrinopathy, and enteropathy X-linked syndrome (IPEX); granulomas in lung and duodenum. Pediatr Devel Pathol, 2021, 24 (3): 252-257.

[7] AN Y F, XU F, WANG M, et al. Clinical and molecular characteristics of immunodysregulation, polyendocrinopathy, enteropathy, X-Linked syndrome in China. Scand J Immunol, 2011, 74 (3): 304-309.

[8] BACCHETTA R, BARZAGHI F, RONCAROLO M G. From IPEX syndrome to FOXP3 mutation: a lesson on immune dysregulation. Ann N Y Acad Sci, 2018, 1417 (1): 5-22.

[9] RIDER N L, JAMESON M B, CREECH C B. Chronic granulomatous disease: epidemiology, pathophysiology, and genetic basis of disease. J Pediatinf Dis Soc, 2018, 7 (S1): S2-S5.

[10] ARNOLD D E, HEIMALL J R. A review of chronic granulomatous disease. Adv Ther, 2017, 34 (12): 2543-2557.

[11] YU H H, YANG Y H, CHIANG B L. Chronic granulomatous disease: a comprehensive review. Clin Rev Allerg Immunol, 2021, 61 (2): 101-113.

［12］中华预防医学会出生缺陷与控制专业委员会新生儿遗传代谢病筛查学组, 中华医学会儿科学分会新生儿学组. 中国新生儿基因筛查专家共识: 高通量测序在单基因病筛查中的应用. 中华实用儿科临床杂志, 2023, 38 (1): 31-36.

［13］CARDENAS-MORALES M, HERNANDEZ-TRUJILLO V P. Agammaglobulinemia: from X-linked to autosomal forms of disease. Clin Rev Allerg Immunol, 2022, 63 (1): 22-35.

［14］CONLEY M E, NOTARANGELO L, ETZIONI A. Diagnostic criteria for primary immunodeficiencies representing PAGID (Pan-American Group for Immunodeficiency) and ESID (European Society for Immunodeficiencies). Clin Immunol, 1999, 93 (3): 190-197.

［15］O'TOOLE D, GROTH D, WRIGHT H, et al. X-linked agammaglobulinemia: Infection frequency and infection-related mortality in the USIDNET registry. J Clin Immunol, 2022, 42 (4): 827-836.

第十五章　血液系统疾病

新生儿疾病筛查的血液系统疾病主要包括血红蛋白病及葡萄糖-6-磷酸脱氢酶缺乏症,其中血红蛋白病包括地中海贫血、镰状细胞贫血。在我国,由于地中海贫血、葡萄糖-6-磷酸脱氢酶缺乏症在南方各省发病率高,因此,上述疾病常作为新生儿疾病筛查病种。镰状细胞贫血也是一种国际上常见的遗传性血红蛋白病,但由于该病在我国发病率低,未列入我国新生儿疾病筛查病种。

本章将对地中海贫血、葡萄糖-6-磷酸脱氢酶缺乏症进行阐述。

一、地中海贫血

地中海贫血(thalassemia),又称为海洋性贫血,是一种以血红蛋白异常为特点的遗传性血液系统疾病,于1925年由Cooley和Lee首先描述,最早在地中海沿岸发现,故称地中海贫血。该病是由于编码珠蛋白的基因发生缺失或突变,使构成血红蛋白的α链和β链珠蛋白合成障碍,从而使得α链和β链比例失衡,形成异常血红蛋白,导致红细胞寿命缩短的一种溶血性贫血。

地中海贫血的严重程度与α链、β链珠蛋白失衡程度,以及过量蓄积珠蛋白链的性质有关。根据临床表现的严重程度,可分为轻型、中间型、重型地中海贫血。重型地中海贫血需定期输血、除铁治疗,严重影响健康及生活质量,给家庭、社会带来沉重负担,是世界卫生组织关注的全球社会公共卫生问题之一。

(一)流行病学

地中海贫血主要流行于撒哈拉沙漠以南的非洲、地中海沿岸地区、中东地区、东南亚地区。本病与疟疾在地理分布上存在一定的重叠,疟疾是一种由疟原虫引起的传染性疾病,地中海贫血患者由于红细胞异常,对疟疾的抵抗力相对较强,这种"优势"在疟疾高发地区有助于降低疟疾的病死率,使得患者通过自然选择在人群中得以保留。在我国,

本病主要分布在长江沿岸及以南的地区,该病与抵抗疟疾的关联解释了上述地区高患病率的原因。但随着全球移民的增加,以往认为低患病率的地区,患病率开始增加。

据调查,中国目前约有3 000万地中海贫血基因携带者和约30万名重型和中间型地中海贫血患者。据2021年国际地中海贫血联合会(Thalassaemia International Federation,TIF)报告,我国南方6.7亿的人口中约有2 100万的β地中海贫血基因携带者。

(二)病因和发病机制

正常血红蛋白中的珠蛋白肽链有4种,即α、β、γ、δ链,分别由其相应的基因编码,通常将地中海贫血分为α、β、γ和δ等4种类型,其中以α和β地中海贫血较为常见。

α地中海贫血(α thalassemia;OMIM 604131)是由于α珠蛋白肽链的合成受到部分或完全抑制,使得血红蛋白(hemoglobin,Hb)合成不足,致病基因为 $HBA1$(OMIM 141800)和 $HBA2$(OMIM 141850),男女患病率相等。α珠蛋白基因簇位于16号染色体p13.3区,包括三个功能基因:在胚胎期表达的血红蛋白ζ2(HBZ)、在胎儿和成人期表达的α2($HBA2$)和α1($HBA1$)。

β地中海贫血(β thalassemia;OMIM 613985)是由于β珠蛋白基因缺陷所致,大部分是点突变,少部分为基因缺失。人类β珠蛋白基因簇定位于第11号染色体p15.4区。β珠蛋白基因簇,包含5个功能基因,即在胚胎期表达的ε($HBE1$)、在胎儿期表达的Gγ($HBG2$)和Aγ($HBG1$),以及在成人期表达的β(HBB)和δ(HBD)。

当一条或多条珠蛋白链生成减少或缺失,未配对的珠蛋白链仍以正常速率生成,造成珠蛋白链的相对过剩,进而导致正常血红蛋白生成减少。例如,β地中海贫血的病因是血红蛋白β基因(HBB)变异,所致β珠蛋白链生成受损,其结果是α链过

剩。因此，珠蛋白链的失衡是地中海贫血发病的关键环节，珠蛋白链失衡导致无效红细胞生成、外周循环红细胞破坏(溶血)，继而导致红系扩增、髓外造血、铁吸收增加、贫血，贫血刺激骨髓造血组织再生和过度增殖，侵蚀骨质，使骨髓腔增宽并充满红骨髓，骨皮质变薄，骨松质内骨小梁受挤压而变纤细、稀疏，部分小梁结构由结缔组织代替，导致长骨、颅面骨变形等。

(三) 新生儿筛查

目前，全自动毛细管血红蛋白电泳分析技术已广泛应用于新生儿地中海贫血的筛查，该技术可准确测定滤纸干血斑中的血红蛋白组分，是目前开展新生儿地中海贫血筛查中最为简便、有效的方法。

出生后 2~7 天，采集新生儿足底末梢血，滴在滤纸片上，血片采集完成后，于 4℃冰箱保存。采集的血片经打孔制成试验用的血斑，用蒸馏水浸泡血斑后，须于 2~72 小时内，进行全自动毛细管电泳仪上机检测。在筛查界限值方面，研究显示，α 地中海贫血：HbA_2 水平降低(<2.5%)可作为轻型 α 地中海贫血阳性判断界限值；HbH 可作为 HbH 病(中间型)阳性指标；Hb Bart's 为重型 α 地中海贫血的特异性指标，HB Bart's>0.2% 疑似重型 α 地中海贫血。β 地中海贫血：HbA ≤ 9.5%，或出现 HbE，则判断为 β 地中海贫血筛查阳性；如 HbA<2.5%，疑似重型 β 地中海贫血，也可根据 HbA、HbA_2 及 HbA/HbA_2 比值综合分析判定，具体判断表 15-1 所示。

表 15-1　综合分析法 β 地中海贫血筛查阳性判断

HbA 含量 /%	$HbA_2/$HbA 比值	结果判读	备注
<2.5	—	β 地中海贫血(中间型、重型)	无须参考 $HbA_2/$HbA 比值
2.5~7.3	—	β 地中海贫血	无须参考 $HbA_2/$HbA 比值
7.4~9.5	微量 HbA_2^*	β 地中海贫血	或出现 HbE 即判断为阳性
>9.5	>0.008	β 地中海贫血	或出现 HbE 即判断为阳性

注：* 微量 HbA_2 指 0.001 及以上。

(四) 临床表现

1. 临床分型　根据贫血程度及临床表现，地中海贫血可分为轻型、中间型和重型。

(1)轻型 α 或 β 地中海贫血：通常无症状或轻度贫血，不影响患者的日常生活。

(2)中间型 α 或 β 地中海贫血：临床表现严重度介于轻型和重型之间，异质性大。较轻者生长发育基本正常，一般不依赖输血治疗；少数中间型地中海贫血患者可表现为重度贫血、依赖输血治疗，还可出现典型地中海贫血面容(头大、颧骨隆起、眼距增宽、马鞍鼻、上颌前突等)、黄疸、肝脾大、骨骼畸形等；

(3)重型 α 地中海贫血又称 Hb Bart's 胎儿水肿综合征，患儿多在宫内死亡或在出生后死亡；重型 β 地中海贫血患者通常在婴儿期即出现严重贫血，终生依赖输血治疗，具有典型的地中海贫血面容、肝脾大、骨骼畸形等，如不进行干预，多在成年前死亡。

2. 不同类型地中海贫血患者在不同年龄阶段的临床特征

(1)α 地中海贫血可分为静止型、轻型、中间型及重型。静止型、轻型通常终身无症状，日常生活无明显影响，不需要输血。中间型患者出生时无症状，随着年龄增加，可逐渐出现贫血、肝脾大、轻度黄疸等。重型 α 地中海贫血为致死性疾病，受累胎儿由于严重贫血和缺氧，常在妊娠 23~38 周宫内或分娩后半小时内死亡，胎儿表现为全身水肿、黄疸、肝脾明显肿大、发育不良。

(2)β 地中海贫血可分为轻型、中间型、重型。轻型个体通常终身无症状。中间型患者不同的年龄表现不同。目前国际上通用的中间型 β 地中海贫血诊断标准为：发病年龄>2 岁，或在成年期发病，血红蛋白维持在 60~100g/L，红细胞形态异常，不依赖规则输血治疗，伴随不同程度的肝脾大，抵抗力低。本型起病年龄越早，病情越重，其临床表型广泛、异质性大，即使基因型相同，患者的表型也可能不同。重者肝脾大，伴有黄疸、不同程度的骨骼改变、典型地中海贫血面容，需不定期输血；轻者可无明显临床症状，仅为小细胞低色素贫血。重型 β 地中海贫血患者出生时及新生儿期一般表现正常，在 6~24 月龄，由于中至重度的溶血性贫血，逐渐出现皮肤苍白，体重增加不良，发育迟缓，轻度黄疸。当缺乏有效治疗时，出现肝脾大(以脾大为甚)、典型地中海贫血面容、骨质疏松、关节病变、贫血性心脏病等。若未治疗，多数将于 5~10 岁死亡。

(五) 辅助检查

1. 红细胞指数分析　临床常用的红细胞指数

分析包括红细胞计数、血红蛋白、平均红细胞体积（mean corpuscular volume，MCV）、平均红细胞血红蛋白含量（mean corpuscular hemoglobin，MCH）及外周血血红蛋白电泳检查。α 地中海贫血、β 地中海贫血患者的红细胞、血红蛋白可正常或出现不同程度的降低，MCV<80fl、MCH<27pg，即小细胞低色素性贫血改变。

α 地中海贫血患者外周血血红蛋白电泳分析显示 HbA$_2$ 水平下降，可检出 HbH 和 Hb Bart's；但当 α 地中海贫血合并 β 地中海贫血时，HbA$_2$ 水平可在正常范围。部分中间型 α 地中海贫血患者，采用 1% 亮甲酚蓝染色，可检测出外周血红细胞包涵体（HbH 病）。β 地中海贫血患者中，静止型和轻型患者的血红蛋白电泳分析显示 HbA$_2$ 水平上升，部分中间型或重型患者可显示 HbF 水平明显升高。

2. 影像学检查 地中海贫血累及全身骨骼系统改变，好发于富有红骨髓的骨骼，如颅骨、脊柱、骨盆、肋骨、长骨。地中海贫血的非骨骼系统的影像学表现主要为髓外造血和多脏器铁沉积。髓外造血最主要的发生部位是网状内皮系统，最常见的 CT 表现为肝脏和脾脏弥漫性体积增大；其次，还可累及脊柱旁骨膜下的造血组织，呈瘤样增生。此外，由于铁离子的超顺磁性，MRI 梯度回波序列上的 T$_2$ 值缩短，通过测量可准确显示心脏、肝脏等组织的铁沉积水平。

3. 遗传学检查 目前临床采用的分子检查策略，通常先通过一线技术检测高发的已知突变；再采用二线技术检测罕见或未知突变；常用的分子检测方法分为针对缺失型和非缺失型地中海贫血基因变异两类。近年来，NGS 技术开始应用于地中海贫血的分子诊断，该技术可一次性检测缺失型和非缺失变异，但成本较高。

α 地中海贫血基因突变以 α 珠蛋白基因簇的大片段缺失为主，α2 和 α1 基因的点突变次之。因此，常以针对缺失型变异的 GAP-PCR 或实时 PCR 方法作为一线检查手段，检测常见缺失型变异如 --^{SEA}/αα、αα/-α$^{3.7}$、αα/-α$^{4.2}$；以 RDB 或 PMCA 法作为一线检查手段，检测 α2 和 α1 基因常见的点突变，如 Hb CS、Hb QS、Hb Westmead；二线方法包括 MLPA 法、桑格测序法，检测罕见或未知变异。

β 地中海贫血基因突变以点突变为主，大片段缺失次之。因此，检查策略为先采用针对点突变的一线技术检测方法，如 RDB 法或 PMCA 法；再采用二线技术，如桑格测序法进行罕见变异的检测。

对于 β 地中海贫血缺失型变异，常用 GAP-PCR 法作为一线检测手段，MLPA 或 array-CGH 法作为二线检测手段。

（六）诊断和鉴别诊断

1. 诊断 轻型地中海贫血无特殊临床表现，诊断主要依赖血液学检查，中间型、重型诊断依赖临床表现和实验室检查；对于 β 地中海贫血，临床上根据发病年龄是否大于 2 岁、血红蛋白是否可维持在 70~100g/L、是否需要规律输血等，作为区分中间型和重症的主要指标。

α 地中海贫血临床诊断依据：①临床表现，HbH 病患者可出现贫血貌、肝脾大、地中海贫血样骨骼改变以及黄疸等。合并感染、服用氧化性药物时，贫血可加重。②血液学表型，红细胞指数分析显示 MCV<80fl 和 / 或 MCH<27pg，Hb 组成分析显示 HbA$_2$ 水平下降，在某些情况下可检出 HbH 和 Hb Bart's。

β 地中海贫血临床诊断依据：①临床表现，中间型患者多从幼儿期开始，表现为轻或中度脾大，可有黄疸、不同程度的骨骼改变，依赖输血。重症 β 地中海贫血患儿通常在出生后 3~6 月龄开始出现症状，重度贫血（<70g/L）者，须规律输血来维持生命，伴黄疸、肝脾大、发育不良、典型地中海贫血面容。②血液学表型，MCV<80fl 和 / 或 MCH<27pg；血红蛋白组成分析显示 HbA$_2$ 水平上升，部分中间型或重型患者检出的 HbF 水平明显升高；骨髓象呈现溶血性贫血改变，红细胞增生活跃，中、晚幼红细胞增多。

2. 鉴别诊断 地中海贫血主要与缺铁性贫血及其他遗传性贫血鉴别。

（1）缺铁性贫血：本病极易与地中海贫血混淆，缺铁性贫血常有缺铁的诱因，血清铁蛋白含量降低，骨髓外铁粒幼红细胞减少，铁剂治疗有效，可有助于鉴别。

（2）其他遗传性贫血：其他遗传性贫血如遗传性球形红细胞增多症、丙酮酸激酶缺乏、不稳定血红蛋白病和葡萄糖 -6- 磷酸脱氢酶缺乏症，均可导致贫血和红细胞形态异常。与地中海贫血鉴别要点为，上述遗传性贫血中几乎无小红细胞，血红蛋白分析无典型表现，无骨骼改变。例如，遗传性球形红细胞增多症突出的临床表现为贫血、黄疸、肝脾大，根据血涂片中球形红细胞增多、红细胞渗透脆性增加可诊断；地中海贫血患者血涂片无增多的球形红细胞。

此外,不同类型的地中海贫血需根据血红蛋白电泳和基因分析进行鉴别。

(七) 治疗和随访

1. 治疗　轻型、静止型 β 地中海贫血无须治疗。中间型、重型地中海贫血治疗原则包括纠正贫血,减少无效红细胞生成,防治各种并发症,防止铁储备过多,治疗铁过载。治疗方案包括定期输血、除铁治疗、造血干细胞移植及基因治疗。如存在持续溶血,可辅助补充叶酸、维生素 B_{12} 等造血原料;除非伴有铁缺乏,否则避免补铁治疗。

(1) 输血:血红蛋白水平维持在 90~105g/L,保证患儿的生长发育。中间型、重型地中海贫血患者宜从早期开始高量输血,以保证患儿的生长发育、防治骨骼病变。

(2) 铁螯合剂:反复输血会导致体内铁负荷增加,中间型、重型地中海贫血患儿接受 10~20 次输血或血清铁蛋白(SF)>1 000μg/L 后,开始铁螯合剂治疗。常用药物包括去铁胺甲磺酸盐、去铁酮、地拉罗司等。

(3) 脾切除:每年红细胞输注量>200ml/kg,经过有效除铁治疗后,铁负荷仍增加者,可考虑脾切除治疗;或脾大出现压迫症状,脾功能亢进,患者出现持续红细胞破坏增加、持续白细胞减少或血小板减少,反复感染或出血,可考虑脾切除治疗。但脾切除治疗并不适用于所有患者,5 岁以下的患儿进行脾切除,将会增加严重败血症的风险。

(4) 造血干细胞移植:目前唯一可临床治愈重型 β 地中海贫血手段,移植方式包括骨髓移植、外周血干细胞移植、脐血干细胞移植。年龄越小,移植效果越好,有条件的患者应尽早(2~6 岁)接受移植。

(5) 基因治疗:长期安全性仍有待评估,目前未得到广泛的应用。

2. 随访　所有类型的地中海贫血患者都应定期随诊,不使用含铁的维生素或补充剂。

(八) 遗传咨询

地中海贫血为常染色体隐性遗传,不同类型的地中海贫血患者子代患病的风险不同。

1. α 地中海贫血　静止型 α 地中海贫血携带者无临床症状且终生稳定,无须任何针对性的治疗,婚育时根据配偶地中海贫血基因检测结果进行遗传咨询。

曾生育 Hb Bart's 胎儿水肿综合征患儿的父母,再次妊娠时,其子代约 25% 的概率患有 Hb Bart's 胎儿水肿综合征;50% 的概率与父母相同,

为地中海贫血基因携带者;25% 的概率为正常个体。

曾生育 HbH 病患儿的父母,其子代患地中海贫血风险取决于父母的基因型。若父母一方为轻型 α 地中海贫血携带者,另一方为静止型 α 地中海贫血携带者,则子代中患有 HbH 病、轻型、静止型 α 地中海贫血及正常个体的概率分别为 25%。若父母一方为 HbH 病患者,另一方为静止型 α 地中海贫血携带者,则子代中有 25% 概率为 HbH 病,50% 概率为轻型 α 地中海贫血,25% 为静止型 α 地中海贫血。

2. β 地中海贫血　轻型 β 地中海贫血携带者为非患病个体,无临床症状,无须任何针对性的治疗,其生育下一代时,建议配偶行地中海贫血基因筛查,根据配偶地中海贫血基因检测结果进行遗传咨询。

中间型和重型 β 地中海贫血,如已知父母双方均携带 *HBB* 基因致病杂合变异,则其子代约 25% 的概率为中间型和重型 β 地中海贫血,50% 的概率为无症状携带者,25% 为正常个体;如父母一方携带 *HBB* 基因致病杂合变异,而另一方患有 β 地中海贫血,则其子代约 50% 的概率为 β 地中海贫血患者,50% 的概率为 *HBB* 致病变异携带者。如家庭成员中检出两种 *HBB* 基因致病变异,建议行产前诊断或植入前基因检测。

3. α 地中海贫血合并 β 地中海贫血　如父母双方,一方为 α 地中海贫血携带者,一方为 β 地中海贫血携带者,则子女中有 25% 的概率为 α 地中海贫血合并 β 地中海贫血个体,25% 的概率为 α 地中海贫血携带者,25% 的概率为 β 地中海贫血携带者,25% 的概率为正常个体。

二、葡萄糖 -6- 磷酸脱氢酶缺乏症

葡萄糖 -6- 磷酸脱氢酶(glucose-6-phosphate dehydrogenase, G6PD)缺乏症(ICD-10 编码: D55.001)是一种 X 连锁不完全显性遗传性红细胞酶缺陷病,是最常见的遗传代谢病之一。患者在某些因素(氧化性药物或摄食蚕豆等)诱发下容易发生急性溶血性贫血和高胆红素血症。G6PD 缺乏症的新生儿常见不同程度的黄疸,多于生后第 2~3 天开始出现,至生后第 5 天达黄疸高峰;50% 呈新生儿高胆红素血症,其中 25% 呈重度高胆红素血症,可导致胆红素脑病(即核黄疸)和多种后遗症,有致死致残的风险。急性溶血性贫血的风险伴随终身。WHO 建议在男性患病率>3%~5% 的地区应常规

开展 G6PD 缺乏症的产前健康教育及新生儿筛查。应根据本地区的 G6PD 缺乏症流行病资料及对公众健康的危害程度,选择性开展新生儿 G6PD 缺乏症筛查和防治。

(一) 流行病学

据统计全世界 G6PD 缺乏症患者达 5 亿人,呈全球性分布,国外地中海沿岸、东南亚、印度等地区发病率高;我国华南和西南各省常见,尤以广东、广西、海南、云南、贵州、四川等地区发病率高,达 4%~15%。以中山大学中山医学院杜传书教授为代表的专家对全国 13 省(市、区)的 12 个民族进行了 39 759 人的抽样调查,得出基因频率为 0~0.044 83(即男性发生率为 4.483%),呈"南高北低"的态势。我国广东省于 1989 年开始应用足跟血滤纸血片进行新生儿 G6PD 缺乏症筛查,广州地区 170 万新生儿 G6PD 缺乏症筛查结果显示男性检出率为 5.2%,基因频率为 0.052。

(二) 病因和发病机制

葡萄糖 -6- 磷酸(glucose-6-phosphate,G6P)是体内糖原和葡萄糖参与三羧酸循环和产生甘油三酯的代谢过程中最重要的中间代谢物质之一。此外,G6P 还在 G6PD 的催化下生成 6- 磷酸葡萄糖酸(6-phosphogluconic acid,6PG),并产生还原型辅酶Ⅱ(NADPH)。NADPH 又参与红细胞氧化型谷胱甘肽(oxidized glutathione disulfide,GSSG)转变为还原型谷胱甘肽(reduced glutathione,GSH)的反应(图 15-1)。G6PD、NADPH 和 GSH 以及过氧化物酶组成红细胞抗氧化系统。G6PD 缺陷时因 NADPH 生成减少和 GSH 生成减少,红细胞抗氧化能力低下,红细胞受过氧化因子攻击时易发生溶血反应。

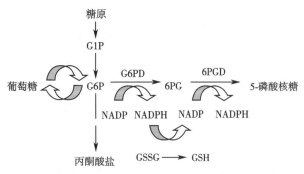

图 15-1　G6PD 催化的葡萄糖 -6- 磷酸代谢示意图

G6P. 葡萄糖 -6- 磷酸; G6PD. 葡萄糖 -6- 磷酸脱氢酶; G1P. 葡萄糖 -1- 磷酸; 6PG. 6- 磷酸葡萄糖酸; 6PGD. 6- 磷酸葡萄糖酸脱氢酶; NADP. 氧化型辅酶Ⅱ; NADPH. 还原型辅酶Ⅱ; GSSG. 氧化型谷胱甘肽; GSH. 还原型谷胱甘肽。

G6PD 缺乏症由调控 G6PD 的基因突变引起。*G6PD* 基因定位于 X 染色体长臂 2 区 8 带(Xq28),由 13 个外显子和 12 个内含子组成,编码 515 个氨基酸。全世界已报道 *G6PD* 基因突变型有 200 种以上,中国人有 40 余种,分布在多民族中,最常见突变有 c.1376G>T、c.1388G>A 和 c.95A>G。引起的代谢异常包括如下所述。

1. G6PD 缺乏症红细胞抗氧化功能降低,原因是:①还原型辅酶Ⅱ(NADPH)水平降低;②还原型谷胱甘肽(GSH)水平降低。

2. 在食用蚕豆或服用氧化型药物等过氧化诱因作用下,①红细胞膜蛋白和酶蛋白中的巯基发生氧化改变,红细胞膜完整性受损而溶血;②氧合血红蛋白减少,高铁血红蛋白增多,变性珠蛋白小体聚集成海因茨小体,红细胞可塑性降低,细胞膜变硬,促使血管内红细胞溶血。

(三) 新生儿筛查

1. 实验室检测　定量荧光法、定性荧光斑点法和 NBT 比值法(G6PD/6PGD 检测)均适用于新生儿筛查检测,目前多用荧光法对筛查血片 G6PD 酶活性进行检测,正常者 G6PD 酶活性较高,而 G6PD 缺乏症则较低,故可筛查检出 G6PD 缺乏症。一项对筛查血片(n=2 172)G6PD 酶活性检测的研究显示,G6PD 活性随筛查血片存放时间的推移而迅速降低,存放 7 天检测者 G6PD 活性衰减 1/3,14 天检测者 G6PD 活性降低 50%(表 15-2)。制订筛查阳性切值需先明确当地 G6PD 缺乏症的患病率(男性)和血片标本采集后的平均检测时间,例如,以 7 天为平均检测时间,统计采集 7 天筛查血片的 G6PD 酶活性,可得出筛查切值(Cut off)。如果 G6PD 缺乏症患病率为 5%,采集 7 天血片 G6PD 酶活性第 5 百分位数测值为 2.0U/g Hb,则可以 G6PD≤2.0U/g Hb 为阳性切值,G6PD 缺乏症筛查阳性率为 5.0%。另一项研究用杜氏改良 NBT 比值法(G6PD/6PGD 检测)对 11 437 名新生儿(男婴 6 117 例,女婴 5 320 例)进行筛查,检出 480 例 G6PD 缺乏症阳性(男 351 例,女 129 例),确诊 G6PD 缺乏症 420 例(男 318 例,女 102 例),男性检出率为 5.2%,女性检出率为 1.9%。筛查实验室应加快血片周转和实验检测,出生后 1 周内完成筛查有利于新生儿高胆红素血症和小儿溶血性贫血早期防治。

表15-2　筛查血片存放时间对 G6PD 活性的影响

（*n*=2 172）

存放时间 /d	G6PD 活性 / [U·(g Hb)]$^{-1}$	酶活性 /%
1	5.4	100
2	4.7	87
3	4.3	80
4	4.1	76
5	4.0	74
7	3.7	68
14	2.7	50

故实施新生儿疾病筛查时有如下注意事项。①筛查血片应于出生 3 天内采集，采用快递加快血片递送，于生后 5 天内或采集后 1~2 天内送达筛查实验室。②实验室检测应于收到血片当天或第 2 天完成，并发出筛查报告。③筛查阳性：定性检测显示 G6PD 缺乏或减弱，或定量检测 G6PD ≤ 切值，判断为筛查阳性。

2. 阳性召回　凡筛查阳性均应及早通知和召回。可应用新生儿疾病筛查信息系统及其短信发送平台，以手机短信的形式将 G6PD 缺乏症筛查阳性结果通知家长或监护人。家长或监护人也可登录新生儿疾病筛查中心网站或手机筛查结果查询小程序查询结果。筛查系统与医院诊疗系统互联互通利于患儿的诊治医师查到筛查结果。

（四）临床表现

1. 症状和体征

（1）黄疸：患儿生后多有不同程度的黄疸。轻者多呈生理性黄疸，生后 1 周即消退；重者黄疸累及全身，生后 5 天达高峰，如不给予治疗黄疸将延迟不退。

（2）其他表现：常出现畏寒、发热、恶心、呕吐、口渴、腹痛、腰痛等。

（3）血红蛋白尿：出现血红蛋白尿提示溶血严重或溶血仍继续，尿色呈酱油色（浓茶色）。

（4）极重型者病情发展迅速，严重贫血、黄疸、明显血红蛋白尿、神志不清、抽搐甚至出现休克、急性肾功能衰竭等。如不及时治疗，常于发病后 1~2 天内死亡。

2. 临床类型

（1）新生儿黄疸：在 G6PD 缺乏症高发区，本症是新生儿高胆红素血症常见和主要病因，是新生儿胆红素脑病最主要的危险因素。新生儿 G6PD 缺乏症者中约 50% 发生高胆红素血症，大多数新生儿出生时无特殊，出生 2~3 天后开始出现黄疸，黄疸进展快，5 天左右达高峰，多呈现中度至重度黄疸，肝脾可肿大或不肿大，贫血不重，与黄疸程度不平行，这可能与新生儿 GSH 过氧化氢酶活力较低和肝脏解毒功能不足有关。黄疸的出现可无任何诱因，或仅轻微感染，或缺氧、代谢障碍（低血糖、酸中毒）等，部分病例临床上按生理性黄疸处理，但严重者病情迅速恶化，可导致核黄疸而引起脑性瘫痪后遗症。新生儿 G6PD 缺乏导致黄疸的临床表现与遗传、环境等因素有关，例如，G6PD 缺乏同时合并尿苷二磷酸葡萄糖醛酸基转移酶（uridine dphosphate glucuronosyl transferase，UGT）缺陷可加重黄疸；产妇若使用了禁用、慎用的氧化类药物、中草药，可通过乳汁诱发或加重新生儿黄疸，新生儿穿戴的衣物接触过樟脑丸（萘），也可诱发溶血。

（2）蚕豆病：蚕豆病是由于进食干、鲜蚕豆或蚕豆制品（粉丝、豆腐、酱油）后引起的急性溶血性贫血，产妇吃蚕豆，婴儿吸吮其乳亦可发病。研究提示蚕豆嘧啶、多巴等类似氧化物可能是引起 G6PD 缺乏症溶血的诱发因素。本病可发生于任何年龄，以年龄<10 岁的小儿多见，大多发生于蚕豆成熟季节，一般在进食蚕豆或制品后数小时至数天后（大多在 1~2 天内）发生急性溶血，食用蚕豆至发病的潜伏期愈短，症状愈重。主要表现为急性血管内溶血，轻者仅有轻度溶血，不伴有黄疸和血红蛋白尿。重者可在短期内出现溶血危象，表现为迅速贫血，或伴黄疸和血红蛋白尿，由于红细胞大量溶解时其分解产物对机体的作用，常出现畏寒、发热、恶心、呕吐、口渴、腹痛、腰痛等。血红蛋白尿的出现提示溶血严重或溶血仍继续，尿色呈酱油色（浓茶色）。极重型者病情发展迅速，严重贫血、黄疸、明显血红蛋白尿、神志不清、抽搐甚至出现休克、急性肾功能衰竭等。如不及时治疗，常于发病后 1~2 天内死亡。病情较轻者，其溶血持续 1~2 天或 1 周左右，临床症状逐渐改善而自愈。

（3）药物或感染诱发的溶血性贫血：凡具有氧化作用的药物如镇痛解热药、抗疟药、磺胺类、呋喃类等均可诱发 G6PD 缺乏者发生急性溶血。病毒或细菌感染如呼吸道感染、肺炎、消化不良、伤寒、败血症等可诱发溶血。感染诱发溶血的机制尚未明了，可能与吞噬细胞将白细胞吞噬后产生过氧化氢有关。临床表现与蚕豆病相似，通常在用药后 2~4 天或感染后数天内发生急性溶血,溶血程度除与药物种类及剂量有关外,还与 G6PD 变异型有关。如及时停药或积极控制感染,多于发病后 7~10 天溶血逐渐减轻,贫血症状逐日恢复,溶血过程如合并代谢障碍(低血糖、酸中毒)可加重溶血。

(4) 先天性非球形细胞溶血性贫血:由于红细胞 G6PD 缺乏所致的慢性溶血性贫血,临床表现与发病年龄有关,发病年龄越小,症状越重。新生儿或婴儿期发病表现为新生儿高胆红素血症;儿童或青年期发病表现为持续性慢性溶血,轻或中度贫血、黄疸和脾大,代偿良好者可无症状,但服用氧化剂、感染或吃蚕豆后可使病情加重而出现急性血管内溶血。

(五) 诊断和鉴别诊断

1. 诊断

(1) 临床确诊:① WHO 推荐 Zinkham 法,G6PD 活性测定正常值为 (12.1 ± 2.09) IU/g Hb。②应用杜氏改良 NBT 比值法(G6PD/6PGD 检测)对本症进行确诊可提高杂合子检出率,新生儿判断标准为,G6PD/6PGD>1.3 诊为 G6PD 正常;1.0 <G6PD/6PGD ≤ 1.3 诊为 G6PD 轻度缺陷;G6PD/6PGD ≤ 1.0 重度缺陷。根据 G6PD 酶活性水平和 G6PD 缺乏症临床表现的有无及程度,WHO 将 G6PD 酶活性分五个亚型:①酶活性严重缺乏伴先天性非球形细胞溶血性贫血:酶活性接近 0,在无明显诱因下出现慢性溶血,药物、感染、特殊食物等可诱发急性溶血,常引起新生儿高胆红素血症;②酶活性严重缺乏:酶活性低于正常的 10%,药物、感染、特殊食物等可诱发急性溶血;③酶活性轻度~中度缺乏:酶活性为正常的 10%~60%,临床症状轻重不一,药物可诱发急性溶血;④酶活性轻度降低至正常:酶活性为正常的 60%~150%,一般无临床症状;⑤酶活性增高:酶活性可高于正常的 150%,临床无症状。G6PD 缺乏症患者的酶活性主要为 1~3 亚型。

(2) 遗传学诊断:基因突变检测可助于遗传学确诊。基因诊断常用检测方法有桑格测序法、高分辨率解链曲线(high-resolution melting,HRM)等 DNA 检测技术,用 G6PD 点突变核酸试纸反应法亦十分快捷简便。将 G6PD 缺乏症的致病性变异分为 Ⅰ~Ⅳ类。Ⅰ类致病性变异导致酶活性严重缺乏伴先天性非球形细胞溶血性贫血,主要位于外显子 6、10 和 13,这些致病性变异所编码的氨基酸多位于底物结合区、NADP$^+$ 辅酶结合区等重要结构域。Ⅱ类致病性变异导致酶活性严重缺乏;Ⅲ类致病性变异导致酶活性轻度~中度缺乏。Ⅳ类致病性变异导致酶活性轻度降低或正常(主要为外显子 5 和 9 的致病性变异)。大部分导致 G6PD 缺乏症的致病性变异属于 Ⅰ、Ⅱ、Ⅲ类,极少数为Ⅳ类。我国人群中已发现的 G6PD 缺乏症致病性变异超过 40 种,绝大多数属于 Ⅱ 类或Ⅲ类,分布有地区差异。常见的 9 种致病性变异分别为 c.95A>G (p.His32Arg)、c.392G>T (p.Gly131Val)、c.487G>A (p.Gly163Ser)、c.493A>G (p.Asn165Asp)、c.592C>T (p.Arg198Cys)、c.1024C>T (p.Leu342Phe)、c.1360C>T (p.Arg454Cys)、c.1376G>T (p.Arg459Leu) 和 c.1388G>A (p.Arg463His),占总变异的 90%。

(3) 其他检查:除进行确诊检查外,还需进行血常规、尿常规、血清胆红素三项检测或代谢性生化指标分析。

2. 溶血鉴别诊断

(1) ABO 及 Rh 血型不符新生儿溶血病。

(2) 感染性溶血(细菌、病毒)。

(3) 传染性肝炎。

(4) 红细胞其他酶的缺陷、异常血红蛋白病、地中海贫血等。

(六) 治疗和预防

1. 一般治疗　新生儿或小婴儿应充分哺乳或喂奶,可辅以喂食葡萄糖水 2 次 /d。观察面色、皮肤黄疸进展,注意观察小便、大便颜色。注意患儿体温和精神状态。

2. 对症处理　处理贫血和高胆红素血症,如需换血治疗须注意选择 G6PD 活性正常者作为供血者,以免加重溶血或再次溶血。符合入院标准者需住院治疗。

3. 家庭宣教　本病目前尚无根治疗法,新生儿 G6PD 缺乏症筛查可对本病进行早期诊断和防治,患者应终身忌食蚕豆、忌服氧化型药物,避免接触有关溶血诱因,出现溶血、黄疸、贫血时予对症处理。

预防溶血的措施包括避免接触含萘物质、停止使用诱发溶血的药物、及时控制感染及忌食蚕豆(表 15-3)。

表 15-3　G6PD 缺乏症溶血的常见诱因

溶血诱因分类	建议禁用	建议慎用
食品	蚕豆、刀豆及其制品	—
用品	樟脑丸(萘)	薄荷精油、薄荷脑(可能含氧化成分)
西药(氧化型药物)	1. 伯氨喹啉、扑疟喹啉、戊喹、磺胺甲噁唑(复方新诺明)、柳氮磺吡啶、磺胺吡啶、对氨苯磺酰胺、磺醋酰胺 2. 乙酰苯胺 3. 噻唑砜 4. 呋喃坦啶、呋喃唑酮、呋喃西林 5. 萘啶酸、硝基咪唑类 6. 硝酸异山梨酯、亚甲蓝 7. 苯肼、三硝基甲苯	1. 氯喹、奎宁 2. 磺胺甲嘧啶、磺酰乙胞嘧啶、磺胺嘧啶、磺胺脒、磺胺二甲嘧啶、长效磺胺 3. 对乙酰氨基酚、阿司匹林、非那西丁、氨基比林、安替比林、保泰松、安他唑林 4. 氯霉素、链霉素、异烟肼、氯己定、维生素 C、苯妥英、对氯基苯甲酸、苯海拉明、秋水仙碱、左旋多巴、甲萘醌、甲氧苄啶、盐酸苯海索、马来酸氯苯那敏、奎尼丁、维生素 K_1、维生素 K_3
中药	川连、珍珠粉、保婴丹、腊梅花	
感染	病毒或细菌感染如呼吸道感染、肺炎、消化道感染、伤寒、败血症	

4. 追踪随访

(1)0~6 岁每年至少随访 2 次,7 岁后每年随访 1 次。

(2)监测血常规、尿常规。

(3)记录有无误吃蚕豆或氧化型药物,有无发生溶血。

(4)核黄疸后遗症者须追踪随访智力和行为发育情况。

5. 入院标准

(1)新生儿早期呈病理性黄疸或溶血病情进展快、程度重。

(2)出现明显血红蛋白尿。

(3)出现新生儿重度贫血。

(4)并发新生儿胆红素脑病。

(七) 遗传咨询

1. G6PD 缺乏症为遗传性基因突变疾病,其医学遗传特点为 X 连锁不完全显性伴性遗传,致病基因位于 X 染色体长臂 2 区 8 带(Xq28)。男女均可患病,G6PD 缺乏症父亲遗传女儿,不遗传儿子;G6PD 缺乏症母亲遗传给后代概率为 50%。

2. 男性半合子和女性纯合子均表现为 G6PD 重度缺乏。女性杂合子发病与否取决于 G6PD 缺乏的细胞在细胞群中所占的比例,在临床上呈不同的表现度,故称为不完全显性。

3. 虽然本病为遗传性疾病,但属于可预防临床症状发作的疾病,无须对胎儿进行产前诊断。在疾病高发地区可开展 G6PD 缺乏症的产前酶活性筛查,为育龄人群提供 G6PD 缺乏症的宣传教育和

遗传咨询,尤其是父母双方或一方为 G6PD 缺乏症患者或携带者,新生儿出生后应尽快行 G6PD 缺乏症的筛查或诊断性检测。

(范歆、江剑辉、罗小平)

参考文献

[1] WANG W D, HU F, ZHOU D H, et al. Thalassaemia in China. Blood Rev, 2023, 60: 101074.

[2] KATTAMIS A, FORNI G L, AYDINOK Y, et al. Changing patterns in the epidemiology of β-thalassemia. Eur J Haematol, 2020, 105 (6): 692-703.

[3] HOKLAND P, DAAR S, KHAIR W, et al. Thalassaemia-A global view. Br J Haematol, 2023, 201 (2): 199-214.

[4] GAO J, LIU W. Advances in screening of thalassaemia. Clin Chim Acta, 2022, 534: 176-184.

[5] ZHAO W, SONG Y, HUANG C, et al. Development of preimplantation genetic testing for monogenic reference materials using next-generation sequencing. BMC Med Genomics, 2024, 17 (1): 33.

[6] ALLAF B, PONDARRE C, ALLALI S, et al. Appropriate thresholds for accurate screening for β-thalassemias in the newborn period: results from a French center for newborn screening. Clin Chem Lab Med, 2020, 59 (1): 209-216.

[7] 中华医学会血液学分会红细胞疾病 (贫血) 学组. 中国输血依赖型 β 地中海贫血诊断与治疗指南 (2022 年版). 中华血液学杂志, 2022, 43 (11): 889-896.

[8] 中华医学会血液学分会红细胞疾病学组. 非输血依赖型地中海贫血诊断与治疗中国专家共识 (2018 年版).

中华血液学杂志, 2018, 39 (9): 705-708.

［9］黄烁丹, 张惠琴, 邹婕, 等. 新生儿干血斑 β 地中海贫血筛查方法的研究. 中国实验诊断学, 2015,(4): 582-586.

［10］江剑辉, 马燮琴, 宋诚燕, 等. 广州地区新生儿 G6PD 缺乏的早期诊断及其防治. 中国儿童保健杂志, 2000, 8 (5): 299-301.

［11］JIANG J, LI B, CAO W, et al. Screening and prevention of neonatal glucose 6-phosphate dehydrogenase deficiency in Guangzhou, China. Genet Mol Res, 2014, 13 (2): 4272-4279.

［12］中华预防医学会出生缺陷预防与控制专业委员会新生儿筛查学组, 中国医师协会医学遗传医师分会临床生化遗传专业委员会, 中国医师协会医学遗传医师分会临床生化遗传专业委员会中国医师协会青春期医学专业委员会临床遗传学组. 葡萄糖-6- 磷酸脱氢酶缺乏症新生儿筛查、诊断和治疗专家共识. 中华儿科杂志, 2017, 55 (6): 411-414.

［13］国家卫生健康委员会临床检验中心新生儿遗传代谢病筛查室间质评委员会, 欧明才, 江剑辉. 新生儿遗传代谢病筛查随访专家共识. 中华医学遗传学杂志, 2020, 37 (4): 367-372.

［14］DELFAVERO J J, JNAH A J, NEWBERRY D. Glucose-6-phosphate dehydrogenase deficiency and the benefits of early screening. Neonatal Netw, 2020, 39 (5): 270-282.

［15］ZHANG Z, WANG X, JIANG J. Screening results and mutation frequency analysis of G6PD deficiency in 1 291 274 newborns in Huizhou, China: a twenty-year experience. Ann Hematol, 2024, 103 (1): 29-36.

第十六章 神经肌肉疾病

神经肌肉疾病（neuromuscular disease，NMD）是一类包含 400 余种累及脑神经运动核与脊髓前角细胞、周围神经、神经肌肉接头和 / 或肌肉的神经系统疾病，依据不同病因分为获得性和遗传性两类，前者常为炎症、中毒、药物等因素导致，后者因先天遗传病因致病，且大部分起病于儿童期，其中以脊髓性肌萎缩（spinal muscular atrophy，SMA）与进行性假肥大性肌营养不良（Duchenne muscular dystrophy，DMD）这两种严重致死致残性疾病为代表。鉴于该类疾病的罕见性与复杂性，其诊断通常会出现显著延迟，导致患者多系统功能出现不可逆损害，影响疾病预后。近年来，随着分子生物学和基因工程技术的发展，以 SMA 和 DMD 为代表的遗传性 NMD 治疗取得了突破性进展，多种疾病修正治疗（disease-modifying therapy，DMT）药物相继问世，NMD 进入精准治疗时代，疾病预后也得到显著改善。但事实上只有基于新生儿筛查的症状前治疗才能真正实现可治疗疾病的及时诊断与及时干预，从而预防或减少与各种疾病相关的发病率和病死率，最大程度改变疾病自然病史。目前 SMA、DMD 等 NMD 已被纳入美国新生儿推荐统一筛查目录，并在全球其他国家陆续实施试点筛查，开展 NMD 新生儿筛查有望为遗传性疾病的早筛查、早诊断及早治疗提供重要解决路径。

一、脊髓性肌萎缩

脊髓性肌萎缩（spinal muscular atrophy，SMA）是一种常染色体隐性遗传 NMD，因 5 号染色体运动神经元存活基因 1（survival motor neuron gene 1，SMN1）突变、体内运动神经元存活（survival motor neuron，SMN）蛋白缺乏导致脊髓前角 α- 运动神经元功能障碍和退行性变，患者临床表现为进行性肌肉萎缩和肌无力，常伴多系统功能损害。该病位居 2 岁以内婴幼儿致死致残性遗传病首位，新生儿发病率约为 1/10 000~1/6 000，中国人群突变携带率

约 1/48~1/42。

（一）病因和发病机制

SMA 是由染色体 5q11.2~q13.3 上的 SMN1 基因缺失或突变致使体内 SMN 蛋白表达降低而致病。SMN1 基因全长约 20kb，包含 8 个外显子，编码由 294 个氨基酸构成的 SMN 蛋白。SMN 蛋白是一种 "管家蛋白"，广泛表达于全身多器官组织细胞，参与剪接体蛋白复合体组装及体内多种重要的生理过程。该蛋白缺乏导致体内脊髓前角 α-运动神经元变性退化，患者出现以近端肌无力、肌萎缩为主要特征的临床症状。SMA 患者 95% 的突变类型为 SMN1 双等位基因纯合缺失，5% 为 SMN1 复合杂合变异，即一个等位基因缺失，另一等位基因发生微小致病性变异。

SMN2 基因为 SMN1 的高度同源基因，两者仅存在 5 个碱基差异，但因 SMN2 基因 7 号外显子 c.840C>T 突变（SMN1 为 c.840 C，SMN2 为 c.840 T）破坏剪接增强子结构，导致 SMN2 基因转录过程出现 7 号外显子跳跃，编码产生极不稳定、易被降解的 SMN 截短蛋白（SMNΔ7），仅可表达 10% 的功能性 SMN 蛋白维持生理功能。因此，SMN2 基因拷贝数作为 SMA 的重要生物标志物，与疾病严重程度呈负相关，SMN2 拷贝数越高，疾病表型相对越轻。SMA 0 型患儿通常 SMN2 拷贝数为 1，临床表型最重；拷贝数为 2 的患儿多为 SMA 1 型，拷贝数为 3 的患儿多为 2 型或 3 型，而 4 型成人患者 SMN2 拷贝数多 ≥4。故 SMN1 为决定性致病基因，而 SMN2 基因对 SMA 疾病进程预后具有重要参考意义。

（二）新生儿筛查

随 SMA 的 DMT 药物上市可及，SMA 症状前诊断并给予 DMT，疗效优于发病后治疗。目前大多数欧美国家及日本、韩国等亚洲国家均已开展全国范围 SMA 新生儿筛查，国内《脊髓性肌萎缩症新生儿筛查专家共识（2023 版）》也已发布，为新生

儿筛查工作开展提供了实践指南。

1. 筛查目标疾病与基因　目前针对 SMN1 基因 7 号外显子纯合缺失所致的 5q SMA 筛查方法可靠，专家共识推荐在全体新生儿范围内推广；而 SMN1 基因其他类型变异非 SMN1 基因变异所致 SMA 因缺乏热点变异位点且不能被 SMN1 基因 7 号外显子拷贝数定量方法检出，尚未纳入 SMA 新生儿筛查疾病。

2. 筛查方法　干血斑是全球 SMA 新生儿筛查的首选样本类型，血片样本建议与我国目前现行新生儿筛查同时或尽早采集，取 ≥6mm 直径的滤纸干血斑用于 DNA 提取。大规模人群 SMA 一级筛查检测通常采用针对 SMN1 基因 7 号外显子的定量检测方法，如荧光定量聚合酶链反应（qPCR）等，筛查机构选择的筛查方法检测灵敏度应 ≥95%，阳性预测值应 ≥90%。

3. 筛查阳性新生儿监护人沟通咨询要点　应与筛查阳性新生儿监护人充分沟通并提供疾病相关咨询，建议沟通与咨询内容应包括：①疾病相关信息、筛查结果及其代表意义；②筛查技术存在的局限性和目前结果存在的各种可能性；③立即至指定且具备诊断资质医疗机构，采集新生儿及核心家系成员血样本（新生儿及其生物学父母）进行确诊实验，神经肌肉疾病专家同步检查和评估新生儿临床各项指标；④告知确诊实验所采用技术、风险及局限性；⑤明确告知结果，如确诊试验为阴性，仍须定期随访并纳入儿童保健系统管理；如确诊为阳性，立即参与由小儿神经病学和医学遗传学等医生组成的医疗团队进行治疗讨论，制订个体化诊疗方案，建议监护人积极接受并参与由政府、社会组织等（特殊疾病救助渠道、病患组织、病友群等）提供的各种帮助，树立长期随访的准备和信心；⑥在确诊等待期，监护人需要密切关注新生儿运动、喂养和呼吸等方面表现，一旦出现异常表现（如哭声变弱、喂养困难、已获得的运动功能减退或丧失、运动能力落后于年龄、腹式呼吸和生长障碍等），需立即就医。

4. 召回流程及确诊实验　干血斑标本筛查阳性新生儿立即召回，同时采集其核心家系成员全血进行确诊性基因检测。确诊实验包括 SMN1、SMN2 基因拷贝数检测；同时对患儿进行详细体格检查，并完成运动功能及电生理（肌电图）等评估，尽早明确确诊，并依据 SMN2 拷贝数及临床多系统评估制订治疗方案。确诊实验推荐采用定量分析技术，如 MLPA、液滴数字 PCR、荧光定量 PCR 技术等。召回新生儿的确诊实验需同时包括 SMN2 拷贝数检测，有助于疾病分型预判、症状前治疗策略的制订及后期随访规划。核心家系成员 SMN1 基因型等遗传传递信息亦需检测，为进一步的遗传咨询提供支持。确诊实验应在 2 周内完成，自出生行新生儿疾病筛查至确诊实验完成周期建议为 15~30 天甚至更短。确诊实验基因检测报告需关注：① SMN1、SMN2 基因 7、8 号外显子拷贝数；② SMN1 基因微小变异信息、遗传模式、变异来源、致病性分析等。SMN1 基因 7 号外显子拷贝数缺失为明确致病性变异，单一或多个碱基的微小变异参照《ACMG 遗传变异分类标准与指南》解读其致病性。

5. 确诊试验后监护人沟通要点　确诊实验完成后，需再次与召回新生儿筛查阳性家庭进行沟通，提供疾病咨询和指导，沟通内容主要包括：①确诊实验结果如为阳性，应立即联系医学遗传学专家和小儿神经病学专家团队报告确诊实验结果并进行讨论，由专家团队对讨论结果进行解释，告知疾病相关信息、家系遗传传递规律和再发风险评估；同时建议家系其他成员进行扩展性筛查，以期早期明确其他成员是否患病及存在风险。由 SMA 专科诊治医生为确诊阳性患儿进行认知、语言、运动功能、喂养、呼吸和睡眠等多系统功能评估，依据临床评估与 SMN2 拷贝数制订个体化治疗策略，提供后期多学科随访管理和日常护理指导。②确诊实验结果如为阴性，同样需及时联系医学遗传学专家和小儿神经病学专家报告实验结果，由遗传学专家或小儿神经病学专家对筛查家庭进行遗传咨询和指导，解释筛查阳性而确诊阴性的原因及可能存在的复合杂合变异类型 SMA 等残余风险（约 5%）；同时建议针对这些家庭制订随访计划，每 3 个月随访一次，直至 2 岁，指导家长密切关注患儿认知、语言、运动功能、呼吸、消化和睡眠等多系统功能的发育与变化，及时发现异常情况，及早就诊。

6. 筛查确诊阳性新生儿的随访管理　经确诊实验明确阳性的新生儿，均应及时制订个体化治疗与疾病管理方案。多国专家共识及相关临床研究建议将 SMN2 拷贝数作为是否启动症状前疾病修正治疗的生物标志物：SMN2 拷贝数为 1 且已出现临床症状的患儿，依据家长意愿酌情考虑是否启动治疗；拷贝数为 1 的无症状患儿及 SMN2 拷贝数为 2（临床分型最可能为 SMA 1 型或 2 型）或拷贝数为 3（临床分型最可能为 SMA 2 型或 3 型）的无症状患儿，均建议立即启动治疗；*SMN2* 拷贝数为 4 的无症状患儿（预测未来临床分型为 SMA 3 型或 4 型），建议尽早启动疾病修正治疗；*SMN2* 拷贝数为 5 的无症状患儿建议严密观察及随访，暂不立即启动治疗。

所有确诊阳性新生儿需接受长期、规范的医学随访管理。*SMN2* 拷贝数为 1~4 的无症状 SMA 患儿在接受药物治疗后应每 3 个月进行 1 次医学随访。未能及时接受治疗的无症状患儿，6 月龄内建议每个月随访 1 次；6 月龄~2 岁建议每 2~3 个月随访 1 次；2 岁以上每 6~12 个月随访 1 次。常规随访内容应包括尺神经或腓神经复合肌肉动作电位（compound muscle action potential，CMAP）波幅等电生理检查、神经系统体格检查及运动功能量表等相关评估。

7. 国外实践经验　SMA 新生儿筛查已成为当前全球新生儿疾病筛查的热点。现已有 30 余个国家和地区开展全国范围的 SMA 新生儿筛查，大部分国家筛查覆盖率＞90%。部分筛查确诊 SMA 的患儿于发病前早期启动疾病修正治疗，临床获益显著，部分患儿可实现正常运动发育里程碑，改变了疾病的自然病程。澳大利亚最新一项非随机队列研究证实，与发病后治疗对照组相比，SMA 新生儿筛查治疗组接受疾病修正治疗药物诺西那生钠治疗 2 年后运动功能里程碑达成程度存在显著差异，筛查组 HINE-2 运动里程碑量表评分提升更高。新生儿疾病筛查工作的开展有助于推动症状前早期治疗，改善疾病预后，改变自然病程。国内自 2023 年 SMA 新生儿筛查专家共识发布以来，已于多个省市开展筛查试点工作，筛查实践经验正在积累中。

8. 筛查意义与展望　研究表明，SMA 疾病修正治疗药物的症状前应用可显著改善患儿预后，而新生儿筛查是发现症状前 SMA 患儿的最佳途径。由于 SMA 是进行性进展的疾病，越早诊断并启动治疗患者临床获益越大。新生儿筛查后及早治疗可显著降低 SMA 发生率和患病率，患者临床发病前接受治疗，临床获益最大，有望实现与正常同龄儿童一致的运动里程碑，实现 SMA 疾病的三级预防。

（三）临床表现

依据起病年龄及所能达到的最高运动里程碑，SMA 可分为 0、1、2、3、4 型，其中 0 型为宫内发病，

1~3 型为儿童期发病，4 型通常成年后发病。

SMA 0 型为 SMA 最严重的类型，常于宫内即发病，多表现为胎动减少，生后出现吞咽、呼吸障碍，伴面瘫和关节挛缩等，多数患儿生后数周即死亡。SMA 1 型为最常见分型，患儿于出生后 6 月龄内发病，表现为"松软儿"特征，头控不稳、不能独坐，伴进行性全身性肌无力和严重肌张力低下，因呼吸肌活动障碍导致胸腔无法有效扩张而形成"钟形"胸廓，并因球部运动神经元受损而出现舌肌萎缩伴肌束抖动、哭声细弱等典型表现，自然病史下患者常面临反复呼吸道感染、喂养困难，最终因肺炎、呼吸衰竭、喂养障碍等于 2 岁内死亡。SMA 2 型与 3 型患者分别为生后 6~18 月龄和 18 月龄后发病，2 型患者发病前可实现独坐但不能独走，3 型可实现独走，但随着病程延长，均可出现关节挛缩、脊柱侧弯、肺功能下降等多系统功能损害。

（四）诊断

SMA 的确诊需结合临床表现、肌电图特征以及基因检测提示 *SMN1* 基因 7 号外显子的纯合缺失或复合杂合变异。

1. 临床评估　结合病史查体特点，患者通常存在运动发育迟缓或已获得的运动能力倒退，具有进行性、对称性肌无力，近端重于远端，下肢重于上肢，体格检查肌张力低下，腱反射减弱或消失。肌电图提示以脊髓前角细胞受累为特征的神经源性损害。

2. 遗传学诊断　临床拟诊 SMA 的患者，应首先进行 *SMN1* 拷贝数定量分析。受检者为 *SMN1* 7 号外显子或 7、8 号外显子纯合缺失时，即可诊断为 *SMN1* 纯合缺失型患者。当受检者为 *SMN1* 杂合缺失，需进行另一个 *SMN1* 等位基因序列分析：如检测到微小致病性变异，则诊断为 *SMN1* 缺失和微小变异的复合杂合变异患者；如未查到微小致病性变异且临床表现不典型，该个体可能为 *SMN1* 缺失携带者或其他疾病患者，需进一步结合肌电图进行鉴别诊断。当未检出 *SMN1* 纯合缺失或复合杂合变异，但具有明确 SMA 临床诊断，可能存在检测范围外的致病性变异，尤其存在患者父母为近亲婚配时，应进行 *SMN1* 基因全序列分析，以确诊 *SMN1* 双等位基因均为致病性微小变异。*SMN1* 基因测序推荐长片段 PCR 扩增技术。

（五）治疗和管理

1. 药物治疗　DMT 为 SMA 根本治疗方法，现全球共 3 种 DMT 药物已获批上市应用于临床

实践,分别为鞘内注射反义寡核苷酸类药物诺西那生钠、口服小分子药物利司扑兰及一次性静脉给药 *SMN1* 基因替代药物 Zolgensma。其中诺西那生钠与利司扑兰分别于 2019 年与 2021 年在国内上市,并已纳入国家医保目录。

2. 多学科综合管理 SMA 是一种累及多器官系统的全身性疾病,除药物治疗外,多学科综合管理需贯穿疾病整个病程。多学科管理对改善患者远期预后及生存质量至关重要,包括神经肌肉和骨骼系统评估,康复训练,营养状况、消化道功能、呼吸功能管理,以及并发症防治等。

二、进行性假肥大性肌营养不良

进行性假肥大性肌营养不良(Duchenne muscular dystrophy,DMD)又称迪谢内肌营养不良,是一种罕见的 X 染色体隐性遗传致死性疾病,患者以异常步态、小腿腓肠肌肥大、高尔征(Gower sign)阳性、血清肌酸激酶异常升高等为特征性表现,随着疾病进展常出现严重进行性肌肉萎缩,最终死于心力衰竭或呼吸衰竭。鉴于 DMD 遗传形式为 X 染色体连锁隐性遗传,该病发病患者多为男性,女性患者罕见。国外报道发病率约为 $1/(3\,000\sim6\,000)$ 活产男婴,国内发病率为 $1/(3\,600\sim3\,800)$。

(一)病因和发病机制

DMD 基因位于 X 染色体 p21 区域,是人体内目前已知分子量最大的基因,共包含 8 个启动子和 79 个外显子,编码由 3\,685 个氨基酸构成的 427kDa 功能性抗肌萎缩蛋白(dystrophin)。抗肌萎缩蛋白是一种骨架蛋白,可连接抗肌萎缩蛋白相关蛋白复合体与胞内细胞骨架肌动蛋白,以维持肌肉在运动状态的稳定性。功能性抗肌萎缩蛋白缺乏,肌肉纤维在收缩时受损,导致全身性慢性肌纤维损伤,抑制肌肉纤维再生,最终导致肌肉纤维化并被脂肪组织取代。由于患者体内 *DMD* 基因存在不同类型外显子缺失、重复或点突变,无法合成正常抗肌萎缩蛋白发病。

已知 *DMD* 基因突变类型有数千种,60%~70% 的突变类型为缺失突变;5%~15% 为重复突变;20% 为点突变、小缺失或插入,其中 96% 为移码突变;约 33% 为新生突变,10%~20% 的新生突变发生在生殖细胞。缺失和重复突变集中于 *DMD* 基因第 45~55 号和第 3~9 号外显子,约 47% 和 7% 的患者分别在这些热点区域发生突变。超过 99% 的 DMD 患者系缺失、重复或微小突变,但也有部

分 X 染色体和常染色体易位所致更大的基因组重排。

(二)新生儿筛查

1. 筛查目的 ①通过早期诊断、早期治疗降低疾病死亡率;②识别患者并提供有效治疗,以改善疾病严重程度;③在生命早期阶段,通过识别致病变异携带情况等风险因素指导生育选择。

2. 筛查方法及流程 传统筛查方法为干血斑样本检测肌酸激酶(CK)水平,但该方法假阳性率较高,因此仅作为初筛。确诊试验需进行 *DMD* 基因检测,首选 MLPA,结果阴性者进一步行全外显子组测序检测微小变异。

美国 DMD 新生儿筛查推荐采用双层分析体系,即干血斑样本中检测 CK 水平,同时采用相同干血斑样本直接进行基因检测。该法假阳性率低(<0.2%),可最大程度地降低 DNA 检测及疾病诊断成本。澳大利亚 DMD 新生儿筛查流程为采集出生后 48~72 小时充分哺乳新生儿干血斑标本检测 CK 水平,如 CK 水平<1\,000ng/ml,无须进一步检测;如 CK≥1\,000ng/ml,需完善 MLPA 检测,未发现致病性变异需进一步完善二代测序明确排除 DMD;如 MLPA 发现致病性变异,须召回新生儿及其家庭,复测静脉血和干血斑 CK 水平,并完善家系基因检测。

国内部分机构推荐采用如下筛查流程:采集出生 72 小时充分哺乳新生儿的干血斑标本,检测 CK 水平,高于界限值者召回复测静脉血和干血斑 CK,并于 4 周后复查,CK 水平均高于界限值者完善 *DMD* 基因检测。

3. 筛查确诊新生儿的随访管理 经确诊实验明确阳性的新生儿,需接受医学遗传学及小儿神经病学专家主导的多学科随访管理,包括遗传咨询、诊断和治疗方面的专业知识,及时制订个体化治疗与疾病管理方案,同时需为患者父母提供遗传咨询、心理疏导及其他社会支持。

4. 国内外筛查实践 基于干血斑 CK 检测的 DMD 新生儿筛查自 1975 年以来已在多个国家的十余项研究中得以实践(表 16-1),数百万新生儿接受筛查,不同区域 DMD 患病率以及多种检测技术性能已积累一定数据。但目前对 DMD 新生儿筛查尚未形成统一共识。国内近年于浙江、广东、河南、台湾等地的 DMD 筛查试验结论指出,新生儿疾病筛查工作推广有赖于对疾病早期治疗获益程度及长期预后的深入研究。

表 16-1　国内外 DMD 新生儿筛查历年实践结果

年份	国家和地区	筛查量（男性）	DMD 患者	患病率
1979	新西兰	10 000	2	1/5 000
1982	英国爱丁堡	2 336	0	0
1986	德国	350 000	78	1/4 589
1988	加拿大曼尼托巴	54 000	10	1/5 400
1989	法国里昂	37 312	7	1/5 330
1991	美国宾夕法尼亚州	49 000	10	1/4 900
1998	塞浦路斯	30 014	5	1/6 002
2006	比利时安特卫普	281 214	51	1/5 514
2011	英国威尔士	335 045	63	1/5 266
2012	美国俄亥俄州	37 749	6	1/6 291
2016	中国杭州	42 862	9	1/4 800
2019	中国广州	40 000	—	—
2019	中国河南	13 110	3	1/4 370
2021	中国台湾	26 130	3	1/8 710

5. 筛查开展的意义与面临的挑战　DMD 新生儿筛查工作一直面临挑战，如目前仍缺乏证据支持早期应用类固醇激素或疾病修正治疗药物有助于患者改善自然病史及长期临床获益，婴儿期 DMD 患者临床表现可不典型，筛查技术效能以及存在的伦理问题等。但新生儿筛查尽早明确诊断可为患者及其家庭提供选择治疗的机会。家系先证者的早期诊断则有助于提供适当的遗传咨询和产前咨询，做出合理的生育决策，降低 DMD 的症状发生率与患病率，实现对疾病的三级预防。未来随着覆盖不同变异类型疾病修正治疗药物的渐进研发与逐步可及，DMD 作为一种有药可治的疾病有望实现新生儿疾病筛查全覆盖。

（三）临床表现

DMD 患者早期常见症状为运动发育迟缓、运动耐力下降、上下楼梯费力、走路易摔跤、步态异常、跑跳困难，体格检查可见腓肠肌肥大、肌痛、高尔征阳性；可同时合并行为异常、认知损害、生长受限、学习障碍、注意缺陷及语言发育迟缓。

依据患者肢体无力表现和多器官系统损害伴随症状，DMD 随疾病进展可分为五个阶段，即症状前期、早期独走期、晚期独走期、早期不能独走期及晚期不能独走期。

症状前期：多数患者出现运动发育迟缓，可伴不同程度的精神发育迟滞或认知功能受损，腹爬、独走时间较同龄健康儿延迟，跑步慢，不能连续跳跃，腓肠肌开始出现肥大；部分患者平卧位坐起困难。

早期独走期：通常于 5 岁前发病，多数 3~4 岁开始出现肢体无力症状与体征。患者表现为上下台阶、蹲起费力，跑步缓慢，下蹲后足跟不能着地，高尔征阳性，体格检查可有腓肠肌肥大，双膝腱反射减弱或消失。患者在运动功能上升期病情相对稳定，运动能力随年龄可有一定的提升，继而出现运动发育平台期；此后可表现为步态异常，走路摇摆呈"臀中肌步态"，腰椎前凸，跟腱挛缩，踮脚走路等。

5 岁后患者病情进展加速，经历晚期独走期、早期不能独走期及晚期不能独走期 3 个阶段，下肢肌力持续减退，通常于 9~10 岁丧失独走能力，不能跑跳、上下楼梯。出现髋关节脱位、膝/肘关节挛缩、跟腱挛缩、脊柱侧凸，体格检查可见特征性"翼状肩胛"；14~15 岁后不能独坐，双上肢活动受限，出现心肌病和呼吸功能障碍；患者发病越早，心肺功能损害越明显，常于 30 岁前死于呼吸衰竭或心力衰竭。

（四）辅助检查

1. 血清学检测　CK 为首选检查，患者新生儿期即可发现 CK 水平显著升高，通常高于正常值数十倍至百倍以上。乳酸脱氢酶、肌酸激酶同工酶水平可升高,血清肌酐水平可降低。

2. 肌电图 提示肌源性损害。

3. 肌肉磁共振成像 可确定骨骼肌病变严重程度。患者臀大肌和大收肌可出现不同程度的脂肪浸润、间质增生和水肿改变。随疾病进展,小腿腓肠肌和比目鱼肌脂肪浸润,7 岁后大腿肌肉脂肪浸润加速进展,但半腱肌、股薄肌、长收肌和缝匠肌相对保留和 / 或肥大。

4. 肌肉病理 肌肉活检可明确肌肉组织抗肌萎缩蛋白病理情况,尤其适用于基因检测不能明确诊断,或临床上难以区分 DMD 和贝克肌营养不良（Becker muscular dystrophy,BMD）患者的情况。利用针对抗肌萎缩蛋白氨基端（N 端）、羧基端（C 端）及杆状区（R 端）结构域的抗体行骨骼肌免疫组织化学染色。DMD 患者肌纤维膜抗肌萎缩蛋白 -C 端结构域通常为阴性表达,N 端结构域通常为阴性或近阴性表达,R 端结构域通常有一定表达,可伴个别突变修复肌纤维。其次也可针对肌肉组织中抗肌萎缩蛋白的转录本进行测序和分析。

5. 基因检测 采用 MLPA 检测可发现单个外显子水平以上的片段缺失 / 重复的致病性变异;外显子靶向捕获二代测序技术不仅可以检出点突变等微小变异,还可提示片段缺失或者重复。

6. 心肺功能测定 X 线检查、心电图和超声心动图可评估患者心脏受累程度。DMD 患者心电图右胸前导联出现高 R 波,左胸前导联出现深 Q 波;心脏超声可提示左心室扩大。患者肺功能可随年龄增长逐渐下降。

（五）诊断

1. 临床疑诊 存在以下任意一条均应疑诊 DMD。

(1) 无阳性家族史时出现肌无力（<5 岁）的表型:运动发育迟缓、爬行、独走、跑、跳较同龄儿延迟或完全欠佳或不能完成;高尔征阳性,或脚尖走路（任何年龄,特别是<5 岁）;近端无力大于远端无力。

(2) 有 DMD 阳性家族史。

(3) 13 岁前丧失独立行走能力（未服用激素）,或 16 岁前丧失独立行走能力（服用激素）。

(4) 无法用其他原因解释的血清 CK 水平升高。

2. 遗传学诊断 DMD 基因发现外显子水平存在片段缺失 / 重复或微小致病性变异。

3. 诊断流程 临床疑诊 DMD 者,首先完善血清 CK 检测,进一步行肌电图检查,及肌肉 MRI 检查。前述检查提示异常患者首先采用多重连接探针扩增技术（MLPA）法检测大片段缺失或重复变异,结果阴性者进一步行全外显子组测序（如二代测序）检测微小变异。二代测序仍未发现致病变异时,则需要进行肌肉活检。通过以上步骤的遗传学分析,约>99% 的肌营养不良患者可以获得遗传学诊断。

（六）治疗和管理

由于 DMD 基因变异类型复杂多样,目前尚无覆盖所有基因变异类型的一次性根治疗法。现阶段 DMD 主要治疗策略为药物治疗与多学科综合管理。

1. 药物治疗

(1) 糖皮质激素:糖皮质激素仍为目前治疗 DMD 最常用的药物,多项研究表明长期口服糖皮质激素可延长患者独走时间 2~5 年或更长,有助于延长患者寿命、改善心肺功能。

(2) 疾病修正治疗药物:目前靶向 DMD 患者多种变异类型的基因治疗策略主要包括外显子跳跃、终止密码子通读、外源性微小抗肌萎缩蛋白基因替代治疗。

1) 外显子跳跃疗法:为反义寡核苷酸类药物,目前 Eteplirsen、Golodirsen、Viltolarsen 与 Casimersen 四种获批用于治疗 DMD,分别适用于 51 号、53 号（Golodirsen、Viltolarsen）及 45 号外显子突变 DMD 类型。

2) 终止密码子通读疗法:适用于所有无义突变类型,代表药物 Ataluren 尚未获 FDA 批准,目前仅在个别欧洲国家获批限制性应用。

3) 基因替代疗法:代表药物为 DMD 基因替代治疗 SRP-9001 及微型肌营养不良蛋白基因替代药物 PF-06939926,均处于临床研究阶段,尚未获批上市。

(3) 其他:艾地苯醌可延缓、改善患者呼吸功能减退,减少呼吸系统并发症。辅酶 Q_{10} 可在激素使用基础上一定程度帮助提升患者肌力。

2. 多学科综合管理 确诊 DMD 的患者应首先进行多器官系统评估,明确所处疾病阶段及多器官系统功能损害程度,制订个体化管理方案。主要包括对骨骼肌及整体功能状态、心肺功能、骨关节损害、消化道功能、生长发育状况、认知精神心理状态、运动康复等多系统功能的随访评估与治疗管理及各种并发症的预防。

（毛姗姗、冯艺杰）

参考文献

［1］MERCURI E, SUMNER C J, MUNTONI F, et al. Spinal muscular atrophy. Nat Rev Dis Primers, 2022, 8 (1): 52.

［2］DANGOULOFF T, BOEMER F, SERVAIS L. Newborn screening of neuromuscular diseases. Neuromuscul Disord, 2021, 31 (10): 1070-1080.

［3］GROEN E J N, TALBOT K, GILLINGWATER T H. Advances in therapy for spinal muscular atrophy: promises and challenges. Nat Rev Neurol, 2018, 14 (4): 214-224.

［4］LEE B H, DENG S, CHIRIBOGA C A, et al. Newborn screening for spinal muscular atrophy in New York State: clinical outcomes from the first 3 years. Neurology, 2022, 99 (14): e1527-1537.

［5］中国研究型医院学会神经科学专业委员会, 中国出生缺陷干预救助基金会神经与肌肉疾病防控专项基金组织专家组. 脊髓性肌萎缩症新生儿筛查专家共识 (2023 版). 中华医学杂志, 2023, 103 (27): 2075-2081.

［6］DUAN D, GOEMANS N, TAKEDA S, et al. Duchenne muscular dystrophy. Nat Rev Dis Primers, 2021, 7 (1): 13.

［7］BIRNKRANT D J, BUSHBY K, BANN C M, et al. Diagnosis and management of Duchenne muscular dystrophy, part 1: diagnosis, and neuromuscular, rehabilitation, endocrine, and gastrointestinal and nutritional management. Lancet Neurol, 2018, 17 (3): 251-267.

［8］FOX H, MILLINGTON L, MAHABEER I, et al. Duchenne muscular dystrophy. BMJ, 2020, 368: l7012.

［9］FARRAR M A, KARIYAWASAM D, GRATTAN S, et al. Newborn screening for the diagnosis and treatment of duchenne muscular dystrophy. J Neuromuscul Dis, 2023, 10 (1): 15-28.

［10］KE Q, ZHAO Z Y, GRIGGS R, et al. Newborn screening for Duchenne muscular dystrophy in China: follow-up diagnosis and subsequent treatment. World J Pediatr, 2017, 13 (3): 197-201.

第十七章　内分泌系统疾病

内分泌系统疾病包含内分泌腺体及相关调控一大类疾病，与激素、代谢、生长发育等密切相关。内分泌系统疾病的筛查在新生儿疾病筛查历史中占重要地位，包括早期就开展的先天性甲状腺功能减退症、国内已经普遍开展的先天性肾上腺皮质增生症等。这些疾病常可导致患者多系统功能出现不可逆损害，严重者可致残，甚至威胁生命。然而，如果能早期干预，多可取得良好疗效，疾病预后也得到显著改善。

一、先天性甲状腺功能减退症

（一）发病机制与分类

先天性甲状腺功能减退症（congenital hypothyroidism，CH）指出生时下丘脑-垂体-甲状腺（hypothalamic-pituitary-thyroid，HPT）轴功能障碍而导致的甲状腺激素（thyroid hormone，TH）产生不足或伴有轻微到严重的 TH 缺乏症，但近年研究认为 CH 既可能是由 HPT 轴发育或功能异常引起，也可能是由 TH 作用受损引起。

CH 是儿科常见的内分泌疾病之一，根据病因的不同可以分为散发性甲状腺功能减退和地方性甲状腺功能减退。散发性甲状腺功能减退是由甲状腺发育不全、异位或甲状腺激素合成及功能障碍造成的，临床较常见。地方性甲状腺功能减退多出现在地方性甲状腺肿流行区，由发育早期碘缺乏所致。CH 的患病率为 1/4 000~1/2 000，西班牙人中患病率较高，在黑种人中较低。女性和男性的患病率之比是 2∶1。中国从 1985—2022 年 37 年间共筛查新生儿 207 603 764 例，确诊 102 430 例，发病率为 1/2 027。CH 分类如下所述。

1. 原发性甲状腺功能减退 可由下列原因引起。

（1）甲状腺发育异常：如甲状腺缺如、甲状腺异位、甲状腺发育不良、单叶甲状腺等，绝大部分为散发，部分发现与基因突变有关，如 *TTF-1*、*TTF-2* 和 *PAX8* 等基因异常。

（2）甲状腺激素合成障碍：甲状腺过氧化物酶、甲状腺球蛋白、碘化酪氨酸转运蛋白、过氧化氢合成酶等基因突变。

2. 继发性甲状腺功能减退（中枢性甲状腺功能减退） TSH 缺乏与垂体前叶发育相关的转录因子缺陷，如 *PROP1*、*PIT-1*、*LHX4*、*HESX1* 等；促甲状腺激素释放素（thyroliberin；thyrotropin releasing hormone，TRH）分泌缺陷，如垂体柄阻断综合征、下丘脑病变；TRH 抵抗，如 TRH 受体突变。

3. 外周性甲状腺功能减退 甲状腺激素抵抗，如甲状腺受体 β 突变或信号传递通路缺陷；甲状腺激素转运缺陷，如 *MCT8* 突变。

4. 暂时性甲状腺功能减退 可由母亲服用抗甲状腺药物治疗、母源性 TSH 受体阻断抗体（如 TRB-Ab）、母亲或新生儿缺碘或碘过量等引起。

（二）新生儿筛查

CH 是国家卫生健康委规定的新生儿筛查疾病之一，通过新生儿疾病筛查获得早期诊断与治疗，预后良好。

1. 采血时间 出生环境的刺激会引起新生儿一过性 TSH 增高，为避开生理 TSH 高峰，标本采集应在出生 48 小时后，并充分哺乳。对于各种原因（早产儿、低出生体重儿、提前出院者等）未采血者，最迟不宜超过出生后 20 日。如孕妇有甲状腺疾病或家族中有 CH 病史应尽早筛查；同胞（双胎或多胎）可能存在宫内交叉输血，若其中有一例阳性，即使其他同胞筛查正常，也需要一起复查。

2. 筛查指标 ① TSH：随着科学技术的发展，测定 TSH 的方法有了很大进展，如放射免疫法（radioimmunoassay immunization，RIA）、酶标免疫吸附法（enzyme immunosorbent assay，EIA）、酶联免疫吸附法（enzyme-linked immunosorbent assay，ELISA）、酶免疫荧光分析法（enzyme fluoroisnmunoassay，EFIA）和时间分辨荧光免疫分

析法(time-resolving fluorescence immunoassay，Tr-FIA)等。在 1998 年以前，我国 CH 筛查以 RIA 法为主；1998 年开始，主要采用灵敏度较高的 Tr-FIA 法，少数地区采用 ELISA 法和 EFIA 法，RIA 法已基本不再采用。TSH 浓度的阳性界限值根据各地实验室及试剂盒而定，一般为 8~20μIU/ml，超过界限者召回复查。此法可造成漏筛的疾病有中枢性甲状腺功能减退、低甲状腺素血症等，低出生体重儿和极低出生体重儿由于下丘脑 - 垂体 - 甲状腺轴反馈建立延迟，可使 TSH 延迟升高，筛查假阴性。目前多数国家通过足跟获得的全血标本中测量 TSH 和 T_4，新生儿血细胞比容平均为 55%。血清单位表达的结果约为全血单位表达的 2.2 倍，例如，在全血中筛查 15mIU/L 的 TSH 大致相当于 33mIU/L 的血清 TSH。临床医生需确定所在地区的新生儿疾病筛查结果是用全血还是用血清单位表达的。美国和加拿大都用血清单位表示结果，其他国家的许多项目用全血单位表示结果。② T_4：少数国家采用此指标，适用于筛查的疾病为原发性甲状腺功能减退、中枢性甲状腺功能减退及甲状腺素结合球蛋白缺乏。与 TSH 筛查方法相比，其筛查灵敏度及特异度较低，且测试费用较高、操作复杂，虽然其筛查可及时发现迟发性 TSH 增高的患儿和高甲状腺素血症的患儿，但在初期 T_4 正常的延迟性 TSH 升高患儿中可漏诊。③ TSH+T_4：是较为理想的筛查方法，有些国家甚至采用 T_4-TSH-甲状腺素结合球蛋白(thyroxine binding globulin，TBG)筛查方法，即在 T_4 为主筛查的基础上，如 $T_4 \leqslant -0.8S$，加筛 TSH；$T_4 \leqslant -1.6S$，加筛 TBG；对各种原因导致的 CH 筛查的灵敏度和特异度分别达 98% 及 99%，但是成本高，绝大多数筛查机构尚未采用。

3. 筛查假阴性 由于筛查过程中存在筛查方法选择、实验室操作及出生时的患病、生后输血、早产、低出生体重等因素，使筛查存在漏诊的可能性(假阴性)。按照 TSH 筛查方法，漏诊率可达 10%，北美漏诊率为 6%~12%。为了减少漏诊，美国部分地区 CH 筛查设定在两个时间段，分别为出生后 2~4 日和 2 周。在 2 周时筛查，检出的 CH 患儿占总 CH 患儿的 10%，基于这一阶段筛查增加的 CH 发病率大概为 1/30 000，主要见于 TSH 轻度或延迟增高的低出生体重儿或极低出生体重儿。其中有一些病例可能是由于甲状腺发育异常或内分泌功能障碍所致。

4. 甲状腺功能检查 使用滤纸干血斑 TSH 值筛查 CH，如 TSH 增高，为可疑阳性患儿，应立即召回检测血清 TSH、游离甲状腺素(free thyroxine，FT_4)、T_4、游离三碘甲状腺原氨酸(free triiodothyronine，FT_3)、三碘甲状腺原氨酸(triiodothyronine，T_3)浓度。①先天性 CH(临床型)：TSH>20mIU/L，FT_4、T_4 下降。②亚临床 CH：召回复查时 TSH≥20.0mIU/L，T_4、FT_4 正常或正常值低限，无临床症状。③高 TSH 血症：TSH 5.6~20.0mIU/L，FT_4、FT_3、T_4、T_3 均正常，为轻度甲状腺功能减退的代偿期，大部分患儿可恢复正常，随访过程中，少部分患儿可转化为亚临床 CH 或 CH。④暂时性低甲状腺素血症：TSH 正常、T_4 降低的情况可见于 3%~5% 新生儿。此种情况可由下丘脑功能不成熟所致，尤可见于早产儿；也可见于 TBG 缺乏症、中枢性 CH、迟发性 TSH 升高患儿，长期使用多巴胺或大剂量糖皮质激素也可使新生儿或婴儿的 TSH 水平受抑制。⑤低 T_4 及延迟性 TSH 升高：采用 TSH 筛查方法容易漏诊这部分患儿。主要见于低出生体重儿、极低出生体重儿、患严重疾病(重症监护、心血管异常)的早产儿和足月儿。目前还不清楚这种延迟性 TSH 升高是否由于垂体甲状腺反馈调节机制障碍、暂时性甲状腺功能减退(如碘诱导)或轻度永久性 CH 所致。为了避免漏诊，推荐这类患儿在出生后 2~6 周复查，但此类患儿比例很小，每个患儿都复检将增加筛查成本，所以有以下危险因素时应复检：家族性内分泌功能障碍，临床怀疑 CH，同卵双生，新生儿重症监护病房(neonatal intensive care unit，NICU)所有低出生体重和极低出生体重儿，特别是合并有心血管疾病的新生儿。对于 21- 三体综合征患儿，建议在新生儿期末(出生后 28 天)检测血清 TSH 水平，21- 三体综合征患儿的 CH、高 TSH 或亚临床 CH 发生率均较高，而多数患有 21- 三体综合征的新生儿可能存在 TSH 生成受损并导致其筛查结果呈假阴性，因此应在出生后 28 天检测血清 TSH 和 FT_4。21- 三体综合征的婴儿 CH 的发病率很高，为 1%~12%。对于双胎，应在出生后 2 周或第一次筛查 2 周后进行二次筛查并随访。

5. 促甲状腺素释放激素兴奋试验 对疑有 TSH 或 TRH 分泌不足的患儿可静脉注射 TRH 7μg/kg，于注射前及注射后 30 分钟、60 分钟、120 分钟分别测定血 TSH 水平。正常者在注射后 20~30 分钟出现 TSH 上升峰；若未出现高峰，考虑垂体病变；如 TSH 水平明显升高或持续时间延长，则提示下丘脑病变。

6. 血清甲状腺结合球蛋白　如血清 T_4 低而 TSH 正常，可能为先天性 TBG 缺乏症，应检测 TBG。如 TBG 浓度下降，说明无甲状腺组织或 TBG 合成异常。

7. 甲状腺 B 超　为了避免接触放射线，目前已将 B 超作为形态学检查的主要手段。B 超可检测甲状腺是否缺失及其大小、形状、位置，但 B 超对异位甲状腺诊断灵敏度较低，近年来推荐的彩色多普勒超声可以提高灵敏度。

8. 骨龄测定　行新生儿 X 线检查观察胫骨近端、股骨远端和踝部，正常足月新生儿可见多个骨化中心（幼儿 X 线摄片观察左手腕骨的骨化中心）。先天性甲状腺功能减退患儿骨骼生长发育延迟，骨化中心出现延迟，常呈点状或不规则，管状骨和扁骨髓腔狭小而相应皮质增厚。

9. 放射性核素检查　以前多用 ^{131}I，但其半衰期（8 日）比 ^{123}I（13.3 小时）长，目前常用 ^{123}I 或 ^{99}Tc。由于核素的不良反应，目前对筛查阳性患儿采用核素扫描仍有争议。^{123}I 推荐安全剂量是 0.925Bq（25μCi），放射剂量很小，相当于 2~3 次胸部 X 线检查所接受的剂量。对于疑似甲状腺功能减退的患儿，应进行如下分析：①核素扫描可发现异位甲状腺，不显影应考虑甲状腺发育不良或缺如；②放射性碘摄入缺乏而 B 超检查甲状腺正常，可能是由于 TSH 受体缺陷，碘转运障碍或胎儿接受母体 TSH 受体阻断抗体所致；③扫描正常或有结节，提示可能为遗传性 T_4 合成缺陷，需检测血清甲状腺结合球蛋白，可鉴别甲状腺结合球蛋白缺乏症或是其他原因所致甲状腺功能减退。甲状腺核素扫描是确定 CH 病因最准确的检查手段，特别是在甲状腺肿大或严重发育不良的情况下。甲状腺处于原位时可以进行高氯酸盐排泄试验以明确甲状腺的碘滞留能力。双重成像具有高分辨率优势，可区分永久性 CH 和短暂性 CH，在确认甲状腺增生和甲状腺异位方面效果尤佳。

10. 其他　部分病例可有血糖降低，血胆固醇和甘油三酯升高，基础代谢率低；心电图示低电压、窦性心动过缓、PR 间期延长、QRS 波增宽。

（三）临床表现

散发性甲状腺功能减退患儿因在宫内受健康母亲甲状腺激素的影响，出生时多无症状，是由于母体 T_4 可通过胎盘传输给胎儿。症状出现的早晚和轻重程度与患儿甲状腺组织的分泌功能有关。主要临床特点有生长发育迟缓、智力落后和生理功能低下。

1. 新生儿期　妊娠期胎动少，常为过期产，出生体重常大于第 90 百分位数，前后囟大，胎便排出延迟，生理性黄疸时间延长，这些均是新生儿最早出现的症状。同时伴有腹胀、便秘、嗜睡、脐疝、反应迟钝、喂养困难、体温不升、哭声低等。

2. 典型症状　多数 CH 患儿在出生半年后出现如下典型症状。①特殊面容和体态：表情呆滞，面部及全身臃肿，颈短，眼距宽，睑裂狭小，鼻梁宽平，发际低，毛发稀疏，皮肤粗糙，面色黄，舌大而宽厚，常伸出口外，形成特殊面容；身材矮小，四肢短而躯干长，囟门闭合及出牙延迟。②神经系统方面：智力发育低下，表情呆板，运动发育迟缓，坐、立、走时间延迟。③生理功能低下：精神差，食欲缺乏，嗜睡，少哭，少动，低体温，脉搏与呼吸均缓慢，心音低钝，心脏扩大，腹胀，便秘，第二性征出现迟等。

3. 地方性甲状腺功能减退　此类患儿在胎儿期即因碘缺乏而不能合成足量甲状腺激素，影响中枢神经系统发育，临床表现有神经型、黏液型两种，可相互交叉重叠。①神经型：出现共济失调、痉挛性瘫痪、聋哑和智力低下，而甲状腺功能减退的其他表现不明显，身材正常；②黏液型：有显著的甲状腺功能减退表现，特殊的面容和体态，便秘和黏液性水肿突出，生长发育和性发育明显落后，智力发育落后，约 28% 的患儿伴有甲状腺增大。本病在新生儿期因临床症状不明显，不易确诊，但新生儿疾病筛查广泛开展以来，CH 在新生儿期已能确诊。年长患儿根据典型的临床表现和实验室检查结果，不难做出诊断。

（四）鉴别诊断

1. 先天性巨结肠　新生儿甲状腺功能减退应与本病相鉴别，本病患儿出生后即开始腹胀、顽固性便秘，并常有脐疝，营养不良，但其面容、反应和哭声等均正常。直肠指检提示直肠空虚感，腹部立位 X 线检查可显示低位肠梗阻，钡剂灌肠可见结肠痉挛段和扩张段。血甲状腺激素水平正常。

2. 新生儿败血症　指新生儿期致病菌经各种途径侵入新生儿血液循环并在其中生长繁殖、产生毒素而造成全身性的感染。临床上可表现为体温改变、黄疸、腹胀、肝脾大等。血常规和血培养有助于鉴别诊断。

3. 新生儿生理性黄疸　新生儿生理性黄疸

(neonatal physiologic jaundice)于足月儿生后 2~3 日出现,4~5 日达高峰,1~2 周内消退;早产儿黄疸多出现于生后 3~5 日,5~7 日达高峰,最迟在 4 周内消退。血清胆红素足月儿不超过 221μmol/L (12.9mg/dl),早产儿不超过 257μmol/L(15mg/dl)。生理性黄疸不伴其他临床症状。甲状腺功能减退患儿不仅有黄疸消退延迟,且伴有腹胀、反应迟钝等症状,血甲状腺激素测定有助于诊断。

4. 21- 三体综合征　21- 三体综合征为染色体疾病,患儿有特殊面容,眼距宽、外眼角上斜、鼻梁低、舌伸出口外、皮肤和毛发正常,小指中节短、通贯手,无黏液性水肿,通常合并先天性心脏病,智力、骨骼和动作发育均迟缓,甲状腺功能正常,染色体检查可鉴别。要注意该病也可合并甲状腺功能减退。

5. 先天性软骨发育不良　体型呈不匀称矮小,头大,四肢短,躯干正常,腹部膨隆,臀后翘,骨骼 X 线检查显示长骨骨干变短,干骺端变宽。

6. 黏多糖贮积症 Ⅰ 型　本病属于遗传代谢病,由于缺乏黏多糖降解过程中的酶,过多的黏多糖积聚在组织、器官中而出现症状。患儿头大、鼻梁低平、毛发浓密、肝脾大、智力发育迟缓。X 线检查可见特征性肋骨飘带状,椎体前部呈楔形,长骨骨骺端增宽。尿黏多糖阳性。

7. 佝偻病　虽有动作发育迟缓和生长落后等表现,但智力正常、皮肤正常,无甲状腺功能减退的特殊面容,有佝偻病体征,血生化和骨骼 X 线检查有助于诊断。

(五)治疗

1. 常用药物

(1)左甲状腺素钠:左甲状腺素钠(L-thyrosine, L-T$_4$)为目前 CH 首选药物,每片 50μg 或 100μg,肠道吸收完全,半衰期为 1 周,血清浓度稳定,每日口服 1 次即可。

(2)甲状腺片:甲状腺片(thyroid)从动物中提取而成,含 T$_3$ 和 T$_4$,各地所产含量不稳定,应定期观察临床疗效。

(3)左旋三碘甲状腺酪氨酸钠:左旋三碘甲状腺酪氨酸钠(L-triiodothyronine,LT$_3$)作用较 L-T$_4$ 快,进入组织迅速,代谢、排泄也较快,一般用于紧急情况。

2. 临床 CH　一旦确诊,则应立即开始进行甲状腺素替代治疗,同时进行病因诊断。因为其认知发展是否理想依赖于生后治疗时限及充足的剂量,目前主张采用 L-T$_4$ 治疗,初剂量为 7~15μg/ (kg·d),具体取决于甲状腺功能及甲状腺发育状况,晨起空腹服用,尽快提高血中 T$_4$ 浓度,2 周内 T$_4$ 达正常范围,1 个月内使 TSH 达到正常范围。若治疗后达不到这一目标,应考虑是否存在父母依从性不好或有影响 L-T$_4$ 吸收的因素。以后根据临床表现、FT$_4$ 及 TSH 浓度变化调整 L-T$_4$ 剂量。在治疗的最初 3 年内,T$_4$ 或 FT$_4$ 应该保持在正常参考范围的上限,TSH 低于正常的上限。豆类、纤维素、铁、钙能抑制肠道 T$_4$ 吸收,应避免同时服用。

3. 亚临床 CH　因 T$_4$、FT$_4$ 正常,故初始剂量建议 3~5μg/(kg·d),以后根据甲状腺功能测定情况及时调整剂量,并使剂量个体化。

如果确诊性检测发现血清 TSH 水平>20mIU/L,即使血清 FT$_4$ 水平正常也应开始治疗。如果出生 3 周后血清 FT$_4$ 水平处于年龄特异性参考范围,但血清 TSH 水平为 6~20mIU/L,建议立即开始应用 L-T$_4$ 治疗,并在治疗结束后重新行确诊性检测,或不予以治疗而在 1~2 周后重新检测并评估是否需要治疗。如果血清 FT$_4$ 水平低而血清 TSH 水平低、正常或稍高,则应考虑诊断为中枢性 CH。中枢性 CH 的特征是血清 FT$_4$ 水平低伴血清 TSH 水平低、正常或轻度升高,可表现为孤立的或多发性垂体激素缺乏。

对于新生儿中枢性 CH,应在 L-T$_4$ 治疗前排除中枢性肾上腺功能不全,若不能排除,则须在 LT$_4$ 治疗前进行糖皮质激素治疗,以防止诱发肾上腺危象。

4. 高 TSH 血症　是否需要甲状腺素替代治疗目前仍无定论,也没有长期研究评估这组人群的认知发展。目前大多数专家认为持续的 TSH>10mIU/L 是开始 L-T$_4$ 治疗的指标。6~10mIU/L 的婴儿治疗剂量有争议。

5. 治疗目标　CH 第一个治疗目标是迅速增加血液循环中的 T$_4$,在 L-T$_4$ 治疗开始后反复检测血清 FT$_4$、TSH 水平,并进行临床评估,这是 CH 患儿进行 L-T$_4$ 治疗、随访的基础,由于 FT$_4$ 是 T$_4$ 的生物活性形式,因此第一个治疗目标是尽快使 FT$_4$ 恢复正常,第二个治疗目标是 4 周内使 TSH 恢复正常。

6. 中国 CH 诊治专家共识推荐治疗剂量

(1)甲状腺激素替代治疗:确诊患儿口服左甲状腺素(L-T$_4$),初始剂量为 5~15μg/(kg·d),每日一次,使 FT$_4$ 在 2 周内、TSH 在 4 周内达到正常。

(2)高 TSH 血症:TSH>10mIU/L,给予 L-T$_4$

治疗。TSH 6~10mIU/L,建议间隔 1 个月复查甲状腺功能,如长期维持在 6~10mIU/L,可给予小剂量 L-T$_4$ 替代治疗。

(3)定期复查甲状腺功能:初次治疗后 2 周复查,根据血 FT$_4$、TSH 浓度调整治疗剂量,使血 FT$_4$ 维持在平均值至正常上限范围内,TSH 维持在正常范围内。

(六)随访

1. 疑似患儿 对于疑似 CH 的新生儿,应立即以电话或书面等方式通知家长,召回到筛查检测、治疗机构进行复查,必须检测血清 T$_3$、T$_4$、FT$_3$、FT$_4$、TSH 水平,根据足月新生儿及早产儿正常范围评价甲状腺功能。确认后尽早给予治疗及干预,一般不超过患儿出生后 4 周。

2. L-T$_4$ 治疗 L-T$_4$ 对心脏有明显的正性作用,对于先天性心脏病和即将发生心力衰竭的 CH 新生儿,建议应用较低的 L-T$_4$ 起始剂量(约为推荐剂量的 50%),并根据血清 FT$_4$ 和 TSH 测量以及婴儿的临床情况来增加 L-T$_4$ 起始剂量。未经治疗的 CH 患儿可出现主动脉内 - 中膜厚度增加、血清总胆固醇水平升高及心功能不全,而早期 L-T$_4$ 治疗可逆转上述情况。疾病、药物或食物可降低 LT$_4$ 生物利用度,如应用质子泵抑制剂钙或铁会减少吸收,而抗癫痫药物(苯巴比妥、苯妥英钠和卡马西平)和利福平会增加其代谢清除,应避免同时摄入。L-T$_4$ 主要在近端小肠吸收,乳糜泻、短肠综合征的儿童吸收减少。CH 的治疗个性化很重要。

3. 随访管理 患儿及家长良好的依从性很重要,包括长期、规律治疗、检测及随访。坚持正确的服药方法,避免同时服用影响 L-T$_4$ 吸收的药物和食物(豆类、纤维素、铁、钙等)。定期检测甲状腺功能,治疗开始后第 2 周和第 4 周应该复查 1 次;前半年每 1~2 个月 1 次;6 月龄 ~3 岁每 3~4 个月 1 次;以后每 6~12 个月 1 次;每次调整剂量后 4 周测定甲状腺功能;T$_4$、FT$_4$ 保持在上限,TSH 在正常范围。

4. 神经发育评估 除应定期评估所有 CH 患儿神经、运动、发育情况和学业进展外,还应额外评估其有无言语延迟、注意力不集中、记忆问题和行为问题等,少数 CH 患儿会表现出明显的神经、运动、发育迟缓和伴有脑异常的 CH 综合征。研究表明,绝大多数早期发现并给予适当治疗的 CH 患儿神经、运动、发育水平和学习成绩正常,但接受初始 L-T$_4$ 低剂量治疗的重度 CH 患儿智商较低并常伴

有轻微的神经功能缺陷,但重度 CH 患儿即使接受了早期、适当的治疗,仍可存在轻微的认知和运动障碍风险,可表现为学习成绩低下、大脑形态及功能异常等。应定期监测生长发育,观察骨龄及评估智力发育。T$_4$ 在骨骼生长和维持骨矿物质稳态方面发挥着重要作用,多数重度 CH 患儿骨骼成熟延迟,但在出生后前几个月内采用 L-T$_4$ 治疗能迅速使骨骼成熟正常化。由于 CH 患儿常合并听力损失及先天性心脏病(肺动脉狭窄、房间隔缺损、室间隔缺损等),故应早期进行听力筛查和心脏 B 超检查。听力筛查在出生后 2 个月内进行,最迟不超过 3 个月,以避免语言发育障碍。经充分治疗的 CH 患儿生长发育、生育能力与正常人无区别,女性 CH 患儿的月经初潮和月经周期不受影响。

5. 永久性 CH 的评估 B 超显示甲状腺无明显异常,在正规治疗 3 年后,根据用药量考虑尝试减量或停用 L-T$_4$ 1 个月。如检测 FT$_4$ 及 TSH 水平正常则为暂时性 CH,可随访观察;若 FT$_4$ 低,TSH 升高,即为永久性 CH,应立即恢复治疗。为防止停药 1 个月引起永久性 CH 所致的脑损伤,建议先减少原剂量一半;1 个月后复查 TSH,如超过 20mIU/L 即为永久性 CH,立即恢复治疗;如 TSH 未升高,可再停用 1 个月,复查 FT$_4$ 及 TSH 正常者为暂时性 CH,可随访观察。

二、先天性肾上腺皮质增生症

先天性肾上腺皮质增生症(congenital adrenal hyperplasia,CAH)是一组编码肾上腺皮质类固醇生物合成酶的基因缺陷导致的常染色体隐性遗传疾病。由于肾上腺皮质合成的皮质醇(cortisol,F)完全或部分受阻,导致下丘脑 / 垂体分泌的促肾上腺皮质激素释放激素(corticotropin releasing hormone,CRH)/ 促肾上腺皮质激素(adrenocorticotropic hormone,ACTH)反馈性增加,使得肾上腺皮质增生,酶阻断的前体化合物如 17α- 羟孕酮(17α-hydroxyprogesterone,17α-OHP)增多,经旁路代谢而使雄激素产生增多。临床表现为儿童期肾上腺皮质功能不全、电解质紊乱、失盐和 / 或性发育异常,部分成人表现为月经紊乱、不孕不育等,常伴有双侧肾上腺皮质增生。

CAH 按照酶缺陷类型的不同,可分为 21- 羟化酶缺乏症(21-hydroxylase deficiency,21-OHD)、11β- 羟化酶缺乏症(11β-hydroxylase deficiency,11β-OHD)、3β- 羟基类固醇脱氢酶缺乏症(3β-hydroxysteroid dehydrogenase deficiency,3β-HSD)、17α- 羟 化 酶 缺 乏 症(17α-hydroxylase deficiency,17α-OHD)、20,22- 碳链裂解酶缺陷、类固醇激素合成急性调节蛋白缺乏症(steroid hormone acute regulatory protein deficiency,StAR deficiency)及 17β- 羟基类固醇脱氢酶缺陷症(17β-hydroxysteroid dehydrogenase deficiency,17β-HSD)等。其中以 21-OHD 最常见,占 CAH 的 90%~95%,国内外的发病率为 1/20 000~1/10 000。根据临床表现和 21- 羟化酶的残留酶活性,21-OHD 分为经典型和非经典型,经典型又分为失盐型和单纯男性化型。经典型占 75%,发病率为 1/18 000~1/14 000,非经典型中白种人较亚洲人多见。本节主要阐述 21-OHD 型 CAH。

(一)病因和发病机制

21- 羟化酶是一种参与糖皮质激素和盐皮质激素合成的细胞色素 P450 氧化酶(P450C21),21- 羟化酶缺乏可导致肾上腺皮质的束状带与球状带细胞的 21- 羟化酶功能受损,因此 17α-OHP 和孕酮不能转化为 11- 脱氧皮质醇(11-deoxycortisol,11-DOF)和 11- 脱氧皮质酮。皮质醇合成障碍反馈性促使垂体 ACTH 分泌增加,刺激肾上腺皮质增生,导致 21- 羟化酶的底物 17α-OHP 等过度生成,并经旁路代谢为 21- 脱氧皮质醇(21-deoxycortisol,21-DOF)和雄烯二酮(androstenedione)、睾酮和脱氢表雄酮(dehydroepiandrosterone,DHEA)等肾上腺来源的雄激素(图 17-1)。此外,在胎儿发育的第 6~10 周性分化的主要阶段,17α-OHP 和孕酮可以经旁路代谢和"后门"途径,合成双氢睾酮,使胎儿期雄激素过剩,导致新生儿女婴外生殖器男性化(阴蒂肥大)和少数男婴阴茎增大。出生后糖皮质激素和盐皮质激素合成减少及肾上腺来源的雄激素水平升高导致 21-OHD 的相关临床表现。

(二)新生儿筛查

为了预防危及生命的肾上腺皮质危象以及由此导致的脑损伤或死亡,预防女性患儿由于外生殖器男性化造成性别判断错误,以及过多雄激素造成的身材矮小、心理和生理发育等障碍,使患儿在临床症状出现之前及早得到诊治,开展新生儿 CAH 筛查是行之有效的方法。新生儿 CAH 筛查以干血滤纸片的 17α-OHP 是否升高作为筛查指标,由于非经典型 21-OHD 新生儿期 17α-OHP 升高不明显而存在漏筛的可能,目前 CAH 新生儿筛查主要对象是经典型 21-OHD 患儿。迄今,CAH 新生儿疾病筛查已被 53 个国家和地区纳入常规新生儿疾病筛查项目,经典型 CAH 发病率为 1/18 000~1/14 000。我国 CAH 筛查起步于 20 世纪 90 年代初,目前多数省市已开展 CAH 筛查,且逐渐从局部地区走向全面筛查,Li 等对中国 785 万新生儿疾病筛查结果进行 meta 分析显示经典型 CAH 患病率为 1/23 024。

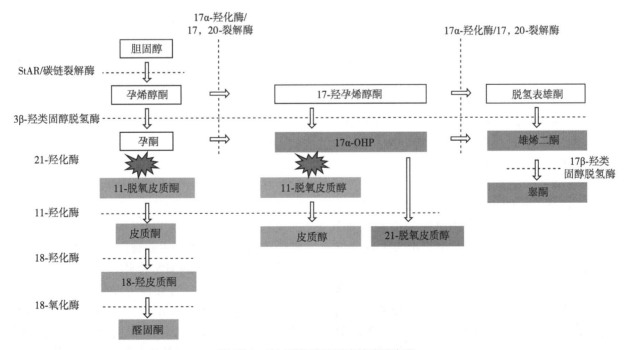

图 17-1 21- 羟化酶缺乏症的病理生理

1. CAH 的新生儿筛查　按照 2019 版《新生儿疾病筛查滤纸片采集和递送及保存专家共识》,新生儿出生后 48 小时进行足跟血采集,制成干血滤纸片后测定 17α-OHP 浓度,当新生儿初筛 17α-OHP 水平高于界限值时,需召回重新采血复查。复查仍阳性,再进行生化和基因诊断。17α-OHP 检测方法有解离增强镧系元素荧光免疫分析法(dissociation-enhanced lanthanide fluoroimmunoassay,DELFIA)和液相色谱-串联质谱法(liquid chromatography tandem mass spectrometry,LC-MS/MS)等,目前新生儿 CAH 筛查主要采用 DELFIA 方法。目前国内多数筛查实验室参照新生儿 17α-OHP 检测试剂盒提供的界限值作为阳性界限值,部分实验室自行设定界限值,无统一标准。结合国内实验室的经验,推荐足月儿或正常体重新生儿(≥2 500g)的 17α-OHP 阳性界限值为 15nmol/L(根据具体新生儿 17α-OHP 测定试剂盒说明书确定范围);各筛查中心也可根据当地新生儿群体特点、筛查统计资料、检测方法等调整阳性界限值,以改善筛查的灵敏度与特异度。另有国外专家提出初筛阳性患者的 17α-OHP 水平明显升高时(>60nmol/L),可作为“阳性转诊”病例交由儿科内分泌专家进一步评估,以优化临床流程,保障危重患儿的健康。

2. CAH 的二级筛查　为了确保失盐型和多数单纯男性化型患儿不被漏筛,目前 17α-OHP 界限值设置的比较低,导致了假阳性率高,并造成了新生儿父母不必要的焦虑。近年研究发现采用 LC-MS/MS 进行原始干血滤纸片的二级筛查可显著提高 CAH 筛查的阳性预测值,达到 11%~50%。

LC-MS/MS 优于 DELFIA 方法主要体现在:首先,其类固醇激素检测的特异度和准确性优于 DELFIA 方法。其次,LC-MS/MS 可通过一次检测同时测定多个类固醇激素代谢物或者代谢物比值来提高筛查的灵敏度和特异度,如 LC-MS/MS 可同步检测 17α-OHP、21-DOF、11-DOF、雄烯二酮、皮质醇的水平及分析计算(17α-OHP+雄烯二酮)/F 和 11-DOF/17α-OHP 等。在 21-羟化酶活性缺陷的情况下,大部分 17α-OHP 被 11β-羟化酶转化为 21-DOF,即便在早产儿中也不会大量分泌,因此 21-DOF 水平升高对 21-OHD 具有高度特异性。有研究显示,通过分析(17α-OHP+雄烯二酮)/F 比值和 21-DOF 水平的二级筛查方案可显著提高筛查的阳性预测值至 67%。另外,17α-OHP 升高还可见于 11β-OHD、P450 氧化还原酶缺

症(cytochrome P450 oxidoreductase deficiency,PORD)、3β-HSD 以及 17α-OHD 等其他类型的 CAH。二级筛查可同时检测多种类固醇激素,除了可提高 21-OHD 新生儿疾病筛查的效率外,还可辅助这些疾病的诊断和鉴别诊断。

(三)临床表现

1. 经典型 21-OHD

(1)单纯男性化型:21-羟化酶部分性缺乏,占 21-OHD 患者总数的 25%。皮质醇和醛固酮合成部分受阻,在反馈性 ACTH 分泌增加情况下,尚能维持皮质醇和醛固酮接近或稍低于正常水平。该型主要的临床表现为雄激素水平增高的症状和体征。男性婴儿由于在胎内外生殖器的形成未受到肾上腺产生的高水平雄激素的影响,故出生时外生殖器似正常,少数有轻度的阴茎增大、阴囊色素沉着。随着年龄增大,这些患儿若不治疗往往在 2 岁后出现明显的雄激素过多的体征,如阴茎粗大,但由于过多的雄激素并非促性腺激素分泌增加所致,其可反馈性地抑制促性腺激素分泌,故睾丸并无增大。这与真性性早熟不同,后者伴睾丸明显发育。女性胎儿在子宫内暴露于不同的雄激素量,临床上导致不同程度的外生殖器男性化:轻者可为阴蒂肥大,伴或不伴阴唇融合;严重者阴唇完全融合似阴囊,阴蒂肥大似阴茎,尿道开口于肥大的阴蒂下方,外观似男性外生殖器但未能触及睾丸,而内生殖器仍为女性的内生殖器,这容易导致性别错判,故 21-OHD 是女性外生殖器两性难辨最常见的原因之一。无论男女,由于雄激素异常增高,21-OHD 患儿一般在 4~7 岁可出现胡须、阴毛、腋毛,有的甚至在婴儿期出现阴毛发育。此外,出现体臭、秃发、痤疮等。由于雄激素增高,患儿早期生长加速,超过同年龄同性别正常小儿,且身体强壮,以后随着骨骺提前成熟,最终成人身高明显低于正常。单纯型 21-OHD 患者由于皮质醇功能正常或接近正常,临床上多无肾上腺皮质功能减退的表现。单纯型虽然存在失盐的情况,但通过血肾素活性和醛固酮分泌增高而起到了一定的代偿作用,故临床上无明显的失盐症状。由于 ACTH 增高,出生时有不同程度的色素沉着,多见于皮肤皱褶处,手指关节伸面、腋窝、腹股沟、乳晕周围尤为明显。

(2)失盐型:21-羟化酶完全缺乏,占 21-OHD 患儿总数的约 75%。临床上除出现单纯男性化型的一系列临床表现外,还可因醛固酮严重缺乏出现失盐的症状。失盐型患儿在胎儿期的液体与电解

质平衡是由胎盘和母体肾脏维持,出生后在新生儿期,由于肾小管保钠机制尚不完善,往往在出生后1~4周出现失盐症状;同时又因伴有皮质醇合成障碍,出现不同程度的肾上腺皮质功能不足表现,例如,呕吐、腹泻、脱水,严重的代谢性酸中毒,难以纠正的低钠血症和高钾血症;如不及时诊断治疗,则导致血容量降低、血压下降、休克、循环功能衰竭。随着年龄增大,一般在4岁后,机体对失盐的耐受性有所增加,失盐症状逐渐改善。

2. 非典型21-OHD 该型21-羟化酶活性为正常人的20%~50%。约占CAH的1/3。多见于女性,白种人女性中此型发生率较高,为1%~2%。这些患儿在出生后无临床症状,外生殖器正常,随着年龄增大,多在儿童期或成年期,渐渐出现雄激素增高的体征。一些文献资料显示,多毛、阴毛早现约占30%。女性患者月经初潮延迟、继发性月经过少或闭经约占68%。男孩早期可出现痤疮,胡须、阴毛、生长加速,而成年期的最终身高往往明显低于预测身高。成年期发病男性的雄激素增高体征往往被认为正常的性发育,不易察觉,由于精子减少可造成生育能力障碍;女性因闭经、月经量过少、多囊卵巢就诊后才得以诊断。在患高雄激素血症的女性中,该型的患病率为1%~3%。因此,非典型21-OHD是引起男女生育能力下降的原因之一。对于女性继发性闭经或月经量减少、患有多囊卵巢综合征和所有生育能力障碍者最好进行CAH的筛查诊断。

(四)辅助检查

1. 实验室检查 对新生儿疾病筛查阳性或临床高度疑似CAH的患者,检测类固醇激素及其前体代谢物的水平是诊断CAH的主要手段。

(1)血标本采集:ACTH、皮质醇的分泌呈昼夜节律,早上6—8点达到峰值,午夜降至最低点。因此建议在早晨8点前且糖皮质激素服用前采血,对于成年女性建议在月经周期的卵泡期清晨抽血。

(2)17α-OHP:17α-OHP持续增高是21-OHD的重要诊断指标。建议至少在首次诊断时使用LC-MS/MS方法检测17α-OHP。通常17α-OHP浓度>300nmol/L提示经典型;6~300nmol/L主要见于非经典型;<6nmol/L时基本可排除21-OHD。另外,17α-OHP浓度>30nmol/L时可生化诊断为21-OHD。

对于17α-OHP基线水平<30nmol/L、17α-OHP基线水平不确定或已接受糖皮质激素治疗的患者需进一步行ACTH激发试验明确诊断,静脉注射250μg合成ACTH,在基线和ACTH注射后30分钟和/或60分钟采血测17α-OHP、皮质醇的浓度。ACTH激发后17α-OHP浓度若>30nmol/L提示可能为21-OHD。非经典型患者的17α-OHP可能正常(图17-2)。

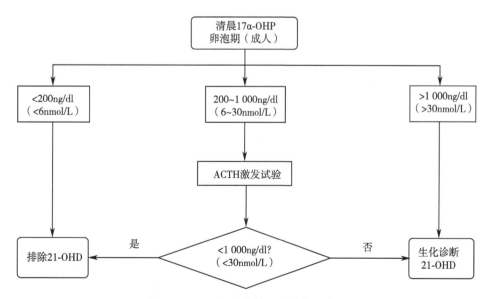

图17-2 21-羟化酶缺乏症的生化诊断

17α-OHP水平检测应在清晨(上午8点前)进行。对于育龄期女性,应在卵泡期进行类固醇激素的测量,并且类固醇激素可能因采用的检测方法的不同而测量值不同。经典型21-OHD的患者,包括21-OHD的失盐型和单纯男性化型,其未经激发的17α-OHP值通常>30nmol/L。需注意,单纯男性化型和非经典型的CAH患者17α-OHP水平可能难以区分。

（3）血电解质及酸碱平衡：失盐型 21-OHD 患者可表现为低钠血症、高钾血症、代谢性酸中毒，单纯男性化型及非典型者电解质正常。

（4）血 ACTH 及皮质醇：失盐型血 ACTH 多增高，伴皮质醇降低；单纯男性化型或非经典型的 ACTH 及皮质醇水平可正常。

（5）血雄烯二酮、孕酮：21-OHD 患者此类激素水平有不同程度的增高。雄烯二酮受影响因素较小，浓度相对较稳定，与 17α-OHP 水平有较好的相关性，但不如 17α-OHP 敏感。21-OHD 患者孕酮水平有提高，但其诊断特异度不高。对于备孕女性，卵泡期目标为 <2nmol/L。

（6）血睾酮：正常男性睾酮主要来自睾丸，少量由肾上腺的雄烯二酮经 17- 羟类固醇转变而来。21-OHD 患者睾酮水平明显增高，但出生 6 个月内男婴存在生理性的睾酮增高，注意鉴别。

（7）血类固醇激素谱：LC-MS/MS 可一次性检测 17α-OHP、21-DOF、11-DOF、雄烯二酮、皮质醇、11- 脱氧皮质酮、硫酸脱氢表雄酮（dehydroepiandrosterone sulfate，DHEAS）、17- 羟孕烯醇酮、睾酮的水平及计算（17α-OHP+ 雄烯二酮）/F 和 11-DOF/17α-OHP 比值等。

（8）血肾素及醛固酮：评估盐皮质激素储备情况，并非 21-OHD 特异性的诊断依据，其血浓度受年龄、饮食中钠摄入量、抽血时体位及其他因素影响。正常新生儿和婴儿早期肾素、醛固酮可增高，无诊断意义。失盐型和部分单纯男性化型患者肾素水平有不同程度的增高；一些患者虽因不同程度的醛固酮合成缺陷而导致醛固酮水平降低，但临床可无失盐症状。

（9）尿类固醇激素谱：气相色谱 - 质谱法可以同时测定包括孕激素、糖皮质激素、盐皮质激素、雄激素的前体及代谢物、雌激素，有助于 21-OHD 的诊断，目前不在国内实验室常规检测项目中。

（10）染色体核型：对于外生殖器两性难辨患儿需做染色体检查以明确性别。

2. 影像学检查

（1）肾上腺 CT 或 MRI：CAH 患儿肾上腺 CT 或 MRI 可显示肾上腺皮质增厚。由于新生儿肾上腺皮质较小，判断困难，可不作为常规检查项目。

（2）左手及腕骨正位 X 线检查：用于骨龄评估。对于新生儿和婴儿，不作为常规检查项目。

3. 基因诊断　CYP21A2 基因编码 21- 羟化酶，有一个高度同源的假基因 CYP21A1P。真假基因在外显子序列的同源性高达 98%，在内含子的同源性 96%，都位于 6p21.33 区域，两者都分别与其邻近基因 RP1/2、C4A/B 和 TNXA/B 形成一个遗传单位（RP-C4-CYP21-TNX），称为 RCCX 模块。正常染色体含有双 RCCX 模块。两条染色体可在 CYP21A2-CYP21A1P 或 TNXA-TNXB 基因区域发生同源重组，形成单 RCCX 模块（基因缺失）和三 RCCX 模块（基因重复 / 重排）。

由于假基因和 CYP21A2 序列高度同源且位置相近，CYP21A2 的变异多来源于真假基因之间的重组和 / 或微交换，新发变异的概率为 1%~2%。通过微交换获得的假基因上的变异。通过重组形成的大片段缺失导致了上述变异所在的外显子缺失。对 CYP21A2 进行特异性扩增结合 Sanger 测序法和多重连接探针扩增技术的方法对 CYP21A2 基因进行检测。三代测序技术克服了二代测序读长短的劣势，可以全面检测 CYP21A2 基因变异。多数研究认为，90%~95% 的 21-OHD 患者临床表型与其所携带的 CYP21A2 的变异存在基因型 - 表型相关性。根据致病变异对蛋白酶活性的影响，可将其分为严重型致病变异、中间型致病变异和轻型致病变异。表 17-1 中列出了常见的不同影响的变异。

表 17-1　常见的 CYP21A2 变异 - 酶活性 - 表型对应表

变异类型	影响程度	残留酶活性 /%	表型	常见变异位点
小变异	严重型	0	失盐型	c.332_339del（p.Gly111Valfs*21）
				E6 cluster（c.710T>A；c.713T>A；c.719T>A）（p.Ile237Asn；p.Val238Glu；p.Met240Lys）
				c.923dup（p.Leu308Phefs*6）
				c.955C>T（p.Gln319*）
				c.1069C>T（p.Arg357Trp）
				c.1451_1452delinsC（p.Arg484Profs*58）

续表

变异类型	影响程度	残留酶活性 /%	表型	常见变异位点	
小变异	严重型	<1	失盐型	c.293-13C/A>G(I2G)	
			单纯男性化型		
	中间型	2~11	单纯男性化型	c.518T>A(p.Ile173Asn)	
			失盐型		
	轻型	20~50	非经典型	c.-126C>T	
				c.-113G>A	
				c.-110T>C	
				c.-103A>G	
				c.92C>T(p.Pro31Leu)	
				c.844G>T(p.Val282Leu)	
大片段缺失	严重型	0	失盐型	E3 缺失	c.293-13C/A>G、c.332_339del
				E6 缺失	E6 cluster
				E7 缺失	c.844G>T、c.923dup
				E8 缺失	c.955C>T、c.1069C>T
	中间型	2~11	单纯男性化型	E1 缺失	c.-126C>T、c.-113G>A、c.-110T>C、c.-103A>G、c.92C>T
				E4 缺失	c.518T>A

注：E1、E3、E4、E6、E7 和 E8 外显子缺失可以以组合的形式出现。

(五)诊断和鉴别诊断

1. 诊断　从临床表现、生化指标和基因诊断三方面进行综合评价。

(1)临床诊断：经典型中的失盐型患儿在新生儿期(一般在出生后 1~2 周)出现呕吐、腹泻、脱水、难以纠正的低钠血症、高钾血症、代谢性酸中毒，严重者出现血压下降，循环衰竭。女婴外生殖器不同程度的男性化，如阴蒂增大、阴唇融合；男婴多数有正常的外生殖器。经典型中的单纯男性化型患儿在新生儿期无上述失盐及糖皮质激素缺乏症状。随着年龄增大，患儿渐渐出现雄激素过多症状体征如多毛、阴毛早现，声音变粗，生长加速，明显超出同年龄儿童身高，男孩阴茎粗大，女孩阴蒂肥大明显。而非经典型患儿在儿童早期无明显临床症状，往往因多毛、阴毛早现、痤疮，或女性至成年期因月经过少、闭经和不孕而就诊。

(2)生化诊断：失盐型 CAH 患者可以有低血钠、高血钾、代谢性酸中毒，血皮质醇水平低于正常，血肾素活性水平有不同程度增高，血醛固酮早期可升高以代偿失盐倾向。单纯男性化型患者，血皮质醇水平可在正常范围或稍低于正常，电解质水平正常，血 ACTH 水平不同程度的升高，部分患儿尤其是非经典型者可正常；血 17α-OHP、雄烯二酮和 17- 酮类固醇、睾酮均可增高，其中 17α-OHP 可增高达正常的数倍、数十倍，甚至数百倍，是 21-OHD 较可靠的诊断依据。ACTH 激发试验对非经典型 CAH 有诊断价值。

(3)基因诊断：21-OHD 在进行基因诊断之前，应进行生化检查，结合临床表现和家族史情况，获得指向性的 21-OHD 诊断。进一步通过基因诊断来对 21-OHD 进行确诊。基因检测是 21-OHD 确诊的金标准。

2. 鉴别诊断　在大规模筛查中具有高 17α-OHP 水平的其他 CAH 亚型包括 PORD、3β-HSD 和 11β-OHD。① PORD 患者通常电解质正常，新生儿肾上腺皮质功能不全很少见。PORD 女性(46,XX)可出现外生殖器男性化，在 PORD 男性(46,XY)可表现为不完全男性化，可伴有颅缝早闭、特征面容、肱桡骨关节融合和关节挛缩。② 3β-HSD 会导致女性(46,XX)的外生殖器男性化和男性(46,XY)外生殖器男性化不全和肾上腺功能不全。需测定血清类固醇代谢物，根据孕烯醇酮/孕酮、17-羟孕烯醇酮/17α-OHP 和 DHEAS/雄烯二酮的比例诊断 3β-HSD。③ 11β-OHD 以高血压为特征，但部分新生儿无高血压表现。与 21-OHD 相比，11β-OHD 的血肾素浓度或活性降低、血醛固酮水平增加、11-脱氧皮质酮和 11-DOF 水平在基线时、ACTH 激发试验后增加。基因诊断也可用于鉴别 17α-OHD、PORD、3β-HSD 和 11β-OHD。CAH 长读长测序技术可以一次性检测 CAH 相关基因的致病变异。

此外，肾上腺肿瘤也可导致 17α-OHP 水平升高。但与 21-OHD 相比，肾上腺肿瘤一般为单侧病变；功能性肾上腺肿瘤会伴有皮质醇或醛固酮水平升高；恶性病变会伴影像学检查的特殊表现。临床疑似患者应通过基因诊断方法进行鉴别诊断。

（六）治疗和随访

1. 治疗　21-OHD 的治疗目的是纠正肾上腺皮质功能减退危象，维持机体正常的生理代谢，降低病死率；抑制垂体 ACTH 分泌，从而抑制肾上腺雄激素的过度分泌，延缓骨成熟，使患者能达到正常的生长和性发育，提高生活质量。对筛查出 17α-OHP 明显增高且明确诊断为 21-OHD 的新生儿，在完成诊断性检测后立即给予治疗。加强 CAH 疾病知识宣教，增强家长治疗信心，提高治疗依从性。提倡个体化、多学科（新生儿科、内分泌代谢科、泌尿外科等）的综合治疗，对于筛查诊断未接受治疗者，需要追访机构协助管理、督促。

（1）糖皮质激素治疗

1）治疗原则：新生儿疾病筛查确诊后应立即治疗，需终身治疗。CAH 治疗具有很大的挑战性，治疗不当或治疗过度均可导致成年期矮小。因此，尽可能以最低剂量糖皮质激素抑制雄激素、维持正常的生长，避免医源性库欣综合征。

2）药物及剂量：选用接近生理需要的氢化可的松片剂，不推荐氢化可的松混悬液，也不采用对儿童生长抑制作用较大的泼尼松或地塞米松。正常新生儿生理性皮质醇分泌量 7~9mg/(m²·d)，婴儿和儿童 6~8mg/(m²·d)。新生儿或小婴儿经典型（尤其失盐型）21-OHD 的氢化可的松起始剂量可偏大，为 20~100mg/(m²·d)，以尽快控制代谢紊乱，并监测电解质及血压，数日至 1 周后待临床症状好转、电解质正常后，应尽快减少氢化可的松剂量至维持量，婴儿期维持量为 8~12mg/(m²·d)，甚至更低的剂量 6~8mg/(m²·d)。婴儿期后根据临床表现及检测指标调节剂量。一般每日氢化可的松总量

分 3~4 次口服，早上或睡前剂量可偏大。

3）应激状态处理：在发热超过 38.5℃、肠胃炎伴脱水、全麻手术、严重外伤等应激情况下，为预防肾上腺皮质功能危象发生，需要增加氢化可的松剂量，一般为原剂量的 2~3 倍，如服药后出现呕吐，则在呕吐后 30 分钟内补服药物，如不能口服可采用肌内注射或静脉滴注；危重情况下也可增加氢化可的松剂量至 50~100mg/(m²·d)。对需要手术的患者，可根据手术的大小调整静脉用药的时间和剂量。通常在术前 1~3 天静脉滴注氢化可的松 50mg/(m²·d)，分 2 次；手术日可增加至 100mg/(m²·d)；术后 1~2 天可减至 50mg/(m²·d)；之后根据患儿情况快速减少剂量，并改为口服，术后数日至 1 周内减量至原维持剂量。

（2）盐皮质激素治疗：经典型 CAH，尤其在新生儿期和婴儿早期，均需给予盐皮质激素以改善失盐状态。临床上选用 9α-氟氢可的松 0.1~0.2mg/d，分 2 次口服，通常治疗数日后电解质水平趋于正常，维持剂量为 0.05~0.1mg/d。应激状态下，通常不需要增加 9α-氟氢可的松剂量。

（3）补充氯化钠：失盐型患儿在婴儿期对失盐耐受性差，另须每日补充氯化钠 1~2g。

（4）急性肾上腺皮质功能危象处理

1）纠正脱水及电解质紊乱：失盐型患儿多为轻、中度脱水，严重脱水可在前 2 小时内静脉滴注 5% 葡萄糖生理盐水 20ml/kg 扩容，之后根据脱水纠正情况适当补液。对低钠血症、高钾血症患儿可先给予静脉补钠；尽快给予口服 9α-氟氢可的松，电解质正常后可停止静脉补钠。如血钾严重增高，静脉滴注 10% 葡萄糖及胰岛素（4~5g 葡萄糖加 1U 胰岛素），或口服树脂（聚苯乙烯磺酸）降低血钾。

2）糖皮质激素：静脉输注氢化可的松 50~100mg/(m²·d)，分 2 次，电解质及血气恢复正常后，可改口服氢化可的松，2 周左右减量至维持量。

（5）外生殖器矫形治疗：对阴蒂肥大明显的女性患者，在代谢紊乱控制后，应尽早在 3~12 月龄时，由手术经验丰富的泌尿外科医师实施阴蒂整形和/或阴道成形术。对阴蒂轻度肥大且外阴发育正常者，可不做手术。

2. 随访　CAH 治疗不当与治疗过度均可导致矮小及生理心理发育障碍等后遗症。因此，治疗后需定期随访，及时调整治疗方案，以最低药物剂量达到良好的代谢控制，避免或减少药物副作用，改善成年终身高。新生儿疾病筛查诊断后治疗初

期,需密切随访,每 2 周~1 个月随访 1 次;代谢控制后,≤2 岁:每 3 个月 1 次,>2 岁:每 3~4 个月 1 次。

(1)生长速率和骨龄:生长速率和骨龄是糖皮质激素治疗评估的重要指标。治疗期间患儿的身高保持在同年龄同性别正常儿童相同百分位曲线上为治疗适当,生长速率加快、骨龄加速提示治疗剂量不足,而生长速率减慢、体重增加、骨龄延迟为治疗过度。建议每 3~4 个月测量身高,每 6~12 个月评估骨龄。

(2)定期监测实验室指标:定期监测实验室指标有助于及时调整药物剂量。

1)糖皮质激素剂量的调整:氢化可的松剂量调节的重要指标为 17α-OHP、雄烯二酮、睾酮、孕酮和 21-DOF 等。仅检测 17α-OHP 难以判断疾病控制状态,需结合其他指标分析。通常控制血 17α-OHP 浓度为 12~36nmol/L,雄烯二酮<2μg/L。也有学者认为,如将 17α-OHP 的水平控制到正常范围提示可能已治疗过度,而 17α-OHP>40nmol/L 提示治疗不足;ACTH 水平也可受某些因素(如情绪波动、抽血后标本未及时送检等)影响,不能作为调整药物剂量的主要依据。男性患儿在新生儿期、婴儿早期及青春期因睾酮生理性分泌增加,不能将血睾酮水平作为调整剂量的参考指标。

2)盐皮质激素剂量的调整:在 9α-氟氢可的松治疗期间,电解质水平通常能稳定在正常水平。对于失盐型患者需要监测电解质,如治疗过度可导致水肿、心动过速、高血压等,需定期检测血压、肾素活性以调整剂量。

3)药物副作用监测:CAH 患者需要终生进行糖皮质激素治疗,但需定期评估激素的副作用(肥胖、糖耐量异常、骨质疏松、免疫抑制导致感染等)。建议每 6 个月~1 年检测血常规、尿常规、肝肾功能、钙、磷、血糖及糖化血红蛋白,不推荐儿童期患者常规检测骨密度等。

(七)遗传咨询

21-OHD 的遗传咨询通过对先证者的基因诊断,结合家族史,为患者家庭提供可能的疾病病程、家庭成员的遗传状况等信息。

1. 风险评估

(1)先证者的父母:大多数情况下,先证者的父母是杂合变异携带者。极少数情况下,父母其中一方可能患非经典型 21-OHD,但由于症状轻微未被发现,而另一方为杂合变异携带者,需对先证者的父母双方进行生化和基因诊断以确定是否存在非经典型 21-OHD。另有约 1% 的 CYP21A2 致病性变异是新发的,存在父母只有一方是杂合子的情况。

(2)先证者的后代:先证者可将一条致病的等位基因传递给子代。鉴于 CYP21A2 基因的致病变异在人群中杂合携带率约为 1/60,应向先证者的伴侣提供全面的 CYP21A2 基因检测;若其伴侣是携带者,则后代受到影响的概率为 50%。

(3)其他家庭成员:先证者父母的同胞有 50% 的风险是 CYP21A2 致病性变异的携带者。

2. 产前诊断 需向受累家庭、携带者或有携带者风险的夫妇提供遗传咨询。最好在妊娠前确定遗传风险、携带者状态,可帮助夫妇制订合适的妊娠计划,提供胚胎植入前/产前基因诊断的依据。建议行产前诊断明确胎儿的基因型,21-OHD 有较好的基因型-表型相关性,可帮助患病家庭制订妊娠计划,但需谨记基因型-表型相关性存在局限性,不能完全准确地预测子代表型。同时可以抽取羊水通过串联质谱类固醇激素谱的检测,来辅助产前诊断。

三、新生儿糖尿病

新生儿糖尿病(neonatal diabetes mellitus,NDM)常用来描述婴儿期持续高血糖,一些患儿在新生儿期就会发病,但多数患儿在出生后 6 月龄内发病,少数患儿在出生后 12 月龄内发病,极少数在 12 月龄后发病;临床常以出生后 6 月龄内发病为界。通常由影响胰腺 β 细胞发育和功能的单基因突变引起。目前已知超过 30 种单基因相关 NDM 的遗传亚型。按病程可分为持续性新生儿糖尿病(persistent neonatal diabetes mellitus,PNDM)和暂时性新生儿糖尿病(transient neonatal diabetes mellitus,TNDM),合并胰腺外病变者多为综合征型 NDM。

NDM 发病率国外文献报道差异较大,目前普遍认为活产儿发病率约为 1/160 000~1/90 000,日本的发病率约为 1/89 000,国内尚无相关数据。

(一)病因和发病机制

NDM 多由参与胰腺 β 细胞发育和功能的某个相关基因的单基因突变所致,一项包含 1 020 例 NDM 患儿的大型国际队列研究显示 6 月龄内诊断的 NDM 患儿有明确基因突变者占 82%。目前已发现超过 30 种遗传变异与 NDM 有关(表 17-2)。

表 17-2 新生儿糖尿病相关致病基因

类型	基因	位置	遗传方式	其他临床特征
胰腺发育异常	PLAGL1/HYMAI	6q24	遗传印记	TNDM ± 巨舌 ± 脐疝
	ZFP57	6p22.1	AR	TNDM(多重低甲基化综合征) ± 巨舌 ± 发育迟缓 ± 脐部缺损 ± 先天性心脏病
	PDX1	13q12.1	AR	PNDM+ 胰腺发育不全(脂肪泻)
	PTF1A	10p12.2	AR	PNDM+ 胰腺发育不全(脂肪泻)+ 小脑发育不全 + 中枢性呼吸功能障碍
	PTF1A 增强子	10p12.2	AR	PNDM+ 胰腺发育不全,无中枢神经系统特征
	HNF1B	17g21.3	AD	TNDM+ 胰腺发育不全 + 肾囊肿
	RFX6	6q22.1	AR	PNDM+ 肠闭锁 + 胆囊发育不全
	GATA6	18q11.1~q11.2	AD	NDM+ 胰腺发育不全 + 先天性心脏病 + 胆道异常
	GATA4	8p23.1	AD	PNDM+ 胰腺发育不全 + 先天性心脏病
	GLIS3	9p24.3~p23	AR	PNDM+ 先天性甲状腺功能减退 + 青光眼 + 肝纤维化 + 肾囊肿
	NEUROG3	10q21.3	AR	PNDM+ 肠道内分泌失调(吸收不良性腹泻)
	NEUROD1	2q32	AR	PNDM+ 小脑发育不全 + 视力障碍 + 耳聋
	PAX6	11p13	AR	PNDM+ 小眼畸形 + 脑畸形
	MNX1	7q36.3	AR	PNDM+ 发育迟缓 + 骶骨发育不全 + 肛门闭锁
	NKX2-2	20p11.22	AR	PNDM+ 发育迟缓 + 肌张力减退 + 身材矮小 + 耳聋 + 便秘
	CNOT1	16q21	AD(多自发)	PNDM+ 胰腺发育不全 + 前脑无裂畸形
	ONECUT1	15g21.3	AR	PNDM+ 胰腺发育不全 + 胆囊发育不全
β 细胞功能异常	KCNJ11	11p15.1	AD(多自发)	PNDM/TNDM ± DEND
	ABCC8	11p15.1	AR、AD(多自发)	TNDM/PNDM ± DEND
	INS	11p15.5	AR	孤立性 PNDM 或 TNDM
	GCK	7p15~p13	AR	孤立性 PNDM
	SLC2A2/GLUT2	3q26.1~g26.3	AR	范科尼综合征: PNDM+ 半乳糖血症、肝功能异常
	SLC19A2	1q23.3	AR	Roger 综合征: PNDM+ 硫胺素反应性巨幼红细胞贫血、感音神经性耳聋
	KCNMA1	10q22.3	AD(多自发)	PNDM(并非所有病例)+ 发育迟缓 + 肠道畸形 + 心脏畸形 + 骨发育不良 + 畸形特征
β 细胞破坏	INS	11p15.5	AD(多自发)	孤立性 PNDM
	EIF2AK3	2p11.2	AR	Wolcott-Rallison 综合征: PNDM + 骨骼发育不良 + 复发性肝功能障碍
	ER3IP1	18g21.2	AR	PNDM+ 小头畸形 + 无脑回畸形 + 癫痫性脑病
	FOXP3	Xp11.23~p13.3	XLR	IPEX 综合征:自身免疫性肠病、湿疹、自身免疫性甲状腺功能减退、IgE 升高
	WFS1	4p16.1	AR	PNDM+ 视神经萎缩 ± 尿崩症 ± 耳聋
			AD	PNDM 或婴儿期发病的糖尿病 + 先天性白内障 + 耳聋
	EIF2B1	12q24.31	AR	PNDM+ 发作性肝功能障碍

续表

类型	基因	位置	遗传方式	其他临床特征
β细胞破坏	YIPF5	5q31.3	AR	PNDM+严重小头畸形+癫痫
	STAT3	17q21.2	AD（多自发）	PNPM+肠病+其他自身免疫性疾病如血细胞减少
	CTLA4	2q33.2	AD（多自发）	自身免疫性淋巴增殖综合征+肠病+血细胞减少+糖尿病+甲状腺炎
	ITCH	20g11.22	AR	PNDM+面部畸形+多系统自身免疫性疾病
	IL2RA	10p15.1	AR	自身免疫性淋巴增殖综合征+多系统自身免疫性疾病+糖尿病
	LRBA	4g31.3	AR	PNDM+肠病+甲状腺功能减退+自身免疫性溶血性贫血

注：AD.常染色体显性遗传；AR.常染色体隐性遗传；XLR.X连锁隐性遗传。PNDM.持续性新生儿糖尿病；TNDM.暂时性新生儿糖尿病；DEND.发育迟缓癫痫新生儿糖尿病综合征。

不同基因突变和发病机制引起患者不同的临床表现。其中大约有10%为综合征型NDM，其涉及多种致病机制，包括胰腺发育异常、β细胞破坏、β细胞功能受损和严重胰岛素抵抗综合征。常见NDM遗传变异包括以下几种。

1. 6q24印记区域异常 大约2/3的TNDM是由染色体6q24印记区域的基因变异或甲基化异常引起的，候选基因包括PLAGL1和HYMAI。TNDM发病与印记基因的过度表达有关，包括3种分子机制：①6号染色体的父系单亲二倍体，占散发性TNDM的50%，也有少数研究显示可导致PNDM；②6q24区域的父系重复，多为家族性；③母系等位基因的异常甲基化，多为散发。

2. 其他甲基化异常 基因组中多个印记改变引起的全身性低甲基化综合征，也可引起TNDM，同时可伴有先天性心脏缺陷、脑畸形等。部分病例是由ZFP57基因突变引起的，ZFP57是染色体6p上的一个基因，参与DNA甲基化的调节。

3. ATP敏感性钾通道基因变异 ATP敏感性钾通道（ATP sensitive potassium channel，K_{ATP}）是由4个成孔Kir6.2亚单位和4个SUR1调节亚单位形成的异八聚体复合物，Kir6.2亚单位组成钾通道和ATP结合抑制位点，SUR1调节亚单位是磺酰脲受体的1型亚基，分别由KCNJ11和ABCC8基因编码。正常情况下葡萄糖进入细胞并进行代谢，胰腺β细胞内ATP/ADP比值升高，K_{ATP}通道关闭，导致细胞膜去极化，最终触发胰岛素分泌。K_{ATP}基因突变多为杂合变异，这些突变导致K_{ATP}在高血糖时仍然不恰当开放，细胞膜无法去极化，抑制胰

岛素分泌，导致糖尿病。KCNJ11和ABCC8基因是引起PNDM的最常见致病基因，KCNJ11突变约占31%，ABCC8突变约占10%；也是导致TNDM的第二大原因，约占TNDM的25%。约90%的KCNJ11突变患者为PNDM，而ABCC8突变更常引起TNDM，约66%的家族病例呈现常染色体显性遗传，部分为常染色体隐性遗传。

4. INS基因变异 编码前胰岛素原的INS基因杂合变异是PNDM的第二大常见原因，占约20%，占所有NDM的10%。该基因的编码区突变导致胰岛素原分子的错误折叠并聚集于内质网，引起内质网应激和β细胞凋亡；基因启动子区突变导致染色质可及性和转录因子结合改变，并减少INS基因转录。多为散发，约20%具有常染色体显性遗传的NDM家族史。罕见纯合或复合杂合变异，导致胰岛素原丢失或失活。

5. GCK基因变异 GCK基因编码葡萄糖激酶，该酶是β细胞的葡萄糖传感器，纯合或复合杂合变异引起完全性葡萄糖激酶缺乏，阻止β细胞分泌胰岛素。GCK基因突变造成的PNDM少见，不超过2%~3%，但在具有高度血缘关系的地区流行率有所增加。

6. Wolcott-Rallison综合征 由EIF2AK3基因变异引起的罕见常染色体隐性遗传综合征，为具有NDM表现的最常见综合征，是具有高度血缘关系人群中PNDM的最常见原因，在近亲结婚的家族中的发生率接近30%。EIF2AK3编码翻译起始因子2-α激酶3，该酶对调控内质网功能具有重要作用，错误折叠的蛋白质在内质网中积累并最终

诱导 β 细胞凋亡。

7. IPEX 综合征 IPEX 综合征是由 *FOXP3* 基因变异所致 X 连锁隐性遗传病,是唯一确认与 β 细胞自身免疫和胰岛自身抗体相关的 PNDM。其编码蛋白参与调节 T 细胞发育、抑制自身免疫,其缺陷导致的自身免疫功能缺陷性多内分泌腺体病和肠病,女性携带者多无临床表现。

(二) 新生儿筛查

由于 NDM 患儿血糖升高之前,没有良好生化指标,目前 NDM 不是新生儿常规筛查项目。虽然已发现大量 NDM 相关致病基因,基因筛查的发展可能为将来 NDM 的新生儿筛查提供可能,然而,6q24 印记区域异常在 TNDM 遗传变异中占较大比例,因此,目前比较常用的全外显子组测序等方法作为 NDM 基因筛查可能会漏诊部分 NDM 患儿,需要研究能检测甲基化水平的二代测序方法或三代测序。

由于 NDM 存在明显的临床及遗传异质性,因此当临床诊断 NDM 后,都建议完善遗传学检测。超过 80% 的 NDM 通过基因检测可以发现特定类型的基因突变,进一步的分型诊断有助于早期了解患者的相关特征、病程及预后,并指导个体化治疗;同时也有助于先证者家族进行遗传咨询。

(三) 临床表现

NDM 具有临床异质性,患儿可有多尿、多饮、体重不增的糖尿病典型表现,但患儿年龄小,症状隐匿,不易被发现,常以糖尿病酮症酸中毒(diabetic ketoacidosis,DKA),甚至高血糖高渗状态起病,婴儿 DKA 的症状和体征没有特异性,包括易激惹、嗜睡、气促和低血容量表现等。也有部分患儿表现为偶然发现的无症状高血糖。

不同的发病机制其临床表现也有差异,特定的临床表现有助于确定潜在的基因突变。TNDM 约占 NDM 的 50%,临床多表现为严重的宫内发育迟缓,出生后 1 周内出现严重的、非酮症性高血糖。1/3 的患儿可合并巨舌,也可出现脐疝、先天性心脏病、脑畸形等临床特征。尽管初始表现严重,但胰岛素剂量常可迅速递减。TNDM 患儿可在 18 月龄前自行缓解,平均缓解时间为 12 周龄,有 50%~60% 的患儿会复发,通常发生在青春期前后,已知最小复发年龄为 4 岁。少部分患儿在缓解后会出现低血糖,严重者需要长期治疗。TNDM 患儿在缓解期患有其他疾病时可能会出现短暂性高血糖。

K_{ATP} 基因变异者临床易出现 DKA,发生率为 30%~75%,血清胰岛素和 C 肽水平低。该类型突变引起 TNDM 者多有轻度宫内发育迟缓,发病和缓解年龄均迟于 6q24-TNDM,平均诊断年龄为 4 周龄,平均缓解年龄为 35 周龄,但复发时间较早。由于在神经和肌肉组织中同样表达 K_{ATP},除糖尿病表现外,所有 K_{ATP} 基因变异患儿均存在轻度神经系统发育异常,如发育性共济失调(特别是视空间障碍)、注意缺陷多动障碍、执行功能障碍、焦虑症或孤独症、睡眠障碍等。约 20% 的 *KCNJ11* 变异患儿可出现严重神经系统发育异常,表现为发育迟缓、早发癫痫,称为发育迟缓癫痫新生儿糖尿病综合征(developmental delay,epilepsy,and neonatal diabetes syndrome,DEND),其余大部分表现为 NDM、轻度发育迟缓且不伴癫痫的轻度发育迟缓癫痫新生儿糖尿病综合征(intermittent DEND,iDEND)。相比而言,*ABCC8* 变异患儿的神经系统并发症轻微且罕见,可能与 SUR1 与 SUR2 在大脑中的差异表达有关。

INS 基因变异导致的 NDM 患儿宫内发育迟缓的程度与 K_{ATP}-PNDM 患儿相似,但发病时间较晚,可在 6 月龄后甚至 1 岁后发病,胰岛素水平偏低,多不伴随神经系统异常表现,其 DKA 发生率约为 30%。*NEUROG3* 和 *PDX1* 突变患儿可有胰腺外分泌功能不全,导致吸收不良性腹泻。*GATA4*、*GATA6* 突变患儿可伴有心脏异常表现。*HNF-1B* 突变患儿可伴有多囊肾表现。综合征型 NDM 除 PNDM 外,合并胰腺外表现。Wolcott-Rallison 综合征常伴有脊柱发育不良、多发性骨骺发育不良、复发性肝功能、肾功能不全。婴儿期血糖增高多为其首发临床表现,其他症状可能到 3~4 岁才出现。暴发性肝衰竭是患者的主要死亡原因,目前尚无药物可逆转,肝移植可能有一定帮助。IPEX 综合征多伴有新生儿腹泻、湿疹、自身免疫性甲状腺疾病,易出现危及生命的感染。Wolfram 综合征可有听力异常、视神经障碍表现。

范科尼综合征其他表现包括肝功能障碍和半乳糖血症。Rogers 综合征其他表现包括硫胺素反应性巨幼红细胞贫血和感音神经性聋。

(四) 辅助检查

1. 糖代谢检查 检测血清葡萄糖、C 肽及胰岛素水平,以确定内源性胰岛素生成情况。血气分析、电解质、尿酮体、血酮体评估 DKA 情况。不推荐通过糖化血红蛋白(HbA1C)来诊断小于 6 月龄婴儿是否有糖尿病,因为新生儿的胎儿血红蛋白浓度较高,所以 HbA 浓度较低。因此,小于 6 月龄的婴儿若临床怀疑 NDM,即使 HbA1C 水平正常也不能排除糖尿病。6~12 月龄婴儿患糖尿病时应注意 1 型糖尿病可能,1 型糖尿病相关自身抗体检查有助于鉴别自身免疫性 1 型糖尿病与 NDM。

2. 生化等检测 了解有无肝肾功能不全。怀疑胰腺外分泌功能不全时可进行粪弹性蛋白酶检测。血常规了解巨幼红细胞贫血情况。

3. 影像学检查 超声等确定有无胰腺及其大小,了解有无心脏结构及泌尿生殖道畸形。脊柱正侧位、四肢长骨 X 线检查评估骨骼发育情况。

4. 神经系统评估 定期评估患儿的生长发育情况,包括语言、运动、行为的评估,必要时完善头颅 MRI、脑电图检测。听力筛查评估听力受损情况。

5. 基因检测 普遍认为 6 月龄内发病的糖尿病应立即进行基因检测,6~12 月龄发病,尤其是 1 型糖尿病相关自身抗体阴性的糖尿病患儿应考虑完善基因检测。因为致病基因大部分是点突变,因此二代测序技术被用作一线遗传学分析方法。部分 NDM 表现出多种相关的胰腺外临床特征,可能指向某一特定基因,但是由于这些特征在最初往往并不明显,并不能帮助早期指导基因检测,同时由于引起 NDM 的基因列表不断扩大,推荐全外显子组测序或全基因组测序替代基于表型的靶向基因检测。

值得注意的是,大部分 TNDM 是由于 6q24 印记区域异常所致,全外显子组测序或全基因组测序无法检测,需使用甲基化检测等检测方法。因此,建议对全外显子组测序或全基因组测序阴性的 NDM 患者,再进行甲基化检测;或同时进行全外显子组测序或全基因组测序和甲基化检测。

(五)诊断和鉴别诊断

1. 诊断 NDM 一般定义为出生后 6 月龄内发生的持续性高血糖,同时需排除其他引起血糖升高的因素。少数在出生后 6~12 月龄发病,极少数在 12 月龄后发病。基因检测发现致病性突变可确诊为单基因 NDM。

2. 鉴别诊断 婴儿期高血糖并不少见,尤其是在早产儿和低出生体重儿中。对于持续性高血糖患者,应与婴儿期常见的高血糖病因相鉴别,包括脓毒血症、肠外营养、应激引起的反调节激素增加以及药物引起的高血糖,这类病因引起的高血糖

通常是暂时性的,通过抗感染、调节葡萄糖输注速率、酌情停用相关药物以及原发病治疗好转后血糖可恢复正常。6 月龄后发病的糖尿病多为 1 型糖尿病,因此 6 月龄以后发病的糖尿病需要鉴别单基因 NDM 与 1 型糖尿病,基因检测和 1 型糖尿病相关自身抗体有助于鉴别。

(六)治疗和随访

对于持续存在高血糖的患儿,根据其不同的发病机制、起病情况、病程进行个体化治疗。当存在脱水、酸碱平衡及电解质紊乱时,通过静脉补液纠正容量不足以及电解质紊乱,液体复苏后静脉给予胰岛素以降低血糖。静脉胰岛素起始剂量小于 1 型糖尿病 DKA 治疗剂量,一般为 $0.02\sim0.05U/(kg\cdot h)$,根据血糖监测结果来调整胰岛素剂量,每次以 $0.01U/(kg\cdot h)$ 幅度调整,使血糖平稳下降,并维持在目标范围内。

患儿病情稳定并开始经口喂养后,可通过每日多次皮下注射胰岛素或使用胰岛素泵进行持续皮下胰岛素输注(continuous subcutaneous insulin infusion,CSII)治疗。由于婴儿喂养频繁、喂养后血糖反应差异大、皮下脂肪较少、胰岛素需求量小且胰岛素笔和注射器可能缺乏所需的精度、容易发生低血糖,因此 NDM 患儿胰岛素皮下治疗具有挑战性。相对而言,CSII 可以更精确地控制小剂量胰岛素,可以根据喂养方式调整给药方式,因此 CSII 更适合于 NDM 治疗。另外,动态血糖监测(continuous glucose monitoring,CGM)联合 CSII 治疗有助于 NDM 患儿的长期有效治疗,可预防严重低血糖。

对于 *ABCC8* 或 *KCNJ11* 突变引起的 NDM 患者,90% 以上可使用大剂量磺酰脲类药物替代胰岛素治疗,以格列本脲为例,平均治疗剂量 $0.5mg/(kg\cdot d)$,最大可达 $2.5mg/(kg\cdot d)$,血糖控制后磺酰脲类药物可逐渐减量。磺酰脲类药物治疗显著改善了血糖管理。由于在神经和肌肉组织中同样表达 K_{ATP},磺酰脲类药物治疗可有效治疗一些与 *KCNJ11* 基因突变相关的神经系统症状,一些证据表明,较早开始治疗可改善神经系统结局。胰岛素转至磺酰脲类药物的成功率取决于存在的特定突变和治疗开始时间。目前磺酰脲类药物用于 NDM 已有 10 多年的历史,被认为是治疗 K_{ATP} 相关 NDM 安全、持续、有效的治疗方法,但是临床上应密切关注高剂量磺酰脲类药物引起的严重低血糖反应、胃肠道反应、过敏反应及肝肾功能损害,及

时减量或者停药。胰岛素治疗使血糖水平恢复正常后，如果没有胰腺发育不全/未发育、近亲结婚及综合征性 NDM 特征，可考虑在等待基因检测结果期间或无法开展基因检测时，尝试磺酰脲类药物经验性治疗。

如果患儿的基因检测结果提示为 TNDM，这些病例大部分表现出一定程度的内源性 β 细胞功能，可能对口服磺酰脲类药物有反应。另外，TNDM 可自行缓解，可以尝试停止治疗，慢慢停用降血糖药（胰岛素或磺酰脲类药物）。因为少部分患儿在缓解后会出现低血糖，部分患儿在缓解期患有其他疾病时可能会出现短暂性高血糖；同时 50%~60% 的 TNDM 患儿缓解期后会复发，所以患儿即使可成功停止药物治疗，仍需定期监测血糖。

如果患儿有胰腺外分泌功能不全，需补充相应的胰酶，以尽量增加肠道能量吸收。此外，还可能需补充包括脂溶性维生素在内的营养素。一些特异性综合征型 NDM 除治疗 PNDM 外，还需针对性治疗，如 IPEX 综合征使用免疫抑制剂或者异基因造血干细胞移植治疗。

（七）遗传咨询

不同致病机制的 NDM 其再发风险不同。6q24 印记区域异常三种机制中，6 号染色体的父系单亲二倍体其同胞和后代的发病风险很低；6q24 区域的父系重复突变患者其同胞 50% 的概率可发病；若患者为男性，其后代 50% 的概率可发病；若患者为女性可见隔代遗传；而母亲等位基因的异常甲基化者多为散发。常染色体显性突变引起的 NDM，若突变为先证者自发突变，其同胞再发风险很低，其后代有 50% 发病可能。若突变来源自父母，其同胞有 50% 的发病概率。常染色体隐性遗传突变引起的 NDM，近期结婚的家系中多见，其同胞有 25% 的再发风险。

（赵正言　邱文娟　朱铭强　邹朝春）

参考文献

[1] DUSSAULT J H, LABERGE C. Thyroxine (T$_4$) determination by radioimmunological methods in dried blood dried blood eluate: New diagnostic method of neonatal hypothyroidism？. Union Med Can, 1973, 102 (10): 2062-2064.

[2] American Academy of Pediatrics, ROSE S R, Section on Endocrinologyan and Committee on Genetics, et al. Update of newborn screening and therapy for congenital hypothyroidism. Pediatrics, 2006, 117 (6): 2290-2303.

[3] ZHAN J Y, QIN Y F, ZHAO Z Y. Neonatal screening for congenital hypothyroidism and phenylketonuria in China. World J Pediatr, 2009, 5 (2): 136-139.

[4] 中华预防医学会出生缺陷预防与控制专业委员会新生儿遗传代谢病筛查学组. 新生儿筛查遗传代谢病诊治规范专家共识. 中华新生儿科杂志（中英文）, 2023, 38 (7): 385-394.

[5] LE′GER J, OLIVIERI A, DONALDSON M, et al. Congenital Hypothyroidism Consensus Conference Group 2014 European Society for Paediatric Endocrinology consensus guidelines on screening, diagnosis, and management of congenital hypothyroidism. Horm Res Paediatr, 2014, 81 (2): 80-103.

[6] 中华医学会儿科分会罕见病学组, 中国医师协会医学遗传医师分会, 中国妇幼保健协会出生缺陷防治与分子遗传分会, 等. 21 羟化酶缺陷导致的先天性肾上腺皮质增生症的实验室诊断共识. 中华医学遗传学杂志, 2023, 40 (7): 769-780.

[7] 中华医学会儿科学分会内分泌遗传代谢病学组. 先天性肾上腺皮质增生症 21- 羟化酶缺陷诊治共识. 中华儿科杂志, 2016, 54 (8): 569-576.

[8] YAU M, KHATTAB A, YUEN T, et al. Congenital adrenal hyperplasia//FEINGOLD K R, ANAWALT B, BLACKMAN M R, et al. Endotext. South Dartmouth: MDText, 2000.

[9] AUER M K, NORDENSTRÖM A, LAJIC S, et al. Congenital adrenal hyperplasia. Lancet, 2023, 401 (10372): 227-244.

[10] MERKE D P, AUCHUS R J. Congenital adrenal hyperplasia due to 21-hydroxylase deficiency. N Engl J Med, 2020, 383 (13): 1248-1261.

[11] 中华医学会儿科学分会内分泌遗传代谢学组. 儿童单基因糖尿病临床诊断与治疗专家共识. 中华儿科杂志, 2019, 57 (7): 508-514.

[12] LEMELMAN M B, LETOURNEAU L, GREELEY S A W. Neonatal diabetes mellitus: an update on diagnosis and management. Clin Perinatol, 2018, 45 (1): 41-59.

[13] DE FRANCO E, FLANAGAN S E, HOUGHTON J A, et al. The effect of early, comprehensive genomic testing on clinical care in neonatal diabetes: an international cohort study. Lancet, 2015, 386 (9997): 957-963.

[14] GREELEY S A W, POLAK M, NJØLSTAD P R, et al. ISPAD clinical practice consensus guidelines 2022: the

diagnosis and management of monogenic diabetes in children and adolescents. Pediatr Diabetes, 2022, 23 (8): 1188-1211.

［15］ NICOLAIDES N C, KANAKA-GANTENBEIN C, PAPADOPOULOU-MARKETOU N, et al. Emerging technologies in pediatrics: the paradigm of neonatal diabetes mellitus. Crit Rev Clin Lab Sci, 2020, 57 (8): 522-531.

第十八章 其他遗传病

目前已知罕见病有上万种,80%以上为遗传病,很多遗传病累及多系统,难以归入某个系统。从遗传方式来看,除了最常见的遵循孟德尔遗传定律的常染色体显性和隐性遗传、性连锁遗传外,还有印记遗传(如 Prader-Willi 综合征)、动态突变(如脆性 X 综合征)等不遵循孟德尔遗传定律的非孟德尔遗传病。

一、普拉德-威利综合征

普拉德-威利综合征(Prader-Willi syndrome, PWS)曾称为隐睾-侏儒-肥胖-智力低下综合征、肌张力低下-智力障碍-性腺发育滞后-肥胖综合征。这是一种早期以肌张力低下和喂养困难,幼儿期后以肥胖、性发育障碍和智力发育迟缓为主要临床特征的基因(组)印记病。国外报道的发病率为 1/35 000~1/15 000,国内尚无相关数据。发病率无性别差异。

(一) 病因和发病机制

PWS 是第一个被明确的印记遗传病,由于父源 15q11.2~q13.1 缺失或功能缺陷所致的罕见遗传病。该区域多数基因(SNRPN、SNORD116 等)母系印记沉默或失活,因此父源 15q11.2~q13.1 缺失或失效,会导致该区域印记基因(图 18-1)不表达,引起一系列表现。按照遗传变异不同主要可分为 3 型:①缺失型:父源 15q11.2~q13.1 缺失,仅有 1 条母源 15q11.2~q13.1,约占 70%。依据断裂点不

同,可分为 Ⅰa 亚型(BP2~BP3,约 5.3Mb)、Ⅰb 亚型(BP1~BP3,约 6.2Mb)、Ⅰc 亚型(BP1~BP4,约 7.4Mb)和 Ⅰd 亚型(BP1~BP5,约 10Mb)等亚型;②母源单亲二体(material uniparental disomy, mUPD):患者虽然有 2 条 15 号染色体,但 15q11.2~q13.1 区域均为母源,约占 25%;根据两条母源染色体的来源,又可分为异源 mUPD 和同源 mUPD,其中异源 mUPD 是两条染色体分别来源于外祖父和外祖母,而同源 mUPD 是两条母源染色体均来源于外祖父或外祖母;③印记中心(imprint center, IC)缺陷:印记中心缺陷(IC deficiency, ID)包括调控 15q11.2~q13.1 区带基因的印记中心缺失(IC deletion)或表突变(epimutation),所占比例<5%。另外,SNORD 等关键基因突变(常需要测序发现)、母源 15 号染色体罗伯逊易位等也是导致该疾病的原因。

(二) 新生儿筛查

目前尚未发现 PWS 特异性生化指标可用于新生儿筛查。目前应用较多的基于二代测序技术的外显子组或热点突变测序只能检测部分 PWS,因此,目前新生儿疾病基因筛查 panel 基本不包括 PWS。然而作为一种发病率较高的遗传罕见病,新生儿筛查意义重大。利用滤纸片干血斑中提取的 DNA,通过甲基化-高分辨率熔解曲线法(MS-HRM)或 MS-PCR 进行 PWS 新生儿筛查,方法上已经完全可行。能直接检测甲基化水平的三代测序,可为 PWS 等印记遗传病筛查带来广阔前景。

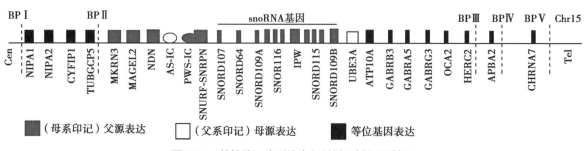

图 18-1 普拉德-威利综合征关键区域相关基因

（三）临床表现

不同遗传分型和亚型虽有差异存在可能，但总体临床表现差异不大。

1. 特殊面容　双额径窄、面颊丰满、杏仁眼、外眼角上斜、上唇薄、嘴角向下，部分有小颌畸形。

2. 不同年龄期的特征变化　孕期胎动少，臀位较多，剖宫产率高；出生后最常见表现有肌张力低下、哭声弱、吮吸及喂养困难（约 30% 的患儿需要鼻饲喂养），同时有发育迟缓；患儿往往 1~2 岁肌张力低下可有所好转，但开始食欲暴增，出现肥胖，体脂堆积如"袋"，呈矮胖体型，并成为突出问题，肥胖代谢异常及并发症可严重影响患者寿命。在青春期前或青春期即出现肥胖相关的黑棘皮病、代谢综合征（如糖尿病、高脂血症、高血压、冠心病、脑卒中等）和皮肤溃疡。

3. 神经和心理行为问题　轻或中度神经发育延迟或学习障碍，平均智商约 70 分，运动和语言发育落后比较明显，部分可有严重神经发育延迟（智力低下）；多有行为问题，如易怒、强迫行为、好争辩、对抗、程序化行为、言语重复、偷窃和撒谎；痛阈较高，并常有自损皮肤现象，多集中于上肢。

4. 骨骼系统　部分患者有髋关节发育不良（多为轻度），且 30% 患者会出现脊柱侧弯（后凸的比较少），严重者需要手术矫正。身材偏矮，幼儿期可骨龄落后，但即使是性发育不良的 PWS 患者，到青春期时，骨龄往往也会加快，终身高偏矮。

5. 生殖系统　隐睾、小阴茎或阴唇发育不良等比例高。到青春期时，大部分患儿有中枢性性腺发育不良，即低促性腺激素性性腺功能减退症。但青春期时肾上腺功能基本正常，因此阴毛基本能出现，甚至部分患者因肾上腺皮质功能早现出现阴毛早现（性早熟）。

6. 呼吸系统　新生儿和婴幼儿期常有中枢性呼吸暂停，肥胖后易发生梗阻性呼吸障碍，在重组人生长激素（recombinant human growth hormone，rhGH）干预前和随访中需要监测。

7. 其他　婴儿期体温不稳定，肤色偏白、毛发较黄，唾液黏稠（嘴角可结痂），小手小足、上肢尺侧腕部缺乏弧度，部分患者斜视等。

（四）辅助检查

1. 生化检测　婴儿期需要进行皮质激素、甲状腺激素等检测；对于肥胖患者，应进行糖代谢、肝肾功能、脂代谢等生化指标检测；青春期行促性腺激素和性激素水平等检测。

2. 影像学检测　婴儿期需应用超声或 X 线观察髋关节发育不良；脊柱 X 线片定期检查非常必要。对于肥胖患儿还需要定期进行心血管病变影像学检测。男孩隐睾和青春期性发育迟缓都需要进行睾丸、子宫和卵巢等影像学检测。

3. 神经心理　智力和心理行为学评估，有助于后续康复、家庭护理和管理；部分有抽搐发作的患者需要脑电图等检测。肌电图是正常的，可以鉴别导致肌张力低下的其他神经肌肉疾病。

4. 睡眠紊乱　睡眠呼吸监测有助于发现早期中枢性呼吸暂停和肥胖后梗阻呼吸睡眠障碍。

5. 遗传学检测　15q11.2~q13.1 区带甲基化检测，如甲基化 PCR（MS-PCR）和甲基化多重探针扩增（MS-MLPA）可以确诊 99% 以上的 PWS（除极少数关键基因突变患者外），其中 MS-MLPA 除能分析甲基化异常，还能分析拷贝数，因此，能明确缺失型和可能的亚型。CMA、FISH、SNP 或微卫星连锁、基因测序等方法检出率均不及甲基化检测（表 18-1），但可能有助于进一步鉴别不同遗传类型。极少数关键基因突变患者（<1%）需要测序分析才能诊断。微滴式数字 PCR（droplet digital PCR，ddPCR）是一种新遗传检测方法，不仅能检测微缺失，还能用于检测基因表达，已有检测 PWS 嵌合体的报道。

表 18-1　不同检测方法能检测 PWS 患者变异类型和比例

检测方法	可检出的变异类型	检出率
MS-PCR；MS-MLPA	缺失型；UPD；印记缺陷	>99%
FISH	缺失型	65%~75%
CMA	缺失型	65%~75%
CMA-SNP	缺失型；部分 UPD（同源 mUPD）	65%~75%
DNA 多态性	部分 UPD；印记缺陷	20%~30%
DNA 测序	缺失型；关键基因突变	65%~75%

注：MS-PCR. 甲基化聚合酶链反应；MS-MLPA. 甲基化多重探针扩增；FISH. 荧光原位杂交；CMA. 染色体微阵列分析；SNP. 单核苷酸多态性；UPD. 单亲二体。

（五）诊断和鉴别诊断

1. 临床诊断　1993 年 Holm 等在 Pediatrics 发表了 PWS 临床诊断标准，包括 8 条主要标准（每条记 1 分）、11 项次要标准（每条记 0.5 分）和 8 条支持依据（不计分）；其中 0~3 岁诊断要求 ≥5 分

（主要标准>4分），>3岁要求≥8分（主要标准>5分）。2001年Gunay-Aygun等建议将原主要标准中最后2条（即食欲亢进和15q11~q13缺失）删除，主要标准保留6条（表18-2）。

表18-2 PWS临床诊断标准

主要诊断标准	次要诊断标准	支持证据
（1）新生儿和婴儿中枢性肌张力低下，随年龄增加逐渐改善 （2）婴儿期出现喂养困难 （3）12月龄~6岁，体重迅速增加（>2S） （4）婴儿期特征性面容（长颅、窄脸、杏仁眼、小嘴、薄上唇、口角向下，>3点） （5）性腺功能减退，生殖器官发育不良（下丘脑性） （6）6岁前整体发育延迟，6岁后轻/中度神经发育延迟或学习障碍	（1）妊娠期胎动少，婴儿期无生气或哭声弱小，随年龄逐渐改善 （2）特征性行为问题（易怒、强迫行为、好争辩、对抗、程序化行为、言语重复、偷窃和撒谎，>5点） （3）眼睛内斜视、近视 （4）6岁时身材仍矮小（无遗传背景及生长激素干预） （5）与同龄儿相比小手（<P_{25}）或小脚（<P_{10}） （6）上肢尺侧腕部缺乏弧度 （7）睡眠紊乱/睡眠呼吸暂停 （8）唾液黏稠 （9）语言清晰度欠佳 （10）色素减退（与家族其他成员比，皮肤头发颜色浅） （11）有自损皮肤现象	（1）痛阈高 （2）不易出现呕吐 （3）婴儿期体温不稳定，年长儿及成年人体温敏感性改变 （4）肾上腺皮质功能早现 （5）脊柱侧凸或后凸 （6）骨质疏松 （7）智力拼图游戏中显示超常机能 （8）神经肌肉检查正常

2. 遗传学诊断 遗传学检测是确诊PWS的重要依据。临床考虑PWS可能患者，均应该进行15q11.2~q13.1区带甲基化检测。对于临床表现非常可疑，但15q11.2~q13.1区带甲基化检测阴性的患者，可进行测序以排除关键基因突变，同时有助于发现一些临床类似PWS的其他疾病。浙江大学医学院附属儿童医院邹朝春团队发现PWS患者中存在其他遗传异常比例偏高，因此，对于少数临床不太典型或症状严重的PWS患者（如严重智力障碍患儿），还需要警惕合并其他遗传病可能，有必要进一步行染色体核型和测序检查。

3. 鉴别诊断 PWS早期肌张力低下，需要与其他会导致"松软儿"的疾病鉴别；婴儿期后主要与其他有肥胖表型的疾病鉴别。

（1）脊髓性肌萎缩：由脊髓的前角细胞和低位脑干的运动核退化引起的新生儿神经肌肉性疾病。临床上以肌张力低下和肌无力为特征，通常在1岁前死于呼吸衰竭。可通过分子遗传学检测的方法与PWS相鉴别。

（2）劳-穆综合征：劳-穆综合征（Laurence-Moon syndrome）由染色体19p13上*PNPLA6*基因突变所致，为常染色体隐性遗传方式，除也有肥胖、智力低下、性腺发育不良外，常常同时伴共济失调、痉挛性截瘫和眼球震颤，但无早期喂养困难。

（3）巴尔得-别德尔综合征：巴尔得-别德尔综合征（Bardet-Biedl syndrome，BBS）是一种罕见的常染色体隐性遗传病，常累及多器官、系统，由一组编码纤毛蛋白的相关基因变异引起。也常有智力低下（多轻至中度）、肥胖、中枢性性腺发育不良。但其肥胖常婴儿期即发生，同时伴有多指/趾、视网膜色素变性、肾脏异常，有助于鉴别。

（4）阿尔斯特伦综合征：阿尔斯特伦综合征（Alstrom syndrome，ALMS）是由*ALMS1*基因变异引起染色体隐性遗传病，主要累及纤毛蛋白。也可有婴儿期肥胖、糖尿病合并症、身材矮小、男性性腺功能减退等。但其同时有先天性进行性视力减退（视锥细胞和视杆细胞退行性变）、心肌病、进行性感音神经性聋、肝肾变性等表现，有助于鉴别。

（5）科恩综合征：科恩综合征（Cohen syndrome）是由8q22.2上*COH1/VPS13B*基因变异引起的一种常染色体隐性遗传病，其临床特征包括低出生体重、智力低下、体格发育迟缓、肌张力低下、癫痫发作、儿童中期向心性肥胖、青春期延迟、间歇性先天性中性粒细胞减少/白细胞减少等。此外，还表现有高鼻梁、睑裂下移、杏仁眼、上颌发育不全、人中短、轻度小颌畸形、上门齿凸起、高窄腭等面部畸形，以及小头畸形、小脑发育不全、大胖胝体、进行性视网膜病变、视神经萎缩、关节过伸、轻度腰椎前凸、胸椎侧凸、手/脚窄和通贯掌等特点。

（6）其他：许多细胞遗传学异常可导致类似PWS的临床表现，如1p36、2q37.3、6q16.2和10q26的缺失及3p25.3.26.2、Xq27.2-ter重复。

（六）治疗和随访

至今尚无治愈PWS的方法，也缺乏针对病因的特异性治疗方法。主要还是针对不同临床表现进行对症治疗和康复治疗，以维持合理营养摄入、改善生长发育、矫正发育行为、提高生存质量、延长寿命。

1. 家庭宣教　在确诊之际，需要对父母心理进行指导，尽早接受事实、及时调整心态；然后仔细向父母宣教疾病知识，作为一种遗传病，需要终身随访和干预管理，尤其对于一种轻中度神经发育迟缓和心理行为异常的疾病，家庭参与非常重要，需要家长和社会多方参与管理，养成良好生活方式和性格。

2. 根据不同年龄段患儿临床表现差异，关注不同重点　新生儿和婴儿期（1岁内）主要解决喂养困难问题，可采用大孔眼的奶瓶以少量多次的方式喂养以解决营养摄入不足的问题，必要时采用短期鼻饲管。1岁后发育延迟成为主要问题，包括运动、语言发育落后，可早期适当锻炼、康复治疗，以改善认知、发育落后及语言问题。2~3岁后注意解决肥胖（摄食）相关的行为问题、睡眠紊乱问题。严格饮食控制和加强运动，将体重控制在正常范围。同时注意一些良好习惯的培养，纠正行为异常。

3. 重组人生长激素治疗　目前认为rhGH不仅对体型（身高和体重）、体脂等有好处，早期治疗可能对精神行为也有一定益处。一般认为在确诊后就应考虑rhGH治疗，治疗前不必行生长激素刺激试验，但需排除有严重肥胖、不可控制的糖尿病、无法处理的严重阻塞性睡眠呼吸暂停、活动性肿瘤以及精神疾病发病期。起始剂量为0.05~0.10IU/（kg·d），然后每3~6个月根据临床反应和胰岛素样生长因子1（insulin-like growth factor 1，IGF-1）水平可逐渐调整到0.10~0.15IU/（kg·d）。治疗起始年龄越小，起始剂量越小。严重肥胖儿童按体重计算剂量后，酌减实际用量。定期随访生长发育（身高、体重等）情况、糖代谢指标、IGF-1、甲状腺功能等，鉴于婴儿期rhGH治疗有转氨酶上升情况，婴幼儿还需定期评估肝功能，之后还要定期观测脊柱和骨龄等。

4. 性发育不良干预　女性阴唇发育异常通常无需干预；6月龄内男孩低位隐睾可以考虑用双氢睾酮、人绒毛膜促性腺激素或促性腺激素释放激素（gonadotropin-releasing hormone，GnRH）促进睾丸下降；高位隐睾或药物处理无效的低位隐睾需要手术矫正，一般要求2岁内手术，越来越多中心将手术时间提前到1岁左右。错过手术时机的患者，可能需要急性萎缩睾丸切除术，防止恶变。青春期性发育不良者可以性激素（雌激素和睾酮）替代治疗，性激素替代治疗可以让患者出现较明显的第二性征、男女体型，增加骨骼钙化，提高患儿自信心。然而，由于PWS患者本身有神经行为问题，生育后代出现PWS或AS概率大，一般不建议生育，也不太建议女性PWS进行人工周期治疗。

5. 肥胖和相关并发症防治　从小建立合理饮食、运动等良好生活方式，完全可以预防肥胖的发生。对于已经发生肥胖、高血糖等并发症患者，可以给予胰岛素增敏剂（如二甲双胍）、胰高血糖素样肽-1受体激动剂等，甚至使用胰岛素进行治疗。尽管减肥手术是目前使病态肥胖患者体重减轻的最有效的治疗方法，但其在PWS患者中的应用仍存争议。减肥手术并不能使PWS患者的体重持续减轻或降低肥胖合并症的发生，故目前减肥手术并不作为标准治疗推荐给PWS患者。

6. 心理行为矫治　对于皮肤损害、强迫及刻板行为等，除可在青春期通过控制治疗、精神治疗、联合精神用药改善之外，还有报道使用小剂量利培酮亦可改善。

7. 其他外科治疗　气道梗阻者需要观察有无打鼾及呼吸暂停，防止呼吸道阻塞窒息死亡，必要时行扁桃体和腺样体切除术。脊柱侧弯者可用支架等矫正，严重者（>45°）可能需要手术治疗矫正，并进行适当康复训练。

目前还有许多正在研究中的新兴疗法，部分已进行到临床试验阶段，如基因疗法（小分子基因激活、CRISPR激活、寡核苷酸疗法、AAV相关基因疗法、表观遗传编辑），改善食欲亢进/肥胖的药物（如二氮嗪、MetAP2抑制剂beloranib、setmelanotide、tesomet、cannabidivarin、胰高血糖素样肽受体激动剂）。

（七）遗传咨询和产前诊断

PWS父母再生育风险总体不高（<1%），但父母有易位、IC缺失、生殖细胞嵌合体和关键基因突变，则再发概率很高，甚至高达50%以上，因此，应尽可能筛出上述情况，降低再生育时再发风险。如果父母有易位，子代异常风险高；如果父母有IC缺失、生殖细胞嵌合体和关键基因突变，则可以考虑辅助生殖技术，进行胚胎移植前诊断。

缺失型、罗伯逊易位和关键基因突变的PWS患者，后代异常的可能性非常高，加上PWS本身有智力和行为异常,以及性发育不良可能,一般不建议再生育,实际上 PWS 生育后代报告也非常少。其中男性缺失型 PWS 患者,其后代 50% 的概率还是 PWS;女性缺失型 PWS 患者,其后代50% 概率是 AS。男性 IC 和 *SNROD116* 突变的PWS 患者,其后代 50% 概率还是 PWS;女性 IC 和*SNROD116* 突变的 PWS 患者,后代 50% 概率还是IC 和 *SNROD116* 突变携带者。男性罗伯逊易位的 PWS 患者,其后代很可能为 AS(父源 UPD);女性罗伯逊易位的 PWS 患者,其后代很可能为 PWS(母源 UPD)。UPD 和表观突变,如果精子、卵子和受精卵的去甲基化和甲基化修饰正常,后代基本正常。

甲基化检测在产前诊断中应用不普及,建议对有明确家族史,或有明显胎动少的情况,在做产前基因检测的同时,可考虑行 PWS 的甲基化检测。

二、脆性 X 综合征

脆性 X 综合征(fragile X syndrome,FXS;OMIM 300624)是一种由脆性 X 精神发育迟滞蛋白(fragile X mental retardation protein,FMRP)翻译调控因子1 基因(*FMR1*)功能缺失引起的遗传病。FXS 表现为智力障碍、孤独症谱系障碍(autism spectrum disorder,ASD)、语言缺陷、焦虑、注意缺陷多动障碍(attention deficit hyperactivity disorder,ADHD) 等神经发育异常,及结缔组织受累(大而突出的耳朵、大睾丸症、手指关节过度伸展、扁平足、二尖瓣脱垂和疝气)。

FXS 是最常见的遗传性智力障碍,男性中全突变所致患病率为 1/5 000,女性全突变率为1/8 000~1/4 000,检测得出的女性全突变率偏低,可能与轻度表型的女性的容易漏诊有关。新生儿中全突变的流行率存在地域差异,全球已经发现多个遗传集群。在智力残疾的个体中的全突变的发生率为 2.4%。FXS 被认为是 ASD 的主要单基因原因之一,在 ASD 患者中的患病率为 2%~12%。一个纳入 54 项流行病学研究的荟萃分析评估了扩增的 *FMR1* 等位基因在不同人群中的发生率,男性中完全突变发生率为 1/7 143,女性中为 1/11 111。男性和女性前突变的发生率分别为 1/813~1/250 和1/270~1/110。

(一)病因和发病机制

FXS 是 X 连锁遗传病,其致病基因 *FMR1* 位于 Xq27.3,编码一种 RNA 结合蛋白,在神经元突触后区几种 mRNA 的翻译控制中起作用,与代谢型谷氨酸受体(metabotropic glutamate receptor,mGluR)的激活状态相关。同时激活钾通道KCNT1 和 BK,并参与 DNA 损伤和 RNA 编辑。此外,还可以通过调节神经元活动涉及海马依赖性学习和内源性大麻素系统。

在 99% 以上的病例中,功能缺失的原因是5'- 非翻译区的三核苷酸(CGG)重复序列不稳定扩增,CGG 重复序列扩增会引起 *FMR1* 高甲基化,从而阻碍转录和减少 FMRP 生成。扩增 >200个重复序列即为全突变(full mutation),可导致*FMR1* 甲基化沉默和 FMRP 缺失,引起典型的FXS 表型。扩增为 50~200 个重复序列时为前突变(premutation)。此时的 *FMR1* 基因仍有转录活性,可以生成 FMRP,患者不会出现典型的 FXS 表型。*FMR1* 缺失、点突变和错义突变也有可能引起FXS,但很少见。

CGG 三核苷酸重复序列的数量存在代际递增,前突变女性(PM,55~200 个重复)在其后代中产生全突变子代。对于 CGG 重复数超过 99 的前突变等位基因,从前突变向全突变转变的风险接近100%。

(二)新生儿筛查

FXS 缺乏可筛查的特异性生化指标,目前尚未在新生儿疾病筛查中开展 FXS 常规筛查。国内外已有相关遗传学筛查的研究,如使用 PCR 对血液斑点检测样本进行筛选,随后使用 PCR 和外周血样本的 DNA 印迹(Southern blot)分析进行确认。一旦发现先证者,必须进行家系调查,及时发现女性携带者,开展遗传监测,通过产前诊断携带者可以避免出现类似患儿。

(三)临床表现

多种因素会影响 FXS 的临床表现,包括突变状态(全突变、前突变)、甲基化程度、性别、组织差异/嵌合。全突变男性的病情通常相当严重,全突变女性的病情差异较大。FXS 的临床表现在不同年龄段差异显著(表 18-3):临床特征在出生时通常不明显,新生儿期除了常见的肌张力低下外通常没有任何临床症状。从儿童早期开始症状逐渐变得明显,运动发育迟缓、言语发育迟缓以及 ASD 等特征在 3 至 4 岁时比较典型,从而确诊。

表 18-3 FXS 临床表现

时期	临床表现
新生儿期	反流、呕吐、肌张力低下、吸吮不良
婴儿期	轻度运动发育迟缓
幼儿期	癫痫发作、多动、语言迟缓、焦虑、复发性中耳炎
儿童早期	冲动、攻击性、孤独症谱系障碍、眼神交流差、发脾气、焦虑
青少年期	更具攻击性、焦虑、冲动、多动、注意力差·刻板言语
成年期	发作性失控、注意力差、轻度焦虑、刻板言语
老年期	帕金森样症状、认知下降

1. 全突变男性 全突变男性均有 FXS 的临床表现，但是体格、认知及行为特征有较大差异。典型表现为年轻男性出现全面发育迟缓和典型的行为特征，并发 ASD 和 ADHD。

(1)体格特征：面部瘦长且前额和下颌突出、大耳、睾丸增大，典型的体格表现在青少年中更加明显。婴儿和儿童颅面部和结缔组织表现出现较早，如相对大头畸形、斜视、浅蓝色虹膜，面中部发育不全伴眼窝凹陷，良性二尖瓣脱垂、弓状腭、关节过度松弛、肌张力过低等。

(2)认知功能：发育迟滞（包括运动和语言发育里程碑延迟）、智力障碍以及学习障碍是 FXS 最突出的临床特征，FXS 合并 ASD 的男性表现为更严重的发育迟缓和行为困难。发育里程碑落后，FXS 男性通常 10 个月时才能独坐，20 个月时才会独立行走并有清晰言语表达；表达性语言技能的发育慢于接收性语言技能，两者差距随着年龄增长而加大，约 10% 的 FXS 男性无法语言交流。青春期前 FXS 男性的 IQ 通常超过青春期和成人患者。成年男性患者的 IQ 水平通常属于中度智力障碍，程度可从轻度至重度不等。FXS 男性的强项包括言语技能（语言推理、简单标记、词汇量、语言理解），弱项通常包括数学能力、视空间能力、注意力、执行功能（如信息组织能力、预先计划能力和解决问题能力）以及视觉运动协调能力。

(3)行为特征：FXS 男性通常存在神经行为障碍，包括 ADHD、焦虑和 ASD。临床特征包括多动、注意力不集中、回避对视和刻板运动（如摆手）、过度觉醒、社交焦虑、不正常的言语模式。FXS 男性还可能有焦虑症状（包括神经质、强迫症思维）、情绪不稳定、攻击性行为和自伤行为。FXS 的存在

与 ASD 和 ADHD 密切相关，超过 60% 的 FXS 男性同时被诊断为 ADHD 或 ASD。根据以往的研究报告，40%~67% 的 FXS 男性和 20%~23% 的 FXS 女性被诊断为 ASD。

(4)癫痫：15%~20% 的 FXS 男性会发生癫痫发作，其风险在儿童期最高，尤其是合并 ASD 患者。其中大多为单纯性部分癫痫发作或复杂部分性癫痫发作，包括伴中央颞区棘波的良性儿童癫痫（又称为良性 Rolandic 癫痫）。

(5)胃肠道障碍：超过 30% 的患者存在肥胖和胃食管反流等胃肠道功能障碍。

2. 全突变女性 女性全突变 FXS 的表型比男性更多变，所有认知、行为和体格检查都有可能受累。但由于未受影响的 X 染色体的代偿激活，症状通常比男性轻，有 25%~30% 的 FXS 女性存在智力障碍，30% 处于边缘水平，而智商正常的女性往往有情绪问题或学习障碍。

多达 50% 的全突变女性有特殊面容，通常表现为学习困难、注意力缺陷、羞涩、社交焦虑或选择性缄默症，普遍存在视觉运动协调能力、执行能力以及语言能力缺陷。约 20% 的 FXS 女性符合 ASD 诊断，5% 的 FXS 女性会有癫痫发作。

3. 前突变 脆性 X 染色体前突变携带者存在 55~200 个 CGG 重复序列。由于 *FMR1* 基因仍有转录活性，不会出现典型的 FXS 表型。可伴随有早发性卵巢功能不全、晚发型脆性 X 染色体相关震颤-共济失调综合征和神经认知障碍。

（四）辅助检查

1. FXS 常规检查 需要根据临床表现来选择，包括智力、行为等评估。

2. 遗传学检查

(1)脆性 X 染色体分析：采用低叶酸、低胸苷的培养基或普通培养基加 5- 氟尿嘧啶脱氧核苷、甲氨蝶呤等药物，可诱导 X 脆性部位表达，一般 3%~5% 以上的细胞表达提示为阳性。临床应用少。

(2)PCR 法：采用 PCR 扩增包括 $(CGG)_n$ 重复区域在内的 DNA 片段，扩增产物经电泳，可检测到扩增 DNA 片段的长度，从而计算出 $(CGG)_n$ 重复次数。该方法适用于中间变异和前变异范围的检测，但对于 $(CGG)_n$ 重复次数高的 *FMR1* 基因无法扩增，也不能检测甲基化情形，推荐与 DNA 印迹同时使用。

(3)DNA 印迹：根据全变异等位基因的 $(CGG)_n$

重复序列和上游的 CpG 岛超甲基化,使其甲基化敏感性酶切位点消失这一特性,应用甲基化敏感的限制性内切酶酶切并与探针杂交,分析杂交后其片段大小,了解 (CGG)$_n$ 重复次数和 CpG 岛甲基化状态进行诊断。该方法对中间变异和前变异检测的分辨率较低,故应和 PCR 法联合以提高检测的准确性。

(4) RP-CE PCR 方法:RP-CE PCR 方法是在普通 PCR 的基础上,通过三引物扩增模式,对超长的 CGG 重复序列进行扩增,扩增产物无须提纯,直接用于毛细管电泳,进而可以准确检测所有扩增片段的长度,精准定量 CGG 重复数。该方法灵敏度高,更简便快速。

(5) 基因测序:对 (CGG)$_n$ 重复序列检测未发现异常扩增的案例,可以考虑采用 PCR+ 测序的方法对该基因编码区进行变异分析,确定是否有致病性点突变或者大的插入 / 缺失。

(五) 诊断和鉴别诊断

1. 临床诊断　FXS 的典型临床特征是多变的,部分症状可能在幼儿期不出现甚至儿童期均未出现,约 30% 的 FXS 患儿没有明显的畸形特征。医生应该对任何不明原因的发育迟缓、智力残疾或 ASD 的儿童进行 FMR1 DNA 检测。2~3 岁语言发育迟缓的儿童要进行 FXS 测试,因为大部分 FXS 的首发表现为语言发育迟缓。

2. 基因诊断　PCR 和 DNA 印迹常用于检测疑似 FXS 患者中是否存在 FMR1 基因突变,被认为是诊断 FXS 的金标准。现在 RP-CE PCR 方法应该比较多。FMR1 中 CGG 段重复序列的数量可识别重复序列正常或居中的个体,还可用于识别前突变或全突变个体。少数患者可能存在 FMR1 点突变,需要通过全基因组测序或全外显子组测序才能诊断。

3. 鉴别诊断　FXS 的鉴别诊断包括智力障碍或发育迟缓的其他原因。①脆性 XE 综合征 (fragile XE syndrome):极其罕见,特征为轻度智力障碍但无体格特征。患者为 AF4/FMR2 家族成员 2 基因 (AFF2,靠近 FMR1 基因) 有 CCG 重复序列扩增的男性。②Klinefelter 综合征:男性患者可能有特殊的学习障碍,尤其是表达性语言障碍。与青春期后的 FXS 男性不同,Klinefelter 综合征男性通常为小睾丸。③脑性巨人症 (Sotos 综合征):典型表现包括特殊面容 (大头畸形、额部隆起、下巴尖而突出、睑裂下斜)、过度生长、学习障碍、行为问题和先天性心脏畸形。

(六) 治疗和随访

FXS 治疗以对症治疗为主,同时针对分子通路进行靶向治疗。但迄今为止,没有任何靶向治疗在临床被证明具有足够的有效性。

1. FXS 的非药物早期干预　物理治疗 (physical therapy,PT)、职业治疗 (occupational therapy,OT) 和言语语言治疗 (speech-language therapy,SLT) 可以干预粗大运动、精细运动落后和言语语言迟缓,应用行为分析 (applied behavior analysis,ABA) 治疗共病 ASD 的社交沟通缺陷相当重要,这些项目通常在学龄前通过特殊教育项目或早期家庭项目实现。行为干预可以改善行为问题 (如攻击性、多动和发脾气);包括认知行为疗法 (cognitive behavioral therapy,CBT) 在内的个体治疗可以帮助改善焦虑、多动症、社交缺陷和抑郁症;音乐疗法可以促进 FXS 患儿沟通技巧的发展和自我表达能力的提高。所有 FXS 儿童都可以在上述干预中获益,其中合并 ASD 的儿童受益更显著。

2. FXS 合并精神症状的药物干预　通过药物治疗寻求改善的最常见精神症状包括多动症、焦虑、攻击性和睡眠问题。由于 FXS 患者比正常发育的患者对精神类药物更敏感,治疗应从低剂量开始并逐渐加量;部分药物在引起矛盾效应时,应停药并改用具有不同作用机制的药物。

(七) 遗传咨询和产前诊断

当诊断出 FXS 首发病例时,首先应进行家系诊断性检测,确定家族成员携带正常、前突变或全突变等位基因的风险。FXS 通过 X 染色体遗传,同时由于 CGG 重复序列存在代际扩增,突变是动态变化。携带前突变男性将 X 染色体以相同的重复次数遗传给女性子代,而不会将 X 染色体遗传给男性子代。携带前突变的女性可以将携带前突变的 X 染色体遗传给子代甚至增加重复数达到全突变程度。同时,FXS 全突变的男性将完全突变遗传给每个女性,而不传给男性;全突变女性有 50% 概率将完全突变等位基因遗传给子代。因此,当一个男性患有 FXS 时,其母亲就会是前突变的携带者或发生全突变。

从女性前突变携带者到其后代的 CCG 重复序列扩增数量取决于各种因素,如 CCG 重复次数、受孕年龄以及 CGG 重复序列中 AGG 中断次数。因此,前突变女性需要进行个体化的遗传咨询,必要时行 DNA 印迹等产前诊断。

三、囊性纤维化

囊性纤维化(cystic fibrosis,CF;OMIM 602421)是因囊性纤维化跨膜传导调节因子(cystic fibrosis transmembrane conductance regulator,CFTR)基因变异导致全身外分泌腺上皮细胞表面的CFTR蛋白功能异常,即氯离子通道蛋白功能障碍,黏液黏稠阻塞管腔,继而引起呼吸、消化、生殖等全身多系统损害,主要表现为反复呼吸道感染、支气管扩张、鼻窦炎、胰腺外泌功能障碍和男性不育等,呈常染色体隐性遗传。1938年首次报道,1985年美国威斯康星州开展新生儿筛查,1989年发现CFTR基因。CF是高加索人群中最常见的常染色体隐性遗传病。最新报道,美国、加拿大、爱尔兰的CF发病率分别为1/5 130、1/3 848和1/2 570,均较早期报道的发病率降低。在我国尚无发病率数据,2018年该病被列入中国首批罕见病目录,随着分子诊断技术的进步及CFTR小分子药物的问世,近年来中国报道的CF患者逐渐增多。

(一)病因和发病机制

致病基因CFTR定位于7q31.2,基因全长约230kb,含27个外显子,编码的CFTR蛋白含1 480个氨基酸残基,表达于呼吸道、消化道、胰腺导管、胆管、输精管及汗腺远端导管等外分泌腺的上皮细胞表面。CFTR蛋白是一种cAMP依赖的氯离子通道蛋白,包括2个跨膜区域、2个细胞内核苷酸结合折叠区(nucleotide-binding fold,NBF)及一个含有多个磷酸化位点的高电荷"R结构域"调节区,氯离子通道的激活需要磷酸激酶A介导的R结构域磷酸化和NBF中持续存在ATP,其主要功能为上皮细胞内氯离子的跨膜转运,伴随水和钠分泌增加,管腔内黏液变稀薄。CFTR基因缺陷导致CFTR蛋白的合成、结构及功能异常,产生黏液的上皮细胞氯离子分泌减少,水分减少,黏液黏稠阻塞导管。呼吸道分泌物黏稠可致反复呼吸道感染、支气管扩张及慢性阻塞性肺疾病;消化道、胰腺、胆管分泌物黏稠可导致胎粪性肠梗阻、慢性胰腺炎、肝胆疾病,胰腺外泌功能下降,表现为脂肪泻、营养不良、脂溶性维生素缺乏等。汗腺管道氯化钠回吸收障碍可导致水、电解质丢失,表现为皮肤盐霜、低氯血症、低钠血症、脱水、乏力等。

目前已发现CFTR基因变异达2 000余种,根据其对CFTR功能的影响可分为6类:Ⅰ类变异为CFTR蛋白合成缺陷,占2%~5%,如c.1624G>T

(p.Gly542*)、c.1657C>T(p.Arg553*)、c.621+G>T;Ⅱ类变异为CFTR蛋白加工、转运及定位缺陷,最常见,如c.1521_1523delCTT(p.Phe508del);Ⅲ类变异为门控调节缺陷,变异主要发生在核苷酸结合结构域,如c.1652G>A(p.Gly551Asp);Ⅳ类变异为离子传导缺陷,导致电导率降低,如c.350G>A(p.Arg117His);Ⅴ类变异为功能性蛋白在顶膜的表达减少,如c.1364C>A(p.Ala455Glu);Ⅵ类变异为影响定位于细胞膜的CFTR蛋白的稳定性和更新周期,如c.4234C>T(Gln1412*)。通常Ⅰ~Ⅲ类变异导致蛋白功能缺失,患者的临床表现相对较重,出生时即出现胰腺功能不全,更早出现肺功能恶化,而Ⅳ~Ⅵ类变异通常临床表现轻,症状出现较晚。

在高加索人群中,c.1521_1523delCTT(p.Phe-508del)最常见,80%以上的CF患者为该变异的纯合或复合杂合变异。我国该变异罕见,目前的报道以c.2909G>A(p.Gly970Asp)、c.1766+5G>T、c.3068T>G(p.Ile1023Arg)相对多见,我国报道的多数突变在高加索人群中罕见或未见。

(二)新生儿筛查

新生儿筛查有助于CF早期识别、早期干预、改善临床结局,2006年美国医学遗传学会推荐将CF纳入统一的新生儿筛查核心病种,欧美国家常规开展CF新生儿筛查。一线筛查方法为干血斑免疫反应性胰蛋白酶原(immune-reactive trypsinogen,IRT)测定,大于阳性界限值(60~65ng/ml,或第95~99百分位数)为初筛阳性。二级筛查方法包括初筛阳性者于2~3周龄时重采血复查IRT(即IRT-IRT,早期常用),对原血片进行胰腺炎相关蛋白(pancreatitis-associated protein,PAP)测定(即IRT-PAP,较少用),原血片CFTR基因已知变异位点分析(即IRT-DNA,最常用)。二级筛查阳性者(含杂合变异者)召回进行汗液试验,汗液氯离子浓度≥60mmol/L即可诊断CF,<30mmol/L可排除CF。当氯离子30~59mmol/L,CFTR基因发现一个已知致病变异,或有1个系统的症状者,建议进行二代测序明确诊断。由于我国CF发病率相对低,且未见热点变异,尚未开展该病的新生儿筛查。

(三)临床表现

CF患者常在婴幼儿或青少年期起病,常为多系统受累,以呼吸和消化系统最常见。经新生儿筛查早期诊断及干预者,可以无症状或症状较轻,生存期及生活质量显著改善。

1. 呼吸系统　反复呼吸道感染、咳嗽、咳痰、喘息、鼻窦炎,少数伴有自发性气胸和咯血,查体可见桶状胸和杵状指(趾)。随年龄增长,阻塞性通气功能障碍、支气管扩张逐渐加重。呼吸道慢性细菌感染及病原体定植,最初常为流感嗜血杆菌和金黄色葡萄球菌,最终出现铜绿假单胞菌或洋葱伯克霍尔德菌的慢性定植和/或感染。一旦出现感染,中性粒细胞被大量募集到肺组织中,并释放弹性蛋白酶,造成肺组织破坏,支气管扩张。幼儿期发现支气管扩张和鼻息肉应高度警惕 CF。

2. 消化系统　新生儿期可见胎粪性肠梗阻、胎粪性腹膜炎,胎粪排除延迟;年长儿可出现远端肠梗阻综合征、慢性便秘及直肠脱垂。胰腺外分泌功能不全导致脂肪泻、生长发育迟缓、体重不增、脂溶性维生素缺乏等。其他如慢性胰腺炎、胆囊炎、胆结石、肝炎、肝硬化、门静脉高压等。

3. 内分泌系统　CF 相关糖尿病最常见,约20% 的青少年患者及 40%~50% 的成人患者发生糖代谢异常。成人患者常见骨质疏松、骨量减少。少数患者(尤其是婴幼儿)因汗液中电解质丢失,表现为低钠血症、低钾血症、低氯血症和代谢性碱中毒,需要与巴特综合征相鉴别。

4. 皮肤　盐霜、掌部水源性皱褶。典型 CF 患者中掌部水源性皱褶发生率高达 80%,可以作为CF 筛查试验。

5. 泌尿生殖系统　因中肾管结构发育不全,表现为输精管缺如、腹股沟疝、阴囊积水、睾丸未降、不育。女性患者可出现闭经,宫颈炎,宫颈内黏液黏稠,生育能力下降。

(四)辅助检查

1. 汗液试验　为 CF 确诊试验。汗液氯离子浓度 ≥60mmol/L 可以确诊 CF,<30mmol/L 可排除 CF,30~59mmol/L,则需进一步通过 *CFTR* 基因和/或其他 CFTR 功能检测明确诊断。

2. 基因检测　致病基因 *CFTR* 检测在 CF诊断、疾病预测、小分子靶向治疗、遗传咨询中至关重要。尤其对汗液试验结果处于中间值(30~59mmol/L)者,如果发现 *CFTR* 纯合或复合杂合致病性变异,则明确诊断 CF,如未检出致病变异则可排除 CF,发现意义不明变异可通过鼻电位差和肠电流测定进一步协助诊断。

3. 常规生化检查　如血常规、肝肾功能、电解质、血气分析等。血 IRT 和 PAP 升高,脂溶性维生素降低。合并胰腺炎时血清淀粉酶和/或脂肪酶水平升高。粪弹性蛋白酶检测低于 100μg/g 提示胰腺功能不全。

4. 呼吸道病原体检查　金黄色葡萄球菌、铜绿假单胞菌、流感嗜血杆菌是 CF 患儿呼吸系统感染的主要病原体,其中金黄色葡萄球菌感染多见于诊断早期及 6 月龄以下患儿,而铜绿假单胞菌是造成临床症状恶化、死亡率增加的重要原因。CF 患者易定植和感染的其他微生物还包括嗜麦芽窄食单胞菌、木糖氧化无色杆菌、洋葱伯克霍尔德菌复合体、非结核分枝杆菌(鸟分枝杆菌复合体和脓肿分枝杆菌)及烟曲霉。怀疑合并变应性支气管肺曲霉病时应检查外周血嗜酸性粒细胞计数、烟曲霉特异性 IgE 和 IgG 测定。

5. 影像学检查　胸部 X 线早期表现正常或仅有肺过度充气,进展后可出现支气管扩张。肺高分辨率 CT 早期可见空气潴留和肺充气不均,随着肺病进展,出现黏液栓、小叶中心结节、支气管壁增厚及支气管扩张,以两肺上叶多见,肺动脉直径增宽提示肺动脉高压。腹部 X 线片见小肠远端和右侧结肠处粪便蓄积、气液平和小肠扩张,提示远端肠梗阻综合征。腹部超声、CT 或 MRI 可发现胰腺脂肪化伴或不伴胰腺萎缩、脂肪肝或肝硬化。

6. 肺功能检查　以阻塞性通气功能障碍为主,肺功能先后出现以下改变:残总气量百分比(ratio of residual volume to total lung capacity,RV/TLC)增加、用力呼气中段流量(forced expiratory flow during middle half of FVC,$FEF_{25\%~75\%}$)减少、第1 秒用力呼气容积(forced expiratory volume in one second,FEV_1)和 FEV_1/用力肺活量(forced vital capacity,FVC)下降。连续肺功能监测可评估疾病的严重程度和进展。通常每 3 个月监测一次。

7. 其他 CFTR 功能检测　包括鼻电位差和肠电流测定。

(五)诊断和鉴别诊断

1. 诊断标准　存在呼吸、消化、内分泌、皮肤、泌尿生殖系统等 1 个或多个特征性表现或有 CF家族史,2 次汗液氯离子 ≥60mmol/L;或汗液氯离子 ≥30mmol/L 伴有 *CFTR* 基因纯合或复合杂合致病突变,即可诊断 CF。我国汗液试验尚未广泛开展,CF 诊断主要依据临床表现、家族史及 *CFTR*基因检测。皮肤盐霜、掌部水源性皱褶、胎粪性肠梗阻、幼儿鼻息肉、支气管扩张、反复肺部感染、胰腺炎、脂肪泻、营养不良等均应警惕 CF,尽早进行

汗液试验及 *CFTR* 基因测序明确诊断。

2. 鉴别诊断 CF 需与原发性免疫缺陷病、原发性纤毛运动障碍、胰腺炎、乳糜泻、炎症性肠病、巴特综合征等疾病相鉴别。同时还需要鉴别其他引起汗液电解质浓度增高的疾病,如未经治疗的甲状腺功能减退症、原发性肾上腺皮质功能减退症、外胚层发育不良等。

(六) 治疗和随访

CF 患者临床表现多样,涉及多学科,早期诊断及干预是改善生活质量的关键。一旦诊断,立即组织多学科团队评估及制订个体化的治疗随访方案,定期对患者、监护人、家庭成员进行健康教育,加强自我管理。随访频率为婴儿期每月一次,儿童期每 3 个月一次,成人每 3~6 个月一次。随访内容包括营养状态、呼吸、消化、CF 相关肝胆疾病、糖尿病、心理状态及其他并发症等评估。

1. 营养支持 营养管理是 CF 综合治疗的关键环节之一,应对所有 CF 患儿定期进行营养风险筛查及评估。0~2 岁的婴幼儿身长、体重应保持在第 50 百分位数以上,2 岁以上儿童体重指数应保持在第 50 百分位数或以上。高热量、高脂肪、胰酶替代治疗和脂溶性维生素补充是 CF 营养支持治疗的基础。推荐 CF 患者每日能量需求为健康同龄儿的 110%~220%,其中 35% 来自脂肪,20%~25% 来自蛋白质,40%~45% 来自碳水化合物,注意补充电解质、矿物质和微量元素。胰腺功能不全时补充胰酶及脂溶性维生素,营养不良者可额外补充口服营养制剂。

2. 呼吸系统治疗 主要目的为清除气道分泌物和控制感染。

(1) 气道廓清及祛痰治疗:气道廓清至关重要,如胸部物理治疗(胸部叩拍与振动、体位引流、用力呼气技术、呼气末正压等)。祛痰可改善气道纤毛上皮功能和肺功能,减少肺部病变急性加重,除常规祛痰药物(氨溴索、乙酰半胱氨酸等),4 月龄以上患者可用 3%~7% 高渗盐水 4ml,每天 2 次,雾化吸入;6 岁以上患者 α 链道酶雾化 2.5mg/ 次,每天 1 次,均可长期使用。

(2) 肺部病变急性加重期治疗:以抗感染治疗为主。经验性抗菌药物选择应覆盖金黄色葡萄球菌、流感嗜血杆菌、铜绿假单胞菌等。不考虑铜绿假单胞菌感染时推荐阿莫西林克拉维酸钾。耐甲氧西林金黄色葡萄球菌感染时推荐万古霉素、替考拉宁或利奈唑胺治疗。疗程至少 10 天。对于新发

的铜绿假单胞菌感染者建议使用有抗铜绿假单胞菌作用的 β 内酰胺类药物(如头孢哌酮舒巴坦钠、头孢他啶)、氨基糖苷类(如阿米卡星)或喹诺酮类(如环丙沙星),疗程 14 天。之后雾化吸入妥布霉素 300mg/ 次,每天 2 次,疗程 28 天。

(3) 抗感染治疗:小剂量阿奇霉素可显著减少肺部病变急性加重次数,推荐 5mg/(kg·d),隔日 1 次或每周 3 日口服,疗程 1.0~1.5 年。长期应用阿奇霉素需注意大环内酯类药物耐药率的升高。

(4) 肺移植。

3. 消化系统治疗 主要为对症处理。胰腺功能不全者给予胰酶替代治疗。单纯性胎粪性肠梗阻者可使用高渗溶液灌肠。远端肠梗阻综合征主要治疗目标为纠正水电解质紊乱,通常不需要手术处理,且不影响患者的肺部病变及营养状态。有反酸等胃肠道症状者进行抑酸治疗。

4. 内分泌系统治疗 10 岁以上的 CF 患者需要加强血糖监测或行口服葡萄糖耐量试验评估是否存在 CF 相关糖尿病。合并糖尿病者给予胰岛素替代治疗,保证热量及营养供应,监测血糖,调整胰岛素剂量,维持血糖稳定。

5. 小分子药物 结合患者的 *CFTR* 基因变异类型进行选择。*CFTR* 调节剂如依伐卡托针对 Ⅲ 类变异(p.Gly551Asp),延长氯离子通道门控开放时间;而鲁玛卡托针对 Ⅱ 类变异(p.Phe508del),调节变异蛋白的转运和定位。鲁玛卡托与依伐卡托联合使用可以改善 p.Phe508del 纯合或与 p.Gly551Asp 复合杂合变异患者的肺功能。目前尚缺乏针对中国患者的 *CFTR* 小分子靶向药物,基因治疗尚处于研究阶段。

(七) 遗传咨询和产前诊断

CF 是常染色体隐性遗传病,应避免近亲结婚。先证者父母通常均为携带者,子代患病风险为 25%,再生育时应进行产前诊断,于妊娠 10~13 周取绒毛膜绒毛或 16~22 周取羊水细胞进行基因诊断,亦可胚胎植入前遗传学检测。先证者一旦确诊,应对同胞进行筛查和诊断。

四、肝豆状核变性

肝豆状核变性(hepatolenticular degeneration,HLD;OMIM 277900)又称威尔逊病(Wilson disease,WD),是一种常染色体隐性遗传病。因铜转运 ATP 酶 β(ATPase copper transporting beta,ATP7B)基因突变而导致的铜代谢障碍性疾病,于

1912 年由 Kinnier Wilson 首次系统描述为"进行性豆状核变性"，是一种伴有肝硬化的家族性、致命性神经系统疾病。本病因铜代谢障碍引起体内各组织，尤其是肝、脑、肾、角膜等处铜沉积，导致以肝病、运动障碍及神经症状为主要临床表现，肝硬化、基底节损害为主要特点的组织损害和病变。

（一）流行病学

本病呈全球分布。因地域环境、遗传背景和人口结构等多种因素不同，发病率存在地区差异。欧洲和北美地区的发病率较高，而亚洲和非洲地区相对较低。目前全球范围内 ATP7B 基因携带率 1/90，患病率为 1/30 000~1/2 600。但实际患病率可能更高，因为部分携带者可能没有明显的症状或未被诊断。在一些地区，如欧洲和北美，由于检测手段的普及和提高，其实际患病率可能接近统计患病率；而在亚洲和非洲地区，由于医疗资源和技术水平的限制，其统计患病率可能低于实际患病率。我国尚缺乏全国性流行病学调查资料，安徽一项调查推测患病率为 5.87/100 000；考虑到一些无症状患者没有临床表现和生化指标异常，推测中国人群实际患病率可能更高。

WD 可在任何年龄发病，多以儿童和青少年为主，5~35 岁多发，少数患者在成年后才出现症状，大多患者会在 30 岁前出现明显的症状，但也有 3 岁起病或 80 岁才出现症状的患者。

（二）病因和发病机制

铜是人体必需微量元素之一，是许多金属蛋白所必需的辅助因子，缺乏或过多都会对机体造成不利影响，推荐饮食铜的摄入量为 0.9mg/d，摄入的铜主要在十二指肠和小肠近端吸收，多余的铜由肝脏经胆汁从肠道排泄，少量通过肾脏排泄。

WD 是一种常染色体隐性遗传病，其致病基因 ATP7B 定位于 13 号染色体长臂（13q14.3），长约 80kb，编码区 4.1kb，包含 21 个外显子，主要在肝脏表达，编码合成铜转运 P 型 ATP 酶（ATP7B 蛋白）参与铜的跨膜转运，ATP7B 蛋白是铜代谢过程中的关键蛋白，转运铜至高尔基体复合体并与铜蓝蛋白前体（apoceruloplasmin）结合，形成功能性的全铜蓝蛋白（holoceruloplasmin）入血。

当 ATP7B 基因突变导致 ATP7B 蛋白对铜的结合与转运功能障碍时，铜在肝脏过量沉积，引起肝细胞线粒体氧化应激反应，并对脂质、蛋白质、DNA 和 RNA 等分子造成损伤，导致肝细胞损伤、肝脂肪变性；铜还可激活肝星状细胞，加速肝纤维

化进程。当铜超过了肝脏储存容量，就会以游离铜的形式进入血液，并在脑部、肾脏、角膜、关节以及肠道等部位过量沉积，产生肝脏外的铜毒性，如脑部尾状核、豆状核的铜沉积引起神经精神症状，铜沉积在角膜则出现角膜色素环（Kayser-Fleischer ring），在肾脏沉积可引起蛋白尿等。

欧洲 WD 患者人群中最常见的突变为 c.3207C>A（p.His1069Gln），突变频率为 13%~61%；亚洲人群的常见突变为 c.2333C>T（p.Arg778Leu），突变频率为 34%~38%。我国 WD 患者有 3 个高频致病突变为 c.2333C>T（p.Arg778Leu）、c.2975C>T（p.Pro992Leu）和 c.2804C>T（p.Thr935Met），占所有致病突变的 50%~60%，相对常见的致病突变还有 c.2621C>T（p.Ala874Val）、c.3443C>T（p.Ile1148Thr）、c.2828G>A（p.Gly943Asp）、c.1531C>T（p.Gln511X）、c.2755C>G（p.Arg919Gly）、c.3809A>G（p.Asn1270Ser）等。基因突变以错义突变为主，主要为纯合突变和复合杂合突变。

基因型与表型没有明确的相关性，基因突变检测有助于明确诊断。表观遗传因素，如整体 DNA 低甲基化和环境因素如膳食中铜的摄入量等，可能与发病有关。

（三）新生儿筛查

WD 适用于新生儿筛查，但尚未有确切的筛查方法和策略。有研究采用新生儿干血斑样本或尿样测定铜蓝蛋白，但方法学需要进一步改进。蛋白质组学方法定量检测干血斑中 ATP7B 蛋白肽的技术正在开发中。

基因检测是新生儿筛查 WD 的最准确方法。通过检测 ATP7B 基因是否存在突变，可以明确诊断 WD。基因检测具有准确度高、操作简便等优点，尤其适用于具有家族史的新生儿进行筛查和诊断。对于常规体检发现转氨酶轻度增高、意外发现角膜色素环（K-F 环）但无症状者及先证者的无症状同胞宜行 ATP7B 基因筛查确诊，疑似病例应尽早进行基因检测以明确诊断和及时治疗。

新生儿眼病筛查注意 K-F 环，开展听力筛查，可以了解新生儿是否存在其他系统异常表现。对于疑似 WD 的新生儿，应进行全面检查以评估其病情和制订合适的治疗方案。

（四）临床表现

WD 在临床上可表现为肝病症状、进行性神经功能障碍（单独出现或与肝病症状同时出现）、精神疾病等。在儿童和较年轻的成人患者中更容易表

现为孤立性肝病,而成人表现为肝脏疾病伴有或不伴有神经精神疾病。

患者虽出生时就有胆汁排铜障碍,但铜累积到一定程度才表现出临床症状。铜先沉积在肝脏,然后才沉积在中枢神经系统、眼睛、肾脏等器官。因此,最早出现的多为转氨酶增高等肝功异常,肝是WD最常累及的器官之一,但患者因受累器官和程度不同而临床表现多样。大多数儿童WD患者(18岁以下)表现为肝病,成年患者表现为肝病或肝病并发神经精神疾病。

1. 肝脏损害　肝脏损害多见于婴幼儿及儿童患者,可表现为临床无症状、急性肝炎、急性肝衰竭、慢性肝炎、肝硬化等。

无症状患者是指体检或无关原因进行肝脏检查时发现转氨酶增高、肝脾大或脂肪肝,或意外发现K-F环,但无临床症状。也可见于先证者的一级亲属 *ATP7B* 基因筛查时确诊。有3%~40%患者可无任何明显临床症状。儿童或青少年WD患者的最早期表现常为轻到中度脂肪肝。

急性肝炎可表现为转氨酶升高、黄疸、恶心、乏力和肝区不适等。部分轻症患者的症状可自行消退,一些重症患者的病情可迅速恶化并发生肝衰竭。

少部分患者可在短时间内出现肝功能失代偿,肝脏合成功能受损、黄疸、凝血功能障碍和肝性脑病等,临床上呈现急性肝衰竭过程,病情进展迅速,病死率高,常需肝移植治疗。部分WD患者在发生急性肝衰竭时,已有进展期肝纤维化或肝硬化,是慢性肝病合并急性肝衰竭。

慢性肝炎、肝硬化最常见,患者可表现为乏力、食欲减退等,查体可见面色晦暗、肝掌等慢性肝病体征,实验室检查提示肝功能异常,如转氨酶、胆红素升高。随着病情发展,逐渐进展至肝纤维化、代偿或失代偿性肝硬化,可出现脾大、脾功能亢进、腹水、食管胃底静脉曲张、肝性脑病等并发症。研究结果显示,无论是以肝损伤为主要表现的患者、以神经精神症状为主要表现的患者还是无症状的患者,都有35%~45%患者在确诊时已存在肝硬化。该病肝癌的发生率相对较低。

2. 神经精神症状　由于锥体外系、锥体束和小脑受累,神经系统表现多种多样,早期症状可轻微、进展缓慢,可有阶段性缓慢缓解或加重,也可快速进展,在数月内导致严重失能,尤其是年轻患者。

临床表现包括不自主运动、运动迟缓或减少、步态异常、共济失调、震颤、帕金森病和舞蹈症震颤。肌张力障碍早期为局灶性、节段性,逐渐发展至全身性,可严重影响患者日常活动能力,通常随着疾病进展而恶化,晚期常并发肢体严重痉挛。局灶性肌张力障碍表现包括眼睑痉挛、颈部肌张力障碍(斜颈)、书写痉挛,以及呈现出夸张笑容的肌张力障碍性面部表情(痉笑面容)。声带、发音肌肉或吞咽肌肉的局灶性肌张力障碍可导致发音困难、构音障碍或吞咽困难和流涎,构音障碍是最常见的神经系统症状,发生率为85%~97%。微笑异常、精神障碍、癫痫等少见。

精神行为异常比较常见,甚至可早于肝脏损害和神经症状,但容易被忽略、诊断延迟,直到出现肝脏或神经系统症状时才被注意。精神症状可多种多样,情感障碍是最常见的表现,还可有性格改变、抑郁、认知变化和焦虑等表现。青少年患者精神行为异常可表现为学习能力下降、情绪波动等,容易与青春期生理性情绪变化和性格改变混淆。神经精神症状的发生经常迟于肝脏症状,因此易被误诊为肝性脑病。

3. 眼部病变　K-F环是铜沉着于角膜后弹力层而形成的绿褐色或暗棕色环,在角膜边缘,是WD的典型特征之一,以神经系统表现为主的WD患者K-F环阳性多于以肝病表现为主的患者。向日葵样白内障(sunflower cataracts)是WD的另一个眼部表现,为铜沉积于晶状体所致,较为少见。K-F环及向日葵样白内障均需用裂隙灯检查,通常不影响视力,经有效治疗后上述改变会逐渐消失。

4. 其他系统损害　铜离子蓄积可导致肾脏损害,肾小管损伤可表现为镜下血尿和肾结石,因沉积的铜损伤肾小管上皮细胞所致;肾小球损伤更多见于螯合剂治疗的并发症。骨关节病可表现为骨质疏松症、骨软化症、自发性骨折、佝偻病、剥脱性骨软骨炎、髌骨软骨软化症、过早骨质减少,以及膝关节和腕关节的退行性关节炎等,与其他骨关节病在临床表现上难以区分。心肌损害可引起心肌炎、心律失常和心房颤动、左心室肥厚等。内分泌异常包括甲状旁腺功能减退症、不孕不育或复发性流产。

未经治疗的患者可发生严重的溶血,过量铜离子损伤红细胞膜而导致抗球蛋白试验(Coombs test)阴性的溶血性贫血。急性发作表现为红细胞和血红蛋白下降、间接胆红素增高;溶血也可呈阵发性或慢性病程。

（五）辅助检查

1. 实验室检查

（1）血液生化检查：肝功能检查包括谷丙转氨酶（ALT）、谷草转氨酶（AST）、总胆红素等。贫血、溶血检查及肾功检查。

（2）铜代谢检查

1）血清铜蓝蛋白测定：血清铜蓝蛋白<100mg/L 支持诊断本病。铜蓝蛋白主要由肝脏产生，是血液中铜的主要载体，正常人血液循环中 90%~95% 的铜以铜结合铜蓝蛋白即全铜蓝蛋白的形式存在。新生儿时期铜蓝蛋白很低，出生后逐渐增高，1 岁可达成人水平，目前通过测定铜蓝蛋白诊断 WD 的最小年龄是 1 岁。以神经系统损伤为主的 WD 患者中血清铜蓝蛋白降低得更为明显。

2）24 小时尿铜测定：24 小时尿铜排泄量间接反映了血清游离铜水平，有助于 WD 的诊断和治疗监测。24 小时尿铜>100μg 有诊断价值，尿铜越高诊断意义越大。对接受去铜治疗的 WD 患者，尿铜是判断疗效、依从性或调整药物剂量的重要参考指标。

如果基础尿铜排泄量<100μg/24h，可进行 D-青霉胺激发试验。在 24 小时尿液收集期间，开始时和 12 小时后分别口服 500mg D-青霉胺，如尿铜排泄量>1 600μg/24h，则对诊断 WD 有重要意义。测量 24 小时尿铜排泄量需要使用塑料容器或酸浸泡、清洗过的玻璃容器完整地收集 24 小时尿液。尿铜排泄量受 24 小时肌酐清除率影响，合并肾衰竭的患者不建议通过尿铜检测结果诊断和评估 WD。

3）血清铜测定：健康人铜蓝蛋白结合铜占血清铜的 90%，血清铜为铜蓝蛋白结合铜和非铜蓝蛋白结合铜（或称为"游离铜"）的总和。WD 患者血清铜通常与铜蓝蛋白水平成比例下降。发生急性肝衰竭（acute liver failure，ALF）时，血清铜浓度可能会因为铜从肝脏储存库中突然释放而显著升高。血清非铜蓝蛋白结合铜浓度（游离铜，μg/L）=［血清铜（μg/L）－铜蓝蛋白（mg/L）×3.15］。WD 患者游离铜浓度增高，大多数未经治疗者可>200μg/L（正常<150μg/L）。

血清游离铜更多用于 WD 疗效监测而非诊断。慢性胆汁淤积症和铜中毒等疾病，也可以出现血清游离铜浓度升高。游离铜水平<50μg/L 提示机体铜缺乏，可见于长期接受去铜治疗药物过量的 WD 患者。近年来，有研究者建立了直接测定游离铜的方法，但目前尚未在临床推广应用。

（3）基因分析：ATP7B 基因最常见的基因变异是错义突变、缺失和插入，21 个外显子上均出现了致病变异。基因检测技术多种，首选采用 ATP7B 基因测序，包括启动子区域，并注意内含子 / 外显子边界和大缺失，但要注意可能漏检非翻译区的突变、外显子的大缺失、大片段插入和罕见的基因重组。考虑经济及实验室条件，可用靶向高通量测序或桑格测序检测编码区、剪接位点、启动子区，MLPA 多重连接探针扩增用于识别缺失和重复，两者相结合的方法进行。

2. 影像学检查　脑部影像学检查可以观察患者脑部是否存在异常改变，对于 WD 患者的诊断和病情评估具有重要意义。MRI 对于发现脑部病变较 CT 更为敏感，主要累及豆状核（壳核及苍白球）与尾状核，其次为丘脑、中脑（红核、黑质）、脑桥、小脑齿状核等，呈双侧对称性分布，常见的 MRI 表现为两侧豆状核对称性 T_1WI 低信号、T_2WI 高信号，如果胼胝体出现异常信号，提示患者可能存在更广泛的脑损伤、更严重的神经功能障碍和精神症状。

肝脏影像学改变呈弥漫性损害，部分患者肝脏可出现多发结节，CT 平扫多显示为高密度结节，MRI 在 T_1WI 上显示高信号，T_2WI 上则显示为多发低信号结节分别被高信号间隔包围，呈现相对特征性的"蜂窝状模式"。

3. 眼科检查　铜沉积在角膜，形成 K-F 环，沉积在晶状体形成葵花状白内障，裂隙灯检查可见。

（六）诊断和鉴别诊断

1. 诊断　对于存在原因不明的肝病合并运动障碍或精神神经症状（尤其是锥体外系症状）的患者，均应考虑 WD 的可能。肝病症状多早于神经系统症状出现，家族或同胞有肝病史或运动障碍病史要首先考虑本病，需进行实验室检测诊断本病。有急性肝炎表现，病毒病原学检查阴性，伴有轻微的溶血性贫血或血尿酸水平降低时或急性肝衰竭伴有抗球蛋白试验阴性溶血性贫血，均要考虑本病。全面分析临床症状体征、辅助检查及基因分析来明确诊断。

（1）诊断要点：①任何年龄，尤其是青少年和青年，出现不明原因的肝功能异常或神经精神症状，均应考虑 WD。肝衰竭合并抗球蛋白试验阴性溶血性贫血的青少年应尽快进行 WD 相关检查。②发现眼 K-F 环，血清铜蓝蛋白<100mg/L 应高度

怀疑 WD;铜蓝蛋白浓度在正常范围或临界值,不能排除 WD;血清铜蓝蛋白浓度高于正常值上限,可基本排除 WD。③对于有临床症状患者,基础 24 小时尿铜>100μg 对诊断 WD 非常有价值;24 小时尿铜>40μg 有助于发现无症状和儿童患者,但特异度较低;对于有症状的儿童患者,D-青霉胺激发试验 24 小时尿铜>1 600μg,对诊断 WD 有价值。④推荐 *ATP7B* 基因突变检测作为 WD 疑似患者确诊和家系筛查的方法,特别是在 WD 先证者确定已有 *ATP7B* 基因突变的情况下;WD 先证者的一级亲属应筛查 WD 基因变异。⑤脑部 MRI 检查可作为神经系统病变 WD 患者病情评估和治疗疗效监测的手段,铜蓝蛋白、24 小时尿铜及 K-F 环可以判断疗效及治疗依从性。

2. 鉴别诊断

(1)以急慢性肝炎、肝衰竭或肝硬化等肝病表现为主的 WD 患者:应与其他原因引起的肝病进行鉴别,如病毒性肝炎、酒精性肝病、自身免疫性肝病、药物性肝损伤等。

(2)以神经精神系统为主要表现的 WD 患者:应与帕金森病或其他原因所致帕金森综合征、各种原因的肌张力障碍、舞蹈症、原发性震颤、其他原因引起的精神异常、行为异常、癫痫等相鉴别。

(3)以溶血性贫血为主要表现的 WD 患者:应与其他原因导致的溶血和贫血进行鉴别。

(4)以其他器官系统症状为主要表现的 WD 患者:应根据具体情况与相应疾病进行鉴别,如类风湿关节炎、肾炎或肾病等。

(5)血铜蓝蛋白降低:多种疾病可致铜蓝蛋白降低,如肝衰竭、营养不良、肾病综合征、蛋白质丢失性肠病、吸收不良、获得性铜缺乏,以及糖基化障碍、门克斯病(Menkes disease)、无铜蓝蛋白血症(aceruloplasminemia)等疾病。30% 的 *ATP7B* 基因杂合突变携带者也可见于此情况。铜蓝蛋白是一种急性时相反应蛋白,急性炎症和与高雌激素血症相关的状态(如妊娠、补充雌激素和使用某些口服避孕药)会导致血清铜蓝蛋白浓度升高,因此铜蓝蛋白正常并不能排除本病。

(6)K-F 环:少量慢性胆汁淤积综合征、隐源性肝硬化、原发性胆汁性肝硬化患者也可见于 K-F 环,故应鉴别。

(七)治疗和随访

1. 治疗原则　WD 是可用药物治疗的遗传代谢性疾病,其长期预后取决于治疗的早晚。一经确诊,应尽快开始药物治疗,尽早治疗和终身治疗,以控制症状和减缓病情进展。患者对药物反应个体差异大,应根据患者情况选择个性化的治疗方案,治疗方法包括药物治疗、饮食控制和对症治疗等。

对于筛查发现的无症状 WD 患者,在低铜饮食的基础上,早期给予锌剂或螯合剂,可以有效预防 WD 的发病。对于有症状或无症状的活动性患者,初始治疗推荐使用螯合剂。对于无症状的婴幼儿,可在 2~3 岁后开始锌剂治疗。持续治疗 6~18 个月后大多数患者的症状和生化异常稳定下来,开始减少螯合剂用量或用锌制剂维持治疗。无症状、无器官损伤的患者初始即可采用维持剂量的螯合剂或锌治疗。

2. 药物治疗

(1)增加尿铜排泄的药物

1)D-青霉胺:D-青霉胺是治疗本病的一线药,适用于各种临床类型的 WD 患者。因其治疗后神经系统症状加重的风险较高,一旦出现神经症状加重,应立即停用。

青霉素皮试阴性方可服用,从小剂量开始增加患者的耐受性,本药对不同类型 WD 的疗效和不良反应差异大,因此需个性化给药。治疗期间应定期观察患者的症状、体征、血常规和尿常规、肝肾功能、24 小时尿铜变化等,进而判断疗效。24 小时尿铜是观察疗效及其依从性的有用指标。治疗过程中注意过敏、神经症状加重、肾脏改变等不良反应。

2)二巯丙磺钠:二巯丙磺钠(sodium dimercaptosulphonate,DMPS)去铜作用强于 D-青霉胺,不良反应轻,适用于急性肝衰竭、神经精神症状等重症 WD 患者,以及对青霉胺过敏或疗效欠佳需要快速去铜者。

3)二巯丁二酸:二巯丁二酸(dimercaptosuccinic acid,DMSA)的去铜作用较 D-青霉胺弱,但具有脂溶性,能通过血脑屏障,有助于改善神经精神症状,不良反应相对较少。

4)曲恩汀:曲恩汀(trientine)可用于各型 WD 患者,特别是有神经精神症状和对 D-青霉胺过敏或不耐受的患者。

(2)减少铜吸收的药物

1)锌剂:锌盐通过增加肠上皮细胞中金属硫蛋白的表达来抑制膳食铜的吸收,锌剂的长期疗效可靠,但其作用缓慢,治疗 1~3 个月才能起效,适用于无症状者的初始治疗或有症状者的维持治疗、妊娠期患者,以及对 D-青霉胺治疗不耐受者。WD

急重型患者初始治疗不宜单独应用锌剂,可与其他去铜药联合或交替应用。

2)四硫代钼酸铵:四硫代钼酸铵(ammonium tetrathiomolybdate,TTM)是强效、速效抗铜剂,可抑制肠道吸收铜,促进铜的胆汁排泄,阻止细胞对铜的摄取,迅速降低血清游离铜。该药目前正在临床试验阶段,新一代药物双胆碱四硫代钼酸盐(TTM 和 ALXN-1840)也处于临床试验阶段,初步研究结果显示可显著清除肝细胞内的铜。

3. 饮食及对症治疗 低铜饮食可能会延迟 WD 患者的症状出现并控制疾病进展,建议患者在治疗初期应避免进食铜含量高的食物(如动物内脏、豆类、贝壳类、坚果、巧克力、鸭鹅肉等)。肝损害患者可适当给予保肝治疗。神经精神症状患者可在神经科医师指导下对症治疗,根据个体情况可进行康复治疗。

4. 肝移植治疗 对药物治疗无反应、失代偿性肝病或典型表现(血管内溶血、血清转氨酶相对较低、血清碱性磷酸酶极低、进行性肝性脑病)、慢性进行性肝病等 WD 患者,适用肝移植治疗。

5. 基因治疗 通过修改或矫正缺陷基因,达到根治疾病的目的。目前基因治疗 WD 的研究尚处于实验阶段,但已有一些初步的研究成果表明基因治疗具有较好的前景。未来随着基因治疗技术的不断发展和完善,基因治疗有望成为 WD 的重要治疗方法之一。

6. 治疗监测 治疗过程中必须定期监测患者的疗效、不良反应和依从性,WD 治疗一般分为初始治疗和维持治疗。通常经过 6~12 个月初始治疗,患者临床症状和生化指标趋于稳定后,即可进入维持治疗。

（八）遗传咨询

对于已有诊断 WD 患者的家庭,一级亲属即使无相应症状也应进行 WD 筛查,如果先证者明确致病突变,亲属应进行基因检测,并结合临床检查如体检、肝脏生化、铜代谢和眼睛裂隙灯检查等。WD 患者的同胞有 25% 概率为患者。

WD 患者和致病基因携带者均可将缺陷基因传递给后代,预防生育 WD 的主要方法是遗传咨询和产前诊断。可以通过产前诊断和 PGT 来避免再次生育患儿,对于有 WD 家族史的家庭成员,通过基因检测了解家族成员是否携带缺陷基因,从而采取相应的措施避免后代遗传该疾病。

育龄女性 WD 患者妊娠期流产风险可能增加,妊娠前要优化铜状态,保持健康状况良好,WD 控制稳定,但大多数接受治疗且病情稳定的患者可成功妊娠。推荐妊娠全过程螯合剂治疗或改为锌制剂治疗。

（陈维军、邹朝春、黄永兰、罗小平、文伟）

参考文献

[1] BUTLER M G, MILLER J L, FORSTER J L. Prader-Willi syndrome-clinical genetics, diagnosis and treatment approaches: an update. Curr Pediatr Rev, 2019, 15 (4): 207-244.

[2] GUNAY-AYGUN M, SCHWARTZ S, HEEGER S, et al. The changing purpose of Prader-Willi syndrome clinical diagnostic criteria and proposed revised criteria. Pediatrics, 2001, 108 (5): E92.

[3] DEAL C L, TONY M, HÖYBYE C, et al. Growth Hormone Research Society workshop summary: consensus guidelines for recombinant human growth hormone therapy in Prader-Willi syndrome. J Clin Endocrinol Metab, 2013, 98 (6): E1072-E1087.

[4] MIAN-LING Z, YUN-QI C, CHAO-CHUN Z. Prader-Willi syndrome: molecular mechanism and epigenetic therapy. Curr Gene Ther, 2020, 20 (1): 36-43.

[5] YANG-LI D, FEI-HONG L, HUI-WEN Z, et al. Recommendations for the diagnosis and management of childhood Prader-Willi syndrome in China. Orphanet J Rare Dis, 2022, 17 (1): 221.

[6] ACERO-GARCES D O, SALDARRIAGA W, CABAL-HERRERA A M, et al. Fragile X syndrome in children. Colomb Med (Cali), 2023, 54 (2): e4005089.

[7] HAGERMAN R J, BERRY-KRAVIS E, HAZLETT H C, et al. Fragile X syndrome. Nat Rev Dis Primers, 2017, 3: 17065.

[8] HUNTER J, RIVERO-ARIAS O, ANGELOV A, et al. Epidemiology of fragile X syndrome: a systematic review and meta-analysis. Am J Med Genet A, 2014, 164A (7): 1648-1658.

[9] DENG P Y, ROTMAN Z, BLUNDON J A, et al. FMRP regulates neurotransmitter release and synaptic information transmission by modulating action potential duration via BK channels. Neuron, 2013, 77 (4): 696-711.

[10] KAUFMANN W E, KIDD S A, ANDREWS H F, et al. Autism spectrum disorder in fragile X syndrome: cooccurring conditions and current treatment. Pediatrics, 2017, 139 (Suppl 3): S194-S206.

[11] BERRY-KRAVIS E, FILIPINK R A, FRYE R E, et

al. Seizures in fragile x syndrome: associations and longitudinal analysis of a large clinic-based cohort. Front Pediatr, 2021, 9: 736255.

[12] HAGERMAN R J, PROTIC D, RAJARATNAM A, et al. Fragile x-associated neuropsychiatric disorders (FXAND). Front Psychiatry, 2018, 9: 564.

[13] PROTIC D D, AISHWORIYA R, SALCEDO-ARELLANO M J, et al. Fragile x syndrome: from molecular aspect to clinical treatment. Int J Mol Sci, 2022, 23 (4): 1935.

[14] STEPHENSON A L, SWALEH S, SYKES J, et al. Contemporary cystic fibrosis incidence rates in Canada and the United States. J Cyst Fibros, 2023, 22 (3): 443-449.

[15] SASAKI E, KOSTOCENKO M, LANG N, et al. National newborn screening for cystic fibrosis in the Republic of Ireland: genetic data from the first 6.5 years. Eur J Hum Genet, 2020, 28 (12): 1669-1674.

[16] RAFEEQ M M, MURAD H A S. Cystic fibrosis: current therapeutic targets and future approaches. J Transl Med, 2017, 15 (1): 84.

[17] 中华医学会儿科学分会呼吸学组, 中华医学会儿科学分会呼吸学组疑难少见病协作组, 国家呼吸系统疾病临床医学研究中心, 等. 中国儿童囊性纤维化诊断与治疗专家共识. 中华实用儿科临床杂志, 2022, 37 (22): 1681-1687.

[18] REHANI M R, MARCUS M S, HARRIS A B, et al. Variation in cystic fibrosis newborn screening algorithms in the United States. Pediatr Pulmonol, 2023, 58 (3): 927-933.

[19] FARRELL P M, ROCK M J, BAKER M W. The impact of the *CFTR* gene discovery on cystic fibrosis diagnosis, counseling, and preventive therapy. Genes (Basel), 2020, 11 (4): 401.

[20] 囊性纤维化诊断与治疗中国专家共识编写组, 中国罕见病联盟呼吸病学分会, 中国支气管扩张症临床诊治与研究联盟. 囊性纤维化诊断与治疗中国专家共识 (2023 版). 中华结核和呼吸杂志, 2023, 46 (4): 352-372.

[21] SCHILSKY M L, ROBERT E A, BRONSTEIN J M, et al. A multidisciplinary approach to the diagnosis and management of Wilson disease: 2022 practice guidance on Wilson disease from the American Association for the Study of Liver Diseases. Hepatology, 2022.

[22] 中华医学会神经病学分会神经遗传学组. 中国肝豆状核变性治疗指南 2021. 中华神经科杂志, 2021, 54: 310-319.

[23] 中华医学会肝病分会遗传代谢性肝病协作组. 肝豆状核变性诊疗指南 (2022 年版). 中华肝脏病杂志, 2022, 30 (1): 9-20.

[24] SHRIBMAN S, MARJOT T, SHARIF A, et al. Investigation and management of Wilson's disease: a practical guide from the British Association for the Study of the Liver. Lancet Gastro Hepatol, 2022, 7 (6): 560-575.

第十九章　新生儿听力损失筛查

先天性听力损失(听力障碍)是最常见的出生缺陷,轻者可影响儿童听觉言语发育,重者进一步阻碍儿童的认知发育,导致学习和社会交往能力下降。新生儿听力筛查可实现听力损失的早期发现和早期干预,最大程度地使听力损失儿童回归主流社会。本章重点围绕新生儿听力筛查、听力诊断、听力损失干预与康复、耳聋基因筛查及先天性巨细胞感染筛查进行阐述。

一、听力损失概述

(一)流行病学

根据世界卫生组织 2021 年发布的《世界听力报告》,目前全球约 15 亿人有不同程度的听力损失,其中包括 3 400 万儿童。全球中度以上听力损失患病率,随着年龄增长有上升趋势,新生儿约为 2‰,1 岁以内婴幼儿约为 4‰,1~4 岁婴幼儿约为 1%,5~9 岁儿童约为 1.5%,10~14 岁儿童约为 1.7%。

国外新生儿永久性双侧感音神经性损失的患病率,在开展普遍新生儿听力筛查项目的发达国家,如美国,约为 1.331‰,而在未开展普遍新生儿听力筛查项目的国家,如撒哈拉以南的非洲地区,约为 19‰。根据 2020 年美国疾病控制与预防中心报道,欧洲和北美地区残疾性听力损失儿童及青少年患病率约 1‰,美国 8 岁儿童残疾性听力损失患病率约 1.4‰。

在我国,韩冰等综合国内 129 篇论文,分析 705 394 例新生儿听力筛查的结果,发现正常分娩新生儿听力损失的患病率为 2.0‰,重症监护病房为 2.29%。2019 年北京市 180 469 例新生儿筛查结果表明,听力损失患病率为 1.31‰。2023 年,海南省新生儿听力筛查结果显示,94 118 例正常出生的新生儿中,听力损失患病率为 4.1‰,2 536 例高危儿中,听力损失患病率则为 1.66%。1987 年第一次全国残疾人抽样调查显示,0~7 岁儿童听力残疾患病率为 1.99‰;2006 年第二次全国残疾人抽样调查结果表明,17 岁以下儿童单纯听力残疾 22.15 万例,多重残疾中的听力残疾 35.93 万例。卜行宽等报道我国 0~20 岁年龄组听力损失现患率为 3%,听力残疾现患率为 1.8%。2016 年,胡向阳等报道我国四省 0~14 岁年龄组听力损失现患率为 0.85%。

因此,重视新生儿和儿童听力损失的防控,最大程度地减少其对儿童听觉言语发育和认知发育的影响,具有重要的社会意义和深远的历史意义。

(二)病因和发病机制

根据病因,感音神经性听力损失根据病因可分为遗传性耳聋和非遗传性耳聋。遗传因素导致约 50% 以上的新生儿先天性听力损失和约 40% 的儿童听力损失。超过 250 个基因与遗传性耳聋相关,遗传方式包括常染色体显性遗传、常染色体隐性遗传和 X 连锁遗传。遗传性耳聋包括综合征性和非综合征性听力损失,新生儿听力损失中约 35% 为非综合征性听力损失,15% 为综合征性听力损失。中国人群最常见的非综合征性听力损失致病基因为 *GJB2* 基因、*SLC26A4* 基因。目前确定与听力损失有关的综合征有 11 种,包括 Usher 综合征、Alport 综合征、Pendred 综合征等,常伴有视觉、神经系统、内分泌和其他系统的临床表现。

新生儿期非遗传性听力损失的病因包括妊娠期宫内感染、出生时缺氧或窒息、低出生体重、高胆红素血症及其他围产期疾病。病毒感染导致了高达 40% 的非遗传性先天性听力损失,与听力损失有关的先天性感染包括弓形虫病、风疹、巨细胞病毒感染、单纯疱疹病毒 1 型和 2 型感染、人免疫缺陷病毒感染、淋巴细胞性脉络丛脑膜炎、寨卡病毒感染及梅毒等。巨细胞病毒感染是一种常见病因,母亲感染巨细胞病毒后,约 14% 的新生儿会出现听力损失,其中 3%~5% 的患儿为双侧中度至极重度听力损失,巨细胞病毒感染所致的听力损失也可能发生在出生后数月或数年。6%~68%的先天性寨卡综合征患儿可出现听力损失，12%~19%的先天性风疹病毒感染患儿可能出现听力损失，弓形虫病导致的听力损失可伴有听觉中枢处理障碍。

因此，做好母亲孕前的遗传咨询和听力损失病因的预防，是减少新生儿听力出生缺陷的关键。

二、听力筛查流程

先天性听力损失具有高度的可检测性和可干预性，世界卫生组织提出可通过早期听力检测和干预，在出生后3月龄内发现先天性听力损失、6月龄内对确诊患儿进行早期干预和康复训练，并将新生儿听力普遍筛查（universal newborn hearing screening，UNHS）确定为早期听力检测和干预项目的重要组成部分。2010年中华人民共和国卫生部颁布《新生儿疾病筛查技术规范（2010年版）》中明确指出，正常新生儿与新生儿急重症病房（neonatal intensive care unit，NICU）新生儿，使用不同的听力筛查方案。耳声发射（otoacoustic emissions，OAE）和自动听性脑干反应（automatic auditory brainstem response，AABR）是目前最常用的一线听力筛查工具。

（一）普通产房新生儿筛查流程

普通产房新生儿实行两阶段听力筛查，即初筛和复筛。初筛于出生后48小时至出院前完成，未通过者于产后42天内进行复筛；复筛仍未通过者应当在3月龄内转诊至听力障碍诊治机构接受进一步诊断；推荐使用OAE或AABR作为筛查手段。

（二）重症监护室新生儿筛查流程

NICU新生儿应在病情稳定后至出院前进行听力筛查，并推荐使用AABR作为筛查手段，以尽可能避免漏诊蜗后病变，未通过者应当直接转诊到听力障碍诊治机构进行确诊和随访。

新生儿听力损失高危因素有：①新生儿重症监护病房住院超过5天；②儿童期永久性听力障碍家族史；③巨细胞病毒、风疹病毒、疱疹病毒、梅毒螺旋体或毒浆体原虫（弓形体）等引起的宫内感染；④颅面形态畸形，包括耳郭和耳道畸形；⑤出生体重低于1 500g；⑥高胆红素血症达到换血要求；⑦病毒性或细菌性脑膜炎；⑧新生儿窒息（Apgar评分1分钟0~4分或5分钟0~6分）；⑨早产儿呼吸窘迫综合征；⑩体外膜氧合；⑪机械通气超过48小时；⑫母亲孕期曾使用过耳毒性药物或袢利

尿剂，或滥用药物和乙醇；⑬临床上存在或怀疑有与听力损失有关的综合征或遗传病。具有听力损失高危因素的新生儿，即使通过听力筛查，仍应当在3年内每年至少随访1次，在随访过程中怀疑有听力损失时，应当及时到听力障碍诊治机构就诊。

三、听力筛查技术

（一）耳声发射

耳声发射（otoacoustic emission，OAE）是一种产生于耳蜗，经听骨链及鼓膜传导释放入外耳道的音频能量。新生儿听力筛查多以畸变产物耳声发射（distortion evoked otoacoustic emission，DPOAE）和瞬态声诱发耳声发射（transient evoked otoacoustic emission，TEOAE）作为筛查手段。DPOAE是在两个具有一定频率比和强度比关系的纯音同时刺激耳蜗后，在外耳道记录到的与刺激声有固定关系的音频能量。TEOAE是在瞬态声（如短声或短音）刺激耳蜗后，在外耳道记录到的声反应现象。

1. 测试环境 于符合国家标准的隔声室，或背景噪声<45dB的房间中进行。

2. 测试设备 多采用具有自动判读结果的筛查型耳声发射测试设备。

3. 测试耗材 一次性或可消毒耳塞、75%乙醇等。

4. 测试参数 ①DPOAE使用的两个初始刺激声频率比应在1.1~1.3（1.22为最佳），两个初始刺激声强度多采用65/55dB SPL。②TEOAE多以脉冲宽度80~100μs（通常为80μs）的短声作为刺激声，以"3+1"非线性给声方式（即由三个一倍强度的正向短声和一个三倍强度的负向短声组成一个刺激序列）进行刺激，初始刺激声强度多采用72~80dB peSPL。

5. 结果解读 筛查结果均以"PASS"（通过）或"REFER"（未通过）表示，其中PASS提示受试者耳蜗外毛细胞功能正常，REFER提示受试者外耳、中耳至耳蜗水平可能存在异常，需要进一步确诊。

（二）自动听性脑干反应

自动听性脑干反应（automatic auditory brainstem response，AABR），是指具有自动判断功能的听性脑干反应（auditory brainstem response，ABR），即在短暂脉冲声刺激下10~15ms记录到的一系列生物电反应。

1. 测试环境 同耳声发射。

2. 测试设备 采用自动听性脑干反应仪。

3. 测试耗材 一次性电极片、95%脱脂乙醇等。

4. 测试参数 采用交替极性的短声作为刺激声，刺激声强度多为35dB nHL，极间阻抗≤12kΩ。

5. 结果解读 筛查结果以"PASS"（通过）或"REFER"（未通过）表示，其中PASS表示在35dB nHL刺激强度下可获得清晰可信的听性脑干诱发电位V波，提示受试者在2~4kHz频率范围内听力达到设定的正常标准；REFER表示在35dB nHL刺激强度下未记录到清晰可信的听性脑干诱发电位V波，提示受试者听觉传导通路至低位脑干水平处可能存在异常，需要进一步确诊。

四、听力诊断技术

（一）电生理测听技术

1. 听性脑干反应 听性脑干反应（auditory brainstem response，ABR）是由气导或骨导声刺激诱发，起源于内耳、听神经和听觉脑干，在头颅表面记录到的神经电活动，可评估从内耳至听觉脑干的听觉通路的完整性。

（1）测试环境：于隔声室或背景噪声<30dB的房间进行。

（2）测试设备：听觉诱发电位仪。

（3）测试耗材：一次性电极、75%乙醇棉球等。

（4）受试者准备：尝试在放松或自然睡眠状态下进行，无法放松或自然睡眠时，可应用镇静剂，事先需知情同意。

（5）测试参数

1）刺激声类型：短声（click）、短纯音（tone burst）等。

2）刺激声强度：一般取80dB nHL作为初始给声强度。

3）刺激速率：10.7~30.9次/s。

4）测试顺序：推荐先做短声ABR测试，后做短纯音ABR测试。先做气导测试，当需要确定是否存在传导性听力损失时，应进行骨导ABR测试。如短声ABR反应阈值≥60dB nHL，短纯音ABR先测0.5kHz，再测2kHz或4kHz；如短声ABR反应阈值为30~50dB nHL，需先测2kHz和4kHz，再测0.5k和1kHz。

5）对侧耳掩蔽：短声ABR气导测试时，压耳式耳机建议对侧（非刺激耳）给予低于刺激耳给声强度40dB的白噪声，插入式耳机建议对侧（非刺激耳）给予低于刺激耳给声强度60dB的白噪声，以消除交叉反应。骨导测试时，对侧耳常规加掩蔽。短纯音ABR测试时建议用窄带噪声掩蔽非测试耳。

（6）观察指标：各波的波形分化情况、各波的潜伏期、波间期及幅值、反应阈值。

2. 听性稳态反应 听性稳态反应（auditory steady-state response，ASSR）由调制声信号诱发，反应相位与刺激信号的相位具有稳定关系的听觉诱发电位。

（1）测试环境：同ABR。

（2）测试设备：同ABR。

（3）测试耗材：同ABR。

（4）受试者准备：同ABR。

（5）测试参数

1）刺激声类型：0.5kHz、1kHz、2kHz及4kHz纯音。

2）当给声强度≤70dB nHL时，可双耳8个调幅声信号同时给声，如刺激声强度>70dB nHL，则采用单个频率测试，可双耳同时进行；双侧听阈相差≥60dB时，单耳分别测试，并加掩蔽

3. 耳声发射 耳声发射是产生于耳蜗，经听骨链和鼓膜传导释放入外耳道的音频能量。按其发生机制不同，可分为两大类：一是自发性耳声发射（spontaneous otoacoustic emission，SOAE），主要是耳蜗自发活动的反应；二是诱发性耳声发射（evoked otoacoustic emission，EOAE），即通过外界不同的刺激声模式引起各种不同的耳蜗反应，临床最常用的两种诱发性耳声发射是DPOAE和TEOAE。

（1）测试环境：尽量安静，环境噪声控制<35dB。

（2）测试设备：耳声发射测试仪。

（3）受试者准备：受试者保持安静，取舒适体位；尽量避免吞咽和粗重喘气。婴幼儿可在自然睡眠中测试。

（4）测试参数

1）刺激声类型：TEOAE刺激声为click短声或短纯音。DPOAE刺激声为2个频率的初始纯音刺激声（f_2/f_1=1.22），应用于临床较多的初始纯音声强度有以下三种：$L_1=L_2=70$dB SPL；$L_1=65$dB SPL，$L_2=55$dB SPL；$L_1=65$dB SPL，$L_2=50$dB SPL。

2）DPOAE信号检出标志包括：f_2测试频率对应DPOAE与该测试频率点本底噪声的信噪比

（SNR）≥3dB；记录到的f_2测试频率对应的反应信号的潜伏期≥2.5ms；畸变产物（distortion evoked，DP）增长函数的斜率≤2；幅值低于−10dB SPL的DPOAE反应信号可能并非耳蜗的生理反应。

4. 声导抗 声导抗测试包含鼓室声导抗和声反射，对发现中耳病变和面神经病变的定位诊断有重要价值。

（1）鼓室声导抗：鼓室声导抗也称鼓室图，鼓室声导抗通常包括四个基本测量值：耳道等效容积，峰补偿静态声导纳，鼓室图峰压，鼓室图宽度或梯度。

（2）声反射：声反射涉及镫骨肌反射，镫骨肌收缩可以使镫骨底远离前庭窗，从而减少传入内耳的声能。常用于听力损失的定位、定性诊断等。

（3）鼓室声导抗和声反射测试方法

1）测试设备：声导抗测试仪。

2）操作流程：使探头密封于外耳道内后开始测试，于峰压点处给予不同频率刺激声。应用等级法确定声反射阈值。

3）注意事项：常用226Hz探测音，1岁以内婴幼儿需选择1kHz探测音进行鼓室声导抗测试。

4）测试结果：226Hz鼓室图按Jerger分型法，即A、As、Ad、C及B型，不能按Jerger法分型的归为其他型。1kHz鼓室图分为单峰型、双峰型、平坦型及其他型。正常耳声反射阈为70~95dB HL。

（二）行为测听技术

小儿行为测听是全面反映整个听觉通路功能的重要方法，可观察婴幼儿的听力发育情况，确认行为阈值和听力图构型，在听力评估交叉验证中起主要作用。一般根据不同的年龄段进行测试，测试方法有以下几种。

1. 行为观察测听 行为观察测听（behavioral observation audiometry，BOA），是一种通过观察婴幼儿对声音刺激的行为反应来评估其听力的方法。当呈现特定声音刺激时，观察者在时间锁相（与刺激呈现时间同步）的条件下，判断婴幼儿是否出现可察觉的听觉行为变化（如眨眼、转头、停止动作等），以评估婴幼儿的听力状况，常用于6个月内的婴幼儿。

（1）测试环境：于隔声室中进行，室内环境噪声≤20dB。

（2）测试人员：用发声玩具进行BOA测试，一般需测试者和观察者两人共同完成。

（3）测试参数

1）刺激声选择：BOA测试刺激声应有效诱发出婴幼儿听觉反应特性，且包含特定频率足够多。

2）测试距离：发声玩具与测试耳距离，与声级计的麦克风距离应相等，为30~45cm。

3）刺激声持续与间隔时间：持续3~5秒，间隔至少10秒。

（4）婴幼儿反应方式：头转向声源方向；眼球转向声源方向；睁开眼睛；眉毛活动；停止活动或发出声音；四肢运动；眨眼；听眼睑反射；莫罗反射。

（5）结果记录：记录发声玩具刺激声频率（高频、低频、中频和宽频）成分、刺激声强度和婴幼儿反应。

2. 视觉强化测听 视觉强化测听（visual reinforcement audiometry，VRA），是使小儿建立起对刺激声的条件反射，同时吸引小儿转向奖励的闪光玩具。常用于7月龄~2.5岁的小儿。

（1）测试环境：同BOA。

（2）测试设备：纯音听力计、扬声器、配有活动闪亮奖励玩具的灯箱、脚踏板。

（3）小儿和家长位置：让小儿坐在声场校准点的椅子内。扬声器位置应与小儿视线呈90°夹角。奖励强化玩具应在扬声器附近，通常在扬声器之上，使其仅在灯亮时才可看见。

（4）测试人员：观察者坐在小儿对面。主测者可坐在同一房间，要面对小儿，或在另一房间通过单面镜子观察，需保证观察者与主测者能相互沟通。

（5）训练小儿建立条件化：主测者给出刺激声（一般为啭音），强度为阈上15~20dB SPL。观察小儿出现的行为反应，如小儿出现明确听到声音的反应，迅速显示灯箱奖励玩具，观察者应引导小儿看玩具，并微笑晃动玩具让其感到游戏有趣。训练2~3次，直到条件化完全建立。

（6）确定听力阈值：采用Hughson-Westlake法（纯音测听法）或筛选法（给予"最小级"的声音，以了解小儿是否能通过筛选）寻找听力阈值。

3. 游戏测听 游戏测听（play audiometry，PA）是让小儿参与简单、有趣的游戏，教会小儿对刺激声做出明确可靠的反应。常用于2.5~6.0岁的小儿。

（1）游戏项目选择：应选择恰当、符合受试儿童年龄的游戏项目，对受试儿童应简单、有趣且易完成。

（2）刺激方式：选择恰当初始刺激强度。所给条件化刺激强度可在阈上15dB或更高些。对于年龄较大的儿童,首次给声间隔 3~5 秒。条件化过程中,可适当增加刺激间隔时间。

(3)训练受试儿:让小儿尽可能戴上耳机,确定其能否独立完成所给的游戏。首次所给的刺激强度必须足够大,让小儿能清晰听到,仔细观察小儿对刺激声所做出的明确反应。

(4)演示方法:取决于小儿的年龄大小。2~3岁:耐心手把手演示。例如,扶着小儿拿木块的手,当刺激声出现后,观察小儿表情和动作,确定听到后移动他的手,使木块放入小桶内。3~5 岁:只需示范如何完成这种游戏。为让小儿能独立做出反应,需做 2~5 次演示。

(5)采用 Hughson-Westlake 法(纯音测听法)或筛选法(给予"最小级"的声音,以了解孩子是否能通过筛选)寻找听力阈值。

由于小儿对测试耐心有限,测试最佳初始测试频率为 1kHz 和 4kHz,然后可继续测试其他频率;常用同一频率测试每一侧耳,然后再转换到其他频率。

(6)注意事项:小儿假阳性反应一旦出现需重新条件化。有时在改变测试频率时需重新条件化。如小儿出现疲劳,应停止测试。

4. 言语测听

(1)言语识别阈测试:言语识别阈(speech recognition threshold,SRT)为受试者刚能听懂所发送言语信号 50% 时的给声强度。儿童如能完成游戏测听,可进行 SRT 检测,采用不同强度且简单明了的言语声,让儿童根据指令完成指认身体某部分或者物体、图片等动作,以示言语识别。大龄儿童如语言能力较好,常可简单重复测试人随机所讲单词,测试词汇需符合儿童言语水平。对儿童而言,SRT 是判断行为听力图是否可信赖的重要交叉检测手段。

(2)阈上言语识别率测试:阈上言语识别率(speech recognition score,SRS)测试,一般先确定受试耳 0.5kHz、1kHz、2kHz 及 4kHz 的纯音测听或行为测听平均听阈。以平均听阈阈上 30~40dB 的强度播放规定的言语词(50 个单词),受试者正确复诵单词的百分比即为 SRS。评估儿童 SRS 可在能够完成 SRT 测试后进行。

五、听力综合诊断

(一)听力诊断原则

1. 多种检测方法结合　结合不同的听力诊断

技术,如 ABR 检测、OAE 检测等,以获取更准确的客观听力结果。还应根据婴幼儿年龄和认知发育情况,选择适合该个体的客观听力检查和主观行为测听项目进行组合测试。

2. 交叉验证　任何单一测听结果必须有其他听力测试结果的支持,只有经过多项测试结果的相互验证,才能明确诊断。此外,还应结合婴幼儿日常对声音的反应情况。

3. 连续性与重复性检查　对于初筛未通过的新生儿,会在一定时间内进行多次复查,以确定听力状况是否波动。并且婴幼儿的听觉系统处在发育期,评估和诊断应有连续性,不能孤立地看待单次诊断结果。建议 3 岁之前每 3~6 个月随访 1 次,之后每年至少随访 1 次,直至 6 岁。

4. 仪器设备校准和测试环境　仪器设备校准及测试环境应遵循相应国家标准。参考国家标准 GB/T 7341.1-2010(纯音听力计)、GB/T 16296.1-2018(纯音气导和骨导测听,含测听室要求)和 GB/T 16296.2-2016(声场测听,含测听室要求)

5. 多学科合作与整体评估　新生儿听力损失往往和全身状况相关,故应实行多学科合作原则,共同全面评估患儿的发育问题,综合评估新生儿的神经发育状况和整体健康情况。

6. 早期干预和随访　一旦诊断为听力损失,会尽早介入治疗,并进行定期的随访和评估,以监控听力发展情况。

(二)听力诊断标准

听力诊断的标准通常基于一系列客观和主观的听力测试结果,这些标准用于评估个体的听力水平和确定是否存在听力损失。根据 2018 年《婴幼儿听力损失诊断与干预指南》推荐听力正常范围标准如下。

1. 声导抗测试(含 1kHz 探测音)鼓室图正常。

2. 短声听性脑干反应(ABR)测试 V 波反应阈 ≤ 35dB nHL。

3. 耳声发射(OAE)测试,畸变产物耳声发射(DPOAE)各分析频率点幅值在正常范围内且信噪比 ≥ 6dB,瞬态诱发耳声发射(TEOAE)各频率段相关系数大于 50%,总相关系数大于 70%。

4. 行为测听听阈在相应月(年)龄的正常范围内。

婴幼儿的听力诊断,需要和其他听力学检测结果相互验证,才能获得准确的结果。

（三）听力诊断流程

1. 采集病史　病史采集包括母亲妊娠期有无感染史及用药史、患儿出生时有无黄疸、缺氧和窒息等情况、新生儿听力筛查情况、监护人观察婴幼儿日常对声音的反应情况、言语发育（包括言语前期和言语期）、智力和肢体运动发育情况，患病及其他器官的异常和用药史。此外，还应包括家族史和其他听力损失的高危因素。

2. 体格检查　体格检查包括常规体检和耳鼻咽喉专科检查。常规体检包括一般情况、生长发育和是否伴随畸形，要关注皮肤、毛发、颜面、眼、颈、心脏和肾脏等，以排除各种伴有听力损失的综合征；专科体检要注意耳郭、外耳道、鼓膜和软硬腭等情况。

3. 听力学测试　包括主观听力测试（行为测听）和客观听力测试（生理学测试）两大类。目前新生儿行为测听包括行为观察测试（BOA）、视觉强化测听（VRA）、游戏测听（PA）、纯音听阈测试以及言语测听；生理学测试包括声导抗、耳声发射、ABR 以及听性稳态反应（ASSR）等。

用于确定新生儿听力损失的听力学组合测试，应包括生理学测试和行为测听，以评估每侧听觉通路的完整性，评价整个言语频率范围的听觉敏度，确定听力损失的程度和类型，为听力干预提供依据。

（四）听力综合评估

新生儿的听力综合评估通过综合测试结果、详细病史和临床观察来评估听力状况及其潜在问题。基于病史资料，进行听力测试结果的交叉验证和医学综合评估。对于确诊为听力损失的婴幼儿，还需明确听力损失的程度、性质、侧别等，并进行耳科和其他相关医学评估以确定病因，为干预和治疗提供依据。重点结合病史和儿童期永久性听力损失的家族史，以鉴别是否存在合并早发或迟发性永久性听力损失的综合征。必要时，应进行全身体格、影像学和实验室相关检查。如患儿同时存在眼科疾病或发育迟缓迹象，应及时转诊至相关科室进一步评估和诊治。

六、听力损失干预与康复

（一）干预与康复原则

1. 干预原则　听力干预原则主要强调早期干预的重要性和个性化的干预方案。首先，需要在患儿家长知情同意的前提下提供指导，使其理解早期干预的意义。对于已经确诊听力损失的患儿，根据患儿的个体发育情况以及听力损失的程度和性质，应该尽早验配助听器和 / 或植入人工耳蜗。重度听力损失患儿如果佩戴助听器 3~6 个月后效果甚微或无效，应尽早进行人工耳蜗植入。如果确诊为听神经病变，建议进行充分评估，必要时进行人工耳蜗植入或人工脑干植入。双侧干预模式被认为优于单侧。倡导个性化的干预方案，以满足每个患儿的特殊需求。佩戴人工听觉装置后，需要进行长期的听觉和言语康复训练，定期追踪随访，根据患儿的听觉和言语发育情况，调整干预和康复方案，并注重评估干预前后的康复效果。

2. 康复原则

（1）坚持持续听能管理、定期对人工听觉装置的康复效果进行评估，确保听觉效果处于优化状态。

（2）提供规范的康复设施，优化声学环境，营造优听条件。

（3）强调"以听为主"，建立听觉中枢优势，合理使用语音阅读、振动感音法、手语等辅助手段，达到对声音的察知、辨别、识别和理解。

（4）提高感知能力和语言能力的康复治疗。

（5）在语言学习过程中，矫治言语生成环节如呼吸、发音、构音等方面存在的问题，提高语音清晰度。

（6）以康复评估为导向，实现听觉言语康复训练的个性化服务。

（7）多学科合作，全面评估患儿的其他发育问题，以便最大限度获得言语康复效果。

（二）干预流程

发生在任何年龄阶段的听力损失都会对儿童的听觉和言语发育产生影响。因此，"精准诊断"是有效干预的前提。首先是在病因明确的前提下，和家长充分沟通，尽早干预；其次是根据听力损失程度、性质和病因的不同，提出适合患儿年龄和发育的干预方法；最后是为患儿选配适合的人工听觉助听装置，并提供可行的康复方法。如针对重度、极重度感音神经性听力损失，在明确听力损失程度、性质和病因的前提下，可采用"1-2-3-9 月干预模式"，即新生儿出生后的 1 个月内完成听力筛查，2 个月内完成听力诊断，3 个月内完成助听器验配，必要时 9 个月内完成人工耳蜗植入。如果轻度和中度听力损失不能确定是暂时性还是永久性，或家长暂时不能接受助听器，可建议在家庭进行语声放大训练或到康复机构进行听觉训练,并定期随访和评估,待确定为永久性听力损失时,再进行助听器验配。总之,积极有效的干预措施加上科学的康复训练,才能使听力损失儿童获得与同龄儿童相当的听力语言发育和交流能力。

(三)干预方案

1. 助听器验配 由于听力损失患儿不具备言语表达和交流能力,因此婴幼儿应该在明确诊断和准确评估听力损失程度和性质的前提下验配助听器。对于验配人员,除涉及助听器和听力学专业相关知识外,还应涉及听力损失患儿的综合医学评估。建议双侧听力损失患儿给予双侧助听器验配,一侧植入人工耳蜗的患儿建议对侧验配助听器。对于主观、客观听力学测试均显示未引出听性反应的患儿,应尽早验配助听器,并进行适当的康复训练直到符合人工耳蜗植入术或者人工脑干植入术的适应证。

在助听器的选择方面,应保证助听器的各项电声学特性满足儿童发育过程中对频响和输出等参数的要求,尽量选择高品质助听器,尤其是抑制反馈的性能要优质。验配助听器后要逐步精确和完善助听器的调试,鼓励使用真耳分析技术。验配机构应指导家长在日常生活中评估助听器的使用效果,定期随访,为进一步精准调试助听器提供参考。此外,耳膜要具有良好的声学特性,并根据需要定期更换。

2. 人工耳蜗植入 人工耳蜗植入主要适用于双耳重度或极重度感音神经性听力损失。一般建议首选双侧人工耳蜗植入,双侧植入能提高噪声环境下的言语识别能力,同时增强声源定位能力,与单侧植入相比能获得更好的听觉效果。如实施单侧人工耳蜗植入术,强烈建议采用双模式干预,即人工耳蜗植入与对侧耳联合使用助听器。一般而言,植入耳原则上建议选择听力较差耳,以便对侧耳的助听器能发挥较好作用。根据《人工耳蜗植入工作指南(2013)》,听力损失患儿人工耳蜗植入的适应证如下所述。

(1)年龄 6 月龄以上,一般推荐 12 月龄左右。

(2)经综合听力学评估,重度感音神经性听力损失患儿佩戴助听器 3~6 个月效果甚微或无效。

(3)极重度感音神经性听力损失患儿可考虑直接行人工耳蜗植入。

(4)监护人和 / 或植入者本人对人工耳蜗植入有正确的认识和适当的期望。

(5)具备听觉言语康复教育的条件。

(6)无内耳严重畸形,如听神经缺如或断裂、Michel 畸形。

3. 骨传导助听器 骨传导助听器具有独特的技术优势和临床适应证。骨传导助听器主要适用于传导性听力损失和混合性听力损失,如中耳炎后遗症或部分先天性外中耳发育不全者;也可用于对人工耳蜗植入具有禁忌证的部分重度感音神经性听力损失患者。与传统气传导助听器相比,骨传导助听器一般不会影响外界的环境声传入听觉通路,因此能够提供更高的安全系数。由于婴幼儿颅骨骨质较薄,故推荐佩戴软带骨传导助听器,6 岁以后可考虑植入式骨传导装置。

(四)康复方案

听力损失儿童的康复是一个相对复杂的过程,包括助听设备的调试、听觉言语康复训练以及家长与教师的相互配合。这些步骤旨在帮助听力损失儿童最大限度地获得听觉、言语交流能力以及良好的认知发育。科学的康复训练是使其回归和参与社会的必要条件。患儿的听觉言语康复训练应符合小儿听觉和言语发展规律,分阶段、从浅到深进行全面康复。一般遵从以下几个方面的程序进行康复及教育:听力康复训练、言语康复训练、认知能力(感知觉、注意力、记忆力、想象力、思维能力等)康复训练以及社会性、情绪情感、个性、艺术性的培养。在康复过程中,患儿、家长、教师都应是这个过程中的重要角色。一方面,家长应密切配合、贯彻实施教师的教学,坚持长期的科学训练;另一方面,教师也要引导家长融入"以家长为主导的亲子互动的教学方式",帮助家长掌握康复方法。

七、耳聋基因筛查

新生儿耳聋基因筛查理念是基于新生儿听力筛查的临床实施经验积累和大规模的聋病分子流行病学研究提出的。2009 年我国自主研发的遗传性耳聋基因检测芯片获得国家食品药品监督管理局认证,成为世界上第一张遗传性耳聋基因检测芯片。2012 年北京市率先启动了大规模的新生儿耳聋基因筛查项目,采用我国自主研发的 4 个基因 9 个位点的基因芯片,开展了新生儿听力与耳聋基因联合筛查,并不断向全国推广。新生儿耳聋基因筛查有效提高了遗传性听力损失患儿的检出率,为听力损失儿童的早期发现、早期诊断和早期干预,以及对药物性耳聋易感者的早期预警起到了积极作用。2019年戴朴等对北京地区180 469例新生儿听力及耳聋基因联合筛查进行随访研究,发现25%的纯合或复合杂合突变者通过了听力筛查。同年王秋菊等对我国1 172 234例新生儿的研究表明,耳聋基因筛查比新生儿听力筛查多筛查出13%的听力损失患儿。以上两项研究均提示耳聋基因筛查是新生儿听力筛查的重要补充。

随着常见遗传性耳聋基因筛查技术的不断完善,2018年北京市耳聋基因筛查项目升级为4个基因15个位点的基因芯片筛查,提高了对大前庭导水管综合征患儿的检出率。2022年北京市耳聋基因筛查项目继续升级为4个基因23个位点的基因芯片筛查,突变携带率大幅度提升,尤其是 *GJB2* 基因 c.109G>A 突变位点的加入,为临床诊疗和遗传咨询带来了前所未有的机遇与挑战。

（一）耳聋基因筛查技术

目前,耳聋基因检测的方法主要有限制性片段长度多态性、变性高效液相色谱法、飞行时间质谱、耳聋基因芯片以及直接测序法等。

在国内,耳聋基因芯片技术在新生儿耳基因筛查中得到广泛运用。在大规模全国聋病分子流行病学调查数据的基础上,针对我国非综合征性耳聋的突变热点,国内学者先后研发了四个基因九项、十五项、二十三项遗传性耳聋相关基因检测试剂。九项包括4个基因9个突变位点,分别 为 *GJB2* 基 因 的 c.235delC、c.299_300delAT、c.176_191del16、c.35delG; *SLC26A4* 基因 的 c.919-2A>G（c.IVS7-2A>G）、c.2168A>G; 线 粒 体 *12S rRNA* 基 因 的 m.1494C>T、m.1555A>G; *GJB3* 基因 的 c.538C>T。十五项是在九项的基础上增加了 *SLC26A4* 基因的6个位点,分别为 c.1174A>T、c.1226G>A、c.1229C>T、c.1975G>C、c.2027T>A、c.1707+5G>A（c.IVS15+5G>A）。二十三项是在十五项的基础上增加了 *GJB2* 基因的5个位点（c.109G>A、c.257C>G、c.512insAACG、c.427C>T、c.35insG）,以及 *SLC26A4* 基因的3个位点（c.589G>A、c.917insG、c.281C>T）。实现了临床的快速检测和大规模人群的筛查。

（二）筛查流程

2012年4月,北京市启动的新生儿耳聋基因筛查项目,主要有以下三个关键:首先是制作宣传海报,广泛进行宣传教育,目的是使大众对新生儿常见遗传性耳聋患者、药物性耳聋易感者以及耳聋基因携带者的早发现、早诊断、和早干预有正确的认识。其次,做好包括采血人员、实验室检测人员和遗传咨询人员的规范化培训,各级人员持证上岗。最后是完善信息系统的建立和随访,包括所有环节的数据信息的实时监测、家长短信提示和反馈,以便及时了解筛查未通过者的动态。

具体筛查流程包括:①助产机构采血,血片保存、质控及递送;②耳聋基因筛查实验室的血片扫描、入库、检测;③数据信息管理和反馈;④追访管理;⑤筛查未通过儿童的遗传咨询、诊断及干预（图19-1）。

（三）遗传咨询

耳聋基因筛查结果分为"通过"与"未通过"。"通过"表示4个基因的9个/15个/23个位点的野生型,"未通过"分为确诊者（纯合突变或复合杂合突变者）、疑似者（单杂合突变者）或药物性耳聋易感者（线粒体基因突变者）。筛查结果的遗传咨询要点如下。

1. 通过（野生型）　新生儿"通过"筛查,并不代表新生儿没有携带耳聋相关基因致病变异,因为基因芯片的筛查只涵盖了耳聋基因的主要热点致病突变。

2. 确诊者（纯合突变或复合杂合突变者）　出现耳聋的风险较大。具体听力损失程度和损伤部位,需要到儿童听力诊断机构进行听力和基因诊断才能确诊,以便早期干预。

3. 疑似者（单杂合突变者）　只有1个突变位点,有出现耳聋的风险。建议到儿童听力诊断机构进行听力和基因诊断,以便明确具体的情况。建议进行耳聋基因测序,排除合并第二个突变位点的可能,为儿童的听力干预和父母再生育提供指导。

4. 药物性耳聋易感者（线粒体基因突变者）　线粒体基因均质突变或异质突变,提示为药物性耳聋易感者。多数儿童听力正常,使用氨基糖苷类药物后可能会导致耳聋,俗称"一针致聋"。因此,需要在医生的指导下,慎用耳毒性药物。

八、先天性巨细胞感染筛查

巨细胞病毒（cytomegalovirus,CMV）为疱疹病毒,可在妊娠期感染,并可经胎盘垂直传播给宫内的胎儿,是最常见的先天性感染病原体之一。先天性巨细胞病毒（congenital cytomegalovirus,cCMV）感染是儿童非遗传性感音神经性听力损失（sensorineural hearing loss,SNHL）的主要原因。cCMV感染致SNHL具有迟发性、波动性、渐进性、

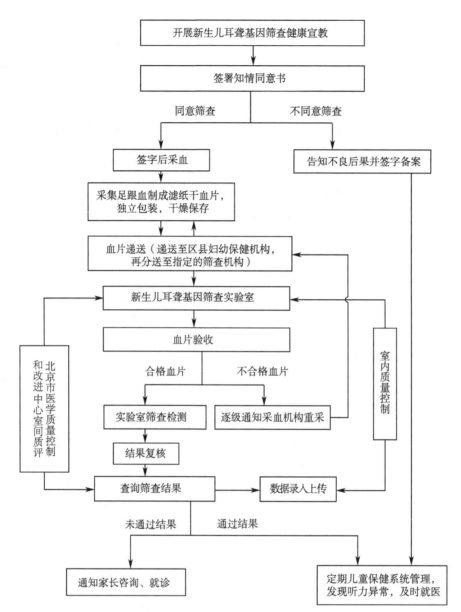

图 19-1   北京市新生儿耳聋基因筛查流程图

平稳性和改善性等特点。研究表明,活产婴儿中 cCMV 感染率为 0.5%~2.0%,其中约 90% 的感染者出生时无临床症状,约 10% 出现危及生命的临床症状,如长期的神经损伤后遗症,包括 SNHL、智力发育迟缓等。有研究报道,感染 CMV 有明显临床症状的新生儿中,33%~44% 可导致 SNHL;感染 CMV 无症状的新生儿中,约 10% 表现为迟发性或进展性听力损失。

（一）cCMV 感染者的筛查策略

cCMV 感染者的筛查策略,主要包括听力靶向筛查、扩展目标筛查和普遍筛查。①听力靶向筛查,即对听力筛查未通过的新生儿进行 CMV 筛查。②扩展目标筛查主要针对的人群为未通过新生儿听力筛查的新生儿;有 CMV 感染临床症状的

新生儿;母亲妊娠期 CMV 感染,胎儿超声异常的新生儿;出现不明原因黄疸、脓毒症样表现的新生儿;极低和超低出生体重的新生儿等。③普遍筛查是对所有新生儿进行 CMV 筛查。

三种筛查的优缺点:①听力靶向筛查的优点是可减少筛查成本,但迟发型 SNHL 患儿可能被漏诊。②扩展目标筛查可提高 cCMV 感染新生儿的检出率,但同时迟发型 SNHL 患儿也容易被漏诊。③普遍筛查可最大限度提高 cCMV 感染新生儿检出率,但是会引起 cCMV 无症状者父母的焦虑。不同的筛查策略各有优缺点,应结合各地区的实际情况,综合考虑进行筛查策略的选择。

（二）cCMV 感染者的治疗

1. 新生儿 cCMV 感染接受抗病毒药物治疗

前,需要进行严格的治疗指征评估。

(1)仅对 cCMV 感染中度到重度症状的新生儿进行抗病毒药物治疗,不推荐对 cCMV 感染无症状新生儿进行治疗。

(2)非重度 cCMV 感染者需监测病毒负荷量和脏器损伤进展情况,损伤进行性加重可考虑药物治疗。

(3)任何感染级别的原发性免疫缺陷病患儿,cCMV 感染者应积极抗病毒治疗。

2. 新生儿 cCMV 感染药物治疗方案

(1)病情严重者初始治疗尽量选择静脉制剂,病情稳定后改为口服药物序贯治疗。

(2)严重 CMV 感染或者不能经口喂养的患儿选择更昔洛韦静脉制剂,序贯治疗和病情相对稳定的患儿可以口服缬更昔洛韦。

(3)静脉制剂更昔洛韦剂量为 6mg/(kg·次),q.12h.,建议深静脉给药,经外周静脉给药时药物浓度不超过 1g/L,避免药物外渗。口服制剂缬更昔洛韦剂量为 16mg/(kg·次),q.12h.。一般口服缬更昔洛韦和静脉更昔洛韦总疗程不少于 4~6 周;而免疫缺陷患儿的疗程需要根据免疫功能情况长期用药(疗程可至 6 个月)。

(4)治疗开始前和治疗中,间隔 1~2 周通过血液 CMV DNA 定量 PCR 监测疗效;同时通过监测脑干诱发电位、评估眼科情况和进行必要的影像学检查来评估病毒损伤进展情况。

(5)用药后间隔 1~2 周评估 1 次药物不良反应,检查包括全血细胞计数、白细胞分类、凝血功能、肝功能和肾功能等,药物使用中谷丙转氨酶>250U/L、中性粒细胞绝对值<0.5×10^9/L、血小板<5×10^9/L 需要停药 1 周,缓解后可继续原剂量用药,如果不能恢复则需要停药。

(三)cCMV 感染者的听力学监测

建议对新生儿 cCMV 感染者进行长期随访。cCMV 感染者在出生后前 3 年内接受多次听力检测,检测时间为 42 天、3 月龄、6 月龄、1 岁、1.5 岁、2 岁、2.5 岁、3 岁,3 岁后每年进行 1 次听力测试,直到度过青春期(10~19 岁)。

(黄丽辉)

参考文献

[1] World Health Organization. World report on hearing. 2021.

[2] BU X, LIU C, XING G, et al. WHO ear and hearing disorders survey in four provinces in China. Audiological Medicine, 2011, 9 (4): 141-146.

[3] 胡向阳, 郑晓瑛, 马芙蓉, 等. 我国四省听力障碍流行现况调查. 中华耳鼻咽喉头颈外科杂志, 2016, 51 (11): 819-825.

[4] Centers for Disease Control and Prevention. Data and statistics about hearing loss in children. 2020.

[5] KORVER A M, SMITH R J, CAMP G, et al. Congenital hearing loss. Nat Rev Dis Primers, 2017, 3: 16094.

[6] 中华人民共和国国家卫生健康委员会. 卫生部关于印发《新生儿疾病筛查技术规范》的通知. 2004.

[7] 中华人民共和国国家卫生健康委员会. 卫生部关于印发《新生儿疾病筛查技术规范 (2010 年版)》的通知. 2010.

[8] SININGER Y S, ABDALA C, CONE-WESSON B. Auditory threshold sensitivity of the human neonate as measured by the auditory brainstem response. Hear Res, 1997, 104 (1/2): 27-38.

[9] 国家卫生和计划生育委员会新生儿疾病筛查听力诊断治疗组. 婴幼儿听力损失诊断与干预指南. 中华耳鼻咽喉头颈外科杂志, 2018, 53 (3): 181-188.

[10] 韩德民, 许时昂. 听力学基础与临床. 北京: 科学技术文献出版社, 2004.

[11] 徐飞, 赵乌兰. 实用听力学基础. 杭州: 浙江大学出版社, 2010.

[12] 商莹莹, 倪道凤, 刘世琳. 低频和高频探测音鼓室声导抗测试在婴儿中耳功能诊断中的作用. 中华耳鼻咽喉头颈外科杂志, 2006, 41 (5): 326-330.

[13] 韩德民. 新生儿及婴幼儿听力筛查. 北京: 人民卫生出版社, 2003.

[14] 李兴启, 王秋菊. 听觉诱发反应及应用. 2 版. 北京: 人民军医出版社, 2015.

[15] DAI P, HUANG L H, WANG G J, et al. Concurrent hearing and genetic screening of 180 469 neonates with follow-up in Beijing, China. Am J Hum Genet, 2019, 105 (4): 803-812.

[16] WANG Q, XIANG J, SUN J, et al. Nationwide population genetic screening improves outcomes of newborn screening for hearing loss in China. Genet Med, 2019, 21 (10): 2231-2238.

[17] 中华耳鼻咽喉头颈外科杂志编辑委员会, 中华医学会耳鼻咽喉头颈外科学分会, 中国残疾人康复协会听力语言康复专业委员会. 人工耳蜗植入工作指南 (2013). 中华耳鼻咽喉头颈外科杂志, 2014, 49 (2): 89-95.

[18] FOULON I, NAESSENS A, FARON G, et al. Hearing thresholds in children with a congenital CMV infection:

a prospective study. Int J Pediatr Otorhinolaryngol, 2012, 76 (5): 712-717.

［19］ BRADFORD R D, YOO Y G, GOLEMAC M, et al. Murine CMV-induced hearing loss is associated with inner ear inflammation and loss of spiral ganglia neurons. PLoS Pathog, 2015, 11 (4): e1004774.

［20］ OUELLETTE C P, SANCHEZ P J, XU Z, et al. Blood genome expression profiles in infants with congenital cytomegalovirus infection. Nat Commun, 2020, 11 (1): 3548.

［21］ KETTLER M, SHOUP A, MOATS S, et al. American academy of audiology position statement on early identification of cytomegalovirus in newborns. J Am Acad Audiol, 2023, 34 (3/4): 84-89.

［22］ 中国医师协会新生儿科医师分会, 中国医师协会新生儿科医师分会感染专业委员会, 中华新生儿科杂志编辑委员会. 新生儿巨细胞病毒感染管理专家共识. 中华新生儿科杂志, 2021, 36 (6): 1-7.

［23］ 中华医学会围产医学分会, 中华医学会儿科学分会, 中华医学会医学病毒学分会, 等. 先天性巨细胞病毒感染筛查与临床干预指南. 中国实用妇科与产科杂志, 2019, 35 (4): 417-423.

第二十章 新生儿眼底筛查

从出生到 6 岁是视觉发育敏感期，这一阶段是儿童大脑对视觉输入进行编码、学习和适应的关键时期，如果在此期间发生屈光介质混浊、视网膜脉络膜或视路疾病，便会干扰正常视觉系统的发育，导致儿童出现严重的、甚至可能影响一生的视觉障碍。由于眼底疾病较为隐匿，需要通过专业的仪器设备进行检查才能发现。许多眼底疾病如果及时诊断和治疗，不仅可以降低致残、致盲率，而且能够避免危及生命，因此，对高危儿童进行眼底筛查显得尤为重要。目前，我国部分有条件的地区已经开始对所有新生儿进行眼底普筛，这一做法虽然尚未全面推广，但在实践中可发现一些严重的眼底疾病，显示出一定的积极意义。将新生儿眼底筛查作为儿童眼保健的起点，通过建立完善的眼保健体系，社会将能够更好地应对视觉问题的挑战，从而显著提高整体人群的视觉健康水平。

第一节 概　　论

一、眼底筛查常见疾病

(一) 新生儿眼底疾病

新生儿眼底病内涵广泛，大致可分为以下几种。

1. 先天发育性　永存原始玻璃体增生症（persistent hyperplastic primary vitreous，PHPV）、牵牛花综合征（morning glory syndrome，MGS）、脉络膜缺损、黄斑缺损、视盘小凹、有髓神经纤维等。

2. 血管性　早产儿视网膜病变（retinopathy of prematurity，ROP）、家族性渗出性玻璃体视网膜病变（familial exudative vitreoretinopathy，FEVR）、视网膜血管瘤、外层渗出性视网膜病变（Coats disease）等。

3. 肿瘤性　视网膜母细胞瘤（retinoblastoma，RB）、脉络膜骨瘤等。

4. 遗传性　Leber 先天性黑矇（Leber congenital amaurosis，LCA）、诺里病（Norrie disease）、白化病、色素失禁症、视锥细胞营养不良、先天性视网膜劈裂症、先天性静止性夜盲等。

5. 系统性 / 综合征相关性　斯德奇 - 韦伯综合征（Sturge-Weber syndrome）、希佩尔 - 林道病（von Hippel-Lindau disease，VHL）等。

6. 继发性眼底病变（外伤 / 感染 / 代谢）　产伤所致眼底出血、摇晃婴儿综合征、Terson 综合征、瓦尔萨尔瓦视网膜病变（Valsalva retinopathy）、视网膜血管炎、脉络膜炎、眼弓蛔虫病、胱氨酸病及贮积病（如黏多糖病、戈谢病）所致眼底异常结晶或色素沉着等。

(二) 眼底筛查的意义

开展新生儿眼底筛查的目的是早期识别可能导致视力发育异常、进而引发终身视力残疾的疾病，通过筛查对 "可治疗" 眼病及早干预，最大限度地保护儿童视觉，有效降低致盲、致残甚至致死的风险。本章节将重点关注以下两种疾病。

1. 早产儿视网膜病变　ROP 是目前儿童盲的首要原因，也是国际上公认的需要做眼底筛查的新生儿眼病，早期诊断、早期干预是降低 ROP 不良预后的关键。

2. 视网膜母细胞瘤　RB 是儿童期最常见的眼恶性肿瘤，具有家族遗传性。视网膜母细胞瘤在普通人群中的患病率极低，大规模筛查成本较高，可行性差,个别病例于普筛中发现。中国的多数三级治疗中心,目前主要针对高危儿童群体(如有家族病史或为基因携带者)开展定期的针对性筛查工作。

二、眼底筛查流程

(一)新生儿眼底筛查对象

根据我国国家卫生健康委员会《0~6岁儿童眼保健及视力检查服务规范》的建议,眼底筛查的对象可分为以下2类。

1. 高危新生儿　孕周<32周,或出生体重<2 000g;重症监护室住院>7天,且连续高浓度吸氧;有遗传性眼病家族史,包括近视、先天性白内障、先天性青光眼、先天性小眼球、眼球震颤、视网膜母细胞瘤等;母亲孕期TORCH感染;颅面部畸形,大面积颜面血管瘤,或哭闹时眼球外凸。

2. 普通新生儿　健康新生儿、无明确家族史者或有少许流泪、分泌物等轻微眼疾的新生儿。

(二)眼底筛查流程及随访

1. 高危新生儿　出生后尽早眼科检查,光照检查眼前节结构,散瞳检查眼底。

(1)筛查出ROP,《中国早产儿视网膜病变筛查指南(2014年)》规定了详细的随访方案,详见本章第二节。

(2)筛查出FEVR、MGS、眼底出血,根据病情继续观察或转小儿眼底专科医院进一步治疗。

(3)筛查RB高危因素患儿,若无阳性发现,可定期复查;若有阳性发现,需要立刻转小儿肿瘤专科医院积极治疗。详见本章第三节。

(4)筛查出暂时无需治疗的疾病,如白化病、有髓神经纤维、脉络膜缺损等,告知家长病情及预后,定期复查。

2. 普通新生儿　出生后28~30天进行眼科检查,光照反应,检查眼睑及眼前节,红光反射观察眼底。若无特殊处理,每3个月定期复查,1岁起每6个月定期复查,2~3岁进行屈光筛查,3~4岁进行视力、视功能等检查。

三、眼底筛查方法

(一)病史询问

询问家长儿童是否对外界反应差、不与家人对视、眯眼、揉眼、手指压眼、歪头、怕光、流泪、眼球抖动或眼球位置不协调等。

(二)体格检查

1. 眼外观检查　在自然光线下观察双眼大小是否对称,眼睑有无畸形,角膜直径大小,屈光介质混浊程度,虹膜有无缺损,瞳孔是否等大等圆、有无偏位、直接间接对光反射是否灵敏,瞳孔区有无发白等。

2. 光照反应　手电筒在婴儿眼前快速照射瞳孔,正常新生儿会反射性闭眼。

3. 注视和追随　对3个月以上且能够配合的儿童,可使用红色的小球进行评估,观察儿童视线能否跟随红球移动,以及眼球在各个方向上的运动是否准确到位。

4. 角膜映光法　在儿童眼前33cm处用手电筒照射,吸引儿童注视光源,看角膜映光点位置,判断有无内斜视、外斜视、垂直斜视。同时,结合遮盖-去遮盖试验,评估儿童的再注视能力,以进一步明确斜视类型。

5. 眼底红光反射　用检眼镜照射患儿瞳孔区,观察瞳孔区是否有对称的、均匀明亮的红色反光,有无异常黑影或发白(白瞳征)。

6. 视动性眼震试验　在新生儿眼前转动视动性眼震仪黑白色条栅鼓,拥有正常视力的儿童眼球会顺着鼓的方向转动,随之快速回弹。

(三)仪器检查

1. 广角眼底成像系统　广角眼底成像系统是一种便捷快速的眼底筛查工具,一次成像可达130°以上、结果直观、图像可保存、可远程会诊、简单易学,但价格较昂贵。检查方法如下。

(1)散瞳:国内通常采用复方托吡卡胺,5~10分钟1次,共4~5次。为了避免检查时新生儿呕吐误吸,可根据基础疾病于检查前30分钟~2小时禁食禁水。

(2)麻醉:检查前5~10分钟结膜囊内滴入表面麻醉剂,1~2次。

(3)检查:暗室中,用新生儿专用开睑器撑开上下眼睑,角膜表面涂布适量眼用凝胶(可含或不含抗生素),手执眼底系统的照射探头,轻柔地垂直放于角膜表面,照射后极部,并分别向眼底各个方位倾斜探头配合微调焦距进行拍照,以求拍摄到范围足够广且细节清晰的眼底图,不要有区域遗漏。结束后,涂抗生素眼膏,取出开睑器。

(4)注意事项:①选择合适镜头:130°广角镜头观察眼底整体情况和周边网膜的病变;90°放大镜头检查后极部(如视盘、黄斑处)的细节。②拍摄要求:根据不同病种做适当调整,如 ROP 需要尽量拍到周边视网膜甚至达锯齿缘部位,RB 锯齿缘前的病灶拍摄常需要配合巩膜外加压。③拍照过程需要随时关注儿童的生命体征,避免窒息、眼心反射和呼吸心搏骤停,轻柔操作,避免眼表损伤、出血及眦部裂伤。④检查感染患者时可在镜头处覆盖透明薄膜,完成检查后需要严格消毒镜头。

2. 间接检眼镜　为传统的眼底检查方法,其出色的立体感可以更好地帮助判断病情,缺点是检查时间长、学习曲线长。检查方法如下。

(1)散瞳和麻醉同 1。

(2)检查:暗室中,开睑器开睑后,检查者站在仰卧位儿童的头顶位置,或面对抱坐的儿童,通过头灯、前置镜和儿童眼底三点一线的对焦方式,进行眼底"扫查"。检查从视盘开始,沿着视网膜血管向周边视网膜缓慢移动,确保检查范围覆盖整个眼底。检查周边网膜时需结合巩膜外加压。前置镜通常选用 20D、25D 和 28D,不同规格的镜片在视野范围和放大倍率上各有特点。检查时要注意避免遗漏病灶,同时防止巩膜压迫所致结膜出血。结束后,涂抗生素眼膏,取出开睑器。

3. 眼底荧光造影(fundus fluorescence angiography,FFA)　眼底荧光造影是一项重要的诊断技术,可动态观察婴幼儿眼底血管性疾病。其可协助鉴别诊断 ROP、FEVR、外层渗出性视网膜病变、MGS、PHPV、视网膜劈裂症等。检查方法如下。

(1)检查前评估:询问过敏史、高血压、心脏病、脑血管病、肝肾功能异常等病史。必要时请麻醉科会诊。

(2)散瞳同 1。

(3)麻醉:全麻或局麻。

(4)过敏试验:静脉推注地塞米松 1mg 预防过敏。静脉推注荧光素钠稀释液 0.1~0.5ml,观察生命体征、恶心、呕吐、头痛、皮肤瘙痒和皮疹情况,共 5 分钟。

(5)检查:若过敏试验阴性,10% 荧光素钠针

按 0.1ml/kg 剂量 3~5 秒内静脉快速推注,用广角眼底成像系统的造影模式连续记录双眼各象限图像。检查前 1 天和检查后 3 天,可预防性使用抗生素眼药水。

4. 光学相干断层扫描(optical coherence tomography,OCT)　光学相干断层扫描是一种经过非接触性的扫描,重建二维或三维结构图,获得分辨率高的断层成像的眼底成像技术。有利于玻璃体视网膜界面、视网膜脉络膜,尤其是黄斑区的结构异常的诊断。新生儿仰卧位,检查者手持 OCT 进行检查,根据儿童矫正胎龄调整参数。

5. 眼部超声检查　眼部超声检查简单、快速、无创,可动态拍摄病变和获取血流信号,在欠发达的基层医院可作为新生儿眼底筛查的一线工具。超声检查可分为 A 超和 B 超。

(1)A 超可检查眼轴,正常眼轴足月新生儿长 16.5mm,1 月龄为 17.4mm,6 月龄 18.9mm,1 岁为 19.2mm。可协助诊断 MGS、PHPV 等。

(2)B 超可检查前房深度、屈光介质混浊程度、视网膜脉络膜结构畸形等。在屈光介质不清时,是一项重要的辅助检查手段。彩色多普勒超声可提供眼底血流动力学信息。

6. 视觉电生理检查　婴幼儿视觉电生理检查是一种客观定量的检查方法,但是其检查和分析比较复杂,会受到药物、外界刺激等干扰,对检查环境、仪器、检查人员的经验要求较高。

(1)视觉诱发电位(visual evoked potential,VEP):闪光 VEP 检查可大致了解新生儿的视功能或脑皮质功能。儿童可在镇静或睡眠下检查,各医院需要建立自己的参考值范围。

(2)视网膜电图(electroretinogram,ERG):检查小儿视网膜功能,特别是某些先天性、遗传性小儿眼底病的特殊波形具有诊断价值。新生儿和婴儿 ERG 波形与成人相似,但最大反应 b/a 波幅比偏高。

第二节　早产儿视网膜病变筛查

早产儿视网膜病变(retinopathy of prematurity,ROP)是一种视网膜增殖性病变,主要发生在低体

重儿和早产儿,是婴幼儿最常见的致盲眼病。全球多个国家(如中国、美国、英国等)基于本国流行病

学特征及医疗资源现状,建立了差异化的 ROP 筛查体系。通过实施规范化的眼底筛查方案,ROP 患儿进展为视网膜脱离等严重晚期并发症的发生率已得到显著控制,减轻了家庭和社会的负担。世界卫生组织将 ROP 列为世界范围内可预防的儿童盲。

在过去 20 年里,全球 ROP 流行趋势因高收入国家、中收入国家和低收入国家而有所不同。来自低收入国家的数据很少,因为其婴儿的存活率非常低。2010 年,全世界大约有 184 000 名早产儿出现 ROP,其中约 10.7% 出现严重视力障碍,2/3 发生于中等收入国家。随着围产医学和重症医学的发展,早产儿和低体重儿的存活率提高,ROP 病例的总数也逐年增加。ROP 的检出率受到地域、人种、筛查方式、筛查标准、治疗手段、早产儿生存率等因素影响,不考虑观察者间差异,全球早产儿中 ROP 的检出率约 13.7%~73%。我国最新的研究表明,孕周小于 32 周的早产儿中 ROP 检出率约为 26.1%。

一、病因和发病机制

正常视网膜血管于孕 12 周发育,主要受血管内皮生长因子(vascular endothelial growth factor,VEGF)的影响,视网膜血管逐渐向周边发育,直到孕 40~44 周时实现完全血管化。ROP 发展第一阶段,早产儿出生时生理性血管发育被中断,血管变细和闭塞可能与早产儿生理性应激、宫外高氧、胰岛素样生长因子 -1(IGF-1)水平低和 VEGF 受体表达延迟有关;第二阶段,出生后约 4~8 周,视网膜血管异常增生,新生血管形成,这是由于周围无血管区视网膜细胞代谢活跃,局部缺氧引发血管生成的相关因子如 VEGF、低氧诱导因子 -1(hypoxia-inducible factor,HIF-1)、红细胞生成素(erythropoietin,EPO)、IGF-1、血管生成素 -2(angiopoietin-2,Ang-2)、基质金属蛋白酶 -2(matrix metalloproteinase-2,MMP-2)等水平升高所致。

虽然 ROP 的主要危险因素包括低出生体重、早产和氧疗暴露,但遗传因素可能在重度 ROP 的发生发展中也发挥了一定作用。一些小样本研究表明,早产儿 ROP 的临床特征与 FEVR 相似,其 X 连锁形式与诺里病基因的突变有关,如核苷二磷酸(nucleoside diphosphate,NDP)基因错义突变,后者编码的 Norrin 蛋白参与 Wnt 信号通路,该信号通路中其他关键基因的突变或功能性多态性也可能影响早产儿对 ROP 的易感性。

二、新生儿筛查

(一)筛查人群

1. 早产儿和低体重儿 出生体重<2 000g 或孕周<32 周。

2. 高危患儿 患有严重疾病,或较长时间吸氧史。

(二)筛查时机

1. 首次筛查时间 生后 4~6 周,或矫正胎龄 31~32 周。

2. 筛查间隔时间 如表 20-1 所示。

表 20-1 ROP 筛查时间间隔

临床诊断	筛查间隔期
Ⅰ区无 ROP,Ⅰ区 1 期,Ⅰ区 2 期	1 周
Ⅰ区退行病变	1~2 周
Ⅱ区 2 期,Ⅱ区 3 期	1 周
Ⅱ区 1 期	1~2 周
Ⅱ区无 ROP,Ⅲ区 1 期,Ⅲ区 2 期	2~3 周

3. 终止筛查时间

(1)视网膜血管达鼻侧锯齿缘,距颞侧锯齿缘 1 个视盘直径。

(2)矫正胎龄 45 周,无阈值前病变或阈值病变,视网膜血管发育到Ⅲ区。

(3)视网膜病变退行。

(三)筛查方法

散瞳后,使用广角眼底成像系统或间接检眼镜检查。广角眼底成像系统具备快速全面的眼底检查功能,能够保存眼底彩色图片,是进行眼底筛查的有效工具。

在广角眼底成像系统无法明确可疑病变区的情况下,配合巩膜外加压的间接检眼镜检查是 ROP 诊断的可靠方法。注意黄种人的视网膜新生血管可能受到视网膜颜色的干扰而难以辨别。因此,在做出治疗决策之前,有必要进行间接检眼镜检查。

对于无法判断新生血管活动程度的 ROP 患者,可行 FFA 以明确诊断。严重的 ROP 病变,若出现角膜、晶体混浊、视网膜脱离、窥不清眼内结构者,需要通过 B 超、OCT 检查协助诊断。

三、诊断

根据 ROP 国际分类法,ROP 的眼底描述应由分区(表20-2)、分期(表20-3)、严重程度(表20-4)组成。

(一) 分区

表20-2 ROP分区

分区	定义
Ⅰ区	以视盘中央为中心,视盘中央到中央凹距离的2倍为半径画圆
Ⅱ区	以视盘中央为中心,视盘中央到鼻侧锯齿缘为半径画圆,除Ⅰ区之外的环状区域
Ⅲ区	Ⅱ区以外的月形区域

分区以最靠后的病变位置决定。疾病范围按时钟位记录。切迹(notch)是颞侧水平方向约1~2个时钟位,无血管区向黄斑舌形伸入Ⅰ区。后Ⅱ区(posterior zone Ⅱ)是Ⅰ区边界向Ⅱ区延伸2个视盘直径的环形区域。切迹和后Ⅱ区提示疾病可能较为严重。

(二) 分期

表20-3 ROP分期

分期	定义
1期	视网膜有血管区与无血管区之间出现的白色扁平的分界线
2期	分界线隆起呈嵴样,粉白色,嵴后可见视网膜表面新生血管芽,称为"爆米花"
3期	嵴样病变上视网膜外新生血管增生
4期	纤维血管膜增生,部分视网膜脱离,黄斑血管弓变直,黄斑异位
4A期	不伴随黄斑区脱离
4B期	伴随黄斑脱离
5期	完全视网膜脱离
5A期	视盘可见,开漏斗状视网膜脱离
5B期	视盘不可见,闭漏斗状视网膜脱离
5C期	5B期伴眼前节异常

(三) 活动期病变的严重程度

表20-4 ROP附加病变和前附加病变

名词	描述
附加(plus)病变	后极部至少2个象限明显动脉迂曲和静脉扩张
前附加(preplus)病变	动脉迂曲,静脉轻微扩张,尚未达附加病变程度

从前附加病变到附加病变是一个连续变化的过程,不同检查者在诊断时可能存在一定的主观差异。在评估疾病的严重程度时,需要综合考量多种因素,包括患者的临床风险、人口学特征、采用的检查方法(如使用的是广角眼底成像系统还是间接检眼镜,选择什么规格的前置镜)、病变的范围以及疾病的进展速度等。

急进型ROP(aggressive retinopathy of prematurity syndrome,A-ROP)是一种特殊类型的ROP病变,其特征为病理性新生血管的快速进展以及严重的附加病变。在诊断时,至少有两个象限存在附加病变,且血管变化需在Ⅰ区进行评估。值得注意的是,该病变的进展并不遵循典型ROP的阶段性发展规律。

四、鉴别诊断

根据病史和典型的眼底表现,诊断ROP并不困难,需要与周边视网膜血管改变的疾病及其他"白瞳征"相鉴别,比如FEVR、诺里病、色素失禁症、外层渗出性视网膜病变、PHPV、RB、弥漫性脉络膜血管瘤、眼内炎、视盘缺损或脉络膜缺损、玻璃体积血、视网膜劈裂症、白内障等。

五、治疗和随访

(一) 适应证

Ⅰ区plus病变、Ⅰ区3期病变、Ⅱ区2期plus病变、Ⅱ区3期plus病变,和A-ROP。

A-ROP和Ⅰ区3期plus病变需要在48小时内处置;其他类型需在48~72小时内处置。无治疗条件要迅速转诊。早期干预是预防ROP不良预后的关键。

(二) 抗VEGF玻璃体注射

1. 适应证 ROP Ⅰ区和Ⅱ区的plus和preplus病变,特别是A-ROP、Ⅰ区任何病变以及3期病变。病变以检眼镜下的观察为准。一般抗VEGF药物治疗次数不超过2次。

2. 抗VEGF药物种类 单抗类,如贝伐单抗、雷珠单抗;融合蛋白类,如阿柏西普、康柏西普。

3. 随访建议 如表20-5所示。

(三) 视网膜激光光凝治疗

1. 适应证 ROP 1~3期的活动性病变,特别是Ⅱ区病变,后Ⅱ区除外;抗VEGF药物治疗后局部新生血管不消退或者玻璃体视网膜纤维增生加重时,可局部激光光凝治疗。

表 20-5　ROP 抗 VEGF 治疗后随访建议

治疗后时间点	评估内容及处理方案
第 1~3 天	检查眼前节和眼底,有无眼内炎
第 1 周	判断疾病有无退行好转,若无好转,需考虑药物是否正确注射
第 2 周	如果疾病持续无好转,考虑激光补救治疗
第 4 周	病变有无再活动,是否需要再次抗 VEGF 注射或激光治疗
半年内每 2~4 周	若有持续无血管区,继续随访
半年后每 6~12 个月	评估视功能、斜视、屈光、视网膜等
2 年后每年(到 5 岁)	评估视功能、斜视、屈光、视网膜等

2. 激光种类　810 激光和 532 激光。810 激光不受角膜水肿影响,对晶体损伤小。532 激光不易损伤布鲁赫膜(Bruch's membrane)和脉络膜。

3. 随访建议　如表 20-6 所示。

表 20-6　ROP 激光光凝治疗后随访建议

治疗后时间点	评估内容及处理方案
第 5~9 天	检查结膜、角膜、晶体和眼底,疾病有无进行好转
第 2 周	有无激光遗漏区域,是否需要补打激光; 若激光打全,疾病还在进展,考虑抗 VEGF 补救治疗
第 3~4 周	检查病变有无完全退行
半年内每 3 个月	检查眼底
半年后每 6~12 个月	评估视功能、斜视、屈光、视网膜等
2 年后每年(到 5 岁)	评估视功能、斜视、屈光、视网膜等

(四) 手术治疗

1. 适应证　Ⅰ区 ROP、后Ⅱ区 ROP、急进型 ROP 伴有进展明显的增生膜、眼底出血,4A 期 ROP 病变进展有累及黄斑倾向,4B 期及 5 期 ROP。

2. 手术方式　巩膜扣带术、玻璃体视网膜手术、晶状体切除术等。

第三节　视网膜母细胞瘤

视网膜母细胞瘤(retinoblastoma,RB)是儿童最常见的眼内恶性肿瘤,2/3 的患者在 3 岁之前发病,5 岁以上的儿童少见。患病率为 1/20 000~1/15 000,单眼患者占 75%。中低收入国家是全球视网膜母细胞瘤疾病负担的主要集中区域,儿童就诊时年龄普遍较大、疾病多处于晚期阶段,生存率显著低于高收入国家。

RB 的早期诊断和治疗十分关键,及时治疗患儿的存活率超过 95%,而晚期患者 66% 需要眼球摘除,一旦发生肿瘤眼外转移,其存活率低于 50%。RB 的治疗重点是通过早期肿瘤的监测和预防挽救患儿生命,其次要目标是保存眼球和最大限度地恢复视力。

一、病因和发病机制

RB,可能起源于视网膜发育过程中未成熟视锥前体细胞,其发生机制与位于 13 号染色体长臂 (13q14.2~q14.3)的视网膜母细胞瘤易感基因(RB1) 密切相关。根据"2 次打击"学说,当两个 RB1 等位基因相继失活时,细胞周期调控机制发生异常,进而导致肿瘤形成。根据遗传学特征,RB 可以分为遗传型和非遗传型两种类型。遗传型 RB 中,一个 RB1 等位基因在生殖细胞中发生突变,而第二个等位基因在体细胞中突变。遗传型 RB 占所有 RB 病例的 35%~45%,其中 80% 为双侧发病,15% 为单侧发病,5% 为三侧性 RB(即眼部视网膜母细胞瘤合并原发性颅内中线神经外胚层肿瘤,多见于松果体、鞍上或鞍旁区。遗传型 RB 患者发生第二恶性肿瘤的风险约为 20%,多见骨肉瘤、软组织肉瘤、皮肤癌,其他癌症的发病风险也有所增加。非遗传型 RB 中,两次 RB1 基因突变均在体细胞中随机发生,约占 RB 病例的 55%~65%,通常为单侧发病。

二、新生儿筛查

出现眼部异常才就诊的患儿大多数已非早期;

要做到早诊断,须对有 RB 家族史的患儿开展产前预防性检测和出生后的定期筛查。

(一) 筛查人群

1. 高风险儿童　有 RB 家族史的儿童患 RB 风险高于正常人群,一出生即应该由具有视网膜母细胞瘤筛查经验的眼科医生进行持续的、定期的散瞳眼底检查。

根据与先证者的关系,高风险儿童可以分为以下几类。

(1)高危:双侧 RB 患者的子女。

(2)中危:双侧 RB 患者的亲兄弟姐妹、侄子、侄女、外甥、外甥女;单侧 RB 患者的子女。

(3)低危:双侧 RB 患者的堂 / 表兄弟姐妹;单侧 RB 患者的亲兄弟姐妹、侄子、侄女、外甥、外甥女。

2. 普通儿童　对于没有家族史的儿童,各地可根据本地区的社会经济条件酌情开展眼底普筛。

(二) 筛查时机

建议对 RB 高风险儿童进行规律的眼底筛查(表 20-7),可根据检查的具体情况,随时调整增加检查频率。中高危儿童大多数情况下需要进行麻醉下检查(examination under anesthesia,EUA)。普通儿童没有关于 RB 筛查时间点的要求,可在常规体检时进行筛查。

表 20-7　RB 高风险儿童筛查时间方案

筛查年龄	筛查频率		
	高危	中危	低危
出生 ~2 月龄	每 2~4 周	每个月	每个月
>2~3 月龄	每个月 *	每个月	每个月
>3~12 月龄	每个月 *	每 2 个月 *	每 3 个月
>1~2 岁	每 2 个月 *	每 3 个月 *	每 4 个月
>2~3 岁	每 3 个月 *	每 3 个月 *	每 6 个月
>3~4 岁	每 4 个月 *	每 4~6 个月 *	每 6 个月
>4~5 岁	每 6 个月 *	每 4~6 个月 *	每年
>5~7 岁	每 6 个月	每 6 个月	每年

注: * 建议 EUA,余可考虑门诊筛查。

鉴于三侧性 RB 的潜在风险,在诊断出遗传型 RB 后,建议每 6 个月进行一次头颅 MRI 检查,以发现可能的早期病变。

(三) 筛查方法

1. 体格检查

(1)眼底红光反射:使用检眼镜在儿童眼前照射瞳孔区时,若观察到瞳孔区红色反光变为白色,需立即进行眼底筛查以排除 RB。此外,在日常生活中,家长在为孩子拍照时,也可能偶然发现 RB 患儿瞳孔区出现白色反光的现象。

(2)角膜映光法:RB 第二个最常见的临床表现是斜视,大约有四分之一的患者出现斜视,表明中心视力丧失,病情较晚期。但新生儿约 50% 眼位不正,需要鉴别。

(3)眼前节检查:通过手持式裂隙灯或明亮的笔灯,观察眼前节变化,包括前房积脓、虹膜异色症(虹膜颜色改变)或虹膜红变(虹膜新生血管形成),眼外视网膜母细胞瘤患者可能出现眼球增大或突出。

(4)眼压:RB 发展到青光眼期,眼压升高,可通过非接触、接触式眼压仪测量,不配合的儿童行 EUA。

(5)眼底检查:检查 RB 最重要的手段。充分散瞳后,使用广角眼底成像系统或间接检眼镜检查,若发现视网膜内或玻璃体腔一个或多个实性白色占位病变,需考虑 RB。对于特别周边的肿瘤方可配合巩膜外加压,同时注意房角肿瘤的检查。为了更好评估肿瘤的大小、位置、数量,并且不遗漏的小的瘤体,通常需要 EUA。

2. 辅助检查

(1)超声:B 超或彩色多普勒超声检查,RB 表现为玻璃体腔内实性肿物,与眼球壁相连,回声不均,肿瘤内可有强光斑及后方声影,可有视神经增粗,眶内出现形态不规则低回声区,彩色多普勒超声见瘤体内有丰富血流信号。

(2)CT:RB 表现玻璃体腔内占位;钙化是 RB 的典型表现,80%~100% 患者瘤体有钙化;可有视神经增粗,眼球高密度影不规则向后方延伸。遗传性 RB 尽量控制 CT 检查次数,避免三侧性肿瘤或第二恶性肿瘤的风险。

(3)MRI:T_1WI 呈低或中等信号,T_2WI 呈中等或高信号,增强后显著强化;肿瘤的视神经蔓延和眶内侵犯可显示视神经增粗和眼球向后扩展。

(4)FFA:荧光血管造影检查瘤体内血流状态以评估肿瘤活性,有利于发现治疗后残留活跃病灶或复发的肿瘤。

三、诊断

(一) 临床诊断

最常见症状为瞳孔区发白和斜视,部分患者眼红和揉眼。当出现眼痛、畏光、流泪、眼球变大,说明肿瘤可能进入青光眼期等晚期阶段。详细询问病史及家族史,充分散大瞳孔行眼底检查。不配合患儿应进行 EUA。根据视网膜占位性病变以及辅助检查的钙化现象,可以诊断 RB。

(二)遗传学诊断

在血液和 / 或肿瘤组织提取 DNA,采用定量聚合酶链反应(polymerase chain reaction,PCR)、基因芯片或高通量测序,对已知常见基因突变位点进行等位基因特异性 PCR,或对 *RB1* 基因全部外显子以及内含子剪切部位进行测序。若是阴性结果,则取新鲜血液提取 RNA 进行逆转录 PCR。若还未发现致病基因,则需进一步行人类染色体核型分析、荧光原位杂交等方法检测。

(三)分期

目前常用的眼内期视网膜母细胞瘤国际分期(international intraocular retinoblastoma classification,IIRC)有两个版本,洛杉矶儿童医院版(表 20-8)和费城版,两者的主要区别是对 C、D 和 E 期的定义有所不同,然而,该分类体系源自单一机构,缺乏多中心验证。美国癌症联合委员会第 8 版视网膜母细胞瘤分期(表 20-9),综合了多国专家共识,涵盖了眼内、眼外及全身疾病的全面分期,可为患者预后提供预测依据。

表 20-8 眼内期 RB 的国际分期(洛杉矶儿童医院版)

IIRC 分期	定义
A 期	肿瘤局限于视网膜内,直径≤3.0mm;肿瘤距黄斑>3.0mm,距离视神经>1.5mm;没有玻璃体或视网膜下种植
B 期	不包括 A 期的肿瘤;视网膜下液不超过肿瘤基底部 5.0mm
C 期	玻璃体和视网膜下小而局限的种植肿瘤;视网膜内播散性肿瘤;视网膜下液不超过 1 个象限
D 期	眼内弥漫生长的肿瘤;广泛玻璃体种植;板块状视网膜下种植;视网膜脱离范围大于 1 个象限
E 期	不可逆的新生血管性青光眼;严重眼内出血;无菌性眶蜂窝织炎;玻璃体前面的肿瘤;肿瘤触及晶状体;弥漫浸润型肿瘤;眼球痨

表 20-9 美国癌症联合委员会第 8 版视网膜母细胞瘤 TNM 分期

TNM 分期	定义	IIRC 对应分期
原发肿瘤分期(cT)		
cT_X	眼内肿瘤证据未知	
cT_0	无眼内肿瘤证据	0
cT_1	眼内肿瘤,视网膜下液距肿瘤基底距离≤5mm	
cT_{1a}	肿瘤直径≤3mm 且距视盘 / 黄斑>1.5mm	A
cT_{1b}	肿瘤直径>3mm 或距视盘 / 黄斑<1.5mm	B
cT_2	眼内肿瘤伴视网膜脱离 / 玻璃体种植 / 视网膜下种植	
cT_{2a}	视网膜下液距肿瘤基底>5mm	C/D
cT_{2b}	玻璃体或视网膜下种植	C/D
cT_3	进展期眼内肿瘤	
cT_{3a}	眼球痨	E
cT_{3b}	睫状体 / 晶状体等前节浸润	E
cT_{3c}	新生血管性青光眼 / 牛眼	E
cT_{3d}	前房积血 / 大量玻璃体积血	E
cT_{3e}	无菌性眶蜂窝织炎	E
cT_4	眼外肿瘤(累及眼眶 / 视神经)	
cT_{4a}	影像学显示视神经后段浸润增粗或眼眶浸润	
cT_{4b}	临床可见眼球突出和眶部肿块	

续表

TNM 分期	定义	IIRC 对应分期
区域淋巴结分期（cN）		
cN_X	区域淋巴结转移证据未知	
cN_0	无区域淋巴结转移	
cN_1	区域淋巴结转移（耳前 / 下颌下 / 颈部）	
远处转移分期（M）		
cM_0	无颅内 / 远处转移证据	
cM_1	未经病理证实的远处转移	
cM_{1a}	临床 / 影像学证实骨髓 / 肝脏等远处转移	
cM_{1b}	影像学证实中枢神经系统转移（不含三侧性 RB）	
pM_1	经病理证实的远处转移	
pM_{1a}	经病理证实的骨髓 / 肝脏等远处转移	
pM_{1b}	经病理证实的脑脊液 / 中枢神经系统转移	
遗传特征分期（H）		
H_X	*RB1* 基因的胚系突变证据未知	
H_0	高灵敏度检测显示血液中正常 *RB1* 等位基因	
H_1	存在遗传特征（双侧 RB/ 三侧性 RB/ 父或母有 RB 家族史 / 分子检测证实的 *RB1* 胚系突变）	
肿瘤病理分期（pT）		
pT_X	眼内肿瘤证据未知	
pT_0	无眼内肿瘤	
pT_1	眼内肿瘤无局部浸润（脉络膜 / 视乳头筛板前或筛板内）	
pT_2	眼内肿瘤伴局部浸润	
pT_{2a}	眼内肿瘤浸润局部脉络膜 / 视乳头筛板前或筛板内	
pT_{2b}	眼内肿瘤浸润虹膜基质 / 小梁网 /Schlemm 管	
pT_3	眼内肿瘤伴显著局部浸润	
pT_{3a}	广泛脉络膜浸润（浸润灶最大直径>3mm/ 多个局灶性脉络膜浸润灶直径总和>3mm/ 脉络膜全层浸润）	
pT_{3b}	视神经筛板后浸润（未累及视神经）	
pT_{3c}	浸润巩膜不超过内三分之二层	
pT_{3d}	浸润巩膜超过外三分之一层 / 巩膜血管神经通道	
pT_4	眼外肿瘤（浸润视神经 / 脑膜浸润 / 巩膜外层 / 邻近脂肪组织 / 眼外肌、眶骨 / 结膜 / 眼睑）	

四、鉴别诊断

RB 需与其他白瞳征的疾病相鉴别，包括外层渗出性视网膜病变、PHPV、ROP、FEVR、诺里病、眼弓蛔虫病、混合错构瘤、脉络膜缺损、视网膜脱离、眼内炎、先天性白内障等。

五、治疗和随访

（一）治疗目的

保全生命的前提下，保存眼球和视功能。

（二）眼外期和全身转移的 RB

眼球摘除或眶内容物摘除,联合全身化疗、鞘内注射化疗和 / 或局部放疗。

（三）眼内期 RB

1. 眼球摘除术 手术指征:单眼 D 期以上、双眼中一眼为 E 期、保眼无望、可疑视神经转移者。眼球摘除术是目前治疗晚期 RB 的主要手段。组织病理学检查若发现有高危因素,眼球摘除术后要联合全身化疗。摘除眼球后建议行基因检测。

2. 保眼治疗 IIRC 的 A 期和 B 期肿瘤可选择局部治疗(冷冻或激光光凝)。瘤体较大的 B 期、C 期、D 期和 E 期 RB,采取局部治疗联合化疗(包括全身化疗、选择性眼动脉化疗、玻璃体腔注射化疗、眼周局部化疗等)或者联合放疗(包括巩膜外敷贴放射化疗、外照射放疗)。

（四）随诊和后续治疗

如表 20-10 所示。

表 20-10 RB 随访方案

临床情况	检查频率	检查内容
保眼患者	每 3~4 周	EUA 检查眼底,必要时治疗
联合化疗患者	每 3~4 周,化疗前 1~3 天	EUA 检查眼底,必要时治疗
肿瘤控制后	每 1~3 个月	检查眼底,复发需继续治疗
眼球摘除后	每 3~6 个月	注意对侧眼底检查
病情稳定至 6 岁	每 6~12 个月	检查眼底
12 岁以后	每 2~3 年	注意第二恶性肿瘤

六、遗传咨询和产前诊断

（一）遗传咨询

1. 单眼患病、无家族史患者 15% 患者血液中检测出 *RB1* 基因突变。未检测出 *RB1* 基因突变者考虑进一步检测肿瘤组织是否存在双等位基因突变,或考虑嵌合现象。RB 患者后代有 7.5% 的概率出现 *RB1* 基因突变。

2. 双眼或单眼患病伴有家族史患者 100% 携带有 *RB1* 突变基因,若血液中未检测到基因突变,则提示嵌合现象。父母患有遗传性视网膜母细胞瘤,子女有 45% 的概率受到影响(50% 的遗传风险和 90% 的外显率)。

（二）早期产前检查

对于有 RB 家族史的家庭,若计划生育,建议进行产前筛查。尽管目前缺乏足够的数据来确定最佳的筛查方案,但以下几种筛查方法有助于早期发现 RB。

1. 非侵入性产前诊断 可以在孕 8 周时进行,通过检测母亲血液中的胎儿游离 DNA 来评估。

2. 侵入性检查(需权衡利弊) 绒毛膜取样通常在孕 11 周进行。羊膜穿刺通常在孕 16 周进行。

3. 胎儿超声检查 建议从孕 13 周开始,每 4 周进行一次,直至孕 32 周;之后每 2 周进行一次,直至分娩。

4. 胎儿磁共振成像 建议从孕 16~18 周开始,每 8 周进行一次,直至孕 34~35 周。

5. 胚胎植入前遗传学诊断 辅助生育者实施。

对携带明确基因突变的胎儿,建议在孕 36 周生产并给予及时治疗。

（郑晓雨）

参考文献

[1] 中华人民共和国国家卫生健康委员会妇幼健康司. 国家卫生健康委办公厅关于印发 0~6 岁儿童眼保健及视力检查服务规范 (试行) 的通知. 2021.

[2] 中华医学会眼科学分会眼底病学组. 中国早产儿视网膜病变筛查指南 (2014 年). 中华眼科杂志, 2014, 50 (12): 933-935.

[3] CHIANG M F, QUINN G E, FIELDER A R, et al. International classification of retinopathy of prematurity, third edition. Ophthalmology, 2021, 128 (10): e51-e68.

[4] 中华医学会眼科学分会眼底病学组, 中国医师协会眼科医师分会眼底病专委会. 中国早产儿视网膜病变分类和治疗专家共识 (2023 年). 中华眼底病杂志, 2023, 39 (9): 720-727.

[5] 中华医学会儿科学分会眼科学组. 早产儿视网膜病变治疗规范专家共识. 中华眼底病杂志, 2022, 38 (1): 10-13.

[6] Global Retinoblastoma Study Group, FABIAN I D, ABDALLAH E, et al. Global retinoblastoma presentation and analysis by National Income Level. JAMA Oncol, 2020, 6 (5): 685-695.

[7] SKALET A H, GOMBOS D S, GALLIE B L, et al. Screening children at risk for retinoblastoma: consensus report from the American Association of Ophthalmic

Oncologists and Pathologists. Ophthalmology, 2018, 125 (3): 453-458.

［8］SHIELDS C L, SHIELDS J A. Basic understanding of current classification and management of retinoblastoma. Current opinion in ophthalmology, 2006, 17 (3): 228-234.

［9］TOMAR A S, FINGER P T, GALLIE B, et al. A Multicenter, International Collaborative Study for American Joint Committee on cancer staging of retinoblastoma: Part I: metastasis-associated mortality. Ophthalmology, 2020, 127 (12): 1719-1732.

［10］中华医学会眼科学分会眼底病学组, 中华医学会儿科学分会眼科学组, 中华医学会眼科学分会眼整形眼眶病学组. 中国视网膜母细胞瘤诊断和治疗指南 (2019 年). 中华眼科杂志, 2019, 55 (10): 726-738.

第二十一章　新生儿先天性心脏病筛查

先天性心脏病(congenital heart disease,CHD)是胚胎发育过程中发生的心脏及大血管的结构畸形,是最常见的出生缺陷之一,也是导致婴幼儿死亡的最常见的先天性疾病。近十年,新生儿先天性心脏病筛查在全球的普及,极大提高了重症先天性心脏病的检出率,改善了患儿预后;目前我国已建立了一套适合国情的双指标筛查方案,筛查管理也在不断完善。同时,国内外儿童先天性心脏病的诊治新技术也在突飞猛进,使越来越多的先天性心脏病患儿通过外科手术和介入治疗获得良好预后。

一、流行病学

1970—2017 年全球范围内先天性心脏病活产新生儿的发病率为 8.2‰,以 5 年为一时段,呈逐渐上升趋势,从 1970—1974 年的 4.5‰ 上升至 2010—2017 年的 9.41‰。其中主要是轻症先天性心脏病(室间隔缺损、房间隔缺损和动脉导管未闭)发病率增长,占所有先天性心脏病增长的 94%,单纯右心室流出道病变增长 2 倍左右,法洛四联症基本不变,而合并左心室流出道梗阻(包括左心发育不全综合征)的发病率从 1995—1999 年的 0.69‰ 下降到 2010—2017 年的 0.48‰,与逐年增多的相关产前诊断和终止妊娠报道一致。2019 年我国报道活产新生儿先天性心脏病发病率约为 8.98‰,其中重症先天性心脏病(包括危重和严重先天性心脏病)的发病率约为 2.93‰,与国际报道一致。

尽管先天性心脏病的筛查和诊断时间节点已经前移至胎儿期,但即使在发达国家,先天性心脏病的产前检出率也仅为 30%~60%。因此,将新生儿先天性心脏病尤其是危重先天性心脏病纳入新生儿筛查已成为许多国家的共识。

二、病因和发病机制

先天性心脏病病因复杂,涉及环境、遗传、表观遗传、营养和代谢等诸多因素,这些因素亦使先天

性心脏病表型和预后存在高度异质性。约 20% 的先天性心脏病可归因于遗传综合征、致畸剂暴露或母体糖尿病,但其余 80% 病例的风险因素仍存在很大的不确定性。因此,对于先天性心脏病筛查,主要针对表型筛查,部分可结合基因诊断。

三、新生儿筛查

2011 年以来,美国、加拿大等许多国家将测量经皮动脉血氧饱和度(percutaneous oxygen arterial saturation,SpO_2)筛查新生儿危重先天性心脏病列为新生儿疾病筛查的常规项目之一。但单纯 SpO_2 测量不能及时发现无明显低氧血症但严重的先天性心脏病,如严重的左心室流出道梗阻性病变和严重的左向右分流型病变。2011—2012 年,复旦大学附属儿科医院黄国英教授团队进行了全球最大样本量(n=122 738)的新生儿先天性心脏病筛查多中心研究,提出在我国新生儿进行"双指标法"(SpO_2+ 心脏杂音听诊)筛查先天性心脏病可以达到>90% 的敏感度和 97% 的特异度;随后其团队在更大样本量(n=168 575)的研究中进行进一步验证,确立了"双指标"法在我国筛查新生儿先天性心脏病的可靠性和可操作性,并于 2016 年和 2017年先后纳入上海市和国家的新生儿疾病筛查项目,目前已经在全国大部分省(区、市)开展。

新生儿先天性心脏病筛查方案:

1. 筛查对象　助产机构中出生的所有新生儿,在出生后 6~72 小时(未吸氧或离氧状态至少12 小时)接受 SpO_2 测量和心脏听诊。因各种原因未完成筛查即转诊至 NICU 的新生儿,由新生儿科医生在 72 小时内完成筛查。

2. 筛查环境　避免强光、电磁场和噪声的干扰。

3. 筛查操作步骤　①清洁新生儿右手和任意一足;②安抚受检儿,使其处于安静状态;③将脉搏血氧饱和度监测仪固定于受检儿清洁后的右

手手掌和足底部；④将听诊器放置于受检儿胸壁；⑤获取并记录受检儿心脏杂音及 SpO_2 数据。

4. 筛查阳性定义　心脏听诊和 SpO_2 测量任何一项筛查阳性者，均定义为筛查结果阳性。包括：①心脏听诊 2 级以上杂音；②右手和任意一足 SpO_2 低于 90%；③右手和任意一足 SpO_2 连续两次测量（每次间隔 2~4 小时）均为 90%~94%；或④右手和任意一足 SpO_2 差值连续两次测量（每次间隔 2~4 小时）均>3%。筛查机构负责将筛查阳性患儿转诊至对应的诊断机构。

5. 筛查信息登记　进入新生儿先天性心脏病筛查工作信息管理系统，登记新生儿先天性心脏病筛查基本信息和筛查结果。

6. 诊断（诊断机构）　接受转诊，筛查阳性的新生儿应当在 7 天内转诊至诊断机构进行超声心动图诊断，出具《超声心动图诊断报告单》，负责转诊至治疗机构进行评估。进入新生儿先天性心脏病筛查工作信息管理系统，登记新生儿先天性心脏病诊断信息。

7. 治疗（治疗机构）　接受转诊，对确诊为先天性心脏病的患儿进行全面评估并制订治疗或随访方案。进入新生儿先天性心脏病筛查工作信息管理系统，登记新生儿先天性心脏病治疗信息。

8. 随访　所有诊断为先天性心脏病的新生儿均应定期随访。治疗机构负责暂无手术指征患儿以及术后患儿的随访。

9. 质量控制　卫生行政部门组织制订考核评估方案，定期对新生儿先天性心脏病筛查、诊断、治疗机构进行监督检查，对各个环节进行质量控制，发现问题及时采取改进措施。

10. 工作流程图　新生儿先天性心脏病筛查具体工作流程图如图 21-1 所示。

四、分类

先天性心脏病病种复杂，疾病严重程度不一。通常情况下，根据血流动力学改变将先天性心脏病分为 3 大类（病理生理学分类见表 21-1）。

1. 左向右分流型先天性心脏病　又称潜伏发绀型先天性心脏病，如房间隔缺损、室间隔缺损、动脉导管未闭，以及心内膜垫缺损（又称房室间隔缺

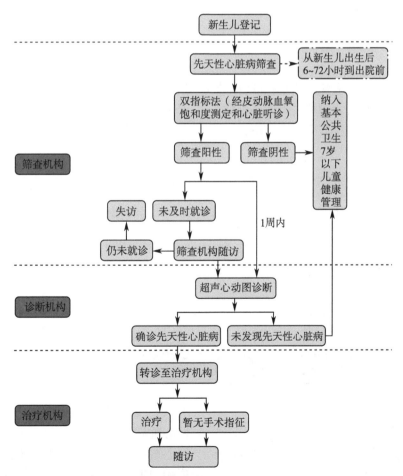

图 21-1　新生儿先天性心脏病筛查工作流程图

损,完全性或部分性)、主-肺动脉窗和部分性肺静脉异位引流等。

2. 梗阻性和瓣膜反流性先天性心脏病　如肺动脉狭窄、主动脉狭窄(均包括瓣膜、瓣上及瓣下狭窄),以及主动脉缩窄和主动脉弓离断等。

3. 右向左分流型先天性心脏病　又称发绀型先天性心脏病,通常为危重或复杂型先天性心脏病,如法洛四联症、肺动脉闭锁、完全性肺静脉异位引流、完全型大动脉转位、左心发育不良综合征等。

表 21-1　先天性心脏病的病理生理学分类和构成比*

非发绀型先天性心脏病	发绀型先天性心脏病(复杂混合畸形)
左向右分流型	**肺血减少型(右向左分流)**
室间隔缺损(20%)	法洛四联症(10%)
房间隔缺损(10%)	右心室双出口伴肺动脉瓣狭窄
动脉导管未闭(10%)	肺动脉闭锁(5%)
房室间隔缺损(2%~5%)	三尖瓣闭锁(3%)
主-肺动脉窗、部分性肺静脉异位引流	三尖瓣下移(Ebstein 畸形)(0.5%)
右心室流出道梗阻	**肺血增多型**
肺动脉瓣狭窄(10%)	完全型大动脉转位(5%~8%)
肺动脉瓣上狭窄和/或分支肺动脉狭窄	右心室双出口不伴肺动脉瓣狭窄
左心室流出道梗阻	完全性肺静脉异位引流(2%)
主动脉瓣狭窄(10%)	永存动脉干(3%)
主动脉缩窄(10%)	左心发育不良综合征(2%)
主动脉弓离断(1%)	

注:*部分单一畸形(如间隔缺损、动脉导管未闭、肺动脉瓣狭窄等)在一个患儿中可同时发生一种以上;复合畸形未显示数值。

以上分类并不能完全代表疾病严重程度,如肺动脉瓣或主动脉瓣狭窄尽管为简单先天性心脏病,但极重度狭窄通常属于危重类先天性心脏病,因此临床上又根据严重程度将先天性心脏病分为危重、严重、有临床意义和无临床意义四类(表 21-2)。

表 21-2　先天性心脏病严重程度分级

严重程度	定义
危重	左心发育不良综合征、肺动脉闭锁/室间隔完整、完全型大动脉转位/室间隔完整、主动脉弓离断,以及其他出生后 28 天以内需要接受手术否则可能死亡的先天性心脏病,包括以下类型的重症形式:主动脉缩窄、主动脉瓣狭窄、肺动脉瓣狭窄、法洛四联症、肺动脉闭锁/室间隔缺损、完全性肺静脉异位引流
严重	不属于危重范畴,但是需要在出生后 28 天至 1 岁接受手术或者介入治疗否则可能危及生命的先天性心脏病
有临床意义	出生后存在且持续超过 6 个月,需长期随访或需要择期介入或手术治疗的先天性心脏病,但不属于危重或严重范畴,如动脉导管未闭、室间隔缺损、房间隔缺损、肺动脉瓣狭窄等
无临床意义	无临床症状,出生后存在但 6 个月后自然闭合的先天性心脏病,如小型动脉导管未闭、小型房间隔缺损或卵圆孔未闭、小型肌部室间隔缺损、轻度肺动脉分支流速增快等

五、临床表现

先天性心脏病患儿的临床症状和体征取决于先天性心脏病的严重程度。

1. 重症先天性心脏病　包括危重及严重先天性心脏病(见表 21-2),是需要在婴儿期干预的先天性心脏病,如所有发绀型先天性心脏病、动脉导管依赖型先天性心脏病、左向右分流量大的简单先天性心脏病。主要引起严重发绀和心力衰竭的症状和体征。

（1）症状：可在生后数小时、数天或数月内出现，包括口周、鼻尖或甲床发绀，呼吸急促、喂养困难、多汗、眼睑及下肢水肿等，常有体重不增或增长缓慢。部分可有哭吵时发绀加重、晕厥，甚至抽搐、意识丧失等缺氧发作的严重表现。

（2）体征：可有气急、面色发绀，测量 SpO_2 降低。心衰时可有脉搏细弱、末梢循环差，心率增快、心音低钝，肝脏增大等。心脏杂音程度不一，也不代表先天性心脏病的严重程度，少数重症先天性心脏病可无杂音；肺动脉瓣第二音亢进提示有肺动脉高压。

2. 轻症先天性心脏病　无须在婴儿期干预的先天性心脏病，包括有临床意义及无临床意义先天性心脏病，如中等或小型的左向右分流型简单先天性心脏病、轻中度瓣膜和血管狭窄等，多数在生后可听到心脏杂音。

（1）症状：多在儿童后期、青春期或成人期才出现症状，可能有运动后劳累、气促、胸闷，多汗，反复下呼吸道感染等，也可能终生没有症状。多数患儿因体检有心脏杂音或 X 线片、心电图提示异常而进一步检查。

（2）体征：生长发育多正常或略有迟缓。多数患儿有心脏杂音（中小型房间隔缺损可无杂音），杂音随病变不同而表现部位、性质不同；多数情况下杂音响度与病变严重程度成正比，即杂音越响，缺损越大或狭窄越重。主动脉缩窄可发现上肢血压增高或股动脉搏动减弱，动脉导管未闭或主动脉瓣关闭不全时可出现脉压增大或存在毛细血管搏动。

六、辅助检查

1. X 线片　轻症先天性心脏病可能无异常，其他可能表现为心脏位置改变、心影增大、特殊轮廓（如靴型心、蛋形心、雪人征、弯刀征），肺血增多或减少。

2. 心电图　可反映有无合并心律失常、心脏位置、房室有无肥厚、心肌病变及心脏传导系统情况。

3. 超声心动图　超声心动图是先天性心脏病最重要的无创诊断方法，直接显示心脏内部和大血管解剖结构、心脏功能和血流动力学信息。包括胎儿超声心动图、经胸超声心动图、经食管超声心动图。绝大部分先天性心脏病患儿可通过超声心动

图确定诊断，部分复杂畸形尤其是大血管畸形或合并严重肺动脉高压需进一步其他影像学检查。

4. 心脏 CTA 和心脏 MRI　对心脏外血管（如肺动脉、肺静脉、主动脉及分支、体肺侧支、动静脉畸形）的显示优于超声心动图，越来越多被应用于儿童先天性心脏病的诊断中。

5. 心导管检查和心血管造影　心导管检查和心血管造影相比无创检查能更准确判断血流动力学，是对部分先天性心脏病进一步明确诊断和判断手术可行性的重要有创检查手段。

七、诊断和鉴别诊断

如患儿有相关的临床表现，尤其是发绀和心脏杂音，通常可通过超声心动图检查确诊有无先天性心脏病及先天性心脏病类型。心电图和 X 线片可辅助判断先天性心脏病的严重程度、手术时机以及可能伴发的呼吸道感染、心律失常等。如果合并血管畸形，可能需要进行心脏 CTA 或 MRI 检查协助判断部位及程度、异常血管的走行等。若以上检查提供的信息仍然不能满足外科手术方案的制定，则需要进行心导管检查及心血管造影，评估血流动力学改变及精确的解剖结构。

新生儿期发绀或 SpO_2 降低的鉴别诊断主要是肺源性疾病、新生儿周围性发绀以及神经性疾病等；杂音的鉴别诊断主要是生理性杂音，尤其是新生儿期刚从胎儿循环转换过来，可能会存在功能性血流速度增快、非层流状态等导致的杂音，这部分杂音通常柔和、短促、极少超过 3/6 级，超声心动图可进行鉴别。

八、治疗和随访

部分无血流动力学意义的轻症先天性心脏病（如小型间隔缺损、细小动脉导管未闭、轻度瓣膜狭窄）无须治疗，可定期随访。多数先天性心脏病患儿需要接受内科介入治疗或外科手术治疗。部分患儿若有先天性心脏病合并症，如心力衰竭、重度肺动脉高压，则需要先接受药物治疗，在临床情况好转经评估后才能接受手术。

1. 药物治疗　口服利尿剂、血管扩张剂和洋地黄类药物可用于缓解充血性心力衰竭症状，若发生重症心力衰竭则需要选用静脉利尿剂、正性肌力药物和血管活性药物；肺动脉高压靶向药物可缓解部分患儿的肺动脉高压，为手术创造条件。对于新生儿动脉导管依赖型先天性心脏病则需要及时应

用前列腺素 E₁ 维持动脉导管开放,而早产儿粗大动脉导管则需要通过布洛芬或吲哚美辛促进动脉导管闭合。

2. 介入治疗　即在 X 线透视或 / 和超声引导下,通过动脉和 / 或静脉途径进入心脏或大血管,使用专门的器械对心脏和血管病变进行治疗的技术。最常使用的血管途径是股动脉和股静脉。目前介入治疗的病种和方法包括房间隔缺损、室间隔缺损、动脉导管未闭、冠状动脉瘘、肺动静脉瘘等的封堵术;肺动脉瓣狭窄、主动脉瓣狭窄、主动脉缩窄、分支肺动脉狭窄的球囊扩张或 / 和支架置入术;复杂先天性心脏病的镶嵌治疗等。与外科手术相比,介入治疗具有创伤小、麻醉浅、术后恢复快,无瘢痕等优势。

3. 外科手术治疗　多数复杂先天性心脏病和部分不符合介入治疗适应证的简单先天性心脏病需要外科治疗。手术方式包括姑息手术和根治手术。

(1)姑息手术:常常是减轻症状而没有从解剖上根本纠正。目的是通过改变某些血流动力学和病理生理以改善患儿临床症状,使患儿低氧血症、肺充血改善,有利于患儿继续生长直至完成根治手术。如通过体肺分流、右心室流出道疏通增加肺血流量;肺动脉环缩减少肺血流量;双向腔肺分流增加肺血流量同时减轻心脏负荷等。

(2)根治手术:随着心外科技术及围手术期管理水平的提高,多数重症、复杂先天性心脏病在婴幼儿期甚至新生儿期已能行根治术,主要畸形和病理生理均能得到纠正。如在新生儿期进行根治术的复杂先天性心脏病包括完全型大动脉转位、完全性肺静脉异位引流、肺动脉闭锁、重症法洛四联症、主动脉弓离断等,以及各种简单先天性心脏病的重症形式如极重度肺动脉瓣狭窄、主动脉缩窄、主动

脉瓣狭窄,及大型分流型先天性心脏病如早产儿的动脉导管未闭、大型室间隔缺损等,均能得到根治并取得良好的手术效果,我国大型儿童心血管中心新生儿手术死亡率基本能达到<5%。

九、遗传咨询

除了少部分遗传综合征合并先天性心脏病患儿父母需要进行遗传咨询外,其余均无建议。但先天性心脏病,尤其是复杂先天性心脏病患儿父母再生育先天性心脏病婴儿的概率较普通人群高,因此建议孕中期进行胎儿超声心动图检查。

（刘芳）

参考文献

[1] LIU Y, CHEN S, ZÜHLKE L, et al. Global birth prevalence of congenital heart defects 1970-2017: updated systematic review and meta-analysis of 260 studies. International Journal of Epidemiology, 2019, 48 (2), 455-463.

[2] EWER A K, MIDDLETON L J, FURMSTON A T, et al. Pulse oximetry screening for congenital heart defects in newborn infants (PulseOx): a test accuracy study. Lancet, 2011, 378 (9793): 785-794.

[3] ZHAO Q M, LIU F, WU L, et al. Prevalence of congenital heart disease at live birth in China. J Pediatr, 2019, 204: 53-58.

[4] ZHAO Q M, MA X J, GE X L, et al. Pulse oximetry with clinical assessment to screen for congenital heart disease in neonates in China: a prospective study. Lancet, 2014, 384 (9945): 747-754.

[5] HU X J, MA X J, ZHAO Q M, et al. Pulse oximetry and auscultation for congenital heart disease detection. Pediatrics, 2017, 140 (4): e20171154.

第二十二章 发育性髋关节发育不良

发育性髋关节发育不良（developmental dysplasia of hip, DDH）既往也称为先天性髋关节脱位（congenital dislocation of hip, CDH），是指出生时或在生长发育过程中，由于各种因素导致的股骨头与髋臼形态及两者相对位置关系的异常，包括髋臼发育不良、髋关节半脱位和髋关节脱位，是小儿运动系统常见的结构性畸形之一。我国尚无 DDH 的全国普查数据；区域性研究显示，我国不同地区婴儿 DDH 的发病率为 0.87‰~3.8‰。

一、病因和发病机制

DDH 的病因与发病机制尚不明确，目前认为可能与遗传、生物力学和生理宫内因素有关。研究发现，家族史、臀位、女性和临床检查时髋关节不稳显示 DDH 风险增加，但大多数 DDH 病例在诊断过程中没有任何可识别的危险因素。

二、新生儿筛查

为实现 DDH 的早诊断、早治疗，多个国家与地区均已开展了 DDH 早期筛查工作。DDH 早期筛查指对新生儿的筛查，可分为 3 个模式：临床筛查、选择性超声筛查及全体超声筛查。

1. 临床筛查 指临床医生对新生儿进行规范的体格检查，评估是否存在肢体长度差异、髋外展受限、大腿纹或臀部皱褶不对称，并进行髋关节整复试验（Ortolani test）和巴罗试验（Barlow test）。

髋关节整复试验：婴儿平卧，检查者的示指和中指置于婴儿股骨大转子外侧，拇指置于大腿内侧，使其屈髋 90°，旋转中立位，轻柔外展髋关节，同时示、中指向上推动股骨大转子，若感受到复位弹响即为阳性，表明髋关节已脱位并可复位。

巴罗试验：婴儿平卧，检查者双手置于婴儿双膝，使其屈髋 90°，逐渐内收大腿，同时拇指在大腿内侧向后、向外用力，若有股骨头从髋臼后缘弹出的弹响并在放松后迅速复位，即为阳性，表明髋关节不稳定。3 月龄以上的患儿肌张力增加，难以进行髋关节整复试验和巴罗试验。

2. 选择性超声筛查 指对具有阳性临床体格检查结果及有 DDH 高危因素（臀位助产、阳性家族史和怀疑髋关节不稳定）的新生儿进行髋关节超声检查。

3. 全体超声筛查 指对所有新生儿均进行髋关节超声检查。

Graf 法（Graf's method）超声检查是 DDH 超声筛查的主要手段（表 22-1），经髋关节超声标准冠状切面确定三条径线（基线、骨顶线及软骨顶线），测量 α 角（基线与骨顶线的夹角）、β 角（基线与软骨顶线的夹角），并结合髋关节的超声形态对髋关节进行分型。α 角越大，髋关节发育越理想；β 角越小，髋臼软骨顶的覆盖度越好。

表 22-1 髋关节 Graf 法超声检查分型

分型	α 角	β 角	年龄	临床意义
Ⅰa 型	≥60°	≤55°	任意	发育成熟的髋关节
Ⅰb 型	≥60°	>55°	任意	发育成熟的髋关节
Ⅱa⁺ 型	50°~59°	55°~77°	0~12 周龄	髋关节生理性发育不成熟
Ⅱa⁻ 型	50°~59°	55°~77°	6~12 周龄	骨性髋臼发育有缺陷，有发育为 DDH 的风险
Ⅱb 型	50°~59°	55°~77°	>12 周龄	髋关节发育延迟
Ⅱc 型	43°~49°	<77°	任意	髋臼发育不良

续表

分型	α角	β角	年龄	临床意义
D型	43°~49°	>77°	任意	髋关节半脱位
Ⅲ型	<43°	>77°	任意	髋关节脱位伴髋臼窝变浅,股骨头着力在髋臼软骨顶,盂唇、软骨盂唇向头侧移位
Ⅳ型	<43°	>77°	任意	髋关节脱位伴髋臼窝显著变浅、畸形,股骨头着力不在髋臼软骨顶,盂唇、软骨盂唇位于股骨头和髋臼之间

我国幅员辽阔,各地区医疗卫生发展水平存在差距,由于临床筛查易漏诊髋关节半脱位或髋臼发育不良但髋关节尚稳定的患儿,因此有条件的地区已逐步转为超声筛查模式。选择性超声筛查与全体超声筛查均可实现DDH的早期诊断,但实现全体超声筛查需要大量的人力和经济投入,且需要建立完善的筛查体系作为支撑,目前仅个别城市采用了全体超声筛查模式。

由于部分新生儿存在生理性髋关节不稳定,检查过早易造成过度治疗,增加医疗成本,而又须尽早发现真正有治疗需求的DDH患儿,改善预后、减轻家庭负担,故目前新生儿髋关节超声检查的时间点仍有争议。2018年由美国AIUM、ACR、SPR和SRU联合制定的实践指南中指出,由于生理学松弛的存在,通常不对6周龄内的婴儿进行髋关节超声检查,除非临床筛查发现髋关节脱位或不稳定的表现。近年来我国亦发布了《发育性髋关节发育不良临床诊疗指南(0~2岁)》,推荐对所有婴幼儿进行DDH临床筛查,出生后4~6周为筛查的重要时间点,不要晚于4~6周,并对临床体格检查阳性或存在DDH高危因素者行超声检查。

此外,对于有高危因素的新生儿,即使超声筛查正常,仍需在其生长过程中进行跟踪随访,以便及时发现后续出现的问题。

三、临床表现

DDH在不同年龄段可有不同临床表现:新生儿DDH可表现为髋关节不稳定,体格检查时股骨头既可完全脱出髋臼,也可复位至髋臼内;婴儿可表现为髋关节外展受限、臀纹不对称;幼儿行走前期可表现为双下肢不等长、髋关节外展受限,行走后期可表现为步态异常;青少年则可表现为活动受限、活动时疼痛等。

四、辅助检查

对临床上怀疑DDH的儿童,应根据年龄选择髋关节超声检查或X线检查,必要时可进一步行CT、MRI、髋关节造影等检查评估股骨头与髋臼形态及两者相对位置关系。

1. **髋关节超声检查** 可确定股骨头位置,并透过股骨头软骨观察髋臼形态从而获取充分的影像学信息,检查方法有Graf法、Harcke检查法、Graf联合Harcke检查法等,其中Graf法的应用最为广泛。婴幼儿髋关节超声检查的最佳时间在6月龄以下,随着月龄的增大,股骨头充分骨化,髋关节外侧的脂肪层增厚,图像清晰度降低,准确率降低。

2. **X线** 可通过测量骨性髋臼指数(bony acetabular index,BAI)、CE角等一系列指标评估髋关节骨性结构的发育情况。儿童DDH常用的分型主要有Tönnis分型和IHDI分型。X线对软骨及软组织的成像欠清晰,不适用于3月龄以下的婴儿;对于6月龄及以上婴儿,有研究认为应以髋关节X线检查为主,除非超声下仍可清晰显示股骨头与髋臼的位置关系。

3. **CT** CT较X线能更直观、充分地显示髋关节骨性结构的发育情况,但CT对软骨组织的观察与测量较为困难,电离辐射相对较大,费用高,对患儿的配合度要求也较高,在婴幼儿DDH的诊断中应用较少。

4. **MRI** MRI在对软组织的评估上有优势,可多角度、多方位显示髋关节内骨性、软骨性及软组织的结构,通常能获得比X线和CT更详尽的信息,全面评价髋臼的发育情况。但MRI无法动态观察髋关节结构,费用高,对患儿的配合度要求高,不适用于婴幼儿DDH筛查及随访。

5. **髋关节造影** 髋关节造影可评价髋关节闭合复位后是否达到同心圆复位,并且可通过测量股骨头与髋关节的各种参数来预测闭合复位后髋臼发育走向,为是否进行手术干预提供参考,目前应用极少。

五、诊断和鉴别诊断

1. 临床诊断　新生儿及婴幼儿的 DDH 主要依据体格检查结果、超声或 X 线检查结果作出诊断。

2. 鉴别诊断　DDH 需与畸胎型、神经肌肉型髋关节脱位等继发性髋关节脱位相鉴别。

（1）畸胎型髋关节脱位是在出生前因不明原因造成胚胎损伤，出生时表现为非常明显的髋关节畸形伴有髋关节完全脱位，髋臼窝小而浅，并被纤维脂肪组织填充，髋关节活动受限较 DDH 更为严重，无法行 Ortolani 试验；此外，常伴有其他严重的畸形，如脊柱裂、拉森综合征（Larsen syndrome）、畸形侏儒症、先天性多关节挛缩等。

（2）神经肌肉型髋关节脱位主要继发于脑瘫或先天性脑膜膨出，是由于中枢神经系统病变导致肌张力异常、长时间异常应力作用引发的髋关节骨性结构发育不良，进而导致髋关节失稳甚至脱位。

六、治疗和随访

DDH 应早诊断、早治疗，延误诊治可能会引起跛行、髋关节骨关节炎等后遗症，严重影响患者生活质量。

DDH 的治疗原则包括：①获得中心复位；②维持稳定的复位；③促进髋关节正常生长和发育；④减少并发症。

DDH 治疗方案的选择与诊断年龄相关。对于体格检查发现髋关节不稳定或松弛的新生儿，可于 1 月龄后复查以避免过度诊断和治疗；若临床查体阴性但超声表现异常，或存在 DDH 的危险因素，可于 6 周龄时复查超声。

一般 6 月龄以下患儿可通过 Pavlik 吊带成功治疗，6~18 月龄患儿需行闭合复位或切开复位石膏固定治疗，18 月龄以上患儿则多需切开复位同时行骨盆内移截骨术治疗。诊断年龄越大，病理改变越重，治疗方法越复杂，并发症也越多。

目前对临床查体阴性的 Graf Ⅱa 型患儿的治疗仍存在争议，但更多研究倾向于积极治疗。即经超声筛查为 Graf Ⅱa、Ⅱb、Ⅱc 型的患儿，不论是否存在髋关节不稳定的表现，均应从 6 周龄开始 Pavlik 吊带或其他支具治疗。若佩戴 Pavlik 吊带超过 9 个月仍残留发育不良，应考虑改用固定外展支具治疗。

对 Graf D、Ⅲ、Ⅳ 型脱位的髋关节，治疗开始时间应更早，治疗期间复查需更频繁，且治疗成功率偏低，目前正在探索新的治疗策略。此类患儿应在 2 周龄即开始 Pavlik 吊带治疗，并每 3 周复查 1 次。如髋关节可稳定复位，则继续 Pavlik 吊带治疗直至体格检查、超声、X 线检查均显示正常；如髋关节可复位但不稳定，或 Pavlik 吊带治疗 9 个月后仍未恢复正常，则应更换为固定外展支具；如 Pavlik 吊带治疗 3 周后仍无法复位，则应考虑闭合或切开复位并予人类位石膏固定。

七、遗传咨询和产前诊断

当前技术还无法对 DDH 进行产前预防。研究显示胎儿髋关节 α、β 角于孕 34 周后达到生理性成熟并趋于稳定，但胎儿髋关节的超声检查受到孕妇、羊水、胎儿体位及数量、超声成像分辨率等因素影响，α、β 角测量困难，对胎儿髋关节发育异常的诊断存在较大局限性和不确定性，目前无法为产前诊断及遗传咨询提供帮助。

（李晓英）

参考文献

[1] 中华医学会骨科学分会关节外科学组. 中国发育性髋关节发育不良诊疗指南 (2023 版). 中华解剖与临床杂志, 2023, 28 (8): 493-511.

[2] 王加宽, 王玉欢. 髋关节发育不良的早期筛查现状与筛查网络体系. 中华妇幼临床医学杂志 (电子版), 2018, 14 (1): 113-115.

[3] 中华医学会小儿外科分会骨科学组, 中华医学会骨科学分会小儿创伤矫形学组. 发育性髋关节发育不良临床诊疗指南 (0~2 岁). 中华骨科杂志, 2017, 37 (11): 641-650.

[4] The American Institute of Ultrasound in Medicine, the American College of Radiology, the Society for Pediatric Radiology, et al. AIUM-ACR-SPR-SRU Practice Parameter for the performance of an ultrasound examination for detection and assessment of developmental dysplasia of the hip. J Ultrasound Med, 2018, 37 (11): E1-E5.

[5] 刘显兰, 吕国荣, 黄俊晓, 等. 产前高分辨力超声检测胎儿髋关节发育. 中国超声医学杂志, 2013, 29 (12): 1112-1115.

第二十三章　新生儿基因筛查

新生儿疾病筛查是出生缺陷防控体系中的重要预防措施之一。目前基于干血片的新生儿遗传代谢病筛查技术主要是免疫分析法、荧光法和串联质谱法（tandem mass spectrometry，MS-MS）等生化方法，通过检测血中代谢物筛查相关遗传代谢病。尽管已经取得较好的社会效益，但存在筛查的病种较少、假阳性率高、漏检、筛查疾病不能分型等局限。高通量测序技术是继串联质谱技术之后在新生儿疾病筛查领域具有里程碑意义的一项检测技术，具有检测范围广、灵敏度高、精确度高等优势。随着测序成本的下降、测序通量的提升及生信分析技术的提高，高通量测序已广泛用于遗传病产前筛查、疾病诊断等领域。新生儿筛查领域，高通量测序常用于生化筛查阳性者的基因变异分析。随着可治疗的遗传疾病的数量增加，如何将该技术用于新生儿疾病一级筛查越来越受到国内外关注。美国于2013年启动 BabySeq、NC NEXUS、NBSeq 和 STATseq 四大研究项目。国内于2020年启动分别由浙江大学医学院附属儿童医院、上海交通大学医学院附属新华医院、重庆医科大学附属儿童医院牵头的三大多中心研究项目，旨在探索基因组测序在新生儿疾病筛查中的应用。研究结果显示大约每500名新生儿中就有一人可以通过基因组测序技术获益，表明该技术在新生儿筛查方面具有巨大应用潜力。

第一节　新生儿基因筛查疾病与基因选择

新生儿基因筛查较可靠的筛查技术是基因包（panel），如同传统的生化筛查，需要对筛查的疾病及基因进行选择。故新生儿基因筛查存在的困难和挑战是哪些疾病需纳入新生儿基因筛查；每种遗传病可能由多个基因中的某一种基因发生变异一起，是否引起此病的所有基因均纳入检测范围。其他挑战包括成本的控制及临床咨询解释能力的适配等。本节将在目前的技术情况下，对纳入新生儿基因筛查的疾病种类及基因的原则进行描述。

一、Wilson 和 Jungner 疾病筛选原则

1968年的世界卫生组织报告中，Wilson 教授和 Jungner 教授提出了选择适合人群筛查疾病的10项原则，内容包括：筛查疾病的选择应考虑疾病的严重程度和疾病发展历史，判断现有技术手段是否可在早期无症状阶段检测到该病，并有可行的治疗方法等。此外，还需考虑筛查疾病的成本，能否在长久运行中保持经济平衡。2008年，WHO 出版改良的 Wilson 和 Jungner 原则（表23-1）。结合当今技术发展实践，新生儿基因筛查可根据该原则纳入筛查的疾病及基因。

表 23-1　Wilson 和 Jungner 疾病筛查标准

序号	标准
1	疾病严重影响身体健康
2	有可接受的治疗方法
3	有可检测和治疗的仪器设备
4	疾病的自然史清楚
5	症状前干预有助于改善疾病预后
6	筛查方法简易、低廉，且性能优越
7	对阳性患者有随访资源
8	筛查可被大众接受
9	筛查指南完备
10	疾病筛查的成本可接受

（一）筛查疾病的自然病程明确

新生儿基因筛查首选发病率高且对身体健康危害较大的疾病。遗传代谢性障碍疾病是常见的新生儿筛查疾病，包括苯丙酮尿症、甲基丙二酸血症、脂肪酸 β 氧化障碍等，可能在新生儿阶段急性发病，也可能慢性发病或延迟发病。其他常见遗传病还包括免疫性疾病（如重症联合免疫缺陷症）、骨骼系统疾病（如软骨发育不全）、神经肌肉系统疾病（如脊髓性肌萎缩）、皮肤病（如鱼鳞病）等。尽管发病率存在较大差异，但这些疾病对人体健康造成危害，甚至危及生命。

临床医师应对筛查疾病的自然病程有足够了解，以便给予适当的筛查和诊疗。一些遗传病表型为迟发型，可能会经数月或数年才显现。对这类疾病应该明确其症状发生的特点、时间阶段，或参照临床治疗方案决定是否纳入筛查。在筛选疾病时应有足够的证据和数据作参考。对于一些遗传病的表型认识不足，或难以收集到足够的信息，比如发病的年龄、疾病的严重程度等，那么将其纳入新生儿筛查有成本风险。例如，家族性高胆固醇血症杂合子的人群从新生儿阶段到 30 岁多不会表现出冠状动脉疾病症状，但临床指南建议患病群体从儿童早期开始给予膳食管理，并从 5~8 岁起使用他汀类药物。因此筛查仍然有助于该疾病的预防。

（二）筛查疾病有可行的筛查和治疗方法

虽然基因测序具有很大的潜力和灵活性，但传统的、低成本的生化筛查技术不能被替代。如先天性甲状腺功能减退症的部分疾病没有明确的致病基因，一些临床诊断的患儿基因型正常。代谢物生化筛查的疾病其特异代谢物异常，基因筛查不可能全部包含。另外，基因筛查仍然存在假阴性和意义不明变异，可以通过代谢物生化筛查弥补。因此代谢物生化筛查与基因筛查联合应用，将提高筛查效率，降低筛查假阴性同时降低筛查阳性召回率。

筛查技术的有效性取决于疾病和检测对象的选取。在选择疾病、基因和基因变异时，应考虑变异是否会直接导致疾病，是否也在健康群体中存在。如果突变只关联疾病，那么疾病筛查结果特异度高，阳性预测值高。英国的一项单基因疾病筛查研究构建了较大的 panel 测序项目（包含 500 个以上基因），基因突变的选择包含罕见的非明确致病的位点；筛查结果发现每名研究对象至少携带一个非明确致病突变位点，研究对象整体假阳性率较高。

新生儿筛查疾病应有治疗或预防方法。如着色性干皮病通过避免紫外线辐射即可提前预防，但少数疾病如重症联合免疫缺陷病通常需要造血干细胞移植，有较高的成本和风险。此外脊髓性肌萎缩的治疗药物费用不菲。

（三）筛查的成本

新生儿筛查属于普众性群体筛查，筛查和召回检测的经济成本不可过高，故需要有较高经济效益比。常用经济建模来评估遗传学筛查测试和新生儿遗传性疾病筛查的价值。美国华盛顿州的一项重症联合免疫缺陷病新生儿筛查检测 86 600 例新生儿，分析成本效益，与仅调查家族史策略相比，新生儿筛查每年可额外检出 1.19 名患儿、预防 0.40 例死亡。其中增量成本 - 效益比约为 35 000 美元 / 节省生命年，成本 - 效益比为 5.31。研究者认为新生儿筛查有助于提高患儿生存率并且具有成本效益价值。此外，国内浙江省一项长达 10 年遗传代谢病新生儿筛查使用 MS-MS 法检测 300 万例新生儿，确诊 28 种遗传代谢病，疾病发生率约为 1/4 187。与未筛人群相比，筛查的增量成本 - 效益比为 768 428.76 元 / 调整生命年，成本 - 效益比为 6.09，在经济上具有可行性。当筛查项目涉及数百种疾病时，建立经济模型和进行统计评估可能难以企及，这时应该考虑项目的规模、筛查的人数，考虑筛查项目的实用性等因素。

（四）筛查随访能力

新生儿筛查是一项持续性工作，每一位筛查阳性新生儿均需要进行随访。建立可持续的新生儿筛查项目，需要进行持续评估，包括健康结果、心理社会结果、成本、成本效益和实施情况。需要与已经接受筛查的家庭保持长期联系。

二、新生儿基因筛查疾病 - 基因的选择评分

（一）分类标准

为新生儿基因筛查建立疾病准入标准有助于客观、准确地选择筛查疾病。美国通过新生儿基因筛查 BabySeq 项目，结合发病率、发病时期、可行干预及治疗预后等指标，从 1 514 个潜在致病基因中筛选 954 个致病基因纳入到疾病筛查。临床筛选的标准，即判读疾病 - 基因关联程度，高关联度应该符合如下标准。

（1）疾病与基因突变有直接的关联，80% 患儿有疾病症状；且疾病在儿童早期发病。可分 4 种：

①疾病在出生后或儿童期发病,基因检测可以直接确定病因;②基因突变引起的疾病在出生后即刻发病,可以由传统的新生儿筛查方法检测诊断,有可行的治疗方法;③疾病在儿童期发病,患儿得益于疾病的早期筛查、干预,但疾病无法由传统的新生儿筛查检测;④疾病在儿童期发病,但临床尚无有效的治疗方法。临床对疾病具有一定认识,能够提高对患儿的护理及生活水平。

(2)20%~80% 携带基因突变的群体有临床疾病症状,通过新生儿筛查可以预防患儿严重症状出现。可分 2 种:①基因突变可在 20%~80% 群体中引起疾病,儿童期的干预有明显的预防效果;②疾病症状通常在成年期出现,但儿童期的干预有明显的预防效果。

(3)这类基因应该与儿童群体相关,在药物基因组学数据库记录中与疾病有直接的关联(PharmGKB 数据库中的 1 类和 2A 类基因)。

(二)分值标准

为方便临床选择候选筛查基因,对基因/疾病进行分类并提供分值系统可能更加客观。最近,来自美国的新生儿外显子组筛查项目团队基于 822 个潜在致病基因研究,建立一种评分系统。从疾病严重程度、基因 - 疾病关联程度、预防效率、预防可行性及对疾病了解程度 5 项划分,根据疾病 - 基因分值情况,将基因 - 疾病归于 4 个类别。第一类基因 - 疾病对共 466 个,发病或者干预年龄小于 18 周岁,总分 ≥12 分或者总分为 9~11 分、但经过专家评议归于第一类的基因 - 疾病对;第二类基因 - 疾病对共 245 个,发病或者干预年龄小于 18 周岁,总分小于 9 分或者总分为 9~11 分、但经过专家评议归于第二类的基因 - 疾病对;第三类基因 - 疾病对共 25 个,发病或者干预年龄 ≥18 周岁,总分 ≥11 分;第四类基因 - 疾病对共 19 个,发病或者干预年龄 ≥18 周岁,总分小于 11 分。第一类疾病 - 基因对推荐直接纳入新生儿基因筛查,第二和第三类疾病 - 基因对,检测机构可设置可选性,供监护人在检测前自主知情选择,第 4 类疾病 - 基因对则暂不考虑纳入基因检测(表 23-2)。

表 23-2　疾病 - 基因纳入新生儿基因筛查评分标准

	类别	描述	分值	举例
疾病严重程度	携带致病基因突变增加个体死亡概率的风险	10 岁以下突然死亡或不可治疗死亡	3	突发心律失常或主动脉夹层导致的突然死亡;10 岁以下死亡;其他致命的婴儿神经退行性疾病
		疾病可能导致死亡,或严重损害智力	2	癌症或多器官衰竭,有潜在致命风险;中度至重度智力障碍;多种感觉丧失
		高发病率或中度智力障碍	1	智力障碍、生长障碍、非致命性器官功能障碍
		症状轻或无死亡案例	0	良性生化表型、后发性神经感觉缺陷
基因突变 - 疾病关联程度	引起疾病的致病基因突变程度	≥50%	3	可能性与预期结果发生的概率相关。如果信息不容易获得,可以通过家系分析和分离数据估计分数。如果数据有限且无法合理估计可能性,则分配得分为 0。通常假定隐性状况具有高渗透力,除非存在相反的证据
		>5%~49%	2	
		1%~5%	1	
		<1%	0	
筛查干预的效率	筛查干预降低疾病危害程度	高度有效	3	完全防止或在大多数患者中显著降低发病率
		中度有效	2	干预相对有效,但仍然存在其他症状或潜在的死亡可能性
		轻度有效	1	缓解一些症状,但不足以有效减少或预防发病率。此外,能够治疗部分病症,但不能痊愈
		无效果	0	对于无症状患者,通常无法采取措施预防发病率,干预只涉及对症状的管理

续表

	类别	描述	分值	举例
筛查可接受度	从风险和成本考虑,筛查被个体接受程度	高度接受	3	干预措施对病情影响较小,没有太大负担。如每年一次的血液检查、无创影像筛查检查以及低副作用口服药物
		中度接受	2	干预措施对病情影响较小,可能带来一定负担。包括侵入性筛查检查、每日生活方式/饮食调整,以及副作用较大的药物
		轻度接受	1	明显的影响或负担。移除非必要器官或经常出现并发症的移植手术
		无效果	0	极端的影响或负担。移除重要器官,同时也适用于没有有效干预措施的情况
对疾病的了解	对疾病自然史的了解程度、对干预预期效果的认识程度	有充分的证据和充足的了解	3	具备来自同行评议的高质量信息、共识声明、专业协会实践指南,有足够的证据对特定基因-疾病配对进行评分
		中等程度的了解	2	有足够的证据进行评分,可能基于与疾病密切相关的情况或疾病的分子/生物化学机制的推断,基于较高质量信息
		较低程度的了解	1	由于对特定情况或密切相关的基因或表型的信息有限,且原始文献稀少,因此无法对1个或多个类别进行评分
		存在争议或证据不足	0	由于对特定情况的信息存在争议或较少,缺乏主要文献,或存在冲突信息,因此无法对大多数或全部类别合理评分
总分			0~15	

综上,随着基因检测技术的普及,基因检测的成本在不断降低,新潜在致病基因的数目在迅速增长。因此,结合现有的技术发展和研究实践,新生儿基因检测在纳入候选基因/疾病时应考虑以下几个问题,疾病是否严重威胁人体健康,人群发病率和死亡率是否明显高于其他疾病;基因与疾病的关联程度如何,基因突变是否会直接导致疾病发生,携带基因突变的群体有多少发病;疾病症状凸显时期是在哪个阶段,是否在新生儿期或儿童早期;基因筛查干预是否有明显的干预后效果,临床是否有可行的治疗方法,是否能够有效降低疾病严重程度。对符合标准的基因应先纳入新生儿基因筛查项目,对暂时无法确定致病风险的基因/疾病应等待后续的新发现、新证据综合考虑。

第二节　新生儿基因筛查实验室检测与测序结果分析

本节从新生儿基因筛查的检测技术的选择、实验检测流程、生物信息学分析流程、遗传分析和报告流程、质量控制和筛查局限性等六个方面进行阐述。

一、基因检测技术种类及用于新生儿筛查的选择

目前应用于新生儿筛查的基因检测技术包括:

筛查耳聋常见变异的基质辅助激光解吸电离飞行时间质谱法(MALDI-TOF MS),筛查重症联合免疫缺陷病、脊髓性肌肉萎缩的实时荧光定量聚合酶链反应(qPCR),筛查普拉德-威利综合征的高分辨率解链曲线分析等。但以上技术一次实验仅能检测几个或几十个靶标序列,检测通量有限,可扩展性较差。高通量测序具有检测范围广、检测通量高等优势,本节对多重扩增子靶向测序、靶向测序基因包、全外显子组测序和全基因组测序等不同的高通量测序技术进行分析。

1. 多重扩增子靶向测序　多重扩增子靶向测序(amplicon multiplex PCR-based sequencing)是一种针对目标区域设计多重 PCR 引物,对基因组进行目标区域捕获富集并进行测序的技术。文库构建环节基于多重 PCR,操作流程简单、实验周期短,但受限于多重引物的设计能力和检测性能,检测的目标区域大小有限,适用于较少的筛查病种或有变异热点的基因。多个研究通过该方法检测 134 个基因上的 2 500 余种变异,对遗传代谢病患者的检测灵敏度约为 60%。

2. 靶向测序基因包　靶向测序基因包(panel)是一种针对目的基因设计杂交捕获探针,对基因组进行目的基因捕获富集并进行测序的技术。文库构建环节基于磁珠探针的杂交捕获,可以对数十个至数千个目的基因进行捕获和测序。文库构建的操作流程较为复杂,实验周期较长,但对检测的基因数量没有限制,尤其适用于较多的筛查病种或无变异热点的基因。已报道研究通过该方法检测 100~500 不等数目的基因,对遗传代谢病患者的检测灵敏度约 80%,特异度 99%。

3. 全外显子组测序　全外显子组测序(whole exome sequencing,WES)可以对人类已知的全部蛋白编码基因的编码序列进行靶向捕获富集与测序。与 panel 相比,WES 可以提供更广泛的遗传信息,分析灵活性更高,但检测费用、数据存储、数据分析与解读等方面的要求高,已报道的研究虽然使用的是 WES 技术,但并不是分析所有的基因,均限定了分析的基因数目为 78~500,对遗传代谢病患者的检出率 88%,特异度 98%。

4. 全基因组测序　全基因组测序(whole genome sequencing,WGS)可以对人类基因组编码区和非编码区的几乎所有碱基进行测序。提供的遗传信息最为全面,但检测费用、数据存储、数据分析与解读等方面的要求更高。已报道的研究虽然使用 WGS 测序,但并不是分析所有的基因,仅对儿童期发病的遗传病、成人期发病的可治性遗传病、儿科药物相关的药物基因组进行筛查,分析的基因数目 200~1 000。2020 年后,新生儿遗传病基因筛查队列研究陆续启动,如美国 BeginNGS、Early Check、GUARDIAN,英国 Generation study、澳大利亚 BabyScreen 等,均采用 WGS 的方法,分析的目标疾病 200~600 种。

基于上述各种技术特点,结合新生儿筛查的要求,选用靶向测序基因包技术应用于现阶段新生儿遗传病基因筛查较为合适,且不可取代传统生化代谢物筛查方法。

二、新生儿遗传病基因筛查的实验检测流程

新生儿遗传病基因筛查实验检测是对样本中目标 DNA 片段的碱基序列进行测定的过程,以 panel 为例,一般包括样本接收、样本处理、基因组 DNA 提取、文库构建、上机测序等环节。

1. 样本接收与处理　样本类型以滤纸干血片为主。样本接收后,通过打孔器或自动打孔仪,将滤纸干血片打孔或切割为合适大小(一般 3mm 或 6mm)的多个血斑,处理后的样本应仔细标记和保存,以备后续实验。由于样本体积小,同批实验的样本数量较多时,易存在静电干扰或落入错误孔位,故操作时应注意避免样本间混样。

2. 基因组 DNA 提取　实验室应选用适用于滤纸干血片的 DNA 提取成品试剂盒或自制实验体系进行基因组 DNA 提取。

3. 文库构建　实验室可选用文库构建成品试剂盒或自制实验体系进行文库构建。对于靶向测序基因包,文库构建一般包括 DNA 打断、末端修复、接头连接、捕获前扩增、杂交捕获、捕获后扩增等过程。由于滤纸干血片中 DNA 含量较低,各实验室选用的试剂盒或实验体系应能够在较低起始量(如 50ng)时构建高质量的文库。

4. 上机测序　新生儿筛查有较高的时效性要求,为缩短样本等待时间,应根据实验室的检测样本量选择合适通量的测序仪器。测序方案确定后,按照配套试剂盒操作说明进行测序前处理与上机实验。

从基因组 DNA 提取到上机测序的实验操作流程,具体可参考《遗传病二代测序临床检测全流程规范化共识探讨(2)——样品采集处理及检测》。

三、新生儿遗传病基因筛查的生物信息学分析流程

生物信息学分析是指对测序获得的原始碱基序列进行处理,分析目标基因中是否存在变异(或目标变异)的过程。一般包括测序数据处理、变异检测与注释、变异过滤等环节,具体可参考《遗传病二代测序临床检测全流程规范化共识探讨(3)——数据分析流程》。其中变异过滤的策略一般有2种:一种是过滤目的变异列表中的变异("定点过滤"),更适合无表型人群的基因筛查;另一种是过滤符合某种条件的变异("条件过滤"),如等位基因频率低、软件预测有害等,更适合患病人群的辅助诊断。考虑新生儿基因筛查人群基本为无表型的新生儿,第一种变异过滤策略更为合适,但疾病漏检风险不可避免。

四、新生儿遗传病基因筛查的遗传分析和报告流程

1. **变异解读与分析**　数据解读是指对生物信息学分析后获得的变异进行致病性判断,继而对患病风险进行判断的过程。各实验室需制定数据解读指导手册。

(1)变异致病性解读:指参考相关行业指南对变异致病性等级进行判断的过程。目前行业应用最广泛的是美国医学遗传学与基因组学学会制定的《遗传变异分类标准与指南》,变异致病性等级被分为致病(pathogenic,P)、疑似致病(likely pathogenic,LP)、临床意义未明(variant of uncertain significance,VUS)、疑似良性(likely benign,LB)、良性(benign,B)。需要注意的是,变异致病性等级的判定依赖解读时对变异的认知,随着解读指南更新或新文献报道等,致病性等级可能发生改变。

(2)患病风险判断:指判断基因型是否符合疾病遗传规律,以预判受检者是否具有患病风险的过程(表23-3)。基因筛查阳性指检出的基因型符合疾病的遗传规律(如常染色体隐性遗传疾病相关基因上检出2个致病或疑似致病变异),受检者存在患病风险;基因筛查携带指检出的基因型不符合疾病的遗传规律(如常染色体隐性遗传疾病相关基因上仅检出1个致病或疑似致病变异),受检者患病风险降低,但不能排除患病风险;基因筛查阴性,指未检出基因上的致病或疑似致病变异,受检者患病风险降低,但不能排除患病风险。

表 23-3　不同遗传模式的基因型与患病风险对应表

遗传模式	阳性	携带	阴性
常染色体隐性遗传	检出至少1个纯合或至少2个杂合 ª 的 P/LP 变异	检出至少1个杂合的 P/LP 变异	无 P 或 LP 变异检出
X 连锁隐性遗传	检出至少1个半合、至少1个纯合或至少2个杂合 ª 的 P/LP 变异	检出至少1个杂合 ᵇ 的 P/LP 变异	无 P 或 LP 变异检出
常染色体显性遗传	检出至少1个纯合或至少1个杂合的 P/LP 变异	—	无 P 或 LP 变异检出
X 连锁显性遗传;X 连锁遗传	检出至少1个半合、至少1个纯合或至少1个杂合的 P/LP 变异	—	无 P 或 LP 变异检出

注:ª需进行家系验证进一步判断顺反式。当多个变异所在的染色体位置较近时,可通过基因测序数据区分顺反式,顺式则为携带。ᵇ由于 X 染色体偏倚失活可能,女性杂合子仍有一定风险患病。

2. **报告**　主要包括报告的变异类型及基本内容。

(1)报告的变异类型:为避免 VUS 变异带来的焦虑,一般应仅报告 P 或 LP 变异。以下情况下可考虑将 VUS、LB 或 B 变异纳入关注,①已开展生化筛查的疾病,如串联质谱法筛查的氨基酸、有机酸及脂肪酸氧化代谢病。②新生儿期能通过其他检查诊断的疾病,如溶酶体贮积症。③影响酶活性等方法检测结果的多态位点(假性缺陷变异),如

GAA 基因 c.1726G>A、c.2065G>A 或 c.271G>A。并建议进一步其他方法检测验证。

(2)报告的基本内容:报告是筛查结果的最终体现,各实验室需制定报告标准,报告应结构清晰、内容准确、发放及时。报告内容一般包括受检者基本信息,如样本编号、性别、出生日期等;检测基本信息,如采样日期、报告日期、医院和实验室信息等;检测结果,如基因名称、转录本、核苷酸改变、氨基酸改变、杂合性、致病性、变异关联疾病与遗传模

式等;检测项目信息,如采用技术、检测范围、局限性、质控参数等。

五、新生儿遗传病基因筛查的质量控制

1. 样本接收的质量控制 以滤纸干血片为例,实验室接收的样本应从滤纸干血片类型、完整性、数量、有无污染、信息完整性等方面设置质控要求。

2. 实验操作环节的质量控制 基因组DNA提取环节,应对提取后的DNA质量(如浓度、总量、降解程度等)进行评价,具体标准根据文库构建实验的体积、DNA起始量等要求而定。文库构建环节,应对杂交前文库质量(如浓度、总量、片段分布等)和杂交后文库质量(如浓度等)进行评价,具体标准根据上机测序实验的体系要求而定。实验室应制定各环节实验操作标准手册及质量控制标准,每个环节的标准通过后再进入下一环节。

3. 生物信息学分析环节的质量控制 为保障检测结果的准确性,实验室应制定生物信息学分析流程操作标准手册和对单例样本测序数据的质量控制标准。一般而言,靶向测序基因包的质控参数包括$1\times$覆盖度、$20\times$覆盖度、测序深度(去重)、GC含量、目标位点测序深度(去重)、覆盖度均一性(如指标Fold 80)等。具体标准根据实验性能而定。

4. 遗传分析与报告环节的质量控制 针对报告变异,应进行真假性判断以排除假阳性。对于高通量测序检出的SNV/InDel是否需要桑格测序等方法验证仍存在争议,由于其准确性高达99.96%,因此对所有变异均进行验证被认为是不必要的。各实验室应制定变异验证标准。报告环节,应核对报告信息与送检信息的一致性。

5. 方法学评价 各实验室明确采用的试剂(或试剂盒)、耗材、仪器设备,建立并稳定运行检测流程后,应根据相关法规对检测方法进行方法学评价。评价内容包括但不限于各项实验室检测参数,如分析灵敏度、分析特异度、精密度等。当任一实验条件发生改变时,应重新进行方法学评价。

六、新生儿遗传病基因筛查局限性

由于医学遗传学认知水平、高通量测序技术特点等因素,基因筛查存在一定局限性。

1. 实验室 对实验设备、实验室分区和分析软件等的要求较高,成本也较高。

2. 实验检测 较传统筛查,需要的血斑量多,实验环节多,检测周期长。

3. 数据分析与解读 数据分析与解读过程复杂,需借助生物信息学、遗传学、基因组学等学科知识,且变异的致病性局限于当前认知水平。

4. 结果解读 基因筛查结果阳性,提示筛查新生儿有潜在患病风险,但不一定患病;基因筛查阴性或携带,不能排除患病风险。

5. 疾病诊断 基因筛查阳性的新生儿,需召回其父母进行家系验证;阳性疾病可能短期内无法确诊或排除,需定期监测随访。

第三节　新生儿遗传病基因筛查流程、筛查结果判读及召回

新生儿基因筛查如同传统的生化筛查,需要规范的筛查流程,检测物为基因,检测的结果是基因变异位点的致病性。对检测出的携带变异位点新生儿是否需召回等需要阐明。故本节就新生儿遗传病基因筛查流程、筛查结果判读及召回进行阐述。

一、基因筛查流程

(一)基因筛查宣传告知

我国南京的一项研究显示98.74%受访者认为新生儿基因筛查对于疾病的早期识别至关重要,68.38%受访者认为自己对新生儿基因筛查项目有所了解,19.16%受访者认为该项目会造成家庭成员的压力和焦虑。以上数据显示国人对新生儿基因筛查项目的知晓率较高,但也存在认识不足等问题。由于基因筛查报告涉及基因组信息,因此围绕基因筛查报告的伦理争论始终存在,如隐私泄露和致病基因携带歧视等,这意味着新生儿基因筛查的宣传教育至关重要。通过教育提高认识,帮助公众更好地了解并积极参与新生儿基因筛查。

(二) 知情同意书签署

遵循医学伦理学原则，签署知情同意书以明确双方权利和义务是必要的。按照基因筛查宣传告知的内容，在充分告知和知情同意后，双方进行知情同意书的签署。

(三) 信息及样本采集、样本转运

信息采集、样本采集和转运应按照《新生儿疾病筛查技术规范》和《新生儿疾病筛查滤纸血片采集和递送及保存专家共识》执行，采集样本量应在常规筛查的基础上增加 1~2 个直径 8mm 血斑。信息采集中若有明确的遗传病史，需要写明疾病名称。

(四) 实验室基因检测及报告

各实验室根据不同的基因检测方法进行样本基因检测。报告出具需实验室根据行业相关指南编写数据解读标准操作流程，相关人员在充分培训和考核后进行数据解读和报告出具。

二、基因筛查结果判读

基因测序结果生物学信息分析详见第二十三章第二节新生儿基因筛查实验室检测及测序结果分析部分。对于报告结果解读，ACMG 建议用"阳性""阴性""不确定"以及"携带者"作为总结性术语。某些实验室对于结果解读采用"高风险变异""低风险变异"及"潜在风险变异"，应保证结果解读一致性和准确性。部分研究室设置不同基因筛查结果的位点判读标准、解读规范标准流程，临床医师在召回解释前，应先与研究室实验人员针对结果解释进行沟通，以免出现歧义。

三、基因筛查阳性召回原则

基因筛查阳性是否需要召回，依据是否为生化筛查疾病分为如下 2 种情况。

(一) 同时进行生化筛查疾病基因筛查阳性者召回原则

1. 基因筛查阳性，生化筛查阳性时需召回。

2. 基因筛查阳性，生化筛查阴性时建议召回，需考虑：①生化筛查假阴性；②疾病晚发型；③若为常染色体隐性遗传模式，存在基因顺式排列等情况。

3. 基因筛查"不确定"，但生化筛查阳性者需召回。

4. 对于基因筛查"不确定"，生化筛查阴性者，可能存在以下几种情况：①生化筛查假阴性；②疾病存在晚发型可能；③生化筛查阴性结果较为可靠，但基因致病位点致病证据不足。对于前两种情况建议召回复查并定期随访；对于第三种情况，可能需要补充相关的基因功能实验进行验证，是否需要召回应由具有遗传学背景的咨询师、专科医师进行讨论后决定。

(二) 非生化筛查疾病阳性者召回原则

对于无生化筛查疾病但基因筛查阳性者，除了按照基因筛查结果判读原则进行召回，还需要依据目前相关疾病的非生化筛查结果进行判读。目前除生化筛查外，已开展的筛查病种有听力损失筛查、眼底筛查和先天性心脏病筛查等。

1. 听力损失筛查　新生儿于出生后 3~5 天内进行电生理学听力筛查，母婴同室的新生儿使用瞬态声诱发耳声发射 (transient evoked otoacoustic emission, TEOAE)，NICU 的新生儿在出院前使用 TEOAE 和自动听性脑干反应 (auto-auditory brainstem response, AABR) 进行听力筛查。TEOAE 或 AABR 任一耳未通过者均需在 42 天内召回进行复筛评估 (包括听力学评估、影像学评估及分子生物学评估)。TEOAE 未通过者，复筛的听力学评估可用 TEOAE 或 AABR，其中任何一项未通过均需在 3 月龄内召回进行听力学诊断。召回诊断分为药物性遗传性耳聋和非药物性遗传性耳聋，具体原则见后文"遗传性耳聋"部分。

2. 眼底筛查　新生儿一般出生 24 小时后进行眼底筛查，目前眼病筛查技术主要包括外眼和眼前节检查、红光反射检查、新生儿眼底照相检查等，可筛查眼部外形与眼睑畸形、眼震、眼球运动和视觉异常、先天性白内障、早产儿视网膜病变综合征、家族性渗出性玻璃体视网膜病变等疾病，未通过者均根据不同病种确定复筛评估时间，如早产儿视网膜病变综合征阈值前病变需要 3 天复查，而 1 期病变需间隔 2~3 周复查。对于基因"阳性"案例进行召回，及时完善眼病相关检测，结合临床表型进行诊断；对于基因筛查"不确定"的案例，建议也进行召回并完善相关检查，同时需眼科、遗传代谢科等多学科联合决策。

3. 循环系统疾病　目前开展的先天性心脏病筛查方法主要为双指标法，即心脏杂音听诊和经皮动脉血氧饱和度检测联合筛查。阳性案例召回后完善超声心动图或心电图等检查。基因筛查报告中针对结构性畸形的相关位点变异，如法洛四联症、大动脉转位等，可结合上述开展的先天性心脏

病筛查结果进行解读；针对功能性缺陷的相关位点变异，如肥厚型心肌病、扩张型心肌病、长 QT 间期综合征等基因变异，需结合基因筛查阳性判读标准开展召回工作。

4. 其余系统　无特异生化标志物筛查但基因筛查"阳性"案例，建议召回，结合临床表型及相关检查进行诊断；对于无特异生化标志物筛查但基因筛查"不确定"的案例，可能因发病诱因、年龄及疾病本身特点不同，需要由具有遗传学背景的咨询师、专科医师进行讨论后决定。

按照上述筛查结果判读原则，召回工作应该由具备遗传咨询资质的新生儿筛查中心负责，召回时应向新生儿监护人简述召回原因、目的，同时需进行基因筛查报告解读及后续随访。

四、基因筛查阳性召回实例

（一）氨基酸代谢病

苯丙酮尿症筛查：导致苯丙酮尿症有多个基因，*PAH* 及 *PTS* 基因一般为新生儿基因筛查的必选基因，也可能包含其他相关基因。

1. *PAH* 基因检测阳性和 / 或串联质谱法筛查血 Phe 浓度>120μmol/L 和血 Phe 与酪氨酸（tyrosine, Tyr）比值（Phe/Tyr）>2.0，或免疫荧光法检测血 Phe 浓度>2mg/dl，需召回。

2. 当 *PAH* 基因检测到 1 个变异位点时，可能为基因变异携带者，也可能是高苯丙氨酸血症。串联质谱法筛查血 Phe 浓度>120μmol/L 和 Phe/Tyr 比值>2.0 或免疫荧光法血 Phe 浓度>2mg/dl，需召回；若串联质谱筛查阴性，则不需召回。

3. 苯丙酮尿症相关其他基因阳性召回同 *PAH* 基因。

（二）有机酸代谢病

甲基丙二酸血症筛查：

1. *MMUT*、*MMAA*、*MMAB*、*MCEE*、*SUCLG1* 及 *SUCLA2* 等基因往往导致单纯型甲基丙二酸血症（血同型半胱氨酸水平正常），串联质谱法遗传代谢病筛查中通常表现为：① C3、C3/C2 均升高；② C3 正常、C3/C2 升高；③ C3 升高、C3/C2 接近正常界限值高限，而 MET 水平往往是正常。

（1）当上述基因存在 2 个及以上突变位点，伴串联质谱法相关指标异常时，需召回。

（2）当上述基因存在 2 个及以上突变位点，如 c.1663G>A，而串联质谱法相关指标正常时，需召回，排除假阴性或迟发型。

（3）当上述基因存在 1 个突变位点，但串联质谱法相关指标异常时，需召回。

2. *MMACHC*、*MMADHC*、*LMBRD1*、*HCFC1* 及 *ABCD4* 往往导致合并型甲基丙二酸血症（血同型半胱氨酸水平升高），串联质谱遗传代谢病筛查中通常表现为：① C3、C3/C2 均升高；② C3 正常、C3/C2 升高；③ C3 升高、C3/C2 接近正常界限值高限。以上情况均可伴或不伴有 MET 水平下降、C3/MET 增高。召回原则同 *MMUT*、*MMAA*、*MMAB*、*MCEE*、*SUCLG1* 及 *SUCLA2* 等基因。

（三）脂肪酸代谢病

原发性肉碱缺乏症：

1. *SLC22A5* 基因检测到 2 个及以上突变位点，伴血 C0 下降；血 C0 正常，但接近正常值下限，其他酰基肉碱降低时，需召回。

2. *SLC22A5* 基因检测到 2 个及以上突变位点，若血 C0 正常，其他酰基肉碱也正常，建议定期复查排除假阴性。

3. *SLC22A5* 基因检测到 1 个突变位点，但血 C0 下降或血 C0 正常，但接近正常值下限，其他酰基肉碱降低时，需召回进一步检测。

（四）溶酶体疾病

目前已有技术可进行法布里病、戈谢病、糖原贮积症 Ⅱ 型、多型黏多糖贮积症、尼曼 - 皮克病 A/B 型、克拉伯病等溶酶体贮积症的新生儿疾病筛查项目，因此，针对以上疾病的基因筛查结果，可结合疾病筛查结果同步进行。

1. 对于法布里病，男性携带 1 个突变位点即可发病，新生儿基因筛查男性携带 1 个突变位点，伴相关酶活性低于筛查实验室界限值时，需召回；新生儿基因筛查女性携带 2 个及以上突变位点，伴酶活性低于筛查实验室界限值时需召回；新生儿基因筛查女性携带 1 个突变位点，但酶活性低于筛查实验室界限值时需召回，若酶活性正常，则不需召回。

2. 对戈谢病、糖原贮积症 Ⅱ 型、黏多糖贮积症 Ⅰ 和 ⅣA 型、尼曼 - 皮克病 A/B 型、克拉伯病，符合常染色体隐性遗传模式，需结合相关疾病酶活性进行召回。

（五）遗传性耳聋

国内外研究发现，遗传性耳聋存在高度遗传异质性与种族差异，不同国家、地区人群的致病变异携带率不同。我国自然人群中，常染色体隐性遗传耳聋基因致病变异携带率超过 15%；另外还有 2.3‰ 的药物性耳聋线粒体 DNA 易感变异携带者。相对应的致病变异主要集中在 *GJB2*、*SLC26A4* 和 *MT-RNR1* 等基因。截至 2024 年 4 月，共鉴定了 321 个遗传性耳聋相关致病基因（Hereditary Hearing Loss Homepage 数据库）。

1. 非药物性遗传性耳聋：非药物性耳聋涉及常染色体隐性遗传、常染色体显性遗传和性连锁遗传模式，严重程度不一。*GJB2*、*SLC26A4* 基因变异主要导致重度及以上的遗传性耳聋，轻中度耳聋的常见致病基因为 *STRC*、*OTOA*、*OTOG*、*OTOGL*、*TECTA*、*MPZL2* 等。如以上基因检测到 1 个及以上致病或可能致病性变异均建议召回，进行听力学诊断及位点来源的验证，并建议常染色体显性遗传模式致病变异携带者的父母行纯音测听以进一步明确变异位点的致病性。

2. 药物性遗传性耳聋：药物性耳聋的遗传模式主要为线粒体遗传。*MT-RNR1* 等基因检测到致病变异时，需召回进行详细询问家族史及药物接触史，必要时进行听力学诊断。

综上所述，新生儿遗传病基因筛查作为新兴的新生儿筛查分子检测技术，其筛查流程需要进一步规范，以保证筛查结果的可信性、报告解读的科学性。本节就基因筛查的流程、筛查结果判读及召回进行归纳总结，同时简述了部分遗传病基因筛查阳性案例的召回原则，可为新生儿遗传病基因筛查临床工作提供思路。

第四节　新生儿基因筛查阳性者确诊及随访原则

新生儿疾病筛查的目的是对严重危害儿童健康的疾病进行早期诊断和早期干预，从而避免不可逆的脏器功能损害。随着经济发展和检测技术的进步，新生儿疾病筛查技术从传统的生化、酶学筛查到以高通量测序技术（NGS）为核心的基因筛查技术，筛查病种由原来的几种增加到数百种，涉及多个学科及罕见病，且部分疾病在新生儿或婴儿早期缺乏特异性临床表现或生物标志物，临床医师面临早期确诊或排除的挑战。遗传病患儿只有得到及时的诊断，在合适的时机采取精准的干预治疗措施，才能实现最大获益。

一、疾病确诊与随访原则

（一）疾病确诊、排除及疑似患者的判断原则

新生儿遗传病基因筛查报告"阳性"者被召回后需进一步检查和评估，以确诊或排除疾病，或判断为疑似患者。因新生儿基因筛查时大部分患儿尚未出现明显临床表现，召回后须详细询问病史、家族史，仔细体格检查，完善家系基因验证，并结合特异性生化代谢物、体格检查或影像学检查结果综合判断。

1. 确诊原则　基因筛查阳性者满足以下任一条件可确诊：①特异性生化检查（如串联质谱法筛查、G6PD 活性、甲状腺功能、溶酶体病酶学或生物标志物等）、物理筛查、体格检查或影像学检查结果与基因筛查结果一致；②常染色体隐性遗传病检测到 2 个变异位点家系验证结果为反式且为已报道明确致病变异；③常染色体显性遗传病检测到的变异位点来源于有表型的父亲或母亲，或为已报道的自发变异；④X 连锁遗传病检测到男性的变异位点来源于有表型的母系家系成员，或为已报道的自发变异；⑤线粒体遗传病中检测到的变异位点来源于有表型的母系家族成员；⑥染色体数目异常者外周血核型分析与筛查结果一致；⑦迟发性疾病在随访过程中达到①标准；⑧氨基糖苷类药物诱导性耳聋基因筛查阳性，提示受检者及其母系家族成员为氨基糖苷类药物敏感个体。

2. 排除原则　基因筛查阳性者满足以下任一条件可排除检测的变异所致的疾病：①常染色体隐性遗传病中检测到的 2 个及以上的变异位点为顺式；②常染色体显性遗传病检测到的变异位点来源于无表型的父亲或母亲；③X 连锁遗传病，家系验证存在无表型的成年男性半合子；④染色体数目异常者外周血核型分析正常；⑤在新生儿或婴儿期起病的疾病，虽检测到基因变异位点，但特异性生化及影像学检查结果无异常。

3. 疑似患者的判断原则　对于一些可延迟发病，且婴儿期特异性生化、物理筛查和影像学检查

结果正常或缺乏特异性检查方法的疾病,筛查阳性者满足以下任一条件可判定为疑似患者:①常染色体隐性遗传病检测到2个变异位点家系验证结果为反式,且包含未报道变异;②常染色体显性遗传病或X连锁遗传病中检测到的变异位点为自发变异,且为未报道变异;③线粒体遗传病无母系家族史;④X连锁遗传病,母系家系中不存在无表型的成年男性半合子;⑤未召回。为减轻监护人的心理负担及焦虑情绪,应尽量减少疑似患者的判断。

(二) 随访原则

对确诊患者的治疗和随访应根据相应疾病的诊疗指南和共识开展,本节不进行相关叙述。

本节随访是指针对疑似患者进行的长期临床观察,定期的特异性生化、体格检查或影像学检查,直至明确或排除诊断。随访的目的是尽可能实现早期诊断和早期治疗,尤其是针对一些晚发型疾病、外显不全的遗传病,最大程度改善患者预后,同时缓解父母的焦虑和心理压力。随访时间根据筛查疾病的发病年龄而定,对于婴幼儿期起病的疾病随访时间为3~5年,以免造成父母不必要的负担。

(三) 多学科诊疗原则

新生儿基因筛查病种多,涉及多个系统、多个学科,即使是同一种疾病,也存在明显的临床异质性。新生儿筛查疑似疾病,以新生儿疾病筛查中心为核心,成立多学科诊疗团队,对罕见的、危重的、疑难的病例提供个体化的诊疗、随访方案以及绿色转诊通道,实现早期精准诊疗。主要学科包括内分泌遗传代谢科、新生儿科、重症医学科、神经科、血液科、免疫科、呼吸科、心血管科、眼科、耳鼻喉科、营养科及康复科等。对于容易出现代谢危象的疾病,不仅需要多学科密切配合,而且要快速反应,及时有效抢救患者。新生儿筛查中心在确诊患者的转诊、疑似患者的跟踪随访中应发挥积极作用。

(四) 尊重家属意愿及隐私保护原则

新生儿基因筛查阳性高危儿家属通常会出现焦虑、痛苦、无助等负面情绪,因此,从事新生儿基因筛查的工作人员,尤其是临床医护、遗传咨询人员要做好安抚、沟通和解释工作,缓解家属的精神压力,在尊重监护人和家属意愿的原则上积极开展疾病的确诊、治疗和随访,并提供遗传咨询。此外,医务人员要严格遵守医务工作者的道德操守,减少无关人员的参与,降低信息外泄概率,为患者及家属保守个人信息和隐私。

二、各类遗传病的确诊及随访

新生儿基因筛查病种涉及系统广泛,本节仅以部分系统及疾病为例进行简要介绍。

(一) 遗传代谢性疾病

遗传代谢病是一组因基因缺陷导致代谢途径中酶或载体功能障碍所致代谢受阻的疾病,经典的遗传代谢病具有底物及中间代谢产物蓄积、产物减少的特点,部分遗传代谢病具有疾病特异性的生物标志物,在疾病早期诊断、随访监测、疗效评估中具有重要作用。如氨基酸代谢病、有机酸血症、脂肪酸β氧化障碍、尿素循环障碍、溶酶体贮积病等,多数为常染色体隐性遗传,少数为X连锁遗传病。以甲基丙二酸血症(methylmalonic acidemia, MMA)为例。

1. 确诊　① *MMUT*、*MMAA*、*MMAB*、*MCEE*、*SUCLG1*、*SUCLA2* 基因其中之一检测到的2个变异位点家系验证结果为反式,且血丙酰肉碱/乙酰肉碱(C3/C2)增高,伴或不伴血C3水平增高,尿甲基丙二酸增高伴或不伴甲基枸橼酸增高,血同型半胱氨酸正常,确诊为单纯型MMA;② *MMACHC*、*MMADHC*、*LMBRD1*、*ABCD4* 基因其中之一检测到的2个变异位点家系验证结果为反式,血C3/C2增高,伴或不伴血C3水平增高,尿甲基丙二酸增高伴或不伴甲基枸橼酸增高,血同型半胱氨酸增高,同时伴或不伴有甲硫氨酸水平下降,确诊合并型MMA。*MMACHC*、*MMADHC* 变异的患儿临床表现上早发、迟发型均可见;③上述基因之一检测到的2个变异位点的家系验证结果为反式,且检测到的变异位点包含已报道的轻型变异,如 *MMUT* 基因 c.1663G>A(p.A555T)、*MMACHC* 基因 c.482G>A(p.R161Q)等变异即使目前生化未见异常亦可直接确诊。

2. 排除　上述基因之一检测到的2个变异位点家系验证结果为顺式可排除。

3. 疑似　上述基因之一检测到的2个变异位点家系验证结果为反式,包含未报道变异,目前上述生化指标正常。

4. 随访　疑似者密切随访血氨基酸、酰基肉碱谱、尿有机酸和血同型半胱氨酸,若随访过程中出现上述生化指标异常则确诊并治疗。

(二) 血液系统遗传病

以葡萄糖-6-磷酸脱氢酶(glucose-6-phosphate dehydrogenase, G6PD)缺乏症为例。

1. 确诊　*G6PD* 基因检测到变异位点，血斑 G6PD 酶活性小于实验室界限值或葡萄糖 -6- 磷酸脱氢酶 /6- 磷酸葡萄糖脱氢酶（G6PD/6PGD）比值 ≤ 1.0（男性），≤ 1.3（女性）可确诊。

2. 排除　*G6PD* 基因检测到变异位点，血斑 G6PD 酶活性大于实验室界限值或 G6PD/6PGD 比值 >1.3 可排除。

（三）神经肌肉系统遗传病

以脊髓性肌萎缩（spinal muscular atrophy，SMA）为例。

1. 确诊　对于筛查阳性者均需进行确诊实验，采用多重连接探针扩增技术（MLPA）、液滴数字 PCR、荧光定量 PCR 等，对 *SMN1* 基因拷贝数进行定量分析，同时还需检测 *SMN2* 拷贝数，有助于 SMA 分型预判、症状前治疗方案制定及后期随访规划。确诊标准：① *SMN1* 基因 7 号外显子纯合缺失可直接确诊；② *SMN1* 基因检测到 7 号外显子杂合缺失，伴有临床症状（四肢近端和躯干的进行性、对称性肌无力和肌萎缩，腱反射减弱或消失，近端重于远端，下肢重于上肢，有时可见舌肌纤颤、手震颤，竖头不稳或不能竖头），除以上检测外还需完善 *SMN1* 特异性长片段 PCR 结合 - 巢式 PCR 或 RT- 克隆测序分析 *SMN1* 的微小变异，若提示 *SMN1* 基因杂合缺失和微小变异，经家系验证为反式，则可确诊。

2. 排除　*SMN1* 基因检测到 7 号外显子杂合缺失，无临床症状。

3. 随访　*SMN1* 基因检测到 7 号外显子杂合缺失，暂无临床症状者，需按照儿童保健的要求随访生长发育情况，特别关注获得运动里程碑的时间，神经系统体格检查，呼吸、吞咽及运动功能评估，必要时监测肌酸激酶，肌电图神经源性损害和肌肉活检神经性骨骼肌病理改变辅助鉴别诊断。

（四）听力损失

遗传性耳聋（hereditary deafness）涉及的致病基因多，包括核基因及线粒体基因，至少 153 个（Hereditary Hearing Loss Homepage 数据库，截至 2024 年 4 月 24 日），遗传模式涵盖常染色体隐性遗传、常染色体显性遗传、线粒体遗传、伴性遗传，遗传异质性强，因此本节仅对最常见的基因突变类型结果判断做介绍。

一般情况下，新生儿耳聋基因筛查是与物理学听力筛查［耳声发射（OAE）和听性脑干反应（ABR）］筛查联合开展的，基因筛查结果也需要结合物理学听力筛查结果进行综合判断。

1. *GJB2*、*SLC26A4* 基因突变所致常染色体隐性遗传性耳聋

（1）确诊：*GJB2*、*SLC26A4* 基因其中之一检测到 2 个变异位点，经家系验证为反式，且听力组合测试结果异常可确诊。而 *SLC26A4* 基因发现纯合或复合杂合变异，除听力检查外，需完善影像学检查，如颞骨 CT、头颅 MRI 等以明确诊断。

（2）排除：上述基因之一检测到 2 个变异位点，家系验证为顺式。

（3）疑似：上述基因之一检测到 2 个变异位点，家系验证为反式，目前听力组合测试结果正常。

（4）随访：对疑似患儿需常规儿童听力保健，对 3 岁以内儿童分别在 6、12、24、36 月龄行听力组合测试，对 3~6 岁儿童每年进行听力组合测试，一旦出现听力损失，即可诊断。由于 c.109G>A（p.V37I）变异临床表型变异度较大、外显不全、迟发性的特点，是多态性还是致病突变存在争议，被认为不符合孟德尔遗传规律。有研究表明 *GJB2* 基因 c.109G>A 纯合变异与进行性听力损失有关，并且随着年龄增长发生率不断增加，相较于 *GJB2* 基因 c.109G>A 纯合变异，复合杂合变异的外显度一般更高且听力损失程度更重。

2. *GJB3* 突变所致常染色体显性遗传性耳聋　*GJB3* 基因致病的耳聋一般表现为进行性、迟发性，临床表现为高频听力受损的进行性语后聋。在新生儿期多无听力损失，若检出 *GJB3* 基因已报道变异，可直接确诊，需密切随访，及时发现听力下降情况，及时干预，并注意直系亲属的听力情况。*GJB3* c.538C>T（p.R180*）变异，多表型正常，如果携带该基因变异者通过了新生儿听力初筛，建议进入常规儿童保健流程。

3. 遗传易感性耳聋　以氨基糖苷类药物易感性耳聋为例，若检出线粒体 *12S rRNA* 基因 1494C>T 和 1555A>G 两个变异，无论是均质或异质状态，均提示受检者及母系家族成员为氨基糖苷类药物敏感个体，应建议其本人以及母系家系成员终身禁止使用氨基糖苷类药物，其母系家系成员应当在进行适当的遗传咨询后，接受基因检测以确认。

三、遗传咨询

遗传咨询的对象为参加新生儿基因筛查的新生儿监护人以及因筛查而诊断的患儿监护人。咨询内容包括筛查结果的解读、疾病的诊断、疾病预后的判断、医疗决策的选择、家庭支持护理和康复方案等。通过对新生儿基因筛查结果的解读，帮助家长进一步了解遗传病筛查结果的意义，帮助阳性患者制订诊疗和随访计划。对于阴性结果应告知阴性结果的意义、检测范围和局限性等，须让家属明白阴性结果并不能完全排除遗传病的可能。对于阳性结果应结合受检者的检测结果和家族史，根据具体情况解释结果的临床意义，对疾病的再发风险进行评估，并告知是否需要对家系其他成员进行检测，告知被检出疾病的相关治疗进展、预防手段及再生育此病患儿风险，为需要的家长提供方便获取的医疗和社会资源（包括推荐合适的临床专科医师或专家，相关疾病的互助组织等）。在遗传咨询过程中，遵循自愿、平等、非指导性原则，遵循公正、尊重、自主、仁慈和避害的伦理学准则，并注意咨询者及受检者的隐私保护、信息提供与教育。

四、局限性

因基因筛查的局限性，受检者通过筛查并不代表受检者没有携带遗传病致病变异，由于技术限制或其他因素，可能会有假阳性或假阴性结果，因此对于基因筛查结果与特异性生物标志物、物理检测结果和临床表现不符的受检者，建议进行复核、考虑采用其他基因检测方法或使用其他特异性指标进行诊断，必要时进行报告重分析。

随着基因检测技术的进步，基因筛查有助于扩大新生儿遗传病筛查病种，尤其是在现有生化筛查的基础上整合基因筛查的策略，可以在患儿出现症状之前就对更多遗传性疾病明确诊断。基因筛查也存在基因致病性评价、遗传咨询、随访管理、治疗药物、社会伦理学等方面的问题。随着新生儿基因筛查技术的实践，有望推进建立公共基因数据库，丰富基因的致病性评价，提升报告解读能力，完善疾病诊断、排除和疑似病例随访指导，积累更多诊疗经验，形成完整的质量管理体系，减少遗传病对儿童健康的影响，促进儿童体格与智能的正常发育。

（王晓华、朱宝生、樊春娜、邹卉、苗静琨、
黄永兰、韩连书）

参考文献

[1] ANDERMANN A, BLANCQUAERT I, BEAUCHAMP S, et al. Revisiting Wilson and Jungner in the genomic age: a review of screening criteria over the past 40 years. Bull World Health Organ, 2008, 86 (4): 317-319.

[2] BEAUMONT R N, WRIGHT C F. Estimating diagnostic noise in panel-based genomic analysis. Genet Med, 2022, 24 (10): 2042-2050.

[3] CEYHAN-BIRSOY O, MACHINI K, LEBO M S, et al. A curated gene list for reporting results of newborn genomic sequencing. Genet Med, 2017, 19 (7): 809-818.

[4] MILKO L V, O'DANIEL J M, DECRISTO D M, et al. An age-based framework for evaluating genome-scale sequencing results in newborn screening. J Pediatr, 2019, 209: 68-76.

[5] REMEC Z I, TREBUSAK PODKRAJSEK K, REPIC LAMPRET B, et al. Next-generation sequencing in newborn screening: a review of current state. Front Genet, 2021, 12: 662254.

[6] SPIEKERKOETTER U, BICK D, SCOTT R, et al. Genomic newborn screening: are we entering a new era of screening？. J Inherit Metab Dis, 2023, 46 (5): 778-795.

[7] KALIA S S, ADELMAN K, BALE S J, et al. Recommendations for reporting of secondary findings in clinical exome and genome sequencing, 2016 update (ACMG SF v2. 0): a policy statement of the American College of Medical Genetics and Genomics. Genet Med, 2017, 19 (2): 249-255.

[8] CHEN T, FAN C, HUANG Y, et al. Genomic sequencing as a first-tier screening test and outcomes of newborn screening. JAMA Netw Open, 2023, 6 (9): e2331162.

[9] 中国耳聋基因筛查与诊断临床多中心研究协作组, 中华耳鼻咽喉头颈外科杂志编辑委员会, 中华医学会耳鼻咽喉头颈外科学分会. 中国耳聋基因诊断与遗传咨询临床实践指南 (2023). 中华耳鼻咽喉头颈外科杂志, 2023, 58 (1): 3-14.

[10] FRIEDMAN J M, CORNEL M C, GOLDENBERG A J, et al. Genomic newborn screening: public health policy considerations and recommendations. BMC Med Genomics, 2017, 10 (1): 9.

[11] TONG F, WANG J, XIAO R, et al. Application of next generation sequencing in the screening of monogenic diseases in China, 2021: a consensus among Chinese newborn screening experts. World Journal of Pediatrics, 2022, 18 (4): 235-242.

[12] YANG R L, QIAN G L, WU D W, et al. A multicenter prospective study of next-generation sequencing-based newborn screening for monogenic genetic diseases in China. World Journal of Pediatrics, 2023, 19 (7): 663-673.

［13］HUANG X, WU D, ZHU L, et al. Application of a next-generation sequencing (NGS) panel in newborn screening efficiently identifies inborn disorders of neonates. Orphanet Journal of Rare Diseases, 2022, 17 (1): 66.

［14］HAO C, GUO R, HU X, et al. Newborn screening with targeted sequencing: a multicenter investigation and a pilot clinical study in China. Journal of Genetics and Genomics, 2022, 49 (1): 13-19.

［15］ADHIKARI A N, GALLAGHER R C, WANG Y, et al. The role of exome sequencing in newborn screening for inborn errors of metabolism. Nat Med, 2020, 26 (9): 1392-1397.

［16］JIAN M, WANG X, SUI Y, et al. A pilot study of assessing whole genome sequencing in newborn screening in unselected children in China. Clinical and Translational Medicine, 2022, 12 (6): e843.

［17］CEYHAN-BIRSOY O, MURRY J B, MACHINI K, et al. Interpretation of genomic sequencing results in healthy and ill newborns: results from the Babyseq Project. The American Journal of Human Genetics, 2019, 104 (1): 76-93.

［18］STARK Z, SCOTT R H. Genomic newborn screening for rare diseases. Nat Rev Genet, 2023, 24 (11): 755-766.

［19］孙隽, 黄颐, 王小冬, 等. 遗传病二代测序临床检测全流程规范化共识探讨 (3)——数据分析流程. 中华医学遗传学杂志, 2020, 37 (3): 345-351.

［20］中华预防医学会出生缺陷预防与控制专业委员会新生儿遗传代谢病筛查学组, 国家卫生健康委员会临床检验中心新生儿遗传代谢病筛查室间质评专业委员会. 新生儿遗传代谢病筛查实验室检测技术规范专家共识. 中华新生儿科杂志 (中英文), 2023, 38 (8): 449-454.

［21］中国耳聋基因筛查与诊断临床多中心研究协作组, 全国防聋治聋技术指导组. 遗传性耳聋基因筛查规范. 中华医学杂志, 2021, 101 (2): 97-102.

中英文名词对照索引

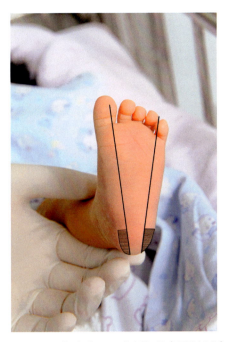

彩图 4-3　新生儿足跟穿刺部位（阴影部分）

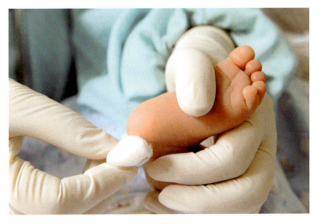

彩图 4-4　预处理针刺部位

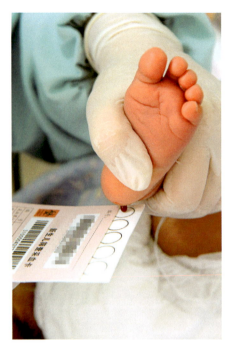

彩图 4-5　将血液滴到滤纸上

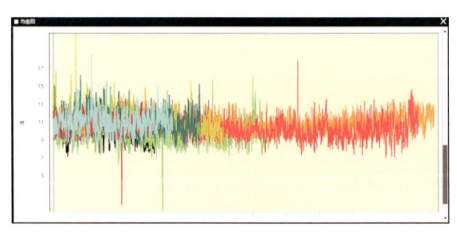

彩图 8-17　各筛查中心室内质控室间对比均值图

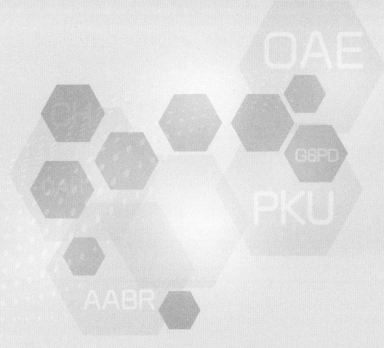